U0857362

全国中医药专业技术资格考试大纲与细则

中药专业

（初级士）

国家中医药管理局专业技术资格考试专家委员会　编写

中国中医药出版社
·北　京·

图书在版编目（CIP）数据

全国中医药专业技术资格考试大纲与细则．中药专业：初级士/国家中医药管理局专业技术资格考试专家委员会编写．—北京：中国中医药出版社，2018.11

ISBN 978－7－5132－5228－7

Ⅰ.①全…　Ⅱ.①国…　Ⅲ.①中国医药学－资格考试－自学参考资料 ②中药学－资格考试－自学参考资料　Ⅳ.①R2

中国版本图书馆 CIP 数据核字（2018）第 228262 号

中国中医药出版社出版

北京市朝阳区北三环东路 28 号易亨大厦 16 层

邮政编码　100013

传真　010－64405750

三河市同力彩印有限公司印刷

各地新华书店经销

开本 787×1092　1/16　印张 43　字数 1039 千字

2018 年 11 月第 1 版　2018 年 11 月第 1 次印刷

书号　ISBN 978－7－5132－5228－7

定价　151.00 元

网址　www.cptcm.com

社 长 热 线　010－64405720

购 书 热 线　010－89535836

维 权 打 假　010－64405753

微信服务号　zgzyycbs

微商城网址　https://kdt.im/LIdUGr

官 方 微 博　http://e.weibo.com/cptcm

天猫旗舰店网址　https://zgzyycbs.tmall.com

如有印装质量问题请与本社出版部联系（010－64405510）

版权专有　侵权必究

全国中医药专业技术资格考试大纲与细则

《中药专业》（初级士）

编写委员会名单

专业主编

陈　丹（北京市中医学校）
卜训生（北京市中医学校）

专业主审

金世元（北京市卫生学校）

学科主编（以姓氏笔画为序）

卜训生　王自勤　刘　盼　刘春香　刘新社
李　杨　陈　丹　魏修华

学科编委（以姓氏笔画为序）

于　慧　王　妍　王仲焕　王满恩　孔祥青
田　侃　史　洁　任晓燕　刘淑娟　刘德波
李　佳　张习中　陈巧芬　郭　梅　桑　伟

编写说明

为进一步贯彻国家人力资源和社会保障部、卫生部及国家中医药管理局关于全国卫生专业中（初）级技术资格考试的有关精神，进一步体现中医药中（初）级专业技术资格考试的目标要求，国家中医药管理局人事教育司委托国家中医药管理局中医师资格认证中心，于2011年组织有关专家，对2006年版临床中医学、中西医结合医学、中药学、中医护理学中（初）级专业技术资格考试大纲以及2007年版全科医学（中医类）专业技术资格考试大纲进行了修订，形成了2011年版《全国中医药中（初）级专业技术资格考试大纲》(以下简称新大纲)。

新大纲体现了国家中医药管理局培养优秀临床人才“读经典，做临床”的思想导向；突出了中医、中西医结合、中药、中医护理四类临床专业中（初）级技术人员基础知识的临床综合运用能力及实践能力的测试；合理调整了考试科目设置，合理增加了与各专业相关学科的内容。

新大纲在中医、中西医结合临床专业层面与本科层次，以及中药3个级别、中医护理2个级别层次在考试科目设置及内容上均体现了差别。

新大纲注重了考试专业作为一个整体的表现形式。将20个专业考试大纲以“基础知识”、“相关专业知识”、“专业知识”、“专业实践能力”四个考试科目进行学科排序，并在具体内容上进行了4个方面的标识。

为了配合新大纲的实施，国家中医药管理局中医师资格认证中心组织全国中医药专业技术资格考试专家委员会，依据新大纲编写了与之相配套的《2011年版临床中医药专业技术资格中（初）级考试大纲细则》（以下简称大纲细则)。

本书是新大纲的具体细化。其内容涵盖临床中医、中西医结合、中药、中医护理四类20个专业（中级、初级师、初级士三个层次)、50个考试学科。《大纲细则》以20个专业分类，分别装订成书。

本书既是全国中医药专业技术资格考试命审题专家命题用书，也是临床中医、中西医结合、中药、中医护理专业即将晋升为中（初）级专业技术资格的考生临床实践、复习备考的权威性参考书。

借此机会，感谢王永炎院士、张伯礼院士、李连达院士、石学敏院士以及其他十几位专业主审，对《大纲细则》书稿严格把关，提出精辟意见，对保证书稿质量发挥了重要作用。20个专业主编、55个学科主编及其编委在本次《大纲细则》编写中起到了主体作用，在此一并致谢！

由于时间仓促，2011年版《全国中医药专业技术资格考试大纲与细则》中不当之处在所难免，敬请有识之士不吝斧正，以便我们适时修订完善。

国家中医药管理局中医师资格认证中心

目　录

大　纲

大 纲 细 则

大　纲

第一部分　基础知识

考试学科	单　元	细　目	要　点	考试科目
中药学	一、药性理论	（一）四气	1. 四气所表示药物的作用	1
			2. 四气对临床用药的指导意义	1
		（二）五味	五味所表示药物的作用	1
		（三）升降浮沉	1. 影响升降浮沉的因素	1
			2. 升降浮沉对临床用药的指导意义	1
		（四）归经	1. 归经的理论基础和依据	1
			2. 归经理论对临床用药的指导意义	1
		（五）毒性	1. 毒性的含义	1
			2. 正确对待中药的毒性	1
			3. 引起中药中毒的主要原因	1
	二、中药的配伍与用药禁忌	（一）中药的配伍	1. 配伍的意义	1
			2. 配伍的内容	1
		（二）中药的用药禁忌	1. 配伍禁忌	1
			2. 妊娠用药禁忌	1
			3. 服药时的饮食禁忌	1
	三、中药的剂量与用法	（一）剂量	确定剂量的因素	1
		（二）用法	1. 特殊煎法	1
			2. 服药法	1
	四、解表药	（一）概述	1. 解表药的性能特点	1
			2. 解表药的功效	1
			3. 解表药的适应范围	1
			4. 解表药的使用注意事项	1
			5. 各类解表药的性能特点	1
			6. 各类解表药的功效	1
			7. 各类解表药的适应范围	1
		（二）发散风寒药	麻黄、桂枝、紫苏、荆芥、防风、羌活、白芷、细辛的功效、应用、用法用量	1

考试学科	单　元	细　目	要　点	考试科目
中药学	四、解表药	（三）发散风热药	薄荷、牛蒡子、蝉蜕、桑叶、菊花、柴胡、葛根的功效、应用、用法用量	1
	五、清热药	（一）概述	1. 清热药的性能特点	1
			2. 清热药的功效	1
			3. 清热药的适应范围	1
			4. 清热药的使用注意事项	1
			5. 各类清热药的性能特点	1
			6. 各类清热药的功效	1
			7. 各类清热药的适应范围	1
		（二）清热泻火药	石膏、知母、芦根、天花粉、栀子的功效、应用、用法用量	1
		（三）清热燥湿药	黄芩、黄连、黄柏、龙胆草、苦参的功效、应用、用法用量	1
		（四）清热解毒药	金银花、连翘、穿心莲、大青叶、板蓝根、青黛、贯众、蒲公英、紫花地丁、重楼、土茯苓、鱼腥草、败酱草、射干、山豆根、马勃、白头翁、马齿苋的功效、应用、用法用量	1
		（五）清热凉血药	生地黄、玄参、牡丹皮、赤芍、水牛角的功效、应用、用法用量	1
		（六）清虚热药	青蒿、地骨皮、白薇的功效、应用、用法用量	1
	六、泻下药	（一）概述	1. 泻下药的性能特点	1
			2. 泻下药的功效	1
			3. 泻下药的适应范围	1
			4. 泻下药的使用注意事项	1
			5. 各类泻下药的性能特点	1
			6. 各类泻下药的功效	1
			7. 各类泻下药的适应范围	1
		（二）攻下药	大黄、芒硝、芦荟的功效、应用、用法用量	1
		（三）润下药	火麻仁、郁李仁、松子仁的功效、应用、用法用量	1
		（四）峻下逐水药	甘遂、京大戟、芫花、牵牛子、巴豆的功效、应用、用法用量	1
	七、祛风湿药	（一）概述	1. 祛风湿药的性能特点	1
			2. 祛风湿药的功效	1

考试学科	单　元	细　目	要　点	考试科目
中药学	七、祛风湿药	（一）概述	3. 祛风湿药的适应范围	1
			4. 祛风湿药的使用注意事项	1
			5. 各类祛风湿药的性能特点	1
			6. 各类祛风湿药的功效	1
			7. 各类祛风湿药的适应范围	1
		（二）祛风寒湿药	独活、威灵仙、川乌、蕲蛇、乌梢蛇、木瓜的功效、应用、用法用量	1
		（三）祛风湿热药	秦艽、防己、豨莶草、雷公藤的功效、应用、用法用量	1
		（四）祛风湿强筋骨药	五加皮、桑寄生的功效、应用、用法用量	1
	八、化湿药	（一）概述	1. 化湿药的性能特点	1
			2. 化湿药的功效	1
			3. 化湿药的适应范围	1
			4. 化湿药的使用注意事项	1
		（二）具体药物	藿香、佩兰、苍术、厚朴、砂仁的功效、应用、用法用量	1
	九、利水渗湿药	（一）概述	1. 利水渗湿药的性能特点	1
			2. 利水渗湿药的功效	1
			3. 利水渗湿药的适应范围	1
			4. 利水渗湿药的使用注意事项	1
			5. 各类利水渗湿药的性能特点	1
			6. 各类利水渗湿药的功效	1
			7. 各类利水渗湿药的适应范围	1
		（二）利水消肿药	茯苓、薏苡仁、猪苓、泽泻的功效、应用、用法用量	1
		（三）利尿通淋药	车前子、滑石、木通、瞿麦、萹蓄、石韦的功效、应用、用法用量	1
		（四）利湿退黄药	茵陈、金钱草、虎杖、垂盆草的功效、应用、用法用量	1
	十、温里药	（一）概述	1. 温里药的性能特点	1
			2. 温里药的功效	1
			3. 温里药的适应范围	1
			4. 温里药的使用注意事项	1

考试学科	单　元	细　目	要　　点	考试科目
中药学	十、温里药	（二）具体药物	附子、干姜、肉桂、吴茱萸的功效、应用、用法用量	1
	十一、理气药	（一）概述	1. 理气药的性能特点	1
			2. 理气药的功效	1
			3. 理气药的适应范围	1
			4. 理气药的使用注意事项	1
		（二）具体药物	陈皮、青皮、枳实、木香、沉香、川楝子、乌药、香附的功效、应用、用法用量	1
	十二、消食药	（一）概述	1. 消食药的性能特点	1
			2. 消食药的功效	1
			3. 消食药的适应范围	1
			4. 消食药的使用注意事项	1
		（二）具体药物	山楂、神曲、麦芽、谷芽、莱菔子、鸡内金的功效、应用、用法用量	1
	十三、驱虫药	（一）概述	1. 驱虫药的性能特点	1
			2. 驱虫药的功效	1
			3. 驱虫药的适应范围	1
			4. 驱虫药的使用注意事项	1
		（二）具体药物	使君子、槟榔、南瓜子的功效、应用、用法用量	1
	十四、止血药	（一）概述	1. 止血药的性能特点	1
			2. 止血药的功效	1
			3. 止血药的适应范围	1
			4. 止血药的使用注意事项	1
			5. 各类止血药的性能特点	1
			6. 各类止血药的功效	1
			7. 各类止血药的适应范围	1
		（二）凉血止血药	小蓟、地榆、侧柏叶、白茅根、苎麻根的功效、应用、用法用量	1
		（三）化瘀止血药	三七、茜草、蒲黄的功效、应用、用法用量	1
		（四）收敛止血药	白及、仙鹤草的功效、应用、用法用量	1
		（五）温经止血药	艾叶、炮姜的功效、应用、用法用量	1
	十五、活血化瘀药	（一）概述	1. 活血化瘀药的性能特点	1
			2. 活血化瘀药的功效	1

考试学科	单　元	细　目	要　点	考试科目
中药学	十五、活血化瘀药	（一）概述	3. 活血化瘀药的适应范围	1
			4. 活血化瘀药的使用注意事项	1
			5. 各类活血化瘀药的性能特点	1
			6. 各类活血化瘀药的功效	1
			7. 各类活血化瘀药的适应范围	1
		（二）活血止痛药	川芎、延胡索、郁金、姜黄、乳香、没药、五灵脂的功效、应用、用法用量	1
		（三）活血调经药	丹参、红花、桃仁、益母草、牛膝的功效、应用、用法用量	1
		（四）活血疗伤药	土鳖虫、马钱子的功效、应用、用法用量	1
		（五）破血消癥药	莪术、三棱、水蛭的功效、应用、用法用量	1
	十六、化痰止咳平喘药	（一）概述	1. 化痰止咳平喘药的性能特点	1
			2. 化痰止咳平喘药的功效	1
			3. 化痰止咳平喘药的适应范围	1
			4. 化痰止咳平喘药的使用注意事项	1
			5. 各类化痰止咳平喘药的性能特点	1
			6. 各类化痰止咳平喘药的功效	1
			7. 各类化痰止咳平喘药的适应范围	1
		（二）温化寒痰药	半夏、天南星、白附子、白前的功效、应用、用法用量	1
		（三）清化热痰药	川贝母、浙贝母、瓜蒌、桔梗、前胡、胖大海的功效、应用、用法用量	1
		（四）止咳平喘药	苦杏仁、紫苏子、百部、桑白皮、葶苈子、白果的功效、应用、用法用量	1
	十七、安神药	（一）概述	1. 安神药的性能特点	1
			2. 安神药的功效	1
			3. 安神药的适应范围	1
			4. 安神药的使用注意事项	1
			5. 各类安神药的性能特点	1
			6. 各类安神药的功效	1
			7. 各类安神药的适应范围	1
		（二）重镇安神药	朱砂、磁石、龙骨、琥珀的功效、应用、用法用量	1

考试学科	单元	细目	要点	考试科目
中药学	十七、安神药	（三）养心安神药	酸枣仁、柏子仁、合欢皮、远志的功效、应用、用法用量	1
	十八、平肝息风药	（一）概述	1. 平肝息风药的性能特点	1
			2. 平肝息风药的功效	1
			3. 平肝息风药的适应范围	1
			4. 平肝息风药的使用注意事项	1
			5. 各类平肝息风药的性能特点	1
			6. 各类平肝息风药的功效	1
			7. 各类平肝息风药的适应范围	1
		（二）平抑肝阳药	石决明、珍珠母、牡蛎、代赭石、罗布麻的功效、应用、用法用量	1
		（三）息风止痉药	羚羊角、牛黄、钩藤、天麻、全蝎、蜈蚣的功效、应用、用法用量	1
	十九、开窍药	（一）概述	1. 开窍药的性能特点	1
			2. 开窍药的功效	1
			3. 开窍药的适应范围	1
			4. 开窍药的使用注意事项	1
		（二）具体药物	麝香、冰片、苏合香的功效、应用、用法用量	1
	二十、补虚药	（一）概述	1. 补虚药的性能特点	1
			2. 补虚药的功效	1
			3. 补虚药的适应范围	1
			4. 补虚药的使用注意事项	1
			5. 各类补虚药的性能特点	1
			6. 各类补虚药的功效	1
			7. 各类补虚药的适应范围	1
		（二）补气药	人参、西洋参、党参、黄芪、白术、山药、甘草的功效、应用、用法用量	1
		（三）补阳药	鹿茸、紫河车、淫羊藿、杜仲、续断、肉苁蓉、补骨脂、益智仁、菟丝子、蛤蚧、冬虫夏草的功效、应用、用法用量	1
		（四）补血药	当归、熟地黄、白芍、阿胶、何首乌、龙眼肉的功效、应用、用法用量	1
		（五）补阴药	北沙参、南沙参、百合、麦冬、枸杞子、黑芝麻、龟甲、鳖甲的功效、应用、用法用量	1

考试学科	单　元	细　目	要　　点	考试科目
中药学	二十一、收涩药	（一）概述	1. 收涩药的性能特点	1
			2. 收涩药的功效	1
			3. 收涩药的适应范围	1
			4. 收涩药的使用注意事项	1
			5. 各类收涩药的性能特点	1
			6. 各类收涩药的功效	1
			7. 各类收涩药的适应范围	1
		（二）固表止汗药	麻黄根、浮小麦的功效、应用、用法用量	1
		（三）敛肺涩肠药	五味子、乌梅、五倍子、罂粟壳的功效、应用、用法用量	1
		（四）固精缩尿止带药	山茱萸、覆盆子、桑螵蛸、海螵蛸、莲子的功效、应用、用法用量	1
方剂学	一、概述	（一）方剂与治法	1. 方剂与治法的关系	1
			2. 常用治法	1
		（二）方剂的组成与变化	1. 方剂配伍的目的	1
			2. 方剂的组方原则	1
			3. 方剂的变化形式	1
		（三）常用剂型	1. 汤、丸、散、膏、酒、丹、栓、注射剂的特点	1
			2. 汤、丸、散、膏、酒、丹、栓、注射剂的临床意义	1
	二、解表剂	（一）概述	1. 解表剂的适用范围	1
			2. 解表剂的应用注意事项	1
		（二）辛温解表	1. 桂枝汤的组方原理、加减化裁及其与麻黄汤的鉴别应用	1
			2. 九味羌活汤的组方原理及加减化裁	1
			3. 小青龙汤的组方原理及加减化裁	1
		（三）辛凉解表	1. 银翘散的组方原理、加减化裁及其与桑菊饮的鉴别应用	1
			2. 麻黄杏仁甘草石膏汤的组方原理及加减化裁	1
		（四）扶正解表	败毒散的组方原理	1
	三、泻下剂	（一）概述	1. 泻下剂的适用范围	1
			2. 泻下剂的应用注意事项	1
		（二）寒下	1. 大承气汤的组方原理及其与小承气汤、调胃承气汤的鉴别应用	1

考试学科	单　元	细　目	要　　点	考试科目
方剂学	三、泻下剂	（二）寒下	2. 大黄牡丹汤的组方原理	1
		（三）温下	温脾汤的组方原理	1
		（四）润下	1. 麻子仁丸的组方原理	1
			2. 济川煎的组方原理及其与麻子仁丸的鉴别应用	1
		（五）逐水	十枣汤的组方原理及应用注意事项	1
		（六）攻补兼施	黄龙汤的组方原理	1
	四、和解剂	（一）概述	1. 和解剂的适用范围	1
			2. 和解剂的应用注意事项	1
		（二）和解少阳	1. 小柴胡汤的组方原理	1
			2. 大柴胡汤的组方原理及其与小柴胡汤的鉴别应用	1
		（三）调和肝脾	1. 逍遥散的组方原理、加减化裁及其与四逆散的鉴别应用	1
			2. 痛泻要方的组方原理	1
		（四）调和肠胃	半夏泻心汤的组方原理及加减化裁	1
	五、清热剂	（一）概述	1. 清热剂的适用范围	1
			2. 清热剂的应用注意事项	1
		（二）清气分热	白虎汤的组方原理、加减化裁及其与竹叶石膏汤的鉴别应用	1
		（三）清营凉血	清营汤的组方原理及其与犀角地黄汤的鉴别应用	1
		（四）清热解毒	1. 黄连解毒汤的组方原理	1
			2. 普济消毒饮的组方原理	1
			3. 仙方活命饮的组方原理	1
		（五）清脏腑热	1. 龙胆泻肝汤的组方原理	1
			2. 清胃散的组方原理、加减化裁及其与玉女煎的鉴别应用	1
			3. 葛根黄芩黄连汤的组方原理	1
			4. 芍药汤的组方原理	1
		（六）清虚热	青蒿鳖甲汤的组方原理	1
	六、祛暑剂	（一）概述	1. 祛暑剂的适用范围	1
			2. 祛暑剂的应用注意事项	1
		（二）祛暑利湿	六一散的组方原理及加减化裁	1
		（三）清暑益气	清暑益气汤的组方原理	1

考试学科	单元	细目	要点	考试科目
方剂学	七、温里剂	（一）概述	1. 温里剂的适用范围	1
			2. 温里剂的应用注意事项	1
		（二）温中祛寒	1. 理中丸的组方原理及加减化裁	1
			2. 小建中汤的组方原理	1
		（三）回阳救逆	四逆汤的组方原理及加减化裁	1
		（四）温经散寒	1. 当归四逆汤的组方原理	1
			2. 阳和汤的组方原理	1
	八、补益剂	（一）概述	1. 补益剂的适用范围及配伍规律	1
			2. 补益剂的应用注意事项	1
		（二）补气	1. 四君子汤的组方原理及加减化裁	1
			2. 参苓白术散的组方原理及其与四君子汤的鉴别应用	1
			3. 补中益气汤的组方原理	1
			4. 生脉散的组方原理	1
			5. 玉屏风散的组方原理	1
		（三）补血	1. 四物汤的组方原理及加减化裁	1
			2. 当归补血汤的组方原理	1
			3. 归脾汤的组方原理	1
		（四）气血双补	1. 炙甘草汤的组方原理	1
			2. 八珍汤与十全大补汤、人参养荣汤的鉴别应用	1
		（五）补阴	1. 六味地黄丸的组方原理及加减化裁	1
			2. 一贯煎的组方原理及其与逍遥散的鉴别应用	1
		（六）补阳	肾气丸的组方原理及加减化裁	1
		（七）阴阳双补	地黄饮子的组方原理	1
	九、固涩剂	（一）概述	1. 固涩剂的适用范围	1
			2. 固涩剂的应用注意事项	1
		（二）涩肠固脱	真人养脏汤的组方原理	1
		（三）涩精止遗	金锁固精丸的组方原理	1
		（四）固崩止带	固冲汤的组方原理	1
	十、安神剂	（一）概述	1. 安神剂的适用范围	1
			2. 安神剂的应用注意事项	1
		（二）重镇安神	朱砂安神丸的组方原理	1

考试学科	单　元	细　目	要　　点	考试科目
方剂学	十、安神剂	（三）滋养安神	1. 酸枣仁汤的组方原理	1
			2. 天王补心丹的组方原理	1
	十一、开窍剂	（一）概述	1. 开窍剂的适用范围	1
			2. 开窍剂的应用注意事项	1
		（二）凉开	1. 安宫牛黄丸与牛黄清心丸的鉴别应用	1
			2. 至宝丹与安宫牛黄丸、紫雪的鉴别应用	1
		（三）温开	苏合香丸的组方原理	1
	十二、理气剂	（一）概述	1. 理气剂的适用范围	1
			2. 理气剂的应用注意事项	1
		（二）行气	1. 越鞠丸的组方原理	1
			2. 枳实薤白桂枝汤的组方原理	1
			3. 半夏厚朴汤的组方原理	1
			4. 天台乌药散的组方原理	1
		（三）降气	1. 苏子降气汤的组方原理	1
			2. 定喘汤的组方原理	1
			3. 旋覆代赭汤的组方原理	1
	十三、理血剂	（一）概述	1. 理血剂的适用范围及配伍规律	1
			2. 理血剂的应用注意事项	1
		（二）活血祛瘀	1. 桃核承气汤的组方原理	1
			2. 血府逐瘀汤的组方原理及加减化裁	1
			3. 补阳还五汤的组方原理	1
			4. 复元活血汤的组方原理及其与血府逐瘀汤的鉴别应用	1
			5. 生化汤的组方原理及其与温经汤的鉴别应用	1
			6. 桂枝茯苓丸的组方原理	1
		（三）止血	1. 十灰散的组方原理	1
			2. 小蓟饮子的组方原理	1
			3. 黄土汤的组方原理及其与归脾汤的鉴别应用	1
	十四、治风剂	（一）概述	1. 治风剂的适用范围	1
			2. 治风剂的应用注意事项	1
		（二）疏散外风	1. 川芎茶调散的组方原理	1
			2. 小活络丹的组方原理	1

考试学科	单　元	细　目	要　点	考试科目
方剂学	十四、治风剂	（二）疏散外风	3. 消风散的组方原理及其与防风通圣散的鉴别应用	1
		（三）平息内风	1. 羚角钩藤汤的组方原理	1
			2. 镇肝熄风汤的组方原理及其与天麻钩藤饮的鉴别应用	1
	十五、治燥剂	（一）概述	1. 治燥剂的适用范围	1
			2. 治燥剂的应用注意事项	1
		（二）轻宣外燥	1. 杏苏散的组方原理	1
			2. 清燥救肺汤的组方原理	1
		（三）滋阴润燥	1. 增液汤的组方原理及加减化裁	1
			2. 麦门冬汤的组方原理及其与炙甘草汤、清燥救肺汤的鉴别应用	1
			3. 百合固金汤的组方原理	1
	十六、祛湿剂	（一）概述	1. 祛湿剂的适用范围	1
			2. 祛湿剂的应用注意事项	1
		（二）燥湿和胃	1. 平胃散的组方原理及加减化裁	1
			2. 藿香正气散的组方原理	1
		（三）清热祛湿	1. 茵陈蒿汤的组方原理及加减化裁	1
			2. 八正散的组方原理及其与小蓟饮子的鉴别应用	1
			3. 三仁汤的组方原理及其与甘露消毒丹的鉴别应用	1
		（四）利水渗湿	1. 五苓散的组方原理、加减化裁及其与猪苓汤的鉴别应用	1
			2. 防己黄芪汤的组方原理	1
		（五）温化寒湿	1. 苓桂术甘汤的组方原理	1
			2. 真武汤的组方原理	1
			3. 实脾散的组方原理及其与真武汤的鉴别应用	1
		（六）祛风胜湿	独活寄生汤的组方原理及加减化裁	1
	十七、祛痰剂	（一）概述	1. 祛痰剂的适用范围及配伍规律	1
			2. 祛痰剂的应用注意事项	1
		（二）燥湿化痰	1. 二陈汤的组方原理及加减化裁	1
			2. 温胆汤的组方原理、加减化裁及其与蒿芩清胆汤的鉴别应用	1

考试学科	单　元	细　目	要　　点	考试科目
方剂学	十七、祛痰剂	（三）清热化痰	1. 清气化痰丸的组方原理	1
			2. 小陷胸汤的组方原理	1
		（四）润燥化痰	贝母瓜蒌散的组方原理	1
		（五）温化寒痰	三子养亲汤的组方原理	1
		（六）治风化痰	半夏白术天麻汤的组方原理	1
	十八、消食剂	（一）概述	1. 消食剂的适用范围	1
			2. 消食剂的应用注意事项	1
		（二）消食化滞	保和丸的组方原理	1
		（三）健脾消食	1. 健脾丸的组方原理及其与参苓白术散的鉴别应用	1
			2. 枳实消痞丸的组方原理	1
	十九、驱虫剂		乌梅丸的组方原理	1

注：

1. 组方原理指据证审机、立法遣药、合理配伍的逻辑联系。
2. 加减化裁主要是指《大纲细则》中涉及的常用加减、附方。
3. 鉴别应用指两首或两首以上方剂在主治、组成、配伍、功用等方面的对比分析。
4. 凡大纲中涉及的方剂，考生均应掌握其组成、用法、功用、主治。

第二部分　相关专业知识

考试学科	单　元	细　目	要　点	考试科目
中医学基础	一、中医学理论体系的基本特点	（一）整体观念	整体观念的内容	2
		（二）辨证论治	1. 症、证、病	2
			2. 辨证论治	2
			3. 同病异治和异病同治	2
	二、阴阳学说	（一）阴阳学说的概念	阴阳及其特性	2
		（二）阴阳学说的基本内容	1. 阴阳的对立制约	2
			2. 阴阳的互根互用	2
			3. 阴阳的消长平衡	2
			4. 阴阳的相互转化	2
		（三）阴阳学说在中医学中的应用	1. 说明人体的组织结构	2
			2. 解释人体的生理活动	2
			3. 解释人体的病理变化	2
			4. 指导疾病的诊断	2
			5. 指导疾病的防治	2
	三、五行学说	（一）五行学说的概念	1. 五行和五行学说	2
			2. 五行特性	2
			3. 事物五行属性的归类	2
		（二）五行的生克关系	1. 五行相生与相克	2
			2. 五行相乘与相侮	2
			3. 五行母子相及	2
		（三）五行学说在中医学中的应用	1. 指导五脏系统疾病的诊断	2
			2. 指导五脏系统疾病的治疗	2
	四、藏象	（一）藏象的概念	藏象	2
		（二）心	1. 心主血脉	2
			2. 心藏神	2
			3. 心在体合脉	2

考试学科	单　元	细　目	要　　点	考试科目
中医学基础	四、藏象	（二）心	4. 心开窍于舌	2
			5. 心在液为汗	2
			6. 心在志为喜	2
			7. 心其华在面	2
		（三）肺	1. 肺主气、司呼吸	2
			2. 肺主宣发肃降	2
			3. 肺主通调水道	2
			4. 肺朝百脉、主治节	2
			5. 肺在体合皮，其华在毛	2
			6. 肺开窍于鼻	2
			7. 肺在志为悲	2
			8. 肺在液为涕	2
		（四）脾	1. 脾主运化	2
			2. 脾主升清	2
			3. 脾主统血	2
			4. 脾在体合肌肉、主四肢	2
			5. 脾开窍于口	2
			6. 脾在液为涎	2
			7. 脾在志为思	2
			8. 脾其华在唇	2
		（五）肝	1. 肝主疏泄	2
			2. 肝主藏血	2
			3. 肝在体合筋、其华在爪	2
			4. 肝开窍于目	2
			5. 肝在志为怒	2
			6. 肝在液为泪	2
		（六）肾	1. 肾藏精，主生长发育与生殖	2
			2. 肾主水	2
			3. 肾主纳气	2
			4. 肾在体合骨	2
			5. 肾开窍于耳及二阴	2
			6. 肾在液为唾	2

考试学科	单　元	细　目	要　点	考试科目
中医学基础	四、藏象	（六）肾	7. 肾在志为恐	2
			8. 肾其华在发	2
		（七）胆	1. 胆贮存胆汁	2
			2. 胆排泄胆汁	2
			3. 胆主决断	2
		（八）胃	1. 胃主受纳、腐熟水谷	2
			2. 胃主通降	2
			3. 胃喜润恶燥	2
		（九）小肠	1. 小肠主受盛化物	2
			2. 小肠主泌别清浊	2
		（十）大肠	1. 大肠传化糟粕	2
			2. 大肠主津	2
		（十一）膀胱	1. 膀胱贮存尿液	2
			2. 膀胱排泄尿液	2
		（十二）三焦	1. 三焦通行元气和水液	2
			2. 三焦部位的划分及功能特点	2
		（十三）女子胞	女子胞的主要功能	2
		（十四）脏与脏之间的关系	脏与脏之间的关系	2
		（十五）脏与腑之间的关系	脏与腑之间的关系	2
	五、气血津液	（一）气	1. 气的生成	2
			2. 气的生理功能	2
			3. 气的运动	2
			4. 气的分类	2
		（二）血	1. 血的生成	2
			2. 血的生理功能	2
		（三）津液	1. 津液的概念	2
			2. 津液的生理功能	2
		（四）气血津液之间的关系	气血津液之间的关系	2
	六、经络	（一）经络学说	经络	2

考试学科	单元	细目	要点	考试科目
中医学基础	六、经络	（二）经络系统的组成	1. 十二经脉	2
			2. 奇经八脉	2
			3. 十五别络	2
		（三）十二经脉的循行分布规律	1. 走向和交接	2
			2. 表里相合	2
			3. 流注次序	2
		（四）奇经八脉的循行分布	奇经八脉循行分布规律	2
		（五）经络的生理功能	1. 经络的基本功能	2
			2. 奇经八脉的功能	2
	七、病因	（一）六淫	1. 六淫及其致病的共同特点	2
			2. 风邪	2
			3. 寒邪	2
			4. 暑邪	2
			5. 湿邪	2
			6. 燥邪	2
			8. 火（热）邪	2
		（二）疫气	1. 疫气	2
			2. 疫气发生和疫病流行的原因	2
		（三）七情内伤	1. 七情内伤	2
			2. 七情内伤的致病特点	2
		（四）饮食失宜	1. 饮食不节	2
			2. 饮食不洁	2
			3. 饮食偏嗜	2
		（五）劳逸过度	1. 过劳	2
			2. 过逸	2
		（六）痰饮	1. 痰饮的形成	2
			2. 痰饮的致病特点	2
		（七）瘀血	1. 瘀血的形成	2
			2. 瘀血的病症特点	2
	八、发病	（一）发病基本原理	1. 正气不足是疾病发生的内在根据	2
			2. 邪气是疾病发生的重要条件	2

考试学科	单　元	细　目	要　点	考试科目
中医学基础	八、发病	（一）发病基本原理	3. 正邪斗争的胜负决定发病与否	2
		（二）发病形式	1. 感而即发	2
			2. 伏而后发	2
			3. 徐发	2
			4. 继发	2
			5. 复发	2
	九、病机	（一）邪正盛衰	邪正盛衰与虚实变化	2
		（二）阴阳失调	1. 阴阳偏盛	2
			2. 阴阳偏衰	2
			3. 阴阳互损	2
			4. 阴阳格拒	2
			5. 阴阳亡失	2
		（三）气血津液失常	1. 气的失常	2
			2. 血的失常	2
			3. 津液代谢失常	2
			4. 气血津液关系失常	2
	十、诊法	（一）望诊	1. 望神	2
			2. 望色	2
			3. 望形体	2
			4. 望头项五官	2
			5. 望舌	2
			6. 望排出物	2
		（二）闻诊	1. 听声音	2
			2. 嗅气味	2
		（三）问诊	1. 问寒热	2
			2. 问汗	2
			3. 问疼痛	2
			4. 问饮食口味	2
			5. 问大小便	2
			6. 问睡眠	2
			7. 问耳目	2

考试学科	单元	细目	要点	考试科目
中医学基础	十、诊法	（四）切诊	1. 切脉部位	2
			2. 正常脉象	2
			3. 常见病脉	2
			4. 按肌肤	2
			5. 按手足	2
			6. 按脘腹	2
	十一、辨证	（一）八纲辨证	1. 表里辨证	2
			2. 寒热辨证	2
			3. 虚实辨证	2
			4. 阴阳辨证	2
		（二）脏腑辨证	1. 心病的辨证与鉴别要点	2
			2. 肺病的辨证与鉴别要点	2
			3. 脾病的辨证与鉴别要点	2
			4. 肝病的辨证与鉴别要点	2
			5. 肾病的辨证与鉴别要点	2
			6. 小肠病的辨证	2
			7. 大肠病的辨证	2
			8. 胃病的辨证	2
			9. 胆病的辨证	2
			10. 膀胱病的辨证	2
	十二、防治原则	（一）预防	1. 未病先防	2
			2. 既病防变	2
		（二）治则	1. 扶正祛邪	2
			2. 标本先后	2
			3. 调整阴阳	2
			4. 正治反治	2
			5. 因人、因时、因地制宜	2
药事管理	一、药事与药事管理	药事管理概况	药事管理的主要内容	2
	二、药品与药品标准、药师职责	（一）药品与药品标准	1. 药品的法律含义	2
			2. 药品的质量特性	2
			3. 药品的特殊性	2

考试学科	单　元	细　目	要　点	考试科目
药事管理	二、药品与药品标准、药师职责	（一）药品与药品标准	4. 药品标准	2
		（二）药师	1. 药师的职责	2
			2. 执业药师管理	2
	三、药事组织	（一）药事组织概况	1. 药事组织的分类	2
			2. 药事组织管理的必要性及特征	2
		（二）药事管理组织	1. 药事监督管理系统的组织机构	2
			2. 药品生产、经营行业管理组织	2
	四、中药管理	（一）中药的地位	中药的法律地位	2
		（二）中药管理的基本内容	1. 中药管理的特殊性	2
			2. 中药品种保护	2
			3. 野生药材资源保护管理	2
			4. 中药材生产质量管理规范（GAP）	2
			5. 中药材专业市场管理	2
	五、麻醉药品和精神药品管理条例	（一）总则	麻醉药品和精神药品分类与管制要求	2
		（二）种植、实验研究和生产	麻醉药品和精神药品的标签规定	2
		（三）使用	1. 科研、教学使用的审批	2
			2. 处方管理	2
			3. 医疗机构借用及配制的规定	2
		（四）储存	储存管理	2
		（五）运输	运输管理	2
	六、医疗用毒性药品管理办法	医疗用毒性药品的生产、经营、使用管理	1. 生产、加工、收购、经营、配方用药的规定	2
			2. 保管、领发、核对制度	2
			3. 医疗单位供应和调配规定	2
	七、国家基本药物管理	关于建立国家基本药物制度的实施意见的主要内容	1. 国家基本药物制度的发展	2
			2. 国家基本药物使用和销售的规定	2
	八、处方药与非处方药分类管理	（一）处方药与非处方药分类管理概述	药品分类管理制度	2
		（二）处方药与非处方药分类管理的内容	1. 处方药管理的内容	2
			2. 非处方药管理的内容	2
	九、医疗机构药事管理	（一）《医疗机构药事管理规定》	1. 《医疗机构药事管理规定》的主要特点	2
			2. 《医疗机构药事管理规定》的主要内容	2

考试学科	单元	细目	要点	考试科目
药事管理	九、医疗机构药事管理	（一）《医疗机构药事管理规定》	3. 临床药师管理	2
		（二）医疗机构中药饮片管理办法	医疗机构中药饮片管理办法的主要内容	2
		（三）医疗机构配制制剂的管理	1. 医疗机构配制制剂的许可证管理制度	2
			2. 医疗机构配制制剂的品种限制性规定	2
			3. 医疗机构配制制剂的品种审批及批准文号管理	2
			4. 医疗机构配制制剂的法定条件	2
		（四）《处方管理办法》	《处方管理办法》的主要内容	2
	十、药品不良反应监测报告制度与药品召回制度	（一）药品不良反应报告制度概述	1. 药品不良反应的含义与类别	2
			2. 药品不良反应报告制度的发展	2
		（二）药品不良反应报告制度	药品不良反应报告制度的主要内容	2
		（三）药品召回制度	药品使用单位在药品召回中的义务	2
	十一、药品注册管理办法	主要内容	1. 药品注册程序	2
			2. 药品批准文号的格式	2
	十二、药品经营质量管理规范	（一）药品批发的质量管理	1. 仓库设施、设备要求	2
			2. 药品质量验收的要求	2
			3. 药品储存的要求	2
		（二）药品零售的质量管理	1. 营业场所和仓库设备的要求	2
			2. 药品购进和验收	2
	十三、中医药条例	（一）中医医疗机构与从业人员	1. 中医医疗机构的管理与要求	2
			2. 中医从业人员的要求	2
		（二）中医药发展的保障措施	1. 政府、单位、组织和个人的作用	2
			2. 加强中医药资源管理	2
			3. 与中医药有关的评审或者鉴定活动的法定要求	2
	十四、中药知识产权保护	（一）知识产权保护概述	知识产权保护的概要内容	2
		（二）中药知识产权保护	中药知识产权保护的形式和内容	2
		（三）与贸易有关的知识产权协议（TRIPS）	1. TRIPS 重申的保护知识产权的基本原则	2
			2. TRIPS 新提出的保护知识产权的基本原则	2

考试学科	单　元	细　目	要　点	考试科目
药事管理	十五、药品包装、标签和说明书的管理	（一）药品名称管理	药品的通用名称与商品名称	2
		（二）药品包装管理	药品包装管理的主要内容	2
		（三）药品标签和说明书管理	药品标签和说明书管理的主要内容	2
	十六、《药品管理法》	（一）药品经营企业管理	1. 药品经营企业开办条件	2
			2. 药品经营活动的管理	2
		（二）医疗机构的药剂管理	1. 医疗机构配备药学技术人员的规定	2
			2. 医疗机构药品采购、保存及调配处方的管理	2
		（三）药品管理	1. 特殊管理的药品	2
			2. 进出口药品的管理	2
			3. 假药与劣药管理	2
		（四）药品价格和广告的管理	1. 药品价格管理	2
			2. 药品广告管理	2
		（五）法律责任	医疗机构相关违法行为的法律责任	2
	十七、医疗机构从业人员行为规范	（一）医疗机构从业人员行为规范总则	总则	2
		（二）医疗机构从业人员基本行为规范	基本行为规范	2
		（三）药学技术人员行为规范	具体行为规范	2

第三部分　专业知识

考试学科	单　元	细　目	要　　点	考试科目
中药炮制学	一、中药炮制的目的		结合具体药物认识炮制的目的	3
	二、净制与切制	（一）净选加工的目的	结合具体药物理解目的	3
		（二）清除杂质	1. 清除杂质的方法	3
			2. 各种方法的操作要点	3
			3. 各种方法适用的药物	3
		（三）分离和清除非药用部位	1. 去除非药用部位的方法	3
			2. 各种方法的适用药物	3
		（四）饮片切制	1. 饮片切制的目的	3
			2. 常见的饮片类型	3
			3. 各饮片类型的适用药物	3
	三、炮制方法各论及其主要药物	（一）炒法	1. 目的	3
			2. 操作方法	3
			3. 辅料用量	3
			4. 注意事项	3
			5. 适用药物	3
		（二）炙法	1. 目的	3
			2. 操作方法	3
			3. 辅料用量	3
			4. 注意事项	3
			5. 适用药物	3
		（三）煅法	1. 目的	3
			2. 操作方法	3
			3. 辅料用量	3
			4. 注意事项	3
			5. 适用药物	3

考试学科	单　元	细　目	要　点	考试科目
中药炮制学	三、炮制方法各论及其主要药物	（四）蒸、煮、▮法	1. 蒸法的目的	3
			2. 蒸法的操作方法	3
			3. 蒸法的辅料用量	3
			4. 蒸法的注意事项	3
			5. 蒸法的适用药物	3
			6. 煮法的目的	3
			7. 煮法的操作方法	3
			8. 煮法的辅料用量	3
			9. 煮法的注意事项	3
			10. 煮法的适用药物	3
			11. ▮法的目的	3
			12. ▮法的操作方法	3
			13. ▮法的注意事项	3
			14. ▮法的适用药物	3
		（五）主要药物的炮制	主要药物的炮制方法及炮制作用（100种）	3
中药鉴定学	一、中药鉴定总论	（一）中药鉴定的依据	中药鉴定的依据	3
		（二）中药鉴定的一般程序	1. 中药鉴定的一般程序	3
			2. 中药鉴定的取样原则与方法	3
		（三）中药鉴定方法	1. 常用鉴定方法	3
			2. 来源鉴定	3
			3. 性状鉴定	3
	二、根及根茎类中药	（一）根类中药的概述	1. 性状鉴别	3
			2. 显微鉴别	3
		（二）根茎类中药的概述	1. 性状鉴别	3
			2. 显微鉴别	3
		（三）常用根及根茎类中药鉴定	1. 来源	3
			2. 主产地	3
			3. 性状鉴别	3
	三、茎木类中药	（一）茎木类中药的概述	茎木类中药的性状鉴别	3
		（二）常用茎木类中药鉴定	1. 来源	3
			2. 主产地	3
			3. 性状鉴别	3

考试学科	单　元	细　目	要　　点	考试科目
中药鉴定学	四、皮类中药	（一）皮类中药概述	皮类中药的性状鉴别	3
		（二）常用皮类中药的鉴定	1. 来源	3
			2. 主产地	3
			3. 性状鉴别	3
	五、叶类中药	（一）叶类中药概述	叶类中药的性状鉴别	3
		（二）常用叶类中药鉴定	1. 来源	3
			2. 主产地	3
			3. 性状鉴别	3
	六、花类中药	（一）花类中药概述	花类中药的性状鉴别	3
		（二）常用花类中药鉴定	1. 来源	3
			2. 主产地	3
			3. 性状鉴别	3
	七、果实及种子类中药	（一）果实类中药概述	果实类中药的性状鉴别	3
		（二）种子类中药概述	种子类中药的性状鉴别	3
		（三）常用果实种子类中药鉴定	1. 来源	3
			2. 主产地	3
			3. 性状鉴别	3
	八、全草类中药	常用全草类中药鉴定	1. 来源	3
			2. 主产地	3
			3. 性状鉴别	3
	九、藻、菌、地衣类中药	（一）藻、菌、地衣类中药的概述	1. 藻类	3
			2. 菌类	3
			3. 地衣类	3
		（二）常用藻、菌、地衣类中药的鉴定	1. 来源	3
			2. 主产地	3
			3. 性状鉴别	3
	十、树脂类中药	（一）树脂类中药的概述	1. 化学组成	3
			2. 通性	3

考试学科	单　元	细　目	要　　点	考试科目
中药鉴定学	十、树脂类中药	（一）树脂类中药的概述	3. 分类	3
			4. 鉴定	3
		（二）常用树脂类中药鉴定	1. 来源	3
			2. 主产地	3
			3. 性状鉴别	3
	十一、其他类中药	其他类中药的鉴定	1. 来源	3
			2. 主产地	3
			3. 性状鉴别	3
	十二、动物类中药	（一）动物类中药概述	1. 动物类中药的分类	3
			2. 动物类中药的性状鉴别	3
		（二）常用动物类中药鉴定	1. 来源	3
			2. 主产地	3
			3. 性状鉴别	3
	十三、矿物类中药	（一）矿物类中药概述	1. 矿物的性质	3
			2. 矿物类中药的分类与鉴别方法	3
		（二）常用矿物类中药鉴定	1. 来源	3
			2. 主产地	3
			3. 性状鉴别	3
			4. 主成分	3

第四部分　专业实践能力

考试学科	单　元	细　目	要　　点	考试科目
中药药剂学	一、绪论	（一）中药药剂学性质与常用术语	1. 中药药剂学的性质	4
			2. 剂型选择的基本原则	4
			3. 中药药剂的常用术语	4
		（二）药物剂型的分类	1. 按物态分类	4
			2. 按制法分类	4
			3. 按分散系统分类	4
			4. 按给药途径与方法分类	4
		（三）中药药剂工作的依据	1. 药典的性质	4
			2. 中药药典的版次	4
			3. 局颁标准	4
	二、制药卫生	（一）制药卫生标准	1. 制药卫生标准	4
			2. 中药制药过程的污染途径	4
		（二）制药环境的卫生管理	洁净室的等级及适用范围	4
		（三）灭菌方法与无菌操作	1. 物理灭菌法	4
			2. 滤过除菌法	4
			3. 化学灭菌法	4
			4. 无菌操作法的要点与注意事项	4
		（四）防腐	常用防腐剂的种类与应用	4
	三、粉碎、筛析与混合	（一）粉碎方法	1. 粉碎的目的	4
			2. 干法粉碎的适用范围	4
			3. 湿法粉碎的适用范围	4
			4. 低温粉碎的适用范围	4
		（二）筛析	1. 筛析的目的	4
			2. 药筛的种类与规格	4
			3. 粉末分等	4
		（三）混合	1. 混合的原则	4
			2. 混合的方法	4

考试学科	单　元	细　目	要　点	考试科目
中药药剂学	四、散剂	（一）散剂的特点	散剂的特点与分类	4
		（二）散剂的制备	1. 一般散剂的制法	4
			2. 特殊散剂的制法	4
	五、浸提、分离、浓缩与干燥	（一）浸提的原理与影响因素	1. 中药的浸提过程	4
			2. 影响浸提的主要因素	4
		（二）常用浸提方法与设备	1. 常用浸提溶剂	4
			2. 常用浸提方法的特点与应用	4
		（三）浸提液的分离方法	常用分离方法的特点与选用	4
		（四）常用精制方法	水提醇沉法的原理和操作过程	4
		（五）浓缩	1. 常用浓缩方法的特点与应用	4
			2. 影响浓缩效率的因素	4
		（六）干燥	常用干燥方法的特点与应用	4
	六、浸出药剂	（一）浸出药剂的特点与分类	1. 浸出药剂的特点	4
			2. 浸出药剂的分类	4
		（二）浸出药剂的种类与制法	1. 合剂的特点与制法	4
			2. 糖浆剂与煎膏剂的特点与制法	4
			3. 酒剂与酊剂的特点与制法	4
			4. 流浸膏剂、浸膏剂和茶剂的特点与制法	4
	七、液体药剂	（一）液体药剂的特点与分类	1. 液体药剂的特点	4
			2. 液体药剂的分类	4
		（二）表面活性剂	1. 表面活性剂的含义、特点与基本性质	4
			2. 常用表面活性剂的种类	4
		（三）增加药物溶解度的方法	增溶的方法	4
		（四）真溶液型药剂	1. 真溶液型药剂的特点	4
			2. 各种真溶液型药剂的制法	4
		（五）胶体溶液型药剂	1. 胶体溶液型药剂的分类与特点	4
			2. 胶体溶液型药剂的制法	4
		（六）乳浊液型药剂	1. 乳浊液型药剂的分类与特点	4
			2. 乳化剂的特点与分类	4
			3. 乳浊液型药剂的制法及稳定性	4

考试学科	单元	细目	要点	考试科目
中药药剂学	七、液体药剂	（七）混悬液型药剂	1. 混悬液型药剂特点	4
			2. 混悬液型药剂的常用附加剂	4
			3. 混悬液型药剂的制法	4
	八、注射剂（附：眼用溶液剂）	（一）概述	1. 注射剂的特点	4
			2. 注射剂的分类	4
			3. 注射剂的质量要求	4
		（二）热原	1. 热原的基本性质	4
			2. 注射剂中污染热原的途径	4
			3. 注射剂中除去热原的方法	4
		（三）注射剂的溶剂	常用注射剂的溶剂	4
		（四）注射剂的附加剂	1. 增加主药溶解度附加剂的种类与选取	4
			2. 防止主药氧化附加剂的种类与选取	4
			3. 抑制微生物增殖附加剂的种类与选取	4
			4. 调整 pH 的附加剂的种类与选取	4
			5. 调节渗透压的附加剂的种类与选取	4
			6. 减轻疼痛的附加剂的种类与选取	4
			7. 中药注射剂的质量检查	4
			8. 注射剂的容器	4
		（五）输液剂	输液剂的特点与种类	4
		（六）眼用溶液剂	1. 眼用溶液剂的特点	4
			2. 眼用溶液剂的附加剂	4
			3. 眼用溶液剂的制法	4
	九、外用膏剂	（一）概述	1. 外用膏剂的特点	4
			2. 外用膏剂的分类	4
		（二）软膏剂	1. 软膏剂常用基质的种类与选用	4
			2. 软膏剂的制法	4
		（三）黑膏药	1. 黑膏药的原料选用与处理	4
			2. 黑膏药基质的种类	4
			3. 黑膏药的制法	4
		（四）橡胶膏剂	1. 橡胶膏剂的基质	4
			2. 橡胶膏剂的制法	4
		（五）凝胶膏剂与涂膜剂	1. 凝胶膏剂的组成	4
			2. 涂膜剂的组成	4

考试学科	单　元	细　目	要　点	考试科目
中药药剂学	十、栓剂	（一）栓剂的特点与作用机理	1. 栓剂的分类	4
			2. 栓剂的作用特点	4
		（二）栓剂的基质	1. 栓剂基质的要求	4
			2. 基质的种类	4
		（三）栓剂的制法	1. 热熔法制备栓剂的工艺流程	4
			2. 润滑剂的种类与选用	4
		（四）栓剂的质量要求	1. 重量差异	4
			2. 融变时限	4
			3. 微生物限度	4
	十一、胶囊剂	（一）胶囊剂的含义、分类与特点	1. 胶囊剂的分类	4
			2. 胶囊剂的特点及规格	4
		（二）胶囊剂的制备	1. 硬胶囊剂的制备	4
			2. 软胶囊剂（胶丸）的制备	4
		（三）胶囊剂的质量评定	胶囊剂的质量检查	4
	十二、丸剂	（一）丸剂的特点与分类	1. 丸剂的特点	4
			2. 丸剂的分类	4
		（二）水丸	1. 水丸常用赋形剂的选用	4
			2. 药粉的要求	4
			3. 水丸的制法	4
		（三）蜜丸	1. 蜜丸的特点	4
			2. 蜂蜜的选择与炼制	4
			3. 炼蜜的规格与选用	4
			4. 蜜丸的制法	4
		（四）浓缩丸和水蜜丸	1. 浓缩丸的特点及制法	4
			2. 水蜜丸的特点及制法	4
		（五）糊丸和蜡丸	1. 糊丸的赋形剂和制法	4
			2. 蜡丸的赋形剂和制法	4
		（六）滴丸	1. 滴丸的特点	4
			2. 常用基质的种类与选用	4
			3. 冷却剂的种类与选用	4
			4. 滴丸的制法	4

考试学科	单　元	细　目	要　　点	考试科目
中药药剂学	十二、丸剂	（七）丸剂的包衣与质量检查	1. 丸剂包衣的目的、种类及材料	4
			2. 丸剂的质量检查	4
	十三、颗粒剂	（一）颗粒剂的分类与特点	1. 颗粒剂的特点	4
			2. 颗粒剂的分类	4
		（二）颗粒剂的制法与质量要求	1. 颗粒剂的制法	4
			2. 颗粒剂的质量要求	4
	十四、片剂	（一）概述	1. 片剂的特点	4
			2. 片剂的分类	4
		（二）片剂的赋形剂	1. 稀释剂与吸收剂	4
			2. 润湿剂与黏合剂	4
			3. 崩解剂	4
			4. 润滑剂	4
		（三）片剂的制备	1. 制颗粒	4
			2. 压片	4
		（四）片剂的包衣	1. 片剂的包衣目的特点和种类	4
			2. 包衣物料的种类	4
			3. 包衣方法	4
		（五）片剂质量检查	质量检查项目	4
中药调剂学	一、中药处方与处方应付	（一）组方原则	1. 处方	4
			2. 君臣佐使	4
			3. 处方配伍规律	4
		（二）处方类型	1. 处方的意义	4
			2. 处方的分类	4
			3. 法定处方	4
			4. 协定处方	4
			5. 医师处方	4
		（三）处方格式	处方格式和项目	4
		（四）处方常用术语	1. 处方常用术语及分类	4
			2. 药引	4
			3. 处方脚注	4
		（五）处方管理制度	处方管理制度	4

考试学科	单　元	细　目	要　点	考试科目
中药调剂学	一、中药处方与处方应付	（六）处方药品的规范化名称	1. 处方药品正名与应付常规	4
			2. 处方药品合写与应付	4
			3. 药品别名与应付	4
	二、中药配伍及用药禁忌	（一）中药配伍	1. 中药配伍及临床意义	4
			2. 中药“七情”	4
		（二）用药禁忌	1. 配伍禁忌	4
			2. 十八反	4
			3. 十九畏	4
			4. 妊娠用药禁忌	4
	三、合理用药	（一）合理用药概述	合理用药的意义和目的	4
		（二）合理用药指导	合理用药指导	4
		（三）中药不良反应监测	1. 药品不良反应监测	4
			2. 药品不良反应监测管理制度	4
			3. 药品不良反应监测报告范围	4
			4. 药品不良反应监测工作程序	4
	四、特殊中药的调剂与管理	（一）麻醉中药的调剂与管理	1. 麻醉中药品种	4
			2. 麻醉中药的使用	4
			3. 麻醉中药处方管理制度	4
		（二）毒性中药的调剂与管理	1. 毒性中药的品种与分类	4
			2. 毒性中药的调配管理制度	4
			3. 毒性中药的用量用法	4
			4. 毒性中药处方管理制度	4
	五、中药用量与计量	（一）中药用量	1. 中药用量及确定原则	4
			2. 临床处方的用量规律	4
			3. 特殊药材的处方用量	4
		（二）中药计量及计量工具	1. 古今度量衡对照及换算	4
			2. 常用中药计量工具	4
			3. 戥秤的使用方法	4
	六、中药调剂设施及工作制度	（一）基本设施	1. 饮片斗柜及调剂台	4
			2. 常用调剂工具及用途	4
		（二）斗谱排列原则	1. 斗谱的排列原则	4
			2. 特殊中药的存放	4

考试学科	单　元	细　目	要　点	考试科目
中药调剂学	六、中药调剂设施及工作制度	（三）调剂用药的供应	1. 调剂用药供应	4
			2. 查斗、装斗、调配、保管的关系	4
	七、饮片调剂操作规程	（一）收方	收方与处方审查（含制度，下同）	4
		（二）计价	计价的原则与方法	4
		（三）调配	中药处方的调配	4
		（四）复核	复核的工作程序	4
		（五）发药	发药的工作程序	4
		（六）调剂质量管理	1. 配发药剂的质量要点	4
			2. 检查方法及质量评定	4
	八、中成药调剂操作规程	（一）中成药调剂操作规程	1. 中成药调剂	4
			2. 中成药调剂操作规程	4
			3. 药品有效期的推算及判定	4
		（二）中成药处方药	1. 中成药处方药	4
			2. 常用中成药处方药的功能主治	4
		（三）中成药非处方药	1. 中成药非处方药	4
			2. 非处方药的遴选原则	4
			3. 常用中成药非处方药品种	4
	九、中药煎服	（一）煎药	1. 汤剂概述	4
			2. 汤剂的煎煮	4
			3. 中药特殊煎药方法	4
		（二）服药	1. 服药温度	4
			2. 服药剂量	4
			3. 服药时间	4
			4. 服药饮食禁忌	4
		（三）煎药工作制度及操作常规	1. 煎药工作制度	4
			2. 煎药操作常规	4
	十、中药品质变异	（一）影响中药品质变异的因素	1. 中药变质的自身因素	4
			2. 中药变质的环境因素	4
		（二）霉变	1. 中药发霉的原因	4
			2. 预防中药霉变的措施	4
		（三）虫蛀	1. 常见的中药害虫	4
			2. 害虫蛀蚀的防治措施	4

考试学科	单元	细目	要点	考试科目
中药调剂学	十、中药品质变异	（四）变色	变色及易变色的品种	4
		（五）泛油	泛油及易泛油的品种	4
		（六）气味散失	气味散失的原因及品种	4
		（七）其他变异现象	1. 升华	4
			2. 风化	4
			3. 潮解溶化	4
			4. 粘连	4
			5. 腐烂	4
	十一、中药养护技术	（一）干燥养护技术	干燥养护技术的种类及应用	4
		（二）冷藏养护技术	冷藏养护技术及应用	4
		（三）埋藏养护技术	埋藏养护技术的种类及应用	4
		（四）化学药剂养护技术	化学药剂养护技术的种类及应用	4
		（五）对抗同贮养护技术	对抗同贮养护技术及应用	4
		（六）气调养护技术	气调养护技术及应用	4
		（七）常用中药材的养护	1. 根及根茎类药材的养护	4
			2. 叶、花、全草类中药的养护	4
			3. 果实与种子类药材的养护	4
			4. 茎皮类药材的养护	4
			5. 菌类药材的养护	4
			6. 动物类药材的养护	4
		（八）中药饮片的养护	1. 中药饮片的养护方法	4
			2. 中药饮片的变异现象	4
		（九）中成药养护	1. 常见中成药剂型的养护技术	4
			2. 中成药常见的变质现象	4

大 纲 细 则

中　药　学

第一单元　药性理论

细目一　四气

要点一　四气所表示药物的作用

一般来说，寒凉药多具有清热泻火、凉血解毒等功效，适用于热证、阳证。温热药多具有温里散寒、补火助阳等功效，适用于寒证、阴证。

要点二　四气对临床用药的指导意义

一是要根据病证的寒热，选择相应的药物。治疗热性疾病用寒凉药物，治疗寒性疾病用温热药物，这是临床必须遵循的用药原则。反之，如果阴寒证用寒凉药，阳热证用温热药，必然会造成以寒增寒、以热益热的不良后果。二是要根据病证寒热程度的差别，分别选用相应的药物。如当用热药而用温药，或当用寒药而用凉药，则病重药轻，达不到治愈疾病的目的；反之，当用温药而用热药则反伤其阴，当用凉药而用寒药则易伤其阳，都与治疗不利。三是对于寒热错杂之证，当寒药与热药并用，以寒热并除。四是对于真寒假热之证，当以热药治本，必要时反佐以寒药；若真热假寒之证，当用寒药以治本，必要时反佐以热药。

细目二　五味

要点　五味所表示药物的作用

辛：能散、能行，具有发散、行气、活血、开窍、化湿等功效。适用于表证、气滞、血瘀、窍闭神昏、湿阻中焦等证。如麻黄、木香、红花、麝香、藿香等辛味药。

甘：能补、能和、能缓，具有补益、和中、缓急止痛等功效。适用于虚证、脾胃不和、拘急疼痛等证。如人参、饴糖、甘草等甘味药。

酸：能收、能涩，具有收敛、固涩的功效。适用于虚汗、久泻、遗精、遗尿、出血、肺虚久咳等证。如酸枣仁、五倍子、金樱子、覆盆子、赤石脂、乌梅等酸味药。此外，酸味尚有生津作用，如五味子、乌梅均能生津止渴。

苦：能泄、能燥，有泄和燥的功效。泄主要包括清热泻火（清泄）、泻下通便（通泄）、降泄肺气（降泄）。适用热证、热结便秘、肺气上逆喘咳等证。如栀子、大黄、杏仁等。燥指燥湿，苦而温的药物，能燥寒湿，如苍术、草果等苦味药；苦而寒的药物，能清热燥湿，如黄连、黄芩等苦味药。

咸：能软、能下，具有软坚散结、泻下的功效。适用于瘰疬、痞块、燥热便秘等证。

如海藻、瓦楞子、芒硝等咸味药。

淡：能渗、能利，具有渗湿利尿的功效。适用于水肿、小便不利等证。如茯苓、猪苓等淡味药。

涩：能收敛固涩，与酸味的功效相似。如具有涩味的龙骨、牡蛎能涩精，赤石脂、禹余粮能涩肠止泻，莲子能固精止带，海螵蛸能收敛止血等。

细目三 升降浮沉

要点一 影响升降浮沉的因素

影响药物升降浮沉的因素主要与四气五味及药物质地轻重有密切关系，并受到炮制和配伍的影响。

1. 升降浮沉与药物的四气五味有关

一般而言，升浮药的药性大多温、热，药味大多辛、甘，如麻黄、升麻、黄芪等；沉降药的药性大多寒、凉，药味大多酸、苦、咸，如大黄、芒硝、山楂等。

2. 升降浮沉与药物的质地轻重有关

凡质轻的植物花、叶、皮、枝类药物，大多属升浮药；质重的种子、果实、矿物、贝壳类药物，大多属沉降药。但这只是一般规律，如古人说："诸花皆升，旋覆独降"，"诸子皆降，蔓荆独升"，"芫花沉降，苍耳升浮"等，均属例外。所以说，药物的性味、质地与其升浮沉降的特性虽然有着一定的联系，而并非是决定因素。

3. 炮制可以影响或转变药物升降浮沉的性能

例如：酒炒则性升，姜汁炒则性散，醋炒则收敛，盐水炒则下行。

4. 配伍可以影响药物的升降浮沉性能

升浮药与较多较强的沉降药配伍，则其升浮之性受到制约，整体表现为沉降的趋势；沉降药与较多较强的升浮药配伍，则其沉降之性受到制约，并随之升浮。这说明药物升浮沉降的性能，在一定条件下可以相互转化，并不是一成不变的，故李时珍说："升降在物，亦在人也。"

要点二 升降浮沉对临床用药的指导意义

1. 升降浮沉代表不同的药性

一般升浮药，其性主温热，味属辛、甘、淡，质地多为轻清至虚之品，作用趋向多主上升、向外。一般沉降药，其性主寒凉，味属酸、苦、咸，质地多为重浊坚实之品，作用趋向多主下行、向内。

2. 升降浮沉对临床用药的指导意义

临床运用药物升降浮沉的性能，可以调整脏腑功能，恢复阴阳平衡，或使药物作用于机体的不同病变部位，因势利导，祛邪外出，从而达到治愈疾病的目的。一般而言，药物的作用趋势与所治疾病的病位相同，而与所治疾病的病势相反，即"同病位，逆病势"。

病变部位在上在表者，宜升浮而不宜沉降，如治疗外感风热则应选用薄荷、菊花等升浮药以疏散表邪；病变部位在下在里者，宜沉降而不宜升浮，如治疗热结便秘则应选用大黄、芒硝等沉降药以泻热通便；病势上逆者，宜降而不宜升，如肝阳上亢则应选用赭石、龙骨等沉降药以镇潜肝阳；病势下陷者，宜升而不宜降，如气虚下陷久泻脱肛则应选用黄芪、升麻等升浮药以升阳举陷。所以临床治疗疾病时，必须针对病变部位的上、下、里、外等不同，以及病势上逆、下陷等区别，根据药物升降浮沉的不同特性，恰当地选用药物，这是临床用药必须遵循的原则之一。但是，对于病情复杂的病证，还可以采用升降浮沉并用的用药方法，能够起到相反相成的治疗效果。如治疗表邪未解、邪热壅肺之表寒里热证，常用沉降之石膏清泄肺火，肃降肺气，配伍升浮之麻黄解表散寒，宣肺平喘，二药配伍，降肺与宣肺相合，一清一宣，升降并用，以调肺气之宣降。又如血府逐瘀汤中配伍桔梗、枳壳，桔梗为升浮药，枳壳为沉降药，二药配伍，一升一降，宽胸利气，使气行则血行。可见升降并用是适应复杂病机，调节脏腑功能紊乱的有效用药方法。

细目四　归经

要点一　归经的理论基础和依据

归经理论是在中医基本理论指导下，以脏腑、经络理论为基础，以药物所治具体病证为依据，将药物对人体的治疗作用进行归纳，从临床疗效中总结出来的药性理论。由于经络能沟通人体内外表里，所以一旦机体发生病变可以通过经络影响到内在的脏腑；反之，内在脏腑病变也可以在体表反映出来。由于发病所在脏腑及经络循行部位不同，临床上所表现的症状也各不相同。如咳喘胸闷是肺经病变，杏仁能治咳喘胸闷，就认定其归肺经；心悸属于心经的病变，酸枣仁能养心安神治心悸，就认定其归心经。药物的归经不同，其治疗作用也不同。如黄芩、黄柏同属寒性药，都有清热作用，但黄芩偏于清肺热，黄柏偏于清肾火，就是由于其归经不同；同属补益药，但有补肺、补脾、补肾等不同，也是由于归经不同。药物的归经越多则作用越广泛，归经少则作用局限。如山药归肺、脾、肾经，可治疗三经病变；而桔梗只归肺经，则其应用范围就小。

要点二　归经理论对临床用药的指导意义

掌握归经理论，有助于提高临床用药的准确性，使用药更为合理。首先，要根据疾病的临床表现，通过辨证审因，诊断出病变所在脏腑经络的部位，再按照归经学说选用归该经的药物。如治肺热咳喘，则选用归肺经而善清肺热的黄芩、桑白皮等，以泻肺平喘；若胃火牙痛，则选用归胃经而善清胃热的石膏、黄连等，以清泻胃火。其次，因为脏腑经络在生理上相互联系，在病理上相互影响，所以治疗某一脏腑或经络的病变时，除选用归该经的药物外，还要根据脏腑病变的传变规律，以归经理论作指导，恰当选择归相关经的药物进行治疗。如治疗肺气不足的病证，除应用补肺气的药物外，又经常配伍补脾的药物，在治法上称为“培土生金”；肝阳上亢之证多因肾阴不足所致，治疗时每以平肝潜阳药与滋补肾阴药同用，此为“滋水涵木”法。若忽视脏腑经络之间的关系，而拘泥于见肺治肺、见肝治肝的单纯分经用药的方法，则必然会影响疗效。

掌握归经理论还有助于区别功效相似的药物，指导我们对相似药物进行鉴别，从而指导临床选用药物。如羌活、白芷、柴胡、吴茱萸、细辛均可用治头痛，但由于归经不同，各药所治头痛的类型是不同的。羌活善治太阳经头痛，白芷善治阳明经头痛，柴胡善治少阳经头痛，吴茱萸善治厥阴经头痛，细辛善治少阴经头痛。

归经理论必须与四气、五味、升降浮沉等药性理论结合起来，才能指导我们更全面地理解药物的功效。如同归肺经的黄芩、干姜，由于药性的不同，其作用也不同。黄芩性寒，能清肺泻火；干姜性热，能温肺化饮。同归肺经的麻黄、人参、乌梅、黄芩、蛤蚧，由于药味不同，其作用也不同。麻黄味辛，能解表散寒；人参味甘，能补肺益气；乌梅味酸，能敛肺止咳；黄芩味苦，能清热燥湿；蛤蚧味咸，能纳气平喘。同归肺经的桔梗、紫苏子，由于升降浮沉不同，其作用也不同。桔梗药性升浮，功能宣肺；紫苏子药性沉降，功能降肺。所以说，归经只是药物性能的一个方面，在应用药物的时候，必须把药物的归经与其四气五味、升降浮沉等性能结合起来，才能指导我们正确掌握药物的功效。

此外，还要注意不能把中医的脏腑经络定位与现代医学的解剖部位混为一谈，因为两者的理论体系、认知方法及含义都不相同。更重要的是，归经理论所依据的是用药后机体所发生的药效反应，而不单纯是指药物成分在体内的分布情况。

细目五　毒性

要点一　毒性的含义

1. 古代毒性的含义

药物的毒性大致有两方面的含义：一是指药物的偏性。就此而论，毒药即是药物的总称，如“掌医之政令，聚毒药以供医事”（《周礼》）和“药以治病，因毒为能，所谓毒药，是以气味之有偏也”（《类经》）二句中所言“毒药”均泛指药物。二是指药物毒副作用的大小。如《素问·五政常大论》云：“大毒治病，十去其六；常毒治病，十去其七；小毒治病，十去其八，无毒治病，十去其九；谷肉果菜食养尽之，无使过之伤其正也。”此处所言“大毒”、“常毒”、“小毒”、“无毒”即是指药物毒副作用的大小。

2. 现代毒性的含义

现代中药毒性的概念，是指药物对机体所产生的不良影响和损害性。包括有急性毒性、亚急性毒性、亚慢性毒性、慢性毒性和特殊毒性如致癌、致突变、致畸胎、成瘾等。所谓毒药一般是指对机体发生化学或物理作用，能损害机体，引起功能障碍、疾病甚至死亡的物质。剧毒药系指中毒剂量与治疗剂量比较接近，或某些治疗量已达到中毒剂量范围的药物，因此治疗用药时安全系数小，对机体组织器官损害剧烈，可产生严重或不可逆的后果。

中药的副作用有别于毒性作用。副作用是指在常用剂量时出现与治疗需要无关的不适反应，一般比较轻微，对机体危害不大，停药后可自行消失。

毒性反应的产生与药物贮存、加工炮制、配伍、剂型、给药途径、用量、使用时间的长短以及病人的体质、年龄、证候性质等都有密切关系。因此，使用有毒药物时，应从上述各个环节进行控制，避免中毒事故的发生。

要点二　正确对待中药的毒性

1. 正确总结评价中药毒性

目前中药品种已达12800多种，而见中毒报告的才100余种，其中许多还是临床很少使用的剧毒药。由于大多数中药品种是安全的，这是中药一大优势，尤其与西药（化学合成药）造成的许多药源性疾病的危害相比，中药安全低毒的优势就更加突出了，这也是当今提倡回归自然，返璞归真，中药受到世界青睐的主要原因。

2. 正确对待本草文献记载

历代本草对药物毒性多有记载，这是前人的经验总结，值得借鉴。但由于受历史条件的限制，也出现了不少缺漏和错误的地方，对药物毒性的认识，会随着临床经验的积累，社会的发展，有一个不断修改、逐步认识的过程。相信文献，不能尽信文献，实事求是，才是科学态度。

3. 重视中药中毒的临床报道

自新中国成立以来，出现了许多中药中毒报告，仅单味药引起中毒就达上百种之多。临床上既要尊重文献记载，更要重视临床经验，相互借鉴，才能全面、深刻、准确地理解掌握中药的毒性，对保证安全用药是十分必要的。

4. 加强对有毒中药的使用管理

此处所称的有毒中药，系指列入国务院《医疗用毒性药品管理办法》的中药品种。

要点三　引起中药中毒的主要原因

一是剂量过大，如砒霜、胆矾、斑蝥、蟾酥、马钱子、附子、乌头等毒性较大的药物，用量过大或时间过长可导致中毒；二是误服伪品，如误以华山参、商陆代人参，独角莲代天麻使用；三是炮制不当，如使用未经炮制的生附子、生乌头；四是制剂、服法不当，如乌头、附子中毒，多因煎煮时间太短，或服后受寒、进食生冷；五是配伍不当，如甘遂与甘草同用，乌头与瓜蒌同用而致中毒。此外，药不对证、自行服药、乳母用药及个体差异也是引起中毒的原因。

（史洁）

第二单元　中药的配伍与用药禁忌

细目一　中药的配伍

要点一　配伍的意义

经过合理的配伍，可以增强药物的治疗作用，扩大适用范围，适应复杂的病情，减少药物的不良反应。

要点二 配伍的内容

1. 单行

单行，是指用单味药治病，即对于病情单纯者，只用一味针对性强的药物即能获得疗效。如清金散，单用黄芩治疗轻度的肺热咳嗽；都梁丸，单用白芷治疗头风头痛等。

2. 相须

相须，即两种以上功效类似的药物配合应用，能明显增强其原有的疗效。如石膏配伍知母，能明显地增强清热泻火的作用；大黄配伍芒硝，能明显地增强泻下通便的作用。相须配伍一般是同类药物合用，它构成了复方用药的配伍核心，是中药配伍应用的主要形式之一。

3. 相使

相使，即功效方面有某种共性的药物，分主辅合用后，能提高主药的疗效。如黄芪配茯苓治疗脾虚水肿，黄芪为补气利水的主药，茯苓通过利水健脾，能增强黄芪补气利水的功效；大黄配厚朴治疗热结便秘，大黄为泻热通便的主药，厚朴能下气除满，可推动积滞下行，增强大黄的攻下作用。相使配伍不必是同类药物，一主一辅，相辅相成，是中药配伍的常用形式。

4. 相畏

相畏，即一种药物的毒性反应或副作用能被另一种药物减轻或消除。如生半夏和生天南星的毒性能被生姜减轻或消除，也就是生半夏和生天南星畏生姜；甘遂畏大枣，是因为大枣能抑制甘遂峻下逐水、损伤正气的毒副作用。这是临床应用有毒、作用峻猛或有副作用的药物时常用的配伍方法。

5. 相杀

相杀，即一种药物能减轻或消除另一种药物的毒性或副作用。如生姜能减轻或消除生半夏和生天南星的毒性或副作用，所以称生姜能杀生半夏和生天南星的毒性。相杀与相畏实际上是对同一配伍关系从两个不同角度的叙述，是药物配伍之间相互对应而言的。

6. 相恶

相恶，即两种药物合用后，各自的性能相互牵制而使原有的疗效降低甚至丧失。如干姜与黄芩相恶，是因为干姜的温肺、温胃功效与黄芩的清肺、清胃功效能相互牵制而降低疗效；人参恶莱菔子，是因莱菔子能削弱人参的补气作用。

7. 相反

相反，即两种药物合用后，能产生毒性反应或副作用。如用药禁忌中讲述的“十八反”、“十九畏”的相关药物。此属配伍禁忌，原则上不能同用。

细目二 中药的用药禁忌

要点一 配伍禁忌

1. 十八反

十八反歌诀："本草明言十八反，半蒌贝蔹及攻乌，藻戟遂芫俱战草，诸参辛芍叛藜芦。"共记载18种相反药物，即：乌头反半夏、瓜蒌、贝母、白蔹、白及；甘草反海藻、大戟、甘遂、芫花；藜芦反人参、沙参、丹参、玄参、细辛、芍药。

2. 十九畏

十九畏歌诀："硫黄原是火中精，朴硝一见便相争，水银莫与砒霜见，狼毒最怕密陀僧，巴豆性烈最为上，偏与牵牛不顺情，丁香莫与郁金见，牙硝难合荆三棱，川乌草乌不顺犀，人参最怕五灵脂，官桂善能调冷气，若逢石脂便相欺，大凡修合看顺逆，炮爁炙煿莫相依。"共记载19种药物相畏，即：硫黄畏朴硝，水银畏砒霜，狼毒畏密陀僧，巴豆畏牵牛子，丁香畏郁金，牙硝畏三棱，川乌、草乌畏犀角，人参畏五灵脂，官桂畏赤石脂。

要点二 妊娠用药禁忌

妊娠用药禁忌，是因为某些药物有损害胎元以致堕胎的副作用，所以在妊娠期间除终止妊娠和引产外，应禁止或慎重使用。根据药物对胎元损害程度的不同，一般分为禁用和慎用两类。禁用的药物，多为毒性较强或药性峻烈之品，如砒霜、雄黄、麝香、川乌、草乌、巴豆、甘遂、水蛭、三棱、莪术等。慎用的药物，主要包括具有较强的祛瘀通经、行气、攻下、辛热、滑利之品，如牛膝、桃仁、红花、枳实、大黄、芒硝、附子、肉桂等。

凡属禁用的药物，一般都应该避免使用，以防发生意外。如果孕妇患有严重疾病，可酌情使用慎用药，但必须辨证准确，掌握好剂量与疗程，选择恰当的炮制和配伍，以确保用药安全。如明代的吴又可治孕妇时疫，大便秘结，腹满胀痛的阳明腑实证，仍用大承气汤攻下，且屡治屡验，并无堕胎损胎现象发生，此即《内经》所云"有故无殒亦无殒也"的用药范例。

要点三 服药时的饮食禁忌

服药时的饮食禁忌就是指服药期间不宜食用的食物，简称食忌，也是通常所说的忌口。一般而言，在服药期间，都应忌食生冷、辛热、油腻、腥膻及有刺激性的食物。从病证方面而言，热证、阳证应忌食辛辣、油腻、煎炸等助热伤阴的食物；寒证、阴证应忌食生冷等寒凉伤阳的食物；胸痹患者应忌食肥肉、动物内脏及烟、酒；肝阳上亢之头晕目眩、烦躁易怒等应忌食胡椒、辣椒、大蒜、酒等辛热助阳之品；胃肠虚弱及高热者应忌食油炸黏腻、寒冷坚硬、不易消化的食物；疮痈肿毒忌食羊肉、蟹、虾等腥膻发物及辛辣刺激性食品。另外，根据古籍记载，常山忌葱，地黄、何首乌忌葱、蒜、萝卜，薄荷忌鳖肉，茯苓忌醋，鳖甲忌苋菜，蜜反生葱等，也应作为服药禁忌的参考。

（史洁）

第三单元　中药的剂量与用法

细目一　剂量

要点　确定剂量的因素

药物用量得当与否，直接影响药效的发挥。药量过小，起不到治疗作用而贻误病情；药量过大，克伐正气，可引起不良后果，或造成不必要的浪费。同时中药多是复方应用，其中主要药物的剂量变化，可以影响到整个处方的功效和主治病证的改变。

为确保用药安全、有效，临床上主要依据所用药物的性质、给药方法、患者的情况、气候地域等多方面的因素来确定药物的剂量。一般规律如下：

1. 药物方面

（1）药材质量：质优者药力充足，用量不宜过大；质次者药力不足，用量可适当加大。

（2）药材质地：质地较轻的花、叶类无毒药物，用量宜轻，一般为3～10g；质地较重的矿物、贝壳类无毒药物，用量宜重，一般为10～30g；同一药材，干品用量宜小，鲜品用量宜大。

（3）药物性味：性味淡薄、作用缓和的药物，用量可稍重；性味浓厚、作用峻猛的药物，用量则宜轻。

（4）有毒无毒：有毒的药物用量宜小，并严格控制在安全范围之内。由于不同人体对药物耐受性的不同，用药应从小量开始，逐渐增加用量，病势减退即可减量或停药；无毒的药物，用量变化的幅度可稍大，可以适当增加用量。

2. 应用方面

（1）配伍：单味药应用时，用量宜大；在复方中应用时，用量宜小；同一药物在复方中做主药时用量稍大，做辅药时用量可稍小。

（2）剂型：针对同一病情，同一药物，入汤剂时用量宜大，入丸、散剂时用量宜小。

（3）用药目的：由于用药目的不同，同一药物的用量可不同。如槟榔，用以消积行气利水时，常用量为3～9g；而用以驱杀姜片虫、绦虫时，常用量为30～60g。

3. 患者方面

（1）年龄：由于小儿身体发育尚未健全，老年人气血渐衰，对药物的耐受性均较弱，故用量应适当低于青壮年的用药量。特别是作用峻猛，容易损伤正气的药物，更应该注意用量。一般而言，5岁以内的小儿，通常用成人量的四分之一，6～15岁可按成人量减半应用。老年人应根据年龄、体质等情况，酌减用量。

（2）体质：体质强壮者，用量宜重；体质虚弱者，用量宜轻，即使是使用补益药也应从小剂量开始，以免虚不受补。

（3）病程：一般来说，新病患者正气损伤较小，用量宜重；久病患者正气损伤较大，用量宜轻。

（4）病势：病重势急者用量宜重，可力挫病势；病轻势缓者用量宜轻，即可治愈。

（5）性别：一般来说，男女用量区别不大，但妇女在月经期、妊娠期，使用活血化瘀药时，用量不宜过大。

4. 因时因地制宜

确定药物的剂量，应注意季节、地域及居处等自然环境方面的因素，做到因时、因地而适当增减药量。此外，还应考虑到患者职业、生活习惯等方面的差异。如体力劳动者与脑力劳动者相比，腠理一般较致密，在使用发汗解表药时，对体力劳动者的用量较脑力劳动者的用量可稍重一些；用辛热药治病时，对于平素不食辛辣者，用量宜小，反之可重用。

细目二 用法

要点一 特殊煎法

1. 先煎

主要指一些有效成分难溶于水的金石、介壳类药物，应打碎先煎，煮沸20～30分钟，再下其他药物同煎，以使有效成分充分析出。如磁石、代赭石、生石膏、龙骨及牡蛎、珍珠母、石决明、紫贝齿、龟板、鳖甲等。此处，附子、乌头等毒副作用较强的药物，宜先煎45～60分钟后再下它药，可以降低毒性，安全用药。

2. 后下

主要指一些气味芳香的药物，久煎其有效成分易于挥发而降低药效，须在其他药物煎沸5～10分钟后放入，如薄荷、香薷、木香、砂仁等。此外，有些药物虽不属芳香药，但久煎也能破坏其有效成分，如钩藤、大黄、番泻叶等亦属后下之列。

3. 包煎

主要指那些黏性强、粉末状及带有绒毛的药物，宜先用纱布袋装好，再与其他药物同煎，以防止药液混浊或刺激咽喉引起咳嗽及沉于锅底加热时引起焦化或煳化。如滑石、旋覆花、车前子、蒲黄等。

4. 另煎

又称另炖，主要是指某些贵重药材，为了更好地煎出有效成分，应单独另煎2～3小时。煎液可以单独服用，也可与其他煎液混合服用，如人参、西洋参、羚羊角、鹿茸等。

5. 溶化

又称烊化，主要是指某些胶类药物及黏性大而易溶的药物，为避免入煎粘锅或黏附其他药物影响煎煮，可单用水或黄酒将此类药加热溶化即烊化后，用煎好的药液冲服，也可将此类药放入其他药物煎好的药液中加热烊化后服用，如阿胶、鹿角胶、龟板胶及蜂蜜、饴糖等。

6. 泡服

又叫焗服，主要是指某些有效成分易溶于水或久煎容易破坏药效的药物，可以用少量开水或复方中其他药物的煎出液趁热浸泡，加盖闷润，减少挥发，半小时后去渣即可服用，如藏红花、番泻叶、胖大海等。

7. 冲服

主要指某些贵重药，用量较轻，为防止散失，常需要研成细末制成散剂，用温开水或复方中其他药物的煎液冲服，如麝香、牛黄、珍珠、羚羊角、西洋参、鹿茸、人参、蛤蚧等；某些药物，根据病情需要，为提高药效，也常研成散剂冲服，如用于止血的三七、花蕊石、白及、血余炭、棕榈炭，用于息风止痉的蜈蚣、全蝎、僵蚕、地龙和用于制酸止痛的乌贼骨、瓦楞子、海蛤壳、延胡索等；某些药物高温容易破坏药效或有效成分难溶于水，也只能作散剂冲服，如雷丸、鹤草芽、朱砂等。此外，还有一些液体药物如竹沥汁、姜汁、藕汁、荸荠汁、鲜地黄汁等也须冲服。

8. 煎汤代水

主要指某些药物为了防止与其他药物同煎使煎液混浊，难于服用，宜先煎后取其上清液代水再煎煮其他药物，如灶心土等。此外，某些药物质轻用量多，体积大，吸水量大，如玉米须、丝瓜络、金钱草等，也须煎汤代水用。

要点二 服药法

服药方法是根据病情和药性决定的，服药方法是否得当，对疗效有着直接影响。

（一）服药时间

适时服药是合理用药的重要方面，是充分发挥药效的重要因素。服药时间一般分为：

1. 空腹服

指清晨时服药，此时胃肠内没有食物，可避免所服药物与食物混合，因而能迅速发挥药效。如驱虫药、峻下逐水药等，均宜空腹服用。

2. 饭前服

指吃饭之前服药，此时胃中没有食物，有利于药物的消化吸收。如补益药及治疗胃肠道疾病的药物，均宜饭前服用。

3. 饭后服

指吃饭之后服药，此时胃中存有食物，药物与食物混合，可减轻药物对胃肠道的刺激。故健胃药和对胃肠道有刺激性的药物，均应在饭后服用。

无论饭前或饭后服，服药与进食都应间隔 0.5～1 小时，以免食物与药物互相影响，妨碍药效的发挥。

4. 睡前服

为了顺应人体生理节律而充分发挥药效，有些药物宜在睡前服。如安神药用于安眠时宜在睡前半小时服，以便于安眠；涩精止遗药宜在睡前服，以便治疗梦遗滑精；缓下剂宜在睡前服，以便翌日清晨排便。

5. 定时服

有些疾病定时而发，只有在发病前服药才能发挥药效。如治疟药应在疟疾发作前 1～2 小时服用。

6. 不拘时服

病情急险，则当不拘时服，可力挫病势，以救危急。

（二）服药次数

一般疾病服用汤剂时，多为每日 1 剂，分 2 次或 3 次服。病情急重者，可每隔 4 小时服药 1 次，昼夜不停，使药力持续，顿挫病势。病情轻缓者，可 2 日 1 剂或煎汤代茶饮用，以图缓治。发汗、泻下药，则以得汗、泻为度，不必尽剂，以免汗、下太过，损伤正气。治疗呕吐的药物宜小量频服，小量既可减少对胃的刺激，又可避免量大再致呕吐。

（三）服药冷热

一般而言，汤剂宜温服。治热证用寒药宜冷服，治寒证用热药宜热服，这样的服法可以增加药效。对于用辛温解表药治疗风寒表实证，不仅宜热服，服后还需温覆取汗，以助解表。对于热在胃肠，患者欲饮冷者可凉服；而热在其他脏腑，患者不欲饮冷者，仍以温服为宜。但应用从治法时，则应热药冷服或凉药热服，机体易于接受。此外，服用丸、散等固体药剂，除特别规定外，一般都宜用温开水送服。

（四）中药的外用法

汤剂外用，多用于熏洗疮痈、痒疹和赤眼等；散剂多用于外敷湿疮、溃疡、外伤出血等；软膏药多用于外涂疮肿；酒剂多用于外擦风湿痹痛、跌打损伤。以上药物的用量，一般都是每日 2～3 次。硬膏药多用于外贴风湿痹痛、跌打伤痛和疮痈，在加热变软后趁热贴敷，但应避免烫伤，一般数日 1 次。

（史洁）

第四单元 解表药

细目一 概述

要点一 解表药的性能特点

解表药大多味辛，性能发散，使肌表之邪外散或从汗而解。

要点二 解表药的功效

发散表邪，解除表证。

要点三　解表药的适应范围

主要适用于外感风寒或风热所致的表证，部分解表药还可以用于咳喘、水肿、疹发不畅等兼有上述表证者，以及风湿痹痛。

要点四　解表药的使用注意事项

解表药在使用时常根据具体情况进行配伍，如对表证而体虚患者，应用解表药时，可视其阳虚、气虚、阴虚等不同情况，分别配伍必要的助阳、益气、养阴等扶正之品，以扶正祛邪；发散风热药用于风热表证、温病初起，应适当配伍清热解毒药。

要点五　各类解表药的性能特点

根据解表药的药性及功效主治差异，可分为发散风寒药与发散风热药。

1. 发散风寒药

本类药物性味多属辛温。

2. 发散风热药

本类药物性味多辛苦而偏寒凉。

要点六　各类解表药的功效

1. 发散风寒药

以发散肌表风寒邪气为主要作用。

2. 发散风热药

以发散风热为主要作用，发汗解表作用较发散风寒药缓和。

要点七　各类解表药的适应范围

1. 发散风寒药

主治风寒表证，症见恶寒发热，无汗或汗出不畅，头身疼痛，鼻塞流涕，口不渴，舌苔薄白，脉浮紧等。部分发散风寒药分别兼有祛风止痒、止痛、止咳平喘、利水消肿、消疮等功效，又可用治风疹瘙痒、风湿痹证、咳喘以及水肿、疮疡初起等兼有风寒表证者。

2. 发散风热药

主要适用于风热感冒以及温病初起邪在卫分，症见发热，微恶风寒，咽干口渴，头痛目赤，舌边尖红，苔薄黄，脉浮数等。部分发散风热药分别兼有清头目、利咽喉、透疹、止痒、止咳的作用，又可用治风热所致目赤多泪、咽喉肿痛、麻疹不透、风疹瘙痒以及风热咳嗽等证。

细目二　发散风寒药

麻黄

功效：发汗解表，宣肺平喘，利水消肿。

应用

1. 风寒表实证。本品味辛发散，性温散寒，善于开腠理、透毛窍而发汗，为辛温解表之峻剂。用治外感风寒，腠理密闭所致的恶寒、发热、头身疼痛、无汗、脉浮紧等风寒表实证，常与桂枝相须为用，以增强解表散寒之功，如麻黄汤。

2. 咳喘实证。本品主入肺经，辛开苦降，能够宣降肺气，以宣为主，善散邪宣肺以止咳平喘，凡肺气壅遏所致的咳嗽气喘，无论寒、热、痰、饮以及有无表证，均可应用，尤其适宜于风寒外束，肺气壅遏之咳喘。

3. 风水水肿。本品既能宣散湿邪，又能上开肺气，通调水道，下输膀胱而利尿消肿。治疗风邪袭表，肺失宣降之水肿、小便不利而兼有表证的风水证，常配石膏、生姜等，如越婢加术汤。

用法用量：煎服，2～9g。本品有生用和蜜炙用之分，蜜炙后发汗力减弱，略有润肺止咳之功。发汗解表多生用，止咳平喘多炙用。本品发汗力强，凡表虚自汗、阴虚盗汗、虚喘等均当慎用。

桂枝

功效：发汗解肌，温通经脉，助阳化气。

应用

1. 风寒表证。本品味辛性温，能发汗解肌，味甘而缓，其发汗之力较麻黄温和，凡外感风寒，无论表实、表虚均可应用。有汗表虚者，常配伍白芍，如桂枝汤；无汗表实者，常配伍麻黄，如麻黄汤。

2. 寒凝血滞诸痛证。本品辛温，能温通经脉，散寒止痛。用治风寒湿痹之肩臂关节疼痛，常与附子、生姜等配伍，如桂枝附子汤；用治中焦虚寒之脘腹冷痛，常配伍白芍、饴糖、甘草等，如小建中汤；用治寒凝血瘀之经闭腹痛或痛经，常配伍当归、川芎等，如温经汤；用治胸阳不振，心脉瘀阻之胸痹心痛，常配枳实、薤白等，如枳实薤白桂枝汤；用治伤寒心动悸、脉结代，则配炙甘草、人参等，如炙甘草汤。

3. 心脾阳虚，阳气不行，水湿内停而致的痰饮证和膀胱蓄水证。本品甘温而能运脾化湿，又入膀胱经而能温阳化气，以行水湿痰饮之邪。用治脾阳不运之痰饮证，常与茯苓、白术、甘草同用，即苓桂术甘汤；用治膀胱蓄水证之水肿、小便不利，常与茯苓、猪苓、泽泻等同用，如五苓散。

此外，亦可用于胸阳不振之胸痛或心悸。

用法用量：煎服，3～10g。本品辛温助热，易伤阴动血，凡外感热病、阴虚阳盛、血热妄行等均当忌用；孕妇及月经过多者慎用。

紫苏

功效：解表散寒，行气宽中，解鱼蟹毒。

应用

1. 外感风寒，咳嗽痰多。本品质轻，辛温发散，但发汗作用不及麻黄、桂枝，故以治疗外感风寒轻证为宜；又略兼化痰止咳之功，故风寒表证而兼气滞胸闷、痰多者较为适宜。

2. 脾胃气滞，胸闷呕吐及妊娠恶阻。本品能行气宽中，和胃止呕，兼有理气安胎之功，可治疗多种呕吐。用治胃寒呕吐，常与生姜、半夏、砂仁等配伍；用治胃热呕吐，常与黄连同用，即苏叶黄连汤；用治妊娠恶阻之呕吐，常与砂仁、陈皮等同用；用治痰凝气滞之梅核气，配伍半夏、厚朴、生姜等，如半夏厚朴汤。

3. 进食鱼蟹中毒，吐泻腹痛。本品能够解鱼蟹毒。用治上述诸症，可大量单用或配伍生姜、大蒜等煎服。

用法用量：煎服，5～10g。不宜久煎。紫苏叶长于发表散寒，紫苏梗长于行气宽中。

荆芥

功效：祛风解表，透疹，消疮，荆芥炭止血。

应用

1. 外感风邪，见恶寒发热，无汗头痛等。因本品性较平和，故风寒、风热表证均可应用。用治风寒表证，配伍防风、羌活等，如荆防败毒散；用治风热表证，可配伍金银花、连翘等，如银翘散。

2. 麻疹初期疹发不畅，风疹瘙痒。用治表邪外束，麻疹不透，可配伍蝉蜕、薄荷等；用治风疹瘙痒，配伍防风、苍术、蝉蜕等，如消风散。

3. 疮疡初起兼有表证。本品既能解表，又能消疮，故可治疗疮疡初起兼有表证者。用治疮疡初起，偏于风寒者，配伍川芎、独活等；偏于风热者，多与金银花、连翘等同用，如银翘败毒散。

4. 炒炭用于吐血、衄血、便血、崩漏等。

用法用量：煎服，3～10g。不宜久煎。用于止血，须炒炭用。

防风

功效：祛风解表，胜湿止痛，止痉。

应用

1. 外感表证。本品微温而不燥，甘缓而不峻，有“风药中之润剂”之称，治疗表证，不论风寒、风热均可应用。用治风寒表证，常与荆芥、羌活等发散风寒药同用，如荆防败毒散；用治风热表证，可与薄荷、连翘等发散风热药同用；用治外感风湿之头痛如裹、身重肢痛，则配伍羌活、藁本等，如羌活胜湿汤；用治风疹瘙痒，多与苦参、蝉蜕等同用，如消风散。

2. 风湿痹痛。本品既能祛风散寒，又能胜湿止痛，可用于风湿痹痛。用治风寒湿痹，常配伍独活、羌活、桂枝等，如蠲痹汤。

3. 破伤风角弓反张，牙关紧闭，痉挛抽搐等。本品入肝经，有祛风、解痉之效。用治破伤风之角弓反张、痉挛抽搐，常配伍天麻、天南星等，如玉真散。

用法用量：煎服，4.5～9g。

羌活

功效：解表散寒，胜湿止痛。

应用

1. 外感风寒表证。本品味辛能散，味苦能燥，温能祛寒，既能散寒解表，又能胜湿止痛。用治外感风寒夹湿之恶寒发热、头痛项强、肢体酸痛等，常与防风、细辛等配伍，如九味羌活汤。

2. 风湿痹痛。本品辛苦而温，能祛风散寒除湿止痛，善治风寒湿痹，而以肩背肢节疼痛者尤为适宜。用治风湿痹痛，多配伍防风、姜黄等，如蠲痹汤。

用法用量：煎服，3～9g。

白芷

功效：解表散寒，通窍止痛，燥湿止带，消肿排脓。

应用

1. 风寒表证。本品辛温，既能祛风散寒，又能燥湿，尤宜于外感风寒夹湿之证。常配伍羌活、防风等。

2. 阳明头痛，牙痛，鼻渊，风湿痹痛。本品芳香上达，善入阳明经，为治疗前额头痛、眉棱骨痛、鼻渊头痛之要药。用治外感风寒之前额头痛、眉棱骨痛，可单用，即都梁丸；用治外感风热之前额头痛，可与薄荷、菊花等同用；用治鼻渊头痛，配伍苍耳子、辛夷等，如苍耳散；用治风冷牙痛，配伍细辛；用治风火牙痛，配伍石膏、黄连等；用治风寒湿痹，常与苍术、川芎等同用，如神仙飞步丹。

3. 带下过多。本品善除阳明经湿邪而能燥湿止带。用治寒湿带下之色白清稀，配伍白术、山药、苍术等；用治湿热带下之色黄黏稠，常与车前子、黄柏等同用。

4. 疮疡肿痛。本品辛散温通，对于疮疡，未溃者能促使消散，成脓者能促进排脓，为外科常用药。用治疮疡初起肿痛，常配伍金银花、天花粉、穿山甲等，如仙方活命饮；对于已成脓不易溃破者，可与黄芪、当归等同用，如托里透脓散。

此外，本品又能祛风止痒，可用治皮肤瘙痒。

用法用量：煎服，3～9g。

细辛

功效：祛风散寒，通窍止痛，温肺化饮。

应用

1. 风寒感冒及阳虚外感。本品辛温，既入肺经，发散在表之风寒；又入肾经，温散在里之寒邪。用治外感风寒头痛明显者，常与羌活、防风等配伍，如九味羌活汤；用治阳虚外感之恶寒发热、无汗脉沉，与附子、麻黄配伍，即麻黄附子细辛汤。

2. 头痛，鼻渊，牙痛，痹痛。本品辛香走窜，有较好的祛风散寒，宣通鼻窍，止痛作用。用治外感风邪头痛，常配伍川芎、白芷等，如川芎茶调散；用治风邪犯肺之鼻渊头痛、鼻塞流涕，常与辛夷、白芷等同用；用治风冷牙痛，可单用，或与白芷煎汤含漱；用治胃火牙痛，则与石膏、黄连等泻火药同用；用治风湿痹痛，则配伍独活、桑寄生等，如独活寄生汤。

3. 肺寒痰饮。本品味辛而温，既能宣肺，又能温肺，以化痰消饮而止喘咳。用治素有痰饮而外感风寒，常配伍麻黄、桂枝、半夏等，如小青龙汤；若外无表邪而寒痰内停于肺，气逆喘咳者，则配伍茯苓、干姜、甘草等，如苓甘五味姜辛汤。

用法用量：煎服，1～3g；散剂，每次服0.5～1g。外用适量。阴虚阳亢头痛、阴虚肺热干咳等忌用。反藜芦。

细目三　发散风热药

薄荷

功效：疏散风热，清头目，利咽喉，透疹毒，疏肝解郁。

应用

1. 外感风热及温病初起。本品辛散凉清，发散之力较强，有一定的发汗作用，为疏散风热所常用。用于外感风热及温病初起，见头痛、发热、微恶寒者，常与金银花、牛蒡子、连翘等同用，如银翘散。

2. 风热上攻之头痛目赤、咽喉肿痛。本品质轻上浮，芳香通窍，功善疏散而能清头目、利咽喉。用治风热上攻之头痛目赤，常配伍桑叶、菊花等；用治风热上攻之咽喉肿痛，则常与桔梗、甘草、牛蒡子等同用。

3. 麻疹不透，风疹瘙痒。本品辛凉宣散，能疏散风热，透疹止痒。用治风热束表，麻疹不透，常配蝉蜕、牛蒡子等，如竹叶柳蒡汤；用治风疹瘙痒，多与苦参、白鲜皮、地肤子等同用。

4. 肝郁气滞证。本品味辛行气，入肝经，故能疏肝解郁，但药力较弱，一般不作主药。治疗肝郁气滞证，常与柴胡、当归等配伍，如逍遥散。

用法用量：煎服，3～6g。用于疏散、清利、透疹宜后下，疏肝解郁则不必后下。因其发汗耗气，故体虚多汗者不宜用。

牛蒡子

功效：疏散风热，利咽透疹，解毒散肿。

应用

1. 外感风热，咽喉肿痛。本品辛散苦降，性寒清热，其发散之力虽不及薄荷，但长于解毒利咽，最适宜于风热感冒而见咽喉红肿疼痛者。用治风热感冒或温病初起之发热、头痛、咽痛音哑，常与薄荷、连翘等同用，如银翘散。

2. 麻疹不透。本品清泄透散，能够透疹止痒。用治麻疹不透或透发不畅，常与薄荷、竹叶等同用，如竹叶柳蒡汤；用治风湿浸淫所致的疮疥瘙痒，常与荆芥、蝉蜕等配伍，如消风散。

3. 痈肿疮毒，痄腮喉痹。本品辛苦性寒，既能外散风热，又能内泄热毒。用治热毒痈肿疮毒，兼有便秘者，常与大黄、栀子等同用；用治乳痈肿痛，尚未成脓，常配伍瓜蒌、连翘等，如瓜蒌牛蒡汤；用治温毒发颐，痄腮喉痹，常配伍玄参、黄芩等，如普济消毒饮。

用法用量：煎服，6～12g。本品性寒滑肠，气虚便溏者慎用。

蝉蜕

功效：疏散风热，利咽，透疹止痒，明目退翳，息风止痉。

应用

1. 外感风热或温病初起。本品甘寒清热，质轻上浮，长于疏散肺经风热以宣肺利咽，开音疗哑，对于外感风热或温病初起，声音嘶哑或咽喉肿痛者，尤为适宜。常与菊花、薄荷、金银花等同用。

2. 麻疹不透或风疹瘙痒。本品质轻宣散，善于透疹止痒。用治麻疹初起或疹出不畅，常配伍竹叶、牛蒡子、柽柳等，如竹叶柳蒡汤；用治风疹湿疹，皮肤瘙痒，常与荆芥、防风等配伍，如消风散。

3. 目赤翳障。本品入肝经，善于疏散肝经风热而有明目退翳之功。用治风热上攻或肝火上炎之目赤肿痛、翳膜遮睛，常配伍菊花、决明子等，如蝉花散。

4. 急慢惊风，破伤风。本品甘寒，入肝经，能凉肝息风止痉。用治小儿急惊风，配伍天竺黄、僵蚕等，如天竺黄散；用治小儿慢惊风，可与全蝎、天南星等同用，如蝉蝎散；用治破伤风之角弓反张、四肢抽搐，常配伍天麻、僵蚕等。

用法用量：煎服，3～6g。止痉宜大量用。

桑叶

功效：疏散风热，清肺润燥，清肝明目。

应用

1. 外感风热，见发热、头昏头痛等。用治外感风热或温病初起，常与菊花相须为用，并配连翘、桔梗等，如桑菊饮。

2. 肺热燥咳，咽喉肿痛。本品甘寒而能清肺热、润肺燥。用治肺热或燥热伤肺，咳嗽痰少、色黄而黏稠，或干咳少痰、咽痒等，常配杏仁、沙参等，如桑杏汤。

3. 肝经实热或风热所致的目赤肿痛、涩痛、多泪等。用治肝阳上亢之头痛、眩晕，常配菊花、石决明等；用治风热上攻或肝火上炎之目赤涩痛，常配伍菊花、夏枯草等清肝明目之品；用治肝肾不足之眼目昏花，常与滋补精血之黑芝麻配伍，即桑麻丸。

用法用量：煎服，5～9g。

菊花

功效：疏散风热，平抑肝阳，清肝明目，清热解毒。

应用

1. 外感风热或温病初起，见发热、头昏头痛等。常与桑叶、杏仁、连翘等同用，如桑菊饮。

2. 肝阳上亢所致的头痛、眩晕等。本品甘寒，归肝经，能清肝热而平肝阳。用治肝阳上亢，常与石决明、牛膝等同用；若肝阳化风，则配伍钩藤、白芍等，如羚角钩藤汤。

3. 目赤昏花。本品既能疏散风热，又能清肝明目。用治风热或肝火上攻之目赤肿痛、多泪等，常与桑叶、夏枯草等同用；用治肝肾阴虚，目失所养之眼目昏花，可配伍枸杞子、山茱萸等，如杞菊地黄丸。

4. 热毒疮肿。本品能够清热解毒，善治疔疮。用治热毒疮疡，常配伍金银花、甘草等，如甘菊汤。

用法用量：煎服，5～9g。疏散风热、清热解毒多用黄菊花（杭菊），平抑肝阳、清肝明目多用白菊花（滁菊、亳菊、贡菊）。

柴胡

功效：和解退热，疏肝解郁，升阳举陷。

应用

1. 伤寒少阳证及外感发热。本品辛散苦泄，微寒清热，长于疏解半表半里之邪，为治疗少阳证的要药。常配伍黄芩等，如小柴胡汤。

2. 肝气郁滞。本品味辛而入肝胆经，善条达肝气，具有良好的疏肝解郁作用，为治疗肝气郁滞证的要药。用治肝郁气滞之胁肋或少腹疼痛、月经失调等，常配伍香附、川芎等，如柴胡疏肝散。

3. 气虚下陷。本品能升举阳气，善治中气不足，清阳下陷之内脏脱垂。用治气虚下陷之食少便溏、久泻脱肛、子宫脱垂、胃下垂等，常配升麻、黄芪等以增强补气升提之功，如补中益气汤。

用法用量：煎服，3～9g。

葛根

功效：解肌退热，透发麻疹，生津止渴，升阳止泻。

应用

1. 外感表证而有项背强痛者。本品甘辛性凉，归脾胃经，故有解肌退热之功，既可用于表证发热，又可用于项背强痛挛急。用于外感发热头痛，项背强痛，亦可用于高血压病见颈项强痛者。

2. 麻疹不透。本品辛凉宣散，能够发散表邪，透疹外出。用治麻疹初起或透发不畅，常与升麻、芍药、甘草配伍，即升麻葛根汤。

3. 热病口渴，阴虚消渴。本品甘凉，能够升清阳，生津液，止口渴。用治热病口渴，常配芦根、天花粉等；用治消渴，常配山药、黄芪等，如玉液汤。

4. 湿热泻痢，脾虚腹泻。本品煨用能升发脾胃清阳而止泻痢。用治湿热泻痢，常与黄芩、黄连、甘草同用，即葛根黄芩黄连汤。

用法用量：煎服，9～15g。退热、生津、透疹宜生用，止泻宜煨用。

（史洁）

第五单元　清热药

细目一　概述

要点一　清热药的性能特点

清热药性多寒凉。

要点二　清热药的功效

具有清泄里热的作用。

要点三　清热药的适应范围

清热药主要用于里热证，也可以用于泻痢、目疾、疮肿等有里热表现者。

要点四　清热药的使用注意事项

清热药性多寒凉，易伤脾胃，凡脾胃虚弱，胃纳不佳，肠滑易泻者应慎用。并要注意中病即止，勿使过剂，以免克伐太过，损伤正气。

要点五　各类清热药的性能特点

针对里热证的不同证型，并根据清热药的性能和特长，一般分为清热泻火药、清热燥湿药、清热解毒药、清热凉血药、清虚热药五类。

1. 清热泻火药

本类药物性味多甘寒或苦寒，清热力较强。

2. 清热燥湿药

性味苦寒，清热之中，燥湿力强。

3. 清热解毒药

本类药物性质寒凉，清热之中更长于解毒。

4. 清热凉血药

本类药物性味多为咸寒或苦寒，偏入血分以清热，多归心、肝经。

5. 清虚热药

本类药物药性寒凉，主入阴分。

要点六　各类清热药的功效

1. 清热泻火药

功效清气分热。

2. 清热燥湿药

性偏苦燥清泄，功能清热燥湿。

3. 清热解毒药

功效清热解毒。

4. 清热凉血药

主入血分，功效清热凉血。

5. 清虚热药

功效清虚热、退骨蒸。

要点七 各类清热药的适应范围

1. 清热泻火药

适用于热病邪入气分而见高热、口渴、汗出、烦躁甚或神昏谵语、舌红苔黄、脉洪数实者。

2. 清热燥湿药

主治湿热泻痢、黄疸等证。

3. 清热解毒药

主要适用于痈肿疮毒、丹毒、温毒发斑、痄腮、咽喉肿痛、热毒下痢、虫蛇咬伤、癌肿、水火烫伤以及其他急性热病等。

4. 清热凉血药

主要用于营分、血分等实热证，如温热病热入营分，热灼营阴，心神被扰，症见舌绛，身热夜甚，心烦不寐，脉细数，甚则神昏谵语，斑疹隐隐；若热陷心包，则神昏谵语，舌謇肢厥，舌质红绛；若热盛迫血，心神被扰，症见舌色深绛，吐血衄血，尿血便血，斑疹紫暗，躁扰不安，甚或昏狂等。

5. 清虚热药

主要用于肝肾阴虚，虚火内扰所致的骨蒸潮热、午后发热、手足心热、虚烦不寐、盗汗遗精、舌红少苔、脉细而数，以及温热病后期，邪热未尽，伤阴劫液，而致夜热早凉、热退无汗、舌质红绛、脉象细数等虚热证。

细目二 清热泻火药

石膏

功效：清热泻火，除烦止渴，煅石膏收敛生肌。

应用

1. 温热病气分实热证。本品生用辛甘大寒，性寒清热泻火，辛寒解肌退热，甘寒清解烦渴，为清泻肺胃气分实热之要药。用于温热病气分热证，见高热、烦渴、汗出、脉洪大等，常与知母相须为用，如白虎汤。

2. 肺热喘咳证。本品辛寒入肺，具有清泄肺热之功。用治邪热壅肺之咳嗽、气喘等，常与麻黄、苦杏仁、甘草配伍，即麻黄杏仁甘草石膏汤。

3. 胃火牙痛，消渴。本品善清胃火而止烦渴。用治胃火上炎之牙龈肿痛、头痛等，常配黄连、升麻等，如清胃散；用治胃热阴虚之消渴，常配熟地黄、麦冬等，如玉女煎。

4. 溃疡不敛，湿疹，水火烫伤。本品煅后性涩，外用有生肌敛疮、收湿止血之效。

用法用量：煎服，15～60g，先煎；煅石膏适量外用，研末撒敷患处。脾胃虚寒者忌用。

知母

功效：清热泻火，生津润燥。

应用

1. 温热病气分热证。本品苦寒，功善清热泻火，常与石膏相须为用，如白虎汤。

2. 肺热咳嗽，阴虚燥咳。本品主入肺经，苦寒泻火，味甘质润，既能清肺热，又能润肺燥。用治肺热咳嗽，常与黄芩、桑白皮等配伍；用治阴虚燥咳，与贝母同用，即二母散。

3. 阴虚火旺，骨蒸潮热及阴虚消渴证。本品甘寒，能养胃阴，滋肾水，降虚火，退骨蒸。本品盐炒能滋肾阴，润肾燥而退骨蒸，有滋阴降火之功。用治肾阴不足，虚火上炎之潮热、骨蒸、盗汗等，常配黄柏、熟地黄等，如知柏地黄丸；用治阴虚内热之消渴，常配天花粉、葛根等，如玉液汤。

4. 肠燥便秘。本品性寒且润，能生津液而润肠燥。

用法用量：煎服，6～12g。本品性寒质润，故脾虚便溏者不宜用。

芦根

功效：清热泻火，生津止渴，止呕，利尿。

应用

1. 温病口渴。本品甘寒多汁，入肺胃而清热泻火，生津止渴。用治热病邪在卫分之身热、口渴，每配入辛凉解表剂中，如桑菊饮、银翘散；用治邪入气分，热灼伤津之壮热、烦渴，常与石膏、天花粉等同用。

2. 肺热咳嗽，肺痈。本品入肺而长于清透。用治肺热咳嗽，常与黄芩、浙贝母等配伍；若治肺痈吐脓，常配薏苡仁、冬瓜仁等，如苇茎汤。

3. 胃热呕吐。本品能清胃热而降呕逆。用治胃热呕吐，可单用本品煎浓汁频饮，亦可用鲜芦根配竹茹、姜汁等止呕之品。

4. 热淋。本品尚有清热利尿之功，用治热淋，常与白茅根、车前子等利尿通淋之品同用。

用法用量：煎服，15～30g，鲜品用量加倍，或捣汁用。

天花粉

功效：清热泻火，生津止渴，消肿排脓。

应用

1. 热病伤津，心烦口渴及消渴证。本品甘寒质润，能清肺胃而生津液，凡热盛伤津口渴者均可用之，常与麦冬、生地等同用；消渴证，常配伍葛根、山药等。

2. 肺热燥咳。本品既能清热泻火，又能生津润燥。用治肺热痰咳，常配伍石膏、黄芩等。

3. 热毒疮疡。本品既能清解热邪，又能消肿排脓，治疗热毒疮疡，未成脓者可使消散，脓已成者可使溃破。用治疮疡初起，可与金银花、穿山甲等同用，如仙方活命饮；用治疮疡已溃者，可与黄芪、当归等补气养血之品同用。

用法用量：煎服，10～15g。反乌头。

栀子

功效：泻火除烦，清利湿热，凉血止血，清热解毒。

应用

1. 温热病气分热盛，烦躁不安。本品苦寒，能清泻三焦之火，尤善清心肝二经之火而除烦。用治热病心烦，每与淡豆豉同用，即栀子豉汤；若火毒炽盛，充斥三焦之大热烦躁、谵语不眠，常配黄芩、黄连等以苦寒直折，泻火解毒，如黄连解毒汤。

2. 湿热所致的黄疸或淋证。本品善于清利湿热，为治湿热黄疸、湿热淋证之常用药。用治湿热黄疸，配茵陈、大黄，即茵陈蒿汤；用治热淋，常配伍木通、车前子等，如八正散。

3. 血热妄行所致的吐血、衄血、尿血等。本品入血分而能凉血止血，用治血热妄行之吐血、衄血、尿血等，常与大蓟、小蓟、侧柏叶等配伍，如十灰散。

4. 热毒疮疡，扭挫肿痛。本品能清热解毒。用治热毒疮疡，常与连翘、蒲公英等清热解毒之品同用；用治跌打扭挫肿痛，用本品研末，以水或醋调糊外敷患处，可消肿止痛。

用法用量：煎服，6～9g。生品外用适量，研末调敷。

细目三　清热燥湿药

黄芩

功效：清热燥湿，泻火解毒，止血，安胎。

应用

1. 多种湿热证。本品味苦性寒，功善清热燥湿，可用于多种湿热所致的泄泻、痢疾、湿温、黄疸、热淋等。常配伍黄连、葛根等，如葛根黄芩黄连汤。

2. 多种火热证。本品苦寒直折，能够清热泻火解毒，而尤善清泻肺火、胆火。用于肺热咳嗽、热病烦渴。本品善清肺火及上焦之实火，单用即效。温热病高热烦躁，常与黄连、黄柏等泻火解毒药同用，如黄连解毒汤。

3. 血热出血证。本品兼入血分，能清热泻火以凉血止血，凡热盛迫血妄行之吐血、衄血、便血、血痢、尿血、崩漏等，均可随证配伍。用治吐血、衄血，可配伍大黄等，如大黄汤；用治肠风便血，可配伍地榆、槐花等；用治痢疾便血，可与芍药、甘草等同用，如黄芩汤；用治尿血，宜配伍小蓟、白茅根等；用治崩漏，可配伍当归等，如子芩丸。

4. 胎热不安。本品有清热安胎之效。用治热迫胞宫之胎漏下血，常配地黄、黄柏等，如保阴煎。

用法用量：煎服，3～9g。清热多生用，清上焦热多酒炒用，止血多炒炭用。本品苦寒伤胃，脾胃虚寒者不宜用。

黄连

功效：清热燥湿，泻火解毒。

应用

1. 湿热所致的多种病证。本品大苦大寒，清热燥湿力胜于黄芩，尤长于清中焦湿热郁结。多用于肠胃湿热所引起的泻痢和呕吐，为治疗湿热泻痢的要药。若泻痢腹痛，里急后重，与木香同用，以增强行气止痛作用；若泻痢身热，则配伍葛根、黄芩、甘草等。

2. 心、胃、肝、胆等脏腑的实热证。本品泻火解毒，并以泻心经实火见长。用治温病高热，烦躁谵妄，常与黄芩、黄柏等同用，如黄连解毒汤；用治心火亢盛之心烦不眠，常配朱砂、地黄等，如朱砂安神丸；用治心火偏旺之血热吐衄，常与大黄、芦荟等配伍，如泻心汤；用治胃热呕吐，常配竹茹、半夏等，如黄连橘皮竹茹半夏汤；用治胃火牙痛，常配地黄、升麻等，如清胃散；用治胃火炽盛之消渴，常配天花粉、地黄等，如消渴方；用治肝火犯胃之胁肋胀痛、呕吐吞酸，则与吴茱萸同用，即左金丸。

3. 痈肿疔毒，皮肤湿疹，耳目肿痛，口舌生疮等。本品善疗疔毒。用治痈肿、疔毒、丹毒，常与黄芩、黄柏等同用，如黄连解毒汤；若湿疹瘙痒，滋水淋漓，可用本品煎汤湿敷，或研末撒敷患处；用治耳痛流脓，或耳道疖肿，可用黄连浸汁涂患处，或配枯矾、冰片等研粉外用。

用法用量：煎服，2～5g；研末服，每次0.6～1.5g；外用适量。炒用能降低寒性，姜黄连善于清胃止呕，酒黄连善于清上焦火热，萸黄连善于疏肝和胃止呕。本品大苦大寒，过服久服易伤脾胃，脾胃虚寒者忌用；苦燥易伤阴津，阴虚津伤者慎用。

黄柏

功效：清热燥湿，泻火解毒，退虚热。

应用

1. 多种湿热证。本品苦寒沉降，尤善清下焦湿热。用于湿热泻痢、黄疸、带下、热淋、脚气等多种实热证。用治热毒血痢，里急后重，常与白头翁、黄连、秦皮同用，如白头翁汤。

2. 热毒疮疡、湿疹等。本品苦寒，能清热解毒。用治疮疡肿毒，配伍黄芩、黄连、栀子煎服，即黄连解毒汤，或以本品配大黄为末，醋调外敷患处。

3. 阴虚火旺所致的骨蒸劳热，盗汗遗精。本品盐水炒长于泻肾火，退虚热。用治肾阴不足，虚火偏旺之潮热、骨蒸、盗汗等，常与知母、地黄等配伍，如知柏地黄丸。

用法用量：煎服，3～12g；外用适量。清热燥湿、泻火解毒多生用，退虚热多盐水炒用。本品苦寒伤胃，脾胃虚寒者忌用。

龙胆草

功效：清热燥湿，泻肝胆火。

应用

1. 湿热黄疸、带下、阴肿阴痒及湿疹等。本品大苦大寒，清热燥湿，尤善清肝胆及下焦湿热，为清利肝胆经及下焦湿热的常用药，常与茵陈蒿、栀子等同用。

2. 肝火上炎诸证。本品苦寒，主入肝胆经，清泻肝胆实火力强。用治肝火上炎之头痛、胁痛、口苦、目赤、耳聋，多配伍黄芩、栀子等，如龙胆泻肝汤；用治肝经热盛，热极生风之高热惊厥、手足抽搐，常配牛黄、青黛等，如凉惊丸。

用法用量：煎服，3～6g。脾胃虚寒者忌用；阴虚津伤者慎用。

苦参

功效：清热燥湿，利尿，杀虫止痒。

应用

1. 湿热所致的黄疸、泻痢、带下及阴痒等多种病证。湿热黄疸，常与栀子、茵陈蒿等同用；湿热痢疾，里急后重，下痢脓血，可单用，也可与木香同用；带下黄稠及阴肿阴痒，常与黄柏、白鲜皮等同用。

2. 皮肤瘙痒、脓疱疮、疥癣等，内服外用均可，尤以外洗为宜。用治湿疹、湿疮，多配黄柏、蛇床子等，可内服，亦常煎水外洗；用治风疹瘙痒，常与防风、荆芥等配伍，如消风散；用治疥癣，可与花椒同煎外洗，或配硫黄、枯矾制成软膏外涂。

3. 湿热蕴结，小便不利，灼热涩痛。常配车前子、栀子等。

用法用量：煎服，4.5~9g；外用适量。

细目四　清热解毒药

金银花

功效：清热解毒，疏散风热。

应用

1. 热毒痈肿疔疮，喉痹，丹毒。本品性味甘寒，既能清热解毒，又善散痈消肿，为治疗一切阳证痈肿疔疮的要药。对于疮痈初起有红肿热痛者，可单用水煎内服，并用药渣外敷患处，亦可配伍白芷、皂角刺等同用，如仙方活命饮。

2. 热毒血痢，便下脓血。用治热毒血痢，单用浓煎，即可奏效，或配伍黄芩、黄连、白头翁等，以增强清热解毒止痢之功。

3. 外感风热，温病发热。本品甘寒质轻，芳香疏散，善于疏散风热。用治外感风热或温病初起之身热头痛、咽痛口渴，常与连翘、牛蒡子等同用，如银翘散；用治热入营血之舌绛神昏、心烦少寐等，配伍地黄、黄连、犀角等，如清营汤；用治暑温之发热烦渴、头痛无汗，配伍香薷、厚朴、连翘等，如新加香薷饮。

此外，金银花加水蒸馏可制成金银花露，有清热解暑的作用，可用于暑热烦渴、咽喉肿痛及小儿热疖、痱子等症。

用法用量：煎服，6~15g；外用适量。

连翘

功效：清热解毒，消痈散结，疏散风热。

应用

1. 痈肿疮毒，瘰疬痰核。本品苦寒，入心经，既能清心泻火解毒，又能消痈散结，故有“疮家圣药”之称。用治疮疡肿毒，常与金银花、蒲公英等同用；用治瘰疬痰核，常与夏枯草、浙贝母等同用，以增强软坚散结之功。

2. 外感风热，温病初起。本品苦寒清热，入心、肺二经，长于清心火，散上焦风热。用治外感风热，常与金银花、薄荷、牛蒡子等同用，如银翘散；用治热入营血之舌绛神昏、烦热、斑疹，则与黄连、生地黄、麦冬等同用，如清营汤；用治热入心包之高热神昏，常与连翘心、麦冬、莲子心等同用，如清宫汤。

用法用量：煎服，6~15g。

穿心莲

功效：清热燥湿，解毒消肿。

应用

1. 外感风热，温病初起，肺热咳喘，肺痈吐脓，咽喉肿痛等。凡温热之邪所引起的病证皆可应用。治外感风热或温病初起，发热头痛，可单用，如穿心莲片；亦常与金银花、连翘、薄荷等同用。

2. 多种湿热证。本品苦燥性寒，有清热解毒燥湿之功，故凡湿热诸证均可应用。用治胃肠湿热之腹痛泄泻、下痢脓血，可单用或与马齿苋、黄连等同用；用治热淋，多与车前子、白茅根等同用；用治湿疹，以本品为末，甘油调涂患处，或配伍白鲜皮、地肤子等祛风止痒之品。

3. 痈肿疮毒，蛇虫咬伤。可单用，或配金银花、野菊花等煎服，并用鲜品捣烂外敷。

用法用量：煎服，6～9g。煎剂易致呕吐，故多作丸、散、片剂。外用适量。

大青叶

功效：清热解毒，凉血消斑。

应用

1. 热毒所致的丹毒、口疮、咽喉肿痛等。本品苦寒，既能清心胃二经实火，又善解温疫时毒，有解毒利咽之效，可单独应用，亦可配伍其他清热解毒药同用。

2. 温病热入血分，高热发斑。本品苦寒入血分，能够凉血消斑，善解心、胃二经实火热毒。用治热入营血，气血两燔之高热神昏、温毒发斑，常与犀角、玄参、栀子等同用，如犀角大青汤；用治风热表证或温病初起，与葛根、连翘等同用。

用法用量：煎服，9～15g；外用适量。

板蓝根

功效：清热解毒，凉血利咽。

应用

1. 外感发热，温病初起，咽喉肿痛等。本品苦寒清热，入血分而清解血分热毒实火，尤善于凉血消斑利咽，有类似于大青叶的清热解毒凉血之功，更以解毒利咽见长。用治外感风热或温病初起，与金银花、连翘、荆芥等同用；用治风热上攻之咽喉肿痛，常配伍玄参、马勃、牛蒡子等。

2. 大头瘟疫，丹毒痄腮。本品能够清热解毒，凉血消肿，可治疗多种热毒证。用治大头瘟疫、丹毒痄腮，每与连翘、牛蒡子、玄参等解毒消肿之品同用，如普济消毒饮；用治时行温病之发斑发疹、舌绛紫暗者，多与生地黄、紫草、黄芩等同用，如神犀丹。

用法用量：煎服，9～15g。

青黛

功效：清热解毒，凉血消斑，清肝泻火，定惊。

应用

1. 温毒发斑及血热吐血、衄血等。本品咸寒入血分，故有清热解毒、凉血消斑之功。用治温毒发斑，常与生地黄、石膏、栀子等同用，如青黛石膏汤；用治血热吐衄，常与生地黄、牡丹皮、白茅根等清热凉血之品同用。

2. 痄腮喉痹，热毒疮疡。本品有清热解毒、凉血消肿之功。用治外感瘟疫时毒所致痄腮喉痹，可配冰片少许调敷，或与黄芩、板蓝根、玄参等配伍；用治热毒疮疡，可与蒲公英、紫花地丁、金银花等解毒消疮药同用。

3. 咳嗽咳血。本品咸寒，能清肝泻肺，凉血止血。用治肝火犯肺之咳嗽胸痛、痰中带血，常与蛤粉同用，如黛蛤散；用治肺热咳嗽痰黄而稠者，常与海浮石、瓜蒌仁、川贝母等同用。

4. 暑热惊痫，惊风抽搐。本品咸寒，善清肝火而息风止痉。用治暑热惊痫，常与甘草、滑石同用，即碧玉散；用治小儿惊风抽搐，多与钩藤、牛黄等同用，如凉惊丸。

用法用量：煎服，1.5～3g。本品难溶于水，一般作散剂冲服，或入丸剂服用。外用适量。

贯众

功效：清热解毒，凉血止血，杀虫。

应用

1. 风热感冒，温毒发斑。单用本品或配桑叶、金银花等可防治风热感冒；若与板蓝根、大青叶、紫草等药配伍，又可用于痄腮、温毒发斑、发疹等病证。

2. 血热出血。本品味苦微寒，主入肝经，有凉血止血之功，主治血热所致之衄血、吐血、便血、崩漏等证，尤善治崩漏下血。

3. 虫疾。本品有杀虫之功。用于驱杀绦虫、钩虫、蛲虫、蛔虫等多种肠道寄生虫。可与驱虫药配伍使用。

此外，本品还可用于治疗烧烫伤及妇人带下等病证。

用法用量：煎服，4.5～9g。外用适量。杀虫及清热解毒宜生用，止血宜炒炭用。

蒲公英

功效：清热解毒，消肿散结，利尿通淋。

应用

1. 乳痈肿痛，痈疖疔疮，肺痈肠痈等。本品苦寒降泄，清热之中兼散滞气，为清热解毒、消痈散结之佳品，兼能通经下乳，为治乳痈良药。常与全瓜蒌、天花粉等同用。

2. 热淋小便涩痛，湿热黄疸等。本品苦寒，既能清热利湿通淋，又能利胆退黄。用治热淋涩痛，常与白茅根、金钱草、车前子等同用；用治湿热黄疸，常与茵陈、栀子、大黄等同用。

此外，本品性寒，入肝经，还有清肝明目的作用，用治肝火上炎所致的目赤肿痛。

用法用量：煎服，9～15g。外用适量。

紫花地丁

功效：清热解毒，凉血消肿。

应用：痈疖疔疮、乳痈、肠痈和毒蛇咬伤等。为治热毒疮疡肿毒的常用药物，并为治疗疔疮的要药，兼能解蛇毒。

此外，本品还有清肝明目的功效，可用于肝火目赤肿痛。

用法用量：煎服，15～30g。外用鲜品适量，捣烂敷患处。

重楼

功效：清热解毒，消肿止痛，凉肝定惊。

应用

1. 痈肿疔疮，咽喉肿痛，毒蛇咬伤。本品苦以降泄，寒能清热，故有清热解毒、消肿止痛之功。用治疔疮肿毒，可单用为末，醋调外敷，或与黄连、赤芍、金银花等同用；用治痄腮喉痹，咽喉肿痛，与牛蒡子、连翘、板蓝根等同用；用治瘰疬痰核，可与夏枯草、牡蛎、浙贝母等同用；用治毒蛇咬伤，常与半边莲同用，或单用研末，醋调敷患处。

2. 惊风抽搐。本品苦寒入肝，有凉肝泻火、息风定惊之功。单用本品研末冲服，或与钩藤、菊花、蝉蜕等配伍，用于小儿热极生风，手足抽搐等均有良效。

3. 跌打损伤。可单用研末冲服，治疗外伤出血，跌打损伤，瘀血肿痛，也可与三七、血竭、自然铜等同用。

用法用量：煎服，3～9g。外用适量，捣敷或研末调涂患处。

土茯苓

功效：除湿，解毒，通利关节。

应用

1. 梅毒，肢体拘挛。本品能够解毒利湿，通利关节，解汞毒，为治梅毒的要药。用治梅毒或因梅毒服汞剂中毒而致肢体拘挛者，可单用本品大剂量煎服，也可与金银花、甘草等同用。

2. 淋浊，带下，湿热疮毒。本品甘淡，能利湿解毒，故可用于湿热下注证。用治热淋，常与木通、车前子、蒲公英等同用；用治湿热疮毒、阴痒带下，常与苍术、黄柏、苦参等同用；用治皮肤瘙痒，则配伍地肤子、白鲜皮等祛风止痒之品。

用法用量：煎服，15～60g。服药时忌茶。

鱼腥草

功效：清热解毒，消痈排脓，利尿通淋。

应用

1. 肺痈，肺热咳嗽。本品寒能降泄，辛以宣肺，有清热解毒、消痈排脓之效，为治肺痈要药。用治肺痈，常与桔梗、芦根、瓜蒌等同用；用治肺热咳嗽，常与黄芩、贝母、知母等同用。

2. 热毒疮疡。本品辛寒，既能清热解毒，又能消痈排脓。用治热毒疮痈，常与野菊花、蒲公英、金银花等同用，或单用鲜品捣烂外敷。

3. 湿热淋证，小便涩痛。本品有清热除湿、利尿通淋之效。用治热淋，可与车前子、白茅根、海金沙等清热利尿之品同用。

现代常用于治疗肺脓疡、肺炎、急慢性支气管炎、尿路感染等。

用法用量：煎服，15～25g，不宜久煎；鲜品用量加倍，水煎或捣汁服。外用适量。

败酱草

功效：清热解毒，消痈排脓，祛瘀止痛。

应用

1. 肠痈，肺痈吐脓，痈肿疮毒。为治疗肠痈的要药。用治肠痈初起，未成脓者，常与鱼腥草、芦根、桔梗等同用；用治肠痈脓已成者，常与薏苡仁、附子等同用，如薏苡附子败酱散；用治肺痈，常与鱼腥草、芦根等同用；用治痈肿疮毒，常与金银花、连翘等同用，亦可以鲜品捣烂外敷。

2. 血瘀所致的胸腹疼痛。本品辛散行滞，能破血行瘀而止痛。用治产后腹痛，可单用煎服，或与香附、当归等同用。

此外，现代常用于治急性结膜炎、急性黄疸性肝炎、肝脓疡、细菌性痢疾、急性肠炎等。

用法用量：煎服，6～15g；外用适量。

射干

功效：解毒利咽，祛痰止咳。

应用

1. 咽喉肿痛。本品苦寒降泄，主入肺经，善清肺泻火，降气消痰，消肿止痛，对于热毒所致的咽喉肿痛兼有痰热者尤为适宜，常与黄芩、桔梗等同用。

2. 痰盛咳喘。本品善清肺火，降气消痰，以平喘止咳。用治痰热咳喘，常与桑白皮、马兜铃、桔梗等清热化痰之品同用；用治寒痰咳喘，则配麻黄、细辛、半夏等温化寒痰之品，如射干麻黄汤。

用法用量：煎服，3～10g。

山豆根

功效：清热解毒，利咽消肿。

应用

1. 热毒蕴结，咽喉肿痛。本品大苦大寒，为治疗咽喉肿痛的要药。用治热毒上攻之咽喉肿痛，轻者可单用，水煎服或含漱即效，重者则配玄参、板蓝根、射干等解毒利咽之品，以增强疗效。

2. 胃火上攻，牙龈肿痛。本品入胃经而清胃火，故可用于胃火牙痛。用治牙龈肿痛、口舌生疮，可单用水煎漱口，或与石膏、黄连、升麻等同用。

此外，本品还可用于湿热黄疸、肺热咳嗽、痈肿疮毒等证。

用法用量：煎服，3～6g；外用适量。

马勃

功效：清肺利咽，止血。

应用

1. 风热及肺火所致的咽喉肿痛，咳嗽失音。本品既能宣散肺经风热，又能清泻肺经实火，长于解毒利咽，为治疗咽喉肿痛的常用药，常配伍金银花、黄芩等同用。

2. 火邪迫肺，血热妄行引起的吐血、衄血，可单用或与其他凉血止血药配伍。用于外伤出血，可用马勃粉撒敷伤口。

用法用量：煎服，1.5～6g，包煎；外用适量，敷患处。

白头翁

功效：清热解毒，凉血止痢。

应用

1. 热毒血痢。本品苦寒降泄，能清热解毒，凉血止痢，为治热毒血痢的要药。用治热毒血痢，常与黄连、黄柏、秦皮同用，如白头翁汤；若治产后下痢，常与阿胶、黄柏、甘草同用。

2. 疮痈肿毒。本品苦寒，可解毒凉血消肿。用治疮痈肿毒，可与蒲公英、连翘等清热解毒、消痈散结之品同用。

用法用量：煎服，9～15g；外用适量。

马齿苋

功效：清热解毒，凉血止血。

应用

1. 热毒血痢。为治痢疾的常用药物，可单用水煎服，或用鲜品捣汁入蜜调服，可与黄芩、黄连等同用。

2. 痈肿疔疮，湿疹，丹毒，虫蛇咬伤等。本品常用以治疗阳证疮疡。

3. 便血，痔血，崩漏下血。本品味酸性寒，入血分，具有清热凉血止血之效。用治血热妄行之崩漏，可单用捣汁服或煎服；用治便血痔血，常与地榆、槐角等同用；用治热淋、血淋，可与蒲公英、金银花、石韦等同用。

用法用量：煎服，9～15g，鲜品30～60g。外用适量，捣敷患处。

细目五　清热凉血药

生地黄

功效：清热凉血，养阴生津。

应用

1. 温病热入营血。本品性寒入血，善清营血分之热邪，为清热凉血要药。用治温热病热入营分，多配玄参、麦冬、黄连等，如清营汤；用治邪入血分，常配伍牡丹皮、赤芍等，如犀角地黄汤；用治气血两燔，可与石膏、知母等清热泻火药同用。

2. 血热出血证。本品性寒，能清热凉血而止血，凡吐血、衄血、咳血、血痢、便血、血淋、崩漏等属血分热炽，迫血妄行者均宜用之。用治血热吐衄，常与鲜荷叶、侧柏叶等同用，如四生丸；用治便血，常与地榆同用，如两地丹；用治血淋、尿血，配伍小蓟、蒲黄等，如小蓟饮子；用治血热崩漏或产后下血不止、心神烦乱者，可与益母草同用。

3. 阴虚内热证。本品入肾，苦寒泄热，甘寒养阴。用治温病后期，阴液损伤，余热未尽之夜热早凉、舌红脉细数者，常配伍青蒿、鳖甲等，如青蒿鳖甲汤。

4. 口渴，消渴，肠燥便秘。本品甘寒质润，长于清热养阴生津。用治热病伤津之烦渴多饮，配伍麦冬、沙参、玉竹等，如益胃汤；用治阴虚消渴，配伍山药、山茱萸等，如滋膵饮；用治肠燥便秘，与玄参、麦冬同用，如增液汤。

用法用量：煎服，9～15g，鲜品用量加倍，或以鲜品捣汁入药。

玄参

功效：凉血滋阴，泻火解毒。

应用

1. 温病热邪入营，邪陷心包，温毒发斑，津伤便秘。本品味苦甘咸，性寒而质润，既能清热凉血，泻火解毒，又能养阴润燥，常配伍生地、金银花等同用，如清营汤。

2. 津伤便秘，劳嗽咳血，骨蒸劳热。本品甘寒质润，咸寒入肾，功能清热生津，滋阴润燥。用治热病伤阴之肠燥便秘，与地黄、麦冬配伍，如增液汤；用治肺肾阴虚之潮热盗汗、骨蒸劳嗽，常配百合、贝母等，如百合固金汤。

3. 咽喉肿痛，瘰疬痰核，痈肿疮毒，脱疽。本品能够降火解毒，清利咽喉，用治咽喉肿痛，无论外感风热、肺经火毒或阴虚火旺证，均可随证配伍应用。用治外感风热之咽喉肿痛，常与薄荷、牛蒡子等配伍；用治热毒咽痛，常配伍黄芩、板蓝根等，如普济消毒饮；用治阴虚火旺，虚火上炎之咽痛，可与麦冬、桔梗、甘草同用；用治痰火郁结之瘰疬、痰核，与贝母、牡蛎同用，即消瘰丸；用治疮疡肿毒，常与金银花、连翘等同用；用治脱疽，与金银花、当归、甘草同用，即四妙勇安汤。

用法用量：煎服，9～15g。脾胃虚寒，食少便溏者不宜服用。反藜芦。

牡丹皮

功效：清热凉血，活血化瘀。

应用

1. 温毒发斑，血热吐衄。本品苦寒，入心肝血分，能清营血分实热而凉血。用治温病热入血分之发斑、吐血、衄血，常配伍地黄、赤芍等，如犀角地黄汤；用治血热吐衄，常配伍大蓟、茜草等，如十灰散。

2. 虚热证。本品辛寒芳香，善于清透阴分伏热。用治温病后期，津液已伤，邪伏阴分者，常配伍青蒿、鳖甲等，如青蒿鳖甲汤；用治阴虚火旺之潮热，可与地黄、知母等养阴生津之品同用，如知柏地黄丸。

3. 血滞经闭，痛经，跌打伤痛。本品苦泄微寒，有活血祛瘀功效，最善治瘀热之证。用治血滞经闭、痛经，可配桃仁、红花、当归等；用治跌打伤痛，可与乳香、没药等配伍。

4. 痈肿疮毒。本品辛苦而寒，既能清热凉血，又能散瘀消痈。用治热毒疮痈，常配大黄、甘草等，如将军散；用治瘀热互结之肠痈，则配大黄、桃仁等，如大黄牡丹皮汤。

用法用量：煎服，6～12g。

赤芍

功效：清热凉血，散瘀止痛。

应用

1. 温毒发斑，血热吐衄。本品苦寒入血，善清血分郁热而奏凉血之功。用治温毒发斑，常与牡丹皮、地黄等配伍，如犀角地黄汤；用治血热吐衄，常与大蓟、白茅根等配伍。

2. 目赤肿痛，痈肿疮疡。本品性寒，入肝经而清肝火，入血分而散瘀滞。用治肝经风热之目赤肿痛、羞明多泪，配伍薄荷、黄芩等，如芍药清肝散；用治热毒疮疡，常配金银花、天花粉等，如仙方活命饮。

3. 肝郁胁痛，经闭痛经，癥瘕腹痛，跌打损伤。本品既能清热凉血，又能活血散瘀止痛。用治肝郁血滞之胁痛，常配伍柴胡、牡丹皮等；用治血瘀经闭、痛经、癥瘕腹痛，常配伍当归、川芎等，如少腹逐瘀汤；用治跌打损伤，可配伍虎杖、乳香、没药等。

用法用量：煎服，6～12g。不宜与藜芦同用。

水牛角

功效：清热凉血，解毒，定惊。

应用

1. 温病高热，神昏谵语。本品苦寒，入心能清热凉血，入肝能泻火定惊。用治温病热入血分之高热烦躁、神昏谵语、惊厥抽搐，以水牛角浓缩粉配石膏、羚羊角等，如紫雪（《中国药典》）；用治热病神昏，或中风偏瘫，神志不清，配伍牛黄、珍珠母等，如清开灵注射液（《中国药典》）和清开灵口服液（《中国药典》）。

2. 热毒斑疹，血热吐衄。本品能凉血解毒，用治温病热毒斑疹，或血热吐衄，可配地黄、牡丹皮等。

3. 痈肿疮疡，咽喉肿痛。本品苦寒，能清热解毒而消肿。用治疮疡肿痛，常与金银花、连翘等同用；用治咽喉肿痛，可与玄参、桔梗等同用。

用法用量：煎服，15～30g，宜先煎3小时以上。亦可锉末冲服。

细目六　清虚热药

青蒿

功效：退虚热，退骨蒸，解暑，截疟。

应用

1. 温邪伤阴，夜热早凉。本品苦寒清热，辛香透散，长于清透阴分伏热。用治温病后期余热未清，伤阴劫液所致夜热早凉、热退无汗等，多与鳖甲、知母等同用，如青蒿鳖甲汤。

2. 阴虚发热，骨蒸劳热。本品性寒，功善清虚热，退骨蒸。用治阴虚发热，症见劳热骨蒸、颧红、盗汗、五心烦热、舌红少苔等，可单味煎汤内服，亦常与银柴胡、知母等同用，如清骨散。

3. 暑热外感。本品辛寒芳香，善解暑热。用治外感暑热之发热口渴、头昏头痛，常与连翘、西瓜翠衣等同用，如清凉涤暑汤。

4. 疟疾。本品主入肝胆，截疟之功甚佳，尤善除疟疾寒热，为治疗疟疾要药。用治疟疾，单用大剂量鲜青蒿捣汁服，或配伍黄芩、草果等截疟之品；用治湿热郁遏少阳三焦、枢机不利而见寒热如疟、胸痞呕逆等症，与黄芩、半夏等配伍，如蒿芩清胆汤。

用法用量：煎服，6～12g，宜后下。

地骨皮

功效：凉血除蒸，清肺降火。

应用

1. 阴虚潮热，骨蒸盗汗。本品甘寒清润，能清肝肾之虚热，为退虚热、疗骨蒸之佳品。用治阴虚发热，常与知母、鳖甲等同用；用治劳热骨蒸，盗汗肌瘦，常与秦艽、鳖甲配伍，如秦艽鳖甲散。

2. 肺热咳嗽。本品甘寒，能清肃肺中伏火。用治邪热郁肺之咳嗽气喘，常与桑白皮、甘草等同用，如泻白散。

3. 血热妄行所致的吐血、衄血等。本品甘寒入血，能清热凉血。用治血热妄行之吐血、衄血、尿血等，可与白茅根、大蓟等凉血止血之品同用。

此外，本品又能治内热消渴，可单味煎汤频饮，或与地黄、天花粉等配伍。

用法用量：煎服，9～15g。

白薇

功效：清热凉血，利尿通淋，解毒疗疮。

应用

1. 阴虚发热，产后虚热。本品咸寒入血分，善清退虚热，又兼清热凉血之功，实热虚热均宜。用治热病后期，余邪未尽，夜热早凉，或阴虚发热，骨蒸潮热，常与地骨皮、知母等同用；用治产后血虚发热，低热不退，可与当归、人参等同用；用治素体阴虚，外感发热者，可与玉竹、豆豉等同用，如加减葳蕤汤。

2. 温病热入营血。本品咸寒，入血分而能清热凉血。用治温病热入营血，可与地黄、玄参等同用。

3. 热淋，血淋。本品既能清热凉血，又能利尿通淋。用治膀胱湿热所致热淋涩痛、血淋，常与木通、石韦等清热利尿通淋之品配伍。

4. 疮痈肿毒，毒蛇咬伤，咽喉肿痛。本品苦咸而寒，有清热凉血、解毒疗疮之效。用治热毒疮痈、毒蛇咬伤，常与天花粉、赤芍等同用，如白薇散；用治咽喉肿痛，常与金银花、桔梗、山豆根等同用。

用法用量：煎服，5～10g。

（史洁）

第六单元　泻下药

细目一　概述

要点一　泻下药的性能特点

本类药为沉降之品，主归大肠经。

要点二　泻下药的功效

主要作用为泻下通便，能排除胃肠积滞、水饮及其他有害物质；或通过泻下而能清热泻火，使火热毒邪得以解除；或能逐水消肿，使水湿停饮随大小便排出。

要点三　泻下药的适应范围

泻下药主要适用于大便秘结、胃肠积滞、实热内结及水肿停饮等里实证。部分药还可用于疮痈肿毒及瘀血证。

要点四 泻下药的使用注意事项

使用泻下药中的攻下药、峻下逐水药，因其作用峻猛，或具有毒性，易伤正气及脾胃，故年老体虚、脾胃虚弱者当慎用；妇女胎前产后及月经期应当忌用。应用作用较强的泻下药时，当奏效即止，切勿过剂，以免损伤胃气。应用作用峻猛而有毒性的泻下药时，一定要严格炮制法度，控制用量，避免中毒现象发生，确保用药安全。

要点五 各类泻下药的性能特点

根据泻下药作用强弱的不同，可分为攻下药、润下药及峻下逐水药。

1. 攻下药

本类药大多苦寒沉降，主入胃、大肠经。

2. 润下药

本类药物多为植物种子和种仁，富含油脂，味甘质润，多入脾、大肠经。

3. 峻下逐水药

本类药物大多苦寒有毒，药力峻猛，服药后能引起剧烈腹泻。

要点六 各类泻下药的功效

1. 攻下药

既有较强的攻下通便作用，又有清热泻火之效。

2. 润下药

本类药能润滑大肠，促使排便而不致峻泻。

3. 峻下逐水药

本类药兼能利尿，能使体内潴留的水饮通过二便排出体外，消除肿胀。

要点七 各类泻下药的适应范围

1. 攻下药

主要适用于大便秘结、燥屎坚结及实热积滞之证。应用时常辅以行气药，以加强泻下及消除胀满作用。若治冷积便秘者，须配用温里药。

2. 润下药

适用于年老津枯、产后血虚、热病伤津及失血等所致的肠燥津枯便秘。

3. 峻下逐水药

适用于全身水肿、大腹胀满以及停饮等正气未衰之证。

细目二　攻下药

大黄

功效：泻热通便，凉血解毒，逐瘀通经，利胆退黄。

应用

1. 大便秘结。本品味苦通泻，苦寒沉降，归大肠经，能荡涤大肠积滞，有良好的泻下攻积作用，常用于胃肠积滞，大便秘结等证，因其性寒，最宜用于热结便秘。用治热结便秘，症见大便秘结、腹胀腹痛、高热不退、神昏谵语等，常与芒硝、枳实、厚朴同用，即大承气汤；若热轻而胃肠气滞明显者，常与枳实、厚朴同用，即小承气汤；若治寒积便秘之大便秘结、脘腹冷痛、四肢不温等，可与附子、细辛同用，即大黄附子汤；若大便秘结而兼见气血不足者，常配人参、当归等，如黄龙汤；若治湿热阻滞肠道之腹痛、里急后重等，常配黄连、木香等，如芍药汤；若治肠道寄生虫病，常与槟榔、使君子等驱虫药配伍。

2. 血热出血、目赤咽痛等。本品苦寒，清热泻火力强，作用趋向沉降，可降上炎之火，并有凉血止血功效，对于火热迫血上行之上部出血，如衄血、咳血、吐血等，有较好的止血作用。用治上述出血证，与黄芩、黄连同用，即泻心汤；用治血热妄行之尿血、便血，常配栀子炭、侧柏炭、地榆炭等，如十灰散；用治火热上炎之牙龈肿痛、目赤头痛等，配黄芩、栀子等，如凉膈散。

3. 热毒疮疡等。本品既能清热解毒，又能活血消肿，对于热毒所致疮痈肿痛等，有良好的解毒消疮功效，不论外疡内痈，均可使用。用治外痈，内服、外用均可；用治热毒疔疮，常配金银花、连翘、野菊花等；用治乳痈，常配伍甘草研末，酒熬成膏外敷，如金黄散；用治肠痈腹痛，常配牡丹皮、桃仁、冬瓜仁、芒硝，即大黄牡丹皮汤；用治烧烫伤，可研粉单用，或配地榆粉，用麻油调敷患处。

4. 多种瘀血证。不论新瘀、宿瘀均可。本品酒蒸或酒炒后，活血化瘀之力增强，可治疗多种血瘀证。用治妇女产后瘀血阻滞腹痛，常配桃仁、土鳖虫等，如下瘀血汤；用治妇女血瘀经闭，常配桃仁、桂枝等，如桃核承气汤；用治跌打损伤，常配桃仁、红花、穿山甲等，如复元活血汤。

5. 湿热证。本品归肝经，有清泄湿热功效，对于湿热阻滞肝胆所致的黄疸，有清泄湿热、消退黄疸的作用。用治阳黄，常与茵陈、栀子配伍，即茵陈蒿汤；用治湿热淋证，常配伍车前子、木通、滑石等，如八正散。

用法用量：煎服，3～30g；外用适量。生大黄泻下力较强，欲攻下者宜生用；入汤剂应后下，或用开水泡服，久煎则泻下力减弱。酒大黄泻下力较弱，活血作用较好，适用于瘀血证。

芒硝

功效：泻热通便，润燥软坚，清火消肿。

应用

1. 实热积滞，大便燥结。本品苦能通泻，归大肠经，能泻下攻积；咸能软坚，寒能清热，尤宜于热结便秘而燥屎坚结者。用治热结便秘，常大黄、甘草同用，即调胃承气汤；若热结便秘较重者，与大黄、枳实、厚朴同用，即大承气汤。

2. 咽痛、口疮、目赤及疮疡肿痛。本品性寒，能清热解毒，消肿止痛。用治咽喉肿痛，口舌生疮，常与冰片、硼砂、朱砂共为末，喷涂患处，即冰硼散；用治目赤肿痛，用芒硝置豆腐上化水或用玄明粉配制眼药水，外用滴眼；用治乳痈初起，用本品化水或用纱布包裹外敷；用治肠痈初起，配大黄、大蒜捣烂外敷；用治痔疮肿痛，单用本品煎汤外洗。

用法用量：烊化，6～12g；外用适量。孕妇禁用。不宜与三棱同用。

芦荟

功效：泻下，清肝，杀虫。

应用

1. 热结便秘。本品苦寒降泄，归大肠、肝经，既能泻热通便，又能清肝泻火。用治热结便秘，兼见肝经火旺之烦躁失眠者，常与镇心安神之品朱砂等同用，如更衣丸。

2. 肝经实火证。本品有较好的清肝火作用。用治肝经火盛之便秘溲赤、头晕头痛、烦躁易怒、惊痫抽搐等，常配龙胆草、栀子、青黛等清泻肝火之品，如当归龙荟丸；用治小儿肝热惊风，症见高热、痉挛抽搐等，常与钩藤、蝉蜕等息风止痉药同用。

3. 小儿蛔虫病，疳积。本品既能泻下导滞，又能杀虫疗疳。用治虫积腹痛、面色萎黄、形瘦体弱的小儿疳积证，常与人参、白术、使君子等健脾、驱虫药同用，如肥儿丸。

此外，可外用治疗癣疮。

用法用量：入丸散服，每次2～5g；外用适量，研末敷患处。

细目三　润下药

火麻仁

功效：润肠通便。

应用：肠燥便秘。本品甘平，质润多脂，能润肠通便，作用和缓，并兼有滋养补虚作用。用治老人、产妇及体弱津血不足的肠燥便秘证，单用有效，或配伍其他润肠通便之品；若兼有燥热而便秘较甚者，可配伍大黄、枳实、厚朴等，如麻子仁丸。

用法用量：煎服，9～15g。

郁李仁

功效：润肠通便，下气，利水。

应用

1. 肠燥便秘。本品质润多脂，润肠通便作用类似火麻仁而较强，又兼行大肠气滞。用治大肠气滞，肠燥便秘，常与桃仁、柏子仁、杏仁、松子仁等同用，即五仁丸。

2. 水肿。本品能利水消肿。用治水肿、小便不利，常配伍利水消肿之品，如桑白皮、赤小豆等，如郁李仁汤。

用法用量：煎服，6～10g。孕妇慎用。

松子仁

功效：润肠通便，润肺止咳。

应用

1. 津枯肠燥便秘之证。

2. 肺燥干咳。本品质润，入肺而有润肺止咳之功。

用法用量：煎服，5～10g。或入膏、丸。

细目四　峻下逐水药

甘遂

功效：泻水逐饮，消肿散结。

应用

1. 水肿，鼓胀，胸胁停饮。本品苦寒性降，泻下逐饮之力峻猛，服药后可连续泻下，以排出体内水饮之邪。用治水饮内停之水肿、大腹鼓胀、胸胁停饮而正气未衰者，可单用研末服，或与大戟、芫花共研细末，大枣煎汤送服，即十枣汤。

2. 疮痈肿毒。本品外用能消肿散结，可用甘遂末水调外敷患处。现代用治重型肠梗阻，肠腔积液较多者，配大黄、厚朴等同用。

用法用量：入丸散服，每次0.5～1.5g。生品外用适量。醋制可减低毒性。体质虚弱者及孕妇忌用。反甘草。

京大戟

功效：泻水逐饮，消肿散结。

应用

1. 水肿，鼓胀，胸胁停饮。本品泻水逐饮作用类似甘遂而稍逊。用治水肿、鼓胀、胸胁停饮而正气未衰者，常与甘遂、芫花共研细末，大枣煎汤送服，即十枣汤。

2. 痈肿疮毒，瘰疬痰核。本品能消肿散结，内服外用均可。用治热毒疮肿，单用鲜品捣烂外敷，或配伍解毒消痈散结药；用治痰火郁结之瘰疬痰核，可用本品与鸡蛋同煮后，食鸡蛋。

用法用量：煎服，1.5～3g；入丸、散服，每次1g。外用适量。醋制可减低毒性。孕妇禁用。反甘草。

芫花

功效：泻水逐饮，杀虫疗疮。

应用

1. 胸胁停饮，水肿，鼓胀。本品泻水逐饮，功用与甘遂、京大戟相似而力稍逊，三者常相须为用，并与大枣同用以降低毒烈之性，即十枣汤。因其以泻胸胁水饮见长，兼能祛痰止咳，故以治胸胁停饮所致的喘咳痰多、胸胁引痛之证最为适宜，方如十枣汤。

2. 头疮，顽癣，痈肿。本品外用能杀虫疗疮，用治头疮、顽癣及痈肿等，可单用研末，或配雄黄用猪脂调敷。

用法用量：煎服，1.5～3g；入丸、散服，每次0.6g。外用适量。内服醋制用，以降低毒性。孕妇禁用。反甘草。

牵牛子

功效：泻水通便，消痰涤饮，杀虫攻积。

应用

1. 水肿，鼓胀。本品既能泻下逐水，又能通利小便，可使水湿之邪从二便排除，其逐水之力虽不及甘遂、京大戟和芫花，但仍属峻下逐水之品。用治水肿、鼓胀等水湿壅盛而正气未衰者，可单用研末服，或与甘遂、大黄等泻下逐水药同用。

2. 便秘，食积，虫积等。本品小剂量服用，则通大便，消积滞。用治热结便秘，与大黄等泻下药同用；用治饮食积滞，可与莱菔子、青皮等消食行气药同用；用治蛔虫病、绦虫病，常与槟榔、使君子等驱虫药同用。

3. 痰饮喘咳。本品苦寒，能泻肺气，逐痰饮。用治肺气壅滞，痰饮喘咳，常与葶苈子、桑白皮等泻肺平喘药同用。

用法用量：煎服，3～6g；入丸散剂，每次服0.6～1g。孕妇忌用。不宜与巴豆同用。

巴豆

功效：峻下积滞，逐水消肿，豁痰利咽，外用蚀疮。

应用

1. 寒积便秘。本品辛热，能峻下冷积，开通肠道闭塞。适用于寒积便秘，腹满胀痛，甚至气急暴厥，气血未衰者，常配伍大黄、干姜同用。

2. 腹水鼓胀，二便不通。本品性烈峻猛，有较强的逐水退肿作用。用治腹水鼓胀难消者，每与杏仁为丸服。

3. 寒实结胸及喉痹痰阻。本品能祛痰涎，利咽喉，以使呼吸通畅。用治喉痹痰涎壅塞气道之呼吸困难，甚则窒息欲死者，可将巴豆霜粉少许吹入喉部；用治寒实结胸，与贝母、桔梗同用，即三物白散。

4. 疮疡脓成未溃及疥癣恶疮。本品外用能蚀疮、杀虫。用治疮痈脓成难溃，常与乳香、没药等同用，可促进疮痈溃破；用治疥癣，可研末涂患处，或捣烂以纱布包擦患处。

用法用量：内服多用巴豆霜，且宜入丸、散剂，每次0.1～0.3g。生巴豆外用适量。孕妇及体弱者忌用。不宜与牵牛子同用。

（史洁）

第七单元　祛风湿药

细目一　概述

要点一　祛风湿药的性能特点

本类药物味多辛苦，性或温或凉，能祛除留着于肌肉、经络、筋骨的风湿之邪。

要点二　祛风湿药的功效

祛风除湿，解除痹痛，有的还兼有散寒、舒筋、通络、止痛、活血或补肝肾、强筋骨等作用。

要点三　祛风湿药的适应范围

主要用于风湿痹证之肢体疼痛，关节不利、肿大，筋脉拘挛等症。部分药物还适用于腰膝酸软、下肢痿弱等。

要点四　祛风湿药的使用注意事项

使用祛风湿药时，应根据痹证的类型、邪犯的部位、病程的新久等，选择药物并作适当的配伍。

要点五　各类祛风湿药的性能特点

祛风湿药根据其药性和功效的不同，分为祛风寒湿药、祛风湿热药、祛风湿强筋骨药三类。

1. 祛风寒湿药

本类药物性味多为辛苦温，入肝、脾、肾经。

2. 祛风湿热药

本类药物性味多为辛苦寒，入肝、脾、肾经。辛行散，苦降泄，寒清热。

3. 祛风湿强筋骨药

本类药物主入肝、肾经。

要点六　各类祛风湿药的功效

1. 祛风寒湿药

辛行散祛风，苦燥湿，温通祛寒。有较好的祛风、除湿、散寒、止痛、通经络等作用，尤以止痛为其特点。

2. 祛风湿热药

具有良好的祛风除湿、通络止痛、清热消肿之功。

3. 祛风湿强筋骨药

本类药除祛风湿外，兼有一定的补肝肾、强筋骨的作用。

要点七　各类祛风湿药的适应范围

1. 祛风寒湿药

主要适用于风寒湿痹，肢体关节疼痛，筋脉拘挛，痛有定处，遇寒加重等。经配伍亦可用于风湿热痹。

2. 祛风湿热药

主要用于风湿热痹，关节红肿热痛等症。经配伍亦可用于风寒湿痹。

3. 祛风湿强筋骨药

主要用于风湿日久，肝肾虚损，腰膝酸软，脚弱无力等。

细目二　祛风寒湿药

独活

功效：祛风除湿，通痹止痛。

应用

1. 风寒湿痹。本品能祛风除湿散寒，通痹止痛，凡风寒湿痹皆可应用，因其性下行，故善治下部之风寒湿痹。用治行痹，常配伍附子、乌头等泡酒服；用治痹证日久，肝肾不足，气血虚弱者，多配伍桑寄生、人参、杜仲等，如独活寄生汤。

2. 风寒表证夹湿者。本品能发散风寒湿邪而解表，但药力不及羌活。用治外感风寒夹湿之头痛、身重等，常与羌活、藁本、防风等同用，如羌活胜湿汤。

此外，本品可用治少阴头痛，常与细辛、川芎等配伍，如独活细辛汤；用治皮肤湿疹瘙痒等，内服或外洗皆可。

用法用量：煎服，3～10g。

威灵仙

功效：祛风除湿，通络止痛，消骨鲠。

应用

1. 风湿痹痛。本品辛散温通，性善走窜，有通经络、祛风湿、止痹痛之功，凡风湿痹痛，麻木拘挛，无论上下皆可应用，为治风湿痹痛之常用药。可单用为末服，温酒调服，或与羌活、防风、细辛等同用。

2. 痰饮积聚。本品能消痰逐水。用治痰饮积聚，常配半夏、姜汁等。

3. 诸骨鲠咽。本品味咸，有软坚结而消骨鲠的作用。可单用或加砂糖、醋煎汤，慢慢咽下。

此外，现代还用于治疗咽喉炎、乳腺炎等。

用法用量：煎服，6～10g。治疗扁桃体炎、诸骨鲠咽，可用至30g。

川乌

功效：祛风除湿，散寒止痛。

应用

1. 风寒湿痹。本品辛热升散苦燥，善于祛风除湿，温经散寒，有明显的止痛作用，为治风寒湿痹证之佳品，尤宜于寒邪偏盛之风湿痹痛。常与麻黄、白芍、黄芪等同用，如乌头汤。

2. 心腹冷痛，寒疝疼痛。常用于阴寒内盛之心腹冷痛，治心痛彻背，背痛彻心者，常配赤石脂、干姜、蜀椒等，如乌头赤石脂丸。

3. 跌打损伤，麻醉止痛。常与蟾酥、生天南星、生半夏等同用，如外敷麻药方。

用法用量：煎服，1.5～3g，应先煎0.5～1小时；入散剂或酒剂服，1～2g；外用适量。本品有大毒，不宜久服。孕妇忌用。反半夏、瓜蒌、贝母、白蔹、白及。

蕲蛇

功效：祛风通络，定惊止痉，止痒。

应用

1. 风湿顽痹，中风等。本品性善走窜，具有较强的祛风通络作用，前人云能“透骨搜风”，尤擅治病深日久之风湿顽痹。用治风湿顽痹，可单用研末，黄酒冲服，或入酒剂，亦可配伍独活、羌活等祛风除湿之品；用治中风，可配伍天麻、独活等，如白花蛇油。

2. 小儿急慢惊风，破伤风。本品既能祛风通络以止痛，又可息风定惊以止痉。用治小儿急慢惊风、破伤风等，常配伍乌梢蛇、蜈蚣等，如定命散。

3. 麻风，疥癣。本品能外走肌表而祛风止痒，常用于风毒之邪壅于肌肤。用治麻风，可与大黄、蝉蜕等同用，如追风膏；用治疥癣，常配荆芥、薄荷等，如祛风膏。

此外，本品有毒，能以毒攻毒，可治瘰疬、梅毒、恶疮。

用法用量：煎汤，3～9g；研末吞服，一次1～1.5g，一日2～3次。或酒浸、熬膏、入丸散服。

乌梢蛇

功效：祛风，通络，止痉。

应用

1. 风湿顽痹，中风等。本品具走窜之性，能搜风邪，透关节，通经络，为截风要药，然药力不及白花蛇。用治顽痹，常与全蝎、防风等祛风通络之品同用；用治中风，可与当归、川芎等活血通络之品同用。

2. 小儿惊风，破伤风。本品能入肝而息风定惊以止痉。用治小儿急慢惊风，常与麝香、皂荚等同用；用治破伤风，多与蕲蛇、蜈蚣等同用，如定命散。

3. 麻风，疥癣。本品善行肌表而祛风止痒。用治麻风，可与白附子、大风子等同用；治干湿癣，可与枳壳、荷叶等同用。

此外，本品又可治瘰疬、恶疮。

用法用量：煎服，9～12g；研末服，每次2～3g；或入丸剂、酒浸服。外用适量。

木瓜

功效：舒筋活络，和胃化湿。

应用

1. 风湿痹痛，筋脉拘挛，脚气肿痛。本品味酸入肝，有舒筋活络之功，且能祛湿除痹，为治湿痹、筋脉拘急之要药。用治湿痹，常与革薢、薏苡仁等同用；用治经气不利之筋急项强、不能转侧等，常配生地黄、乳香等，如木瓜煎；用治脚气肿痛，常配吴茱萸、槟榔等，如鸡鸣散。

2. 吐泻转筋。本品芳香入脾，能化湿和中，舒筋活络，缓急止痛，为治吐泻转筋的要药。用治湿浊中阻之呕吐腹泻、腹痛转筋，常配吴茱萸、小茴香等，如木瓜汤；用治霍乱吐泻，常配蚕砂、黄连等，如蚕矢汤。

此外，本品有消食生津作用，尚可用于消化不良、津伤口渴等证。

用法用量：煎服，6～10g。

细目三　祛风湿热药

秦艽

功效：祛风湿，止痹痛，退虚热，清湿热。

应用

1. 风湿痹痛，筋脉拘挛及手足不遂。本品辛行、苦泄，性质平和，为风药中之润剂，能祛风湿，舒筋络，利关节，止痹痛，广泛用于各种痹证，被前人誉为“三痹必用之品”。因其性微寒而能清热，故尤宜于热痹。用于风湿痹痛，筋脉拘挛及手足不遂。若关节发热肿痛者常配防己、忍冬藤等；若风寒湿痹，肢节疼痛发凉，遇冷即发，则配天麻、羌活等。

2. 骨蒸潮热。本品能退虚热，除骨蒸，为治阴虚骨蒸潮热的常用药。用治骨蒸潮热，多与知母、鳖甲等同用，如秦艽鳖甲散。

3. 湿热黄疸。本品性微寒，能清热利湿退黄。用治湿热黄疸，常与茵陈、栀子等同用，如山茵陈丸。

用法用量：煎服，3～10g。

防己

功效：祛风湿，止痛，利水消肿。

应用

1. 风湿痹痛。本品善祛风湿而止痛，因其性寒，故以治疗热痹为佳。用治湿热痹痛，常配伍薏苡仁、蚕砂等；若风寒痹痛，关节疼痛，常配伍附子、桂枝等。

2. 水肿，小便不利。本品苦寒降泄，善清湿热，利小便，尤善清下焦膀胱湿热。用治风邪外袭，水湿内阻，症见头面或全身水肿、小便不利之风水证，常配黄芪、白术等，如防己黄芪汤。

用法用量：煎服，5～10g。

豨莶草

功效：祛风除湿，通经活络，清热解毒。

应用

1. 风湿痹痛，中风半身不遂。本品辛散苦燥，善祛筋骨间风湿之邪，而止痹痛，酒制后可增强通经活络之功。可单用或与臭梧桐等同用。

2. 疮疡肿毒，风疹湿疮。本品能清热解毒，祛风湿而止痒，内服或外洗均可。

用法用量：煎服，9～12g。外用适量。

雷公藤

功效：祛风除湿，通络止痛，活血消肿，杀虫解毒。

应用

1. 风湿顽痹。本品为治风湿顽痹要药，尤宜于关节红肿热痛、肿胀难消、晨僵、功能受限甚至关节变形者。用治风湿顽痹，单用有效，内服或外敷均可，或与祛风湿药同用以增强疗效。

2. 疔疮肿毒，顽癣。本品苦寒，能攻毒杀虫，消肿止痛。用治疔疮肿毒，可与蟾酥同用；用治顽癣，可单用末调涂患处。

用法用量：煎服，1～5g，宜久煎。外用适量，外敷不可超过半小时，否则皮肤易起泡。本品有大毒，内服宜慎。孕妇、体虚者忌用。

细目四　祛风湿强筋骨药

五加皮

功效：祛风湿，补肝肾，强筋骨，利尿。

应用

1. 风湿痹痛，四肢拘挛。本品善于祛风除湿，补益肝肾，用治风湿痹痛兼肾虚不足者最宜。用治风湿痹痛兼肝肾不足，可单用浸酒服，亦可与木瓜、松节等同用，如五加皮散。

2. 肝肾不足，筋骨痿软，小儿行迟。本品能补肝肾，强筋骨。用治肝肾不足之腰膝酸软，常配怀牛膝、杜仲、淫羊藿等；用治小儿行迟，常配龟甲、牛膝、续断等以益肾健骨。

3. 水肿，脚气浮肿。本品能温肾而除湿利水。用治水肿、小便不利，常配茯苓皮、陈皮、大腹皮等；用治脚气浮肿，则与大腹皮、木瓜等同用。

用法用量：煎服，5～10g。

桑寄生

功效：祛风湿，补肝肾，强筋骨，安胎。

应用

1. 风湿痹证。用于风湿痹痛，腰膝酸痛。本品能祛风湿，舒筋络，长于补肝肾，强筋骨。用治风湿日久，肝肾不足，风湿痹痛，常配杜仲、牛膝、独活等，如独活寄生汤。

2. 胎漏下血，胎动不安。本品能补肝肾而固冲任、安胎。用治肝肾不足、冲任不固所致的胎漏下血、胎动不安，常与菟丝子、续断、阿胶同用，即寿胎丸。

用法用量：煎服，9～15g。

（史洁）

第八单元　化湿药

细目一　概述

要点一　化湿药的性能特点

本类药物辛香温燥，其辛能行气，香能通气，能行中焦之气机，主入脾、胃经。

要点二　化湿药的功效

具有运化湿浊、宣畅气机、醒脾和胃的功能。

要点三　化湿药的适应范围

化湿药主要适用于湿浊内阻，脾为湿困，运化失常所致的脘腹痞满、呕吐泛酸、大便溏薄、食少体倦、口甘多涎、舌苔白腻等证。此外，有芳香解暑之功，湿温、暑湿等证，亦可选用。

要点四　化湿药的使用注意事项

化湿药物气味芳香，多含挥发油，一般作为散剂服用疗效较好，如入汤剂宜后下，且不应久煎，以免其挥发性有效成分逸失而降低疗效。本类药物多属辛温香燥之品，易于耗气伤阴，故阴虚血燥及气虚者宜慎用。

细目二　具体药物

藿香

功效：芳香化湿，和胃止呕，发表解暑。

应用

1. 湿阻中焦证。本品气味芳香，为芳香化湿要药。症见脘腹痞闷、食欲不振、神疲体倦等，常配伍苍术、厚朴等。

2. 呕吐。本品既能化湿，又能和中止呕。用治湿浊中阻之呕吐，可单用，或与半夏、丁香等同用；若呕吐属寒湿者，宜配伍丁香、豆蔻等；属湿热者，宜配伍黄连、竹茹等；属脾胃虚弱者，配人参、白术等；用治妊娠呕吐，常配伍砂仁、紫苏梗等。

3. 暑湿证及湿温证初起。本品长于治疗暑月外感风寒、内伤湿滞所致的恶寒发热、头痛脘闷、呕恶吐泻等，常与紫苏、半夏、厚朴等同用，如藿香正气散。

用法用量：煎服，3～9g，宜后下，鲜品加倍。

佩兰

功效：芳香化湿，醒脾开胃，发表解暑。

应用

1. 湿阻中焦证。本品气味芳香，其化湿和中的功效与广藿香相似，常相须为用。用治湿阻证，可配伍广藿香、苍术、厚朴等，以增强芳香化湿之功；用治脾经湿热之脾瘅证，症见口中甜腻、多涎、口臭等，可配伍黄芩、厚朴、藿香等。

2. 外感暑湿或湿温初起。本品既能化湿，又能解暑。用治暑湿证，常与广藿香、荷叶等同用；用治湿温初起，可与滑石、薏苡仁等同用。

用法用量：煎服，3 ~9g。

苍术

功效：燥湿健脾，祛风湿，明目。

应用

1. 湿阻中焦证。本品苦温燥湿以祛湿浊，辛香健脾以和脾胃，为治湿阻中焦之要药，尤宜于寒湿较重之证。用治湿阻中焦，脾失健运而致脘腹胀闷、呕恶食少、吐泻乏力、舌苔白腻等，常与厚朴、陈皮等配伍，如平胃散；用治湿热证或暑湿证，可与黄芩、黄连等清热燥湿药同用；用治脾虚湿聚，水湿内停之痰饮、水肿，则与茯苓、猪苓、泽泻等利水渗湿药同用，如胃苓汤。

2. 风湿痹证。本品辛散苦燥，长于祛风除湿，故以治湿痹最宜。用治湿痹，常配伍独活、秦艽、薏苡仁等，如薏苡仁汤；用治湿热痹痛，可配石膏、知母等清热药，如白虎加苍术汤；用治湿热痿躄，可与黄柏、薏苡仁、牛膝配伍，即四妙散。

3. 外感风寒夹湿表证。本品辛香燥烈，能开肌腠而发汗，祛肌表风寒之邪。用治风寒湿表证之恶寒发热、头身酸楚疼痛、无汗等，常与羌活、白芷等同用，如神术散。

4. 夜盲症及眼目昏涩。可单用，或与羊肝、猪肝蒸煮同食。

用法用量：煎服，3 ~9g。阴虚内热及气虚多汗者忌用。

厚朴

功效：燥湿，行气，消积，平喘。

应用

1. 湿阻中焦证。本品苦燥辛散，既能燥湿，又能行气除胀满，为消除胀满的要药。用治湿阻中焦，气机不利之脘闷腹胀、腹痛、呕逆等，常与苍术、陈皮等同用，如平胃散。

2. 食积，便秘。本品能行气宽中，消积导滞，为治食滞胀满之要药。用治肠胃积滞之大便秘结，常与枳实、大黄同用，如厚朴三物汤；用治热结便秘，配伍大黄、芒硝、枳实，即大承气汤。

3. 痰饮咳喘，梅核气。本品能燥湿消痰，下气平喘。用治痰湿阻肺之咳喘、胸闷，可与紫苏子、陈皮、半夏等同用，如苏子降气汤；用治素有喘病，因外感风寒而发者，可与桂枝、杏仁等同用，如桂枝加厚朴杏子汤；用治痰凝气滞之梅核气，常配半夏、茯苓等，如半夏厚朴汤。

用法用量：煎服，3 ~10g。

砂仁

功效：化湿和胃，温脾止泻，行气安胎。

应用

1. 湿阻中焦证，脾胃气滞证。本品辛散温通，气味芬芳，化湿醒脾、行气温中之效均佳，故为湿阻或气滞所致的脘腹胀痛等脾胃不和诸证常用。用治湿阻中焦，常与厚朴、陈皮、枳实等同用；用治脾胃气滞，可与木香、枳实等同用，如香砂枳术丸；用治脾虚兼气滞者，可配益气健脾之人参、白术、茯苓等，如香砂六君子汤。

2. 脾胃虚寒之腹痛泄泻。本品善能温脾暖胃，以达止呕止泻之功。用治中焦虚寒之吐泻，可单用研末吞服，或与干姜、附子等同用。

3. 脾虚气滞之胎动不安或妊娠恶阻。本品能行气和中而安胎。用治妊娠呕逆而不能食，可单用本品炒熟研末服，或与紫苏梗、白术等同用；用治气血不足之胎动不安，可与人参、白术、熟地等同用，如泰山磐石散。

用法用量：煎服，3～6g，宜后下。

（史洁）

第九单元　利水渗湿药

细目一　概述

要点一　利水渗湿药的性能特点

本类药物味多甘淡，主归膀胱、小肠经，作用趋向偏于下行。

要点二　利水渗湿药的功效

具有利水消肿、利尿通淋、利湿退黄等功效。

要点三　利水渗湿药的适应范围

利水渗湿药主要用于小便不利、水肿、泄泻、痰饮、淋证、黄疸、湿疮、带下、湿温等水湿所致的各种病证。

要点四　利水渗湿药的使用注意事项

利水渗湿药，易耗伤津液，对阴亏津少、肾虚遗精遗尿者，宜慎用或忌用。有些药物有较强的通利作用，孕妇应慎用。

要点五　各类利水渗湿药的性能特点

根据药物作用特点及临床应用不同，利水渗湿药分为利水消肿药、利尿通淋药和利湿退黄药三类。

1. 利水消肿药

本类药物性味甘淡平或微寒，淡能渗泄水湿。

2. 利尿通淋药

本类药物性味多苦寒，或甘淡而寒。苦能降泄，寒能清热。

3. 利湿退黄药

本类药物性味多苦寒，主入脾、胃、肝经。

要点六　各类利水渗湿药的功效

1. 利水消肿药

本类药服后能使小便畅利，水肿消退，故具有利水消肿作用。

2. 利尿通淋药

本类药走下焦，尤能清利下焦湿热，以利尿通淋为主要作用。

3. 利湿退黄药

本类药多苦寒，能清泄湿热，故以利湿退黄为主要作用。

要点七　各类利水渗湿药的适应范围

1. 利水消肿药

本类药用于水湿内停之水肿、小便不利以及泄泻、痰饮等证。

2. 利尿通淋药

本类药主要用于小便短赤、热淋、血淋、石淋及膏淋等证。

3. 利湿退黄药

本类药主要用于湿热黄疸，症见目黄、身黄、小便黄等。部分药物还可用于湿疮痈肿等证。

细目二　利水消肿药

茯苓

功效：利水渗湿，健脾宁心。

应用

1. 水肿。本品味淡能渗，凡水肿、小便不利者，无论寒热虚实均宜使用，为利水消肿之要药。用治水湿内停之水肿、小便不利，常与泽泻、猪苓等同用，如五苓散；用治脾肾阳虚之水肿，可与附子、生姜等同用，如真武汤；用治水热互结而伤阴之小便不利、水肿，与猪苓、泽泻、滑石、阿胶同用，即猪苓汤。

2. 痰饮。本品善渗泄水湿，使湿无所聚，痰无由生。用治痰饮眩晕、胸胁支满等，与桂枝、白术、甘草同用，即苓桂术甘汤；用治痰饮停胃之呕吐，常与半夏、生姜合用，即小半夏加茯苓汤。

3. 脾虚证。本品甘淡，入脾经，有渗湿健脾之功。用治脾胃虚弱之倦怠乏力、食少便溏等，配伍人参、白术、甘草，即四君子汤；用治脾虚湿盛之泄泻，常与人参、山药、白术、薏苡仁等同用，如参苓白术散。

4. 心悸失眠。本品功能宁心安神。用治心脾两虚，气血不足之心悸、失眠、健忘等，多与黄芪、当归同用，如归脾汤；用治水气凌心之心悸，常与桂枝、炙甘草同用，如茯苓甘草汤。

用法用量：煎服，9~15g。白茯苓长于健脾补中，赤茯苓长于渗利湿热，茯神长于宁心安神。

薏苡仁

功效：利水渗湿，健脾，除痹，清热排脓。

应用

1. 水肿，小便不利等。本品淡渗甘补，既利水消肿，又健运脾胃。用治脾虚湿盛之水肿、小便不利，多与茯苓、白术、黄芪等同用；用治脚气浮肿，可与防己、木瓜等同用。

2. 脾虚泄泻。本品既能渗湿，又能健脾止泻。用治脾虚湿盛之泄泻，常与人参、茯苓、白术等同用，如参苓白术散；用治湿温初起或暑湿邪在气分，与杏仁、豆蔻、滑石等同用，如三仁汤。

3. 湿痹拘挛。本品渗湿除痹，能舒筋脉，缓和拘挛。用治湿痹而筋脉挛急疼痛者，配伍独活、防风、苍术等，如薏苡仁汤；用治风湿久痹，筋脉挛急者，可配伍独活、木瓜等。

3. 肺痈，肠痈。本品能清肺肠之热，排脓消痈。用治肺痈胸痛，咳吐脓痰，常与苇茎、冬瓜仁、桃仁同用，即苇茎汤；用治肠痈，可与附子、败酱草等同用，如薏苡附子败酱散。

用法用量：煎服，9~30g。健脾止泻宜炒用。本品力缓，用量宜大。亦可做粥用，为食疗佳品。

猪苓

功效：利水渗湿。

应用：水肿，小便不利，泄泻及淋浊等。本品甘淡渗泄，利水作用较茯苓强，凡水湿滞留者均可选用。若脾虚水肿、小便不利，常配伍茯苓、泽泻等，如五苓散。

用法用量：煎服，6~12g。

泽泻

功效：利水渗湿，泄热。

应用

1. 水肿，小便不利，泄泻。本品能够利水渗湿。用治水湿内停之水肿、小便不利，常与茯苓、猪苓等同用，如五苓散；用治湿困脾胃之泄泻，常与苍术、陈皮等同用，如胃苓汤；用治痰饮停聚，清阳不升之眩晕，与白术同用，即泽泻汤。

2. 湿热带下，遗精等。本品性寒，善清下焦湿热。用治湿热带下、小便淋浊，常与车前子、龙胆草等同用，如龙胆泻肝汤；用治肾阴不足，相火偏亢之遗精、潮热等，则与熟地黄、牡丹皮等同用，如六味地黄丸。

用法用量：煎服，6～10g。

细目三　利尿通淋药

车前子

功效：利尿通淋，渗湿止泻，清肝明目，清肺化痰。

应用

1. 淋证，水肿。本品甘寒渗利，利水并能清热。用治湿热下注膀胱之小便淋沥涩痛，多与木通、滑石等清热利湿之品同用，如八正散；用治肾阳不足之水肿，可与牛膝、肉桂等同用，如济生肾气丸。

2. 泄泻。本品能利小便以实大便。用治湿盛水泻，可单用本品研末，米汤送服；用治脾虚湿盛之泄泻，则与白术同用；用治暑湿泄泻，常与香薷、猪苓等同用。

3. 各种目疾。本品性寒，入肝经，能够清肝热而明目。用治肝热之目赤肿痛，多与菊花、决明子等同用；用治肝肾阴亏之两目昏花，则配伍熟地、菟丝子等养肝明目之品，如驻景丸。

4. 痰热咳嗽痰多者。本品性寒，入肺经，能清肺化痰止咳。用治肺热咳嗽痰多，多与瓜蒌、浙贝母等清肺化痰之品同用。

用法用量：煎服，9～15g，宜包煎。

滑石

功效：利尿通淋，清热解暑，祛湿敛疮。

应用

1. 热淋、石淋。本品性寒滑利，能清膀胱湿热而通利水道，是治疗湿热淋证的常用药，常配伍车前子、木通等，如八正散；其性滑利，故又可用治砂淋、石淋，常配伍海金沙、金钱草等。

2. 暑湿、湿温证。本品甘淡而寒，既能利水湿，又能解暑热，是治暑湿的常用药。用治暑热烦渴，小便短赤，可与甘草同用，即六一散；用治湿温初起及暑温夹湿，则与薏苡仁、杏仁等配伍，如三仁汤。

3. 湿疹、湿疮及痱子。本品外用有清热收湿敛疮作用。用治湿疮，可单用或与枯矾、黄柏等共为末，撒敷患处；用治痱子，则可与薄荷、甘草等配合制成痱子粉外用。

用法用量：煎服，10～20g，宜包煎。外用适量。

木通

功效：清热利尿，通经下乳。

应用

1. 热淋，水肿脚气。本品苦寒，有清热利尿通淋之功。用治热淋，常与滑石、车前子等同用，如八正散。

2. 口舌生疮，心烦尿赤。本品能上清心经之火，下泄小肠之热。常治心火上炎，口舌生疮，或心火下移小肠而致的心烦尿赤等症，多与生地黄、甘草、竹叶等配用。

3. 闭经，乳少。本品有通经下乳之功。用治血瘀经闭，常配红花、丹参等；用治产后乳少，常与穿山甲、王不留行等同用。

4. 湿热痹痛。本品苦寒，能清湿热，通关节。用治风湿热痹之关节红肿热痛，可与秦艽、防己、忍冬藤等同用。

用法用量：煎服，3～6g。用量不宜过大。

瞿麦

功效：利尿通淋，活血通经。

应用

1. 热淋，血淋。本品苦寒降泄，能清心泻火，导热下行，有利尿通淋之功，为治淋证所常用。用治热淋，常与萹蓄、木通、车前子同用，如八正散；用治小便淋沥有血，则与石韦、栀子、小蓟等同用；用治石淋，可与金钱草、石韦、滑石等配伍。

2. 闭经，月经不调。本品能破血通经，对于血热瘀阻之经闭或月经不调尤宜，常与桃仁、红花、丹参、赤芍等同用。

用法用量：煎服，9～15g。孕妇慎用。

萹蓄

功效：利尿通淋，杀虫止痒。

应用

1. 淋证。本品性微寒，入膀胱经，清利下焦湿热。多用于热淋、石淋，常与木通、瞿麦、车前子同用，如八正散。用治血淋，与小蓟、白茅根、蒲黄等同用。

2. 虫证，湿疹，阴痒。本品苦能燥湿，微寒清热，能杀虫止痒。用治蛔虫病腹痛，可单用本品浓煎服用；用治小儿蛲虫病，可用本品煎汤，熏洗肛门；用治湿疹、湿疮、阴痒等，可单味煎水外洗，亦可配伍地肤子、蛇床子等煎水外洗。

用法用量：煎服，9～15g，鲜者加倍。外用适量，熏洗患处。

石韦

功效：利尿通淋，清肺止咳，凉血止血。

应用

1. 湿热淋证。本品能清热利水通淋，为治疗湿热淋证、石淋及水肿所常用，因其又能止血，故血淋用之尤为适宜，常与白茅根、蒲黄等同用。

2. 肺热咳喘。本品性寒，入肺经，能清肺热，止咳喘。用治肺热咳喘，可与石膏、鱼腥草、黄芩等同用。

3. 血热出血。本品善于凉血止血，可用于多种血热出血证。用治血热出血证，可单用或随证配伍侧柏叶、栀子等同用，并根据不同的出血部位而选用不同的止血药。

用法用量：煎服，6～12g。

细目四　利湿退黄药

茵陈

功效：清热利湿退黄。

应用

1. 黄疸。本品苦泄下降，性寒清热，能清利脾胃肝胆湿热，使之从小便而出，为治黄疸要药，不论阳黄、阴黄均可应用。湿热阳黄者，常配伍栀子、大黄，如茵陈蒿汤；若黄疸湿重于热者，可与茯苓、猪苓同用，如茵陈五苓散。用治脾胃寒湿郁滞之阴黄，多与附子、干姜等同用，如茵陈四逆汤。

2. 湿疹，湿疮。本品苦寒，能清热利湿。用治湿热内蕴之隐疹、湿疮瘙痒，可单味煎汤外洗，也可与黄柏、苦参等同用，以增强清热燥湿止痒之功。

用法用量：煎服，6～15g。外用适量，煎汤熏洗。

金钱草

功效：利湿退黄，利尿通淋，解毒消肿。

应用

1. 湿热黄疸。本品甘咸微寒，既能清肝胆之热，又能除下焦湿热，有清热利湿退黄之效。用治湿热黄疸，常与茵陈、栀子、大黄等同用。

2. 热淋，石淋。本品能利尿通淋，善消结石，尤宜于石淋。用治石淋，可单用大剂量金钱草煎汤代茶饮，或与海金沙、郁金、鸡内金等同用；用治热淋，常与车前子、萹蓄等同用。

3. 恶疮肿毒，毒蛇咬伤。本品有解毒消肿之效。用治恶疮肿毒，毒蛇咬伤等，可用鲜品捣汁内服或捣烂外敷，或与蒲公英、野菊花、紫花地丁等同用。

本品还能化肝胆结石，用治肝胆结石，常配伍茵陈、郁金、大黄等利胆之品。

用法用量：煎服，15～60g，鲜品加倍。外用适量。

虎杖

功效：利湿退黄，清热解毒，活血祛瘀，祛痰止咳。

应用

1. 湿热黄疸，淋浊，带下。本品苦寒，有清热利湿之功。用治湿热黄疸，可与茵陈、栀子等配伍；用治湿热蕴结膀胱之小便涩痛、淋浊带下等，单用即效，亦可与车前子、木通、滑石等同用。

2. 水火烫伤，痈肿疮毒，毒蛇咬伤。本品微寒，有凉血清热解毒作用。用治水火烫伤，可单用研末，香油调敷，亦可与地榆、冰片共研末，调敷患处；用治痈肿疮毒，可配伍金银花、紫花地丁、蒲公英等；用治毒蛇咬伤，可取鲜品捣烂敷患处，同时煎浓汤内服。

3. 血瘀诸证。本品有活血散瘀止痛之功。用治血瘀经闭、痛经，常与桃仁、延胡索、红花等同用；用治癥瘕，可配伍三棱、莪术等破血消瘕之品；用治跌打损伤疼痛，可与当归、三七等配伍。

4. 肺热咳嗽。本品既能苦降泄热，又能化痰止咳。用治肺热咳嗽，可单味煎服，也可与贝母、枇杷叶等同用。

此外，本品还有泻热通便作用，可用于热结便秘。

用法用量：煎服，9～15g。外用适量。

垂盆草

功效：利湿退黄，清热解毒。

应用

1. 黄疸。本品甘淡渗泄，寒凉清热，能利湿退黄。用治湿热黄疸，常与虎杖、茵陈等利湿退黄之品同用。

2. 痈肿疮疡，喉痛，蛇伤，烫伤。本品有清热解毒、消痈散肿之功。用治痈肿疮疡，可单用内服或捣烂外敷，或配伍野菊花、紫花地丁、半边莲等同用；用治咽喉肿痛，常与山豆根同用；用治毒蛇咬伤，可与白花蛇舌草、鱼腥草等同用；用治烧烫伤，可鲜品捣汁外涂。

用法用量：煎服，15～30g，鲜品250g。外用适量。

（史洁）

第十单元　温里药

细目一　概述

要点一　温里药的性能特点

本类药物均味辛而性温热，辛能散、行，温能通。

要点二　温里药的功效

本类药善走脏腑而能温里祛寒，温经止痛。

要点三　温里药的适应范围

本类药主要适用于里寒证，其中包括寒邪内侵，直中脾胃，或脾胃虚寒所致的脘腹冷痛，呕吐泄泻；肺寒痰饮所致的痰鸣咳喘，痰白清稀；寒侵肝脉引起的少腹冷痛，寒疝腹痛或厥阴头痛；肾阳不足所致的阳痿，腰膝冷痛，夜尿频多，滑精遗尿；心肾阳虚所致的心悸怔忡，畏寒肢冷，小便不利，肢体浮肿；亡阳证所致的畏寒，汗出神疲，四肢厥逆，脉微欲绝等。

要点四　温里药的使用注意事项

本类药物多辛热燥烈，易耗阴动火，故天气炎热时或素体火旺者当减少用量；热伏于里，热深厥深，真热假寒证禁用；凡实热证、阴虚火旺、津血亏虚者忌用；孕妇慎用。

细目二　具体药物

附子

功效：回阳救逆，补火助阳，散寒止痛。

应用

1. 亡阳证。本品上助心阳以通脉，中温脾阳以祛寒，下补肾阳以益火，能挽救散失之元阳，为回阳救逆之要药。常配伍干姜、甘草以加强回阳救逆之功，如四逆汤。用治亡阳兼气脱证，常与人参同用，即参附汤。

2. 肾阳不足所致的腰膝酸软、阳痿宫冷、短气喘促、呼多吸少、泄泻、水肿。本品药性大热，通行十二经，补火助阳，走而不守，常为补阳方中主药。用治肾阳不足，命门火衰之阳痿滑精、宫寒不孕、腰膝冷痛、夜尿频多等，常配伍肉桂、山茱萸、熟地黄等，如右归丸；用治脾肾阳虚，寒湿内盛所致脘腹冷痛、大便溏泻等，常配伍干姜、人参、白术等，如附子理中汤；用治脾肾阳虚，水气内停所致小便不利、肢体浮肿者，可与茯苓、白术等同用，如真武汤；用治心阳衰弱之心悸气短、胸痹心痛者，可与人参、桂枝等同用；用治阳虚兼外感风寒者，与麻黄、细辛同用，即麻黄附子细辛汤。

3. 寒痹证。本品温经通络、散寒止痛作用较强，善逐经络中风寒湿邪，凡风寒湿痹周身骨节疼痛者均可用之。用治寒痹疼痛剧烈之证，可与桂枝、白术、甘草同用，即甘草附子汤。

用法用量：煎服，3～15g，用时应先煎0.5～1小时，至口尝无麻辣感为度。用时与乌梅、干姜、甘草同煎可减少毒性。孕妇忌用。反半夏、瓜蒌、贝母、白蔹、白及。若内服过量，或炮制、煎煮方法不当，可引起中毒。

干姜

功效：温中散寒，回阳救逆，温肺化饮。

应用

1. 脾胃寒证。本品辛热，主入脾胃经，为温暖中焦之主药，凡中焦寒证，无论外寒内侵之实寒证，还是阳气不足之虚寒证，均可选用。用治寒邪直中脏腑所致腹痛、水泻，单用本品研末服；用治胃寒呕吐，配高良姜，即二姜丸；用治脾胃虚寒之脘腹冷痛，与人参、白术、甘草同用，即理中丸。

2. 亡阳证。本品辛热，有温阳守中，回阳通脉的功效，可治疗亡阳证。用治心肾阳虚，阴寒内盛所致亡阳厥逆，每与附子同用，能增强附子的回阳救逆作用，如四逆汤。

3. 寒饮咳喘证。本品辛热，入肺经，温肺化饮之力较强。用治肺寒痰饮之咳嗽气喘、形寒背冷、痰多清稀等，常与麻黄、细辛等配伍，如小青龙汤。

用法用量：煎服，3～9。阴虚内热、血热妄行者忌用。

肉桂

功效：补火助阳，引火归原，散寒止痛，温通经脉。

应用

1. 肾阳不足证。本品辛甘大热，能够补火助阳，为治命门火衰要药。用治肾阳不足，命门火衰之畏寒肢冷、腰膝冷痛，常与附子相须为用，并配伍熟地黄、山茱萸、山药等；若肾阳虚兼肾精不足之男子阳痿、精冷，女子宫冷不孕，常配熟地、枸杞子等，如右归丸；若治肾阳亏虚，虚阳上浮，症见足冷面赤、虚喘、舌强、汗出、心悸、失眠、尺脉沉弱等，常与附子、干姜、人参等同用，如回阳救急汤。

2. 脾胃寒证。本品甘热入脾，善于温补脾阳，散寒止痛。用治寒邪内侵或脾胃虚寒之脘腹冷痛、呕吐泄泻，可单用，研末吞服或酒煎服，或与干姜、高良姜等配伍。

3. 胸痹，闭经，痛经，寒疝，风寒湿痹，阴疽等。本品辛散温通，善于温通经脉，散寒止痛。用治胸阳不振，寒邪内侵之心痛，可与附子、干姜、川椒等同用，如桂附丸；用治冲任虚寒，或寒凝血滞之闭经、痛经等，可与当归、川芎、小茴香等同用，如少腹逐瘀汤；用治寒疝腹痛，可与橘核、小茴香等同用，如橘核丸、暖肝煎；用治风寒湿痹，可配伍独活、桑寄生、杜仲等，如独活寄生汤；用治阳虚寒凝，血滞痰阻之阴疽，可与鹿角胶、熟地黄、白芥子等同用，如阳和汤。

此外，用治气血不足证，在大队补气血药中加入少量本品，有鼓舞气血生长之效。

用法用量：煎服，1～4.5g，宜后下；研末冲服，每次1～2g。有出血倾向者及孕妇慎用。不宜与赤石脂同用。

吴茱萸

功效：散寒止痛，降逆止呕，助阳止泻。

应用

1. 寒凝肝脉诸痛证。本品辛散苦泄，入肝经，能疏肝解郁，散寒止痛，善治肝寒气滞诸痛证。如治厥阴头痛，常与人参、生姜等同用；治冲任虚寒瘀血之痛经，常与桂枝、当归、川芎等同用。

2. 胃寒呕吐证。本品性热，入胃经，有温中散寒、降逆止呕之功。用治中焦虚寒之脘腹冷痛、泄泻等，常配人参、生姜等，如吴茱萸汤；用治肝火犯胃之呕吐、吞酸等，常配伍黄连以清胃止呕，即左金丸。

3. 虚寒泄泻证。本品性热助阳，质燥除湿，入脾肾经，能温脾益肾，燥湿止泻。用治脾肾阳虚之五更泄泻，与补骨脂、五味子、肉豆蔻同用，即四神丸。

用法用量：煎服，1.5～4.5g；外用适量。本品有小毒，勿过量使用。阴虚火旺者忌服。

（史洁）

第十一单元　理气药

细目一　概述

要点一　理气药的性能特点

理气药性味多辛苦温而芳香。其味辛能行，味苦能泄，芳香能走窜，性温能通行。

要点二　理气药的功效

具有理气健脾、疏肝解郁、降气宽中等功效。

要点三　理气药的适应范围

主要适用于气机郁滞所致的病证。如脾胃气滞所致的脘腹胀满，嗳气吞酸，大便不调；肝气郁滞所致的胁肋胀痛，疝气疼痛，乳房作胀，月经不调；肺胃气逆所致的咳喘，呕吐，呃逆等。

要点四 理气药的使用注意事项

本类药物性多辛温香燥，易耗气伤阴，故气阴不足者慎用。

细目二 具体药物

陈皮

功效：理气健脾，燥湿化痰。

应用

1. 脾胃气滞证。本品辛行温通，归脾经，有疏理脾胃气机、消除脾胃气滞之功。用治脾胃气滞、脾虚气滞证，常与木香、砂仁、人参等同用，如香砂六君子汤；用治食积气滞，可与山楂、神曲等同用，如保和丸；用治寒湿阻滞，中焦气滞，常与苍术、厚朴、甘草同用，即平胃散；若脾胃气滞较甚，脘腹胀痛较剧者，可与木香、枳实等同用，以增强行气止痛之功。

2. 湿痰、寒痰证。本品辛苦温燥，既能燥湿化痰，又能温化寒痰，为治痰要药。用治湿痰咳嗽，常与半夏、茯苓、甘草同用，即二陈汤；用治寒痰咳嗽，可与干姜、细辛、五味子等同用；若脾虚失运而致痰湿犯肺者，可配人参、白术、茯苓等，如六君子汤。

用法用量：煎服，5～10g。

青皮

功效：疏肝破气，消积化滞。

应用

1. 肝郁气滞诸证。本品苦泄辛散，善于疏理肝胆。用治肝郁气滞之胸胁胀痛，常配伍柴胡、郁金等；用治乳房胀痛或结块，可配柴胡、浙贝母、橘叶等；用治乳痈初起，多与瓜蒌、金银花、蒲公英等同用；用治疝气肿痛，则配橘核、乌药、小茴香等，如天台乌药散。

2. 食积气滞证。本品行散降泄，有消积化滞之功。用治食积气滞证，常与山楂、麦芽、神曲等同用；若食积气滞之脘腹胀痛较甚者，宜与莪术、枳实、大黄等同用。

用法用量：煎服，3～9g。气虚者慎用。

枳实

功效：破气消积，化痰散痞。

应用

1. 食积或气滞证。本品善于破气消积导滞，作用峻烈，常用于胃肠积滞重症。用治食积不化，多与山楂、神曲等消食之品同用；若治脾虚食积，常配白术，以消补兼施，即枳术丸；用治热结便秘，常与大黄、芒硝、厚朴同用，即大承气汤；若治湿热泻痢之里急后重，常配大黄、黄连等，如枳实导滞丸。

2. 胸痹，结胸。本品能行气化痰以消痞，破气除满以止痛。用治胸阳不振、痰阻胸中之胸痹，多与薤白、桂枝、瓜蒌等同用，如枳实薤白桂枝汤；用治痰热结胸，可与黄连、瓜蒌、半夏同用，即小陷胸加枳实汤；用治心下痞满，食欲不振，可与半夏曲、厚朴等同用，如枳实消痞丸。

此外，本品又可用于气虚下陷所致的子宫脱垂、脱肛、胃下垂等，常与黄芪、柴胡等补气升阳药同用。

用法用量：煎服，3～9g。

木香

功效：行气止痛，健脾消食。

应用

1. 脾胃气滞证。本品辛行苦泄，善通行脾胃滞气，既能行气止痛，又能健脾消食。用治脾胃气滞，常与砂仁、藿香等同用，如木香调气散；用治脾虚气滞，可与人参、白术、陈皮等同用，如香砂六君子汤、健脾丸；用治食积气滞，可与砂仁、枳实、白术等同用，如香砂枳术丸。

2. 大肠气滞。本品辛行苦降，善行大肠之滞气，为治湿热泻痢里急后重之常用药。用治湿热痢疾之泻下赤白、腹痛、里急后重等，常与黄连配伍，即香连丸，或配伍大黄、芍药、槟榔等，如芍药汤。

3. 肝胆气滞证。本品气香醒脾，味辛能行，味苦主泄，入三焦和胆经，既能行气健脾，又能疏肝利胆。用治湿热郁蒸、气机阻滞之胁痛、黄疸等，可与郁金、大黄、茵陈等配伍；若治寒疝腹痛及睾丸偏坠疼痛，可与川楝子、小茴香等同用，如导滞汤。

此外，本品芳香能醒脾开胃，故在补益方剂中用之，能减轻补益药的腻滞之性，使补而不滞，如归脾汤。

用法用量：煎服，1.5～6g。生用专行气滞，煨用健脾止泻。

沉香

功效：行气止痛，温中止呕，纳气平喘。

应用

1. 寒凝气滞之胸腹胀痛。本品芳香走窜，味辛行散，性温祛寒，善散胸腹间阴寒之邪，行气以止痛。用治寒凝气滞之胸腹胀痛，常与乌药、木香、槟榔等同用；用治脾胃虚寒之脘腹冷痛，常配肉桂、附子等，如沉香桂附丸。

2. 胃寒呕吐。本品味苦质重性降，善温胃降逆止呕。用治寒邪犯胃之呕吐，可与陈皮、胡椒等同用，如沉香丸；用治脾胃虚寒之呕吐呃逆，可与丁香、豆蔻、柿蒂等同用。

3. 虚喘证。本品既能温肾纳气，又能降逆平喘。用治下元虚冷、肾不纳气之虚喘，常与肉桂、附子、补骨脂等同用，如黑锡丹；用治上盛下虚之痰饮喘嗽，可与紫苏子、半夏、厚朴等配伍。

用法用量：煎服，1.5～4.5g，宜后下；或研末冲服。

川楝子

功效：行气止痛，杀虫。

应用

1. 肝郁化火诸痛证。本品苦寒，归肝经，能清肝泻火，行气止痛，治疗肝郁诸证，兼有热象者尤为适宜。用治肝郁气滞或肝郁化火之胸腹诸痛，每与延胡索配伍，即金铃子散；用治寒疝腹痛，宜配伍暖肝散寒之品，如小茴香、吴茱萸等，如导气汤。

2. 虫积腹痛。本品苦寒有毒，能驱杀肠道寄生虫。用治蛔虫病，每与槟榔、使君子等同用。

此外，本品苦寒，又能清热燥湿，杀虫疗癣，可用本品焙黄研末，以油调膏，外涂治头癣、秃疮等。

用法用量：煎服，4.5～9g；外用适量。本品有毒，不宜过量或持续服用，以免中毒。

乌药

功效：行气止痛，温肾散寒。

应用

1. 寒凝气滞胸腹诸痛证。本品辛温，能温里散寒，行气止痛。用治寒凝气滞之胸腹胁肋闷痛，常与香附、甘草等同用，如小乌沉汤；用治气滞脘腹胀痛，可配伍木香、青皮等，如乌药散；用治寒疝腹痛，多与小茴香、青皮、高良姜等同用，如天台乌药散；用治痛经，可与当归、香附等同用。

2. 下元虚冷之尿频、遗尿。本品性温，能温肾散寒，缩尿止遗。用治尿频、遗尿，常与益智仁、山药等同用，即缩泉丸。

用法用量：煎服，3～9g。

香附

功效：疏肝理气，调经止痛。

应用

1. 肝郁气滞证。本品味辛行气，主入肝经，为疏肝解郁、行气止痛之要药，广泛用于肝郁气滞诸症。用治肝气郁结之胁肋胀痛，多与柴胡、川芎、枳壳等同用，如柴胡疏肝散；用治寒凝气滞、肝气犯胃之胃脘疼痛，可与高良姜同用，即良附丸；用治寒疝腹痛，多与小茴香、乌药、吴茱萸等同用；用治气、血、痰、火、湿、食六郁所致胸膈痞满、脘腹胀痛、呕吐吞酸、饮食不化等，可与川芎、苍术、栀子、神曲同用，即越鞠丸。

2. 肝郁之月经不调、痛经、乳房胀痛等。本品辛行苦泄，善于疏理肝气，调经止痛，为妇科调经要药。用治肝郁之月经不调、痛经，可单用，或与柴胡、川芎、当归等同用，如香附归芎汤；用治乳房胀痛，多与柴胡、青皮、瓜蒌皮等同用。

用法用量：煎服，6～9g。醋炙止痛之力增强。

（史洁）

第十二单元　消食药

细目一　概述

要点一　消食药的性能特点

消食药多味甘性平，主归脾胃二经。

要点二　消食药的功效

具消食化积、健脾开胃、和中之功效。

要点三　消食药的适应范围

主治宿食停留，饮食不消所致之脘腹胀满，嗳腐吞酸，恶心呕吐，不思饮食，大便失常；以及脾胃虚弱，消化不良等证。

要点四　消食药的使用注意事项

本类药物虽多数效缓，但仍不乏有耗气之弊，故气虚而无积滞者慎用。

细目二　具体药物

山楂

功效：消食健胃，行气散瘀。

应用

1. 食积证。本品消食力强，能消化各种饮食积滞，尤为消化油腻肉食积滞之要药，常炒焦与焦神曲、焦麦芽配伍，合称“焦三仙”，是中医治疗食积证的常用药组。

2. 血瘀证。本品性温，入肝经血分，能通行气血，有活血祛瘀止痛之功。多用于产后瘀阻腹痛、恶露不尽，疝气偏坠胀痛以及泻痢腹痛。

此外，近年临床常以生山楂治疗冠心病、高血压病、高脂血症、细菌性痢疾等，均有较好疗效。

用法用量：煎服，9～12g。生山楂化瘀血，炒（焦）山楂消食积，止泻痢。多食本品可引起胃酸过多，故胃酸分泌过多者当慎用。

神曲

功效：消食和胃。

应用：食积证。本品味辛行散消食，甘温健脾开胃，用于治疗各种食积证，尤善消米面食积，常炒焦与焦山楂、焦麦芽同用，合称“焦三仙”。常与山楂、麦芽、木香等同用。

此外，对丸药中有金石、贝壳类药物者，难以消化吸收者，可用神曲糊为丸以助消化。

用法用量：煎服，6～15g。

麦芽

功效：消食和中，回乳除胀。

应用

1. 食积证。本品善能消食，尤能促进淀粉性食物的消化，故尤宜于米、面类食积。

2. 断乳及乳房胀痛。本品有回乳之功。用治妇女哺乳期断乳，单用大剂量生麦芽或炒麦芽煎服即效；用治乳汁郁积之乳房胀痛，可与柴胡、青皮等疏肝之品同用。

此外，本品具升发之性，有一定的疏肝作用，可用于肝郁气滞证。但其疏肝之力较弱，仅作辅助用药。

用法用量：煎服，9～15g，大剂量（回乳）30～120g。哺乳期妇女忌用。

谷芽

功效：消食和中，健脾开胃。

应用：食积证。本品消食之功似麦芽而力稍缓，对脾虚食少，饮食不消者尤为适宜。

用法用量：煎服，9～15g。

莱菔子

功效：消食除胀，降气化痰。

应用

1. 食积气滞所致的脘腹胀满、嗳腐吞酸、腹痛泄泻等证。本品味辛行散，既能消食，又善行气，可治疗食积气滞证。常配伍山楂、神曲、陈皮等。

2. 痰涎壅盛所致的咳喘痰多、胸闷食少之实证者。常配伍白芥子、苏子。

用法用量：煎服，4.5～9g。本品辛散耗气，故气虚及无食积、痰滞者慎用。一般不宜与人参同用。

鸡内金

功效：消食健胃，涩精止遗。

应用

1. 食积证。本品消食化积作用较强，并可健运脾胃，广泛用于多种食积证。

2. 遗精、遗尿等证。本品有固精缩尿止遗之功。治遗尿，可配伍桑螵蛸、覆盆子、益智仁；治遗精，可配伍芡实、菟丝子等。

此外，本品尚能化结石，可用于砂石淋、胆结石，常与金钱草、海金沙等配伍，以增强化石、排石之功。

用法用量：煎服，3～9g；研末服，每次1.5～3g。研末吞服效果比煎剂好。

（史洁）

第十三单元　驱虫药

细目一　概述

要点一　驱虫药的性能特点

本类药物入脾、胃、大肠经，部分药物具有一定的毒性，对人体内的寄生虫，特别是肠道寄生虫虫体有杀灭或麻痹作用，促使其排出体外。

要点二　驱虫药的功效

主要具有驱虫或杀虫作用。

要点三　驱虫药的适应范围

本类药可用治蛔虫病、蛲虫病、绦虫病、钩虫病、姜片虫病等多种肠道寄生虫病。

要点四　驱虫药的使用注意事项

驱虫药物对人体正气多有损伤，故要控制剂量，防止用量过大中毒或损伤正气；对素体虚弱、年老体衰及孕妇，更当慎用。驱虫药一般应在空腹时服用，使药物充分作用于虫体而保证疗效。对发热或腹痛剧烈者，不宜急于驱虫，待症状缓解后，再使用驱虫药物。

细目二　具体药物

使君子

功效：杀虫消积。

应用

1. 蛔虫病，蛲虫病。本品驱蛔虫、蛲虫作用较强，富含油脂而能通便，且味道甘甜适口，尤宜于小儿患者。

2. 小儿疳积。本品甘温，既能驱虫，又能健脾消疳。

用法用量：煎服，9～12g；炒香嚼服，小儿每岁每日1～1.5粒，1日总量不超过20粒，空腹服用，每日1次，连服3天。大剂量服用可引起呃逆、眩晕、呕吐、腹泻等不良反应，停药后症状可逐渐缓解。若与热茶同服，亦能引起呃逆、腹泻，故服用时忌饮热茶。

槟榔

功效：杀虫，消积，行气，利水，截疟。

应用

1. 多种肠道寄生虫病。本品为广谱驱虫药，对绦虫、蛔虫、蛲虫、钩虫、姜片虫等肠道寄生虫都有驱杀作用，而尤善治疗绦虫病，同时兼有泻下之功，既能驱杀虫体，又有利于虫体的排出。可单用或与南瓜子同用。

2. 食积气滞，泻痢后重。本品苦泄辛行，温通胃肠，凡胃腑之食积、气滞及肠中积滞，均可用之。

3. 水肿，脚气肿痛。本品辛温，能行气利水，宜用于寒湿所致水湿诸证。

4. 疟疾。本品有截疟之功。可用于治疗疟疾寒热久发不止，每与常山、草果同用。

用法用量：煎服，3 ~9g；驱绦虫、姜片虫需用 30 ~60g。

南瓜子

功效：杀虫。

应用：绦虫病。本品有杀虫之功，主要用于绦虫病，且性味甘平而不伤正气，又有健脾之功。用治绦虫病，大量单用本品研服即效；若与槟榔同用则疗效更佳，如验方驱绦方：用本品 60 ~120g 研粉，冷开水调服，2 小时后服槟榔（60 ~120g）煎剂，再过 0.5 小时服玄明粉 15g，促使泻下，以利于虫体排出。

此外，本品亦可用治血吸虫病，但须较大剂量（120 ~200g），长期服用方可取效。

用法用量：研粉，冷开水调服，60 ~120g。

（史洁）

第十四单元　止血药

细目一　概述

要点一　止血药的性能特点

止血药均入血分，因心主血、肝藏血、脾统血，故本类药物以归心、肝、脾经为主，尤以归心、肝二经者为多。

要点二　止血药的功效

本类药均具有止血作用。因其药性有寒、温、散、敛之异，故本类药物的功效分别又有凉血止血、温经止血、化瘀止血、收敛止血之别。

要点三　止血药的适应范围

止血药主要用治咳血、衄血、吐血、便血、尿血、崩漏、紫癜以及外伤出血等体内外各种出血病证。

要点四　止血药的使用注意事项

“止血不留瘀”，这是运用止血药必须始终注意的问题。而凉血止血药和收敛止血药，易凉遏恋邪，有止血留瘀之弊，故出血兼有瘀滞者不宜单独使用。若出血过多，气随血脱者，当急投大补元气之药，以挽救气脱危候。

要点五 各类止血药的性能特点

本类药物分为凉血止血药、温经止血药、化瘀止血药和收敛止血药四类。

1. 凉血止血药

本类药物性属寒凉，味多甘苦。

2. 化瘀止血药

本类药物具有止血而不留瘀的特点。

3. 收敛止血药

本类药物大多味涩，或为炭类，或质黏。

4. 温经止血药

本类药物性属温热，能温内脏、益脾阳、固冲脉而统摄血液。

要点六 各类止血药的功效

1. 凉血止血药

本类药入血分，能清泄血分之热而止血。

2. 化瘀止血药

本类药既能止血，又能化瘀。

3. 收敛止血药

本类药能收敛止血。

4. 温经止血药

本类药具有温经止血之效。

要点七 各类止血药的适应范围

1. 凉血止血药

本类药适用于血热妄行所致的各种出血病证。

2. 化瘀止血药

本类药适用于瘀血内阻，血不循经之出血证。部分药物尚能消肿、止痛，还可用治跌打损伤、经闭、瘀滞心腹疼痛等病证。本类药物虽适用于出血兼有瘀滞之证，然随证配伍也可用于其他各种出血之证。

3. 收敛止血药

本类药广泛用于各种出血病证。

4. 温经止血药

本类药适用于脾不统血、冲脉失固之虚寒性出血病证。

细目二　凉血止血药

小蓟

功效：凉血止血，解毒消肿。

应用

1. 血热出血证。本品性能功用似大蓟而力稍弱，因兼能利尿，故尤治尿血、血淋。常与蒲黄、木通、滑石等同用，如小蓟饮子。

2. 热毒疮痈。本品苦甘而凉，有清热消痈之功，似大蓟而力较弱。

用法用量：煎服，4.5～9g；外用鲜品适量，捣烂敷患处。

地榆

功效：凉血止血，解毒敛疮。

应用

1. 血热出血证。本品苦寒降泄，作用偏于下焦，善治下焦血热之便血、痔血、血痢、崩漏等。常配伍生地黄、黄芩、槐花等。

2. 烧烫伤，湿疹，疮疡肿毒。本品既能解毒，又能收敛生肌，为治烫伤要药。用本品研末，加大黄粉、冰片外用。

用法用量：煎服，9～15g；外用适量，研末涂敷患处。大面积烧伤患者，不宜使用地榆制剂外敷，以防地榆所含的水解型鞣质被身体大量吸收而引起中毒性肝炎。

侧柏叶

功效：凉血止血，生发乌发，祛痰止咳。

应用

1. 各种出血证。本品性凉味涩，既能凉血，又能收敛止血，适用于各种出血证，而以血热出血为佳，如吐血、咳血、衄血、便血、崩漏等。

2. 脱发及须发早白。本品能生发乌发。用治脱发及须发早白，可用本品制成酊剂外涂，或配伍何首乌、熟地黄等养血乌发之品。

3. 咳嗽痰多证。本品有清泄肺热、止咳祛痰之功。常配伍金银花、黄芩等。

用法用量：煎服，6～12g；外用适量。

白茅根

功效：凉血止血，清热利尿。

应用

1. 血热出血证，如吐血、咳血、衄血、尿血等。本品甘寒，能够凉血止血，又兼利尿，故尤多用于尿血。

2. 热淋，水肿。本品甘寒，归膀胱经，有清热利尿之功。常配伍木通、滑石、车前子等。

此外，本品还能清泄肺胃蕴热，可用于热病烦渴、胃热呕哕、肺热咳嗽等证。

用法用量：煎服，9～30g，鲜品30～60g。

苎麻根

功效：凉血止血，安胎，清热解毒。

应用

1. 血热出血证。本品甘寒，入心肝血分，有凉血止血之功。

2. 胎动不安，胎漏下血。本品有清热安胎之功，为治热盛胎动不安、胎漏下血之良药。

3. 热毒痈肿。本品能清热解毒。

此外，本品还有利尿作用，可用于小便不利、水肿、淋证等。

用法用量：煎服，10～30g；外用适量，捣敷或煎汤熏洗。

细目三　化瘀止血药

三七

功效：化瘀止血，消肿定痛。

应用

1. 体内外各种出血证。本品甘而微苦，性温，既能止血又能化瘀，具有止血不留瘀的特点，故对出血兼瘀滞者尤为适宜，可广泛用于体内外各种出血证，为止血要药。

2. 跌打损伤，瘀滞肿痛。本品能够活血化瘀，消肿止痛，为伤科要药。用治跌打损伤，可单用或配其他活血、行气药。

此外，本品具有补虚强壮作用，民间用治虚损劳伤，常与猪肉炖服。

用法用量：煎服，3～9g；研粉吞服，每次1～3g；外用适量。孕妇慎用。

茜草

功效：凉血止血，活血通经。

应用

1. 血热夹瘀的出血证。本品苦寒降泄，专入肝经血分，既能凉血止血，又能活血通经，尤宜治血热兼瘀滞出血证，如吐血、咳血、衄血、便血、尿血等。常配伍侧柏叶、大蓟等，如十灰散。

2. 血瘀经闭，跌打损伤，痹证等。本品有活血通经之功，尤宜于治妇科血瘀证。

用法用量：煎服，6～9g。

蒲黄

功效：止血，化瘀，利尿。

应用

1. 各种出血证。本品甘缓不峻，性平而无寒热之偏，既能止血，又能化瘀，对于出血证无论属寒属热，均可随证配伍应用。

2. 心腹疼痛，产后瘀痛，痛经等。本品能化瘀止痛。用治瘀滞胸痛、胃脘疼痛、产后瘀阻腹痛、痛经等，常与五灵脂同用，即失笑散。

3. 血淋。本品能化瘀止血，利尿通淋。

用法用量：煎服，5～9g，包煎；外用适量，敷患处。孕妇慎用。

细目四　收敛止血药

白及

功效：收敛止血，消肿生肌。

应用

1. 各种出血证。本品性涩质黏，主入肺胃经，善于收敛止血，为治疗肺胃出血的要药。

2. 疮疡肿痛，手足皲裂。本品能消肿散结，生肌敛疮，初期者用之可消肿散结，已溃脓者用之可促进生肌敛疮。

用法用量：煎服，6～15g；研粉吞服，每次3～6g；外用适量。不宜与乌头类药材同用。

仙鹤草

功效：收敛止血，止痢，杀虫。

应用

1. 多种出血证。本品苦涩性平，长于收敛止血，用治出血证，不论寒热虚实皆可应用。

2. 泻痢。本品能收敛止泻、止血。

3. 阴道滴虫，疟疾。本品有杀虫作用。用治疟疾，可单用本品大剂量水煎服；用治滴虫性阴道炎，可煎取浓汁，冲洗阴道。

用法用量：煎服，6～12g；外用适量。

细目五　温经止血药

艾叶

功效：温经止血，散寒止痛，调经安胎，祛湿止痒。

应用

1. 虚寒出血证。本品能够温经止血，尤宜于妇女崩漏下血。常配伍阿胶、地黄等。

2. 虚寒性腹痛。本品辛散温通，有温经散寒止痛之功。

3. 下焦虚寒所致的月经不调、痛经、经闭、宫冷不孕、胎漏下血、胎动不安等。本品能调经止痛，止血安胎。

4. 泻痢、霍乱、妇女带下及湿疹、疥癣。本品苦温燥湿，能祛湿止痒。

用法用量：煎服，3～9g；外用适量，供灸治或熏洗用。

炮姜

功效：温经止血，温中止痛。

应用

1. 虚寒性吐血、便血、崩漏等。本品苦涩而温，有温经止血作用，为治疗脾阳不足、脾不统血之出血证的要药。可单味应用。

2. 虚寒腹痛、腹泻等。本品有温中止痛、止泻、止呕之功。治产后血虚寒凝，小腹疼痛者，可与当归、川芎、桃仁等同用，如生化汤。

用法用量：煎服，3～9g。

（史洁）

第十五单元　活血化瘀药

细目一　概述

要点一　活血化瘀药的性能特点

本类药物味多辛、苦，入心、肝血分。味辛行散，味苦疏泄，从而具有活血化瘀的作用。

要点二　活血化瘀药的功效

本类药物善活血化瘀，并通过活血化瘀作用，产生活血止痛、活血调经、活血消痈、活血疗伤、破血消癥等多种功效。

要点三　活血化瘀药的适应范围

本类药适用于一切瘀血之证。如内科常见的瘀血诸痛证（头痛、胸痛、腹痛等）、癥瘕积聚、中风半身不遂、肢体麻木及痹痛日久；外科疮痈肿毒；伤科之跌打损伤，瘀肿疼痛；妇科常见的血瘀痛经、经闭、产后瘀阻腹痛等。

要点四　活血化瘀药的使用注意事项

本类药易耗血动血，故妇女月经量多、血虚经闭无瘀及出血而无瘀血现象者忌用；孕妇慎用或禁用。

要点五　各类活血化瘀药的性能特点

1. 活血止痛药

本类药多具有辛行走散之性，活血多兼行气。

2. 活血调经药

本类药大多辛苦，主归肝经血分，尤善调畅经水。

3. 活血疗伤药

性味多辛、苦、咸，主归肝、肾经。

4. 破血消癥药

味多辛苦，药性峻猛，走而不守。

要点六　各类活血化瘀药的功效

1. 活血止痛药

本类药主要功效是行气活血止痛。

2. 活血调经药

本类药主要功效是活血调经。

3. 活血疗伤药

本类药主要功效是活血化瘀，消肿止痛，续筋接骨，生肌敛疮。

4. 破血消癥药

本类药主要功效是破瘀血，消癥积。

要点七　各类活血化瘀药的适应范围

1. 活血止痛药

主要适用于血瘀诸痛证，如头痛、心痛、胸腹痛、胁肋痛、痛经、产后瘀滞腹痛、风湿痹痛、跌打损伤瘀滞肿痛等。也可用于其他瘀血病证。

2. 活血调经药

本类药主要适用于血行不畅所致月经不调、痛经、经闭及产后瘀滞腹痛，亦常用于瘀血痛证、跌打损伤、癥瘕、痈肿疮毒等证。

3. 活血疗伤药

本类药主要适用于跌打损伤、瘀肿疼痛、骨折筋损、金疮出血等伤科疾患，也可用于其他瘀血病证。

4. 破血消癥药

本类药主要适用于瘀血时间长、程度重的癥瘕积聚，亦可用于血瘀经闭、瘀血肿痛、偏瘫等病证。

细目二　活血止痛药

川芎

功效：活血行气，祛风止痛。

应用

1. 血瘀气滞痛证。既能活血，又能行气，为“血中之气药”，善治血瘀气滞诸痛证，尤为妇科所常用。用治血瘀诸证，每与赤芍、桃仁等同用，如桃红四物汤；若寒凝血瘀之经闭、痛经等，常与肉桂、当归等同用，如温经汤；若产后恶露不行，瘀滞腹痛，常与当归、桃仁等同用，如生化汤；用治肝郁气滞之胁肋胀痛，常与柴胡、白芍、香附等同用，如柴胡疏肝散；用治心脉瘀阻之胸痹心痛，常与丹参、桂枝、檀香等同用；用治跌打损伤，瘀血肿痛，常与乳香、没药等同用；用治痈疡脓成而正虚难溃者，常与黄芪、当归、皂角刺等同用，如透脓散。

2. 头痛，风湿痹痛。本品秉升散之性，能“上行头目”，祛风止痛，为治头痛之要药，随证配伍，可治疗多种头痛，前人有“头痛不离川芎”之说。用治风寒头痛，可与羌活、细辛等同用，如川芎茶调散；治疗风热头痛，可与菊花、石膏等同用；用治风湿头痛，与羌活、独活等同用，如羌活胜湿汤；用治血虚头痛，则配当归、白芍等，如加味四物汤；用治血瘀头痛，配麝香、赤芍等，如通窍活血汤；用治风湿痹证，肢体疼痛麻木，与独活、桂枝、防风等祛风除湿通络之品同用，如独活寄生汤。

用法用量：煎服，3～10g。阴虚火旺、多汗、妇女月经过多及孕妇应慎用。

延胡索

功效：活血，行气，止痛。

应用：血瘀气滞诸痛证。本品辛散苦泄温通，入血分而能活血化瘀，入气分而能行气通滞，为活血行气止痛之良药，《本草纲目》称其“专治一身上下诸痛”。用治胸痹心痛，常与丹参、瓜蒌、薤白等同用。用治胃痛，偏寒者，配干姜、高良姜等以温中止痛；偏热者，常与川楝子配伍应用，即金铃子散；属气滞者，配香附、木香以行气止痛；偏血瘀者，配丹参、五灵脂等以化瘀止痛。用治肝郁气滞之胁肋胀痛，常与柴胡、郁金、白芍等同用。用治妇女痛经、产后瘀滞腹痛，常与当归、红花、香附等同用。用治寒疝腹痛，常与小茴香、吴茱萸等同用。用治跌打损伤，常与乳香、没药等同用。用治风湿痹痛，可与独活、秦艽、桂枝等同用。

用法用量：煎服，3～9g；研粉吞服，每次1.5～3g。醋制可增强止痛作用。

郁金

功效：活血止痛，行气解郁，清心凉血，利胆退黄。

应用

1. 血瘀气滞之胸胁腹痛。既入血分以活血止痛，又入气分以行气解郁，善治一切血瘀气滞诸痛证，更以治胸胁腹痛为其特长。用治血瘀气滞之胸腹胁肋胀痛或刺痛，每与木香、香附等同用，以增强行气解郁、活血止痛之功；用治妇女痛经属肝郁有热者，常与柴胡、栀子、当归等同用，如宣郁通经汤。

2. 热病神昏，癫痫发狂。本品辛苦而寒，入心经，能清心开窍而醒神。用治湿温病，湿浊蒙蔽心窍，可与石菖蒲、栀子等同用，如菖蒲郁金汤；用治痰火阻闭心窍之癫痫，与白矾配伍，即白金丸。

3. 血热出血证。本品苦寒清热降泄，能够清热凉血以止血。用治气火上逆之吐血、衄血、妇女倒经等出血证，常与生地黄、牡丹皮等同用，如生地黄汤。

4. 肝胆湿热证。本品辛苦而寒，入肝胆经，能够疏泄肝胆，清热利湿退黄。用治湿热黄疸，常与茵陈、栀子等同用，以增强清热利湿退黄之功；用治胆石症，常与金钱草、海金沙等同用。

用法用量：煎服，3～10g。不宜与丁香、母丁香同用。

姜黄

功效：破血行气，通经止痛。

应用

1. 血瘀气滞诸证。本品辛散，苦泄温通，既入血分，又入气分，具有较强的破血行气作用。用治血瘀气滞之心腹刺痛，常与当归、木香等同用，以增强活血行气、散寒止痛的作用，如姜黄散；用治血瘀经闭、痛经，常与川芎、红花等同用，如姜黄散；用治跌打肿痛，配伍乳香、没药等，如姜黄汤。

2. 风湿痹痛。本品能外散风湿，内行气血，通经止痛。用治风寒湿痹之肩臂疼痛，常与羌活、防风等同用，如蠲痹汤。

用法用量：煎服，3～9g；外用适量。血虚无气滞血瘀者慎用，孕妇忌用。

乳香

功效：活血行气止痛，消肿生肌。

应用

1. 跌打损伤，疮疡痈肿。本品苦泄入血，既能活血消痈，散肿止痛，又能排脓去腐，生肌敛疮，为外伤科之要药。用治跌打损伤，常与血竭、红花等同用，如七厘散；用治疮痈初起，常与金银花、没药等同用，如仙方活命饮；用治疮疡久溃不敛，常与没药配伍研末外用，如海浮散；用治瘰疬、痰核等，常与麝香、没药、雄黄等同用，如醒消丸。

2. 气滞血瘀之痛证。本品辛香走窜，味苦通泄，善入血分，能行血中气滞，散瘀止痛，可广泛用于一切瘀血阻滞之痛证。用治瘀血阻滞之心腹疼痛、癥瘕积聚，常与当归、丹参等同用，如活络效灵丹；用治风寒湿痹，常与独活、秦艽等同用，如蠲痹汤。

用法用量：煎服，3～10g，宜炒去油用。外用适量，生用或炒用，研末外敷。

没药

功效：活血止痛，消肿生肌。

应用：本品功用主治与乳香相似，具有活血止痛、消肿生肌之功。临床用治外伤科跌打损伤、疮疡不敛，内科瘀血所致心腹诸痛等证，二者常相须为用。然乳香偏于行气伸筋，治疗痹证多用；没药偏于散血行瘀，治疗血瘀气滞之胃痛多用。

用法用量：煎服，3～10g；外用适量。胃弱者慎用，孕妇及无瘀滞者忌用。

五灵脂

功效：活血止痛，化瘀止血。

应用

1. 瘀滞诸痛证。本品苦泄温通，专入血分，长于活血止痛。用治血瘀诸痛，常与蒲黄相须为用，即失笑散；用治血瘀气滞之脘腹刺痛，可与延胡索、香附等同用，如手拈散；用治骨折肿痛，则配伍乳香、没药等；用治血滞经闭、痛经，宜配伍当归、益母草等。

2. 瘀滞出血证。炒用有化瘀止血之功。用治血瘀崩漏，月经过多，可单用炒后研末，温酒调服，即五灵脂散，或与三七、蒲黄等同用。

用法用量：煎服，3～10g，宜包煎。或入丸、散用。化瘀止血宜炒用。血虚无瘀及孕妇慎服。不宜与人参同用。

细目三　活血调经药

丹参

功效：活血调经，凉血消痈，清心除烦。

应用

1. 月经不调，闭经痛经，产后瘀滞腹痛。本品专入血分，长于活血化瘀，调经止痛，为妇科调经常用药。因其性偏寒凉，故对血瘀有热者最为适宜。治疗上述诸证，可单用本品研末酒调服，即丹参散，又可与益母草、当归、川芎等同用，以增强活血调经作用。

2. 瘀血阻滞之心腹疼痛、癥瘕积聚、热痹肿痛等证。本品长于通行血脉，消癥散结，广泛用于多种瘀血证，为活血化瘀之要药。用治瘀血阻滞之心腹刺痛，可与砂仁、檀香等同用，如丹参饮；用治瘀血内停，日久渐积之癥瘕积聚，可与三棱、莪术等同用；用治热痹之关节红肿热痛，常与忍冬藤、秦艽等同用；治疗热毒疮痈，则配金银花、连翘等清热解毒之品。

3. 温病热入营血，心悸失眠等证。本品药性寒凉，入心经，能清心除烦安神。用治温病热入营血之心烦、躁扰不宁甚或谵语者，常与生地黄、玄参等同用，如清营汤；用治心阴血不足，虚火内扰之心悸怔忡、失眠多梦，常与生地黄、酸枣仁等同用，如天王补心丹。

用法用量：煎服，10～15g。不宜与藜芦同用。

红花

功效：活血通经，散瘀止痛。

应用

1. 血滞经闭，痛经，产后瘀滞腹痛等。本品辛散温通，专入心肝血分，能够活血祛瘀，治疗血瘀证，常与桃仁相须为用。用治瘀血阻滞之经闭、痛经、产后腹痛等，常与桃仁、当归等同用，如桃红四物汤。

2. 本品有良好的通畅血脉、活血消癥、消肿止痛作用。用治癥瘕，常与三棱、莪术等同用；用治跌打损伤，常与乳香、没药等同用；用治心脉瘀阻，胸痹心痛，常与桂枝、丹参等同用；用治瘀滞胸痛，日久不愈，常与桃仁、川芎等同用，如血府逐瘀汤。

用法用量：煎服，3～10g。孕妇慎用。

桃仁

功效：活血祛瘀，润肠通便，止咳平喘。

应用

1. 血瘀证。本品甘平苦泄，入心肝血分，善泄血滞，有较强的活血祛瘀作用，为治血瘀证的常用药。用治血瘀经闭、痛经，常与当归、红花等同用，如桃红四物汤；用治产后恶露不尽，小腹冷痛，常与炮姜、当归等同用，如生化汤；用治瘀血日久之癥瘕积聚，常配桂枝、牡丹皮等，如桂枝茯苓丸；用治跌打损伤之瘀滞疼痛，常与红花、大黄等同用，如复元活血汤；用治肠痈，常与大黄、牡丹皮等同用，如大黄牡丹汤。

2. 肠燥便秘。本品质润多脂，能润肠通便。用治肠燥便秘，常与当归、火麻仁等同用，如润肠丸。

此外，本品尚有一定的止咳平喘作用，可用于肺痈及咳喘证。

用法用量：煎服，5～10g。孕妇慎用。

益母草

功效：活血调经，利尿消肿，清热解毒。

应用

1. 妇科血瘀诸证。主入血分，善于活血祛瘀通经，为妇科经产要药。用治瘀血阻滞之月经不调、痛经、经闭、产后恶露不尽、瘀阻腹痛等证，可单用熬膏服，或与川芎、红花等同用。

2. 小便不利，水肿。本品能利水消肿，并有活血祛瘀之功。治疗水瘀互结之水肿、小便不利，可单用，亦可与白茅根、泽兰等同用，以增强活血化瘀、利尿消肿作用。

此外，本品尚有清热解毒作用，可治疗热毒疮痈。

用法用量：煎服，9～30g，鲜品 12～40g。孕妇忌用。

牛膝

功效：活血通经，补肝肾，强筋骨，利尿通淋，引血下行。

应用

1. 瘀血阻滞诸证。本品入血分，性善下行，长于逐瘀通经，为治妇科瘀血阻滞所致经产诸证之良药。用治妇科瘀滞证，与当归、桃仁、红花等同用；治疗胸中血瘀证，宜配伍桃仁、红花、川芎等，如血府逐瘀汤；用治跌打损伤，可与续断、乳香、没药等同用。

2. 肝肾不足证。本品酸平，善于补肝肾，强筋骨。用治肝肾不足之腰膝疼痛、下肢痿软无力，常与杜仲、续断等同用，如续断丸；用治痹痛日久，肝肾虚损，腰膝酸痛者，配伍独活、桑寄生等，如独活寄生汤；用治湿热成痿，足膝痿软，宜与黄柏、苍术同用，即三妙丸。

3. 淋证、水肿等。本品苦泄下降，能利尿通淋。用治热淋、血淋，常与冬葵子、车前子、滑石等利尿通淋之品同用，如牛膝汤；用治水肿，配伍附子、桂枝、车前子等，如加味肾气丸。

4. 上部火热证。本品能引血（火）下行，以降上炎之火。用治血热妄行之上部出血，如吐血、衄血等，可配伍栀子、白茅根等；用治肝阳上亢之头痛、眩晕，宜与赭石、龙骨等平肝之品同用，如镇肝息风汤；用治胃火上炎之牙痛、口舌生疮等，可配伍石膏、知母等。

用法用量：煎服，5～12g。孕妇慎用。

细目四　活血疗伤药

土鳖虫

功效：破血逐瘀，续筋接骨。

应用

1. 跌打损伤。本品味咸入血，性寒，有小毒，力猛善走，能够破血逐瘀，续筋接骨，为伤科常用之品。用治骨折伤痛，可单用本品研末调服，亦可与骨碎补、自然铜、乳香等同用，如接骨紫金丹；用治骨折后期，筋骨软弱者，则宜配续断、杜仲等补肾强骨之品，如壮筋续骨丸。

2. 血瘀经闭，产后瘀滞腹痛，癥瘕痞块。本品活血力强，能破血逐瘀，通经消癥。用治血滞经闭，产后瘀阻腹痛，常与大黄、桃仁等同用，如下瘀血汤。

用法用量：煎服，3～10g；研末服，1～1.5g，黄酒送服。外用适量。

马钱子

功效：散结消肿，通络止痛。

应用

1. 跌打损伤。本品苦泄散结，消肿止痛，为伤科要药。用治跌打损伤之瘀肿疼痛，常与乳香、没药等同用，如九分散。

2. 痈疽肿痛。本品能散结消肿止痛。用治痈疽肿痛，单用即效，常作外用。

3. 风湿顽痹，麻木瘫痪。本品善于搜风除湿，通经络，利关节，止痹痛。用治风湿顽痹，麻木不仁，拘挛疼痛甚或瘫痪，单用即效，亦常与麻黄、乳香、全蝎等同用；用治手足麻木，半身不遂，可与甘草等同用。

用法用量：入丸散剂，0.3～0.6g，炮制后用。外用适量，研末调涂。不宜生用，不宜多服久服。孕妇禁用。

细目五　破血消癥药

莪术

功效：破血行气，消积止痛。

应用

1. 血滞经闭，瘀血心腹刺痛，癥瘕积聚等。本品辛散苦泄温通，入气走血，既能行气，又能破血止痛，常与三棱相须为用，治疗血瘀气滞诸痛证。用治血瘀经闭，可配伍当归、红花、桃仁等；用治心腹刺痛，常与丹参、川芎等同用；用治癥瘕积聚，常与香附、当归、延胡索等同用，如莪术散。

2. 食积腹痛。本品有破滞气、消食积、止疼痛的作用。治疗食积证，常与槟榔、木香等行气止痛之品同用。

用法用量：煎服，6～9g。孕妇禁用。

三棱

功效：破血行气，消积止痛。

应用：本品主治病证与莪术基本相同，二者常相须为用。然本品偏于破血，而莪术偏于破气。

用法用量：煎服，5～10g。孕妇禁用。不宜与芒硝、玄明粉同用。

水蛭

功效：破血通经，逐瘀消癥。

应用：癥瘕痞块，血瘀经闭，中风瘫痪，跌打损伤等。本品长于破血逐瘀消癥，常与虻虫相须为用。

用法用量：煎服，1 ~3g；研末服，0. 3 ~0. 5g。以入丸散或研末服为宜，或以鲜活者放置于瘀肿局部吸血消瘀。孕妇禁用。

（王仲焕）

第十六单元　化痰止咳平喘药

细目一　概述

要点一　化痰止咳平喘药的性能特点

本类药大多辛、苦或甘味，药性有温燥与凉润之别，主入肺经，辛能宣通肺气，苦能燥湿化痰、降泄肺气，甘能润燥。

要点二　化痰止咳平喘药的功效

本类药的功效为宣降肺气、化痰止咳、降气平喘等。

要点三　化痰止咳平喘药的适应范围

化痰药主要适用于各种痰证，如外感或内伤所致的咳嗽、气喘、痰多，或痰饮喘息，或因痰所致的瘿瘤瘰疬、阴疽流注、癫痫惊厥、肢体麻木等；止咳平喘药主要用于各种咳嗽和喘息。

要点四　化痰止咳平喘药的使用注意事项

1. 药性温燥的温化寒痰药，不宜用于热痰、燥痰。

2. 药性寒凉的清化热痰药，不宜用于寒痰、湿痰。

3. 刺激性较强的化痰药，不宜用于咳嗽兼有出血倾向者，以免加重出血。

4. 麻疹初起兼有表证之咳嗽，应以疏解清宣为主，不可单用止咳药，忌用温燥及收敛之性的止咳药，以免影响麻疹透发。

5. 根据痰之成因以审因论治。如“脾为生痰之源”，脾虚津液不归正化而聚湿生痰，故常配健脾燥湿之品，以标本兼顾；又因痰易阻气机，“气滞则痰凝，气行则痰消”，故常配理气药，以加强化痰之功。

要点五　各类化痰止咳平喘药的性能特点

1. 温化寒痰药

本类药味多辛苦，性多温燥，主归肺、脾、肝经，辛开苦降，温以散寒。

2. 清化热痰药

本类药大多甘寒或凉润，能清化热痰，润燥化痰，部分药物味咸，兼能软坚散结。

3. 止咳平喘药

主入肺经，味或辛或苦或甘，性或温或寒。由于药物性味不同，润燥有异，止咳平喘机理有宣降、清肺、润肺、降肺、敛肺及化痰之别。

要点六　各类化痰止咳平喘药的功效

1. 温化寒痰药

功能燥湿化痰，温肺祛寒，有的兼能消肿止痛。

2. 清化热痰药

具有清化热痰之功，兼能润燥化痰，软坚散结。

3. 止咳平喘药

止咳平喘，有的偏于止咳，有的偏于平喘，有的兼而有之。

要点七　各类化痰止咳平喘药的适应范围

1. 温化寒痰药

适用于寒痰、湿痰证，症见咳嗽气喘、痰多色白、舌苔白腻等，以及寒痰、湿痰所致的眩晕、肢体麻木、阴疽流注等。

2. 清化热痰药

主要用于热痰、燥痰证，如咳嗽气喘、痰黄质稠，痰少难咯、唇舌干燥，亦可用于痰热癫痫、中风惊厥、瘿瘤、瘰疬等。

3. 止咳平喘药

主要适用于外感或内伤所致的咳嗽、喘息。

细目二　温化寒痰药

半夏

功效：燥湿化痰，降逆止呕，消痞散结。外用消肿止痛。

应用

1. 湿痰、寒痰证。本品辛温而燥，入脾、肺经，具有燥湿化痰、温化寒痰之功，为治湿痰要药，亦可用于寒痰证。用治湿痰证之咳嗽痰多、色白质稀等，常与陈皮、茯苓等同用，如二陈汤；若治痰湿上扰之眩晕头痛，可与白术、天麻同用，如半夏白术天麻汤；用治寒痰证，可与干姜、细辛等配伍。

2. 多种呕吐。本品入胃经，善降胃气而止呕，为止呕良药，对各种原因所致呕吐，均可随证配伍应用。用治痰饮或胃寒呕吐，与生姜同用，即小半夏汤；若治胃热呕吐，常与黄连、竹茹等同用；若治妊娠呕吐，常配伍紫苏梗、砂仁等；若治胃虚呕吐，可配伍人参、白蜜等，如大半夏汤。

3. 心下痞，结胸，梅核气。本品辛散消痞，化痰散结。用治寒热互结之心下痞满，常与黄连、黄芩、干姜等配伍，如半夏泻心汤；用治痰热结胸，则与黄连、瓜蒌同用，即小陷胸汤；用治痰气互结之梅核气，常配伍厚朴、紫苏、茯苓等，如半夏厚朴汤。

4. 瘿瘤，痰核，痈疽肿毒等。本品内服能消痰散结，外用消肿止痛。用治瘿瘤、痰核，常与海藻、昆布、浙贝母同用，如海藻玉壶汤；用治痈疽发背、无名肿毒及毒蛇咬伤等，以生半夏研末，鸡蛋清调敷患处。

此外，本品能燥湿和胃，与秫米同用，可用于胃不和而卧不安，即半夏秫米汤。

用法用量：煎服，3～9g，内服宜制用。炮制品中有姜半夏、法半夏等，其中姜半夏长于降逆止呕，法半夏长于燥湿且温性较强，半夏曲则有化痰消食之功，竹沥半夏清化热痰，主治热痰、风痰之证。外用适量，研末调服。不宜与乌头类药材同用。生品内服宜慎。阴虚燥咳、血证、热痰、燥痰慎用。

天南星

功效：燥湿化痰，祛风解痉。外用消肿散结。

应用

1. 湿痰、寒痰证。本品苦温燥烈，入肺脾经，燥湿化痰之力甚强。用治湿痰阻肺之痰多、咳嗽，常与半夏、陈皮、枳实等配伍，如导痰汤；用治寒痰咳嗽，常配伍干姜、细辛等；若治肺热咳嗽，可与黄芩同用，即小黄丸。

2. 风痰证。本品入肝经，走经络，善祛风痰而止痉厥，为治风痰之要药。用治风痰眩晕，常与半夏、天麻同用，如玉壶丸；若风痰留滞经络，症见半身不遂、口眼㖞斜等，常与半夏、白附子、川乌等同用，如青州白丸子；用治破伤风，则与天麻、防风、白附子等同用，如玉真散；用治癫痫，可与半夏、僵蚕、全蝎等配伍，如五痫丸。

3. 痈疽肿痛，蛇虫咬伤。本品外用能消肿散结止痛。用治痈疽肿痛，单用生品研末醋调外敷；用治毒蛇咬伤，可与雄黄研末外敷。

用法用量：煎服，3～9g，多制用；外用适量。本品燥烈有毒，阴虚燥咳者及孕妇忌用。

白附子

功效：祛风痰，止痉，止痛，解毒散结。

应用

1. 中风痰壅，口眼㖞斜，惊风癫痫，破伤风。本品既能燥湿化痰，又善祛风痰而解痉止痛。中风口眼㖞斜，常配全蝎、僵蚕。

2. 痰厥头痛、眩晕。其性上行，尤擅治头面部诸疾。

3. 瘰疬痰核，毒蛇咬伤。

用法用量：煎服，3～6g；研末服，一般宜炮制后用。外用生品适量，捣烂、熬膏或研末以酒调敷患处。孕妇慎用。生品内服宜慎。

白前

功效：降气化痰止咳。

应用：痰多、咳喘。本品辛散苦降，入肺经，善降肺气，祛痰涎而平咳喘，性微温而不燥烈，无论寒热、外感内伤、新久咳喘均可用之，尤以痰湿或寒痰阻肺，肺气失降者为宜。

用法用量：煎服，3～10g。

细目三　清化热痰药

川贝母

功效：清热化痰，润肺止咳，散结消肿。

应用

1. 虚劳咳嗽，肺热燥咳。本品苦寒能清热化痰，又味甘质润，能润肺止咳，尤宜于内伤久咳、燥痰、热痰之证。治肺阴虚劳嗽，常配沙参、麦冬等；治肺热、肺燥咳嗽，则与知母同用。

2. 瘰疬，乳痈，肺痈。治痰火郁结之瘰疬，常配玄参、牡蛎等，如消瘰丸。

用法用量：煎服，3～10g；研末冲服，每次1～2g。不宜与川乌、制川乌、草乌、制草乌、附子同用。

浙贝母

功效：清热化痰，散结消痈。

应用

1. 风热咳嗽，痰热咳嗽。功似川贝母，长于清化热痰，降泄肺气，多用于外感风热或痰热郁肺之咳嗽。

2. 瘰疬，乳痈，肺痈。治痰火瘰疬结核，配玄参、牡蛎等同用。

用法用量：煎服5～10g；研末冲服，每次1～2g。不宜与川乌、制川乌、草乌、制草乌、附子同用。

瓜蒌

功效：清热化痰，宽胸散结，润肠通便。

应用

1. 痰热咳喘。本品甘寒质润，苦寒清热，入肺经，善清肺热，润肺燥。用治痰热内结之咳嗽痰黄、质稠难咯、胸闷不畅，常与黄芩、枳实、胆南星等配伍，如清气化痰丸；若治燥热伤肺之咳痰不爽、咽喉干痛，常配伍川贝母、桔梗、天花粉等，如贝母瓜蒌散。

2. 胸痹，结胸。本品既能清肺胃之热而化痰，又能利气散结而宽胸。用治痰气互结，胸阳不通之胸痹，常与薤白、半夏等配伍，如瓜蒌薤白半夏汤；若治痰热结胸，常与黄连、半夏同用，即小陷胸汤。

3. 痈肿。本品味苦性寒，能清热散结消肿，善治各种痈肿。用治肺痈，常与鱼腥草、芦根等配伍；用治肠痈腹痛，常配伍败酱草、红藤等；用治乳痈初起，常与牛蒡子、皂角刺等同用，如瓜蒌牛蒡汤。

4. 肠燥便秘。本品甘寒而润，入大肠经，能润燥滑肠。用治肠燥便秘，常与火麻仁、郁李仁等配伍。

用法用量：煎服，9～15g。本品甘寒而滑，脾虚便溏者及寒痰、湿痰证忌用。不宜与川乌、制川乌、草乌、制草乌、附子同用。

桔梗

功效：宣肺，祛痰，利咽，排脓。

应用

1. 咳嗽，痰多。本品辛散苦泄，入肺经，善开宣肺气，祛痰宽胸，治疗咳嗽、痰多，无论寒热皆可应用。用治风寒咳嗽，常与杏仁、紫苏等配伍，如杏苏散；用治风热咳嗽，常配桑叶、菊花等，如桑菊饮；若治气滞痰阻之胸闷、咳嗽等，可与枳壳、瓜蒌皮等同用。

2. 咽痛，失音。本品能开宣肺气以利咽开音，为治咽喉肿痛、声音嘶哑之要药。用治外邪犯肺之咽痛失音，配伍甘草，即桔梗汤；若治热毒炽盛之咽喉肿痛，常配黄芩、射干、牛蒡子等以清热解毒利咽。

3. 肺痈。本品辛散上行，善宣肺祛痰排脓。用治肺痈之咳嗽胸痛、咳痰腥臭，常与甘草同用，即桔梗汤，或配伍鱼腥草、金银花等以增强清热解毒之力。

4. 癃闭，便秘。能开宣肺气而通二便。

用法用量：煎服，3～10g。用量过大易致恶心呕吐。

前胡

功效：降气化痰，疏散风热。

应用

1. 痰热咳喘。

2. 风热咳嗽。

用法用量：煎服，3～10g。

胖大海

功效：清肺化痰，利咽开音，润肠通便。

应用

1. 肺热声哑，咽喉肿痛。

2. 热结便秘。

用法用量：沸水泡服或煎服，2～3枚。

细目四　止咳平喘药

苦杏仁

功效：止咳平喘，润肠通便。

应用

1. 咳嗽气喘。本品味苦而降，入肺经，善降泄肺气而止咳平喘，为治咳嗽要药，随证配伍，可广泛用于多种咳喘证。用治风寒咳嗽，常与麻黄、甘草同用，即三拗汤；用治风热咳喘，常配伍桑叶、菊花等，如桑菊饮；用治燥热咳嗽，常配桑叶、沙参等，如桑杏汤；用治肺热咳喘，常与石膏、麻黄、甘草同用，即麻杏甘石汤。

2. 肠燥便秘。本品质润多脂，入大肠经，能润肠通便。用治肠燥便秘，常与柏子仁、郁李仁等同用，如五仁丸。

用法用量：煎服，5~10g，宜打碎入煎，生品入煎剂宜后下。阴虚咳喘及大便溏泻者忌用。本品有小毒，用量不宜过大。婴儿慎用。

紫苏子

功效：降气化痰，止咳平喘，润肠通便。

应用

1. 咳喘痰多。善于降肺气、消痰涎而止咳平喘。治痰壅气逆之咳嗽气喘，常配白芥子、莱菔子等同用。

2. 肠燥便秘。常配杏仁、火麻仁、瓜蒌仁等同用。

用法用量：煎服，3~10g；煮粥食或入丸、散。

百部

功效：润肺止咳，杀虫灭虱。

应用

1. 新久咳嗽，百日咳，肺痨咳嗽。功专润肺止咳，无论外感、内伤、暴咳、久嗽皆可用之，可单用或配伍应用。

2. 蛲虫病、阴道滴虫、头虱疥癣。有杀虫灭虱之功，以治蛲虫病为多。

用法用量：煎服，5~10g；外用适量，水煎或酒浸。久咳虚嗽宜蜜炙用。

桑白皮

功效：泻肺平喘，利水消肿。

应用

1. 肺热咳喘。能清泻肺火，降泄肺中水气而平喘。常配地骨皮同用。

2. 水肿。能降泄肺气，通调水道而利水消肿。尤宜用于风水、皮水等阳水实证。常配茯苓皮、大腹皮等同用。

此外，本品有清肝、止血作用，用于肝阳、肝火偏旺之头晕目眩、面红目赤及衄血、咳血等。

用法用量：煎服，6~12g。

葶苈子

功效：泻肺平喘，利水消肿。

应用

1. 痰涎壅盛咳喘证。本品苦降辛散，性寒清热，入肺经，专泻肺中水饮，清泄肺经痰饮而平喘。用治痰涎壅盛之咳逆痰多、喘息不得平卧，常与大枣同用，即葶苈大枣泻肺汤。

2. 胸腹积水实证。本品能降泄肺气，通调水道而利水消肿。用治湿热蕴阻之腹水肿满，常与防己、椒目、大黄同用，即己椒苈黄丸；用治痰热结胸之胸胁积水，常与杏仁、大黄、芒硝同用，合研为丸，即大陷胸丸。

用法用量：煎服，3~10g，宜包煎。

白果

功效：敛肺化痰定喘，止带缩尿。

应用

1. 哮喘痰嗽。本品味涩而收，能收敛肺气而定喘，为治喘咳所常用。用治风寒痰喘，可与麻黄、甘草配伍；用治肺肾两虚之虚喘，常与五味子、胡桃肉同用；用治外感风寒，内有蕴热之喘咳、痰黄等，常配麻黄、黄芩等药，如定喘汤；用治肺热燥咳无痰，常与麦冬、天冬等配伍。

2. 带下，白浊，尿频，遗尿。本品收涩而固下焦，能除湿泄浊，收涩止带止遗，为治带下白浊之常用药。用治脾虚带下，色白质稀等，常与山药、莲子等同用；用治湿热带下，常与黄柏、车前子等配伍，如易黄汤；用治小便白浊，可单用或与萆薢、益智仁等配伍；用治遗精、遗尿、尿频，须与熟地黄、山茱萸等补益肝肾之品同用。

用法用量：煎服，5～10g，捣碎。本品有毒，大量或生食易引起中毒，不可多用，小儿尤当注意。

（王仲焕）

第十七单元　安神药

细目一　概述

要点一　安神药的性能特点

本类药物多为矿石类、贝壳类与植物种子类药物，主入心、肝经，具有镇惊安神或养心安神之效。

要点二　安神药的功效

主要具有重镇安神、养心安神作用，某些药物还兼有清热解毒、平肝潜阳、纳气平喘、敛汗、润肠、祛痰等作用。

要点三　安神药的适应范围

主要适应于心神不宁的心悸怔忡，失眠多梦，亦可作为惊风、癫狂等病证的辅助药物。部分安神药又可用治热毒疮肿、肝阳眩晕、自汗盗汗、肠燥便秘、痰多咳喘等证。

要点四　安神药的使用注意事项

1. 本类药物多属对症治标之品，特别是矿石类重镇安神药及有毒药物，只宜暂用，不可久服，应中病即止。

2. 矿石类安神药，如作丸散剂服时，须配伍养胃健脾之品，以免伤胃耗气。

要点五　各类安神药的性能特点

1. 重镇安神药

本类药物多为矿石、化石及贝壳类药物，具有质重沉降之性。

2. 养心安神药

本类药物多为植物类种子、种仁，具有甘润滋养之性。

要点六　各类安神药的功效

1. 重镇安神药

具有镇安心神、平惊定志、平肝潜阳等作用。

2. 养心安神药

具有滋养心肝、益阴补血、交通心肾等作用。

要点七　各类安神药的适应范围

1. 重镇安神药

主要用于心火炽盛、痰火扰心、肝郁化火及惊吓等引起的实证心神不宁、心悸失眠及惊痫、肝阳眩晕等证。

2. 养心安神药

主要用于阴血不足、心脾两虚、心肾不交等导致的心悸怔忡、虚烦不眠、多梦、遗精、盗汗等证。

细目二　重镇安神药

朱砂

功效：镇心安神，清热解毒。

应用

1. 心神不安实证。专入心经，功善镇心、清心而安神，尤宜于心火亢盛之心神不安，常配伍黄连、莲子心等。

2. 疮疡肿毒，咽喉肿痛，口舌生疮。不论内服、外用，均有清热解毒作用。

用法用量：内服，只宜入丸、散服，每次0.1～0.5g；不宜入煎剂。外用适量。本品有毒，内服不宜过量或持续服用，以防汞中毒；忌火煅，火煅则析出水银，有剧毒。肝肾功能异常者应慎用。

磁石

功效：镇惊安神，平肝潜阳，聪耳明目，纳气平喘。

应用

1. 心神不宁、惊悸、失眠及癫狂。主治肾虚肝旺，肝火上炎，扰动心神，或惊恐气乱，神不守舍所致的心神不宁、惊悸、失眠及癫痫，常与朱砂、神曲同用。

2. 肝阳上亢之头晕目眩。常与石决明、牡蛎等同用。

3. 耳鸣耳聋，视物昏花。多配伍熟地黄、山茱萸、山药等。

4. 肾虚气喘。常与五味子、胡桃肉、蛤蚧等同用。

用法用量：煎服，9～30g，宜打碎先煎。入丸散，每次1～3g。因吞服后不易消化，如入丸散，不可多服，脾胃虚弱者慎用。

龙骨

功效：镇惊安神，平肝潜阳，收敛固涩。

应用

1. 心神不宁，心悸失眠，惊痫癫狂。为重镇安神的常用药。可与菖蒲、远志等同用。

2. 肝阳上亢。多与代赭石、生牡蛎、生白芍等同用。

3. 滑脱诸证。可治遗精、滑精、尿频、遗尿、崩漏、带下、自汗、盗汗等多种滑脱之证。

4. 湿疮痒疹，疮疡久溃不敛。常配伍牡蛎研粉外敷。

用法用量：煎服，15～30g，宜先煎。外用适量。湿热积滞者不宜使用。

琥珀

功效：镇惊安神，活血散瘀，利尿通淋。

应用

1. 心神不宁，心悸失眠，惊风，癫痫。

2. 瘀血证。

3. 淋证，癃闭。

用法用量：研末冲服，或入丸散，每次1.5～3g。不入煎剂。外用适量。忌火煅。

细目三　养心安神药

酸枣仁

功效：养心益肝，安神，敛汗。

应用

1. 各种失眠。能养心阴，益肝血，为养心安神要药。主治心肝阴血亏虚之心悸失眠、健忘，常与当归、何首乌、龙眼肉等同用。

2. 自汗，盗汗。常与五味子、山茱萸、黄芪等同用。

用法用量：煎服，10～15g。

柏子仁

功效：养心安神，润肠通便。

应用

1. 心悸失眠。多用于阴血不足，心神失养的心悸怔忡、虚烦不眠，常与人参、五味子、白术等配伍。

2. 肠燥便秘。用治体虚便秘，常与郁李仁、松子仁、杏仁等同用。

用法用量：煎服，3～10g。

合欢皮

功效：安神解郁，活血消肿。

应用

1. 忿怒忧郁，烦躁不安。

2. 跌打骨折，疮痈肿毒。

用法用量：煎服，6～12g。外用适量，研末调敷。

远志

功效：宁心安神，祛痰开窍，消散痈肿。

应用

1. 惊悸，失眠健忘。本品既能开心气而宁心安神，又能通肾气而强志不忘，善于交通心肾，为安定神志之佳品。常与茯神、人参等同用。

2. 痰多咳嗽，痰阻心窍。

3. 痈疽疮毒。

用法用量：煎服，3～10g。外用适量。

（王仲焕）

第十八单元　平肝息风药

细目一　概述

要点一　平肝息风药的性能特点

平肝息风药多为介类、昆虫类、矿石类和动物类药物，药性偏寒凉或温燥，个别性平，皆入肝经，多为沉降之品。

要点二　平肝息风药的功效

主要功效为平肝潜阳、息风止痉。部分药物兼有镇惊安神、清肝明目、降逆、凉血、散结、通络等作用。

要点三　平肝息风药的适应范围

主要适应于肝阳上亢、肝风内动证。部分药物又可用治心神不宁、目赤肿痛、呕吐、呃逆、喘息、血热出血以及风中经络之口眼㖞斜、痹痛等证。

要点四　平肝息风药的使用注意事项

本类药物有寒凉、温燥之不同，应注意区别使用。凡性偏于寒凉的药物，宜用于肝经热盛者，不宜用于脾虚慢惊者；少数性质偏于温燥的药物，阴虚血亏者当忌用。

要点五　各类平肝息风药的性能特点

1. 平肝潜阳药

本类药物多为质重之介类或矿石类药物。

2. 平肝息风药

多为昆虫等动物药物，主入肝经。

要点六　各类平肝息风药的功效

1. 平肝潜阳药

有平抑肝阳或平肝潜阳之功效。

2. 平肝息风药

以息肝风、止抽搐为主要功效。部分兼有平肝潜阳、清泻肝火、祛风等作用。

要点七　各类平肝息风药的适应范围

1. 平肝潜阳药

主要用于肝阳上亢，症见头晕目眩、耳鸣，和肝火上攻之面红、口苦、目赤肿痛、烦躁易怒、头痛头昏等症。亦用治肝阳化风痉挛抽搐及肝阳上扰烦躁不眠者，当分别配伍息风止痉药和安神药。

2. 平肝息风药

主要用于温热病热极动风、肝阳化风、血虚生风等所致的眩晕欲仆、项强肢颤、痉挛抽搐；以及风阳夹痰、痰热上扰之癫痫、惊风抽搐；或破伤风之风毒侵袭引动内风所致痉挛抽搐、角弓反张；或风中经络之口眼㖞斜等。

部分息风止痉药，可用治肝阳眩晕和肝火目赤肿痛以及风疹瘙痒、痹证疼痛等。

细目二　平抑肝阳药

石决明

功效：平肝潜阳，清肝明目。

应用

1. 肝阳上亢，头晕目眩。专入肝经，为凉肝、镇肝之要药，本品又能滋养肝阴，对肝肾阴虚，肝阳眩晕，尤为适宜。

2. 各种目疾。本品善清肝火而有明目退翳之效，故治疗肝火目疾常用。

此外，煅石决明还有收敛、制酸、止痛、止血等作用。可用于胃酸过多之胃脘痛；如研末外敷，可用于外伤出血。

用法用量：煎服，6～20g，宜打碎先煎。平肝、清肝宜生用，外用点眼宜煅用、水飞。

珍珠母

功效：平肝潜阳，安神定惊，明目退翳。

应用

1. 肝阳上亢，头晕目眩。与石决明相似，常与白芍、生地黄等同用。

2. 惊悸失眠，心神不宁。可与朱砂、龙骨、琥珀等安神药配伍。

3. 目赤翳障，视物昏花。

用法用量：煎服，10～25g，宜打碎先煎；或入丸、散剂。外用适量。

牡蛎

功效：潜阳补阴，重镇安神，软坚散结，收敛固涩。

应用

1. 肝阳上亢，头晕目眩。常与龙骨、龟甲、白芍等同用。

2. 心神不安，惊悸失眠。常与龙骨相须为用。

3. 瘰疬痰核，癥瘕痞块。常与浙贝母、玄参等配伍。

4. 滑脱诸证。煅后有与煅龙骨相似的收敛固涩作用。

此外，煅牡蛎有制酸止痛作用，可治胃痛吞酸。

用法用量：煎服，9～30g，宜打碎先煎。外用适量。收敛固涩宜煅用，其他宜生用。

代赭石

功效：平肝潜阳，降逆，止血。

应用

1. 肝阳上亢，头晕目眩。

2. 呕吐，呃逆，噫气及气逆喘息。为重镇降逆要药，尤善降上逆之胃气，常与旋覆花、半夏等同用。

3. 血热吐衄，崩漏。入心肝血分而凉血止血，加之质重降逆，尤适宜于气火上逆之出血证。

用法用量：煎服，10～30g，宜打碎先煎。入丸散，每次1～3g。平肝宜生用，止血宜煅用。孕妇慎用。

罗布麻

功效：平肝，清热，利尿。

应用

1. 肝阳上亢。本品苦凉，入肝经而有清肝热、平肝阳之功。治疗肝火上炎之头晕目眩、烦躁失眠，可单用本品煎服或开水冲泡代茶饮，或配伍夏枯草、钩藤、野菊花等；治疗肝阳上亢之头晕目眩，则配牡蛎、石决明、赭石等。

2. 浮肿，尿少。本品能清热利水。用治水肿，可单用，或配车前子、木通、茯苓等，以利水消肿。

用法用量：煎服，6～12g。

细目三　息风止痉药

羚羊角

功效：平肝息风，清肝明目，散血解毒。

应用

1. 肝风内动。善清肝热，息肝风，为治热极生风要药。常配钩藤、白芍、菊花、生地同用。

2. 肝阳上亢。常与石决明、龟甲、生地、菊花等同用。

3. 肝火上炎之目赤翳障。善清泻肝火而明目。常与决明子、黄芩、龙胆草等同用。

4. 温热病壮热神昏，热毒发班。本品入心肝经，能泻火解毒散血，使气血两清。常与石膏、寒水石、麝香等配伍。

用法用量：煎服，1～3g，宜单煎2小时以上。磨汁或研粉服，每次0.3～0.6g。本品性寒，脾虚慢惊者忌用。

牛黄

功效：凉肝息风，化痰开窍，清热解毒。

应用

1. 热极生风。本品能清心凉肝，息风止痉，用治温病热极生风或小儿急惊风。

2. 热病神昏。能清心，祛痰，开窍醒神。常与麝香、冰片、朱砂、黄连、栀子等配伍。

3. 多种热毒证。常与黄芩、雄黄、大黄等同用。

用法用量：入丸、散剂，每次0.15～0.35g。外用适量，研末敷患处。非实热证不宜用。孕妇慎用。

钩藤

功效：息风定惊，清热平肝。

应用

1. 肝风内动。本品味甘性凉，息风止痉，又能清泄肝热，用于热盛动风及小儿高热惊风，尤为适宜。可与天麻、全蝎、僵蚕、蝉衣等同用。

2. 肝阳上亢。既能清泄肝热，又能平抑肝阳，常与天麻、石决明、怀牛膝、杜仲、茯神等同用。

此外，本品具有轻清疏泄之性，能清热透邪，可用于外感风热，头痛，目赤及斑疹透发不畅。与蝉蜕、薄荷同用，可治小儿惊啼、夜啼，有凉肝止痉之效。

用法用量：煎服，3～12g，宜后下。

天麻

功效：息风，平肝，祛风通络。

应用

1. 肝风内动。本品药性平和，凡肝风内动，不论寒热虚实，皆可配用，为治内风之圣药。

2. 肝阳上亢。能息肝风，平肝阳，为治眩晕、头痛之要药。

3. 肢体麻木，手足不遂，风湿痹痛。本品能祛外风，通经络，止痛。

用法用量：煎服，3~9g。研末冲服，每次1~1.5g。

全蝎

功效：息风止痉，通络止痛，攻毒散结。

应用

1. 痉挛抽搐。既平息肝风，又搜风通络，为治痉挛抽搐之要药。用治各种原因之惊风痉挛抽搐，常与蜈蚣同用。

2. 疮疡，瘰疬。本品味辛，能解毒散结而治疗诸疮肿毒，以外用为主。

3. 顽固性偏正头痛，风湿顽痹。外散风邪，并通经络而止痛，对风寒湿痹久治不愈，筋脉拘挛，甚则关节变形之顽痹作用颇佳。

用法用量：煎服，3~6g。研末吞服，每次0.6~1g。外用适量。本品有毒，用量不宜过大。孕妇禁用。

蜈蚣

功效：息风止痉，通络止痛，攻毒散结。

应用

1. 痉挛抽搐。本品入肝经，性善走窜，通达内外，其息风止痉、搜风通络作用与全蝎相似，较之更强，常相须为用，以增强疗效，能治疗多种原因引起的痉挛抽搐。

2. 疮疡，瘰疬，毒蛇咬伤等。本品味辛有毒，解毒散结力强。

3. 顽固性头痛，风湿顽痹。通络止痛作用与全蝎相似，常相须为用，以增强止痛效果。

用法用量：煎服，3~5g。研末冲服，每次0.6~1g。外用适量。本品有毒，用量不宜过大。孕妇禁用。

（王仲焕）

第十九单元　开窍药

细目一　概述

要点一　开窍药的性能特点

心藏神，主神明，若心窍被阻，清窍被蒙，则神明内闭，神识昏迷，治疗则须用辛香开通心窍之品。开窍药味辛芳香，具有走窜之性，主入心经，具有升浮之性。

要点二　开窍药的功效

有通闭开窍、苏醒神志（开窍醒神）的作用。部分开窍药以其辛香行散之性，尚有活血行气、消肿止痛、祛痰辟秽等功效。

要点三 开窍药的适应范围

主要用于温热病热陷心包、痰浊蒙蔽清窍之神昏、谵语，以及惊风、癫痫、中风等猝然晕厥、痉挛抽搐等症。部分药物可用于血瘀气滞所致的心胸脘腹疼痛、阴疽肿毒、经闭、癥瘕、跌仆损伤、风湿痹痛等。

神志昏迷有虚实之分，实证即闭证，虚证即脱证。闭证是指各种实邪阻闭心窍导致神志昏迷的一类证候，多由热邪内陷心包，或痰湿、秽浊、瘀血等实邪阻闭心窍所致，症见神志昏迷、口噤、握拳、脉搏有力等。闭证又有寒闭、热闭之别，寒闭兼有面青、身凉、苔白、脉迟等；热闭兼有面红、身热、苔黄、脉数等。脱证是指阴阳亡失，或气血虚极而心窍失荣导致神志昏迷的一类证候，每由大汗、大吐、大泻、大出血等病因所致，症见神志昏迷、口开手撒、脉虚无力，兼有汗出、遗尿等，治宜急救回阳，益气固脱，非开窍药所宜。

要点四 开窍药的使用注意事项

1. 本类药只适用于闭证神昏，不用于脱证神昏。
2. 开窍药辛香走窜，为救急、治标之品，且能耗伤正气，只宜暂用，不可久服。
3. 因本类药性味辛香，其有效成分易于挥发，内服只入丸散剂，不入煎剂。
4. 孕妇禁用或慎用。

细目二 具体药物

麝香

功效：开窍醒神，活血通经，消肿止痛，催产下胎。

应用

1. 闭证神昏。本品味辛气极香，走窜之性甚烈，有极强的开窍醒神之效，为开窍醒神之要药，无论寒闭、热闭，用之皆效，因性温而尤宜于寒闭。

2. 血瘀经闭，癥瘕，心腹暴痛，跌打损伤，风寒湿痹。本品温通走窜，可行血中之瘀滞，开经络之壅塞，能活血通经以止痛。

3. 阴疽肿毒，咽喉肿痛。本品有良好的活血散结、消肿止痛作用，内服、外用均有良效。

4. 难产，死胎，包衣不下。本品有活血通经、催产下胎之效。用治难产、死胎等，可与肉桂为散同用。

用法用量：入丸散，每次 0.03 ~ 0.1g。不宜入煎剂。外用适量。本品为走窜通关之品，易耗气伤阳，夺血伤阴，凡气血阴阳虚弱者均应慎用。脱证及孕妇禁用。

冰片

功效：开窍醒神，清热止痛。

应用

1. 闭证神昏。本品有开窍醒神之功，但开窍之力不及麝香，二者常相须为用，其性偏寒凉，为凉开之品，宜用治热闭神昏。

2. 目赤肿痛，咽喉肿痛，疮疡肿毒，烧烫伤等热毒证。本品辛而微寒，有清热止痛、解毒消肿、防腐生肌之功，适宜于热毒蕴结所致病证，为五官科、外科常用药。

用法用量：入丸散，每次 0. 15 ~0. 3g。不宜入煎剂。外用适量，研粉点敷患处。孕妇慎用。

苏合香

功效：开窍醒神，辟秽止痛。

应用

1. 寒闭神昏。本品辛开温通，有开窍醒神之功，且芳香辟秽，故宜治面青、身凉、苔白、脉迟之寒闭神昏。

2. 心胸冷痛，满闷。本品辛温芳香，具辟秽散寒止痛之效。

用法用量：入丸散，每次 0. 3 ~1g。阴虚有热者及孕妇慎用。

（王仲焕）

第二十单元 补虚药

细目一 概述

要点一 补虚药的性能特点

补虚药能够扶助正气，补益精微，根据“甘能补”的理论，故一般具有甘味。

要点二 补虚药的功效

具有补虚作用，能够扶助正气，补益精微。具体地讲，补虚药的补虚作用又有补气、补阳、补血、补阴的不同，此外，有的补虚药还分别兼有祛寒、润燥、生津、清热及收涩等功效。

要点三 补虚药的适应范围

主要适应于人体正气虚弱、精微物质亏耗引起的精神萎靡，体倦乏力，面色淡白或萎黄，心悸气短，脉象虚弱等。具体地讲，补虚药分别主治气虚证、阳虚证、血虚证和阴虚证。

要点四 补虚药的使用注意事项

1. 补虚药为虚证而设，身体健康、正气不虚者，不宜滥用，以免破坏机体阴阳之间的相对平衡，或导致气血失和，即误用补虚药有“误补益疾”之弊。实邪方盛，正气未虚者，则以祛邪为要，不宜使用本类药物，以免“闭门留寇”。

2. 因证选药，避免当补而补之不当。根据气虚、阳虚、血虚、阴虚的不同，分别选用补气药、补阳药、补血药、补阴药。

3. 正确处理祛邪与扶正的关系。补虚药用于扶正祛邪，要分清主次，或先攻后补，或先补后攻，或攻补兼施，以祛邪而不伤正，补虚而不留邪为度。

4. 注意补而兼行，使补而不滞。部分补虚药药性滋腻，使用不当易影响脾胃运化，在服用补虚药时应注意顾护脾胃，适当配伍健脾消食药，同时，补气还应辅以除湿、化痰，补血还应辅以行血。

5. 补虚药如作汤剂，宜适当久煎，使药味尽出。虚弱证一般病程较长，采用蜜丸、煎膏（膏滋）、口服液等便于保存、服用并可增效的剂型。

要点五 各类补虚药的性能特点

1. 补气药

补气药的性味以甘温或甘平为主。大多数药能补益脾肺之气，主要归脾肺经。少数药兼能补心气、补元气，又归心经、肾经。

2. 补阳药

本类药物大多甘温，或兼有咸味、辛味、苦味，主入肾经。

3. 补血药

本类药物甘温质润，主入心肝血分。

4. 补阴药

本类药的性味大多甘寒质润，能清热者，可有苦味，主归肺胃经；能滋养肝肾之阴者，主归肝肾经；少数药能养心阴，可归心经。

要点六 各类补虚药的功效

1. 补气药

能补益脏腑之气，增强机体的机能，具有补气的功效。补气又包括补脾气、补肺气、补心气、补元气等，部分药物分别兼有养阴、生津、养血等功效。

2. 补阳药

补肾助阳，能补助一身之元阳。部分药物能补精血、强筋骨；有的尚能祛风湿或活血消肿；部分补阳药兼能温脾阳、益心阳。

3. 补血药

具有补血作用。

4. 补阴药

具有补阴作用，并多兼润燥和清热之效。

要点七 各类补虚药的适应范围

1. 补气药

主要用于脾气虚证，症见食欲不振，脘腹虚胀，大便溏薄，体倦神疲，面色萎黄，消瘦或一身虚浮，甚或脏器下垂，血失统摄等。肺气虚证，症见少气懒言，咳嗽无力，声音低怯，甚或喘促，动则益甚，易出虚汗等。心气虚，症见胸闷气短，活动后加剧等。元气虚极欲脱，可见气息短促，脉微欲绝。还可用治阴虚津亏证或血虚证，尤宜于气阴（津）两伤或气血俱虚之证。

2. 补阳药

主要用于肾阳不足，畏寒肢冷，腰膝冷痛，性欲淡漠，阳痿早泄，或宫冷不孕，尿频遗尿；脾肾阳虚，脘腹冷痛或阳虚水泛之水肿；肝肾不足，精血亏虚之眩晕耳鸣，须发早白，筋骨痿软，或小儿发育不良，囟门不合，齿迟行迟；肺肾两虚，肾不纳气之虚喘以及肾阳亏虚，下元虚冷，崩漏带下等证。

3. 补血药

主要用于各种血虚证。血虚证主要与脾、心、肝、肾关系密切。脾为生化之源，生化不足，则面色苍白或萎黄，唇爪苍白；心主血而藏神，心血不足，心神失养，则心悸怔忡，失眠健忘；肝藏血，血虚则眩晕耳鸣、妇女月经延后、量少色淡甚则闭经；肾藏精，精能生血，故血虚又常兼肾之阴精亏虚，见腰膝酸软、须发早白等。

4. 补阴药

主治肺阴虚、胃（脾）阴虚、肝阴虚、肾阴虚、心阴虚证。部分药物兼可用治阴虚内热等证。不同脏腑的阴虚证，其临床表现不同，如肺阴虚证可见口燥咽干、干咳少痰甚则咳血等；胃阴虚证可见舌绛苔剥、咽干口渴、饥不欲食或胃中嘈杂、大便干结；脾阴虚证多为气阴两虚，症见食少腹胀、口干少津、呕呃、便秘等；肾阴虚证可见腰膝酸软、牙齿松动、耳鸣遗精等；由于肝肾同源，二者互相滋生，肝阴不足多见两目干涩、视物昏花、头晕耳鸣、耳聋等；心阴虚则见心悸怔忡、失眠多梦等。

细目二　补气药

人参

功效：大补元气，补脾益肺，生津止渴，安神益智。

应用

1. 元气虚脱证。本品能够大补元气，复脉固脱，为拯危救脱之要药，凡因大汗、剧泻、大失血或大病、久病而致元气虚极欲脱，气短神疲、脉微欲绝之危证，均可单用本品浓煎取汁服，即独参汤；用治亡阳虚脱，配伍附子以益气回阳，即参附汤；若气虚欲脱兼见汗多、口渴之气阴两伤者，常配麦冬、五味子以益气敛阴，即生脉散。

2. 脾肺气虚证。本品归脾肺经，能补气健脾，益气补肺，为补脾气、益肺气之要药。用治脾气虚弱之倦怠乏力、食少便溏，配白术、茯苓、甘草，即四君子汤；用治脾虚中气下陷，配黄芪、柴胡、升麻等，如补中益气汤；用治脾气虚弱，运化无力，以致气血两虚者，配白术、当归等，如归脾汤、八珍汤；用治肺气不足，气喘乏力，常配五味子、黄芪等；用治肺肾两虚之咳喘，配伍蛤蚧、杏仁等，如人参蛤蚧散。

3. 热伤气津之口渴及消渴证。本品既能补气，又能生津，可用于阴津不足或气津两伤等证。用治身热汗多、口渴、脉虚大无力，可与石膏、知母等配伍，如白虎加人参汤；

用治消渴，常配黄芪、天花粉、山药等，如玉液汤。

4. 气血亏虚之心悸、失眠、健忘。用治气血亏虚之心神失养，可与当归、酸枣仁等配伍，如归脾汤，亦可配伍生地黄、丹参等，如天王补心丹。

此外，本品与解表药、攻下药等配伍，有扶正祛邪之效，可用于气虚外感或里实热结而邪实正虚之证。

用法用量：煎服，3～9g，挽救虚脱可用15～30g，宜文火另煎对服。研末吞服，每次2g，日服2次。反藜芦。畏五灵脂。

西洋参

功效：补气养阴，清热生津。

应用

1. 气阴两伤证。本品能补益元气，但作用弱于人参；其药性偏凉，兼能清热养阴生津止渴。用治热病之气阴两伤或阴伤之口渴、心烦、脉细数无力等，可单用煎服，或配伍麦冬、竹叶等养阴生津之品，如清暑益气汤；用治消渴，可与黄芪、山药等同用。《医学衷中参西录》中言“凡欲用人参而不受人参之温补者，皆可以此代之”。

2. 肺气虚及肺阴虚证。本品能补肺气、养肺阴而清肺火。用治邪热耗伤肺之气阴，症见短气喘促、咳嗽痰少、痰中带血等，常配麦冬、川贝母等养阴润肺之品。

本品尚能补心气、养心阴，用于气阴两虚之心悸、失眠、多梦，常配甘草、麦冬等；又能补脾气、益脾阴，用于气阴两虚之纳呆食滞、口渴多饮，可配太子参、山药、神曲、麦芽等；还能补肾气、益肾阴，用于肾虚之腰膝酸软、遗精滑精，宜配山茱萸、沙苑子等。

用法用量：另煎对服，3～6g。不宜与藜芦同用。

党参

功效：补益脾肺，养血生津。

应用

1. 脾肺气虚证。本品甘平，归脾、肺经，善补脾肺之气，然补气之力不及人参，常代替人参治疗脾肺气虚轻证。常与白术、茯苓等同用。

2. 气血两虚证。常用于气虚不能生血，或血虚无以化气的气血两虚证。常配伍黄芪、当归、熟地等同用。

3. 气津两伤证。有补气生津作用，宜与麦冬、五味子等同用。

此外，治气虚外感或里实热结而气血亏虚等虚实夹杂的证候，可配伍解表药或攻下药，以扶正祛邪。

用法用量：煎服，9～30g。不宜与藜芦同用。

黄芪

功效：补气升阳，益卫固表，托毒生肌，利水消肿。

应用

1. 脾胃气虚证。本品甘温入脾，长于补中益气、升阳举陷，为补气升阳之要药。用治脾胃气虚之食少、腹泻、气短乏力，配伍白术、茯苓等；用治中气下陷之内脏下垂，常配人参、柴胡、升麻等，如补中益气汤；用治血虚证，与当归配伍，即当归补血汤。

2. 肺气虚证。本品能补肺气，益卫气，从而具有固表止汗之功。用治肺气虚弱之咳喘气短，配紫菀、五味子等；用治表虚自汗，常配麻黄根、牡蛎等，如牡蛎散；用治虚人感冒，则配防风、白术，即玉屏风散。

3. 疮痈内陷之脓成不溃或溃久难敛。本品能够补气生肌，托毒排脓。用治疮疡脓成而不溃，常用生黄芪配伍川芎、穿山甲等，如透脓散；用治疮疡溃后不敛或内陷，则配伍人参、当归、肉桂等，如十全大补汤。

4. 气虚水肿、小便不利。本品既能补脾益气以治本，又能化气以利水，为治气虚水肿之要药。用治气虚水湿失运之水肿、小便不利，常配防己、白术等，如防己黄芪汤。

此外，本品还能补气以行血，用治气虚血滞之半身不遂，常配当归、川芎等，如补阳还五汤。

用法用量：煎服，9～30g。蜜炙可增强其补中益气作用。

白术

功效：补气健脾，燥湿利水，固表止汗，安胎。

应用

1. 脾胃气虚证。本品甘温补中，味苦燥湿，故能健脾燥湿，为补气健脾之要药。用治脾胃气虚证，配人参、茯苓、甘草，即四君子汤；用治脾胃虚寒之脘腹冷痛、吐泻，常配人参、干姜、甘草，即理中丸；用治脾虚夹湿之泄泻，常配人参、茯苓、薏苡仁等，如参苓白术散。

2. 脾虚湿停之水肿、痰饮。本品既能补气健脾，又能燥湿利水，为治痰饮、水肿之良药。用治脾虚失运之水肿、小便不利，配茯苓、猪苓等，如五苓散；用治阳虚水肿，配附子、生姜等，如真武汤；用治脾虚失运之痰饮，配桂枝、茯苓、甘草，即苓桂术甘汤。

3. 气虚自汗。本品能补脾益气，培土生金而益气固表止汗。用治气虚自汗证，配黄芪、防风，即玉屏风散。

4. 脾气虚弱之胎动不安。本品之所以安胎，在于健脾以补后天，生化之源充足，则胎元得养，胎动自安，常配砂仁、苏梗等。配黄芩可治热迫胎动不安；配菟丝子、川续断又治肾虚胎动，如泰山磐石散。

用法用量：煎服，6～12g。炒用可增强补气健脾止泻作用。本品苦温而燥，故阴虚内热或津液不足者慎用。

山药

功效：补脾养胃，生津益肺，补肾涩精。

应用

1. 脾胃虚弱证。本品甘平，既补气又养阴，补而不滞，滋而不腻，为平补脾胃之佳品。用治脾虚之食少、便溏，常配人参、白术等，如参苓白术散；用治脾虚带下，常配白术、人参等，如完带汤。

2. 肺虚喘咳。本品既能补肺气，又能养肺阴。用治肺虚喘咳，可配太子参、南沙参等；若为肺肾两虚之气喘、久咳，则配熟地黄、山茱萸、五味子等，如七味都气丸。

3. 肾虚不固之遗精、尿频等。本品既补肾气，又滋肾阴，并能固肾精。用治肾虚不固之遗精、尿频，常配熟地黄、山茱萸等，如六味地黄丸、肾气丸。

此外，取本品益气养阴之功，可用治气阴两亏之消渴证，常与黄芪、知母等益气生津之品同用，如玉液汤。

用法用量：煎服，15～30g。麸炒可增强补脾止泻作用。

甘草

功效：益气补中，清热解毒，祛痰止咳，缓急止痛，调和药性。

应用

1. 气虚证。本品入心经，能补益心气，益气复脉，又能归脾经，有补气健脾之功，唯其力缓，常作为补气之辅助品。用治心气不足之心动悸、脉结代，常重用本品，配以人参、阿胶、地黄等，如炙甘草汤；用治脾胃气虚证，常与人参、白术、茯苓同用，即四君子汤。

2. 热毒疮疡，咽喉肿痛，药食中毒。本品生用，性微寒，长于清热解毒。用治热毒疮疡，常配金银花、穿山甲等，如仙方活命饮；用治咽喉肿痛，宜与桔梗、板蓝根、薄荷等解毒利咽之品同用；用治药物、食物中毒，可单用或与绿豆煎汤服。

3. 痰多咳嗽。本品能止咳，兼能祛痰，随证配伍，可用于多种原因所致的咳嗽，如湿痰、燥痰、寒痰、热痰、风热、风寒等，均可配伍他药治疗，但一般不作为主药应用。

4. 脘腹及四肢挛急疼痛。本品有良好的缓急止痛作用，与白芍配伍，名芍药甘草汤。临床常以芍药甘草汤为基础，随证配伍，用于血虚、血瘀、寒凝等多种原因所致的脘腹、四肢挛急疼痛。

5. 调和药性。本品在许多方剂中都可发挥调和药性的作用。通过解毒，可降低方中某些药物的毒烈之性，如四逆汤中用本品缓和附子的毒性；通过缓急止痛，可减轻某些药物对胃肠的刺激作用所引起的腹痛，如调胃承气汤中甘草对大黄的调和作用；其甘味浓郁，可矫正方中药物的滋味。

用法用量：煎服，2～10g。生用性微寒，可清热解毒；蜜炙药性微温，可增强补气和润肺止咳作用。反海藻、大戟、芫花、甘遂。本品有助湿壅气之弊，湿盛胀满、水肿者不宜用。大剂量久服可导致水钠潴留，引起浮肿。

细目三　补阳药

鹿茸

功效：补肾壮阳，益精养血，强筋健骨，调补冲任，托毒生肌。

应用

1. 肾阳虚诸证。本品甘温，入肾经，能够补肾壮阳，为补肾壮阳要药。用治肾阳虚衰之腰膝冷痛、畏寒肢冷、溲清便溏等，单用研末冲服即可，或与附子、五味子等配伍，如十补丸；用治肾阳虚衰之阳痿滑精、带下清稀，常与五味子、杜仲等配伍，如鹿茸大补汤。

2. 精血不足证。本品甘咸质柔，为血肉有情之品，善能益精养血。用治精血不足之头晕耳鸣、须发早白、不孕不育等，常与熟地黄、山茱萸等配伍，如参茸固本丸。

3. 小儿发育迟缓，老年骨折等。本品能够补益肝肾，益精养血而强筋健骨。用治肾虚骨痿、小儿发育迟缓等，常与麝香、五加皮等配伍，如加味地黄丸。

4. 肝肾虚损，冲任不固之崩漏、带下。本品为精血结聚所成，有补益肝肾、调补冲任、固崩止带之功。用治肾虚不固之崩漏、带下，常与熟地、续断等配伍，如鹿茸散。

5. 疮疡久溃不敛，阴疽肿毒。本品有温养精血、托毒生肌之效。用治疮疡不敛、阴疽等，常与黄芪、肉桂等配伍，如阳和汤。

用法用量：研末冲服，或入丸散，1～2g。

紫河车

功效：补肾填精，益气养血。

应用

1. 肾气不固及精血亏虚证。本品甘咸性温，为血肉有情之品，善能温肾助阳，益精养血。用治肾气不固之阳痿、滑精，精血亏虚之头晕、耳鸣、须发早白等，单用久服即效，或与人参、熟地黄、天冬同用，即河车封髓丹；用治气血两虚之面色萎黄、产后乳少等，与茯苓、山药等配伍，即河车丸。

2. 肺肾两虚之咳喘。本品能补益肺肾气阴而纳气平喘，为治肺肾两虚证之良药。用治肺肾虚喘，可单用，或与人参、熟地黄等配伍，如紫河车丸；用治肺肾阴虚，虚火上炎之咳喘，常与熟地黄、知母等配伍，如河车大造丸。

用法用量：研末吞服，每次2～3g。

淫羊藿

功效：补肾阳，强筋骨，祛风湿，止咳平喘。

应用

1. 肾阳虚证。本品性味甘温，有温肾壮阳、暖宫起痿之功。单用有效，亦可与其他药同用。

2. 肝肾不足之筋骨痿软无力。本品能补肝肾，强筋骨。用治筋骨痿软无力、痿废不用，可与杜仲、巴戟天等配伍。

3. 风湿痹痛。本品能祛风湿，并能补肝肾，强筋骨，对风湿痹痛，伴肝肾虚损，筋骨不利，肢体麻木者尤宜。

4. 肺肾两虚之咳喘。本品能够温肾助阳，纳气平喘。

用法用量：煎服，3～9g。

杜仲

功效：补肝肾，强筋骨，安胎。

应用

1. 肝肾虚损证。本品味甘性温，入肝肾经，功能平补肝肾，为治肝肾虚损之腰膝酸痛的要药。用治肾虚腰痛，单用浸酒服即效，或与补骨脂、核桃仁同用，即青娥丸；用治肾虚阳痿、尿频、带下，可与山茱萸、菟丝子等配伍，如右归丸。

2. 肾虚不固之胎动不安、崩漏等。本品善补肝肾，固冲止血以安胎。用治肾虚不固之胎动不安，常与续断、大枣同用，即杜仲丸；用治崩漏，可与山茱萸、续断等同用。

用法用量：煎服，6～10g。

续断

功效：补肝肾，强筋骨，止血安胎，活血疗伤。

应用

1. 肝肾不足，风湿痹痛。本品味甘性温，辛散苦燥，既善补益肝肾，强筋健骨，又能祛风除湿。

2. 肾虚不固之胎漏下血、崩漏。本品有补肝肾、调冲任、止血安胎之效。

3. 跌打损伤，瘀肿疼痛。本品辛行苦泄温通，能活血疗伤，消肿止痛，为骨伤科常用药。常与红花、穿山甲、苏木等配伍同用。

用法用量：水煎，9～15g，或入丸散。外用适量，研末敷。崩漏下血宜炒用。

肉苁蓉

功效：补肾阳，益精血，润肠通便。

应用

1. 肾阳不足，精血亏虚证。本品甘咸，性温质柔，善温肾助阳，益精补血。用治肾虚精亏之腰膝酸软、筋骨无力，常与巴戟天、杜仲等配伍，如金刚丸；用治阳痿不育，常与熟地黄、菟丝子等配伍，如肉苁蓉丸；用治宫冷不孕，常与鹿角胶、紫河车等配伍，如延龄育子丸。

2. 肠燥便秘。本品能温养精血而润燥滑肠，对于肾阳不足、精血亏虚者尤为适宜。用治肠燥便秘兼有精血亏虚者，单用大剂量煎服即效，亦可与当归、牛膝等配伍，如济川煎。

用法用量：煎服，6～10g。

补骨脂

功效：补肾壮阳，温脾止泻，纳气平喘。

应用

1. 肾阳不足证。本品有温肾壮阳、固精缩尿之功。

2. 脾肾阳虚之五更泄泻。本品能补肾温脾，固肠止泻。

3. 肾阳不足之虚喘。本品能补肾助阳，纳气平喘。

此外，本品外用消风祛斑，治白癜风、斑秃等，研末用酒浸制成20%～30%酊剂，外涂患处。

用法用量：煎服，6～10g。

益智仁

功效：温肾固精缩尿，温脾止泻摄唾。

应用

1. 肾气不固证。本品甘温，能补肾助阳，味涩功兼固涩，尤善于固精缩尿止带。

2. 脾胃虚寒诸证。本品有温肾暖脾、止泻摄唾之效，用治口中多涎、多唾、小儿流涎不止、久泻。

用法用量：煎服，3～10g。

菟丝子

功效：补益肝肾，固精缩尿，安胎，明目，温脾止泻。

应用

1. 肝肾不足证。本品甘涩性温，能补肾阳、益肾精，具有补而不峻、温而不燥的特点，适用于肝肾不足、肾气不固所致诸证。

2. 肾虚不固之胎动不安。本品有补肝肾、安胎之功。常以本品与续断、桑寄生、阿胶同用。

3. 肝肾不足之目昏眼花。本品能补养肝肾而益精明目。

4. 脾肾阳虚泄泻。本品能温肾助阳，温脾止泻，常与人参、白术、补骨脂为丸服。

此外，本品还能治肾虚消渴，可单用煎汁服，或配合枸杞子、麦冬等。

用法用量：煎服，6～12g。外用适量。

蛤蚧

功效：补肺益肾，纳气平喘，助阳益精。

应用

1. 肺肾虚喘。本品味甘而咸，性平质柔，主入肺肾经，善补肺肾之气而纳气平喘，为治肺肾虚喘之要药。

2. 肾阳不足，精血亏虚之阳痿精少。本品有补肾阳、益精血之功。

用法用量：煎服，3～6g；多入丸、散或酒剂。

冬虫夏草

功效：补肾益肺，止血，化痰。

应用

1. 肺肾两虚之喘促短气、劳嗽痰血。本品既能补益肺肾，又能纳气平喘，兼能止血化痰。

2. 肾阳亏虚之腰膝酸痛、阳痿遗精、带下。本品能补肾阳、益肾精。

此外，病后体虚不复或自汗畏寒，可用本品与鸭、鸡或猪肉等炖服，有补虚扶弱之效。

用法用量：煎服，3～9g；亦可入丸、散剂。

细目四　补血药

当归

功效：补血，活血，调经，止痛，润肠。

应用

1. 血虚诸证。本品甘温质润，能补血养血，为补血要药。用治血虚证，与熟地、白芍、川芎同用，即四物汤；用治气虚血少者，常与黄芪配伍，即当归补血汤。

2. 血瘀证。本品味辛而温，入血分，能够活血，可广泛用于多种血瘀证。用治血瘀证，与桃仁、红花、川芎等同用，如桃红四物汤；用治气虚血瘀之中风偏瘫，配伍黄芪、桃仁、地龙等，如补阳还五汤。

3. 月经病。本品既能补血，又能活血，可用于多种月经病，如月经不调、痛经、经闭等，为妇科调经良药。因气滞而致血瘀者，常配香附、桃仁等；因寒凝所致者，常配肉桂、川芎等，如温经汤；因血热所致者，常配赤芍、牡丹皮等；因血虚所致者，可与熟地黄、白芍等同用。

4. 跌打损伤，风湿痹痛，疮痈肿痛。本品能活血消肿，止痛，补血生肌，为外科所常用。用治跌打损伤，常配川芎、红花等，如复元活血汤；用治风湿痹痛，肢体麻木，常配羌活、桂枝等；用治热毒疮疡初起，可配金银花、穿山甲等，如仙方活命饮；用治痈疽溃后，气血不足者，则可配人参、黄芪等。

5. 阴血虚亏之肠燥便秘。本品能养血润肠通便。用治肠燥便秘，常配肉苁蓉、牛膝等，如济川煎。

用法用量：煎服，6～12g。湿盛中满，大便滑泄者，当慎用。

熟地黄

功效：补血滋阴，益精填髓。

应用

1. 血虚诸证。本品甘温味厚，能补阴益精而生血，为补血要药。用治血虚之面色萎黄、心悸失眠及妇女月经不调、崩漏，与当归、川芎、白芍同用，即四物汤。

2. 肝肾阴虚证。本品能滋补肾阴，益精填髓，为滋补肾阴之要药。用治肾阴不足之盗汗、遗精，常配山茱萸、山药等，如六味地黄丸；用治肝肾精血亏虚之头晕耳鸣、腰膝酸软、须发早白，可与何首乌、枸杞子等同用，如七宝美髯丹。

用法用量：煎服，9～15g。本品滋腻碍脾，有碍消化，故脾虚食少及腹满便溏等均不宜用。重用或久服时，宜与陈皮、砂仁同用，以免黏腻碍胃。

白芍

功效：养血敛阴，平抑肝阳，柔肝止痛。

应用

1. 血虚证。本品味苦而酸，性微寒，能养血敛阴，调经止痛。用治血虚证，常与熟地黄、当归、川芎同用，即四物汤；用治阴虚血热之月经先期量多、崩漏不止，可与阿胶、地骨皮等同用。

2. 阴虚盗汗证，营卫不和之表虚自汗证。本品味酸能收，能敛阴和营而止汗。用治阴虚盗汗，常配地黄、牡蛎等；用治营卫不和之表虚自汗，常配桂枝、甘草等，如桂枝汤。

3. 肝气郁结证，肝阳上亢证，诸痛证。本品入肝经血分，能养肝血，敛肝阴，平肝阳，而柔肝止痛，为治疗肝经诸痛之良药。用治肝郁血虚之胁肋、乳房胀痛，配柴胡、当归等，如逍遥散；用治肝郁脾虚之痛泻证，与防风、白术、陈皮同用，即痛泻要方；用治肝阴不足，肝阳上亢之头痛眩晕，配牛膝、龙骨、牡蛎等，如镇肝息风汤；用治脘腹、四肢挛急疼痛，配伍甘草，能缓急止痛，即芍药甘草汤。

用法用量：煎服，5～15g，大剂量15～30g。不宜与藜芦同用。

阿胶

功效：补血，止血，滋阴，润燥。

应用

1. 血虚证。本品味甘性平，为血肉有情之品，为补血要药。用治血虚失养之面色萎黄、眩晕、心悸等，单用即效，或配伍熟地黄、当归等，如阿胶四物汤。

2. 出血证。本品性质黏腻，有良好的止血作用，对于出血兼血虚者，尤为适宜。用治阴虚血热之吐血、衄血，常与蒲黄、地黄等同用；用治脾胃虚寒之便血、吐血，配伍白术、附子等，如黄土汤；用治崩漏下血及妊娠下血等，常配地黄、艾叶等，如胶艾汤。

3. 阴虚证。本品既能补血，又能滋阴润燥，可用于多种阴虚证。用治阴虚火旺之心烦不眠，常配伍黄连、白芍等，如黄连阿胶汤；用治阴虚风动之手足瘛疭，常配伍地黄、白芍等，如大定风珠；用治肺虚火盛之干咳少痰甚则咳血，可与牛蒡子、杏仁等同用，如补肺阿胶汤；用治燥热伤肺之干咳无痰，常配石膏、桑叶等，如清燥救肺汤。

用法用量：烊化对服，5～10g。本品性质滋腻，有碍消化，凡脾胃虚弱者不宜用。

何首乌

功效：制用：补益精血。生用：截疟，解毒，润肠通便。

应用

1. 精血亏虚之头晕眼花、须发早白、腰膝酸软。本品制用能补肝肾，益精血，乌须发，强筋骨，并有益肾固精作用，且性质温和，不寒、不燥、不腻，能平补肝肾精血，为滋补良药。用治血虚失养之面色萎黄、失眠健忘，常配当归、熟地黄、酸枣仁等；用治精血亏虚之须发早白、腰膝酸软，可与当归、枸杞子等同用，如七宝美髯丹。

2. 体虚久疟，瘰疬，疮痈，肠燥便秘等。本品生用能截疟，解毒，润肠通便。用治疟疾日久，气血虚弱者，与人参、当归同用，如何人饮；用治瘰疬，常配夏枯草、土贝母等；用治痈疽疮疡，常配金银花、连翘等；用治血燥生风之皮肤瘙痒，常配荆芥、防风等，或与艾叶煎汤外洗；用治老人或血虚肠燥便秘，常与当归、肉苁蓉等同用。

用法用量：煎服，制何首乌6～12g，生何首乌3～6g。

龙眼肉

功效：补益心脾，养血安神。

应用：心脾两虚，气血不足之心悸、失眠、健忘等。本品甘温质润，性质平和，为滋补良药。用治上述诸证，可单用代茶饮，也可配伍黄芪、人参等，如归脾汤；用治年老体衰、产后、大病之后，气血不足者，可用本品与白糖蒸熟，开水冲服，名玉灵膏。

用法用量：煎服，9～15g。

细目五　补阴药

北沙参

功效：养阴清肺，益胃生津。

应用

1. 肺阴虚证。本品味甘而性微寒，能养肺阴、润肺燥、清肺热。用治阴虚肺燥或肺热伤阴之干咳痰少、咽喉干燥等，常与麦冬相须为用，如沙参麦冬汤；用治阴虚肺痨之咳嗽咯血，可配熟地黄、知母、贝母等，如月华丸。

2. 胃阴虚证。本品甘而微寒，能养胃阴，生津液，清胃热。用治胃阴虚有热之口渴咽干、舌红少苔、大便干结等，常配麦冬、玉竹等，如益胃汤；若胃阴不足而兼脾气亏虚者，则宜与山药、太子参等养阴益气之品同用。

用法用量：煎服，5～12g。反藜芦。

南沙参

功效：养阴清肺，清胃生津，补气，化痰。

应用

1. 肺阴虚证。本品甘润，性微寒，能补肺阴，润肺燥，兼清肺热，其润肺清肺之力略逊于北沙参，又兼补气化痰之功。常与北沙参、麦冬、杏仁等配伍。

2. 胃阴虚证。能养胃阴，生津止渴，并清胃热，有气阴双补之效，对热病后期，气阴两虚而余热未清不受温补者，尤为适宜。多与玉竹、麦冬、生地等养胃阴、清胃热之品同用。

用法用量：煎服，9～15g。反藜芦。

百合

功效：养阴润肺，清心安神。

应用

1. 肺阴虚证。本品甘寒质润，能养肺阴，清肺热，润肺燥。用治肺热燥咳，痰中带血，配款冬花，名百花膏；用治肺肾阴虚，虚火上炎之久咳、劳嗽咳血，常配地黄、玄参、桔梗等，如百合固金汤。

2. 热病后期余热未尽，神思恍惚，烦躁失眠。本品能养阴清心，宁心安神，作用平和。用治温热病后期，心肺阴虚，虚热内扰之神思恍惚、烦躁失眠等，常与地黄同用，即百合地黄汤，与知母同用，即百合知母汤。

用法用量：煎服，6～12g。

麦冬

功效：养阴润肺，益胃生津，清心安神。

应用

1. 肺阴虚证。本品甘而微苦，微寒质润，能够养肺阴，润肺燥，清肺热，为治肺阴虚证之要药。用治燥邪伤肺之干咳少痰、口干咽燥，可配人参、石膏、杏仁等，如清燥救肺汤；用治肺肾阴虚，虚火上炎之咳嗽、痰少、咳血等，常配百合、地黄、熟地黄等，如百合固金汤。

2. 胃阴虚证。本品甘寒质润，长于养阴益胃，生津止渴，广泛用于胃阴虚有热之证。用治热伤胃阴之口渴，常配沙参、玉竹等，如益胃汤、沙参麦冬汤；用治肠燥便秘，与玄参、地黄同用，即增液汤。

3. 心阴虚证或温病热扰心营。本品甘寒养阴，味苦清心，故能养阴清心，除烦安神。用治温热病热入心营之身热夜甚、心烦口渴、舌绛等，常配地黄、玄参等，如清营汤；用治阴虚有热，心失所养之心烦失眠，常配地黄、酸枣仁等，如天王补心丹。

用法用量：煎服，6～12g。

枸杞子

功效：滋补肝肾，益精明目。

应用：肝肾阴虚证。本品甘平质润，平补肝肾，有滋补强壮作用，凡肝肾阴虚诸证均可应用，尤宜于肝肾亏虚所致的视力减退。

用法用量：煎服，6～12g。

黑芝麻

功效：补肝肾，润肠燥。

应用

1. 肾精肝血亏虚诸证。

2. 肠燥便秘。

用法用量：煎服，9～30g。

龟甲

功效：滋阴潜阳，益肾健骨，养血补心。

应用

1. 阴虚内热、阴虚阳亢及阴虚风动等证。本品味咸而甘，微寒清热，既可滋补肝肾之阴而退内热，又能潜降肝阳而息内风。用治阴虚内热之骨蒸潮热、盗汗遗精，常配熟地黄、知母等，如大补阴丸；用治阴虚阳亢之头目眩晕、目胀耳鸣，常配赭石、龙骨等，如镇肝息风汤；用治阴虚风动之瘈疭、神倦，常配阿胶、白芍等，如大定风珠。

2. 肾虚骨痿，小儿囟门不合等证。本品味咸而入血分，味甘能补，故能补血滋阴而益肾健骨。用治肝肾亏虚之腰膝痿弱、筋骨不健、小儿五迟等，常配熟地黄、锁阳等，如虎潜丸。

3. 心虚失养之惊悸、失眠、健忘。本品能养血补心，安神定志。用治阴血不足，心肾失养之惊悸、失眠、健忘等，常配伍龙骨、远志等，如孔圣枕中丹。

此外，本品尚有止血作用，用于阴虚血热之月经过多、崩漏，常与生地黄、黄芩、地榆等同用。

用法用量：煎服，9～24g，宜先煎。本品经砂炒醋淬后，有效成分更容易煎出，并可去其腥气，便于制剂。

鳖甲

功效：滋阴潜阳，软坚散结。

应用

1. 阴虚发热、阴虚阳亢及阴虚风动等证。本品咸而微寒，归肝肾经，能滋阴清热，潜阳息风，滋养之力不及龟甲，但长于退虚热，除骨蒸，故尤为临床多用。常与丹皮、生地、青蒿等品同用。

2. 癥瘕积聚，疟母等。本品味咸，能软坚散结。常与活血化瘀、行气化痰药配伍。

用法用量：煎服，9～24g，宜先煎。本品经砂炒醋淬后，有效成分更容易煎出，并可去其腥气，易于粉碎，方便制剂。

（王仲焕）

第二十一单元　收涩药

细目一　概述

要点一　收涩药的性能特点

味多酸涩，性温或平，主入肺、脾、肾、大肠经。

要点二　收涩药的功效

固表止汗、敛肺止咳、涩肠止泻、固精缩尿、止带、收敛止血等。

要点三　收涩药的适应范围

主要适用于久病体虚、正气不固所致的自汗、盗汗、久咳虚喘、久泻、久痢、滑精、遗精、遗尿、尿频、崩漏、带下等滑脱不禁的病证。

要点四　收涩药的使用注意事项

本类药性涩敛邪，故凡外感六淫、湿热、热毒、瘀血等实邪所致的汗出、咳喘、泻痢、遗精、遗尿、崩漏、带下者，均不宜用，否则有“闭门留寇”之弊。

要点五　各类收涩药的性能特点

1. 固表止汗药

大多甘平，性收敛，主入肺、心二经。

2. 敛肺涩肠药

味多酸涩，主入肺、大肠经。

3. 固精缩尿止带药

大多酸涩收敛，主入膀胱、肾经。

要点六　各类收涩药的功效

1. 固表止汗药

调和营卫，顾护腠理而固表止汗。

2. 敛肺涩肠药

敛肺止咳、涩肠止泻等。

3. 固精缩尿止带药

具有固精、缩尿、止带等作用，某些药物还兼有补益肝肾之功。

要点七　各类收涩药的适用范围

1. 固表止汗药

常用于气虚肌表不固，腠理疏松，津液外泄之自汗；阴虚不能制阳，阳热迫津外泄之盗汗。

2. 敛肺涩肠药

用于肺虚或肺肾两虚之虚喘证，大肠虚寒或脾肾虚寒不能固涩之久泻、久痢。

3. 固精缩尿止带药

适用于正虚不固所致的遗精、滑精、遗尿、尿频、带下等证。

细目二　固表止汗药

麻黄根

功效：止汗。

应用：自汗、盗汗。本品味甘，略涩性平，入肺经，而能行肌表而实卫气，固腠理而闭毛窍，为敛肺固表止汗之专药。

用法用量：煎服，3～10g。外用适量，研粉撒扑。

浮小麦

功效：固表止汗，益气，除热。

应用

1. 自汗，盗汗。本品甘凉入心，能益心气、敛心液，轻浮走表，能实腠理、固皮毛，为养心敛液、固表止汗之佳品，凡自汗、盗汗者，均可应用。

2. 骨蒸劳热。本品甘凉，能益气阴，除虚热。

用法用量：煎服，15～30g。

细目三　敛肺涩肠药

五味子

功效：收敛固涩，益气生津，补肾宁心。

应用

1. 久咳虚喘。能上敛肺气，下滋肾阴，为治疗久咳虚喘之要药。治肺虚久咳，可与罂粟壳同用；治肺肾两虚喘咳，常与山茱萸、熟地、山药等同用。

2. 自汗，盗汗。能敛阴止汗，可与麻黄根、牡蛎等同用。

3. 遗精，滑精。本品甘温而涩，能补肾涩精止遗，为治心肾两虚，精关不固之遗精、滑精之常用品。用治梦遗滑精者，可与桑螵蛸、龙骨等同用，如桑螵蛸丸；用治肾虚精亏证，可与覆盆子、菟丝子、枸杞子、车前子同用，即五子衍宗丸。

4. 久泻不止。本品味酸收敛，能够涩肠止泻。用治脾肾虚寒之久泻，可与吴茱萸同炒香研末，米汤送服；用治脾肾阳虚之五更泄泻，可与补骨脂、肉豆蔻、吴茱萸同用，即四神丸。

5. 津伤口渴，消渴。本品甘以益气，酸能生津，具有益气生津止渴之功。用治热伤气阴之汗多口渴，常与人参、麦冬同用，即生脉散；用治消渴，多与山药、知母、天花粉等同用，如玉液汤。

6. 心神不安诸证。既能补益心肾，又能宁心安神。用治阴血亏损或心肾不交之虚烦心悸、失眠多梦等，常与麦冬、丹参、酸枣仁等同用，如天王补心丹。

用法用量：煎服，1.5～6g。凡表邪未解或内有实邪者，均不宜用。

乌梅

功效：敛肺，涩肠，生津，安蛔。

应用

1. 肺虚久咳。本品味酸而涩，其性收敛，能敛肺止咳。用治肺虚久咳少痰或干咳无痰，可与罂粟壳、五味子等同用，如九仙散。

2. 久泻，久痢。本品酸涩，入大肠经，能够涩肠止泻，为治疗久泻、久痢之常用药。用治久泻、久痢，可与罂粟壳、诃子等同用，如固肠丸。

3. 虚热消渴。本品味酸，能生津液，止烦渴。用治虚热消渴，可与天花粉、麦冬、人参等同用，如玉泉散。

4. 蛔厥腹痛。本品极酸，“蛔得酸则伏”，具安蛔止痛、和胃止呕之功，为安蛔之良药。用治蛔厥证之腹痛、呕吐、四肢厥冷等，常配伍细辛、川椒、黄连、附子等，如乌梅丸。

此外，本品炒炭后，能固冲止崩，可用于崩漏不止、便血等出血证；外敷能消疮毒，可治胬肉外突、头疮等。

用法用量：煎服，6～12g。凡表邪未解或内有实邪者，均不宜用。

五倍子

功效：敛肺降火，涩肠止泻，敛汗止血，收湿敛疮，固精止遗。

应用

1. 咳嗽，咯血。本品酸涩性寒，能够收敛清降，入肺经，既能敛肺止咳，又能清肺降火，适用于久咳及肺热咳嗽。

2. 久泻，久痢。本品酸涩，入大肠经，有涩肠止泻之功。可与五味子、诃子等同用。

3. 自汗，盗汗。本品味酸收敛，能够敛肺止汗。

4. 崩漏，便血，痔血。本品有收敛止血作用。

5. 湿疮，溃疡不敛等。本品外用能收湿敛疮，且有解毒消肿之功。用治湿疮流水、溃疡不敛、肛脱不收、子宫下垂等，可单用或配伍枯矾研末外敷或煎汤熏洗。

6. 遗精，滑精。本品入肾经，能够涩精止遗。

用法用量：煎服，3～10g。外用适量。内有实邪者慎用。

罂粟壳

功效：涩肠止泻，敛肺止咳，止痛。

应用

1. 久泻，久痢。本品酸涩性平，能够固肠道，涩滑脱。

2. 肺虚久咳。本品酸收，入肺经，能够敛肺止咳平喘。

3. 多种疼痛。本品有良好的麻醉止痛作用。用治胃痛、腹痛、筋骨疼痛等各种疼痛，单用即效或配入复方中使用。

用法用量：煎服，3~6g。本品易成瘾，不宜常服。孕妇及儿童禁用，运动员慎用。

细目四　固精缩尿止带药

山茱萸

功效：补益肝肾，收敛固涩。

应用

1. 肝肾不足诸证。本品味酸而涩，其性温而不燥，补而不峻，补益肝肾，既能益精，又可助阳，为平补阴阳之要药。用治肝肾阴虚之头晕目眩、腰酸耳鸣，常与熟地黄、山药等同用，如六味地黄丸；用治命门火衰之腰膝冷痛、小便不利等，常与肉桂、附子等同用，如肾气丸。

2. 崩漏，月经过多。本品入下焦，能补肝肾、固冲任以止血。用治妇女肝肾亏损，冲任不固之崩漏、月经过多，常与熟地黄、白芍、当归等同用，如加味四物汤；用治脾气虚弱，冲任不固之漏下，常与煅龙骨、煅牡蛎、白术等同用，如固冲汤。

3. 大汗不止，体虚欲脱。本品酸涩性温，能收敛止汗，固涩滑脱，为防治元气虚脱之要药。用治大汗欲脱或久病虚脱者，常与人参、附子等同用，如来复汤。

用法用量：煎服，6~12g。

覆盆子

功效：益肾，固精，缩尿，明目。

应用

1. 遗精滑精，遗尿尿频。本品甘酸微温，入肾经，既能涩精缩尿，又能补益肝肾。

2. 肝肾不足之目暗不明。本品能益肝肾明目。

用法用量：煎服，6~12g。

桑螵蛸

功效：补肾固精，缩尿，止浊。

应用

1. 遗精滑精，遗尿尿频，白浊。本品甘能补益，咸以入肾，能补肾气，固精关，缩小便。

2. 阳痿。本品有补肾助阳功效。

用法用量：煎服，5~9g。

海螵蛸

功效：固精止带，收敛止血，制酸，敛疮。

应用

1. 滑精，带下。本品味涩收敛，有固精止带之功。

2. 崩漏，吐血，便血及外伤出血。本品能收敛止血，可用治多种出血证。

3. 胃痛吐酸。本品味咸而涩，能制酸止痛。用治胃痛胃酸过多，常与龙骨、牡蛎、瓦楞子等同用。

4. 湿疮，湿疹，疮疡溃久不敛等。本品外用能收湿敛疮。

用法用量：煎服，5～9g。外用适量，研末敷患处。

莲子

功效：补脾止泻，益肾固精，养心安神。

应用

1. 脾虚泄泻。本品甘可补脾，涩能止泻，既可补益脾气，又能涩肠止泻。常与党参、茯苓、白术等同用，如参苓白术散。

2. 带下。本品既能补脾益肾，又能固涩止带，为治疗脾虚、肾虚带下之常用之品。常与茯苓、白术、薏苡仁等同用。

3. 遗精滑精。本品味甘而涩，入肾经而能益肾固精。常与芡实、龙骨等同用，如金锁固精丸。

4. 心悸，失眠。本品甘平，入心、肾经，能养心血，益肾气，交通心肾而有安神之功。

用法用量：煎服，6～15g。

（王仲焕）

方　剂　学

第一单元　概述

细目一　方剂与治法

方剂，是在辨证审因、确定治法之后，按照组方原则，选择合适的药物，酌定用量，妥善配伍而成的，俗称“处方”。治法，是在辨清证候，审明病因、病机之后，有针对性地采取的治疗方法。

要点一　方剂与治法的关系

方剂与治法的关系可以概括为“方从法出”。治法是指导临证遣药组方的原则，方剂是完成治法的主要手段；治法是方剂的理论根据，方剂是治法的具体体现。

要点二　常用治法

中医学的治法极为丰富，目前一般将诸多治法概括为“八法”，即汗、吐、下、和、温、清、消、补八种方法。

1. 汗法

汗法是通过发汗解表、开泄腠理、宣发肺气等作用，使外感六淫之邪由肌表随汗而解的一种治疗方法。适用于外感风寒或风热表证，麻疹初起疹出不透，水肿腰以上肿甚，以及疮疡、痢疾、咳嗽、疟疾而有寒热表证者。

2. 吐法

吐法是通过催吐，使体内有形之邪随吐而出的一种治疗方法。适用于痰涎、宿食或毒物停留在咽喉、胸膈、胃脘，急需去除的病证。因吐法易损胃气，故体虚气弱，孕妇或新产之后，均当忌用或慎用。

3. 下法

下法是通过荡涤肠胃、泻下二便，以祛除体内有形实邪的一种治疗方法。适用于胃肠有实邪阻结，大便不通，或泄泻不爽，以及瘀血、结痰、积水肿胀等证。

4. 和法

和法是通过和解或调和的作用，使半表半里之邪或脏腑、阴阳、表里失和之证得以解除的一种治疗方法。适用于邪在少阳、肝脾不和、肠胃不和、寒热错杂、表里同病等证。

5. 温法

温法是通过温中散寒、回阳通脉等作用，使在里之寒邪得以消散的一种治疗方法。适用于中焦虚寒，寒饮内停，阳气衰微，以及寒凝经脉等里寒证。外来之寒，温必兼散；内生之寒，温必兼补。

6. **清法**

清法是通过清热、泻火、凉血、解毒等作用，使在里之热邪得以解除的一种治疗方法。适用于热在气分、热在营血、热在脏腑，以及虚热等里热证。

7. **消法**

消法是通过消食导滞、行气活血、化痰利水、驱虫等作用，使气、血、痰、食、水、虫等有形实邪渐消缓散的一种治疗方法。适用于饮食停滞、气滞血瘀、癥瘕积聚、水湿内停、痰饮不化、疳积虫积、痈肿疮疡等证。

8. **补法**

补法是通过补益人体气血阴阳的不足，恢复人体正气，治疗各类虚弱证候的一种治疗方法。适用于各种虚证，如气虚、血虚、阴虚、阳虚，以及五脏虚损等。

细目二　方剂的组成与变化

要点一　方剂配伍的目的

方剂配伍的目的，不外增效、减毒两个方面：一是增强原有药物的作用，调和偏性。如四逆汤。二是扩大治疗范围。如四君子汤。三是能够监制药物的毒性或烈性，消除或缓解其对人体的不利影响。如生姜能减轻半夏的毒性；砂仁能减轻熟地滋腻碍胃的副作用等。

要点二　方剂的组方原则

方剂的基本结构，大体分为君、臣、佐、使四个部分。

1. 君药即针对主病或主证起主要治疗作用的药物。

2. 臣药有两种意义：一是辅助君药加强对主病或主证的治疗作用的药物；二是针对主要兼病或兼证起主要治疗作用的药物。

3. 佐药有三种意义：一是佐助药，即协助君、臣药以加强治疗作用，或直接治疗次要兼证，或针对某一症状发挥治疗作用的药物；二是佐制药，即用以消除或减弱君、臣药的毒性，或制约君、臣药峻烈之性的药物；三是反佐药，即病重邪甚时，为防止拒药，配用与君药性味相反而又能在治疗中起相成作用的药物。

4. 使药有两种意义：一是引经药，即能引方中诸药至病所或特定部位的药物；二是调和药，即能调和方中诸药的药物。

要点三　方剂的变化形式

方剂的组成具有一定的原则性，又有很大的灵活性，但成方在临床具体运用时，还应根据病情的轻重缓急，体质的强弱，年龄的差别以及地区、生活习惯与季节气候等不同，予以灵活化裁，随证加减运用，才能切合病情，收到预期的效果。方剂的组成变化，归纳起来有以下三种形式。

1. 药味增减的变化

药味增减的变化是指在主病、主证及君药不变的前提下，改变方中的次要药物臣、佐、使药，以适应兼证变化的需要，一般称“随证加减”。如桂枝汤（桂枝、芍药、生姜、大枣、炙甘草）具有解肌发表、调和营卫之功，主治外感风寒表虚证，症见发热、头痛、汗出、恶风、脉浮缓等。如桂枝汤证兼有喘咳，则加厚朴、杏仁以降逆平喘，名桂枝加厚朴杏子汤，功效既能发表散寒，又能降逆平喘。这就是方剂中药味增加的变化。或桂枝汤兼见胸满，则当减去芍药，以专于解肌散邪，名桂枝去芍药汤，因芍药性凉酸收不利于胸满。这就是方剂中药味减少的变化。必须注意的是，当改变臣药时，有时会使方中主要药物的配伍关系发生变化，方剂的功效、主治同时发生根本改变。如麻黄汤与麻黄杏仁甘草石膏汤，二方均用麻黄、杏仁、甘草，且均以麻黄为君。其区别是二方在主要药物的配伍上不同，前者以辛温的桂枝为臣药，功能发汗解表、宣肺平喘，是一首发散风寒的方剂。后者以辛甘寒的石膏为臣药，功能辛凉宣泄、清肺平喘，是一首发散风热的方剂。虽然二方只有一药之差，就使辛温之剂变为辛凉之剂，这就是因为主要药物的配伍发生了变化，所以其功效与主治就截然不同。

2. 药量增减的变化

药量增减的变化是指组成方剂的药物相同，因病情需要，将方中的药量进行增减调整，致使方药主次关系与功效、主治随之而发生变化。例如：小承气汤和厚朴三物汤二方，均由大黄、厚朴、枳实三味组成。但小承气汤用大黄四两为君药，枳实三枚为臣药，厚朴二两为佐使药，具有泻热通便的功效，是治疗热结便秘的方剂；厚朴三物汤用厚朴八两为君药，枳实五枚为臣药，大黄四两为佐使药，具有行气通便的功效，成为治疗气滞便秘的方剂。从上可见，方剂中由于药物用量增减的变化，从而使君、臣药和佐、使药的关系有所改变，治疗的作用和主治病证也就不同，故方名亦随之改变，以示明显区别。

3. 剂型更换的变化

剂型更换的变化是指同一首方剂，用药、用量完全相同，但剂型不同，其功效、主治也有区别。所以临床上要根据病情的轻重缓急，将剂型加以改变，使其药力有强弱峻缓之异。一般汤剂的作用快而力强，用于病重势急者；丸剂的作用慢而力缓，用于病轻势缓者。如理中丸与人参汤两方均由人参、干姜、白术、炙甘草组成，用量也完全相同。但理中丸的剂型为丸剂，用治中焦虚寒证，症见脘腹疼痛，口不渴，或病后喜唾；而人参汤的剂型为汤剂，主治中上二焦虚寒之胸痹，症见心胸痞闷，气从胁下上逆抢心。前者虚寒较轻，病势较缓，选用丸剂以缓治；后者虚寒较重，病势较急，则用汤剂以速治。

细目三　常用剂型

要点一　汤、丸、散、膏、酒、丹、栓、注射剂的特点

1. 汤剂

汤剂是将中药饮片加水浸泡后，按煎法要求煎煮一定的时间，去渣取汁，制成的液体剂型。其特点是：内服吸收快，疗效迅速；便于根据疾病的变化随证加减；能全面照顾到

不同病人或各种病证的特殊性。

2. 丸剂

丸剂是将中药饮片细粉或提取物，以水、蜜或米糊、面糊、酒、醋、药汁等为赋型剂而制成的球形固体制剂。常用的丸剂有水丸、蜜丸、糊丸、浓缩丸等。其主要特点是：吸收缓慢，药力持久；体积小，服用、贮存、携带方便。

3. 散剂

散剂是将中药饮片粉碎、过筛、均匀混合而成的粉末状制剂。分内服和外用两类。内服散剂一般以温开水冲服，量小者亦可直接吞服。亦有制成粗末，以水煎取汁服用的，称为煮散。其主要特点是：内服散剂制作简便，节省药材，不易变质；较汤剂吸收慢，较丸、片剂吸收快。外用散剂用量少，可直接用于体表、官窍等，效果好。

4. 膏剂

有内服与外用两类。内服膏剂包括流浸膏剂、浸膏剂和煎膏剂，外用膏剂包括软膏剂和硬膏剂。内服膏剂主要是煎膏剂，是将药材经煎煮浓缩后，再加炼制过的蜜、冰糖或砂糖后熬制而成的稠厚状半流体制剂。软膏剂为半固体外用制剂，可涂于皮肤、黏膜，有效成分被缓慢吸收。硬膏剂为供贴敷皮肤的外用剂型。

5. 酒剂

又称药酒。是指中药饮片用白酒或黄酒浸提制成的澄清液体制剂。可内服或外用。其主要特点是：有活血通络，易于发散和助长药效的特性。

6. 丹剂

丹剂是指用含汞或硫黄等的矿物药精炼而成，或用贵重药物制成，没有固定的剂型，可为散、丸，或制成块状、锭状等。丹剂分内服和外用两种。内服如至宝丹、紫雪散、紫金锭。外用如红升丹、白降丹等。

7. 栓剂

古称坐药或塞药。是将药材提取物或药粉与适量基质混合制成的具有一定形状、供腔道给药的固体制剂。其特点是通过直肠或阴道黏膜吸收，有 50% ~70% 的药物不经过肝脏而直接进入大循环，既能减少药物在肝脏中的“首过效应”，又能减少药物对肝脏的毒性和副作用，还可以避免胃肠液对药物的影响及药物对胃黏膜的刺激，具有全身治疗或局部治疗作用。

8. 注射剂

亦称针剂，是将药物经过提取、精制、配制等步骤而制成的灭菌溶液、无菌混悬液或供临用前配制成液体的无菌粉末，供皮下、肌肉、静脉注射的一种剂型。其主要特点是：剂量准确，药效迅速，适于急救，不受消化系统影响，对于神志昏迷、难于口服用药的病人尤为适宜。

要点二　汤、丸、散、膏、酒、丹、栓、注射剂的临床意义

1. 汤剂

汤剂是中医临床应用最广泛的剂型，可以根据病情变化而随证加减药物，适用于病情

较重或病情不稳定的患者。

2. 丸剂

适用于慢性或虚弱性疾病，如六味地黄丸、香砂六君丸等。此外，一些芳香或剧毒药物，不宜作汤剂煎服，也常制成丸剂内服，如安宫牛黄丸、抵当丸等。常用的丸剂有以下几类。

（1）蜜丸：适用于慢性虚弱性疾病，大蜜丸如桂附理中丸，小蜜丸如八珍益母丸等。

（2）水丸：一般解表剂、清热剂、消导剂等适用于制成丸剂。如逍遥丸、牛黄上清丸、防风通圣丸等。

（3）糊丸：内服后可延长药效，又能减少对胃肠道的刺激。所以方剂中含有刺激性较强的、有剧毒的，或要求在体内徐徐吸收，以缓慢发挥药效的药物，常制备成糊丸，如西黄丸、小金丸、周氏回生丸等。

3. 散剂

有内服和外用两种。内服散剂治疗范围广，服用后分散快，奏效迅速。对于有效成分不溶或难溶于水、不耐高温、剧毒不易掌握用量、贵重细料药物均适宜于制成散剂，如川芎茶调散、七厘散、黛蛤散、紫雪散等。外用散剂一般匀撒疮面上或患处，有良好的局部治疗作用，并对疮面有一定的物理性保护作用。因此，口腔科、耳鼻喉科、伤科和外科应用散剂较多，如生肌散、金黄散、冰硼散、八宝眼药等。

4. 膏剂

膏剂分为内服与外用两种。常用的膏剂有以下几种：

（1）煎膏：又称膏滋。其特点是体积小，含量高，口味甜美，便于服用，有滋润补益作用。适用于慢性虚弱性病人，有利于较长时间用药，如鹿胎膏、琼玉膏、八珍益母膏等。

（2）软膏：又称药膏。软膏具有一定的黏稠性，外涂后渐渐软化或溶化，使药物慢慢吸收，能持久发挥疗效，适用于外科疮疡疖肿、烧烫伤等，如老鹳草软膏、紫草膏等。

（3）膏药：又称硬膏。常温时呈固体状态，用时加温软化后贴于患处或穴位上。具有消肿、拔毒、生肌、去腐、止痛等作用，可用治局部或全身性疾病，如疮疡肿毒、跌打损伤、风湿痹证以及腰痛、腹痛等，如阳和解凝膏、狗皮膏等。

5. 酒剂

酒有活血通络，易于发散和助长药效的特性，常在补益或祛风通络剂中使用，外用则有祛风活血、止痛消肿之功。酒剂适用于体质虚弱、风湿痹痛及跌打损伤等，如风湿药酒、参茸药酒等。

6. 丹剂

丹剂是专供外用的剂型。此类药物均有毒性，主要用于治疗中医外科、皮肤科的痈疽疮疡、溃疡瘘管、顽癣湿疹等疾患，如红升丹、白降丹、轻粉等。

7. 栓剂

在常温下为固体，塞入腔道后，在体温下能迅速软化熔融或溶解于分泌液，逐渐释放药物而产生局部或全身作用。

（1）局部作用：通常将润滑剂、收敛剂、局部麻醉剂、甾体、激素以及抗菌药物制成栓剂，可在局部起润滑通便、止痛、止痒、收敛、杀虫、局麻等作用。如消痔栓等。

（2）全身作用：栓剂的全身作用主要是通过直肠给药。栓剂引入直肠的深度愈浅（距肛门处约 2cm），药物在吸收时不经过肝脏的量愈多。此外直肠淋巴系统对药物有很好的吸收。适宜于不能或不愿口服给药的患者，婴幼儿直肠给药尤为方便，如小儿解热栓等。

8. 注射剂

多用于危急重症的急救，药物不受消化道中的食物、消化液及酸的影响，对于神志昏迷、难于口服用药的病人尤为适宜。如清开灵注射液、生脉注射液等。

（魏修华）

第二单元 解表剂

细目一 概述

要点一 解表剂的适用范围

适用于外感六淫之邪侵袭肌表、肺卫所致的表证。

要点二 解表剂的应用注意事项

1. 解表剂多用辛散轻扬之品，不宜久煎，以免药性耗散，作用减弱。
2. 若表邪未尽，又出现里证，一般应先解表，后治里，或表里双解；如病邪已经入里，或麻疹已透，虚证水肿，吐泻失水等均不宜使用解表剂。
3. 解表取汗，以遍身持续微汗为宜。汗出不彻，病邪不解；汗出过多，易耗伤气津，甚或亡阴亡阳。
4. 药后宜避风寒，或增加衣被，既助汗出，又防复感。

细目二 辛温解表

要点一 桂枝汤《伤寒论》

【组成】 桂枝三两 芍药三两 甘草（炙）二两 生姜三两 大枣十二枚

【功用】 解肌发表，调和营卫。

【主治】 外感风寒表虚证。头痛发热，汗出恶风，鼻鸣干呕，口不渴，舌苔薄白，脉浮缓或浮弱。

【组方原理】 本方证为风寒客表，营卫不和所致。风寒之邪侵袭肌表，风性疏泄，使卫阳不能外固，营阴不能内守，故发热，头痛，汗出恶风，舌苔薄白，脉浮缓，即所谓“营卫不和”，又称为风寒表虚证；邪气郁滞，肺气不利，胃失和降，则鼻鸣干呕；风伤营卫之表证，故苔白不渴，脉浮缓或浮弱。治宜发汗解肌，调和营卫，祛邪与调正兼顾为治。方中以桂枝为君，解肌发表，辛甘散寒以调卫。以白芍为臣，酸寒敛阴以和营。君臣相配，一散一收，散中有收，汗中寓补，相反相成，使表邪得解，营卫调和。生姜辛温，既助桂枝解表，又能升腾脾胃生发之气而温胃止呕；大枣甘平，既能益气补中，又助白芍调和营血。姜枣相配，为补脾和胃、调和营卫的常用药对，共为佐药。炙甘草益气和中，调和诸药，且甘草与桂枝相合能辛甘化阳，与白芍相合能酸甘化阴，功兼佐使之用。综观本方，药虽五味，但配伍严谨，发中有补，散中有收，邪正兼顾，既调和营卫，又调和阴阳，故柯琴称本方“为仲景群方之魁，乃滋阴和阳，调和营卫，解肌发汗之总方也”。

本方的配伍特点有二：首先是调和营卫。即桂枝配芍药一调营卫为主，生姜配大枣二调营卫为辅。其次是调和阴阳。即以桂枝、生姜配炙甘草、大枣以辛甘化阳，以芍药配炙甘草、大枣酸甘化阴。

【加减化裁】 临床运用时，可随证灵活加减。如兼喘咳者，加厚朴、杏仁以平喘咳，名为桂枝加厚朴杏子汤；兼有项背强者，加葛根以解肌发表、生津舒筋，名桂枝加葛根汤；兼有遗精、自汗等症，加龙骨、牡蛎，名桂枝加龙骨牡蛎汤；虚寒腹痛，可加重芍药用量，则名桂枝芍药汤。

【麻黄汤与桂枝汤的鉴别应用】 麻黄汤与桂枝汤同属辛温解表剂，同能发汗解表，均可用治外感风寒表证。但麻黄汤中以麻黄配桂枝为配伍核心，发汗散寒力强，又用麻黄配杏仁，以宣肺平喘，既为辛温发汗之重剂，又为止咳平喘之基础方，适用于外感风寒，恶寒发热而无汗喘咳之表实证。桂枝汤中以桂枝配芍药为配伍核心，佐以姜枣，发汗解表之力虽逊于麻黄汤，但能调和在表之营卫及在里之阴阳，为辛温解表之和剂，适用于外感风寒，发热有汗而恶风之表虚证。

要点二 九味羌活汤《此事难知》

【组成】 羌活一两半 防风一两半 苍术一两半 细辛五分 川芎一两 白芷一两 生地黄一两 黄芩一两 甘草一两

【功用】 发汗祛湿，兼清里热。

【主治】 外感风寒湿邪，兼有里热证。恶寒发热，无汗，头痛项强，肢体酸楚疼痛，口苦微渴，苔白或微黄，脉浮。

【组方原理】 本方证为外感风寒湿邪，内有蕴热所致。风寒湿邪束于肌表，腠理密闭，卫阳被遏，故恶寒发热，无汗；寒湿相搏，阻滞经络，气血运行不畅，故头痛，项强，肢体酸楚疼痛；内有蕴热，故口苦微渴。治宜发散风寒，祛除湿邪，兼清里热。方中羌活辛温芳香，祛风散寒，除湿止痛，善除太阳经之风寒湿邪，为君药。防风、苍术发汗祛湿，助羌活解表，共为臣药。细辛、川芎、白芷辛温透达，散寒祛风，通行气血，宣痹以止头身疼痛；黄芩、生地黄清泻里热，并制辛燥之品伤津，皆为佐药。甘草调和诸药，为使药。全方配伍得宜，寓清热于辛散之中，使温散而不致助热，清热而不恋表邪，共成发汗祛湿，兼清里热之剂。

【加减化裁】 若肢体酸痛较剧者，可倍用羌活以加强通痹止痛之力；湿邪较轻，肢体酸痛不重者，可去苍术、细辛以减温燥之性；湿邪偏重胸满者，去滋腻的生地，加枳壳、厚朴以行气化湿；无口苦微渴，生地黄、黄芩当酌情裁减；里热甚而烦渴者，加石膏、知母以清热除烦止渴。

要点三 小青龙汤《伤寒论》

【组成】 麻黄三两 芍药三两 细辛三两 干姜三两 甘草（炙）三两 桂枝三两 五味子半升 半夏半升

【功用】 解表散寒，温肺化饮。

【主治】 外寒内饮证。恶寒发热，无汗，头身疼痛，咳喘，痰多清稀，甚则咳喘不能平卧，或头面四肢浮肿，苔白滑，脉浮。

【组方原理】 本方证为素有内饮，复感风寒，外寒引动内饮所致。风寒束表，皮毛闭塞，营阴郁滞，故恶寒发热，无汗，头身疼痛；外寒引动内饮，使痰饮犯肺，肺失宣降，故喘咳、痰稀量多，甚则不得平卧；若水饮溢于肌肤，则头面四肢浮肿；苔白滑、脉浮，为外寒内饮之征。治宜解表散寒，温肺化饮。若单纯解表，则水饮不化；单纯化饮，则外邪不解，故宜解表与化饮配合，才能使外邪得解，内饮得化。方中麻黄、桂枝相须发汗解表，兼能宣肺平喘，为君药。干姜、细辛温肺化饮，助麻、桂解表，为臣药。半夏燥湿化痰，和胃降逆，五味子敛肺止咳，并防肺气耗散太过，芍药和营养血，共为佐药；炙甘草调和诸药，配芍药酸甘化阴，缓和麻、桂辛散太过，为使药。药虽八味，配伍严谨，既可发表散寒，化饮平喘，又能敛肺以顾正气。

【加减化裁】 本方为治外感风寒、内停水饮之咳喘证的常用方，以恶寒、发热、无汗、喘咳、痰白清稀为辨证要点。临证时若恶寒重者，可重用麻黄、桂枝以增强发汗解表的作用；恶风自汗者，可加重桂枝、芍药用量，亦可加姜、枣以调和营卫；喉中痰鸣者，加杏仁、射干、款冬花以化痰平喘；喘咳甚者，宜重用细辛、干姜、半夏以散寒、化饮、降逆。若兼有热象，出现烦躁者，可加石膏；渴者去半夏，加天花粉，以清热生津。

细目三 辛凉解表

要点一 银翘散《温病条辨》

【组成】 银花一两 连翘一两 桔梗六钱 薄荷六钱 竹叶四钱 生甘草五钱 荆芥穗四钱 淡豆豉五钱 牛蒡子六钱

【功用】 辛凉透表，清热解毒。

【主治】 温病初起卫分证。发热无汗，或有汗不畅，微恶风寒，头痛口渴，咳嗽咽痛，舌尖红，苔薄白或薄黄，脉浮数。

【组方原理】 本方证为温病初起，卫气被郁，肺气失宣所致。风热之邪袭表，正邪相争，故发热，微恶风寒，无汗或有汗；温热之邪壅于上则头痛，肺气失宣则咳嗽，温邪上犯，壅滞咽喉，热毒伤津，故咽痛，口渴，舌边尖红。治宜辛凉解表，清热解毒。方中重用银花、连翘为君，既辛凉透表，清热解毒，又芳香辟秽以祛秽浊之邪。薄荷、牛蒡子辛凉宣散，疏散风热，清利头目，解毒利咽；荆芥、淡豆豉虽辛而微温，但配入大队辛凉解表药中，可去性存用以助君药辛散解表，透邪外出，四药共为臣药。桔梗宣肺止咳；竹叶清上焦热；以鲜苇根汤煎煮，取芦根清热生津，同为佐药；甘草调和诸药，为使药。

本方的配伍特点，一是于辛凉之中配伍少量辛温之品，既有利于透邪，又不违辛凉之意；二是疏散风热与清热解毒相配，既外散风热，又解毒辟秽，从而构成清疏兼顾，以疏为主之剂。

【加减化裁】 若口渴重者，加天花粉以清热生津；咳嗽较重者，加杏仁以宣肺利气；胸膈满闷者，加藿香、郁金理气化湿解郁；兼夹湿毒而腮肿咽痛者，可加马勃、元参以解毒消肿；若见鼻衄，去荆芥、豆豉，加白茅根、侧柏炭、栀子炭以凉血止血。如见舌红而干，心中烦扰者，可加生地、麦冬以清热保津。

【银翘散与桑菊饮的鉴别应用】 银翘散与桑菊饮均能辛凉解表，为治疗温病初起的常用方。二方的组成中，都有连翘、桔梗、甘草、薄荷、芦根五药，但桑菊饮用桑叶、菊花配伍杏仁，肃肺止咳之力较强，适用于风温初起，表热较轻而咳嗽较重者，为“辛凉轻剂”；银翘散用银花、连翘配伍荆芥、淡豆豉、牛蒡子、竹叶，解表清热之力较强，适用于外感风热表证或温病初起，表证与热毒均较重者，为“辛凉平剂”。

要点二 麻黄杏仁甘草石膏汤《伤寒论》

【组成】 麻黄四两 杏仁五十个 甘草（炙）二两 石膏半斤

【功用】 辛凉宣肺，清热平喘。

【主治】 表邪未解，肺热咳喘证。身热不解，有汗或无汗，咳逆气急，甚则鼻煽，口渴，舌苔薄白或黄，脉浮数而滑。

【组方原理】 本方证由表邪入里化热，热邪壅闭于肺所致。外感风邪在表，肺中热盛，故身热不解，无汗或有汗。热邪郁闭，肺失宣降，故咳逆气急，甚则鼻煽；热伤津液则口渴，脉浮数而滑。治宜辛凉宣肺，清热平喘。方中麻黄开腠发汗以解表，开宣肺气以平喘，为君药；石膏辛甘大寒，清泻肺热，兼能透热生津，为臣药。二药一辛温，一辛寒，相制为用，麻黄得石膏，宣肺而不助热；石膏得麻黄，清解肺热而不凉遏，且石膏用量倍于麻黄，所以辛寒大于辛温，使本方成为辛凉之剂。杏仁止咳平喘，与麻黄相配则宣降相因以止咳平喘，为佐药。甘草调和诸药，益气和中，为使药。甘草与石膏相配，又能甘寒生津，以治口渴，这也是方中甘草用量大于麻黄汤中甘草用量的原因。方中药仅四味，但配伍严谨，辛温与辛寒相合，宣与降相配，有宣、有清、有降、有和，体现了相反相成的配伍规律。

【加减化裁】 本方是一首“辛凉重剂”，有闭者能开、壅者能泄的特点，以发热，喘急，甚则鼻煽，苔薄黄，脉浮数为辨证要点。临证时若肺中热盛，汗大出，可加重石膏用量以清肺热；痰多气急可加葶苈子、桑白皮以肃降肺气；咳嗽痰黄稠加瓜蒌实、鱼腥草、浙贝母以清热化痰；若见高热，口渴汗出，舌苔黄者，重用石膏，并加知母、黄芩以清泻肺胃炽热。

细目四　扶正解表

要点　败毒散《小儿药证直诀》

【组成】　柴胡　前胡　川芎　枳壳　羌活　独活　茯苓　桔梗（炒）　人参　甘草各三十两

【功用】　散寒祛湿，益气解表。

【主治】　气虚外感风寒湿表证。憎寒壮热，无汗，头项强痛，肢体酸痛，鼻塞声重，咳嗽有痰，胸膈痞闷，舌苔白腻，脉浮濡或浮数而重取无力。

【组方原理】　正气素虚，复感风寒湿邪，邪正交争于肌腠之间，故憎寒壮热而无汗，头项强痛，肢体酸痛；风寒犯肺，肺气不宣，故鼻塞声重，咳嗽有痰；湿邪留滞，阻遏气机，则见胸膈痞闷；舌苔白腻，脉浮濡，或浮数为外感风寒湿邪之征，重取无力则为素体气虚。治宜散寒祛湿，益气解表。方中羌活、独活为君药，祛风散寒除湿，通治一身上下之风寒湿邪。柴胡辛散解肌，和解退热；川芎活血祛风，善止头痛，共为臣药。前胡化痰，茯苓渗湿，二者合用以祛痰湿；桔梗宣肺，枳壳宽胸，一升一降，宽胸利气以止咳；煎加生姜、薄荷发散风寒；人参补益正气，鼓邪外出，以上七味皆为佐药。甘草调和诸药，为使药。诸药合用，共奏散寒祛湿、益气解表之功。

（魏修华）

第三单元　泻下剂

细目一　概述

要点一　泻下剂的适用范围

适用于大便秘结、胸腹积水等里实证。

要点二　泻下剂的应用注意事项

1. 泻下剂是为治疗里实证而设，必是表证已解，里实已成者，方可应用。若表证未解，里实已成，则需衡量表里轻重，采用先表后里，或表里双解之法。
2. 老年体虚，新产血亏，病后津亏，以及孕妇、素有出血疾患者宜慎用。
3. 中病即止，慎勿过剂。
4. 禁忌生冷、油腻及不易消化的食物。

细目二 寒下

要点一 大承气汤《伤寒论》

【组成】 大黄四两 厚朴（炙）半斤 枳实五枚 芒硝三合

【功用】 峻下热结。

【主治】

1. 阳明腑实证。大便秘结不通，矢气频转，脘腹痞满而硬，疼痛拒按，日晡潮热，手足濈然汗出，谵语，舌苔焦黄起刺，或焦黑燥裂，脉沉实。

2. 热结旁流。下利清水，色纯青而臭秽，脐腹疼痛，按之坚硬有块，口干舌燥，脉滑实。

3. 热厥、痉病和狂证。见有里热实证者。

【组方原理】 一者，由于伤寒之邪化热，内传阳明，邪热与燥屎相结，热盛伤津，腑气不通，故大便秘结不通，矢气频转，脘腹痞满而硬，疼痛拒按；四肢禀气于阳明，阳明经气旺于申酉时，里热炽盛，蒸腾于外，故日晡潮热，手足濈然汗出；浊气上攻，心神被扰，则谵语；舌苔焦黄起刺，或焦黑燥裂，脉沉实，均为热盛伤津，燥屎内结之象。治宜釜底抽薪，急下存阴。二者，由于里热炽盛，燥屎结于肠中不得出，以致少量粪水从旁而下，色纯青而臭秽，脐腹疼痛，按之坚硬有块，口干舌燥，脉滑实。治宜通因通用，泻热以存津液。三者，由于实热积滞闭阻，阳热受遏内郁，不能外达四末导致阳盛格阴，故见四肢厥冷而为热厥；实热内结，热盛伤津，筋脉失养则症见抽搐而发为痉病；阳明热甚，上扰神明，则神昏谵语，发为狂证。治宜急下热结，保存阴津。

上述各证虽临床表现各有不同，但其实质都与实热内结有关，根据“治病必求于本”的原则，故可同用下法治之。方中大黄苦寒，泻热通便，既泻热以除病因，又通便以治主证，且生用并后下，荡涤之力更锐，治“实”而为君药。然大黄虽长于荡涤实热，但软坚效果欠佳，故又臣以咸寒之芒硝，软坚润燥，泻热通便以治“燥”。二药相须为用，增强了峻下热结之力，共泻有形之积滞。实热内阻，腑气不通，故用厚朴宽肠下气，化滞消胀以治“满”；枳实破气消积以治“痞”，二药既可调畅气机而除痞满，以消无形之气滞，又可助大黄、芒硝泻下燥屎，共为佐使药。四药相配，则痞、满、燥、实俱去，起到急下存阴的作用。

【大承气汤与小承气汤、调胃承气汤的鉴别应用】 大承气汤、小承气汤、调胃承气汤俗称“三承气汤”，均能寒下热结，主治阳明腑实证。其中，大承气汤中硝、黄同用，大黄生用且后下，又加枳、朴，泻下之力最强，能峻下热结，主治痞、满、燥、实俱全之阳明热结重证；小承气汤中大黄与枳实、厚朴同煎，不用芒硝，泻下之力较轻，能轻下热结，主治痞、满、实而不燥之阳明热结轻证；调胃承气汤中大黄与甘草同煎，虽用芒硝，但不用枳、朴，泻下之力和缓，能缓下热结，主治燥、实而无痞、满之阳明热结缓证。

要点二 大黄牡丹汤《金匮要略》

【组成】 大黄四两 牡丹皮一两 桃仁五十个 冬瓜子半升 芒硝三合

【功用】 泻热破瘀，散结消肿。

【主治】 肠痈初起，尚未成脓。右少腹疼痛拒按，右足屈而不伸，伸则腹痛甚，甚则局部肿痞，或时时发热，自汗恶寒，舌苔薄腻，脉滑数。

【组方原理】 本方证为湿热郁积，气血凝聚所致。热结气滞血瘀，腑气不通，不通则痛，右少腹为肠痈的好发部位，故右少腹疼痛；热结于里，故痛而拒按，右足伸则腹痛甚，故屈而不伸；气血郁结不散，则局部可触及包块；正邪交争，营卫失调，故时时发热，自汗恶寒；舌苔黄腻，脉滑数，为实热郁结肠胃之征。治宜泻热破瘀，散结消肿。方中大黄苦寒攻下，泻肠中湿热郁结，并祛肠中稽留之瘀血；桃仁性善破血，共为君药。芒硝咸寒，软坚泻下清热，助大黄泻下清热；牡丹皮凉血化瘀，助君药活血祛瘀，共为臣药。冬瓜子甘寒，能够清肠利湿，排脓散结，为佐使药。诸药合用，荡涤湿热瘀结下泄，热结通而痈自散，血行畅则肿痛消，肠痈自愈。

细目三　温下

要点　温脾汤《备急千金要方》

【组成】 大黄五两　当归　干姜各三两　附子　人参　芒硝　甘草各二两

【功用】 温补脾阳，攻下冷积。

【主治】 寒积腹痛。便秘腹痛，脐下绞结，绕脐不止，手足欠温，或久利赤白，白多赤少，或纯为白色黏液，苔白不渴，脉沉弦而迟。

【组方原理】 本方证因脾阳不足，阴寒内盛，寒积中阻所致。寒实冷积阻于肠间，腑气不通，故便秘腹痛、绕脐不止；脾阳不足，四末失于温煦，则手足欠温，脉沉弦而迟。本方证虽属寒积便秘，但脾阳不足为致病之本，若纯用攻下，必更伤中阳；单用温补，则寒积难去，惟攻逐寒积与温补脾阳并用，方为两全。方中附子、大黄为君，附子之大辛大热温壮脾阳，解散寒凝，配大黄泻下已成之冷积。干姜辛热温中助阳，芒硝咸寒软坚泻下，人参甘温益气健脾，共协君药散里寒，助脾运，泻里积，均为臣药。当归甘温助芒硝润肠软坚，为佐药。甘草甘平，既助人参益气补中，又可调和诸药，为使药。全方共奏攻下冷积，温补脾阳之效。

细目四　润下

要点一　麻子仁丸《伤寒论》

【组成】 麻子仁二升　芍药半斤　枳实半斤　大黄一斤　厚朴一尺　杏仁一升

【功用】 润肠通便。

【主治】 肠胃燥热之便秘证（脾约证）。肠胃燥热，津液不布，大便干结，小便频数。

【组方原理】 本方证系由肠胃燥热，津液不布，肠失濡润所致。肠胃燥热，加之小便频数过于分利，致肠道失于濡润，故大便秘结；胃之燥热有余，脾之津液不足，脾受约束，津液不得四布，但输膀胱，而致小便频数。治宜润肠通便。方中重用火麻仁为君药，质润多脂，润肠通便。大黄苦寒泻热，攻积通便；杏仁宣肺降气，润肠通便；白芍养阴润肠，柔肝理脾，三药共为臣药。更用枳实、厚朴二药为佐，下气破结，行气除满，以助推荡通便之力。蜜和丸，取蜂蜜滋阴润肠，调和诸药，为使药。诸药合用，共成攻润结合之剂。

要点二 济川煎《景岳全书》

【组成】 当归三至五钱 牛膝二钱 肉苁蓉二至三钱 泽泻一钱半 升麻五至七分或一钱 枳壳一钱

【功用】 温肾益精，润肠通便。

【主治】 肾虚便秘。肾阳虚弱，精津不足之大便秘结，小便清长，腰膝酸软，头目眩晕，舌淡苔白，脉沉迟。

【组方原理】 肾主五液，开窍于二阴而司二便，肾阳虚弱，则下元不温，气化无力，五液失所主，摄纳失司，开合失常，故小便清长而见大便秘结。腰为肾之府，肾虚则腰膝酸软。治宜温肾益精，润肠通便。方中用肉苁蓉温肾益精，暖腰润肠，为君药。当归养血和血，润肠通便；牛膝补肾强腰，性善下行，共为臣药。枳壳、升麻，一升一降，以枳壳宽肠下气而助通便，升麻轻宣以升发脾胃之清阳，如此则清阳得升，浊阴得降，泽泻渗利小便而泄肾浊，共为佐药。稍加升麻以升清阳，清阳升则浊阴自降，实有欲降先升之妙；肾阳虚则水浊易停，故再用泽泻苦寒渗利小便而泄肾浊，合枳壳使浊阴降则大便得通，共为佐药。

本方的配伍特点是：温补通降结合，寓通于补之中，寄降于升之内。

【济川煎与麻子仁丸的鉴别应用】 麻子仁丸、济川煎均能润肠通便，适用于肠燥津亏，大便秘结之证。其中麻子仁丸是以润肠药配小承气汤组成，故能泻下热结，主治肠胃燥热，脾津不足之便秘；济川煎则温肾益精，润肠通便，主治肾虚津亏之便秘。

细目五 逐水

要点 十枣汤《伤寒论》

【组成】 芫花 甘遂 大戟各等分

【功用】 攻逐水饮。

【主治】

1. 悬饮。咳唾胸胁引痛，或胸背掣痛不得息，心下痞硬，干呕短气，头痛目眩，舌苔滑，脉沉弦。

2. 水肿。一身悉肿，尤以身半以下为重，腹胀喘满，二便不利。

【组方原理】 本方证因水饮壅盛于里，停于胸胁，或水饮泛溢肢体所致。饮停胸胁，气机阻滞，故咳唾短气，胸胁引痛；水饮上迫于肺，肺气不利，故咳唾时牵引胸胁作痛，甚或胸背掣痛不得息；水停心下，气结于中，胃失和降，则心下痞硬，干呕；水饮停聚，上扰清阳，则头痛目眩；若水饮泛溢肌肤，则见全身水肿；饮邪壅盛，水性趋下，必肿势严重而以身半以下为重；饮停脘腹，三焦水道受阻，故腹胀喘满，二便不利；苔滑脉沉弦，均为内有水饮之象。治宜峻剂攻逐，方能去其水饮。方中甘遂苦寒有毒，善逐经隧之水湿；大戟苦寒有毒，善泻脏腑之水邪；芫花辛温有毒，善消胸胁伏饮痰癖。三药峻烈性猛，各有专长，合而用之，能引起剧烈腹泻，将胸腹积水攻逐体外，疗效迅速。用大枣煎汤送服，一则制其毒，缓其峻猛之势；再则益气护胃，使下不伤正，寓有深意，故以“十枣”名之。

【应用注意事项】 本方为逐水峻剂，用时宜从小量开始，逐渐加量，中病即止，勿使过剂。年老体虚慎用，孕妇忌服。忌与甘草配伍。

细目六 攻补兼施

要点 黄龙汤《伤寒六书》

【组成】 大黄 芒硝 枳实 厚朴 甘草 人参 当归

【功用】 泻热通便，益气养血。

【主治】 阳明腑实，气血不足证。自利清水，色纯青，或大便秘结，脘腹胀满，腹痛拒按，身热口渴，神倦少气，谵语，甚或循衣撮空，神昏肢厥，舌苔焦黄或焦黑，脉虚。

【组方原理】 本方证为阳明腑实而兼气血两虚。邪热入里，化燥伤阴，邪热与燥屎内结，气机不利，腑气不通，故大便秘结，脘腹胀满，腹痛拒按，或自利清水，色纯青之“热结旁流”；热结于里，上扰神明，可见神昏谵语，肢厥，撮空等危候；热盛伤津，则身热，口舌干燥而渴，舌苔焦黄或焦黑；气血不足，则神倦少气，脉虚。证属邪实正虚。故应泻热与补益同用，祛邪而又扶正，方为两全。方中大黄、芒硝、枳实、厚朴（即大承气汤），攻下热结，荡涤胃肠实热积滞；人参、甘草、当归益气补血，扶正祛邪，使攻不伤正。用法中加桔梗开肺气而通肠胃；生姜、大枣养胃和中。诸药合用，既攻下又扶正，体现了攻补兼施之法。

（桑伟）

第四单元 和解剂

细目一 概述

要点一 和解剂的适用范围

适用于少阳证、肝脾不和、肠胃不和，以及表里同病等证。

要点二 和解剂的应用注意事项

1. 和解剂作用虽然平和，但也不能滥用。

2. 凡邪在肌表，或已完全入里，而不在半表半里，或不属脏腑不和、表里同病者，都不宜使用和解剂。

3. 因劳倦内伤，饮食失调，气血不足而致寒热往来者，也不能使用和解剂，用之则重伤气血。

细目二 和解少阳

要点一 小柴胡汤《伤寒论》

【组成】 柴胡半斤 黄芩三两 人参三两 半夏半升 甘草（炙）三两 生姜三两 大枣十二枚

【功用】 和解少阳。

【主治】

1. 伤寒少阳证。往来寒热，胸胁苦满，默默不欲饮食，心烦喜呕，口苦，咽干，目眩，舌苔薄白，脉弦。

2. 妇人伤寒，热入血室，经水适断，寒热发作有时。

【组方原理】 本方证为邪居少阳半表半里，正邪抗争，枢机不利所致。伤寒邪犯少阳，正胜欲抗邪出于表，邪胜欲入里并于阴，邪正相争，出入未定，故往来寒热；邪在少阳，经气不利，郁而化热，胆火上炎，故胸胁胀满不舒，心烦，口苦，咽干，目眩；胆热犯胃，胃失和降，故默默不欲饮食，心烦喜呕；病邪未入里化热，故舌苔薄白；脉弦为肝胆气郁之征；若妇人感受外邪，又正值经期，邪热乘虚而入，热与血结，血热瘀滞，则经水不当断而断，并寒热发作有时。以上诸症均属邪在少阳，适宜应用和解之法。方中柴胡散邪透表，又疏利肝胆，使半表之邪外达，重用为君药。黄芩苦寒，清泻少阳半里之郁热，为臣药。柴胡之升散，得黄芩之降泻，是和解少阳法的基本结构。半夏、生姜，一降一升，和胃降逆以止呕。人参、大枣益气和中，扶正祛邪，并防邪气内传，共为佐药。甘草助参、枣扶正，又调和诸药，为使药。本方寒热并用，攻补兼施，宣通内外，被古人喻为“少阳枢机之剂，和解表里之总方”。

要点二 大柴胡汤《金匮要略》

【组成】 柴胡半斤 黄芩三两 芍药三两 半夏半升 生姜五两 大枣十二枚 枳实四枚 大黄二两

【功用】 和解少阳，内泻热结。

【主治】 少阳阳明合病。往来寒热，胸胁苦满，呕不止，郁郁微烦，心下痞硬，或心下满痛，大便不解或协热下利，舌苔黄，脉弦数有力。

【组方原理】 本方证为外有少阳之邪，内有阳明热结腑实所致，但仍以少阳为主。少阳病未解，故往来寒热，胸胁苦满；有阳明里热，热郁则郁郁微烦；邪入阳明化热成实，腑气不通，升降不利，故呕不止，心下痞硬满痛，大便秘结；里热下迫，清阳不升则协热下利；舌苔黄，脉弦数有力，为少阳、阳明兼病之征。治宜和解少阳与内泻阳明热结并用。方中重用柴胡，疏散少阳半表之邪，为君药；配伍黄芩清泻少阳半里之邪，与柴胡合用，和解少阳；大黄通腑泻热，枳实破气消积，二药合用，能够内泻阳明热结，上三药共为臣药。芍药能够缓急止痛，以解心下急痛，半夏配伍生姜，和胃降逆止呕，共为佐药。生姜、大枣调和诸药，共为使药。本方实由小柴胡汤去人参、甘草，以和解少阳，合小承气汤之半（大黄用量减半，并去厚朴），以轻下阳明热结，再加白芍组成。方名“大柴胡汤”，大是与小相对而言的，小柴胡汤仅治少阳病，此则治少阳兼阳明之证，其力量较小柴胡汤大，故名大柴胡汤。

【大柴胡汤与小柴胡汤的鉴别应用】 大、小柴胡汤都能和解少阳，用治少阳病。但大柴胡汤兼能内泻热结，用治少阳、阳明合病，以往来寒热，胸胁苦满，心下满痛，呕吐便秘为主证；小柴胡汤功专和解少阳，又能扶正，用治少阳病，以往来寒热，胸胁苦满，口苦咽干，脉弦为主证。

细目三　调和肝脾

要点一　逍遥散《太平惠民和剂局方》

【组成】 柴胡　当归　茯苓　白芍药　白术各一两　甘草（炙）半两

【功用】 疏肝解郁，健脾养血。

【主治】 肝郁血虚脾弱证。两胁胀痛，神疲食少，口燥咽干，头痛目眩，或寒热往来，或乳房作痛，月经不调，舌淡红，脉弦而虚。

【组方原理】 本方证为肝郁血虚，脾失健运所致。肝郁血虚，则两胁胀痛；肝郁横逆犯脾，脾失健运，故神疲食少；郁而化热，则口燥咽干；肝气郁结，见于上则头痛目眩，见于中则乳房作痛，见于下则月经不调，发于外则寒热往来；舌淡红为血虚有热，脉弦而虚为肝郁血虚。治宜疏肝解郁，养血健脾之法。方中柴胡疏肝解郁，使肝气得以条达，气机舒畅，为君药。当归、白芍养血柔肝，为臣药。君臣相伍，使肝气得疏，肝血得养，而气不横逆，则疏泄正常。白术、茯苓补中健脾，生化气血；煨生姜温胃和中，与归芍相合，调畅气血；薄荷疏肝解郁，助柴胡疏肝而散郁热，共为佐药。甘草缓急调药，为使药。诸药合用，能使肝郁得解，脾虚得健，血虚得养，气血和畅，则诸症自愈，人无病痛之扰，则逍遥自在，故名“逍遥散”。

【加减化裁】 肝郁气滞较甚，加香附、郁金、陈皮以疏肝解郁；血虚甚者，加熟地黄以养血；肝郁化火者，加牡丹皮、栀子以清热凉血。

【逍遥散与四逆散的鉴别应用】 二方都可以调和肝脾，治肝脾不和证。逍遥散功能调和肝脾，和血调经，主治肝郁血虚所致的胸胁疼痛，倦怠食少以及月经不调等证。四逆散能解郁泻热，主治阳气郁遏不能外达所致的热厥证，以及肝脾不和、气郁于内所致的胸胁腹痛。

要点二　痛泻要方《丹溪心法》

【组成】 白术三两　白芍药二两　陈皮一两五钱　防风一两

【功用】 补脾柔肝，祛湿止泻。

【主治】 肝郁脾虚之痛泻。肠鸣腹痛，痛则泄泻，痛泻不止，反复发作，舌苔薄白，脉弦而缓。

【组方原理】 本方证由土虚木乘，肝脾不和，脾运失常所致。肝郁不达，横逆乘脾，则影响脾胃的升降运化，致使清浊不分，混杂而下，故见大便泄泻；因气机郁滞而失调，其特点为肠鸣腹痛，痛必泄泻，常受情绪影响而反复发作；舌苔薄白，脉弦而缓为肝旺脾虚之象。治宜补脾柔肝，祛湿止泻。方中白术健脾补中，燥湿止泻以治脾，为君药。白芍养血柔肝，缓急止痛以治肝，为臣药。陈皮理气燥湿，醒脾和胃，为佐药。防风散肝舒脾胜湿，又为脾经引经之药，兼为佐使。四药合用，能补脾胜湿而止泻，柔肝理气而止痛，使脾健肝和，痛泻自止。

细目四 调和肠胃

要点 半夏泻心汤《伤寒论》

【组成】 半夏半升 黄芩 干姜 人参各三两 黄连一两 大枣十二枚 甘草（炙）三两

【功用】 和胃降逆，开结除痞。

【主治】 胃气不和，心下痞证。心下痞，但满不痛，或恶心呕吐，不思饮食，肠鸣下利，舌苔黄腻，脉弦数。

【组方原理】 本方原治小柴胡汤证因误下，损伤中阳，寒从中生，少阳邪热乘虚内陷，以致寒热错杂，而成心下痞证。无形邪气内陷于里，故但满而不痛不硬，按之濡软；胃失和降，则恶心呕吐；脾气不升，则肠鸣下利，表现为寒象；舌苔黄腻，脉弦数，为热陷于里，表现为热象。治宜平调寒热，复其升降，补其脾胃为法。方中半夏苦辛温燥，善能散结除痞，降逆止呕，为君药。干姜辛热，温中散寒，助半夏温胃消痞以和阴；黄芩、黄连苦寒降泻，清泻里热以和阳，共为臣药。四药相配，辛开苦降，平调寒热，以治寒热错杂之证。又因本证中虚失运，故用人参、甘草、大枣为佐药，甘温益气，以补中焦之虚。炙甘草调和诸药，兼为使药。本方的配伍特点是：寒热并用以和阴阳，苦辛并进以调升降，补泻同施以调虚实。

【加减化裁】

1. 临证时若中气不虚，舌苔白腻者，可去人参、大枣，加厚朴、苍术以行气燥湿；气滞较重而痞满甚者，可加枳实、生姜以开结散滞。

2. 生姜泻心汤：即半夏泻心汤中干姜用量减至一两，加生姜四两。功效：和胃消痞，宣散水气。主治：水热互结，心下痞硬，干噫食臭，腹中雷鸣，下利等。

3. 甘草泻心汤：即半夏泻心汤中炙甘草用量增至四两。功效：和胃补中，降逆消痞。主治：胃气虚弱，腹中雷鸣下利，水谷不化，心下痞硬而满，干呕，心烦不得安。

（桑伟）

第五单元　清热剂

细目一　概述

要点一　清热剂的适用范围

适用于气分热、血热、脏腑热以及虚热等里热证。

要点二　清热剂的应用注意事项

1. 要辨别里热证的部位，若热在气而治血，必将引邪入里；热在血而治气，则血热难平。

2. 要辨明里热证的性质，分清虚实，对于屡用清热剂而热仍不退者，为阴虚火旺，即王冰所说："寒之不寒，是无水也"，当用甘寒滋阴壮水之法，使其阴复则热自退。

3. 要分清里热证的真假，不要为假象迷惑，若为真寒假热，不可误用寒凉。

4. 对于热邪炽盛，服凉药入口即吐者，可少佐温热药或用凉药热服法。

5. 要注意顾护脾胃，因苦寒之品容易伤阳败胃，必要时可配伍健脾和胃之品。

细目二　清气分热

要点　白虎汤《伤寒论》

【组成】 石膏一斤　知母六两　甘草（炙）二两　粳米六合

【功用】 清热生津。

【主治】 阳明经热证或肺胃气分热证。壮热面赤，烦渴引饮，汗出恶热，脉洪大或滑数有力。

【组方原理】 本方证是由伤寒化热内传阳明之经，或温病邪传气分所致。里热炽盛无表证，故壮热面赤，不恶寒而恶热；热灼津伤，乃见烦渴引饮；里热蒸腾，迫津外泄，则汗出；邪热盛于经，鼓动脉道，故脉洪大有力。治以清热生津为法。方中石膏辛甘大寒，善于清解阳明经热邪，透热出表，除烦止渴，故重用为君药。知母苦寒质润，既助石膏清泻肺胃实热，又能生津止渴，为臣药。君臣相须为用，既可大清气分之热，又能滋阴生津，功效倍增。炙甘草、粳米益胃和中，并防石膏、知母大寒伤胃，为佐使药。四药合用，使热邪得清，津液得复，诸症自愈。

【加减化裁】 临证时凡外感热病属气分实热者，均可用本方加减治疗。若兼阳明腑实，见神昏谵语，大便秘结，小便赤涩，可加大黄、芒硝以泻热攻积；若气血两燔，引动肝风，见神昏谵语、抽搐者，可加羚羊角、水牛角以凉肝息风；消渴病而见烦渴引饮，属胃热者，可加天花粉、芦根等以增强清热生津之力。

【白虎汤与竹叶石膏汤的鉴别应用】 两方均含有石膏、粳米、甘草，都有清热生津之功，主治气分热证。白虎汤又用知母重在清热保津，主治阳明经热盛或气分热盛证。以大热、大渴、大汗、脉洪大为辨证要点。竹叶石膏汤系白虎汤化裁而来，加益气生津之人参、麦冬和清心除烦、降逆和胃之竹叶、半夏二组药。其清热之力稍差，兼有益气养阴、和胃降逆之功。主治热病伤阴，余热未尽，气阴两伤者。以身热多汗，烦渴喜饮，少气，舌红干，脉虚数为辨证要点。白虎汤证属实，重在清热，兼能生津；竹叶石膏汤证属虚中夹实，清补并行。

细目三　清营凉血

要点　清营汤《温病条辨》

【组成】 犀角三钱　生地黄五钱　元参三钱　竹叶心一钱　麦冬三钱　丹参二钱　黄连一钱五分　银花三钱　连翘（带心）二钱

【功用】 清营解毒，透热养阴。

【主治】 热入营分证。身热夜甚，口渴或不渴，时有谵语，神烦少寐，斑疹隐隐，舌绛而干，脉细数。

【组方原理】 本方证为邪热内传营分所致。邪热传营，伏于阴分，入夜阳气内归营阴，与热相合，故身热夜甚；若口渴，为气分热仍在，胃津被劫；或不渴，为热入营分蒸腾阴液上承于口，故反不渴；热扰心神，则时有谵语，心烦少寐；邪入营分，波及血分，轻伤血络，溢于肌肤，故斑疹隐隐；舌绛而干，脉细数为热伤营阴之征。治宜清泻营分热邪。方中犀角（现以水牛角代）清解营分热毒，凉血化斑，为君药。玄参、生地黄、麦冬能养阴清热，共为臣药。金银花、连翘、竹叶心（初出的卷状嫩叶）清热解毒，轻清宣透；黄连苦寒，清心解毒；丹参凉血活血散瘀，防热与血结，共为佐药。诸药合用，共奏清营泻热解毒、透热养阴活血之效。

【清营汤与犀角地黄汤的鉴别应用】 清营汤与犀角地黄汤均以犀角（现以水牛角代）、生地黄为主，用治热入营血证。但清营汤配伍金银花、连翘等轻清宣透之品，寓有“透热转气”之意，适用于热邪初入营分尚未动血之证；犀角地黄汤配伍赤芍、牡丹皮泻热散瘀，寓有“凉血散血”之意，适用于热入血分而见动血、耗血之证。

细目四　清热解毒

要点一　黄连解毒汤《外台秘要》

【组成】 黄连三两　黄芩　黄柏各二两　栀子十四枚

【功用】 泻火解毒。

【主治】 三焦火毒热盛证。大热烦躁，口燥咽干，错语不眠，或热病吐血、衄血，或热甚发斑，或身热下利，或湿热黄疸，或外科疮疡疔毒，小便黄赤，舌红苔黄，脉数有力。

【组方原理】 本方证为实热火毒壅盛，充斥三焦所致。邪热内壅，热甚成毒，充斥三焦，内扰神明，故大热烦躁，错语不眠；热灼津液，则口燥咽干；血为热迫，随火上逆，则为吐衄；热伤络脉，血溢肌肤，则为发斑；热毒下迫大肠，则为下利；郁热熏蒸外越，则为黄疸；热壅肌肉，则为疮疡疔毒；小便黄赤，舌红苔黄，脉数有力，皆为火毒炽盛之征。治宜泻火解毒。方中以大苦大寒之黄连，清泻上焦心火，并兼泻中焦之火，量大为君药。黄芩清上焦之火，为臣药。黄柏清下焦之火，为佐药。使以栀子通泻三焦之火，导热下行。四药皆为苦寒之品，苦泻寒清，直折火势，使火邪去而热毒解，诸症可愈。

要点二　普济消毒饮《东垣试效方》

【组成】 黄芩　黄连各五钱　人参三钱　陈皮　甘草（生用）　玄参　柴胡　桔梗各二钱　连翘　板蓝根　马勃　牛蒡子各一钱　僵蚕（炒）　升麻各七分

【功用】 清热解毒，疏风散邪。

【主治】 大头瘟。恶寒发热，头面红肿焮痛，目不能开，咽喉不利，舌燥口渴，舌红苔黄，脉浮数有力。

【组方原理】 大头瘟，原名大头天行。乃风热疫毒，壅于上焦，攻冲头面所致。风热疫毒郁于肌表，故恶寒发热；壅结于头面，则头面红肿焮痛；由于肿甚，故目不能开；热毒壅肺，则咽喉不利，舌燥口渴；舌红苔黄，脉浮数有力，均为热毒壅结之征。治宜清热解毒，疏风散邪。方中重用黄连、黄芩清泻上焦热毒，又均用酒炒，使其性升，直达病所，共为君药。牛蒡子、连翘、僵蚕疏散头面、肌表风热，共为臣药。玄参、马勃、板蓝根清热解毒；人参扶正祛邪；桔梗、甘草清利咽喉；陈皮理气，疏散壅滞，共为佐药。升麻、柴胡疏散风热，引诸药上达头面，二药既有舟楫之用，又寓“火郁发之”之意，共为使药。诸药配合，清散与升降并举，风热得散，疫毒得清，其证自愈。

要点三　仙方活命饮《校注妇人良方》

【组成】 白芷　贝母　防风　赤芍　当归尾　甘草节　皂角刺（炒）　穿山甲（炙）　天花粉　乳香　没药各一钱　金银花　陈皮各三钱

【功用】 清热解毒，消肿溃坚，活血止痛。

【主治】 阳证痈疡肿毒初起。症见局部红肿焮痛，或身热凛寒，苔薄白或黄，脉数有力。

【组方原理】 本方为治阳证痈疡的代表方。痈疮肿毒，乃由热毒壅聚、气滞血瘀所致。热毒壅聚，则局部红肿焮赤；气滞血瘀，故疼痛；邪正交争于肌表，则身热微恶寒，舌苔薄白或微黄，脉数有力。治当清热解毒，消肿溃坚，活血止痛。方中以治疮疡圣药金银花为君，其性寒质轻，最善清热解毒。白芷、防风疏风散邪，散结消肿；当归尾、赤芍、乳香、没药活血散瘀，消肿止痛，共为臣药。贝母、花粉清热散结，山甲、皂刺通行经络，透脓溃坚，陈皮理气行滞，共为佐药。甘草为使，助君药清热解毒，并调药和中。煎药时加酒，借其活血通络以助药效。诸药合用，共奏清热解毒、消肿溃坚、活血止痛之功。

本方以清热解毒，活血化瘀，通经溃坚诸法为主，佐以透表、行气、化痰散结，其药物配伍较全面地体现了外科阳证疮疡内治消法的配伍特点。故前人称本方为“疮疡之圣药，外科之首方”。

细目五　清脏腑热

要点一　龙胆泻肝汤《医方集解》

【组成】 龙胆草（酒炒）　黄芩（炒）　栀子（酒炒）　泽泻　木通　车前子　当归（酒炒）　柴胡　生地黄（酒炒）　生甘草

【功用】 泻肝胆实火，清下焦湿热。

【主治】

1. 肝胆实火上炎证。头痛目赤，胁痛口苦，耳聋耳肿，舌红苔黄，脉弦数有力。

2. 肝经湿热下注证。阴肿，阴痒，筋痿，阴汗，小便淋浊，或妇女带下黄臭等，舌红苔黄腻，脉弦数有力。

【组方原理】 本方证由肝经实火上炎或湿热下注所致。肝胆实火上炎，在上则见头痛目赤，口苦，耳聋耳肿；在中则见胁肋疼痛；湿热之邪循经下注，故见阴肿，阴痒，筋痿，阴汗，小便淋浊，妇女带下黄臭等；舌红苔黄腻，脉弦数有力，均为湿热内盛之征。治宜清泻肝胆实火，清利肝经湿热。方中龙胆草大苦大寒，既泻肝胆实火，又利下焦湿热，泻火除湿，为君药。黄芩、栀子苦寒泻火，清热燥湿，为臣药。泽泻、木通、车前子清利湿热，使湿热之邪从小便排出；肝经有热，本易耗伤阴血，且方中苦燥渗利之品居多，能再耗其阴，故用当归、生地黄养血益阴，使苦燥清利不伤阴，柴胡疏畅肝胆，引诸药入肝，六药均为佐药。甘草为使，一则益气和中，可防苦寒之品伤胃，一则调和诸药。综观全方，清利并行，泻中有补，降中寓升，祛邪而不伤正，泻火而不伐胃，诚为泻肝良方。

要点二　清胃散《脾胃论》

【组成】 生地黄　当归身各三分　牡丹皮半钱　黄连六分　升麻一钱

【功用】 清胃凉血。

【主治】 胃火牙痛。牙痛牵引头脑，面颊发热，其齿喜冷恶热；或牙宣出血；或牙龈红肿溃烂；或唇舌颊腮肿痛；口气热臭，口干舌燥，舌红苔黄，脉滑数。

【组方原理】 本证为胃有积热，循经上攻所致。牙痛牵引头疼，面颊发热，唇舌颊腮肿痛，牙龈腐烂等，皆是火热攻窜为害。胃为多气多血之腑，胃热每致血分亦热，故易患牙宣出血等症。方用黄连苦寒入胃，清胃泻火，直折胃中火热，为君药。生地、丹皮凉血清热，为臣药。当归养血活血，以助消肿止痛，为佐药。升麻辛凉升散解毒，可宣散郁遏之伏火，含有“火郁发之”之意，兼可引药入经，为佐使。诸药合用，共奏清胃凉血之效。

【加减化裁】 临证时若兼肠燥便秘者，可加大黄以导热下行；口渴饮冷者，可加石膏，以清热生津；胃火炽盛之牙衄，可加牛膝，导血热下行。

【清胃散与玉女煎的鉴别应用】 清胃散与玉女煎都可以治胃火牙痛。清胃散以清胃凉血为功，主治胃有积热，上攻齿龈之证，以牙痛牵引头脑，面颊发热，其齿恶热喜冷；或牙宣出血；或口中热臭，口舌干燥，舌红苔黄，脉数为特点。玉女煎功专清胃滋阴，主治胃热阴虚之牙痛，牙龈出血，烦热干渴，舌红苔黄且干者。前方重在清胃泻火，后方则清火滋水并用。

要点三　葛根黄芩黄连汤《伤寒论》

【组成】 葛根半斤　甘草（炙）二两　黄芩三两　黄连三两

【功用】 解表清里。

【主治】 协热下利。身热下利，胸脘烦热，口中作渴，喘而汗出，舌红苔黄，脉数或促。

【组方原理】 外感表证初起，邪在太阳，理应解表。但表证未解，误用攻下，虚其里气，以致表热内陷阳明而下利不止，故称“协热下利”。此时表证未解，里热已炽，故见身热，胸脘烦热，口中作渴；里热上蒸于肺则作喘，外蒸肌表则汗出。治宜外解太阳肌表之邪，内清阳明肠胃之热。方中重用葛根为君药，既能解肌清热，又能升发脾胃清阳之气以止泻。黄芩、黄连清热燥湿，善清肠胃湿热而治热利，为臣药。甘草甘缓和中，协调诸药，为使药。四药合用，共成解表清里之剂。

要点四　芍药汤《素问病机气宜保命集》

【组成】 芍药一两　当归　黄连各半两　槟榔　木香　甘草（炒）各二钱　大黄三钱　黄芩半两　肉桂二钱半

【功用】 清热燥湿，调气和血。

【主治】 湿热痢疾。腹痛，便脓血，赤白相兼，里急后重，肛门灼热，小便短赤，舌苔黄腻，脉弦数。

【组方原理】 本方证是由湿热蕴蒸于肠胃，气血失调所致。湿热下注大肠，搏结气血，酿为脓血，而为下痢赤白；肠道气机阻滞则腹痛、里急后重；肛门灼热，小便短赤，舌苔黄腻，脉象弦数等俱为湿热内蕴之象。治宜清热燥湿，调和气血。方中黄芩、黄连性味苦寒，功擅清热燥湿解毒，以除致病之因，为君药。重用芍药养血和营、缓急止痛，配以当归养血活血，体现了“行血则便脓自愈”之义，且可兼顾湿热邪毒熏灼肠络，伤耗阴血之虑；木香、槟榔行气导滞，“调气则后重自除”，四药相配，调和气血，是为臣药。大黄苦寒沉降，合芩、连则清热燥湿之功著，合归、芍则活血行气之力彰，其泻下通腑作用可通导湿热积滞从大便而去，体现“通因通用”之法。佐以少量肉桂，其辛热温通之性，既可助归、芍行血和营，又可防呕逆拒药，属佐助兼反佐之用。炙甘草和中调药，与芍药相配，又能缓急止痛，亦为佐使。诸药合用，湿去热清，气血调和，故下痢可愈。

细目六　清虚热

要点　青蒿鳖甲汤《温病条辨》

【组成】 青蒿二钱　鳖甲五钱　细生地四钱　知母二钱　丹皮三钱

【功用】 养阴透热。

【主治】 温病后期，邪伏阴分证。夜热早凉，热退无汗，舌红少苔，脉细数。

【组方原理】 本方证为邪热深入阴分，阴液已伤，邪热留于阴分所致。阴分本有伏热，夜晚阳气入阴则助长邪热，两阳相加，阴不制阳，故入夜身热；早晨卫气行于表，阳出于阴，故热退身凉；久热伤阴，阴亏不能作汗，则热退无汗；舌红少苔，脉细数，为阴虚有热之征。治宜养阴透热。方中鳖甲咸寒，直入阴分，养阴于内；青蒿苦辛性寒，其气芳香，能透热于外，共为君药。吴瑭说："此方有先入后出之妙，青蒿不能直入阴分，有鳖甲之领入也；鳖甲不能独出阳分，有青蒿领之出也。"生地黄、知母养阴清热，助君药清退虚热，共为臣药。牡丹皮凉血泻热，助青蒿透热外出，为佐药。五药配伍，养阴而不恋邪，清热而不伤阴，标本兼顾，共奏养阴透热之功。

（桑伟）

第六单元　祛暑剂

细目一　概述

要点一　祛暑剂的适用范围

祛暑剂适用于夏月暑热证。

要点二　祛暑剂的应用注意事项

由于暑病夹湿最为常见，故使用祛暑剂时，每多配伍祛湿之品，是为常法。但亦应注意其主次轻重，如暑重湿轻，则湿易从热化，祛湿之品不宜过于温燥，以免燥灼伤津；如湿重暑轻，则暑为湿遏，祛暑又不宜过用甘寒，以免阴柔碍湿。

细目二　祛暑利湿

要点　六一散《伤寒直格》

【组成】　滑石六两　甘草一两

【功用】　清暑利湿。

【主治】　暑湿证。身热烦渴，小便不利，或泄泻。

【组方原理】　本方证是由暑热夹湿所致。暑为阳邪，内通于心，伤于暑热，故见身热心烦；暑热伤津，则口渴；湿热下注，阻滞三焦，故小便不利；暑湿伤及胃肠，升降失司，则为泄泻。治宜清暑利湿。方中重用滑石，味淡性寒，质重而滑，淡能渗湿，寒能清热，重能下降，滑能利窍，既清心解暑，又渗湿利小便，使湿热之邪从小便而解，为君药。甘草清热和中，与滑石合成甘寒生津之用，使小便利而津液不伤，为佐使药。二药合用，清热解暑，渗湿利尿，可使暑湿之邪从内而清，从下渗泄，因其用量比例为6∶1，故名"六一散"。

【加减化裁】 临证时若暑热较重，可加西瓜翠衣、淡竹叶等以清暑利湿；伤津较重，可加麦冬、石斛等以生津止渴；用治砂石淋，可酌加海金沙、金钱草以通淋排石。

细目三　清暑益气

要点　清暑益气汤《温热经纬》

【组成】 西洋参　石斛　麦冬　黄连　竹叶　荷梗　知母　甘草　粳米　西瓜翠衣

【功用】 清暑益气，养阴生津。

【主治】 暑热气津两伤证。身热汗多，心烦口渴，小便短赤，体倦少气，精神不振，脉虚数。

【组方原理】 本方证为外感暑热，气津两伤所致。暑为阳邪，暑热伤人则身热心烦；暑性升散，致腠理开泄则汗多；暑热伤津，汗出过多，故口渴，尿少而黄；暑热耗气，则体倦少气，精神不振，脉虚数。治宜清暑益气，养阴生津。方中用西洋参益气生津，养阴清热；西瓜翠衣清热解暑，止渴利小便，共为君药。荷梗清热解暑；石斛、麦冬养阴清热，益胃生津，共为臣药。黄连苦寒泻火，以助清热祛暑之力；知母、竹叶清热除烦，共为佐药。甘草、粳米益胃和中，为使药。方中清补并用，既清热解暑，又益气养阴，有标本兼治之义。

（桑伟）

第七单元　温里剂

细目一　概述

要点一　温里剂的适用范围

适用于因外寒入里或寒从中生所致的，以畏寒、肢冷、喜温蜷卧、口淡不渴、小便清长、舌淡苔白、脉沉迟为主要临床表现的里寒证。

要点二　温里剂的应用注意事项

1. 温里剂多由辛热之品组成，故对热证、阴虚证、真热假寒证不宜使用。
2. 素体阴虚或失血者亦应慎用。
3. 若阴寒太盛或真寒假热，服药即吐者，可热药冷服或少佐寒凉药。
4. 应用温里剂还要做到因人、因地、因时制宜。

细目二　温中祛寒

要点一　理中丸《伤寒论》

【组成】 人参　干姜　甘草（炙）　白术各三两

【功用】 温中祛寒，益气健脾。

【主治】

1. 脾胃虚寒证。脘腹疼痛，喜温喜按，呕吐下利，腹满食少，畏寒肢冷，口淡不渴，舌淡苔白，脉沉细或沉迟无力。

2. 阳虚失血证。便血、吐血、衄血或崩漏等，血色暗淡，质清稀。

3. 脾胃虚寒所致的胸痹；或小儿慢惊；或病后喜唾涎沫等。

【组方原理】 本方证皆由脾胃虚寒所致。中阳不足，寒从中生，阳虚失温，寒性凝滞，中焦升降及运化失常，故见痛、冷、吐、利，以及腹满食少、畏寒肢冷、口淡不渴诸症；舌淡苔白，脉沉细，均为阳虚有寒之象；脾阳不足，不能统血，则导致阳虚失血，症见便血、吐血、衄血或崩漏等，因其为阳虚所致，故血色必暗淡，质清稀；脾胃虚寒，胸阳不振，痹而不通，则发为胸痹；土虚不能荣木，筋脉失养，小儿则发为慢惊；脾虚不摄，故可见病后喜唾涎沫，清稀而薄等症。治以温中祛寒，补气健脾。方中干姜温中祛寒，降逆止呕，为君药。人参益气健脾，为臣药。君臣相配，温养中焦脾胃阳气，使其恢复运化、统摄、升清降浊的功能。白术健脾燥湿，防脾虚生湿，为佐药。炙甘草益气和中，为使药。四药相配，一温一补一燥一和，使脾胃阳气振奋，寒邪祛除，则运化升降功能恢复，诸症自愈。

【加减化裁】 临证时若泄泻甚者，可加炒山药、煨肉豆蔻以温中涩肠止泻；阳虚甚者，可加附子、肉桂以温阳散寒；咳唾涎沫者，可加陈皮、苍术以燥湿健脾。

要点二　小建中汤《伤寒论》

【组成】 芍药六两　桂枝三两　炙甘草二两　生姜三两　大枣十二枚　饴糖一升

【功用】 温中补虚，和里缓急。

【主治】 虚劳杂病。虚劳里急，脘腹挛痛，喜温喜按，按之痛减，或虚劳手足烦热，咽干口燥，或虚劳心悸不宁，面色无华，舌淡苔白，脉弦涩。

【组方原理】 本方证因中焦虚寒，营卫气血不足所致。胃肠失其温煦，阴阳失于平调，则见虚劳发热，脘腹挛急疼痛，喜温喜按，按之痛减；子病及母，心失所养，则见心悸不宁，面色无华。治宜温中补虚，和里缓急。方中重用饴糖甘温入脾，温中补虚，和里缓急，为君药。桂枝辛温以温中气，合饴糖辛甘化阳，以温中补虚，建立中焦之气；芍药味酸益阴血，与饴糖相伍，酸甘化阴，以滋补营血，缓急止痛，共为臣药。炙甘草甘温益气，既助饴糖温中补虚，又合桂枝温心阳，制动悸，并与芍药合用，以增缓急止痛之功，生姜温胃，大枣补脾，脾胃健则营卫调，并为佐药。六药合用，于辛甘化阳之中，又具酸甘化阴之用。脾中阳复，化源健，气血自充，营卫遂和，阴阳可调。

细目三　回阳救逆

要点　四逆汤《伤寒论》

【组成】 附子（生用）一枚　干姜一两半　甘草（炙）二两

【功用】 回阳救逆。

【主治】

1. 少阴病。症见四肢厥冷，恶寒蜷卧，神疲欲寐，呕吐腹痛，下利清谷，舌苔白滑，脉沉微。

2. 太阳病误汗亡阳。症见四肢厥冷，大汗淋漓，脉微欲绝。

【组方原理】 本方证为寒邪深入少阴所致的阴寒内盛，阳气衰微，又称阳虚寒厥证。寒为阴邪，易伤阳气，肾阳衰微，阴寒内盛，不能温煦，则四肢厥冷，其特点为冷过肘膝，按之凉甚，与热厥证之其冷不过肘膝有别；肾阳不足导致卫阳不足，故恶寒蜷卧；阳气虚弱，神失所养，则神疲欲寐，其状似睡非睡，若寐非寐，唤之即醒，表情淡漠；肾阳不能温煦脾阳，升降失常，故下利清谷，呕吐腹痛；舌苔白滑，脉沉细，为阳虚阴盛之征。治疗必须急救回阳，方能力挽狂澜，救生命于垂危之中。方中附子生用，大辛大热，走而不守，回阳救逆，尤善温肾阳，为回阳祛寒要药，为君药。干姜辛热，守而不走，温中祛寒，为臣药。二者一守一走，气味雄厚，使温阳之力更为宏大，故前人有“附子无姜不热”之说。附、姜配伍，重在温补肾阳以补先天。炙甘草甘缓和中，调和药性，为佐使，既能缓和姜附燥烈峻猛之性，使其无伤阴之弊，又与干姜配伍，重在温补脾阳以补后天。全方药仅三味，而脾肾之阳同健，温补并用，效专力宏，为回阳救逆之峻剂。

【加减化裁】 临证时若体壮之人，可用生附子12g；如一服未愈而有气虚表现者，可加人参以补气固脱；汗多面红脉微者，可加龙骨、牡蛎以镇摄固脱。

细目四　温经散寒

要点一　当归四逆汤《伤寒论》

【组成】 当归三两　桂枝三两　芍药三两　细辛三两　甘草（炙）二两　通草二两　大枣二十五枚

【功用】 温经散寒，养血通脉。

【主治】 血虚寒凝经脉证。手足厥寒，口不渴，舌淡苔白，脉沉细或细而欲绝，或寒入经络，腰、股、腿、足疼痛及冻疮、寒疝、痛经等。

【组方原理】 本方证由素体血虚，复感风寒，寒凝经脉，气血运行受阻所致。素体血虚，寒侵经脉，四肢失于温煦濡养，故手足厥寒，舌淡苔白，脉沉细或细而欲绝；血虚寒侵经脉，血涩不通，则发为腰、股、腿、足疼痛。治宜温经散寒，养血通脉。方中当归养血和血，兼可温经通脉；桂枝温经散寒，合当归温经散寒而通血脉，为君药。细辛温经散寒，外温经脉，内温脏腑；芍药养血和血，益阴敛营，共为臣药。通草通利血脉；炙甘草、大枣健脾益气，以资生血之源，共为佐使药。诸药合用，温而不燥，补而不滞，共奏温经通脉之效，使阴血充，客寒除，阳气振，经脉通，手足温，诸症自愈。

要点二 阳和汤《外科证治全生集》

【组成】 熟地黄一两 白芥子二钱 鹿角胶三钱 肉桂一钱 麻黄五分 姜炭五分 生甘草一钱

【功用】 温阳补血，散寒通滞。

【主治】 阴疽。患处漫肿无头，皮色不变，酸痛无热，畏寒不渴，平塌凹陷，舌淡苔白，脉沉细或沉迟；或脱疽，贴骨疽，流注，鹤膝风，痰核，瘰疬等属于阴证者。

【组方原理】 阳和汤是治疗外科阴性痈疽疮疡的著名方剂。阴疽之成，多由阳虚血弱，寒邪乘虚内侵，寒凝痰滞，痹阻于肌肉、血脉、筋骨、关节而发。治当温阳补血，散寒通滞，即温、补、通三法合施。方中重用熟地峻补阴血，配以血肉有情之品的鹿角胶以填精血、壮筋骨，两药合用，于大补阴血之中寓“阴中求阳”之意，为君药。炮姜炭、肉桂温阳散寒通滞，共为臣药。用麻黄辛温达卫，宣通经络，又散在表之寒；用白芥子祛痰除湿，宣通气血，可达皮里膜外，两药合用，既能使气血宣通，又能令熟地黄、鹿角胶补而不滞，共为佐药。生甘草解毒、调和诸药，为使药。本方补阴药与温阳药合用，辛散药与滋补药配伍，使寒湿得宣而不伤正，精血得充而不恋邪，用治阴疽，可化阴凝而布阳和，故名“阳和汤”。

（桑伟）

第八单元 补益剂

细目一 概述

要点一 补益剂的适用范围及配伍规律

（一）补益剂的适用范围

适用于气、血、阴、阳不足所致的各种虚弱证候。

（二）补益剂的配伍规律

补益气、血、阴、阳虽各有不同，但不能截然分开，应从整体出发，既要有所侧重，又要统筹兼顾，选方配药应重视以下四个方面。

一是照顾气血相依的关系。补气与补血常配合应用，治疗气虚证一般以补气药为主，也可少佐补血药，使阳气化生有充足的物质基础，但过之则碍胃滞气；血虚证补血时常配伍补气药，因气能生血，或着重补气以生血。气血两虚，则气血双补。

二是重视阴阳互根的关系。阴虚补阴，阳虚补阳，阴阳两虚则阴阳并补。但阴阳互根，孤阴不生，独阳不长。阳虚补阳，常佐以补阴药，使阳有所附，并借阴药之滋润以制阳药之温燥，使补阳而不伤阴；阴虚补阴，常佐以补阳药，使阴有所化，并借阳药之温润以制阴药之凝滞，使滋阴而不碍气。至于阴阳两虚，则阴阳双补，若阴虚火旺，则应滋阴兼以降火。

三是注意培补五脏。虚在何脏就补何脏，此为直接补益法。而间接补益法是根据五脏相互资生的关系，采用“虚则补其母”的方法来治疗。如肺气虚而补脾，为补土生金法；脾阳虚而补命门，为补火生土法；肝阴虚而补肾，为滋水涵木法等。

四是重视补益先后天。肾为先天之本，乃真阴真阳之所在，为五脏六腑阴阳之根本；脾为后天之本，气血化生之源，五脏六腑之气血阴阳皆依赖水谷精微的不断充养，方能充沛不衰。通过补脾或补肾以间接补养虚损之脏，故补益脾肾二脏非常重要。

要点二　补益剂的应用注意事项

1. 使用补益剂首先要注意辨别虚证的类型和具体脏腑，还要辨清虚证之真假。
2. 注意调理脾胃功能，适当配伍健脾和胃、理气消导之品，以助脾胃运化，使其补而不滞，又防虚不受补。
3. 补益剂药多味厚滋腻，宜文火久煎，空腹服用。
4. 不可滥用补益剂，药不对证不仅无效，反而有害。

细目二　补气

要点一　四君子汤《太平惠民和剂局方》

【组成】 人参　白术　茯苓　甘草（炙）各等分

【功用】 益气健脾。

【主治】 脾胃气虚证。面色萎白，语声低微，气短乏力，食少便溏，舌淡苔白，脉虚弱。

【组方原理】 本方证为脾胃气虚，运化失职所致。脾胃虚弱，气血化生不足，失荣于面，则面色萎白；土不生金，肺气不足，则语声低微，气短；气血不足，不能充养肌肉四肢，故四肢乏力；脾胃气虚，运化无力，水湿内停，则食少便溏；气血虚不能上荣，则舌淡苔白；气虚无力鼓动血行，故脉虚弱。治宜益气健脾。方中人参大补元气，健脾养胃，为君药。白术益气健脾，燥湿助运，为臣药。茯苓渗湿健脾，为佐药。炙甘草补气和中调药，为使药。综观本方，人参、白术健脾，使脾恢复运化功能，而茯苓淡渗利湿，使湿邪从小便而去，使脾胃不被湿困，苓、术配伍，则健脾祛湿之功更强。故本方以补气为主，佐以渗利之品，气足可以化湿，湿除有利于健脾。方中药物甘温平和，补而不滞，利而不峻，作用和缓，犹如正人君子之为，故以“四君子”名之。

【加减化裁】 临证时若呕吐者，加半夏以降逆止呕；胸膈痞满者，加陈皮、枳壳以行气宽胸；心悸失眠者，加酸枣仁以宁心安神。

要点二　参苓白术散《太平惠民和剂局方》

【组成】 人参　白术　甘草（炒）　山药　白茯苓各二斤　白扁豆一斤半　莲子肉

薏苡仁　缩砂仁　桔梗各一斤

【功用】 益气健脾，和胃渗湿。

【主治】 脾虚夹湿证。症见食少，甚则饮食不进，呕吐泄泻，四肢乏力，胸脘闷胀，舌淡苔白，脉虚弱，或肺虚咳喘。

【组方原理】 本方证为脾胃气虚夹湿所致。脾失健运，故饮食减少，泄泻；胃失和降，故呕吐；脾胃气虚，气血化生不足，故四肢乏力，舌淡苔白，脉虚弱；中焦气机不畅，故胸脘闷胀。治宜益气健脾，和胃渗湿。至于肺虚咳喘可用本方治疗，乃为培土生金法的运用。方中人参、白术、炙甘草益气补中，为君药。配以山药、莲子肉健脾固肠止泻；茯苓、扁豆、苡仁健脾渗利水湿，共为臣药。更以砂仁芳香醒脾，促中焦运化，且行气化湿，使补而不滞；桔梗开宣肺气，载药上行，以达上焦而益肺，并借肺之布津以养周身，并为佐使药。诸药配合，温而不燥，补而不滞，服后脾胃可日趋强盛，纳食日增，呕吐，便溏或泄泻等，自然可愈。

【参苓白术散与四君子汤的鉴别应用】 两方均有益气健脾之功，用治脾胃气虚之证。但四君子汤以补气为主，为治脾胃气虚的基础方；参苓白术散是在四君子汤基础上加山药、莲子、白扁豆、薏苡仁、砂仁、桔梗而成。兼有渗湿行气作用，并有保肺之效，是治疗脾虚湿盛证及体现“培土生金”治法的常用方剂。

要点三　补中益气汤《脾胃论》

【组成】 黄芪（病甚，劳役热甚者）一钱　甘草（炙）各五分　人参三分　当归二分　橘皮二分或三分　升麻二分或三分　柴胡二分或三分　白术三分

【功用】 补中益气，升阳举陷。

【主治】

1. 脾胃气虚证。饮食减少，少气懒言，体倦肢软，面色萎黄，大便稀溏，舌淡，脉大而虚软。

2. 气虚发热证。身热，自汗，渴喜热饮，气短乏力，舌淡，脉虚。

3. 气虚下陷证。脱肛，子宫脱垂，久泻，久痢，崩漏，气短乏力。

【组方原理】 本方证为脾胃气虚，中气下陷，摄纳无力所致。脾胃为后天之本，主四肢肌肉，气血化生不足，不能充养，故少气懒言，体倦肢软，面色萎黄；脾虚不运，则饮食减少，大便稀溏；脾气虚则清阳不升，陷于下焦，郁而不达则发热；气虚腠理失固，津液外泄，则动辄汗出；脾虚津液不能上承则渴，气属阳，阳气虚，故喜热饮；脾虚失摄，不能升举，故脱肛，子宫脱垂，久泻久痢，崩漏等；舌质淡，脉大而虚软或脉虚，均为气虚之征。治疗“气虚”之证，应以甘温之品以补之；对于“发热”一般应治以寒凉，但本方证之发热为“气虚发热”，也称为“阳虚发热”，故应补之甘温以除热；对于气虚下陷证，则应“虚则补之，下者举之”。方中重用黄芪补中益气，固表止汗，升阳举陷，为君药。人参、炙甘草益气健脾；白术健脾燥湿，共为臣药。血为气之母，故用当归养血和营，以使气有所化；陈皮理气行滞，使补而不滞，共为佐药。柴胡、升麻升阳举陷，佐助君药以升提下陷之中气，又能透表退热，且引芪、参走外以固表，二药兼具佐使之用。炙甘草调和诸药，亦作使药。全方以益气健脾药为主，配伍少量的升阳举陷药，合用成方，能补气固表，升阳举陷，因其用甘温之品补气以解热，故言本方为“甘温除热”的代

表方。

要点四　生脉散《内外伤辨惑论》

【组成】 人参五分　麦冬五分　五味子七粒

【功用】 益气生津，养阴敛汗。

【主治】

1. 热伤气津证。症见汗多体倦，气短懒言，咽干口渴，脉虚数。

2. 久咳肺虚证。症见咳嗽痰少，气短自汗，口干舌燥，苔薄少津，脉虚数。

【组方原理】 本方证为热伤气津，累及心肺所致。暑为阳邪，其性升散，暑热汗多，最易耗气伤津，故暑热为病，每累及心肺，致气阴两虚，证见体倦气短，口干舌燥，脉虚数。治宜补益心肺之气，滋养心肺之阴。方中人参补元生津，益脾肺而生津液，为君药。麦冬养阴生津，兼清心肺胃中虚热，为臣药。五味子敛肺止咳，生津止汗，为佐药。三药合用，一补一清一敛，相辅相成，可使心肺受荫，气充脉复。

要点五　玉屏风散《医方类聚》

【组成】 防风一两　黄芪　白术各二两

【功用】 益气固表止汗。

【主治】 表虚自汗证。自汗恶风，面色苍白，舌淡苔白，脉浮缓，以及虚人腠理不固，易感风邪者。

【组方原理】 本方之自汗证是因表虚不固所致。肺气虚，则卫表不固，营阴不能内守，故自汗、恶风；卫表虚弱，肌腠疏松，则虚人易感风邪；脾气虚，气血化源不足，故面色苍白、舌淡苔白、脉浮缓。治宜益气固表，止汗。方中黄芪为君，益气固表。白术为臣，健脾益气，固表止汗，助黄芪以“培土生金”。二药同用，使气旺表实，则汗不外泄，外邪难侵。防风走表祛风邪并防御风邪之侵为佐使药。且黄芪得防风，固表而不恋邪，防风得黄芪，祛邪而不伤正。三药合用，补中有疏，散中有补。

细目三　补血

要点一　四物汤《仙授理伤续断秘方》

【组成】 熟地黄　当归　白芍　川芎各等分

【功用】 补血和血。

【主治】 营血虚滞证。头晕目眩，心悸失眠，面色无华，唇甲苍白，妇女月经不调，量少或经闭不行，脐腹疼痛，舌淡，脉细弦或细涩。

【组方原理】 本方主治营血虚滞证。营血亏虚，清窍、心神失养，故头晕目眩，心悸失眠；血不外荣，则面色无华，唇甲苍白；血海空虚，不能按时满溢，故妇女月经量少色淡，或前或后，甚或经闭不行，脐腹疼痛；舌淡为营血不足，不能上荣；脉细弦或细涩，为血虚不能充盈。治宜补血、和血、调经。方中熟地黄味厚滋腻，益肾填精，为滋补阴血之要药，为君药。当归补血养肝，又兼能活血，为养血调经要药，为臣药。二药合用，能补肝肾，调冲任，使血海按时满溢。白芍敛阴养血，缓急止痛；川芎活血行气，共为佐药。四药合用，以归、地之补配川芎之行，则补血而不滞血；用川芎之辛散配白芍之酸收，则行血而不耗血动血，动静结合，刚柔相济，温而不燥，滋而不腻，实为补血调血之良方。

【加减化裁】 临证时若兼气虚，加人参、黄芪以补气生血；兼血瘀或妇女经期超前，量多有块，加桃仁、红花以活血祛瘀；血虚有寒，加肉桂、炮姜以温通血脉。

要点二　当归补血汤《内外伤辨惑论》

【组成】 黄芪一两　当归二钱

【功用】 益气生血。

【主治】 血虚劳热证。症见肌热面赤，烦渴欲饮，脉洪大而虚，以及妇女经期、产后血虚发热。或疮疡溃后，久不愈合者。

【组方原理】 本方证为劳倦过度，气虚血弱所致。劳倦内伤，损耗元气，使脾胃虚衰，而阴血化源亦告不足，致阴血亏少，阳无所附，浮越于外，阴不维阳，成为血虚发热之证，故见肌热面赤，烦渴欲饮；脉洪大而虚，则为虚热之征。血为气之母，血虚必累及气亏，有形之血生于无形之气。方中重用黄芪大补脾肺之气，以益气固表，资生血之源，既可补已虚之气，又能防止阳气继续外越，为君药。配以当归养血和营，二药合之，使阳生阴长，则阴血渐生，阳有所依，不致外越，虚热之证自可消失。

要点三　归脾汤《济生方》

【组成】 白术　当归　白茯苓　黄芪　龙眼肉　远志　酸枣仁各一钱　木香五分　甘草（炙）三分　人参一钱

【功用】 益气补血，健脾养心。

【主治】

1. 心脾气血两虚证。心悸怔忡，健忘失眠，盗汗虚热，神疲倦怠，面色萎黄，舌淡苔薄白，脉细弱。

2. 脾不统血证。便血，皮下紫癜，妇女崩漏，月经超前，量多色淡，或淋沥不止，舌淡，脉细弱。

【组方原理】 本证因脾虚不运，气血不足，心神、四肢失养，故心悸怔忡，健忘，神疲倦怠；阳入于阴则睡，心血不足，心阳无所依，浮越于外，则失眠，盗汗虚热；心血不足，失荣于面，则面色萎黄；脾主统血，脾虚则统摄无权，故见便血，皮下紫癜，妇女月经超前，量多色淡或淋沥不止；舌淡苔薄白，脉细弱，为气血亏虚之象。治宜益气补血，健脾养心。方中以人参、黄芪、白术为君药，补气运脾，以资气血化生之源。脾气振则水谷自化精微气血，面唇爪得荣，心得养，则神志安定；饮食能进，清阳布达，神疲倦怠可除；气能统摄血液，故出血可止。以补气药为主，又能起到补气生血，壮子益母的作用。以当归、龙眼肉、酸枣仁、远志、茯苓为臣药，补血养心宁神，引魂入舍。五药合用，悸可定，神可藏，意可存。佐以木香，理气醒脾，使补而不滞。甘草、大枣、生姜，开胃健脾，调和气血，共为佐使。配伍特点以补气药与补血药合用，既可补心血以安神，又可补脾气以统血。

细目四　气血双补

要点一　炙甘草汤《伤寒论》

【组成】 甘草（炙）四两　生姜三两　人参二两　生地黄一斤　桂枝三两　阿胶二两　麦门冬半升　麻仁半升　大枣三十枚

【功用】 滋阴养血，益气温阳，复脉定悸。

【主治】

1. 气血阴阳不足证。脉结代，心动悸，虚羸少气，舌光少苔，或质干而瘦小。

2. 虚劳肺痿。咳嗽，或吐涎沫，形瘦短气，自汗盗汗，虚烦不眠，咽干舌燥，大便干结，脉虚数。

【组方原理】 本方证为阴血不足，阳气虚弱所致。阴血不足，血脉不充，阳气不足，无力鼓动血行，脉气不相续接，故脉结代；气血不足，心神失养，则心动悸；气血两亏，形体失养，故虚羸少气；气血不足，不能上荣，故舌光少苔，或舌质干而瘦小；肺痿之成，与阴血阳气不足也有关系；肺气虚弱，气逆于上，故咳嗽短气；阳气虚弱，津液失布，故涎唾多；肺气虚弱，腠理失固，则自汗；阴血不足，虚热内生，阴津不足，肠道失润，则虚烦失眠盗汗，咽干舌燥，大便干结；脉虚数为气血不足，阴虚有热之征。治宜滋阴养血，益气复脉。方中生地黄滋阴养血，清热生津；炙甘草益气补中，缓急养心。二药重用，益气养血以复脉，共为君药。人参、大枣补益心脾，合炙甘草益心气，补脾气，以资气血化生之源；阿胶、麦冬、麻仁滋阴养血补心，配生地黄滋心阴，养心血，以充血脉，共为臣药。桂枝、生姜温心阳而通血脉，并使诸味厚之品滋而不腻，共为佐药。桂枝与甘草合用，又能辛甘化阳，通心脉而和气血，以振心阳。用法中加清酒煎服，用其行药势而通血脉，为使药。方中补益药与通阳药合用，滋而不腻，温而不燥，使阴血足而血脉充，阳气复而心脉通，气血充沛，血脉畅通，则悸可定，脉可复。由于炙甘草、人参亦可补肺气，润肺止咳；阿胶、麦冬又善养肺阴，润肺燥；生地黄、火麻仁长于滋补肾水，与阿胶、麦冬合用，有“金水相生”之功，故可用于虚劳肺痿的治疗。

要点二　八珍汤与十全大补汤、人参养荣汤的鉴别应用

八珍汤、十全大补汤、人参养荣汤均具有益气补血作用。

八珍汤由四君子汤和四物汤相合加姜、枣而成，为平补气血之剂。主治气血两虚，症见面色苍白或萎黄，头晕眼花，四肢倦怠，气短懒言，心悸怔忡，食欲减退，舌质淡，苔薄白，脉虚细。

十全大补汤由八珍汤加黄芪、肉桂而成，芪、桂二药为甘温益气壮阳之品，配在平补气血的药物当中，不仅增加了全方补益之力，而且使方剂性味偏温，成为温补气血之方，主治气血不足，虚劳咳嗽，食少遗精，脚膝无力，疮疡不敛，妇女崩漏等证，其方证中气血之亏较八珍汤重，且可能伴有气血虚弱不能托疮生肌，或气虚不能摄血等表现。

人参养荣汤是由十全大补汤去掉川芎，加陈皮、五味子、远志而成，五味子、远志为养心安神之品，配在补气养血的方剂中，使其成为益气补血与养心安神两顾之方。主治劳

积虚损，呼吸少气，行动喘息，心虚惊悸，咽干唇燥等证。

总之，八珍汤以平补气血为主，十全大补汤偏于温补气血，人参养荣汤是益气补血、养心安神两顾之方。

细目五 补阴

要点一 六味地黄丸《小儿药证直诀》

【组成】 熟地黄八钱 山萸肉 干山药各四钱 泽泻 牡丹皮 白茯苓各三钱

【功用】 滋阴补肾。

【主治】 肾阴不足证。腰膝酸软，头晕目眩，耳鸣耳聋，消渴，盗汗遗精，骨蒸潮热，手足心热，口燥咽干，牙齿松动，足跟作痛，以及小儿囟门不合，舌红少苔，脉沉细数。

【组方原理】 本方证为肾阴不足，阴虚而生内热，虚火上炎所致。腰为肾之府，齿为骨之余，肾虚精少，不能充养，则腰膝酸软，足跟作痛，牙齿松动，小儿囟门不合；脑为髓之海，肾虚精少，髓海失养，则头晕目眩；肾开窍于耳，肾阴不足，精不上承，则耳鸣耳聋，消渴；阴虚火旺，迫津外泄则盗汗，火扰精室则遗精，虚热内扰，则骨蒸潮热，手足心热，舌红少苔，脉沉细数。治宜滋补肾阴。方中重用熟地黄滋阴补肾，填精益髓，为君药。山萸肉养肝滋肾，固涩精气；山药补益脾阴，兼能涩精，补后天以充先天，共为臣药。三药合用，滋肾阴，补肝血，益脾阴，共补肝脾肾三阴之不足，治其本，称为“三补”。泽泻渗利以宣泄肾浊，防熟地黄腻滞；牡丹皮清泻肝火，凉血退热，防萸肉之温；茯苓渗利脾湿，又助山药之健运。三药既泻上炎之火，又渗下趋之湿浊，同泻三阴虚火之有余，治其标，称为“三泻”，共为佐使药。六药合用，寓补于泻，寓泻于补，三补三泻，以补为主；肝脾肾三阴并补，以补肾阴为主。

【加减化裁】 临证时若阴虚阳亢，头晕目眩者，加石决明、龟甲以平肝潜阳；兼有脾虚气滞者，加白术、砂仁、陈皮等以燥湿行气；若肾虚咳喘，动则息促，呃逆等，可加五味子以滋阴补肾，纳气平喘名都气丸；若肺肾阴虚，咳喘吐血，潮热盗汗，可加五味子、麦冬而成敛肺纳肾之方，名麦味地黄丸。

要点二 一贯煎《续名医类案》

【组成】 北沙参 麦冬 当归身 生地黄 枸杞子 川楝子

【功用】 滋阴疏肝。

【主治】 肝肾阴虚，肝气郁滞证。胸脘胁痛，吞酸吐苦，咽干口燥，舌红少津，脉细弱或虚弦。并治疝气瘕聚。

【组方原理】 肝肾阴亏，肝失所养，疏泄失常，气郁横逆犯胃，致胸脘胁痛，吞酸吐苦；阴虚液耗，津不上承，故咽干，舌红少津；肝气郁滞，日久则结为疝气瘕聚。治宜滋养肝肾阴血为主，配伍疏达肝气之品。方中重用生地黄为君，滋阴养血，补益肝肾。北沙参、麦冬、当归、枸杞子为臣，益阴养血柔肝，配合君药以补肝体，育阴而涵阳。并佐以少量川楝子疏肝泻热，理气止痛，遂肝木条达之性，该药性苦寒，但与大量甘寒滋阴养血药配伍，则无苦燥伤阴之弊。诸药合用，使肝体得以濡养，肝气得以条畅，胸脘胁痛等症可以解除。

【一贯煎与逍遥散的鉴别应用】 一贯煎与逍遥散都能疏肝理气，均可治肝郁气滞之胁痛。逍遥散疏肝养血健脾的作用较强，主治肝郁血虚之胁痛，并伴有神疲食少等脾虚症状；一贯煎滋养肝肾的作用较强，主治肝肾阴虚之胁痛，且见吞酸吐苦等肝气犯胃症状者。

细目六　补阳

要点　肾气丸《金匮要略》

【组成】 干地黄八两　山药　山茱萸各四两　泽泻　茯苓　牡丹皮各三两　桂枝　附子（炮）各一两

【功用】 补肾助阳。

【主治】 肾阳不足证。腰痛脚软，身半以下常有冷感，少腹拘急，小便不利，或小便反多，入夜尤甚，阳痿早泄，舌淡而胖，脉虚弱，尺脉沉细，以及痰饮、水肿、消渴、脚气、转胞等。

【组方原理】 本方证均由肾阳不足所致。肾阳不足，不能温煦下焦，故腰痛脚软，身半以下常有冷感，甚或转胞；肾阳虚不能化气利水，水停于内，则小便不利，少腹拘急；不能固摄，膀胱失约，则小便反多，入夜尤甚；肾主水，肾阳不足，水液代谢失调，则发为痰饮、水肿、消渴、脚气等；由于尺脉候肾，肾阳虚损则尺脉沉细；舌淡而胖，亦为肾阳不足之征。治宜温补肾阳。方中重用干地黄滋补肾阴为君药。用山茱萸、山药补肝脾益精血；用附子、桂枝温补肾阳，鼓舞肾气，共为臣药。佐以泽泻通调水道；茯苓健脾渗湿；牡丹皮清泻肝火。此三味寓泻于补，使邪去而补药得力，并制诸滋阴药可能助湿敛邪之虞。本方配伍特点是补阳药与补阴药合用，意在阴中求阳，补阴以生阳，助阳以化水；以补为主，佐以渗利，寓泻于补，使补而不滞，寓补于泻，使滋而不腻，阴阳协调，诸症可愈。

【加减化裁】 临证时若夜间小便多者，可加五味子、桑螵蛸等以缩尿；若男子阳痿，可加鹿茸、巴戟天、锁阳、肉苁蓉等壮阳起痿。

唐以前只有干地黄，至宋才有熟地黄的炮制方法，故原方用干地黄，而现在多用熟地黄；原方用的是桂枝，但汉代以前无桂枝与肉桂之分，若温补肾阳，则桂枝不如肉桂，故后世用此方多用肉桂。

细目七　阴阳双补

要点　地黄饮子《圣济总录》

【组成】 熟干地黄　巴戟天　山茱萸　肉苁蓉　附子　石斛　五味子　官桂　白茯苓　麦门冬　远志　菖蒲各半两

【功用】 滋肾阴，补肾阳，化痰开窍。

【主治】 喑痱。舌强不能言，足废不能用，口干不欲饮，足冷面赤，脉沉细弱。

【组方原理】 “喑”指舌强不能言，“痱”指足废不能用。因下元虚衰，虚阳上浮，堵塞窍道所致。肾藏精主骨，下元虚衰，使筋脉失养，故筋骨痿软无力，甚则足废不能用；足少阴肾脉夹舌本，舌本失养，痰浊随虚阳上浮，堵塞窍道，故舌强不能言；阴虚内热，则口干不欲饮；肾阳亏虚，不能温煦于下，则足冷；虚阳上浮，则面赤；脉沉细弱，为阴阳两虚之象。治宜补养下元，摄纳浮阳，佐以化痰开窍。方中熟地黄、山茱萸补肾填精；肉苁蓉、巴戟天温壮肾阳，四药合用以治下元虚衰之本，共为君药。附子、肉桂助阳益火，温养下元，摄纳浮阳，引火归原；石斛、麦冬滋阴益胃，补后天以充先天；五味子酸涩收敛，合山茱萸可固肾涩精，伍肉桂能摄纳浮阳。五药合用，助君药滋阴温阳补肾，共为臣药。石菖蒲、远志、茯苓开窍化痰，以治痰浊阻窍之标，又可交通心肾，是为佐药。生姜、大枣和中调药，功兼佐使之用。诸药合用，标本兼顾，阴阳并补，上下同治，而以治本治下为主，下元得以补养，虚阳得以摄纳，水火相济，痰化窍开则喑痱可愈。

（桑伟）

第九单元 固涩剂

细目一 概述

要点一 固涩剂的适用范围

适用于气、血、津、精耗散滑脱之证，包括自汗盗汗，久咳不愈，遗精滑泄，小便不禁，血崩带下等。

要点二 固涩剂的应用注意事项

1. 气血津精耗散滑脱证是以正虚为本，气血津精耗散滑脱为标，故运用时应配伍相应的补益药，以标本兼顾。

2. 若有实邪者不宜使用固涩剂，否则易致“闭门留寇”。

3. 对于元气大虚，亡阳欲脱者，非单纯固涩所能奏效。

细目二 涩肠固脱

要点 真人养脏汤《太平惠民和剂局方》

【组成】 罂粟壳三两六钱 人参 当归 白术各六钱 肉豆蔻半两 肉桂 甘草（炙）各八钱 白芍药一两六钱 木香一两四钱 诃子一两二钱

【功用】 涩肠固脱，温补脾肾。

【主治】 久泻久痢，脾肾虚寒证。大便滑脱不禁，下利赤白，日夜无度，甚至脱肛坠下，脐腹疼痛，喜温喜按，倦怠食少，舌淡苔白，脉迟细。

【组方原理】 本方证多在久泻久痢，积滞已去之后，因脾肾虚寒，肠失固摄所致。脾肾虚寒，则久痢而滑脱不禁，甚或脱肛不收；中焦虚寒，寒主收引，故腹痛而喜温喜按。如泻痢日久，也会加重脾肾阳虚，二者互为因果。治当涩肠固脱，温补脾肾。方中重用罂粟壳涩肠止泻，为君药。臣以肉豆蔻温中涩肠；诃子涩肠止泻。佐以肉桂温肾暖脾，人参、白术补气健脾，当归、白芍养血和血，木香调气醒脾，六药合用调气和血，既治下痢腹痛后重，又使全方涩补不滞。甘草益气和中，调和诸药，为佐使药。综观全方，标本兼治，重在治标；脾肾兼顾，补脾为主；涩中寓通，补而不滞。

细目三　涩精止遗

要点　金锁固精丸《医方集解》

【组成】 沙苑蒺藜　芡实　莲须各二两　龙骨（酥炙）　牡蛎各一两

【功用】 补肾涩精。

【主治】 肾虚不固之遗精证。遗精滑泄，神疲乏力，四肢酸软，腰痛耳鸣，舌淡苔白，脉细弱。

【组方原理】 本证为肾虚精关不固所致。肾虚封藏失职，精关不固，故遗精滑精；肾亏气弱，故神疲乏力；腰为肾之府，耳为肾之窍，肾精亏虚，故腰痛耳鸣；舌淡苔白，脉细弱，为肾精不足之征。治宜补肾涩精。方中沙苑蒺藜补肾固精止遗，为君药。芡实益肾固精；莲须固肾涩精；莲子补肾涩精，并能交通心肾，共为臣药。龙骨、牡蛎煅制而用，功专收敛固涩，兼以重镇安神，神安则益于固精，为佐药。本方既可固精，又可补肾，标本兼顾，以涩为主，体现了“虚则补之”、“涩可去脱”的治法。

细目四　固崩止带

要点　固冲汤《医学衷中参西录》

【组成】 白术一两　生黄芪六钱　龙骨八钱　牡蛎八钱　山萸肉八钱　生杭芍四钱　海螵蛸四钱　茜草三钱　棕边炭二钱　五倍子五分

【功用】 益气健脾，固冲摄血。

【主治】 脾气虚弱，冲脉不固之崩漏证。崩漏或月经过多，色淡质稀，心悸气短，腰膝酸软，舌淡，脉微弱。

【组方原理】 本证为脾气虚弱，冲脉不固所致。冲为血海，脾主统血，脾气虚弱，则统摄无权，致冲脉不固，故见月经过多，甚或崩漏；气虚及失血过多，则色淡质稀，心悸气短；肾主冲脉，冲脉不固，则肾气亦虚，故腰膝酸软；舌质淡，脉微弱，均为血虚气弱之象。治宜益气健脾，固冲摄血。方中重用白术、黄芪补气健脾，使脾健统摄有权，重在固冲摄血，为君药。山萸肉、生白芍补益肝肾，调补冲任，养血敛阴，共为臣药。煅龙骨、煅牡蛎、棕榈炭、海螵蛸、五倍子收敛固涩以止血；茜草祛瘀止血，使血止而不留瘀，共为佐药。综观全方，收敛固涩止血药与益气健脾固冲药配合，使脾统血，肝藏血功能恢复正常，则冲脉得固，崩漏可止。

（桑伟）

第十单元 安神剂

细目一 概述

要点一 安神剂的适用范围

适用于各种神志不安的病证，如心悸、怔忡、失眠、健忘、烦躁、惊狂、癫痫等。

要点二 安神剂的应用注意事项

1. 使用安神剂，应注意按虚实论治，但二者往往互相影响，兼夹出现，故重镇安神与滋养安神可结合使用，以兼顾虚实。

2. 要审因论治，标本兼顾，因神志不安也可由痰、火、气郁、瘀血等原因引起，也应与化痰、泻火、行气、化瘀等治法配伍使用。

3. 重镇安神剂多由金石、贝壳之类的药物组成，易伤脾胃，不能久用，必要时可配伍神曲、麦芽等消食和胃的药物。

4. 金石贝壳类药物入煎剂，宜打碎先煎。

细目二 重镇安神

要点 朱砂安神丸《医学发明》

【组成】 朱砂（另研，水飞为衣）五钱 黄连六钱 炙甘草五钱半 生地黄一钱半 当归二钱半

【功用】 镇心安神，清热养阴。

【主治】 心火亢盛，阴血不足证。心神烦乱，惊悸不安，失眠多梦，胸中烦热，舌红，脉细数。

【组方原理】 本方证为心火亢盛，灼伤阴血所致。心火旺盛，心神被扰，则心神烦乱，惊悸不安，失眠多梦；心火内炽，灼伤胸膈，则胸中烦热；热灼阴伤，阴虚生热，故舌红，脉细数。治宜镇心安神，清热养阴。方中朱砂为君，既镇心安神，又清心火，治标之中兼以治本。黄连为臣，善清心泻火除烦，助君药增强泻心安神之功。当归补血养心，

使阴血足而神自安；生地黄入肾滋阴凉血，使肾水上升，以制心火上炎，共为佐药。甘草为使，调和诸药。诸药合用，则心火得清，阴血得养，心神自安。

细目三　滋养安神

要点一　酸枣仁汤《金匮要略》

【组成】 酸枣仁二升　甘草一两　知母二两　茯苓二两　川芎二两

【功用】 养血安神，清热除烦。

【主治】 肝血不足，虚火扰心的神志不安证。虚烦失眠，心悸盗汗，头晕目眩，口燥咽干，舌红，脉弦细。

【组方原理】 本方证为肝血不足，阴虚内热，虚火扰心所致。肝血不足，魂不归舍，心失所养，则虚烦不眠，心悸不安；阴虚内热，迫津外泄，则盗汗；阴虚阳亢，清窍被扰，则头晕目眩；阴虚内热伤津，则口燥咽干，舌红，脉弦细。治宜养血安神，清热除烦。方中酸枣仁既养肝血，又安心神，为君药。茯苓宁心安神；知母滋阴降火，清热除烦，与枣仁相配，以助安神除烦之效，共为臣药。川芎辛散，既条畅肝血，又疏达肝气，与枣仁相伍，一酸收一辛散，相反相成，以养血调肝安神，为佐药。甘草和中缓急，为使药。诸药合用，养肝血安心神，清内热除虚烦。

要点二　天王补心丹《摄生秘剖》

【组成】 生地黄四两　人参　丹参　玄参　白茯苓　远志　桔梗各五钱　五味子　当归身　天门冬　麦门冬　柏子仁　酸枣仁各一两

【功用】 滋阴养血，补心安神。

【主治】 阴虚血少，心神不宁证。心悸怔忡，烦躁失眠，梦遗健忘，不耐思虑，大便干燥，舌红少苔，脉细数。

【组方原理】 本方为心肾两虚，阴亏血少所致。阴虚血少，心失所养，故心悸怔忡；虚火内扰，阳不入阴，故烦躁失眠，梦遗；阴虚则髓海空虚，故健忘，不耐思虑；阴血不足，肠道失润，故大便干燥；舌红少苔，脉细数，为阴虚火旺之征。治宜滋阴养血，补心安神。方中重用生地黄上养心血，下滋肾水，壮水以制虚火，为君药。天门冬、麦门冬滋阴清热；酸枣仁、柏子仁养心安神；当归补血润燥，共为臣药。人参补益心气，使气旺血生，又宁心益智；五味子益气敛阴且安心神；茯苓、远志养心安神，交通心肾；玄参滋阴降火，以制上炎之火，使心神不为虚火所扰；丹参清热除烦；朱砂镇心安神，共为佐药。桔梗为使，载药上行入心经。诸药合用，共成滋阴安神之剂，滋中寓清，交通心肾，标本兼治。

（桑伟）

第十一单元　开窍剂

细目一　概述

要点一　开窍剂的适用范围

适用于神昏窍闭证。

要点二　开窍剂的应用注意事项

1. 辨别病证虚实。本类方剂只适用于窍闭神昏之实证，对于汗出肢冷、气微遗尿、口开目合之脱证，纵有神志昏迷，也不宜使用。

2. 阳明腑实证见有神昏谵语者，宜用寒下剂治疗，不宜应用开窍剂。

3. 开窍剂中的芳香开窍药物，辛散走窜，易伤元气，故开窍剂多用于急救，中病即止，不可久服。孕妇慎用。

4. 本类方剂多制成丸散剂使用，不宜加热煎煮，以免药性耗散，降低疗效。

细目二　凉开

要点一　安宫牛黄丸与牛黄清心丸的鉴别应用

二方都可以清热开窍，解毒，用治温热之邪，内陷心包，身热，神昏谵语，烦躁不安。

安宫牛黄丸由牛黄清心丸加味而成。主要是清心开窍，泻火解毒，起凉开作用。适用于温热病，如小儿急惊风、中风昏厥，亦治高热蒙闭心窍、神志昏厥、抽搐等症。

牛黄清心丸，由牛黄、朱砂、黄连、黄芩、栀子、郁金组成。主要是清热解毒、安神定志。适用于热入心包、神昏谵语、烦躁、惊厥等症。其清热开窍、安神祛痰的作用稍逊于安宫牛黄丸，适用于热闭之轻证。

要点二　至宝丹与安宫牛黄丸、紫雪的鉴别应用

安宫牛黄丸、紫雪、至宝丹合称“温病三宝”，是凉开法中的常用代表方剂。三方功效相似，但各有所长，其中安宫牛黄丸长于清热解毒；紫雪长于镇痉安神；至宝丹长于芳香开窍。临床运用应加区别，但根据具体情况，亦可交替或结合使用。

细目三　温开

要点　苏合香丸《太平惠民和剂局方》

【组成】 苏合香　龙脑各一两　麝香　安息香　青木香　香附　白檀香　丁香　沉香　荜茇各二两　乳香一两　白术　诃子　朱砂各二两　犀角二两

【功用】 芳香开窍，行气化浊。

【主治】 寒闭证。突然昏倒，牙关紧闭，不省人事，面白肢冷，苔白脉迟；或心腹卒痛，甚则昏厥；亦治中风、中气及感受时行瘴疠之气，属于寒闭者。

【组方原理】 本方之证多由寒湿痰浊或秽浊之气闭塞气机，蒙蔽清窍所致。气机逆乱，上蒙神明，以致突然昏倒，牙关紧闭，不省人事；面白、肢冷、苔白、脉迟均属寒象；感受时疫、秽恶之气，导致气机阻滞，则心腹卒痛，进而气机逆乱，扰及神明，可致神昏。寒湿痰浊蒙蔽清窍，必须用芳香开窍、辟秽化浊药配合温中散寒、辛香行气药，才能化痰、辟秽、开窍。方中苏合香、安息香善透窍辟秽化痰，开闭醒神；冰片、麝香辟秽开窍，通经达络，善通全身诸窍，共为君药。香附、丁香、青木香、沉香、白檀香辛香行气，调畅气血，温通降逆，宣窍开郁，使气降则痰降，气顺则痰消；乳香行气活血，使气血运行通畅，则疼痛可止，共为臣药。本方集 10 种香药于一方，开窍启闭，为方之主体。荜茇温中散寒，增强诸香药止痛行气开郁之功；心为火脏，不受辛热之气，故配犀角清心解毒，以防热药上扰神明，其性虽凉，但其气清香透发，寒而不遏；朱砂镇心安神；白术健脾和中，燥湿化浊；诃子温涩敛气，以防辛香走窜耗散太过，共为佐药。诸药合用，既可加强芳香开窍、行气止痛之效，又可防止香散耗气伤正之弊，配伍极为得当。

（桑伟）

第十二单元　理气剂

细目一　概述

要点一　理气剂的适用范围

适用于各种气滞和气逆病证。如脾胃气滞、肝郁气滞、肺气壅滞、胃气上逆等证。

要点二　理气剂的应用注意事项

1. 辨明证候虚实，勿犯虚虚实实之戒，如气滞实证，误用补气，则其滞愈增；气虚证，误用行气，则更伤其气。气滞兼气逆者，宜行气与降气并用。若兼气虚者，需配伍补气之品，以虚实兼顾。

2. 理气剂用药多为芳香辛燥之品，易伤津耗气，临证应中病即止，勿使过剂。

3. 气虚、阴亏者，素有崩漏、吐衄者，孕妇慎用。

细目二 行气

要点一 越鞠丸《丹溪心法》

【组成】 香附 川芎 苍术 神曲 栀子各等分

【功用】 行气解郁。

【主治】 六郁证。胸膈痞闷，脘腹胀满或疼痛，吞酸嘈杂，嗳气呕恶，饮食不消等。

【组方原理】 本方由肝脾气机郁滞，以致气、血、火、湿、痰、食相因成郁。肝气郁则疏泄失常，脾气滞则升降不行，故胸膈痞闷胀痛，脘腹疼痛，吞酸嘈杂，嗳气呕恶，饮食不消。治宜行气解郁，使气行则血行，气顺则火、湿、痰、食诸郁皆消。方中香附行气疏肝解郁，以治气郁，为君药。川芎为血中之气药，既助君药行气解郁，又可活血祛瘀，以治血郁；苍术燥湿健脾，以治湿郁；神曲消食和胃，以治食郁；栀子清热泻火，以治火郁，共为臣佐药。本方五药，但统治六郁证。今五郁得解，痰郁亦随之而消，故方中不再另配化痰药，深寓治病求本之意。

要点二 枳实薤白桂枝汤《金匮要略》

【组成】 枳实四枚 厚朴四两 薤白半升 桂枝一两 瓜蒌一枚

【功用】 通阳散结，祛痰下气。

【主治】 胸阳不振，痰气互结之胸痹。胸满而痛，甚或胸痛彻背，喘息咳唾，短气，气从胁下冲逆，上攻心胸，舌苔白腻，脉沉弦或紧。

【组方原理】 本方证因胸阳不振，痰浊中阻，气结于胸所致。胸阳不振，津液不布，聚而成痰，阻于胸中，则胸满而痛，甚或胸痛彻背；痰浊阻滞，肺失宣降，故见咳唾喘息、短气；阴寒之气上逆，故有气从胁下冲逆，上攻心胸。治当通阳散结，祛痰下气。方中瓜蒌味甘性寒入肺，涤痰散结，开胸通痹；薤白辛温，通阳散结，化痰散寒，能散胸中凝滞之阴寒、化上焦结聚之痰浊、宣胸中阳气以宽胸，乃治疗胸痹之要药，共为君药。枳实下气破结，消痞除满；厚朴燥湿化痰，下气除满，二者同用，共助君药宽胸散结、下气除满、通阳化痰之效，均为臣药。佐以桂枝通阳散寒，降逆平冲。诸药配伍，使胸阳振，痰浊降，阴寒消，气机畅，则胸痹而气逆上冲诸症可除。

本方的配伍特点有二：一是寓降逆平冲于行气之中，以恢复气机之升降；二是寓散寒化痰于理气之内，以宣通阴寒痰浊之痹阻。

要点三 半夏厚朴汤《金匮要略》

【组成】 半夏一升 厚朴三两 茯苓四两 生姜五两 苏叶二两

【功用】 行气散结，降逆化痰。

【主治】 梅核气。咽中如有物阻，咯吐不出，吞咽不下，胸胁满闷，或咳或呕，舌苔白润或滑腻，脉滑或弦。

【组方原理】 本方主治梅核气是由情志不畅，肝气郁结，肺胃宣降失常，聚津为痰，痰气互结所致。气郁痰阻于咽喉，故咽中如有物阻，咯吐不出，吞咽不下；痰阻气郁，壅滞不通，则胸胁满闷；痰气上逆，肺气失宣，胃失和降则或咳或呕；舌苔白润或滑腻，脉滑或弦，均为痰阻气滞之征。治宜行气散结，降逆化痰。方中半夏化痰散结，降逆和胃，重在降逆；厚朴下气除满，以散胸中滞气，重在行气，二者相伍，一化痰结，一行气滞，痰气并治，共为君药。茯苓渗湿健脾，助半夏祛湿化痰；苏叶芳香宣肺，顺气宽胸，宣通胸中郁结之气，助厚朴顺气宽胸，共为臣药。生姜和胃降逆止呕，为佐药。五药辛苦合用，辛以开结，苦能降逆，温以化痰，共奏行气散结、降逆化痰之功。

要点四　天台乌药散《医学发明》

【组成】 天台乌药　木香　小茴香　青皮　高良姜各半两　槟榔二个　川楝子十个　巴豆（同楝实二味用麸一升炒，候麸黑色，拣去巴豆并麸不用）七十粒

【功用】 行气疏肝，散寒止痛。

【主治】 寒凝气滞所致小肠疝气。症见少腹引控睾丸而痛，偏坠肿胀，舌淡苔白，脉沉迟或弦。

【组方原理】 本方主治疝气为寒凝肝脉，气机阻滞所致。足厥阴肝经循少腹，络阴器，若寒凝肝脉，气机阻滞，故少腹痛引睾丸，偏坠肿胀。治疝之法总不离行气疏肝。故治宜行气疏肝，散寒止痛。方中乌药行气疏肝，散寒止痛，为君药。小茴香疏肝散寒，木香行气止痛，青皮疏肝理气，良姜散寒止痛，四药配合，一派辛温芳香，以增行气散结、祛寒止痛之功，共为臣药。槟榔行气化滞，直达下焦以破坚；苦寒之川楝子与辛热之巴豆同炒，去巴豆而用川楝子，既能增强川楝子行气散结之力，又可制其苦寒之性，二药共为佐使。诸药同用，使寒凝得解，气滞得散，肝脉调和，则疝痛自除。

细目三　降气

要点一　苏子降气汤《太平惠民和剂局方》

【组成】 苏子　半夏各二两半　川当归一两半　甘草（炙）二两　前胡　厚朴各一两　肉桂一两半

【功用】 降气平喘，祛痰止咳。

【主治】 上实下虚之痰喘证。痰涎壅盛，喘咳短气，痰质清稀，色白量多，胸膈满闷，或腰痛脚弱，肢体倦怠，或肢体浮肿，舌苔白滑或白腻，脉弦滑。

【组方原理】 本方所治为上实下虚之咳喘。“上实”即痰涎壅肺，气逆不降，故见胸膈满闷，喘咳短气，痰质稀色白，舌苔白滑或白腻。“下虚”即肾阳不足，肾不纳气，故见短气，腰痛脚弱，肢体浮肿等。治宜降气平喘，祛痰止咳。方中苏子降气平喘，祛痰止咳，为君药。半夏祛痰降逆，厚朴降气平喘，前胡降逆化痰，三药合用，助苏子降气平喘祛痰，共为臣药。肉桂温肾祛寒，纳气平喘；当归既治咳逆上气，又能养血润燥，与肉桂合用温补下虚，扶正祛邪；煎加生姜、苏叶以宣肺散寒，共为佐药。大枣、炙甘草调和诸药，为使药。诸药合用，共奏降气平喘、祛痰止咳之功，具有治上顾下以治上为主，标本

兼顾以治标急的组方特点。

要点二 定喘汤《摄生众妙方》

【组成】 白果二十一枚 麻黄三钱 苏子二钱 甘草一钱 款冬花三钱 杏仁一钱五分 桑白皮三钱 黄芩一钱半 法制半夏三钱

【功用】 宣肺定喘，清热化痰。

【主治】 风寒外束，痰热内蕴之哮喘证。喘咳气急，痰多黄稠，喉中痰鸣，胸闷不舒，或恶寒发热，舌苔黄腻，脉滑数。

【组方原理】 本方证为素有痰热，复感风寒所致。痰热蕴结于肺，肺失宣降，故见喘咳气急，痰多黄稠；痰壅喉中，故喉中痰鸣；痰热阻滞胸膈，则胸闷不舒；复感风寒，邪正相争，则恶寒发热；舌苔黄腻，脉滑数，均为痰热之征。治宜宣肺定喘，清热化痰。方中麻黄宣肺散邪，平喘止咳；白果敛肺定喘化痰，二药合用，一散一收，既可防麻黄发散太过，耗散肺气，又可加强平喘之功，共为君药。苏子、杏仁、款冬花、半夏降气平喘，止咳化痰；苏子配麻黄一降一宣，有助于恢复肺之宣发与肃降功能，共为臣药。桑白皮清肺化痰，止咳平喘；黄芩清泻肺热，亦有化痰之效，共为佐药。甘草调和诸药，为使药。诸药相合，共奏宣降肺气、化痰平喘、清热解表之功，使肺气宣降，热退痰清，喘咳自平。

要点三 旋覆代赭汤《伤寒论》

【组成】 旋覆花三两 人参二两 生姜五两 代赭石一两 甘草（炙）三两 半夏半升 大枣十二枚

【功用】 降逆化痰，益气和胃。

【主治】 胃虚痰阻气逆证。症见心下痞满，噫气不除，呃逆频作，反胃呕吐，吐涎沫，舌淡，舌苔白滑，脉弦而虚。

【组方原理】 本方证由胃虚痰阻，气逆不降所致。胃气虚则升降失常，胃气不降则噫气频作，呃逆或恶心呕吐；脾胃虚弱，聚湿生痰，痰浊内阻，气机不畅，则心下痞满，吐涎沫；舌苔白滑，脉弦而虚为胃虚痰阻之征。治宜降逆化痰，益气和胃。方中旋覆花下气消痰，降气止噫，为君药。赭石质重而沉降，善镇冲逆，坠痰涎，止呕吐，为臣药。半夏、生姜祛痰散结，降逆和胃；人参、炙甘草、大枣健脾益胃，既可扶助已伤之正气，又可防重镇之品伤胃，共为佐药。炙甘草又能调和诸药，兼有使药之用。诸药合用，集祛痰、降逆、补虚于一方，可使痰涎消除，胃气和降，诸症自愈。

（桑伟）

第十三单元 理血剂

细目一 概述

要点一 理血剂的适用范围及配伍规律

（一）理血剂的适用范围

适用于血行不畅，瘀血或出血等证。

（二）理血剂的配伍规律

1. 辨清致病原因，分清标本缓急，正确运用急则治标，缓则治本，或标本兼顾的原则。

2. 临证应用活血祛瘀剂，务须做到化瘀不伤血，行血不出血。必要时酌情配伍养血益气之品，使瘀去而不伤正。

3. 使用止血剂时，应审因论治；对于出血兼有瘀滞者，应在止血剂中适当配伍活血祛瘀之品，以防止血止瘀停。

要点二 理血剂的应用注意事项

活血祛瘀剂均能促进血行，易于动血、堕胎，故孕妇及月经过多者慎用。

细目二 活血化瘀

要点一 桃核承气汤《伤寒论》

【组成】 桃仁五十个 大黄四两 桂枝二两 芒硝二两 炙甘草二两

【功用】 破血下瘀。

【主治】 下焦蓄血证。症见少腹急结，小便自利，甚则烦躁谵语，其人如狂，至夜发热。或血瘀经闭、痛经，脉沉实或涩等。

【组方原理】 由于瘀热互结于下焦，以致气血瘀阻，故少腹急结；因系下焦蓄血，病在血分，膀胱气化正常，故小便自利；热在血分，故烦躁、谵语，至夜发热；瘀热上扰心神，故其人发狂，烦躁不安，甚则谵语昏狂。治宜破血下瘀。方中桃仁破血祛瘀，大黄攻下瘀积，荡涤热邪，使瘀血从肠腑而出，二药合用，瘀热并治，共为君药。桂枝通行血脉，助桃仁破血行瘀。由于大黄的用量倍于桂枝，可知此处用桂枝意不在于辛散走表，而在于取其入血分，通行血脉，使大黄得桂枝之辛甘，不致直泻肠胃，而能随之入经脉，更好发挥其逐瘀泻热之力。芒硝咸寒，软坚散结，助大黄攻瘀泻热，共为臣药。炙甘草调胃安中，并可缓和诸药峻烈之性，为佐使药。诸药合用，力专效宏，可使瘀热迅速排除。

要点二　血府逐瘀汤《医林改错》

【组成】 桃仁四钱　红花三钱　当归三钱　生地黄三钱　川芎一钱半　赤芍二钱　牛膝三钱　桔梗一钱半　柴胡一钱　枳壳二钱　甘草二钱

【功用】 活血祛瘀，行气止痛。

【主治】 胸中血瘀证。症见胸痛、头痛日久不愈，痛如针刺而有定处，或呃逆日久不止，或内热烦闷，或心悸失眠，烦躁易怒，或入暮潮热，唇暗或两目暗黑，舌质暗红或有瘀斑，脉涩或弦紧。

【组方原理】 本方证为瘀血内阻胸中，气机郁滞所致。胸中乃气之宗，血之聚，肝经循行之分野。瘀血阻滞胸中，气机不畅，清阳不升，故胸痛、头痛日久不愈，痛如针刺而有定处；瘀热上冲动膈，则呃逆日久不止；气血瘀而化热，则内热烦闷，或心悸失眠，烦躁易怒；热在阴分，则入暮潮热；至于唇、目、舌、脉所见，皆为瘀血之征。治宜活血祛瘀为主，辅以疏肝行气通络。方中桃仁破血行滞而润燥，红花活血祛瘀以止痛，共为君药。赤芍、川芎助君药活血祛瘀；牛膝既能活血祛瘀，又可引血下行，共为臣药。当归、生地黄养血益阴，清热活血；枳壳疏畅胸中气滞，桔梗宣肺利气，与枳壳相配，一升一降，开胸行气，使气行则血行；柴胡疏肝理气，升达清阳，以上均为佐药。甘草调和诸药，为使药。本方气血兼顾，升降并用，不仅能行血分瘀滞，又能解气分郁结，活血而不耗血，祛瘀而又生新，合而用之，使瘀祛气行，则诸症可愈。

【加减化裁】 本方可广泛用于瘀血内阻而兼有气滞之证，临证时如血瘀经闭、痛经，去桔梗，加香附、益母草以加强活血调经作用；若胁下有痞块，加郁金、丹参、水蛭以加强祛瘀消癥化积作用；若失眠、恶梦较多者，加炒枣仁、茯神以加强养心安神作用；若阳虚者，可去柴胡，加附子、桂枝以加强温阳作用。

要点三　补阳还五汤《医林改错》

【组成】 黄芪四两　当归尾二钱　赤芍一钱半　地龙一钱　川芎一钱　桃仁一钱　红花一钱

【功用】 补气，活血，通络。

【主治】 气虚血瘀之中风证。半身不遂，口眼㖞斜，语言謇涩，口角流涎，小便频数，或遗尿不禁，苔白，脉缓。

【组方原理】 本方证为气虚血瘀所致。由于正气亏虚，脉络瘀阻，筋脉肌肉失养，故半身不遂，口眼㖞斜；气虚血瘀，舌本失养，故语言謇涩，口角流涎；气虚不固，故小便频数，遗尿不禁；苔白，脉缓为气虚之象。治宜补气活血，化瘀通络。方中重用生黄芪大补元气，使气旺以促血行，为君药。当归尾长于活血和血，且活血而不伤血，为臣药。川芎、赤芍活血和营；桃仁、红花活血化瘀；地龙通经活络，善走全身，以行药力，共为佐药。本方的配伍特点，一是大量补气与少量活血化瘀药同用，补气为主，化瘀为辅；二是黄芪用量独重，5 倍于方中活血化瘀药的总量，使气旺血行，活血而不伤正。

要点四　复元活血汤《医学发明》

【组成】 大黄一两　柴胡五钱　当归三钱　桃仁五十个　红花　穿山甲各二钱　瓜蒌

根三钱　甘草二钱

【功用】 活血祛瘀，疏肝通络。

【主治】 跌打损伤，瘀血阻滞证。症见胁肋瘀肿，痛不可忍。

【组方原理】 本方证因跌打损伤，瘀血留于胁下所致。血瘀气阻于胁下，故胁肋疼痛，痛不可忍。治当活血祛瘀，兼以疏肝行气通络。方中重用酒制大黄，荡涤留瘀败血；柴胡疏肝行气，并可引诸药入肝经。两药合用，一升一降，以攻散胁下之瘀滞，共为君药。当归、桃仁、红花活血祛瘀，消肿止痛，为臣药。穿山甲破瘀通络；瓜蒌根清热散结消肿，共为佐药。甘草缓急止痛，调和诸药，为使药。加酒煎药，以增活血通络之力。诸药配伍，使瘀去新生，气行络通，胁痛自平。

【复元活血汤与血府逐瘀汤的鉴别应用】 复元活血汤与血府逐瘀汤均以活血化瘀为主，而治疗瘀血疼痛诸症。但复元活血汤主要用于跌打损伤，瘀血停留胁下而引起的胁肋疼痛，痛不可忍者。病由外伤引起，故用穿山甲、大黄等峻猛之品，以破血行瘀，瘀血去则新血生，血活气行则疼痛自止。血府逐瘀汤主要用于血行不畅，瘀阻胸胁引起胸痛、头痛、胁痛等症。病由内伤引起，故用当归、川芎、芍药、地黄等养血行瘀之品，使瘀去而正不伤，瘀消血行则诸症自解。总之，复元活血汤破血之力较大，血府逐瘀汤活血之力较强。

要点五　生化汤《傅青主女科》

【组成】 全当归八钱　川芎三钱　桃仁十四枚　干姜（炮）五分　甘草（炙）五分

【功用】 化瘀生新，温经止痛。

【主治】 产后瘀血腹痛。症见恶露不行，小腹冷痛。

【组方原理】 本方证为产后血虚受寒，瘀血内阻所致。产后血虚，因寒而瘀。治宜养血化瘀，温经止痛。方中全当归补血活血，化瘀生新，重用为君药。川芎活血行气止痛；桃仁活血祛瘀，共为臣药。炮姜温经散寒，黄酒助药力温通血脉，共为佐药。炙甘草调和诸药，为使药。诸药合用，共奏活血化瘀、温经止痛之效。因其确有化瘀生新之功，故有“生化”之名。

【生化汤与温经汤的鉴别应用】 二方都可以活血化瘀，温经止痛，用治妇科经产方面的瘀血证。

温经汤：具有温经散寒、养血祛瘀之功。主治冲任虚寒、瘀血阻滞之月经不调证。以月经不调、小腹冷痛、经血夹瘀块、时有烦热、舌质暗红、脉细涩为辨证要点。其配伍特点：一是方中温清补消并用，但以温经补养为主；二是大队温补药与少量寒凉药配伍，能使全方温而不燥、刚柔互济，以成温养化瘀之剂。

生化汤：具有养血祛瘀、温经止痛之功。主治血虚寒凝，瘀血阻滞之产后病。以产后恶露不行、小腹冷痛为辨证要点。其配伍特点：寓生新于化瘀之内，使瘀血化，新血生，恶露行，腹痛止。

要点六　桂枝茯苓丸《金匮要略》

【组成】 桂枝　茯苓　桃仁　白芍　牡丹皮各等分

【功用】 活血化瘀，缓消癥块。

【主治】 瘀阻胞宫证。妇女妊娠后胎动不安，漏下不止，血色紫黑晦暗，腹痛拒按；或妇人少腹宿有癥块，按之腹痛挛急，脉涩；或月经愆期；或行经腹痛；或胞衣不下；或产后恶露不尽而腹痛拒按者。

【组方原理】 妇人宿有胞宫瘀结，致妊娠胎动下血，此时不去瘀血则胎元难安，但行散过度又恐损胎，本方缓消癥块乃两全之法。方中桂枝味辛甘而性温，能温通经脉而行瘀滞，为君药。桃仁味苦甘平，为化瘀消癥之要药；丹皮味辛苦性微寒，散血行瘀、兼清瘀热；芍药和血养血，与诸祛瘀药合用，有活血养血之功，共为臣药。茯苓消痰利水、渗湿健脾，以助消癥之力，为佐药。以白蜜为丸，取其缓和诸祛瘀药破泄之力，为使药。诸药合用，共奏活血化瘀、缓消癥块之效。

细目三　止血

要点一　十灰散《十药神书》

【组成】 大蓟　小蓟　荷叶　侧柏叶　茅根　茜根　山栀　大黄　牡丹皮　棕榈皮各等分

【功用】 凉血止血。

【主治】 血热妄行。吐血、咯血、嗽血、衄血，血色鲜红，伴见面赤唇红，心烦口渴，尿赤，便秘，舌红，脉数。

【组方原理】 本方主治火热炽盛，灼伤血络，迫血妄行的各种上部出血证。治宜凉血止血。方中大蓟、小蓟性味甘凉，长于凉血止血，且能祛瘀，共为君药。荷叶、侧柏叶、白茅根、茜草均能凉血止血；棕榈收敛止血，共为臣药。栀子清泻三焦之火，能凉血止血；大黄泻热通便，导热下行，并能止血；牡丹皮清热凉血祛瘀，使止血而不留瘀，共为佐药。本方的特点是十药都炒炭用，以加强收涩止血的作用。本方服法是用白藕捣汁或用萝卜汁磨京墨汁调服，意在加强导热下行之力，使气降血止。全方凉血与清降合用，收涩与化瘀兼施，为一首急救止血的方剂。

要点二　小蓟饮子《济生方》

【组成】 生地黄四两　小蓟半两　滑石半两　蒲黄半两　藕节半两　淡竹叶半两　当归半两　山栀子半两　木通半两　炙甘草半两

【功用】 凉血止血，利水通淋。

【主治】 血淋、尿血。尿中带血，小便频数，赤涩热痛，或尿血，舌红，脉数有力。

【组方原理】 本方证为下焦瘀热，损伤膀胱血络所致。瘀热结于下焦，损伤血络，血渗于尿中，故尿中带血；热聚膀胱，气化失司，故小便频数，赤涩热痛；舌红，脉数均为下焦热结之征。治宜凉血止血，利尿通淋。方中用小蓟凉血止血，为君药。藕节、蒲黄止血消瘀，使血止而不留瘀；重用生地黄养阴清热，凉血止血，使利尿不伤阴，共为臣药。滑石、木通、淡竹叶清热利水通淋；栀子通利三焦，导热下行；当归养血活血，共为佐药。甘草缓急止痛，调和诸药，为使药。全方以凉血止血药与利尿通淋药合用，但以凉血止血为主，又在凉血止血中寓以化瘀之法，使血止而不留瘀；以利尿通淋药为辅，又在利尿通淋中寓以养阴之法，使利尿而不伤阴。

要点三　黄土汤《金匮要略》

【组成】 灶心黄土半斤　白术　附子　干地黄　阿胶　黄芩　甘草各三两

【功用】 温阳健脾，养血止血。

【主治】 脾阳不足，中焦虚寒。大便下血，先便后血，以及吐血、衄血、妇人崩漏，血色暗淡，四肢不温，面色萎黄，舌淡苔白，脉沉细无力。

【组方原理】 本方证因脾阳不足，统摄无权所致。血从上溢而为吐衄，下走而为便血、崩漏。血色暗淡，四肢不温，面色萎黄，舌淡苔白，脉沉细无力等症皆为脾气虚寒及阴血不足之象。治宜温阳健脾，养血止血。方中灶心黄土（即伏龙肝）温中收涩止血，为君药。白术、附子温阳健脾以复统血之权，为臣药。生地、阿胶滋阴养血止血，既可补益已伤之阴血，又可制约术、附温燥伤血的副作用，为佐药；更配苦寒之黄芩，不仅能降吐衄上逆之血，又能制约术、附过于温燥之性，也为佐药。甘草调药和中为使。诸药合用，为温中健脾、养血止血之良剂，具有寒热并用，标本兼顾，刚柔相济的配伍特点。

【黄土汤与归脾汤的鉴别应用】 二方均可用治脾不统血之便血、崩漏。黄土汤中以灶心黄土合炮附子、白术为主，配伍生地、阿胶、黄芩以温阳健脾而摄血，滋阴养血而止血，适用于脾阳不足、统摄无权之出血证。归脾汤重用黄芪、龙眼肉，配伍人参、白术、当归、茯神、酸枣仁、远志补气健脾，养心安神，适用于脾气不足、气不摄血之出血证。

（桑伟）

第十四单元　治风剂

细目一　概述

要点一　治风剂的适用范围

适用于“外风”侵入人体，留于经络、肌肉、筋骨、关节所致的头痛、恶风、肌肤瘙痒、肢体麻木、筋骨挛痛、屈伸不利，或角弓反张及破伤风等，以及由于脏腑功能失调所致“内风”引起的头痛眩晕、震颤、四肢抽搐，或卒然昏倒、不省人事、口眼㖞斜、半身不遂等。

要点二　治风剂的应用注意事项

1. 使用治风剂，首先要辨明内风、外风，或内外风兼夹的不同，外风宜散，内风宜息。

2. 因“风为百病之长”，“风邪不能独伤人”，故风多与其他外邪合而为病，故要区分兼寒兼热，或夹湿夹痰等不同，灵活化裁，全面兼顾。

细目二　疏散外风

要点一　川芎茶调散《太平惠民和剂局方》

【组成】川芎　荆芥各四两　白芷　羌活　甘草（炙）各二两　细辛一两　防风一两半　薄荷八两

【功用】疏风止痛。

【主治】外感风邪头痛。偏正头痛或巅顶作痛，恶寒发热，目眩鼻塞，舌苔薄白，脉浮。

【组方原理】本方所治头痛，系外感风邪所致。风邪上扰，阻遏清阳，故见头痛，目眩鼻塞。风邪在表，正邪交争，则恶寒发热，舌苔薄白，脉浮。若风邪稽留不去，头痛日久不愈，其痛或偏或正，时发时止，即为头风。治宜疏风止痛。因高巅之上，非风药不能上达，故方中多用辛散疏风之品。方中川芎辛温香窜，长于祛风活血而止痛，善治少阳、厥阴经头痛（头顶或两侧），为"诸经头痛之要药"，用量较重，为君药。薄荷、荆芥辛散之品，轻而上行，疏风止痛，清利头目，为臣药。羌活辛散疏风，善治太阳经头痛（后脑牵连项痛）；白芷疏风解表，善治阳明经头痛（前额及眉心痛）；细辛散寒止痛，长于治少阴经头痛（头深部痛连齿），并宣通鼻窍；防风辛散上行，疏散上部风邪。以上诸药共助君臣以增强疏风止痛之功，共为佐药。甘草调和诸药，缓和风药之燥性，为使药。清茶调服，取其苦凉之性，既可上清头目，又能制约辛散祛风之品过于温燥与升散。诸药合用，共奏疏风止痛之功。

要点二　小活络丹《太平惠民和剂局方》

【组成】川乌　草乌　地龙　天南星各六两　乳香　没药各二两二钱

【功用】祛风除湿，化痰通络，活血止痛。

【主治】风寒湿痹。肢体筋脉疼痛，麻木拘挛，关节屈伸不利，疼痛游走不定。亦治中风，手足麻木不仁，日久不愈，湿痰死血阻于经络，而见腰腿沉重，或腿臂间作痛。

【组方原理】本方证是由于风寒湿邪或瘀血湿痰留阻经络，致使气血不得宣通，营卫失其流畅所致。治宜祛风除湿，通络止痛。方中川乌、草乌温经活络，散络中风寒湿邪，且具有较强的止痛作用，故为君药。天南星燥湿活络，以祛络中之痰湿，并能祛风，为臣药。乳香、没药行气活血，以化络中之瘀血，并能止痛，为佐药。地龙通经活络，引诸药直达病所，为使药。诸药合用，则风寒湿邪与痰浊、瘀血均能祛除，从而使血活络通。故方名"活络"。

要点三　消风散《外科正宗》

【组成】当归　生地黄　防风　蝉蜕　知母　苦参　胡麻仁　荆芥　苍术　牛蒡子　石膏各一钱　甘草　木通各五分

【功用】疏风止痒，清热除湿。

【主治】 风疹、湿疹。皮肤疹出色红，或遍身云片斑点，瘙痒，抓破后渗出水液，苔白或黄，脉浮数。

【组方原理】 本方证是由风毒之邪侵袭人体，与湿热相搏，郁于肌肤腠理之间所致。风邪与湿热相搏，内不得疏泄，外不得透达，郁于肌肤，故见皮肤瘙痒，疹出色红，或遍身云片斑点；湿热侵淫，则抓破后渗出水液。治宜疏风止痒为主，辅以清热除湿。方中荆芥、防风、牛蒡子、蝉蜕开发腠理，疏风止痒，以除在表之风邪，共为君药。苍术祛风燥湿，苦参清热燥湿，木通渗利湿热，石膏、知母清热泻火，共为臣药。当归、生地黄、胡麻仁养血活血，滋阴润燥，寓有“治风先治血，血行风自灭”之意，共为佐药。生甘草清热解毒，调和诸药，为使药。诸药合用，共奏疏风养血、清热除湿之效。

【消风散与防风通圣散的鉴别应用】 二方都可以疏风祛邪，用治风疹、湿疹、皮肤瘙痒。消风散由疏风、清热、祛湿、养血四法组成。主要是治疗隐疹，其人素有内热，又受外风激发，或遍身发出片状疹块，瘙痒难耐，所以既能疏风泻热，又能养血凉血。防风通圣散则汗、清、下三法并用，治疗外感风邪，内有蕴热，表里俱实之证。既能疏风解表，治风疹、湿疹；又能泻热通便，治热结便秘。

细目三 平息内风

要点一 羚角钩藤汤《重订通俗伤寒论》

【组成】 羚羊角（先煎）钱半 钩藤（后下）三钱 霜桑叶二钱 滁菊花三钱 川贝母四钱 鲜生地五钱 茯神木三钱 淡竹茹五钱 生白芍三钱 生甘草八分

【功用】 凉肝息风，增液舒筋。

【主治】 肝经热盛，热极动风。高热不退，烦闷躁扰，手足抽搐，发为痉厥，甚至神昏，舌绛而干，脉弦而数。

【组方原理】 本方证是由邪热传入厥阴，肝经热盛，热极生风所致。邪热内盛，则见高热不退；热扰心神，则烦闷躁扰，甚至神昏；热盛风动，风火相煽，故见手足抽搐，痉厥；舌绛而干，脉弦而数，为肝经热盛之征。治宜凉肝息风，增液舒筋。方中羚羊角、钩藤凉肝息风、清热止痉，为君药；桑叶、菊花协助君药以清热息风，为臣药；白芍、生地黄养阴增液，以柔肝舒筋；贝母、竹茹清热化痰；茯神以宁心安神，均为佐药；甘草缓急调药，为使药。诸药合用，可使热清阴复，痉止风定，诸症自可缓解。

要点二 镇肝熄风汤《医学衷中参西录》

【组成】 怀牛膝一两 生赭石一两 生龙骨五钱 生牡蛎五钱 生龟甲五钱 生杭芍五钱 玄参五钱 天冬五钱 川楝子二钱 生麦芽二钱 茵陈二钱 甘草一钱半

【功用】 镇肝息风，滋阴潜阳。

【主治】 类中风。头目眩晕，目胀耳鸣，脑中热痛，心中烦热，面色如醉，或时常噫气，或肢体渐觉不利，口眼渐形㖞斜，甚或眩晕颠仆，昏不知人，移时始醒，醒后不能复原，脉弦长有力。

【组方原理】 本方所治类中风，是由肝肾阴虚，阴不制阳，肝阳化风所致。肝肾阴虚，肝阳上亢，故头目眩晕，目胀耳鸣，脑中热痛，心中烦热，面色如醉，或时常噫气，此为类中风的先兆症状。若肝阳上升太过，气血逆乱，遂致卒中。轻者中经络，则肢体渐觉不利，口眼渐形㖞斜；重者中脏腑，则眩晕甚至颠仆，昏不知人，移时始醒，醒后不能复原；脉弦长有力，为肝阳上亢，肝风内动之征。治宜镇肝息风，滋阴潜阳。方中重用怀牛膝引血下行，折其阳亢，并能滋养肝肾，标本兼顾，为君药。代赭石重镇降逆，平肝潜阳；生龙骨、生牡蛎潜阳降逆，既可潜降上亢之肝阳，又可平镇上逆之气血；生龟甲、玄参、天冬、杭白芍滋阴养血，柔肝息风，使阴液充足，以制阳亢，共为臣药。肝喜条达而恶抑郁，过用重镇之品，势必影响其条达之性，故用茵陈、川楝子、生麦芽清泻肝热，条达肝气，以顺肝性，有利于肝阳之平降，为佐药。生甘草调和诸药，与生麦芽合用，又能养胃和中，以防金石药碍胃，为使药。诸药合用，以镇肝息风为主，标本兼治，故名“镇肝熄风汤”。

【镇肝熄风汤与天麻钩藤饮的鉴别应用】 镇肝熄风汤与天麻钩藤饮均有平肝息风之功，同为治疗肝阳化风之头痛、眩晕的常用方。但镇肝熄风汤是以牛膝为君，配伍代赭石、生龙骨、生牡蛎等，镇潜息风之力较强，而天麻钩藤饮则以天麻、钩藤为君，配伍栀子、黄芩、茯神、夜交藤等，重在平肝息风，清热安神。

（桑伟）

第十五单元　治燥剂

细目一　概述

要点一　治燥剂的适用范围

治燥剂适用于内燥证或外燥证。

外燥多为秋季感受秋令燥邪所致，由于秋季气候有温凉之异，故外燥又分为凉燥与温燥。一般而言，初秋有夏暑的余热，多为感受温热燥邪，发为温燥，属热；深秋有近冬之寒气，多为感受风寒燥邪，发为凉燥，属寒。两者证候不同，治法迥异。

内燥是由脏腑津液亏损所致，多因过食辛辣、房劳过度、热病伤津、发汗、吐利太过等所致。从发病部位看，内燥有上、中、下之别，累及肺、胃、肾、大肠等脏腑。上燥，多属肺燥阴伤，症见咽干舌燥，干咳痰黏；中燥，多属胃燥阴伤，症见呕逆不食，消瘦；下燥，多属肾燥阴伤，症见消渴或津枯便秘。

要点二　治燥剂的应用注意事项

治疗燥证，首先要分清外燥和内燥，外燥又须分清是凉燥还是温燥。燥邪易化火，伤津耗气，故辛香苦燥和苦寒泻火之品均宜慎用。治燥剂多由濡润之品组成，易妨碍气机，助湿生痰，故脾虚失运，痰湿内盛，胸阳不振者均当慎用。

细目二 轻宣外燥

要点一 杏苏散《温病条辨》

【组成】 苏叶 杏仁 半夏 茯苓 前胡 陈皮 桔梗 枳壳 甘草 生姜 大枣

【功用】 辛宣温润，止咳化痰。

【主治】 外感凉燥表证。恶寒无汗，头微痛，咳嗽痰稀，鼻塞咽干，舌苔薄白，脉浮弦。

【组方原理】 “燥为次寒”，凉燥一证，实乃秋之“小寒”犯肺。凉燥外袭，肺失宣降，津液不布，故恶寒无汗，头微痛但不似伤寒之痛甚，鼻塞咽干；凉燥伤肺，肺气不宣，聚湿生痰，故咳嗽痰稀；舌苔薄白，脉浮弦，均为外感凉燥之征。治宜轻宣凉燥，宣肺化痰。方中苏叶辛温不燥，发表宣肺，使凉燥之邪从肺卫而解；杏仁性降而润，宣肺止咳，共为君药。前胡疏风解表，降气化痰；桔梗、枳壳一升一降，助杏仁宣利肺气，共为臣药。半夏、茯苓、陈皮、甘草燥湿化痰，理气和中，共为佐药。生姜、大枣和营卫，调诸药，为使药。诸药合用，辛散宣肺而使凉燥得解，化痰理气而使咳嗽得愈。

要点二 清燥救肺汤《医门法律》

【组成】 桑叶三钱 石膏二钱五分 甘草一钱 人参七分 胡麻仁一钱 真阿胶八分 麦门冬一钱二分 杏仁七分 枇杷叶一片

【功用】 清燥润肺，益气养阴。

【主治】 温燥伤肺证。头痛身热，干咳无痰，气逆而喘，咽喉干燥，口渴鼻燥，胸膈满闷，舌干少苔，脉虚大而数。

【组方原理】 本方所主乃温燥伤肺之重证。燥热外感，肺先受之，肺合皮毛，故见发热头痛，脉浮数；温燥伤肺，气阴两伤，清肃失常，故干咳无痰，气逆而喘，咽喉干燥，口渴鼻燥；肺气不降，故胸膈满闷。治宜清燥润肺，益气养阴。方中重用桑叶，取其质轻凉散之性，清透肺中燥热之邪，为君药。石膏、麦冬皆为甘寒之品，既可清肺金之热，又可润肺金之燥，为臣药。杏仁、枇杷叶肃降肺气，止咳平喘；麻仁、阿胶养阴润肺；人参益气和中，培土生金，五药皆为佐药。甘草调和诸药，兼以益气和中，为使药。诸药合用，清宣滋润，使燥热得清，肺阴得滋，肺气肃降，温燥伤肺之诸症自除。

细目三 滋阴润燥

要点一 增液汤《温病条辨》

【组成】 玄参一两 麦冬八钱 细生地八钱

【功用】 滋阴清热，润燥通便。

【主治】 肠燥津亏便秘证。症见大便秘结，口渴，舌干红，脉细数或沉而无力者。

【组方原理】 本方证是因阳明热邪，耗伤津液，津亏肠燥，传导失司所致。治宜滋阴清热，润燥通便。方中重用玄参，养阴生津，清热润燥，为君药。麦冬生津润燥，生地黄滋阴清热，共为臣药。三药皆为甘寒质润之品，药少力专，行“增水行舟”之计，使津复肠润，便秘自通。本方旨在滋润肠燥，非属攻下，欲使其便通，三药用量宜重。

【加减化裁】 若津亏燥热已甚，大便干结者服增液汤一日后仍不大便，可加生大黄、芒硝以清热泻下，软坚润燥。若见唇干口燥者可加沙参、石斛、花粉以养阴生津。

要点二 麦门冬汤《金匮要略》

【组成】 麦门冬七升 半夏一升 人参三两 甘草二两 粳米三合 大枣十二枚

【功用】 润肺益胃，降逆下气。

【主治】 虚热肺痿。症见咳唾涎沫，气喘短气，口干咽燥，舌红少苔，脉虚数。亦治胃阴不足之气逆呕吐。

【组方原理】 本方证由肺胃阴亏，虚火上炎，气机上逆所致。肺虚肃降失职，气逆不降则为咳喘；肺伤而不布津，加之虚火灼津，脾津不能上归于肺，而聚生浊唾涎沫，并随肺气上逆而咳出，故唾涎沫；燥胜则干，故咽喉干燥；舌红少苔，脉虚数均为肺胃阴虚有热，热灼津枯之象。治宜润肺益胃，降逆下气。方中重用麦冬，取其甘寒清润，滋养肺胃之阴，且清虚火，为君药。半夏苦温，降逆下气，兼化痰涎，为臣药。半夏与大剂麦冬相配，则燥性减而降逆之性存，且使麦冬滋而不腻。人参、甘草、粳米、大枣甘温，补脾益胃，则津液自能上归于肺，此亦“培土生金”、“虚则补母”之意，共为方中佐药。甘草兼能调和诸药，为使。药仅六味，主从有序，润降相宜，既滋肺胃，又降逆气，对于虚热肺痿，是为正治之方。

【麦门冬汤与炙甘草汤、清燥救肺汤的鉴别应用】 三方都可以滋阴润燥，用于肺阴亏虚所致的干咳，咳痰不爽，咽干舌燥等病症。

麦门冬汤重在滋养肺胃，同时佐以降逆下气之品，用治虚热肺痿。临床以咳唾涎沫，短气喘促，舌干红少苔，脉虚数为辨证要点。此外，还可治疗胃阴不足之气逆呕吐。

炙甘草汤功能益气复脉，滋阴养血。临床主要用于治疗气虚血弱所致的脉结代，心动悸，体羸气短，舌光色淡，少津之证。并可治疗气阴两虚，干咳无痰，或咳吐涎沫，量少，形瘦短气，虚烦不眠，自汗盗汗，咽干舌燥，大便干结，脉虚数之肺痿。

清燥救肺汤具有清宣肺气、润燥止咳之功。其清热与滋阴之力均大，主要用于治疗燥热伤肺之重证，临床以头痛身热，干咳少痰，气逆而喘，舌红少苔，脉虚大而数为证治要点。

要点三 百合固金汤《慎斋遗书》

【组成】 百合一钱半 熟地黄 生地黄 当归身各三钱 白芍 甘草各一钱 桔梗 玄参各八分 贝母 麦冬各一钱半

【功用】 养阴润肺，止咳化痰。

【主治】 肺肾阴虚，虚火上炎证。症见咽喉燥痛，咳嗽吐痰，痰中带血，潮热盗汗，舌红少苔，脉细数。

【组方原理】 本方证为肺肾阴虚，虚火上炎所致。阴虚火动，虚火上炎，故咽喉燥痛；肺阴被灼，肺络受伤，则咳嗽吐痰，痰中带血；阴虚内热，故潮热盗汗，舌红少苔，脉细数。治宜养阴润肺，止咳化痰。方中百合生津润肺；生地黄、熟地黄并用，滋肾壮水，其中生地黄兼能凉血止血。三药相伍润肺滋肾，金水并补，共为君药。麦冬、玄参养阴清热，同养肺阴，共为臣药。贝母、桔梗润肺化痰止咳；当归、白芍养血敛阴，同为佐药。甘草调和诸药，并配桔梗利咽喉，为使药。诸药合用，可使阴液得以滋补，虚火得以清降，肺脏得固，诸症可除。

（桑伟）

第十六单元　祛湿剂

细目一　概述

要点一　祛湿剂的适用范围

适用于水湿为患之病证。

湿邪为病，有外湿与内湿之分。外湿伤人，肌表、经络之病居多，每以恶寒发热，头困身重，关节酸痛，或肢体浮肿等为主要临床特征；内湿为患，脏腑之病多见，每以脘腹痞满，呕恶泄泻，黄疸淋浊，足跗浮肿等为主要临床表现。

要点二　祛湿剂的应用注意事项

1. 祛湿剂用药多苦辛温燥或甘淡渗利之品，易于耗伤阴津，素体阴虚津亏者慎用。
2. 辛燥和滑利之品有损胎元，孕妇慎用。

细目二　燥湿和胃

要点一　平胃散《太平惠民和剂局方》

【组成】　苍术四两　厚朴三两　陈橘皮二两　甘草（炙）一两

【功用】　燥湿健脾，行气和胃。

【主治】　湿困脾胃证。症见脘腹胀满，不思饮食，恶心呕吐，嗳气吞酸，倦怠嗜卧，大便溏薄，舌苔白腻而厚，脉缓。

【组方原理】　本方证为湿困脾胃，运化失常，气机阻滞，胃失和降所致。湿为阴邪，阻滞气机，故脘腹胀满；脾被湿困，健运失职，故不思饮食；胃失和降，则发为恶心呕吐，嗳气吞酸；脾阳被困，湿性重浊，故倦怠嗜卧；脾不运湿，水走肠间，故大便溏薄；舌苔白腻而厚，脉缓均为湿困之象。治宜燥湿健脾，行气和胃。方中重用苍术燥湿健脾，使湿去则脾能运化，为君药。厚朴助苍术燥湿健脾，又能散满以消胀，为臣药。陈皮助厚朴行气化湿，为佐药。甘草甘缓和中，调和诸药，为使药。煎加生姜、大枣调和脾胃。诸药合用，使湿浊得化，脾复健运，气畅胃和，诸症可除。

【加减化裁】　临证时若呕吐较重，可加半夏、藿香以降逆止呕；若胀满较重，可加木香、砂仁以理气消胀；若兼食积，可加麦芽、神曲以健胃消食；如兼寒象者，加干姜温中散寒。

要点二　藿香正气散《太平惠民和剂局方》

【组成】 大腹皮　白芷　紫苏　茯苓各一两　半夏曲　白术　陈皮　厚朴（姜汁炙）苦桔梗各二两　藿香三两　甘草（炙）二两半

【功用】 解表化湿，理气和中。

【主治】 外感风寒，内伤湿滞证。恶寒发热，头痛，脘闷食少，恶心呕吐，肠鸣泄泻，腹胀腹痛，舌苔白腻，脉浮或濡缓。

【组方原理】 本方证为外感风寒，内伤湿滞所致。外感风寒，卫阳被郁，故恶寒发热，头痛，脉浮；湿浊中阻，气机不畅，则脘闷食少，腹胀腹痛；湿浊内阻，胃气上逆，则恶心呕吐；湿邪下注，则肠鸣泄泻。治宜解表散寒，芳香化湿。方中重用藿香辛温解表，芳香化湿，和胃止呕，为君药。紫苏、白芷辛香发散，助藿香解表化湿，为臣药。半夏曲、陈皮燥湿和胃，降逆止呕；白术、茯苓健脾祛湿；厚朴、大腹皮、桔梗行气化湿，畅中消胀，共为佐药。甘草调和诸药，姜、枣煎服，能调和脾胃与营卫，为使药。诸药合用，可使风寒外解，湿浊内化，气机通畅，脾胃调和，诸症自愈。

细目三　清热祛湿

要点一　茵陈蒿汤《伤寒论》

【组成】 茵陈六两　栀子十四枚　大黄二两

【功用】 清热利湿，退黄。

【主治】 湿热黄疸。一身面目俱黄，黄色鲜明，食少呕恶，腹满便秘，小便黄赤，舌苔黄腻，脉沉数。

【组方原理】 本方证为湿热内郁所致。湿热郁蒸，使肝失疏泄，胆汁渗溢肌肤，故见一身面目俱黄，黄色鲜明；湿阻中焦，气机不畅，故食少呕恶，腹满便秘；湿热内郁，决渎失职，则小便黄赤；舌苔黄腻，脉沉数，均为湿热之征。治宜清利湿热退黄。方中重用茵陈蒿为君药，清热利湿退黄，为治疗湿热黄疸要药。栀子清利三焦，使湿热之邪从小便而出；大黄泻热通便，使湿热之邪随大便而下，共为臣药。三药合用，清利湿热，前后分消，使湿热从二便排出，湿热除则黄疸可退。

【加减化裁】 临证时对湿热黄疸应区分是湿重于热，还是热重于湿，若湿重，可加茯苓、泽泻、猪苓以利水渗湿；热重者，可加黄柏、龙胆草等以清热祛湿；恶心呕吐较重，可加半夏、竹茹降逆止呕；胁肋胀痛，可加郁金、枳壳、川楝子、木香疏肝理气止痛。

要点二　八正散《太平惠民和剂局方》

【组成】 车前子　瞿麦　萹蓄　滑石　山栀子仁　甘草（炙）　木通　大黄（面裹煨）各一斤

【功用】 清热泻火，利水通淋。

【主治】 热淋。症见尿频涩痛，淋沥不畅，甚则癃闭不通，小腹胀急，口燥咽干，舌苔黄腻，脉沉数。

【组方原理】 本方证为湿热下注，蕴结下焦所致。方中滑石、木通均能清热利尿通淋，为君药。萹蓄、瞿麦、车前子助君药清利湿热，利尿通淋，共为臣药。栀子通泻三焦之火，大黄通腑泻热，使湿热之邪从二便分消，同为佐药。甘草调和诸药，缓急止痛；加少量灯心草导热下行，共为使药。诸药合用，可使湿热清除，小便通利，热淋自愈。

【八正散与小蓟饮子鉴别应用】 八正散与小蓟饮子均能利水通淋，主治淋证。小蓟饮子长于凉血止血，利尿通淋，用于下焦郁热损伤血络的血淋，临床以尿中带血，小便赤涩热痛，舌红脉数为辨证要点；八正散长于清热泻火，利水通淋，用治湿热下注膀胱的热淋，临床以尿频涩痛，舌红苔黄，脉数而实为辨证要点。二方比较小蓟饮子以血淋为主，八正散以热淋为主。

要点三 三仁汤《温病条辨》

【组成】 杏仁五钱 飞滑石六钱 白通草二钱 白蔻仁二钱 竹叶二钱 厚朴二钱 生薏苡仁六钱 半夏五钱

【功用】 宣畅气机，清利湿热。

【主治】 湿温初起及暑温夹湿证。症见恶寒头痛，身重疼痛，午后身热，面色淡黄，胸闷不饥，苔白不渴，脉弦细而濡。

【组方原理】 本方证为湿热之邪留恋气分，弥漫三焦，郁蒸不解，阻遏气机所致。湿温初起，卫阳被湿邪郁遏，故恶寒头痛，身重疼痛；湿阻上中二焦，气机不畅，故胸闷不饥；湿属阴邪，旺于阴分，湿遏热伏，故午后身热；苔白不渴，面色淡黄，脉弦细而濡，皆为湿郁之象。治宜宣畅气机，渗利湿热。方中杏仁宣通肺气以开上，蔻仁芳香醒脾以畅中，薏苡仁渗利湿热以疏下，三药共为君药，故名“三仁汤”。半夏、厚朴辛苦性温，除湿消痞，行气散满，既助行气化湿之功，又使寒凉而不碍湿，共为臣药。通草、滑石、竹叶清热利湿而解暑，共为佐使药。诸药合用，宣上、畅中、渗下，使湿热之邪从三焦分消，则诸症可除。

【三仁汤与甘露消毒丹的鉴别应用】 三仁汤与甘露消毒丹同为清热利湿之剂，治疗湿温初起，邪在气分之证。三仁汤中重用滑石、薏苡仁，配伍宣肺悦脾理气之品，重在祛湿，故主治湿多热少之证，症见头痛恶寒，身重疼痛，苔白不渴等。

甘露消毒丹重用滑石、黄芩、茵陈，配伍化湿避秽、清热解毒之品，清热利湿并重，兼能化浊解毒，故主治湿热并重之证，症见身热口渴，咽颐肿痛，以及发黄、小便短赤等。

细目四 利水渗湿

要点一 五苓散《伤寒论》

【组成】 猪苓十八铢 泽泻一两六铢 白术十八铢 茯苓十八铢 桂枝半两

【功用】 利水渗湿，温阳化气。

【主治】

1. 外感风寒，水湿内停证。小便不利，头痛发热，烦渴欲饮，甚或水入即吐，苔白，脉浮。

2. 水湿内停证。水肿，泄泻，小便不利，以及霍乱吐泻等。

3. 痰饮内停证。脐下动悸，吐涎沫而头眩，或短气而咳者。

【组方原理】 本方原治太阳表邪未解，内传太阳之腑，以致膀胱气化不利，遂成太阳经腑同病之“蓄水证”。外有太阳表邪，故发热头痛，苔白脉浮；内传膀胱，气化失常，则小便不利；水液蓄而不行以致津液不得输布，则烦渴引饮；饮入之水不得输布，故水入即吐，而成水逆。水湿内停，泛溢肌肤，则为水肿；水湿之邪，下注大肠，而为泄泻；水湿稽留肠胃，升降失常，清浊相干，则为霍乱吐泻；水饮内停于下焦，水气内动，故脐下动悸；水饮上犯，阻遏清阳，则吐涎沫而头眩；痰饮凌肺，则短气而咳。治宜利水渗湿，温阳化气，兼解表邪。方中重用泽泻，利水渗湿，为君药。茯苓甘淡利水，健脾渗湿；猪苓利水渗湿，共为臣药。白术健脾祛湿；桂枝助阳化气，解表散寒，共为佐药。五药合用，且服药后多饮开水，使微微汗出，以助气化。膀胱功能复常，小便通利，脾健表解，则蓄水及水湿诸症自除。

【加减化裁】 临证时若表证明显，可加麻黄、苏叶以解表宣肺；若水肿较重，可加桑白皮、陈皮、大腹皮以化气利水。

【五苓散与猪苓汤的鉴别应用】 五苓散与猪苓汤同为利水之剂，均治小便不利，口渴身热。但五苓散证属膀胱气化不利，水湿内停，故用泽泻、二苓、白术配桂枝，以通阳化气行水；猪苓汤证属湿热蕴结下焦，水热互结，邪热伤阴，故用泽泻、二苓、滑石配阿胶，以滋阴清热利水。《医方集解》说：“五苓泻湿胜，故用桂、术；猪苓泻热胜，故用滑石。”所以，二方的病机不同，作用有异，使用时宜加区别。

要点二 防己黄芪汤《金匮要略》

【组成】 防己一两　黄芪一两一分　甘草（炒）半两　白术七钱半

【功用】 益气祛风，健脾利水。

【主治】 风水或风湿证。汗出恶风，身重微肿，或肢节疼痛，小便不利，舌淡苔白，脉浮。

【组方原理】 本方证是由于表虚不固，外感风湿之邪，水湿郁于肌表所致。表虚不固，则汗出恶风；水湿停滞肌腠，则肢体重着，或微有浮肿，小便不利；湿郁肌肉、筋骨，则肢节疼痛。苔白脉浮为风邪在表之象。治宜益气固表与祛风行水并用。方中防己祛风行水；黄芪益气固表，且能行水消肿。两药合用，祛风而不伤表，固表而不留邪，共为君药。以白术为臣药，补气健脾祛湿，与防己相配则祛湿行水之力增，与黄芪相伍则益气固表之功倍。以甘草为使药，培土和中，调和药性。煎加姜、枣为佐，调和营卫。诸药合用，使肌表得固，脾气得健，风邪得除，水湿得运，则风水、风湿之证自愈。

细目五　温化寒湿

要点一　苓桂术甘汤《金匮要略》

【组成】 茯苓四两　桂枝三两　白术二两　甘草（炙）二两

【功用】 温阳化饮，健脾利湿。

【主治】 中阳不足之痰饮病。胸胁支满，气上冲胸，呕吐清水痰涎，目眩心悸，或短气而咳，舌苔白滑，脉弦滑。

【组方原理】 本方证为中焦阳虚，饮停心下所致。中阳不足，脾失运化，湿聚生饮成痰。痰饮停于胸胁，上凌心肺，则胸胁支满，气上冲胸，短气而咳，心悸不安；痰饮中阻，清阳不升，则呕吐清水痰涎，头目眩晕。舌苔白滑，脉弦滑，均为水饮内停之征。治宜温阳化饮，健脾利湿。方中茯苓健脾渗湿，以杜痰饮产生之源，为君药。桂枝通阳化气，温化痰饮，为臣药。苓、桂相伍，一利一温，湿邪去有利于阳气得复，阳气得复又有利于祛湿。白术健脾燥湿，与桂枝相配，则温运之力更强，为佐药。甘草益气和中，调和诸药，为使药。诸药合用，可使脾阳得温，痰饮得化，诸症自愈。

要点二　真武汤《伤寒论》

【组成】 茯苓三两　芍药三两　白术二两　生姜三两　附子（炮）一枚

【功用】 温阳利水。

【主治】 脾肾阳虚水肿。全身浮肿，四肢沉重，小便不利，恶寒肢冷，腹痛下利，舌质淡胖，舌苔白滑，脉沉细。

【组方原理】 本方证为脾肾阳虚，气化不行，水湿内停所致。肾主水液，肾阳虚，则不能蒸化水液；脾主运化，脾阳不足，则不能运化水湿。二者均可造成水湿内停，泛滥肌肤而发生水肿；阳虚气化失常，开合失司，故小便不利；阳虚不能温煦，故恶寒肢冷；脾虚湿盛，阴寒凝结，故腹痛下利；舌质淡胖，舌苔白滑，脉沉细，均为阳虚水湿内停之征。治宜温补脾肾阳气，利水消肿。方中附子温肾助阳，以化气行水，兼暖脾土，以温运水湿，为君药。白术、茯苓健脾益气，利水渗湿，使水气从小便而去，共为臣药。生姜宣肺暖胃，既助附子温阳化气以行水，又助术、苓健脾以化湿；白芍酸甘缓急以治腹痛，并能监制附子、生姜辛热伤阴之弊，共为佐药。诸药合用，有温阳利水之功，水肿等症得以痊愈。

要点三　实脾散《重订严氏济生方》

【组成】 厚朴　白术　木瓜　木香　草果仁　大腹子　附子（炮）　白茯苓　干姜（炮）各一两　甘草（炙）半两

【功用】 温阳健脾，行气利水。

【主治】 阳虚水肿。症见肢体浮肿，腰半以下肿甚，手足不温，口中不渴，胸腹胀满，食少便溏，舌苔白腻，脉沉迟者。

【组方原理】 本方所治为阳虚水肿。由于阳虚水泛，故见肢体浮肿；水为阴邪，其性趋下，故见腰半以下肿甚；脾虚湿盛，气机不畅，故见胸腹胀满，食少便溏；舌苔白腻，脉沉迟，均为阳虚水湿内盛之象。治宜温阳健脾，行气利水。方中附子善温肾阳，助气化以行水；干姜偏温脾阳，助运化以制水。二药合用，温肾暖脾，扶阳抑阴，共为君药。茯苓、白术健脾渗湿，使水湿从小便而去，共为臣药。木瓜芳香醒脾而化湿；厚朴、木香、槟榔、草果行气导滞，化湿利水，使气行则水行，气顺则胀消，共为佐药。甘草益气健脾，调和诸药；生姜、大枣同煎，有健脾和中之意，共为使药。诸药合用，共奏温暖脾肾、行气利水之效。

【实脾散与真武汤的鉴别应用】 实脾散与真武汤同为温阳利水之剂，均可以用于阳虚水肿。

实脾散以附子、干姜为君，温肾暖脾，方用厚朴、木香、草果理脾行气，能消腹胀，全方重在温脾，适用于半身水肿，胸腹胀满，舌淡苔腻，脉沉迟之阴水证。真武汤以附子为君，不用干姜，故偏于温肾阳，方中用白芍能柔肝缓急，而止腹痛，适用于小便不利，四肢沉重或浮肿，心下悸，头眩，肌肉瞤动的水气内停证。

细目六　祛风胜湿

要点　独活寄生汤《备急千金要方》

【组成】 独活三两　桑寄生　杜仲　牛膝　细辛　秦艽　茯苓　肉桂心　防风　川芎　人参　甘草　当归　芍药　干地黄各二两

【功用】 祛风湿，止痹痛，益肝肾，补气血。

【主治】 痹证日久，肝肾不足，气血两虚。腰膝关节疼痛，屈伸不利，或麻木不仁，畏寒喜温，舌淡苔白，脉细弱。

【组方原理】 本方证为痹证日久不愈，以致损伤肝肾，耗伤气血所致。腰为肾之府，膝为筋之府，风寒湿邪痹阻关节，故腰膝关节疼痛，屈伸不利；气血受阻，不能濡养筋脉，则麻木不仁；寒湿均为阴邪，得温则退，故畏寒喜温；舌淡苔白，脉细弱，均为肝肾、气血不足之征。治宜祛风湿，止痹痛，益肝肾，补气血，祛邪与扶正兼顾。方中独活辛苦微温，长于祛下焦风寒湿邪，蠲痹止痛，重用为君药。秦艽、防风祛风湿，止痹痛；细辛辛温发散，祛寒止痛；肉桂温里散寒，温通经脉，共为臣药。桑寄生、牛膝、杜仲补肝肾，强筋骨，壮腰膝，祛风湿；人参、茯苓、甘草补气健脾；当归、芍药、地黄、川芎养血活血，均为佐药。本方配伍特点是：以祛风寒湿为主，辅以补肝肾、养气血之品，祛邪不伤正，扶正不碍邪。诸药相合，使风寒湿邪俱除，气血充足，肝肾强健，诸症自愈。

【加减化裁】 临证时若疼痛较剧者，可加制川乌、制草乌、白花蛇以搜风通络，活血止痛；寒邪偏盛者，可加附子、干姜以温散寒邪；湿邪较重者，可去地黄，酌加防己、薏苡仁、苍术以祛湿消肿。

（桑伟）

第十七单元　祛痰剂

细目一　概述

要点一　祛痰剂的适用范围及配伍规律

（一）祛痰剂的适用范围

适用于因痰所致的各种病证。常见的病证有：咳嗽、喘促、头痛、眩晕、胸痹、呕吐、中风、痰厥、癫狂、惊痫，以及痰核、瘰疬等，故有“百病多有痰作祟”之说。

（二）祛痰剂的配伍规律

脾失健运，可以聚湿生痰；肾虚不能制水，水泛可以为痰。因此，祛痰剂中常配伍健脾、益肾药，以图标本同治。其次，治痰应注意配伍理气药，使气顺痰消。因为痰随气机而升降，气壅则痰聚，气顺则痰消。庞安常说：“善治痰者，不治痰而治气，气顺则一身津液亦随气而顺矣。”

要点二　祛痰剂的应用注意事项

1. 首先应辨别痰病的性质，选择相应类别的祛痰剂。
2. 祛痰剂用药多属行消之品，易伤正气，不宜久服。
3. 对有咳血倾向或痰黏难咯者，不宜用燥热之剂，以免引起大量咯血。
4. 表邪未解或痰多者，慎用滋润之品，以防壅滞留邪，病久不愈。

细目二　燥湿化痰

要点一　二陈汤《太平惠民和剂局方》

【组成】 半夏　橘红各五两　白茯苓三两　甘草（炙）一两半

【功用】 燥湿化痰，理气和中。

【主治】 湿痰证。咳嗽痰多，色白易咯，胸膈满闷，恶心呕吐，肢体困倦，或头眩心悸，舌苔白腻，脉沉滑。

【组方原理】 本方证为脾失健运，湿聚生痰，上犯于肺所致。脾为生痰之源，肺为贮痰之器，由于痰湿犯肺，故咳嗽痰多，色白易咯；痰阻气机，胃失和降，故胸膈满闷，恶心呕吐；湿困脾阳，则肢体困倦；痰湿中阻，清阳不升，则头眩；痰浊凌心，则为心悸。治宜健脾燥湿化痰。方中半夏燥湿化痰，降逆止呕，为君药。橘红理气化痰，使气顺痰消，为臣药。君臣相配，体现了治痰先理气，气顺则痰消之意。茯苓健脾渗湿，湿去则痰无由生，为佐药。甘草健脾和中，调和诸药，为使药。煎时加生姜降逆止呕，又制半夏之毒；乌梅收敛肺气，使散中有收。诸药合用，标本兼顾，燥湿化痰，理气和中，为治痰的通用方剂。方中半夏、橘红以陈久者良，故方以“二陈”名之。

【加减化裁】 本方为治痰的基础方，随证加减，可广泛用于多种痰证。风痰，可加天南星、白附子；热痰，可加黄芩、胆南星；寒痰，可加干姜、细辛；食痰，可加莱菔子、神曲；气痰，可加枳实、厚朴；皮里膜外之痰，可加白芥子等。

要点二 温胆汤《三因极一病证方论》

【组成】 半夏 竹茹 枳实各二两 陈皮三两 甘草（炙）一两 茯苓一两半

【功用】 理气化痰，清胆和胃。

【主治】 胆胃不和，痰热内扰证。症见胆怯易惊，虚烦不宁，失眠多梦，呕吐呃逆，以及癫痫等。

【组方原理】 本方证因素体胆气不足，复由情志不遂，胆失疏泄，胃失和降，气郁生痰化热，胆胃不和，痰热内扰所致。胆属木，失其常则木郁不达，胃气因之失和，继而气郁生痰化热。胆主决断，痰热内扰，则胆怯易惊，失眠多梦，甚或上蒙清窍而发癫痫；胃失和降，则呕吐呃逆。治宜理气化痰，清胆和胃。方中半夏燥湿化痰，降逆和胃，为君药；竹茹清胆和胃，止呕除烦，为臣药。枳实、陈皮理气消痰，使气顺则痰自消；茯苓健脾利湿，使湿去则痰不生，共为佐药。甘草益脾和中，调和诸药，为使药。煎加生姜、大枣和脾胃而兼制半夏之毒。共奏清胆和胃、理气化痰之效。

【加减化裁】 临证时，若心热烦甚者，加黄连、麦冬、山栀以清热除烦；失眠较重者，加酸枣仁、远志以宁心安神；惊悸者，加珍珠母、生牡蛎、生龙齿以重镇定惊；呕吐呃逆者，酌加苏叶或梗、枇杷叶、旋覆花以降逆止呕；眩晕，可加天麻、钩藤以平肝息风；癫痫抽搐，可加胆星、钩藤、全蝎以息风止痉。

【温胆汤与蒿芩清胆汤的鉴别应用】 温胆汤组成药物有陈皮、半夏、茯苓、甘草、枳实、竹茹，方中燥湿化痰与清胆和胃相伍，以清胆和胃化痰为其特长，清热而不寒，化痰而不燥，为主治痰气郁结化热之证的常用方剂。本方加青蒿、滑石、碧玉散、黄芩即为蒿芩清胆汤，方中清热与利湿相伍，使少阳湿热分消；清胆与和胃并用，令木达则土安。主治少阳之邪传腑犯胃，证偏半里，邪热偏重，且兼痰湿中阻之证。症见作寒热如疟，寒轻热重，胸胁胀满，吐酸苦水，舌红苔腻，脉弦滑数。为和解少阳方剂的又一类型。

细目三 清热化痰

要点一 清气化痰丸《医方考》

【组成】 陈皮 杏仁 枳实 黄芩 瓜蒌仁 茯苓各一两 胆南星 制法夏各一两半

【功用】 清热化痰，理气止咳。

【主治】 热痰咳嗽。症见咳嗽，痰稠色黄，咯之不爽，胸膈痞闷，甚则气急呕恶，舌质红，苔黄腻，脉滑数。

【组方原理】 本方证为痰热蕴肺，清肃失常，气机不利所致。由于痰热内蕴，肺失清肃，故咳嗽痰黄，黏稠难咯，胸膈痞闷，气急恶心；舌红，苔黄腻，脉滑数，均为痰热蕴肺之象。治宜清热化痰，理气止咳。方中胆南星味苦性凉，清热化痰，为君药。瓜蒌仁甘寒清热，助胆南星清热化痰；黄芩苦寒善清肺热，共为臣药。枳实、陈皮理气宽胸，以除胸闷气急；云苓、半夏健脾燥湿，以去生痰之源；杏仁宣降肺气，止咳平喘，共为佐使药。诸药合用，使热清火降，气顺痰消，则诸症可愈。

要点二　小陷胸汤《伤寒论》

【组成】　黄连一两　半夏半升　瓜蒌实一枚

【功用】　清热化痰，宽胸散结。

【主治】　痰热互结之小结胸证。症见胸脘痞闷，按之则痛，或咳痰黄稠，口苦，舌苔黄腻，脉滑数。

【组方原理】　本方证为痰热互结心下，气郁不通所致。由于痰热互结心下，气郁不通，故胸脘痞满，按之则痛；痰热犯肺，肺失清肃，故咳嗽痰黄而稠；痰热引动胆气上犯，则口苦；舌苔黄腻，脉滑数，为痰热之征。治宜清热化痰，宽胸散结。方中瓜蒌清热化痰，理气宽胸，除胸膈之痹，为君药。黄连苦寒，清热泻火，开心下之痞；半夏辛燥，降逆化痰，散心下之结，二药相伍，一苦一辛，辛开苦降，散结消痞，共为臣药。药仅三味，配伍精当，为治痰热互结、胸脘痞痛之良剂。

细目四　润燥化痰

要点　贝母瓜蒌散《医学心悟》

【组成】　贝母一钱五分　瓜蒌一钱　花粉　伏苓　橘红　桔梗各八分

【功用】　润肺清热，理气化痰。

【主治】　燥痰咳嗽。症见咳声短促，咯痰不爽，涩而难出，咽喉干燥，苔白而干。

【组方原理】　本方证多由燥热伤肺，灼津成痰，肺失清肃所致。燥热伤肺，灼津为痰，津伤液少，气道干涩，故见咳声短促、咯痰不爽、涩而难出、咽喉干燥；苔白而干为燥痰之征。治宜润肺清热，理气化痰。方中贝母润肺清热，化痰止咳，为君药；瓜蒌润肺清热，理气化痰，为臣药。天花粉润燥生津，清热化痰；橘红理气化痰，使气顺痰消；茯苓健脾渗湿，以杜生痰之源；桔梗宣利肺气，令肺金宣降有权，共为佐药。如此配伍，润燥与理气合用，则肺得清润而燥痰自化，宣降有常则咳逆自止。

细目五　温化寒痰

要点　三子养亲汤《韩氏医通》

【组成】　紫苏子　白芥子　莱菔子

【功用】　降气止咳，化痰消食。

【主治】　痰壅气滞证。咳嗽喘逆，痰多胸闷，食少难消，舌苔白腻，脉滑。

【组方原理】　本方原为高年咳嗽，气逆痰痞而设。痰壅气逆，肺失肃降，以致咳嗽喘逆，痰多胸闷，食少难消等。治宜降气止咳，化痰消食。方中白芥子温肺化痰，利气散结；紫苏子降气化痰平喘，使气降而痰不逆；莱菔子消食导滞，使气行则痰行。三药合用可使气顺痰消，食积得化，咳喘得平，临床看何种症状多，就以所主者为君药。

细目六　治风化痰

要点　半夏白术天麻汤《医学心悟》

【组成】 半夏一钱五分　天麻　茯苓　橘红各一钱　白术三钱　甘草五分

【功用】 化痰息风，健脾祛湿。

【主治】 风痰上扰证。症见眩晕，头痛如蒙，自觉天旋地转，少食多寐，胸闷呕恶，苔白腻，脉弦滑。

【组方原理】 本方证为脾虚生痰，引动肝风，风痰上扰头目所致。由于痰湿蒙蔽清阳，加之肝风内动，风痰上扰清空，故眩晕，头痛如蒙，多寐，甚者自觉天旋地转；痰湿中阻，故胸闷呕恶，少食；舌苔白腻，脉弦滑，均为风痰之象。治宜化痰息风，健脾祛湿。方中半夏燥湿化痰，降逆止呕；天麻平肝息风而止头眩，两药合用，为治风痰眩晕头痛要药，为君药。白术、茯苓健脾祛湿，以治生痰之源，为臣药。陈皮理气化痰，使气顺痰消，为佐药。甘草调和诸药，为使药。煎加姜枣，以和中健脾。诸药合用，可使脾健湿去，痰化风息，头痛眩晕诸症得愈。

（桑伟）

第十八单元　消食剂

细目一　概述

要点一　消食剂的适用范围

适用于食积、痞积等证。

要点二　消食剂的应用注意事项

1. 消食剂虽然作用和缓，但终属克伐之剂，对于纯虚无实之证，应当禁用。

2. 对于积滞日久，正气耗伤或脾胃素虚者，当用丸剂缓消或配伍扶正健脾药，以攻补兼施，祛邪而不伤正。

3. 对于积滞较甚而正气不虚者，可与下法结合使用，以加强消导之力。

细目二　消食化滞

要点　保和丸《丹溪心法》

【组成】 山楂六两　半夏　茯苓各三两　神曲二两　陈皮　连翘　莱菔子各一两

【功用】 消食和胃。

【主治】 食积内停。症见胸脘痞满胀痛，嗳腐吞酸，厌食呕吐，或大便稀溏，苔黄厚腻，脉滑。

【组方原理】 本证系由饮食不节，暴饮暴食所致。食积内停，气机阻滞，故见胸脘痞闷或胀痛，嗳腐吞酸，厌食呕吐，大便稀溏。食积阻滞，生湿化热，故见苔黄厚腻，脉滑。治宜消食和胃。方中重用山楂，消一切食积，尤善消肉食油腻之积，为君药。神曲消食健脾，尤善消酒食陈腐之积；莱菔子消食下气，尤善消谷面痰气之积，共为臣药。君臣相合，可消各种食积。半夏、陈皮行气化滞，和胃止呕，茯苓健脾祛湿，和中止泻；连翘清热散结，以消除食积引起的郁热，共为佐药。本方药力缓和，药性平稳，服之能保全胃气，故名“保和”。

细目三　健脾消食

要点一　健脾丸《证治准绳》

【组成】 白术二两半　木香　黄连　甘草各七钱半　白茯苓二两　人参一两半　神曲　陈皮　砂仁　麦芽　山楂　山药　肉豆蔻（煨去油）各一两

【功用】 健脾和胃，消食止泻。

【主治】 脾虚食停证。症见食少难消，脘腹痞闷，大便溏薄，苔腻微黄，脉虚弱。

【组方原理】 本方证为脾胃虚弱，食积内停，气机阻滞，生湿化热所致。脾虚不运，胃纳呆滞，故食少难消，脉虚弱；脾虚食停，气机不畅，则脘腹痞闷；脾虚生湿，湿邪下注，则大便溏薄；食停生湿蕴热，则苔腻微黄。治宜健脾消食，兼以清热祛湿。方中白术、茯苓用量偏重，健脾渗湿以止泻，为君药。人参、甘草益气健脾；山药、肉豆蔻健脾止泻；山楂、神曲、麦芽消食化滞，以消食积，共为臣药。木香、砂仁、陈皮理气和胃，畅中消痞；稍用黄连清热燥湿以治湿热，共为佐药。甘草调和诸药，为使药。诸药合用，消补兼施，使脾虚得健，食积得消，湿去热清，诸症自除。

【健脾丸与参苓白术散的鉴别应用】 健脾丸与参苓白术散都可以治疗脾胃虚弱，而见泄泻者。健脾丸为消补兼施之剂，是治疗脾胃气虚，运化不及的基本方剂。临床用于治疗脾虚食停证，以食少难消，脘腹痞满，大便溏薄，苔腻微黄，脉虚弱为辨证要点；参苓白术散为补脾益气，渗湿止泻之剂。临床用于治疗脾虚夹湿证，以面色萎黄，饮食不化，并见泄泻，舌淡苔白腻，脉虚缓为辨证要点。此外，参苓白术散还具有益肺保肺之功，亦可治疗肺气虚弱，形寒面白，少气时咳之证。

要点二　枳实消痞丸《兰室秘藏》

【组成】 干生姜　炙甘草　麦芽曲　白茯苓　白术各二钱　半夏曲　人参各三钱　厚朴四钱　枳实　黄连各五钱

【功用】 消痞除满，健脾和胃。

【主治】 脾虚气滞，寒热互结证。症见心下痞满，不欲饮食，倦怠乏力，或胸腹痞胀。食少不化，大便不畅者。

【组方原理】 本方所治之痞满是由脾胃虚弱，升降失常，寒热互结，气壅湿聚所致。治宜平调寒热，消痞除满，健脾和胃。方中枳实苦辛微寒，行气消痞，为君药。厚朴苦辛而温，行气消胀，燥湿除满，为臣药。黄连清热燥湿而开痞，半夏散结和胃而除痞，干姜温中祛寒而散痞，人参益气健脾，白术、茯苓健脾祛湿，共为佐药。麦芽消食和胃，甘草和中益脾，共为使药。诸药合用，消中有补，寒中寓温，辛开苦降，化湿消食，则脾虚气滞、寒热互结之心下痞满证自除。

（桑伟）

第十九单元　驱虫剂

要点　乌梅丸《伤寒论》

【组成】 乌梅三百枚　细辛六两　干姜十两　黄连十六两　当归四两　附子（炮）六两　蜀椒四两　桂枝六两　人参六两　黄柏六两

【功用】 温脏安蛔。

【主治】 蛔厥证。症见腹痛时作，心烦呕吐，时作时止，得食即吐，常自吐蛔，手足厥冷。兼治久痢、久泻。

【组方原理】 本方证为胃热肠寒，蛔动不安所致。蛔虫喜温而恶寒，寄生于肠内，若遇胃热肠寒，不利于蛔虫生存，则扰动不安，不时逆行，上窜入胃或胆腑，阻塞胆道，故见腹痛，烦闷，呕吐，甚则吐出蛔虫。蛔虫起伏无时，故腹痛与呕吐时发时止。痛甚则气机逆乱，阴阳之气不相顺接，致四肢厥冷发为蛔厥。证属寒热错杂，治宜寒热并调，温脏安蛔。方中重用乌梅，且用醋渍，使酸味独重，以酸静蛔，制其扰动，安蛔止痛，为君药。蜀椒、细辛味辛性温，以辛伏蛔，以温脏祛寒；黄连、黄柏味苦性寒，以苦下蛔，寒清胃热；附子、干姜、桂枝皆为辛热之品，温脏祛寒，共为臣药。人参、当归补养气血，与温里药相配，以温补下焦虚寒，养血通脉，调和阴阳以解四肢厥冷，为佐药。蜂蜜甘缓和中为使药。诸药合用，寒热并调，邪正兼顾，共奏温脏安蛔之功。寒热错杂，正气虚弱之久泻久痢亦可奏效。

（桑伟）

中医学基础

第一单元 中医学理论体系的基本特点

细目一 整体观念

整体，就是完整性和统一性。人体是一个有机的整体，人体与外界环境也是一个密不可分的整体，这种内外环境的统一性和人体自身整体性思想，称之为整体观念。

要点 整体观念的内容

（一）人体是一个有机的整体

中医学认为，人体是一个以五脏为中心，以心为主宰，通过经络内外络属联系的有机整体，贯穿于中医学生理、病理、诊断和治疗等各个方面。

1. 生理上的整体性

主要体现在五脏一体观和形神一体观两个方面。

（1）五脏一体观：构成人体的五脏、六腑、五体、五官、九窍等具有各自不同的生理功能，通过经络系统“内属于脏腑，外络于肢节”的联系，组成了以五脏（心、肺、脾、肝、肾）为中心的五大功能系统，五个系统又在心的主宰之下，构成一个表里相连、上下沟通、密切联系、协调共济、井然有序的统一整体，并且通过精、气、血、津液等的作用来完成机体的统一的机能活动。

（2）形神一体观：形，即形体，是指构成人体的脏腑、经络、组织及精气血津液等生命物质。神，即精神，是指人的精神意识思维活动。形与神俱，不可分离。形是神的藏舍之处，神是形的生命体现，神不能离开形体而单独存在，有形才有生命，有生命才产生精神活动，而神一旦产生，就对形体起着主宰作用。故谓形乃神之宅，神乃形之主。形神统一，是生命存在的保证。

2. 病理上的整体性

脏腑之间、精气血津液之间，在生理上是相互依存、协调统一的，在病理上也必然是相互影响的。脏腑发生病变，可以通过经络反应于体表、组织或官窍；体表、组织、官窍有病，也可以通过经络影响脏腑；脏腑之间亦可以相互影响。如发生了“肝火”，肝火上炎于目，可见目赤肿痛；肝热移胆，胆热循经上冲，则耳鸣耳聋；热灼肝经，筋脉失养，则出现手足抽搐；肝火可传入心，而见心肝火旺，烦躁易怒；传入肺，为肝火犯肺，出现胁痛咯血；传入胃，即肝火犯胃，而见脘痛泛酸，甚至呕血。

3. 诊断上的整体性

中医在诊断疾病时，亦从整体出发，采用“察外知内”的方法，通过观察五官、形体、舌脉等外在变化，推测内在脏腑的病理变化，从而做出正确的诊断。

4. 治疗上的整体性

在治疗疾病时，中医更强调整体观念，即注意脏、腑、形、窍之间的联系，也注意五脏之间的影响，在探求局部病变与整体病变的内在联系的基础上确立适当的治疗原则与方法。如对口舌糜烂用清心泻小肠火的方法治疗，这是因为心开窍于舌，心与小肠经脉互相络属，有表里相合的关系。中医学就是用这种从整体出发、全面考虑问题的思维方法来诊治疾病的。

（二）人与外界环境的整体观

1. 人和自然环境的整体观

人类生活在自然界中，自然界存在着人类赖以生存的必要条件。同时，自然界的变化又可直接或间接地影响人体，而机体则相应地产生反应。属于生理范围的，即是生理的适应性；超越了这个范围，即是病理性反应。故曰："人与天地相应也"。这种"天人一体观"即是人与自然界的统一性。

（1）季节气候对人体的影响：在一年四季中，有春温、夏热、秋凉、冬寒的气候变化，自然界的生物就会有春生、夏长、秋收、冬藏等相应的适应性变化。人体也必须与之相适应，在天气炎热时，人体就以开泄腠理、出汗散热来适应；而天气寒冷时，人体为了保温，皮肤就密闭而少汗，多余的水液就从小便排出。人体四时的脉象也随之有相应的变化，春弦夏洪，秋毛冬石。不同的季节，多发病及流行病也不同。此外，一些慢性疾病，往往在气候剧变或季节交替时容易发作或增剧，如慢性咳嗽、哮喘、痹证等。不同季节，治病用药和饮食调养也应有所不同，炎热的夏季，应少用热药，饮食应以清凉为宜；寒冷的冬天，应慎用寒凉之药，饮食应以温热为佳。

（2）昼夜晨昏对人体的影响：人随昼夜晨昏消息而消息。昼夜的变化也影响疾病的过程，一般病证大多是白天病情较轻，傍晚加重，夜间最重。这是因为早晨、中午、黄昏、夜半，人体阳气存在着生、长、衰、入的规律，从而影响邪正斗争，病情也呈现出慧、安、加、甚的起伏变化。

（3）不同地域、水质对人体的影响：不同地区的气候、土质和水质不同，会对人体产生不同的影响。如江南地势低，气候温暖而湿润，故人体的腠理多疏松；北方地势高，气候寒冷干燥，故人体的腠理多致密。人们生活在已经习惯的环境中，一旦异地而居，就会感到不适，习惯上称"水土不服"，但经过一段时间之后，也就会逐渐适应。由于地域不同，人的体质不同，所患疾病亦有差异，特别是一些地方性疾病，与地理环境的关系更为密切。因此，在诊断和治疗疾病时，都应遵循因地制宜的原则。

2. 人与社会环境的整体观

人不仅具有自然属性，而且具有社会属性。人是社会的组成部分，人能影响社会，社会的变动对人体也产生影响。在竞争日益激烈的当今社会，社会因素的变化对人体的影响日显突出。其中社会的进步，社会的治与乱，以及人的社会地位的变动，对人体的影响尤为明显。

细目二　辨证论治

要点一　症、证、病

症，是指疾病具体的临床表现，包括症状与体征。症状是指病人主观的异常感觉或某些病态改变，如发热、头痛、咳嗽、呕吐等。体征是指能被觉察到的客观表现，如面黄、目赤、舌紫、脉数等。症仅仅是疾病的个别现象，同一个症状，可由不同的致病因素引起，其病理机制不尽相同。因此，孤立的症状和体征不能反映病理变化的本质。

证，即证候，是对疾病发展过程中某一阶段病理本质的概括。证候一般由一组相对固定的、有内在联系的、能反映疾病过程中一定阶段本质的症状和体征构成，它提示了疾病的病因、病位、病性和邪正盛衰变化，能反映出疾病过程中某一阶段的病理变化的本质，是中医学确定治法、处方遣药的依据。如气血两虚、脾胃虚寒、肝阳上亢、心脉痹阻等，均是证的概念。

病，是疾病的简称，是指有特定病因、发病形式、病机、发展规律和转归的一种完整的病理过程，如感冒、痢疾、哮喘和疟疾等。疾病的这一概念，反映了某一疾病全过程的总体属性。

要点二　辨证论治

辨证论治分辨证和论治两个阶段。所谓辨证，就是将四诊（望、闻、问、切）所收集的资料（症状和体征），通过分析、综合，辨清疾病的原因、性质、部位以及邪正之间的关系，加以概括、判断为某种性质的证。辨证的内容包括辨病因、辨病位、辨病性、辨病势四个方面。论治，又称施治，是根据辨证的结果，确定相应的治疗原则和方法。论治过程一般分为因证立法、随法选方和处方遣药三个步骤。

辨证是论治的前提和依据，论治是辨证的目的，通过论治的效果，可以检验辨证是否正确。

要点三　同病异治和异病同治

1. 同病异治

同一种病，由于发病的时间、地区、患者的体质或疾病所处的阶段不同，表现出不同的证，针对不同证进行治疗，即所谓同病异治。如感冒，由于感受邪气的性质有风寒、风热之别，所以临床表现的证候也不同，治法也就有辛温解表、辛凉解表的不同。

2. 异病同治

不同的病在其发展过程中可出现相同的证，则可采用相同的方法治疗，即所谓异病同治。如脱肛、子宫脱垂、胃下垂等病，因其病因相同，都是由于气虚下陷所致，治疗都可用“补中益气汤”以升提中气。

其实，异病同治与同病异治也可以说是证同治亦同，证异治亦异，关键在于辨证。表面上看似乎矛盾，其实质仍在于治病求本。

（郭梅）

第二单元　阴阳学说

细目一　阴阳学说的概念

阴阳学说，是研究自然界事物的运动规律，并用以解释宇宙间事物的发生发展变化的一种古代哲学理论。

要点一　阴阳及其特性

（一）阴阳的概念

1. 概念

阴阳是对自然界相互关联的事物或现象对立双方属性的概括。它既可以代表两个相互对立的事物，也可以代表同一事物内部所存在的相互对立的两个方面。如水与火，是相互关联又相互对立的两种不同的现象；又如人体内部的气和血，是构成人体和维持人体生命活动的两种不同属性的基本物质，均以阴阳来表示其特定属性。

2. 事物的阴阳属性

一般而言，凡运动的、外在的、上升的、温热的、无形的、明亮的、兴奋的，统属于阳的范畴；静止的、内在的、下降的、寒冷的、有形的、晦暗的、抑制的，统属于阴的范畴。总之，事物和现象的阴阳属性，是就两个方面相比较而言的，是由其性质、位置、趋势等方面所决定的。但阴阳不是指具体的事物，而是抽象的属性概念。

（二）阴阳的特性

1. 阴阳的普遍性

阴阳是对自然界相互关联的事物或现象对立双方属性的概括。被用来解释自然界一切事物和现象的发生、发展、运动和变化，因而具有普遍性。大则天地，天为阳，地为阴；小则气血，气为阳，血为阴。所以说：“阴阳者，天地之道也，万物之纲纪，变化之父母，生杀之本始，神明之府也。”

2. 阴阳的关联性

阴阳的关联性指阴阳所分析的事物和现象，应是在同一范畴，同一层次，即相关的基础之上的。只有相互关联的一对事物，或一个事物的两个方面，才能用阴阳来解释和分析。如上与下，左与右，男与女等。如果不具有相互关联性的事物与现象，并不是统一体的对立双方，就不能用阴阳来说明，如将上与女、左与下分阴阳，就毫无意义，甚至是荒唐的。

3. 阴阳的相对性

事物的阴阳属性，并不是绝对的，不可变的，而是相对的，可变的。阴阳的相对性表现在两个方面：一是阴阳的属性是在与自己的对立面的比较中确定的，并随着条件的变化而改变。例如60℃的水，同20℃的水相比当属阳；但同100℃的水相比，则应属阴了。二是阴阳中复有阴阳，即阴阳无限可分。

4. 阴阳的可分性

宇宙间任何相互关联的事物都可以概括为阴阳两类属性，而任何一种事物的内部又可以分为对立的两个方面，即阴中有阴阳可分，阳中也有阴阳可分，如此分下去，以至无穷。例如，昼为阳，夜为阴；而上午为阳中之阳，下午为阳中之阴；前半夜为阴中之阴，后半夜为阴中之阳。所以《素问·阴阳离合论》说："阴阳者，数之可十，推之可百；数之可千，推之可万；万之大，不可胜数，然其要一也。"

细目二 阴阳学说的基本内容

要点一 阴阳的对立制约

阴阳对立制约，是指属性相反的阴阳双方在一个统一体中的相互排斥、相互制约和相互斗争。

事物或现象的阴阳属性一旦确立，阴阳双方即互为反面，相互对立，如内与外，动与静，出与入，升与降，热与寒，数与迟等；阴与阳之间也就相互制约，如寒能除热、热能祛寒，水能灭火、火能耗水。相互对立制约的阴阳双方，维持着事物之间和事物内部的协调平衡状态。如太阳运行到地平线以上，阳气上升，阴气下降，白昼来临；太阳运行到地平线以下，阴气上升，阳气下降，黑夜降临。由于阴阳二气的升降作用的相互对立制约，才确保昼夜规律不变。在人则"阴平阳秘，精神乃治"。

阴阳的相互对立制约是有限度的，即不能太过，也不能不及。否则就会导致事物之间和事物内部的协调平衡失常。对人来说就发生疾病。阴胜则阳病，阳胜则阴病；阴虚则热，阳虚则寒。

要点二 阴阳的互根互用

阴阳互根互用，是指阴阳双方互为基础，一方的存在必以另一方存在为前提，具有相互依存、相互资生、相互为用的关系。

阴或阳任何一方都不能脱离对方而单独存在，每一方都以对方的存在作为自己存在的条件和依据。如天为阳、地为阴。没有天，就无所谓地；没有地，就无所谓天。昼为阳、夜为阴。没有昼，就无所谓夜；没有夜，就无所谓昼。热为阳、寒为阴。没有热，就无所谓寒；没有寒，就无所谓热。人体的机能活动（阳）和营养物质（阴）也是相互依存的。所谓"阴根于阳，阳根于阴"；"孤阴不生，独阳不长"；"阴在内，阳之守也，阳在外，阴之使也"。阴阳互根的关系异常，自然界的变化就会失去常态，机体生生不息之机就会遭到破坏，出现"无阴则阳无以生，无阳则阴无以化"的阴阳互损病理变化，甚至"阴阳离决，精气乃绝"而死亡。

要点三 阴阳的消长平衡

阴阳的消长平衡，是指阳阳两个方面，并不是处于静止不变的状态，而始终处于此增彼减或此减彼增的动态变化之中。阴阳的消长就可能是阴消阳长或阳消阴长。任何事物在一定限度之内，相互对立，相互依存的阴阳双方，都在不断地进行着消长变化，以此保持着事物的相对动态平衡，也只有这样才能维持事物的正常发展变化。阴阳消长是阴阳运动的量变过程，这一消长运动是在一定范围、一定限度内进行。如果这种“消长”运动超出一定的限度，便将出现阴阳某一方面的偏盛或偏衰，平衡被破坏，在自然界则形成灾害，在人体则发生疾病。阴阳消长到极盛阶段，事物就会发生质的变化，一事物就变为它事物。

要点四 阴阳的相互转化

阴阳的相互转化，是指阴阳双方在一定条件下，可以各自向其相反的方向转化，即阴可以转化为阳，阳可以转化为阴。阴阳的转化，必须具备一定的条件，这种条件《内经》称之为“重”和“极”，即所谓“极则生变”、“重则必反”。正如《素问·阴阳应象大论》说：“重阴必阳，重阳必阴”，“寒极生热，热极生寒”。说明事物发展变化到极点，必然向相反的方向转变。

阴阳的转化有两种形式，一是渐变，一是突变。阴阳的渐变，是指阴阳的转化有一个时间过程，阴转化为阳，阳转化为阴，是逐渐实现的，如正常的一年四季的气候变化，人体的消化过程。阴阳的突变，是指阴阳运动变化过程中，突然由阴变为阳，或由阳变为阴，其转变的时间迅速，突然实现了阴阳的转变，如天气的骤变，疾病阳证转阴证等。

细目三 阴阳学说在中医学中的应用

要点一 说明人体的组织结构

人体是一个有机的统一整体，整个人体及其各部分组织结构，都具有阴阳对立统一的关系，既是相互联系的，又可划分为阴阳两部分。如《素问》说：“人生有形，不离阴阳。”阴阳学说按阴阳属性，将人体组织结构、部位、脏腑、经络、形气等都作了具体划分。就人体部位而言，人体上部为阳，下部为阴；体表属阳，体内属阴；背部属阳，腹部属阴；四肢外侧属阳，内侧属阴。就人体脏腑而论，肝心脾肺肾五脏属阴，胆胃大小肠膀胱三焦六腑属阳。脏腑之中又各分阴阳，即阴中有阳，阳中有阴，如五脏中心肺居上属阳，肝脾肾居下属阴。各脏又有阴阳之分，如心脏又分心阴心阳，肾脏又分肾阴肾阳，肝脏又分肝阴肝阳，脾脏又分脾阴脾阳；六腑中亦有阴阳之分，如胃分胃阴胃阳。就人体经络而言，也有阴阳之分，如经属阴，络属阳。经中又分阴经、阳经；十二经中有手三阳经与手三阴经，足三阳经与足三阴经之分。就人体气血而言，气为阳、血为阴。总之，人体上下、内外、表里、前后及各组织结构之间，每一组织结构本身，无不包含着阴阳的对立统一关系。

要点二 解释人体的生理活动

中医学阐释人体的生理功能，就是运用阴阳学说来加以概括说明的。不论人体的生理功能与营养物质的转化，还是人体生命活动的基本形式，均是由于阴阳两个方面的对立统一和保持动态平衡的结果。阴阳二者之间的平衡协调，是人体生命活动的基础。人体的生理功能，体现在阴精（物质）与阳气（功能）对立统一的复杂关系之中。阴精是阳气的物质基础，没有阴精，无以化生阳气。即没有物质基础，就不可能产生能量。阳气是阴精的能量表现，没有阳气，无以化生阴精。即没有功能活动，就不可能转化为营养物质。只有这样，阴与阳才能共同处于相互对立、依存、消长和转化的协调统一之中，才能保持阴与阳、物质与能量的动态平衡，也才能维持人体的正常生理活动。

要点三 解释人体的病理变化

阴阳的平衡协调，即“阴平阳秘”，是人体生理活动的基础，是人体健康的保证。这种平衡协调的关系一旦受到破坏，阴阳失去平衡，就会发生疾病。因此，阴阳失调是疾病发生的基础。

疾病的发生取决于两个方面的因素：一是邪气，二是正气。邪气有阴邪（如寒邪、湿邪）和阳邪（如风邪、暑邪、热邪、燥邪）之分，正气有阴精和阳气之别。阳邪致病，可致阳偏盛而伤阴；阴邪致病，可致阴偏盛而伤阳。无论疾病的病理变化如何，都不外乎阴阳的偏盛或偏衰，可概括为：“阴胜则阳病，阳胜则阴病；阳胜则热，阴胜则寒；阳虚则寒，阴虚则热；重寒则热，重热则寒。”

要点四 指导疾病的诊断

由于疾病发生的根本原因在于阴阳失调，所以任何疾病，尽管其临床表现错综复杂、千变万化，但均可以用阴阳来加以概括说明。正如《素问·阴阳应象大论》说：“善诊者，察色按脉，先别阴阳。”在临床辨证中，首先要分清疾病的阴阳，才能执简驭繁，抓住疾病的本质。阴阳，大则可以概括整个病证是属阴证或是属阳证；小则可分析四诊中一个具体脉症，如色泽的阴阳、声息的阴阳、症状的阴阳、脉象的阴阳等。无论望、闻、问、切都应以分别阴阳为首务，只有辨明症状和体征的阴阳，进而弄清疾病的病机是哪种形式的阴阳失调，才能辨证准确，治疗得当。所以，《景岳全书·传忠录》说：“凡诊病施治，必须先审阴阳，乃为医道之纲领。”

要点五 指导疾病的防治

1. 指导养生

人体的阴阳，是生命的根本，故养生最重要的就是：顺应自然，春夏养阳，秋冬养阴，精神内守，饮食有节，起居有常，做到“法于阴阳，和于术数”。借以保持机体内部以及机体内外界环境之间的阴阳平衡，达到增进健康、预防疾病的目的。

2. 确定治疗原则

由于疾病的基本病机是阴阳失调，因此，调整阴阳，补其不足，损其有余，恢复阳阳的相对平衡，就是治疗的基本原则。

阴阳偏盛，是指阴邪或阳邪亢盛有余，皆属实证，故采用“损其有余”或“实则泻之”的原则。若出现“阳胜则阴病”、“阴胜则阳病”的情况，则当兼顾其不足，配合益阴或扶阳之法。

阴阳偏衰，是指机体正气的阴或阳不足，皆属虚证，应采用“补其不足”或“虚则补之”的原则。阴虚者，“阳病治阴”，采用“壮水之主，以制阳光”的方法。阳虚者，“阴病治阳”，采用“益火之源，以消阴翳”的方法。

阴阳互损时，则应根据阴阳互根的原理，分清主次治之。阳损及阴所致的以阳虚为主的阴阳两虚证，治宜阴中求阳，即在补阳的基础上兼以补阴。阴损及阳所致的以阴虚为主的阴阳两虚证，治宜阳中求阴，即在补阴的基础上兼以补阳。以达阴阳相互资生、相互促进，有利于阴阳两虚的恢复。诚如《景岳全书·新方八阵·补略》中所说：“善补阳者，必于阴中求阳，则阳得阴助而生化无穷；善补阴者，必于阳中求阴，阴得阳升则泉源不竭。”

3. 归纳药物的性能

阴阳也可用于概括药物的性能，以指导临床用药。药物的性能包括性、味和升降浮沉。

（1）药性：药物有寒、热、温、凉四种药性，又称“四性”。其中寒、凉药物属阴性药，温、热药物属阳性药。寒性或凉性的药物能清热泻火，减轻或消除热象，多用于阳热证；热性或温性的药物能散寒温里，减轻或消除寒象，多用于阴寒证。正所谓：阳证用阴药，阴证用阳药。

（2）五味：药物有辛、甘、酸、苦、咸五种。其中辛、甘、淡味属阳；酸、苦、咸味属阴。辛、甘、淡味的药性作用多为阳性；酸、苦、咸味的药性作用多为阴性。

（3）升降浮沉：是指药物在人体内的作用趋向。升是上升，浮为向外浮于表，升浮之药多具有升提、发散、解表的作用特点，故属阳。降是下降，沉为向内沉于里，沉降之药多具有收涩、泻下、重镇的作用特点，故属阴。

（郭梅）

第三单元　五行学说

细目一　五行学说的概念

五行学说，是以木、火、土、金、水五种物质的特性及其“相生”和“相克”规律，来认识世界、解释世界和探索宇宙规律的一种世界观和方法论。

要点一　五行和五行学说

1. 五行的概念

“五”是指木、火、土、金、水五类物质；“行”是指运动变化。五行是指木、火、土、金、水五类基本物质及其运动变化。

2. 五行学说

五行学说认为：自然界的万物由木、火、土、金、水五种基本物质之间的运动变化所生成，宇宙间的事物可以根据不同性质和作用分为木、火、土、金、水五类，以木、火、土、金、水为中心构成五大系统，宇宙间的任何事物都不是孤立的、静止的，而是在五行的生克运动中维持着系统内部和系统之间的相对稳定性。

要点二　五行特性

1. 木的特性

“木曰曲直”。曲，屈也；直，伸也。“曲直”是指树木的生长形态，都是枝干有曲有直，向上向外，自由舒展的。因而引申为具有生长、升发、柔和、条达舒畅等性质和作用的事物，均归属于木。

2. 火的特性

“火曰炎上”。“炎上”是指火具有温热，上升的特性。因而引申为具有温热、升腾、明亮等性质和作用的事物，均归属于火。

3. 土的特性

“土爰稼穑”。“爰”通“曰”；“稼”，播种之意；“穑”，收获之意。“稼穑”是指土具有承载和化生万物的特性。因而引申为具有生化、承载、受纳等性质和作用的事物，均归属于土。故有“土载四行”、“万物土中生，万物土中灭”和“土为万物之母”之说。

4. 金的特性

“金曰从革”。“从革”即顺从、变革之意。意为金有坚劲、清肃、收杀的特性。因而引申为具有清洁、肃降、收敛等性质和作用的事物，均归属于金。

5. 水的特性

“水曰润下”，润，湿润、滋润；下，下行，向下。意为水有滋润万物、向下流行的特性。因而引申为具有寒凉、滋润、向下运动等性质和作用的事物，均归属于水。

要点三　事物五行属性的归类

五行学说以五行的特性为依据，运用取象比类和推演络绎的方法，将自然界各种具有相同或相似特征的事物或现象，分别归属于木、火、土、金、水五类之中，从而形成了人们认识自然界的五大系统。中医的五行学说，以五脏为中心，将人体的脏腑组织、生理、病理，以及与自然界的事物和现象相联系，从而形成了人体内外联系的五大系统，用以说明人体以及人与自然环境的统一性。如下表：

自然界							五行	自然界						
五音	五味	五色	五化	五气	五方	五季		五脏	六腑	五官	五体	五志	五液	五脉
角	酸	青	生	风	东	春	木	肝	胆	目	筋	怒	泪	弦
徵	苦	赤	长	暑	南	夏	火	心	小肠	舌	脉	喜	汗	洪
宫	甘	黄	化	湿	中	长夏	土	脾	胃	口	肉	思	涎	缓
商	辛	白	收	燥	西	秋	金	肺	大肠	鼻	皮毛	悲	涕	浮
羽	咸	黑	藏	寒	北	冬	水	肾	膀胱	耳	骨	恐	唾	沉

细目二　五行的生克关系

五行相生、相克，代表自然界事物或现象之间的正常关系；五行制化是相生与相克的结合，以维持自然界事物或现象之间的协调平衡状态。五行的相乘、相侮，代表五行相克关系失常时，自然界事物或现象之间的协调平衡关系失调的异常现象；五行母子相及，代表五行相生关系失常时，自然界事物或现象出现的异常现象。在人体，相生、相克属于正常的生理状态，相乘、相侮、母子相及属于病理状态。

要点一　五行相生与相克

1. 五行相生

相生即资生、助长、促进之意。五行之间互相滋生、互相促进的关系称为五行的相生。

五行相生的次序是：木生火，火生土，土生金，金生水，水生木。

在五行相生的关系中，任何一行都存在着“生我”、“我生”两方面的关系，构成“母子关系”，即“生我”者为我之“母”，“我生”者为我之“子”。以木行为例，“生我”者是水，而“我生”者是火，故水是木之“母”，火是木之“子”。余可类推。

2. 五行相克

相克即制约、克制、抑制之意。五行之间相互制约的关系称为五行相克。

五行相克的次序是：木克土，土克水，水克火，火克金，金克木。

在五行相克的关系中，任何一行都存在着“克我”、“我克”两个方面的关系。“克我”者为我“所不胜”，“我克”者为我“所胜”。以木行为例，“克我”者是金，“我克”者是土，故金是木的“所不胜”，土是木的“所胜”。依此类推。

3. 五行的制化

制，是指事物之间的制约；化，是指事物的生化。五行制化，又称五行的生克制化，是指五行之间存在着既相互资生、相互促进，又相互克制、相互制约的对立统一关系。正因为有了这种生克制化关系，才能维持事物内部及事物之间的协调平衡的正常状态。

要点二　五行相乘与相侮

当五行之间正常的生克制化关系遭到破坏时，会出现反常的相克现象，我们把这种异常现象称之为相乘、相侮。

1. 相乘

乘，凌也，即以强凌弱之意。五行相乘，是指五行中某一行对所胜一行的过度克制。

五行相乘的次序与相克相同，即木乘土，土乘水，水乘火，火乘金，金乘木。

导致相乘的原因：一是五行中的某一行本身过于强盛，因而造成对其“所胜”一行克制太过，引起制化异常。如木过于强盛，则克土太过，出现“木旺乘土”。二是五行中某一行本身虚弱，使原来克它的一行乘虚侵袭，克制太过。如木虽处正常状态，但由于土的不足，因而造成木克制土的力量相对增强，使土更加虚弱，出现“土虚木乘”。

“相克”与“相乘”的区别是：“相克”是正常情况下的制约关系；“相乘”是正常制约关系遭到破坏后的异常相克现象。在人体，前者为生理现象，而后者为病理现象。

2. 相侮

侮，即欺侮，有恃强凌弱之意。相侮即反克，又称反侮，是指五行中的某一行对其“所不胜”一行的反克。

五行相侮的次序与相克、相乘的方向相反，即木侮金，金侮火，火侮水，水侮土，土侮木。

导致相侮的原因：一是由于五行中的某一行特别强盛，因而造成对其“所不胜”一行进行反克。如火本受水克，由于火特别强盛，使火不仅不受水的克制，反而对水进行反克，称为“火亢侮水”。二是由于五行中的某一行特别虚弱，因而造成对其“所胜”一行进行反克。如由于水特别虚弱，不仅不能克火，反而受到火的反克，称为“水虚火侮”。

相乘和相侮的主要区别是：相乘是按五行相克顺序发生过强的克制，从而形成五行间的制化异常；相侮是与五行相克顺序相反发生的克制现象，从而形成五行间的制化异常。

相乘与相侮的联系是：在发生相乘时，也可同时发生相侮；发生相侮时，也可同时发生相乘。

要点三 五行母子相及

及，犯及之意。母子相及，又称母子相犯，是指五行之间相生关系异常的变化，包括母病及子和子病及母两种现象。

1. 母病及子

五行中母行异常，累及其子行，导致母子两行都异常。母病及子的一般规律是：母行虚弱，引起子行亦不足，终致母子两行皆不足。例如水生木，水为木母，木为水子，若水之不足无以生木，则木干枯而母子皆衰。

2. 子病及母

五行中子行异常，犯及其母行，导致母子两行都异常。子病及母的一般规律有三种：一是子行亢盛，引起母行亦亢盛，结果子母两行皆盛，常称为“子病犯母”；二是子行虚弱，累及母行，导致母行亦不足，终致子母俱虚。三是子行亢盛，损伤母行，以致子盛母衰，常称为“子盗母气”。

细目三　五行学说在中医学中的应用

要点一　指导五脏系统疾病的诊断

1. 确定五脏病变部位

五行学说以事物的五行属性归类和生克乘侮规律确定五脏病变的部位，包括以本脏所主之色、味、脉来诊断本脏之病，以及他脏所主之色、味、脉来确定五脏相兼病变。如面见青色，喜食酸味，脉见弦象，其病多在肝；面见赤色，口味苦，脉洪，可诊断为心火亢盛；脾虚的病人，面见青色，为木来乘土；心脏病人面见黑色，为水来克火等。

2. 推断病情的轻重顺逆

古人还以五行生克关系从色脉来判断病情的顺逆，色脉相合，其病顺；若色脉不符，得克则死，得生则生。如肝病色青见脉弦，为色脉相合，其病顺；若不得弦脉反见浮脉，则属克已之脉（金克木），为逆；若得沉脉则为生我之脉（水生木），为顺。但是，在临床的实际应用中，对于疾病的诊断及预后的推断，必须坚持“四诊合参”，而非单凭色脉，更不要拘泥于色脉之间的“相生”或“相克”。

要点二　指导五脏系统疾病的治疗

1. 指导脏腑用药

不同药物，有不同的颜色与气味。色有青、赤、黄、白、黑“五色”，味有酸、苦、甘、辛、咸“五味”。根据五行归属理论，青色、酸味入肝；赤色、苦味入心；黄色、甘味入脾；白色、辛味入肺；黑色、咸味入肾。如白芍、山茱萸味酸入肝经以补肝，黄连味苦以泻心火，白术色黄味甘以补脾，石膏色白味辛入肺以清肺热，玄参、熟地色黑、味咸入肾以滋肾阴等。但这种用药方法是较片面的，临床脏腑用药，除色味外，必须结合药物的四气（寒、热、温、凉）和升降浮沉等理论综合考虑，辨证用药。

2. 指导控制疾病传变

一脏受病，可以波及他脏而致疾病发生传变，多按五行生克乘侮规律影响他脏。在治疗时，除对本脏病进行治疗外，同时根据五行的生克乘侮规律，来调整脏腑的太过和不及，以控制其进一步的传变。如常见的肝气太过，木旺则必克脾土。根据木乘土的规律，治疗时就可以先一步健脾土，以防其肝病传脾。

3. 指导确定治则治法

（1）根据相生规律确定治则、治法：临床上运用相生规律来治疗疾病，针对母病及子或子病及母，其基本治疗原则是：“虚则补其母”、“实则泻其子”。

虚则补其母：主要适用于母子关系的虚证，重点补母。常用方法有滋水涵木法、培土生金法、金水相生法、益火补土法等。

实则泻其子：主要适用于母子关系的实证，重点是泻子。如肝旺泻心法、心火泻胃法。

（2）根据相克规律来确定治则、治法：临床上由于相克异常而出现的病理变化，虽有相克太过、相克不及或反克等不同，总的可归纳为“强、弱”两个方面，因而治疗上应同时采用抑强与扶弱并进的手段。抑强用于相克太过；扶弱用于相克不及。中医临床常用的治法有：抑木扶土法、培土制水法、佐金平木法、泻火补水法等。

4. 指导情志疗法

情志生于五脏，五脏之间存在生克关系，所以情志之间也存在这种关系。由于在生理上人的情志变化有相互抑制作用，在病理上与五脏有密切关系，故可以利用情志的相互制约关系来达到治疗的目的。如，怒伤肝，悲胜怒（金克木）；喜伤心，恐胜喜（水克火）；思伤脾，怒胜思（木克土）；忧伤肺，喜胜忧（火克金）；恐伤肾、思胜恐（土克水），等等。

（郭梅）

第四单元 藏象

细目一 藏象的概念

要点 藏象

“藏象”一词，首见于《素问》。藏，是指隐藏于人体内的脏腑器官，即内脏；象，其义有二：一指脏腑器官的形态结构，二指表现于外的生理、病理现象。“藏象”就是藏于体内的脏腑所表现于外的生理功能和病理现象。

藏象学说，是系统研究脏腑器官的形态结构、生理功能、病理变化及其相互关系，以及脏腑与自然界关系的理论体系。

藏象学说的主要特点是以五脏为中心的整体观。人是一个有机整体，它是以心为主宰，以五脏为中心，以精气血津液为物质基础，以经络系统为通道，将人体各脏腑形体官窍，联系成五个功能系统。

脏腑包括五脏、六腑和奇恒之腑三大类。五脏即心、肺、脾、肝、肾的总称；六腑即胆、胃、小肠、大肠、膀胱、三焦的总称；奇恒之腑即脑、髓、骨、脉、胆、女子胞的总称。五脏的共同生理特点是“藏而不泻”、“满而不实”。六腑的共同生理特点是“泻而不藏”、“实而不满”。

细目二 心

要点一 心主血脉

心主血脉，包括主血和主脉两个方面。

1. 心主血

有两方面的意义：一是心行血以输送营养物质。心气维持心脏的正常搏动，推动血液在脉内循环运行以营养濡润周身。二是心生血。经脾胃运化的水谷精微，在脾的升清和散精作用下，上输于肺，在肺吐故纳新之后，注入心脉中，经心火（即心阳）的化赤作用而成为血液，故说心生血。

2. 主脉

心主脉，是指心气推动和调控心脏的搏动和脉管的舒缩，使脉道通利，血液通畅。脉，即血脉，为血之府，脉是血液运行的通道，心与脉直接相连，互相沟通，形成一个密闭循环的管道系统。心气充沛，心脏有规律地搏动，脉管有规律地舒缩，血液则被输送到全身各脏腑形体官窍，发挥濡养作用，以维持人体正常的生命活动。

心脏、脉和血液构成了一个相对独立的系统，这个系统的生理功能，都属于心所主，都有赖于心脏的正常搏动。心脏功能正常，则心脏搏动如常，脉象和缓有力，节律调匀，面色红润光泽。若心脏发生病变，就会通过心脏搏动、脉搏、面色等方面反映出来。如心气不足，血液亏虚，脉道不利，则血流不畅；或血脉空虚，而见面色无华，脉象细弱无力等，甚则发生瘀滞，血脉受阻，而见面色灰暗，唇舌青紫，心前区憋闷和刺痛，脉象结、代、促、涩等。

要点二　心藏神

心藏神，是指心具有统帅人体五脏六腑、形体官窍的一切生理活动和主司人体精神意识思维活动的功能。

神有广义和狭义之分：广义的神，是指整个人体生命活动的外在表现，如整个人体的形象以及面色、眼神、言语、应答、肢体活动、姿态等，无不包含于神的范围。换言之，凡是机体表现于外的“形征”，都是机体生命活动的外在反映；狭义的神，是指心所主的神志，即人的精神、意识、思维活动。

心藏神的生理作用体现在两个方面：一是主宰人体全身的生命活动。二是主司精神意识思维。古人之所以把心看作“五脏六腑之大主”，与心主神志的功能是分不开的。血液是神志活动的物质基础。因此，心的气血充盈，生理功能正常，则精神充沛，神志清晰，思考敏捷，对外界信息的反应灵敏。若心的气血不足，生理功能异常，常可导致心神的病变，出现精神意识思维异常，失眠、多梦、神志不宁。如果邪热扰心，还可见到谵妄、昏迷、不省人事等症状。

要点三　心在体合脉

心在体合脉，是指全身的血脉都统属于心。

要点四　心开窍于舌

心开窍于舌，是指舌为心之外候，又称“舌为心之苗”。心经的别络上系于舌，心的气血与舌相通，舌的功能有赖于心主血和藏神的功能。通过观察舌的变化，可以了解心的功能正常与否。心的功能正常，则舌体红润柔软，运动灵活，语言流利，味觉灵敏。如心血不足，则舌体淡白；心阴不足，则舌质红绛瘦瘪；心火上炎，则舌红生疮；心阳不足，则舌质淡白胖嫩；心血瘀阻，则舌质紫暗，或有瘀点、瘀斑；心主神志功能失常，则可见舌强、语謇、失语等。

要点五　心在液为汗

心在液为汗是指汗液的生成、排泄与心血、心神的关系十分密切。汗为津液通过阳气的蒸化后，经汗孔排于体表的液体。心与汗液的关系体现在两个方面：一是指心血为汗液化生之源。心主血，血液与津液同源互化，血液中的水液渗出脉外则为津液，津液通过阳气的蒸化后从汗孔排出，即为汗液。所以心血充盈，津液充足，汗即有化源。若汗出过多，津液大伤，必然耗伤心血，可见心悸、心慌之症。故有“血汗同源”、“汗为心之液”之说。二是指汗液的生成与排泄受心神的主宰与调节。心神清明，则对体内外各种信息反应灵敏，汗液的生成与排泄，就会随体内生理情况和外界气候的变化而有相应的调节，所以当人的精神紧张、激动、劳动、运动及气候炎热时均可见出汗现象。因为心主汗液，所以心的气血阴阳不足，可以导致汗出异常，如心气虚则自汗，心阴虚则盗汗，心阳暴脱则见大汗淋漓或汗出如油。

要点六　心在志为喜

心在志为喜，是指心的生理功能与精神情志的“喜”有关。喜，一般属于人们对外界刺激产生的良性反应，有益于心的生理功能。喜则气和志达，营卫通利。但喜乐过度，则心气涣散，注意力难以集中。

要点七　心其华在面

华，是荣华、光彩的意思。其华在面，是指心脏精气的盛衰可从面部的色泽反映出来。由于心主血脉，头面部血脉极为丰富，全身气血皆上注于面，故心的气血盛衰及其生理功能正常与否，可从面部色泽的变化表现出来。若心气充沛，血脉充盈，则面色红润有光泽。反之，心气不足，心血亏少，则面色淡白无华；心脉瘀阻，则面色青紫；心火亢盛，则面色红赤。

细目三　肺

要点一　肺主气、司呼吸

肺主气包括两个方面，即主呼吸之气和主一身之气。

1. 肺主呼吸之气

肺主呼吸之气，又称肺司呼吸。是指肺通过呼吸运动，吸入自然界的清气，呼出体内的浊气，成为体内外气体交换的场所。肺通过气道、喉咙、鼻直接与自然界大气相通，通过肺的吸气运动吸入自然界的清气，通过肺的呼气运动呼出体内代谢后产生的浊气，吐故纳新，实现机体与外界环境之间的气体交换，以维持人体的生命活动。肺司呼吸的功能正常，则气道通畅，呼吸调匀。若外邪犯肺或他脏疾患累及于肺，影响肺的呼吸功能，则可出现胸闷、咳嗽、喘促等症。

2. 肺主一身之气

肺主一身之气，是指肺具有主持、调节全身各脏腑经络之气的作用，即肺通过呼吸参与气的生成和气机的调节。

（1）参与宗气的生成：宗气的生成，主要依赖肺吸入的清气与脾胃运化的水谷精气结合而成。生成的宗气，积于胸中气海（又称膻中，位于胸中两乳之间），上走息道、出喉咙以促进肺的呼吸，并能贯注心脉以助心推动血液运行，下可沿三焦下行至丹田以资先天之气。故宗气在机体生命活动中占有非常重要的地位，其盛衰关系着一身之气的盛衰。

（2）调节全身气机：气机，即气的运动变化，升降出入为其基本运动形式。肺的呼吸运动本身，就是气的升降出入运动的具体体现。肺有节律的一呼一吸，带动着全身气的升降出入运动，从而对全身气机起着调节作用。肺的呼吸均匀，节律一致，和缓有度，则各脏腑经络之气的升降出入运动也通畅协调。

肺主气主要取决于肺司呼吸的功能。肺的呼吸调匀是气的生成和气机调畅的根本条件。肺司呼吸的功能正常，则肺主一身之气的功能也正常，全身各脏腑经络之气也旺盛，气的升降出入运动协调通畅，全身的生命活动就正常。反之，肺的呼吸功能失常，势必影响一身之气的生成和运行。若肺丧失了呼吸功能，清气不能吸入，浊气不能排出，新陈代谢则停止，人的生命活动也就终结。

要点二　肺主宣发肃降

所谓“宣发”，即宣通、布散之意，是指肺气的向上升宣和向外布散的作用；所谓“肃降”，即清肃、洁净、下降之意，是指肺气向内向下的清肃通降的作用。宣发与肃降是肺气升降出入运动的具体体现形式，肺的任何生理功能都是通过这两种运动来完成的。

1. 肺气的宣发作用

主要体现于三个方面，一是呼出体内浊气。二是输布精微和津液。三是宣发卫气。因此，若肺气失于宣发，则可出现呼吸不利，胸闷咳喘，以及鼻塞喷嚏和恶寒无汗等症状。

2. 肺气的肃降作用

主要体现于三个方面：一是吸入自然界的清气。二是输布精微和津液。三是肃清异物。因此，若肺气失于肃降，则可出现呼吸表浅或短促、咳喘气逆等症状。

肺的宣发和肃降，是相反相成的矛盾运动。在生理情况下相互依存和相互制约；在病理情况下，则又常常相互影响，相互传变。所以说，没有正常的宣发，就没有正常的肃降；没有正常的肃降，也必然会影响正常的宣发。宣发与肃降正常，则气道通畅，呼吸调匀，体内外气体得以正常交换。如果二者的功能失去协调，就会发生“肺气失宣”或“肺失肃降”的病变，而出现喘、咳等肺气上逆之证。

要点三　肺主通调水道

通，即疏通；调，即调节；水道，是水液运行和排泄的通道。肺的通调水道功能，是指肺的宣发和肃降对体内水液的输布、运行和排泄所起到的疏通和调节作用。肺主宣发，不但向上向外布散津液于全身，而且宣发卫气，调节汗液的排泄。肺气肃降，不但向内向下输布津液，而且参与尿液的生成和排泄。故有“肺主行水”、“肺为水之上源”之说。肺的通调水道功能正常，则皮肤润泽，排汗正常，二便通畅。若肺的通调水道功能减退，就会发生小便不利、尿少、水肿、痰饮等水液运行障碍的病变。

要点四　肺朝百脉、主治节

1. 肺朝百脉

朝，即朝向、聚会之意；百脉，泛指全身的血脉。肺朝百脉，是指肺与百脉相通，全身的血液都通过百脉而聚会于肺，经肺的呼吸，进行体内外气体的交换，然后再通过肺气的宣降作用，将富含清气的血液通过百脉输送到全身。肺朝百脉的生理作用是助心行血。全身的血脉虽统属于心，心气是血液在脉中循环运行的基本动力。但血液的运行又赖于肺气的推动和调节。首先肺通过呼吸运动，调节全身气机，从而促进血液的运行；其次肺吸入的自然界清气与脾胃运化的水谷精气相结合，生成宗气，而宗气有“贯心脉”以推动血液运行的作用。肺通过上述两条途径从而达到助心行血的目的。肺气充沛，宗气旺盛，气机调畅，则血行正常。若肺气虚弱或壅塞，不能助心行血，则可导致心血运行不畅，甚至血脉瘀滞，出现心悸胸闷、唇青舌紫等症；心气虚衰或心阳不振，心血运行不畅，也能影响肺气的宣通，出现咳嗽、气喘等症。

2. 主治节

治节，即治理和调节。肺的治节作用，主要体现于四个方面：一是调节呼吸功能；二是治理和调节全身气机的升降出入；三是辅助心脏，推动和调节血液的运行；四是治理和调节津液的输布、运行和排泄。因此，肺主治节的功能实际上是对肺的主要生理功能的高度概括。

要点五　肺在体合皮，其华在毛

皮毛，包括皮肤、汗腺、毫毛等组织，是一身之表，为抵御外邪的屏障。肺与皮的关系，主要体现在三个方面：一是肺气宣发，将卫气和气血津液输布到体表，以温养和润泽皮毛，皮毛由此得到卫气和气血津液的温养而润泽光亮，从而充分发挥保卫机体、抵御外邪侵袭的屏障作用，故毫毛的荣枯也能反映肺气的盛衰。二是皮毛汗孔的开合与肺司呼吸相关。《内经》把汗孔称作“玄府”、“气门”、“鬼门”，是说汗孔不仅是排泄汗液的门户，而且也是随着肺气的宣发与肃降进行体内外气体交换的部位。肺司呼吸，而皮毛汗孔的开合，有散气或闭气以调节体温、配合呼吸运动的作用。三是皮肤作为屏障以御邪护肺。肺为娇脏，易受邪侵，而皮肤是抵御外邪入侵的主要屏障。若皮肤肌表为邪所客，每易出现鼻塞、流涕、喷嚏、咳嗽等肺气失宣的症状。

要点六　肺开窍于鼻

鼻与喉相通而连于肺，是呼吸的门户。鼻孔是清气与浊气出入的通道，是肺系之最外端，具有通气功能，故有“鼻为肺之窍”，“喉为肺之门户”的说法。鼻的通气、嗅觉与喉部的发音，都依赖于肺气的宣发作用。若肺气宣畅，呼吸平和，则鼻窍通畅，呼吸自如，且嗅觉灵敏，声音能彰。若肺失宣肃，呼吸不利，则鼻塞不通，气体交换不利，嗅觉迟钝。

喉亦为肺之门户，是清浊之气出入之要道，又是发音的主要器官。肺之经脉上通于喉，喉是肺主呼吸之气出入的通道，发音是由肺气鼓动喉之声带而发出，故肺与喉之通气及发音功能密切相关。生理情况下，肺气宣畅，肺阴充足，则呼吸通利，声音洪亮清晰。病理情况下，若风寒风热之邪犯肺，可使肺气失宣，出现声音嘶哑或失音，或咽喉痒痛等；若肺气耗伤，肺阴不足，虚火内灼，可见声音低微或嘶哑、喉部干涩等症。

要点七　肺在志为悲

忧和悲的情志变化虽略有不同，但其对人体生理活动的影响大致相同，因而忧和悲同属于肺志。悲、忧均为人体正常的情绪变化或情感反映，但过度悲哀或过度忧伤，则属不良的情绪变化，有碍身体健康，最易消耗人体之气。由于肺主一身之气，所以悲忧最易损伤肺气，使机体的抗病能力下降，娇嫩之肺更易受外邪侵袭。反之，肺虚亦易生悲忧而情绪低落。

要点八　肺在液为涕

涕，即鼻涕，是鼻黏膜的分泌液，有润泽鼻窍的作用。鼻为肺窍，故其分泌物亦属肺。鼻涕由肺津所化，靠肺气的宣发作用布散于鼻窍。因此肺的功能正常与否，亦能从涕的变化中得以反映。肺的功能正常，则鼻涕润泽鼻窍而不外溢。若寒邪袭肺，则鼻流清涕；若肺热壅盛，则流涕黄浊；若燥邪犯肺，则可见鼻干而痛。

细目四　脾

要点一　脾主运化

运，即转运、输送；化，即消化、吸收。脾主运化，是指脾具有把饮食水谷转化为水谷精微和津液，并将水谷精微和津液吸收、转输到全身各脏腑组织的生理功能。

1. 运化水谷

水谷泛指各种饮食物。运化水谷，是指脾具有促进饮食物消化和吸收，并转输其精微的功能。

饮食物入胃后的消化和吸收，实际上是在胃和小肠内进行的，但必须依赖脾的运化功能，才能把水谷化为精微；也依赖于脾的转输和散精作用，才能布散到全身。因此，脾主运化水谷的生理功能，实际上就是指对饮食物的消化、吸收和转输的作用。脾的这种功能强健，则机体的消化吸收功能才能健全，才能为化生气、血、津液等提供足够的养料，才能使全身脏腑组织得到充分的营养，以维持正常的生理活动。所以前人有“脾为后天之本，气血生化之源”的说法。如果脾的这种功能减退，就会引起消化、吸收和转输的障碍，发生腹胀、腹泻、食欲不振、倦怠消瘦和气血生化不足等病理变化。

2. 运化水液

运化水液，又称作“运化水湿”，是指脾对体内水液的吸收、转输和布散起着促进作用。在肺、肾、三焦、膀胱的配合下，共同维持人体水液正常的代谢。如果脾运化水液的功能减退，则可导致水湿潴留的各种病变，或凝聚而成痰饮，或流注肠道而成泄泻，或溢于肌肤而成水肿。

脾运化水谷和运化水湿两个方面的作用，是相互联系相互影响的，一种功能失常可导致另一方面的功能失常，故在病理上常常互相影响。

要点二　脾主升清

升，即上升之意；清，是指水谷精微。脾主升清的作用主要体现在两个方面：一是指脾气上升，将水谷精微等营养物质，吸收并向上输送至心肺，然后再通过心肺的布散作用，以营养全身。二是脾之升发，以升举内脏，维持内脏位置的相对恒定，防止其下垂。

脾的功能特点是以上升和升举为主，故说“脾气上升”。脾的升清功能正常，则水谷精微等营养物质才能正常地被吸收和输布，气血充盛，人体生机嵛然，内脏位置方可恒定。反之，脾的升清功能失常，则水谷不能运化，气血生化无源，机体失养而出现神疲乏力、头目眩晕等症状；若脾气不升反而下陷，则可导致某些内脏的下垂，如胃下垂、肾下垂、子宫脱垂（阴挺）、直肠脱垂（脱肛）等，此称之为“脾气下陷”。

要点三　脾主统血

统，即统摄、控制之意。脾主统血，是指脾气有统摄血液在脉内正常运行，防止其溢出脉外的功能。

脾统血的作用是通过气摄血而实现的，实际上是气对血液统摄作用的具体体现。脾主运化，为气血生化之源，脾运化的水谷精微是气血生成的主要物质基础；而气为血之帅，血随气行，气能摄血。因此，脾气健运，水谷精微化源充足，气生有源，气旺则气的固摄作用亦强，血液则能循脉运行而不逸出脉外。反之，若脾气虚弱，运化无力，气生无源，气衰则气的固摄功能减退，血液失去统摄而逸出脉外，则可导致各种出血，如便血、尿血、崩漏及肌衄等，称为“脾不统血”。

要点四　脾在体合肌肉、主四肢

肌肉有主司运动、保护内脏的作用。脾在体合肉，是指脾气的运化功能与肌肉的壮实及其功能的发挥有着密切的联系。脾与肌肉的关系主要体现在两个方面：一是脾化生精气以充养肌肉。脾主运化，为气血生化之源。全身的肌肉，都有赖于脾胃运化的水谷精微和津液的营养滋润，才能丰满壮实，并发挥其收缩运动的功能。二是肌肉运动能促进脾胃纳运。适度地活动四肢肌肉，有促进脾胃受纳、运化的作用。若过度安逸，缺乏必要的运动，则脾胃功能易致呆滞，可见纳少、腹胀、虚胖等症。

四肢主要由肌肉、筋脉、骨骼等组成，故同样需要脾胃运化的水谷精微及津液的营养和滋润，以维持其正常的生理活动，故称“脾主四肢”。脾气健运，输送的营养充足，则四肢活动轻劲，灵活有力。若脾失健运，气血津液化生无源，四肢营养不足，则可见四肢倦怠无力，甚至痿弱不用。

要点五　脾开窍于口

口指口腔，为消化道的最上端，下连食道，具有进饮食、磨谷物、知五味、泌津液、助消化的功能。脾开窍于口，是指人的食欲、口味与脾的运化功能密切相关。脾气健运，则食欲旺盛，口味正常。若脾失健运，则可见食欲不振，口淡乏味；脾虚生湿，则可见纳呆、口腻、口甜；脾经有热，则易生口疮、口糜等。

要点六　脾在液为涎

涎为口津中较为清稀的部分，由脾气化生、转输和布散。涎有清洁、润泽口腔，保护口腔黏膜的作用。在进食的时候分泌增多，有助于食物的吞咽和消化。若脾气亏虚，不能固摄津液，则出现口涎自出等症；脾虚生化不足，或转输布散不能，则可使分泌量减少，而见口干舌燥等症。

要点七　脾在志为思

思，即思虑，是人体情志活动的一种形式。脾在志为思，是指脾的生理功能与思相关。正常限度内的思虑，是人人皆有的情志活动，对机体的生理活动并无不良影响。若思虑过度，或所愿不遂，则可导致脾气郁结，运化失常，出现不思饮食、脘腹胀满、头目眩晕等症。

要点八　脾其华在唇

口唇为肌肉构成，依赖于脾所化生的气血濡养。所以口唇的色泽不仅能反映全身气血的状况，也是脾运化水谷精微功能状态的反映。若脾气健运，气血生化有源，则口唇红润而有光泽；若脾失健运，气血化源匮乏，则口唇淡白无华，甚则萎黄不泽。

细目五　肝

要点一　肝主疏泄

疏，即疏通；泄，即发泄、升发。肝主疏泄，是指肝具有维持全身气机疏通畅达的作用。反映了肝脏主升、主动、主散的生理特点，而肝气的升、动、散，是调畅全身气机、推动血液和津液运行周身的一个重要环节。

1. 调畅气机

气机，即气的升降出入运动，是人体生命活动的基本形式。凡人体的脏腑经络、形体官窍、气血津液等，赖于气的升降出入运动的协调与平衡。由于肝的生理特点是主升、主动、主散，因此肝具有疏通、调畅的功能。肝的正常疏泄作用，可使气的运行通而不滞，散而不郁，从而维持着全身气机的疏通与畅达，保持着全身各脏腑经络之气的升降出入运动的平衡。在正常生理情况下，肝气升发、柔和、条达、舒畅，既不抑郁，也不亢奋，则气机调畅，气血和调，经络通利，脏腑、形体、官窍等的功能活动也稳定有序。肝的疏泄功能失常，称为肝失疏泄，可出现两方面的病理变化：一是肝气疏泄不及，常因抑郁伤肝，肝气不舒，疏泄失职，气机不得畅达，形成气机郁结的病理变化，称为“肝气郁结”。临床表现多见闷闷不乐，悲忧欲哭，胸胁、两乳或少腹胀痛不适等。二是肝气升发太过，常因暴怒伤肝，或气郁日久化火，导致肝气亢逆，升发太过，称为“肝气上逆”。临床表现多见急躁易怒，头痛失眠，面红目赤，胸胁乳房胀痛，或血随气逆而致吐血、咯血，甚则卒然昏厥。

2. 调畅情志

情志活动，是指人的情感、情绪变化，是精神活动的一部分。肝气调达，使人心情舒畅，既不亢奋，也无抑郁。人的情志活动属于心神的功能，但与肝的疏泄功能密切相关。这是因为情志活动的物质基础是气血，正常的情志活动，依赖于气血的正常运行，而肝的疏泄功能正常，是保证气机调畅、气血和调的一个重要因素。肝的疏泄功能正常，肝气调达舒畅，气血和调，人就能较好地协调自身的情志活动，表现为精神愉快，心情舒畅，思维敏捷。若肝失疏泄，气机不调，则可引起精神情志活动的异常，主要表现为抑郁和亢奋两个方面的病理变化：一是肝气疏泄不及，气机不畅，可表现为抑郁寡欢，闷闷不乐，多愁善虑，喜太息等；二是肝气疏泄太过，肝气上逆，可表现为性情急躁，烦躁易怒，面红目赤，头胀头痛等症。

3. 促进消化

肝对脾胃的消化吸收功能具有促进作用，主要体现在调节脾胃气机和分泌排泄胆汁两个方面。

（1）调节脾胃气机：脾主运化，而肝的疏泄功能可以助脾运化，使清阳之气升发，浊阴之气下降，从而保证了脾胃的消化、吸收功能。若肝的疏泄功能失常，犯脾克胃，必致脾胃气机升降失常，称为“木不疏土”。肝脾不和，临床可见胸胁胀满、腹胀腹痛、肠鸣腹泻等症；肝胃不和，临床可见胸胁、脘腹胀满或疼痛，纳呆，嗳气，恶心呕吐，泛酸等症。

（2）分泌排泄胆汁：胆汁排泄于肠中，有助于小肠的化物功能。胆汁来源于肝，由肝之余气所化生，并在肝的疏泄作用下泄于小肠，所以胆汁的分泌与排泄，都与肝的疏泄功能相关。肝的疏泄功能正常，则胆汁能正常地分泌与排泄，饮食物的消化吸收也就能正常进行。若肝失疏泄，导致胆汁郁滞，影响饮食物的消化吸收，临床可见胁下胀满疼痛、口苦、纳食不化、厌食油腻、腹胀腹痛，甚至出现黄疸等症。

4. 促进血液运行和津液代谢

血液运行和津液的代谢，均有赖于气的推动作用和气机的调畅。而脏腑之气的生理活动，亦要依靠肝气的疏通，方能畅达而有序。故肝主疏泄的功能正常，气机调畅，便能够促进血液营运不休和津液正常代谢。

5. 调节排精与排卵

女性月经的来潮和周期、经量等正常与否，以及男子的排精等，均与肝的疏泄功能关系密切。肝气畅达，血脉流通，则月经通调，表现为周期、经量均正常。男子精液的贮藏与疏泄，以及女子的按时排卵，是肝肾闭藏与疏泄等作用相互协调的结果。由于妇女月经及生育与肝的功能关系密切，所以古人有“女子以肝为先天”的说法。

要点二　肝主藏血

肝主藏血，是指肝具有贮藏血液、调节血量和防止出血的生理功能。其生理意义，有涵养肝气、调节血量、濡养肝及筋目、为经血之源及防止出血等五方面。肝脏是人体贮藏血液的主要器官，犹如贮血的仓库一样。在正常情况下，人体的血液是运行不息的，但肝内必须贮存一定量的血液，以应对人体在特殊情况下（如大量失血、剧烈运动以及紧张劳动时）的需要。人体各部分的血量是相对恒定的，但是随着机体运动量的增减、情绪的变化，以及外界气候等因素的刺激，人体各部分的血量也会随之而改变。一般情况下，当人体活动剧烈或情绪激动时，则肝脏通过疏泄作用将所贮藏的血液向外周输布。当人体安静或情绪稳定时，机体外周所需要的血量相对减少，部分血液便归藏于肝，此时肝脏所贮存的血量就相应增加。这种外周循环血量或多或少的变化，以及肝内所贮血量相应的或少或多的变化，即是肝调节血量的功能表现。

要点三　肝在体合筋、其华在爪

筋，即筋膜，附着于骨而聚于关节，是联结关节、肌肉的一种组织。筋的收缩弛张，能使关节活动自如。肝之所以主筋，是因为全身筋膜的营养需依靠肝血的供给。只有肝血充盈，筋膜得以充分的濡养，才能运动自如。若肝血不足，血不养筋，筋的活动功能就会减退。例如老年人动作迟钝，运动不灵活，步履无力，这与肝不养筋有关。血不养筋，还可出现肢体麻木，屈伸困难，甚则手足震颤，抽搐等症。

爪，即爪甲，包括指甲和趾甲，乃筋之延续，故称“爪为筋之余”。肝血的盛衰，可影响爪甲的荣枯。肝血充足，则爪甲坚韧明亮，红润光泽。若肝血不足，则爪甲软薄，枯而色夭，甚则变形脆裂。

要点四　肝开窍于目

肝的经脉上联于目系。目得肝血的濡养，才能发挥正常的视觉功能。《灵枢》说：“肝气通于目，肝和则目能辨五色矣。”如果肝的功能正常，则眼睛视物清楚，眼球运动灵活。肝病往往表现于目。如：肝血不足，目失所养，则两目干涩，视物不清或夜盲；肝经风热，则目赤痒痛；肝火上炎，则目红肿痛；肝风内动，则目斜上视等。

要点五　肝在志为怒

怒是人们在情绪激动时的一种情志变化，属于一种不良的精神刺激。怒分暴怒和郁怒，其对机体的主要影响是：“怒则气上”，“怒则气逆，甚则呕血及飧泄”。暴怒对人体的影响主要是“气上逆”，导致肝气升发太过，临床表现为烦躁易怒、激动亢奋等症，甚至血随气逆，而出现出血或中风昏厥。郁怒不解，则易致肝气郁结，表现为心情抑郁、闷闷不乐等症。

要点六　肝在液为泪

肝开窍于目，泪为目睛之液，故泪为肝之液。若肝血充足，目睛中津液满溢，则能濡润双目，从而起到保护眼睛的作用。若肝的功能失常，可导致泪液分泌的异常。

细目六　肾

要点一　肾藏精，主生长发育与生殖

精，是指维持人体生命活动的基本物质，可以分为“先天之精”和“后天之精”两类。先天之精，受之于父母，从胚生开始，一直到老死为止，不断地在滋生化育，发挥它的生命力。后天之精，来源于饮食物里的精华部分，由脾胃化生。“先天之精”，特别是在出生以后，有赖于后天之精的充养和培育，才能充分发挥其生理作用。“后天之精”，是指饮食物中消化吸收的水谷精微和“脏腑之精”，后天之精的化生又需依赖先天之精的活动能力，两者有着相互依存、相互资生的关系。肾藏精，就是说肾的主要功能是把先天之精和后天之精都贮藏起来，相互结合而成肾中精气，是人体生长、发育、生殖的本源。

肾中精气的盛衰，关系着人体的生长、发育和生殖的能力。人从幼年开始，由于肾的精气逐渐充盛，所以就有齿更发长的变化；发育到青春时期，肾的精气充盛，产生了一种“天癸”的物质，它能促进性腺的发育成熟，使男子泄精，女子开始按期排卵，机体开始有了生殖能力；进入老年之后，肾中精气衰弱，“天癸”衰少，女子月经停止，性机能也随之减退，生殖能力逐渐丧失，形体也就逐渐衰老。可见肾中精气的盛衰，关系到人的生长、壮盛和衰老的整个过程。

要点二　肾主水

肾主水，是说“肾为水脏”，它在调节体内水液平衡方面起着极为重要的主宰作用。肾对体内水液的调节，主要是通过肾的气化作用来实现的。肾的气化正常，则开合有度。开，就是水液得以输出排泄；合，就是关闭，储存一定量的水液于体内，以供生理活动的需要。如果肾的气化失常，就会引起水液代谢的障碍。气化失常，则关门不利。若合多开少，小便的生成和排泄发生障碍，可引起尿少、水肿等症。若开多合少，又可引起气不化水，而发生小便清长、尿频量多等病理现象。

要点三　肾主纳气

纳，即固摄、受纳的意思。肾主纳气，是指肾具有摄纳肺所吸入自然界清气，并使之下归于肾，从而助肺保持呼吸深度的作用。人体的呼吸运动，虽为肺所主，但吸入之气，必须下归于肾，由肾为之摄纳，呼吸功能才能通畅、调匀，并保持一定的深度，以利于气体的交换。正常的呼吸运动是肺肾之间相互协调的结果。所以说“肺为气之主，肾为气之根，肺主吸气，肾主纳气。”肺肾两脏协调配合，则呼吸均匀和调，并维持一定的深度。如果肾的纳气功能减退，就会出现呼吸表浅、呼多吸少、动则喘甚等病理现象，称为“肾不纳气”。

要点四　肾在体合骨

肾主藏精，而精能生髓，髓居骨中，骨赖髓以充养。所以肾精充足，则骨髓充盈，骨骼得到髓的滋养而坚固有力。如肾精虚少，骨髓空虚，骨骼失养，则会引起骨骼发育不

良，如小儿囟门迟闭、骨软无力，老年人则骨质脆弱，易于骨折，骨折后也不易愈合。

“齿为骨之余”，齿与骨同出一源，也赖肾精充养。肾精充沛，则牙齿坚固而不易脱落；若肾中精气不足，小儿则牙齿生长迟缓，成人则牙齿松动早脱。

要点五　肾开窍于耳及二阴

《灵枢》说：“肾气通于耳，肾和则耳能闻五音矣。”如果肾的精气不足，就会出现耳鸣、听力减退等症。老年人之所以多见耳聋失聪，往往是由于肾的精气虚衰所致。

二阴，即前阴与后阴。前阴，指外生殖器，有排尿和生殖的作用；后阴，指肛门，有排泄粪便的功能。大小便的排泄与肾有关，尿液的贮藏与排泄虽在膀胱，但要依赖肾的气化和固摄，若作用失常，可见遗尿、尿频、尿少或尿闭等小便异常的病症。大便的排泄也依赖于肾气的推动和固摄，若肾气不足，则可致便秘、久泻、大便失禁等。肾精、肾气功能失常，可导致人体性器官的发育不良和性机能的减退，从而出现男子阳痿、早泄、少精、滑精、不育等，女子则见梦交、月经异常及不孕等病症。

要点六　肾在液为唾

唾是口津中较为稠厚的部分，为肾精所化，具有润泽口腔、辅助食物下咽、滋养肾精的作用。唾液下咽而不吐，可以充养肾精；多唾、久唾可以耗伤肾精。

要点七　肾在志为恐

恐是指恐惧、害怕的情志活动，以肾中精气为基础。精气充盛，人受到外界刺激，一般可表现为虽恐不甚，且能自我调节。若肾精不足，稍遇刺激，就会出现畏惧不安，甚者惶惶不可终日，眠食具废。过度惊恐则伤肾，导致肾气不固，出现二便失禁、滑精、骨软痿厥等。

要点八　肾其华在发

发的生长，赖血以养，故有“发为血之余”之说。而精与血是相互滋生的，肾精足则血旺，血旺就能使毛发得到充分的润养。因此发的营养虽来源于血，但其生机则源于肾。肾精充足，精血旺盛，则头发浓密色黑而有光泽；若肾中精气衰退，则头发变白、枯槁而易脱落。

细目七　胆

要点一　胆贮存胆汁

胆与肝相连，是中空的囊状器官，内藏胆汁。胆汁来源于肝脏，由肝之余气所化生。胆汁形成之后，汇集于胆，由胆腑浓缩并加以贮存。

要点二　胆排泄胆汁

贮藏于胆腑的胆汁，在肝的疏泄作用下，注入小肠，以促进饮食水谷的消化。

若肝胆的功能失常，胆汁的分泌与排泄受阻，就会影响脾胃的消化功能，出现厌食、腹胀、腹泻等症状。若胆汁上逆，则可见口苦、呕吐黄绿苦水。若湿热蕴结肝胆，以致肝失疏泄，胆汁外溢，浸渍肌肤，则发为黄疸。

要点三　胆主决断

胆主决断是指胆在精神意识思维活动过程中，具有促进对事物的判断，消除某些精神刺激（如大惊大恐）的不良影响的功能。胆气虚弱时，表现为易惊、胆怯、善恐、失眠、多梦等症状。

细目八　胃

要点一　胃主受纳、腐熟水谷

受纳，是接受和容纳的意思。腐熟，是指胃将饮食物进行初步消化，形成食糜的作用。饮食入口，经食道容纳于胃，并暂存于胃，故称胃为“太仓”、“水谷之海”。容纳于胃的水谷，经胃的消磨腐熟后，变成食糜，下传于小肠，通过进一步吸收，其精微物质经脾之运化而营养全身。胃主受纳、腐熟水谷的功能，必须和脾的运化功能配合，纳运协调，才能使水谷化为精微，以化生气血津液，供养全身，所以脾胃被称为“后天之本”。脾胃对饮食物的消化功能概括为“胃气”。若胃发生病变，影响胃的受纳功能，可见纳呆、厌食、胃脘胀闷等症；影响胃的腐熟功能，则出现胃脘疼痛，嗳腐食臭等食滞胃脘之候。

要点二　胃主通降

通，就是通畅；降，就是下降。胃“以通为和”、“以降为顺”，合称为“胃主通降”。饮食物入胃，经胃腐熟后，必须下行于小肠，在这一过程中，胃必须保持“通”的状态，才能使饮食物的运行畅通无阻。脾主升清，胃主降浊。胃气的运动特点是“降”，即把受纳腐熟的水谷，向下传送于小肠，再经过小肠的分清泌浊，其浊者下移于大肠，然后形成粪便排出体外。“通”与“降”的含义虽然不同，但二者关系非常密切，通，才能降；降，才能保持通。通与降是互为条件、互为因果的。

要点三　胃喜润恶燥

喜润恶燥是指胃喜于滋润而恶于燥烈的特性。胃为燥土，赖水以济燥，故喜润恶燥，其主要表现在两个方面：一是胃气通降必赖于胃阴的濡养，胃得阴液柔润方可通降如常。二是胃之喜润恶燥与脾之喜燥恶湿，阴阳互济，从而保证了脾升胃降的动态平衡。根据胃喜润恶燥特性，在治疗胃病时，要注意护养胃阴，不可妄施化燥伤阴之药。

细目九　小肠

要点一　小肠主受盛化物

受盛，即接收，以器盛物之义；化物，即消化食物的意思。小肠受盛化物的功能主要表现在两个方面：一是小肠盛受了由胃下移而来初步消化的饮食物，起到容器的作用；二是经胃初步消化的饮食物，在小肠内必须停留一定的时间，以利小肠对其进一步消化，将水谷化为可以被机体利用的营养物质。若小肠受盛化物功能失调，则可见腹部胀痛或便溏、泄泻等症。

要点二　小肠主泌别清浊

泌，即分泌；别，即分别；清，指水谷精微；浊，指食物之糟粕。所谓泌别清浊，是指经过小肠消化后的饮食物，分别为水谷精微和食物残渣两部分，将水谷精微吸收，把食物残渣送到大肠，所以又称“分清别浊”。小肠在吸收水谷精微的同时，也吸收入大量水液，故又称“小肠主液”。小肠的泌别清浊功能，与二便的生成有关。如小肠泌别清浊功能正常，则水液和糟粕各走其道，二便就正常。若小肠功能失调，清浊不分，即可出现水谷混杂，大便泄泻，而小便短少。临床上治疗泄泻采用“利小便即所以实大便”的方法，即是根据这一道理。

细目十　大肠

要点一　大肠传化糟粕

大肠接受由小肠下移的食物残渣，再吸收其中多余的水分，使之形成粪便，经肛门排出体外。

要点二　大肠主津

大肠在传导由小肠下注的饮食物残渣过程中，将其中多余的水分重新再吸收，称之为“大肠主津”。如大肠虚寒，无力吸收水分，则水谷杂下，出现肠鸣、腹痛、泄泻等。大肠实热，消烁水分，肠液干枯，肠道失润，又会出现大便秘结之症。

细目十一　膀胱

要点一　膀胱贮存尿液

尿液为津液所化。水液下归于肾，经肾的气化作用，升清降浊，清者回升体内，浊者变成尿液，下输于膀胱而贮存。

要点二　膀胱排泄尿液

尿液贮存于膀胱，达到一定容量时，通过膀胱的气化作用，可自主及时地从溺窍排出体外。膀胱的气化功能，全赖于肾的气化作用。

膀胱气化失司，可出现尿液排泄异常。如膀胱气化不利，可引起小便不利或癃闭；膀胱失其约束，又可见尿频、遗尿或尿失禁等。

细目十二 三焦

要点一 三焦通行元气和水液

1. 通行元气

元气根于肾，是人体最根本之气，是生命活动的原动力。元气通过三焦而输布到五脏六腑，充沛于全身，以激发、推动各个脏腑组织的功能活动。所以说，三焦是元气运行的通道，又是气化的场所。

2. 运行水液

三焦具有疏通水道、运行水液的功能。全身的水液代谢，是由肺、脾和肾等多个脏腑的协同作用而完成的，但必须以三焦为通道，才能正常地升降出入，如果三焦水道不利，则肺、脾、肾输布调节水液的功能将难以实现，所以又把水液代谢的协调平衡，称作“三焦气化”。

要点二 三焦部位的划分及功能特点

1. 三焦部位的划分

三焦是上焦、中焦、下焦的合称。膈以上为上焦，包括心与肺；横膈以下到脐为中焦，包括脾与胃；脐以下至二阴为下焦，包括肝、肾、大肠、小肠、膀胱、女子胞等。其中肝脏，按其部位来说，应划归中焦，但因它与肾关系密切，故将肝和肾一同划归下焦。三焦的功能实际上是五脏六腑全部功能的总体。

2. 三焦的功能特点

(1) 上焦如雾：雾，就是形容轻清的水谷精气弥漫的状态。上焦主宣发敷布，即通过心肺的输布作用，将饮食物的水谷精微布散于全身，若“雾露之溉”，营养滋润全身脏腑组织、肌肤筋骨等。

(2) 中焦如沤：沤，就是形容水谷腐熟成为乳糜的状态。中焦主腐熟水谷，即指脾胃的消化、吸收、运化水谷精微，化生气血的作用，故说“中焦如沤”。

(3) 下焦如渎：渎，是沟渠、水道的意思。形容水浊不断地向下、向外排泄的状态。下焦主泌别清浊，排泄废物。这种功能主要是指肾和膀胱的泌尿作用和肠道的排便作用，故说“下焦如渎”。

细目十三 女子胞

要点 女子胞的主要功能

1. 主月经

月经来源于女子胞。当女子到了十四岁左右，肾气充盛，产生天癸，冲任二脉通畅，子宫发育趋于成熟，月经开始按时来潮。到了四十九岁左右，肾气渐衰，天癸竭绝，冲任不通，则出现月经紊乱，乃至绝经。

2. 主孕育胎儿

女子胞是孕育胎儿的重要器官。受孕之后，胎儿在子宫内生长发育，子宫供给胎儿需要的气血与养料。若肾虚冲任不固，胎失所系，或血虚不足以养胎，气虚不足以载胎，或出现胎动不安或流产。

细目十四 脏与脏之间的关系

要点 脏与脏之间的关系

1. 心与肺

心与肺的关系，主要体现在心主血与肺主气，以及血液循行与呼吸之间的相互促进与协调方面。

（1）心主一身之血，肺主一身之气。血的运行依靠气的推动，而气也需要血的运载才能输布全身，心与肺互相配合，保证气血正常运行，维持人体各脏腑、组织的功能活动。

（2）心主血脉，肺朝百脉。心肺同居胸中，胸中宗气贯心脉及司呼吸，宗气是联结心之搏动和肺之呼吸两者之间的中心环节，宗气的盛衰直接影响心肺两脏功能。

2. 心与脾

心与脾的关系，主要体现在血液生成的相互依存及血液运行的相互协同上。心主血，脾生血，心气行血，脾气统血。脾气健运，化源充足，则心血充盈；脾气旺盛，统摄有权，则血行有序。而心血充盈，脾得濡养，则运化健旺。

3. 心与肝

心与肝的关系，主要体现在血液循行与神志活动两个方面。

（1）心主血，肝藏血。血脉充盈，则心有所主，肝有所藏，两脏相互配合，共同维持血液的运行。

（2）心主神志，肝调情志。心主宰人体的精神活动，肝调节人体的情志活动，两者功能协调，才能精神饱满，情志舒畅。

4. 心与肾

心与肾的关系，主要体现在心肾阴阳水火互制互济及精血互生、精神互用等方面。

（1）心肾相交。心居于上，属阳，属火；肾居于下，属阴，属水。从阴阳、水火的升降理论来说，位于下者，以上升为顺；位于上者，以下降为和。故心火必须下降于肾，使肾水不寒；肾水必须上济于心，使心阳不亢。心火下降，肾水上升，彼此交通，相互协调，这种关系称为“水火既济”、“心肾相交”。

（2）精血互生。心主血，肾藏精，精血之间能互相滋生。所以肾精亏损与心血不足可以互为因果。

（3）精神互用。心主血，藏神；肾藏精、生髓，通于脑。精是神的物质基础，神是精的外在表现。

5. 肺与脾

肺与脾的关系，主要体现在气的生成和水液代谢两个方面。

（1）肺主气，脾生气；脾为生气之源，肺为主气之枢。肺司呼吸而纳清气，脾主运化而化生水谷精气，清气和水谷精气是生成宗气的主要物质基础。

（2）肺主通调水道，脾主运化水湿。脾肺二脏均为调节水液代谢的重要脏器。

6. 肝与肺

肝与肺的关系，主要体现在气机升降的相反相成、相互协调方面。

肝升肺降。肺居于上焦，为阳中之阴脏，其气肃降；肝位于下焦，为阴中之阳脏，其气升发。肝气从左而升，肺气从右而降，升降得宜，则气机舒展，气血流行，脏腑安和。

7. 肾与肺

肾与肺的关系，主要体现在水液代谢、呼吸运动及肺肾之阴相互滋养等三个方面。

（1）肾为主水之脏，肺为水之上源。肺的宣降正常，则水道通调；肾的气化正常，则开合有度。肺肾协调，对人体水液的正常代谢起着重要作用。

（2）肺为气之主，肾为气之根；肺吸气，肾主纳气。人体的呼吸运动，虽然由肺所主，但需要肾的纳气作用来协助，只有肾气充盛，吸入之气才能经过肺之肃降，而下纳于肾。肺肾相互配合，共同完成呼吸的生理功能。

（3）肺阴与肾阴互相滋养。肺气正常，则精气输布于肾；肾阴为诸阴之本，肾阴滋养肺阴，故有“金水相生”之说。

8. 肝与脾

肝与脾的关系，主要体现在两脏对血液的调控以及消化吸收功能的协同方面。

（1）肝主疏泄，脾主运化。脾胃的气机升降有赖于肝的调节；肝分泌胆汁，促进饮食消化。肝的功能正常，疏泄调畅，则脾胃升降适度，运化健全。

（2）肝主藏血，脾主生血统血。脾之运化，赖肝之疏泄，而肝藏之血，又赖脾之化生。脾气健运，血液化源充足，则肝有所藏，肝血充足，方能供养全身。

9. 脾与肾

脾与肾的关系，主要体现在先后天相互资助与水液代谢过程中相互协同等方面。

（1）肾主藏精，为先天之本；脾主运化，为后天之本。脾阳要依靠肾阳的温煦才能发挥其运化功能；肾的精气也有赖于脾气化生的水谷之精的充养。脾与肾，两者相互资助，相互促进，即所谓“先天促后天，后天滋先天”。

（2）脾主运化水湿，肾主水司开合。脾的运化须肾阳的温煦蒸化，肾司开合又受脾气的制约。脾肾两脏相互协作，共同完成水液的新陈代谢。

10. 肝与肾

肝与肾的关系，主要体现在精血同源、阴阳承制及藏泄互用等方面。

（1）肝藏血，肾藏精，精血相互滋生。肾精依赖肝血的不断补充，肝血又依赖肾精的滋养。精能生血，血能化精，肝血与肾精可相互滋生、相互转化，因此称“精血同源”、“肝肾同源”、“乙癸同源”。

（2）肝肾同居下焦，肝肾的阴阳之间相互联系，相互制约。肾阴能涵养肝阴，使肝阳不致上亢，肝阴又可资助肾阴的滋生。

（3）肝主疏泄，肾主封藏，两者相反相成。肝气疏泄可使肾气闭藏开合有度，肾气闭藏可防肝气疏泄太过。这种关系主要表现在女子月经生理和男子排精功能方面。

（郭梅）

细目十五　脏与腑之间的关系

要点　脏与腑之间的关系

脏与腑，主要是表里关系，脏属阴，腑属阳；脏为里，腑为表；一脏一腑，一阴一阳，一里一表相互配合，并由经络相互络属，从而构成脏腑之间的表里关系。

脏腑表里关系主要有：心与小肠、肺与大肠、脾与胃、肝与胆、肾与膀胱。脏腑表里关系，不仅说明它们在生理上的相互联系，而且也决定了它们在病理上的相互影响，脏病及腑，腑病及脏，脏腑同病。因而在治疗上也相应地有脏病治腑，腑病治脏，脏腑同治等方法。

第五单元　气血津液

细目一　气

要点一　气的生成

1. 气的概念

气是指体内活力最强，不断运动着的极细微物质，是构成人体和维持人体生命活动的最基本物质。

2. 气的生成

人体的气，来源于禀受父母的先天之精气、饮食物中的水谷之精气和存在于自然界中的清气。通过肺、脾、肾等脏腑的生理功能的综合作用，将三者结合起来而生成。

要点二　气的生理功能

气的生理功能，主要有六个方面：

1. 推动作用

气的推动作用是指气具有激发和推动的作用。气是活力很强的精微物质，对于人体的生长发育，各脏腑、经络等组织器官的生理活动，血的生成和运行，津液的生成、输布、排泄，均起着推动作用和激发其运动的作用。如果气虚衰而导致推动、激发作用减弱，则影响人体的生长、发育，或出现早衰，或使脏腑、经络等组织器官的生理活动减退，或使血和津液的生成不足，运化迟缓，从而引起血虚、血液运行不利和水液停滞等病理变化。

2. 温煦作用

温煦作用，是指阳气具有温煦、熏蒸人体的作用。气是人体热量的来源。人体的体温，需要气的温煦作用来维持恒定；各脏腑、经络等组织器官，需要在气的温煦作用下进行正常的生理活动；血和津液等液态物质，也需要在气的温煦作用下才能进行正常的循行，故说："血得温而行，得寒而凝"。如果气的温煦作用失常，则会出现畏寒喜暖、四肢不温、体温低下、血和津液运行迟缓等寒象。

3. 防御作用

防御作用，是指气具有卫护肌肤、抗御邪气、维护机体健康的作用。气的防御作用，主要体现在两个方面：一是抵御外邪的入侵；二是驱邪外出。即是说气的防御功能正常时，邪气不易侵入；或虽有邪气侵入，也不易发病；即使发病，也易于治愈。反之，气的防御功能减弱时，机体抗病能力下降，易染疾病或患病后难以治愈。所以，气的防御作用与疾病的发生、发展和转归都有着密切的关系。

4. 固摄作用

固摄作用，是指气对体内的精、血、津液等液态物质具有统摄和控制，防止其无故流失的作用。具体表现在三个方面：一是固摄血液，防止血液逸出脉外，保证血液在脉中的正常循行；二是固摄汗液、尿液、唾液、胃液、肠液等，控制其分泌和排泄量，以防止体液无故丢失；三是固摄精液，防止其妄泄。若气的固摄作用减弱，可导致体内液态物质大量丢失。如气不摄血，可导致各种出血；气不摄津，可导致自汗、多尿、小便失禁、流涎、泄泻滑脱等；气不固精，可出现遗精、早泄、滑精等。

5. 气化作用

气化，是指通过气的运动而产生的各种变化。具体地说，气化是指精、气、血、津液各自的新陈代谢及其转化的过程。例如，气、血、津液的生成，都需要将饮食物转化成水谷之精气，然后再化生成气、血、津液等；津液经过代谢，转化成汗液和尿液；饮食物经过消化和吸收后，其残渣转化为糟粕等，都是气化作用的具体表现。如果气化作用失常，则可影响精、气、血、津液的新陈代谢，影响饮食物的消化吸收，影响汗液、尿液和粪便等的排泄，从而形成各种代谢异常的病变。

6. 营养作用

气的营养作用，主要是指由脾胃化生的水谷精气对脏腑组织的营养功能。气中的营气，是水谷精微中的精专部分，营气流注全身，发挥着营养作用。

要点三　气的运动

1. 气机的概念

气的运动，称为"气机"。气是不断运动着的精微物质。人体内的气无时不处在不断的运动变化之中，它流行于全身各脏腑、经络等组织器官，无处不到，无处不有。气的运动时刻推动和激发着人体脏腑、经络等组织器官的各种生理活动。维持着人的正常生命运动；气的运动一旦停止，也就失去了其维持人体生命运动的作用，意味着人的生命活动的终结。

2. 气的运动形式

气的运动形式一般可归纳为四种基本运动形式：升、降、出、入。升，是气由下向上运动；降，是气由上向下运动；出，是气由内（体内）向外（自然界）的运动；入，是气由外向内的运动。气的升降出入运动，是人体生命活动的根本，气的运动一旦停止，也就意味着生命活动的终止。

要点四　气的分类

人体的气，根据生成来源、分布部位和功能特点的不同，可划分为元气、宗气、营气、卫气等。

（一）元气

1. 基本含义

元气，又称"原气"、"真气"，是人体中最基本、最重要的气，是人体生命活动的原动力。

2. 生成

元气根源于肾，主要由肾精所化，是从父母禀受先天之精气，经肾的化生作用和水谷精微的滋养而成，所以说元气来源于先天，滋养于后天。

3. 分布

元气发源于肾，通过三焦而流行全身，内至脏腑，外达肌肤腠理，无处不到。

4. 主要功能

元气具有推动人体的生长、发育，温煦和激发各个脏腑、经络等组织器官的生理功能的作用，是人体生命活动的原动力，是维持生命活动的最基本的物质。因此，元气愈充沛，脏腑就愈强盛，身体也就愈健康。反之，如果元气衰惫，则就会造成人体生长发育迟缓，以及各脏腑组织生理功能低下而发生多种病变。

（二）宗气

1. 基本含义

宗气是积聚于胸中之气，又称"大气"。宗气在胸中积聚之处，称作"气海"，又名"膻中"。

2. 生成

宗气主要是由脾胃化生的水谷精气和肺吸入的自然界清气结合而成。宗气的生成与脾胃的运化和肺的呼吸功能密切相关。因此，脾胃的运化和肺的呼吸功能正常与否，直接影响着宗气的盛衰。

3. 分布

宗气积聚胸中，贯注心肺，通过心肺的作用布散周身。上出于肺，循行咽喉而走息道；下蓄丹田，经气街注入足阳明胃经，并下行于足。

4. 主要功能

宗气的主要功能表现在两个方面：一是走息道以助呼吸，兼司嗅觉。凡语言、声音、呼吸的强弱，嗅觉的灵敏与否，都与宗气的盛衰有关。二是贯心脉以行气血。凡血液的运行，肢体的寒温和活动能力，视听的感觉能力，心搏的强弱及其节律等，皆与宗气的盛衰有关。

（三）营气

1. 基本含义

营气是行于脉中，富有营养作用的气，又称“荣气”。因营气与血同行脉中，故常“营血”并称。营气与卫气相对而言，属于阴，故又称“营阴”。

2. 生成

营气主要是由脾胃转输的水谷精气所化生。饮食水谷，在脾胃的作用下，化生为精微物质，并由脾上输于肺，在肺的作用下，水谷精微中精专的部分进入脉道，成为营气。

3. 分布

营气出于中焦，经肺进入经脉后，沿十四经脉依次循行，周流全身。

4. 主要功能

营气的主要功能表现在两个方面：一是化生血液。营气经肺注入脉中，成为血液的组成部分。二是营养全身。营气循脉流注全身，内至脏腑，外达皮毛筋骨，为脏腑、经络等组织器官的生理活动提供营养物质。

（四）卫气

1. 基本含义

卫气是行于脉外，具有保卫功能的气。卫气与营气相对而言，属于阳，故又称“卫阳”。

2. 生成

卫气主要是由脾胃转输的水谷精气所化生。饮食水谷，在脾胃的作用下，化生为精微物质，并由脾上输于肺，在肺的作用下，水谷精微中慓疾滑利的部分，被敷布到经脉之外，成为卫气。

3. 分布

卫气的特性是“慓疾滑利”。活动力特别强，流动很迅速。故其不受脉管的约束，在脉外运行于皮肤、分肉之间，熏于肓膜，散于胸腹。

4. 主要功能

卫气的主要功能表现在三个方面：一是护卫肌表，防御外邪入侵；二是温养脏腑、肌肉、皮毛等；三是控制腠理的开合，调节汗液的排泄，以维持体温的相对恒定等。

细目二　血

要点一　血的生成

（一）血的概念

血是循行于脉中，流布于全身，富有营养和滋润作用的红色液态物质，是构成人体和维持人体生命活动的基本物质之一。

（二）血的生成

血液的生成途径有两条，即水谷精微化血和精化血。

1. 水谷精微化血

营气和津液，都来源于经脾和胃的消化吸收而生成的水谷精微。

（1）营气化血：营气经脾的转输，上输心肺，在肺吐故纳新之后，复注入心脉，与脉中的其他成分一起化赤为血。

（2）津液化血：津液渗于脉中成为血液的组成部分，并维持和调节血液的浓度。

2. 精化血

精也是化生血液的物质基础。肾精化生血，主要是通过骨髓和肝脏的作用实现的。肾精能化髓，髓充于骨，骨髓为生血之器，故血生于骨髓。

要点二　血的生理功能

1. 营养滋润全身

血行脉中，输布全身，内而五脏六腑，外而皮肉筋骨，不断地将营养物质输送到全身各脏腑组织器官，营养、滋润各脏腑组织器官，从而维持人体正常的生理活动。

2. 神志活动的物质基础

血，是人体精神活动的主要物质基础。气血充盈，才能神志清晰，精神旺盛。所以，不论何种原因所形成的血虚或运行失常，均可出现不同程度的神志方面的症状。心血虚、肝血虚，常有惊悸、失眠、多梦等神志不安的表现；失血严重者还可出现烦躁、恍惚、昏迷等神志失常的症状。

细目三　津液

要点一　津液的概念

津液，是人体一切正常水液的总称，包括各脏腑组织器官的内在体液及其正常的分泌物，如胃液、肠液和涕、泪等。津液也是构成人体和维持人体生命活动的基本物质之一。

要点二 津液的生理功能

1. 滋润濡养

布散于肌表，则滋润肌肤毛发；流注于孔窍，充养骨髓、脑髓和脊髓等；渗透于血脉，则充养血液，滑利脉道；流注于关节，则润滑关节。

2. 生化血液

津液经孙络渗入血脉之中，成为化生血液的基本成分之一，并起着濡养和滑利血脉的作用。

3. 调节阴阳

津液代谢对调节机体的阴阳平衡，起着十分重要的作用。常随着机体的生理状况和外界环境的变化而变化，通过这种变化来调节机体的阴阳之间的动态平衡。

4. 排泄废物

津液在其自身的代谢过程中，能把机体的代谢产物通过汗、尿等方式不断地排出体外，使机体各脏腑的气化活动正常。若这一作用发生障碍，就会使代谢产物潴留体内，而形成痰、饮、水、湿等多种病理变化。

细目四 气血津液之间的关系

要点 气血津液之间的关系

气、血、津液、精等均是构成人体和维持人体生命活动的基本物质，均赖脾胃化生的水谷精微不断地补充，其性状及功能，均有各自特点，但四者在生理功能上，又存在着相互依存、相互制约和相互为用的密切关系。

（一）气与血的关系

可概括为“气为血之帅”“血为气之母”。“气为血之帅”包括气能生血、行血、摄血三个方面；“血为气之母”包括血能载气、养气两个方面。

1. 气能生血

气能生血的含义有两个方面：一是指气化是血液生成的动力。二是指气为化生血液的基本物质，主要是指营气。所以说气能生血，气旺则血充，气虚则血少。故在临床治疗血虚病证时，常配合补气药，以达补气生血之意。

2. 气能行血

气能行血指气的推动作用是血液运行的动力。血属阴而主静，血的运行必须依赖气的推动。气行则血行，气滞则血瘀，气乱则血亦乱。故在临床治疗血行失常的病证时，常分别配合使用补气、行气和降气等药物，方能收到良好疗效。

3. 气能摄血

气能摄血是指气对血液具有统摄作用，使其正常循行于脉管之中而不逸出脉外。气的固摄功能是通过脾来完成的。若脾气统摄作用正常，血液才能正常行于经脉之中而不溢出脉外。若脾气虚弱，统摄无权，则常导致各种出血证，如崩漏、便血、衄血、皮下紫斑等，称之为“气不摄血”或“脾不统血”。在治疗中必须用补益脾气之法，使其恢复摄血功能，方能达到止血的目的。

4. 血能载气

血能载气是指气存在于血液之中，依赖于血液的运载而布达全身。因气的活力很强，易于逸脱，故必须依附于血，即所谓“血为气之母”、“血为气之宅”。若血不载气，则气将飘浮不定，无所归附。所以在临床上，每见大出血之时，气亦随之而涣散，形成气随血脱之候。

5. 血能养气

血能养气是指血能生气。气舍于血，血不断地为气的生成和功能活动提供营养。水谷精微是气的生成来源之一，亦是维持脏腑功能活动的物质基础，然而，水谷精微又赖血以运之，借以为脏腑的功能活动不断地供给营养，使气的生成与运行得以正常。所以血盛则气旺，血衰则气少。

（二）气与津液的关系

气与津液的具体表现为气能生津、行津、摄津和津能载气三个方面。

1. 气能生津

气能生津是指气是津液生成的物质基础，亦是津液生成的动力。津液的生成，来源于水谷精气，而水谷精气又依赖于脾胃的运化而生成。气能通过其运动以推动和激发脾胃的功能活动，使中焦之气旺盛，运化正常而化生津液，使人体津液充盛。所以说气能生津，气盛则津足，气衰则津少。

2. 气能行津

气能行津指气的运动变化是津液输布排泄的动力。津液的输布及其化为汗、尿等排出体外，全赖于气的升降出入运动。由于脾气的“散精”和转输，肺气的宣发和肃降，肾中精气的蒸腾气化，方能促使津液输布全身而环周不休，使经过代谢的多余津液转化为汗液和尿液排出体外，以维持正常的水液代谢。若气机不利，则将导致津液的输布代谢障碍，产生水、湿、痰、饮停聚的病理变化。所以说气行则水行，气滞则水滞。

3. 气能摄津

气能摄津是指气的固摄作用控制着津液的排泄。体内的津液在气的固摄作用控制下维持着量的平衡。若气的固摄作用减弱，则将导致体内津液的无故流失，如出现多汗、漏汗、多尿、遗尿等，临床治疗时应注意补气以摄津。

4. 津能载气

津能载气是指津液是气的载体，气依附于津液而存在。若因汗、吐、下太过，使津液大量流失，则气亦随津液而外脱，出现“气随液脱”的危候。所以《金匮要略心典》说：“吐下之余，定无完气。”

（三）血与津液的关系

血与津液都来源于水谷精气，由水谷精气所化生，且血能化津，津能生血，故常谓

“津血同源”。

1. 津能生血

津液是血液的重要组成部分，津液渗注于脉中，成为血液的重要成分。

2. 血能化津

运行于脉中的血液，渗于脉外，则化生为津液。

（郭梅）

第六单元 经络

细目一 经络学说

要点 经络

经络是运行全身气血、联络脏腑肢节、沟通上下内外的通路。

经络，是经脉和络脉的总称。经，有路径的意思，经脉是经络系统中纵行的主干线，大多循行于深部，有固定的循行路线；络，有网络的意思，是经脉的分支，纵横交错，网络全身。经脉和络脉，相互沟通联系，将人体所有的脏腑、形体、孔窍等紧密地联结成一个统一的有机整体。

细目二 经络系统的组成

要点一 十二经脉

即手足三阴经（太阴、少阴、厥阴）和手足三阳经（太阳、少阳、阳明），又称“十二正经”。十二经脉有一定的起止、一定的循行部位和交接顺序，在肢体的分布和走向有一定的规律，与脏腑有直接的络属关系，是人体气血运行的主要通道。

要点二 奇经八脉

奇经八脉是任、督、冲、带、阴跷、阳跷、阴维、阳维等脉的总称。有统率、联络和调节十二经脉的作用。奇经八脉的分布不像十二经脉那样规则，且无脏腑络属关系，与正经有别，故名奇经。

要点三 十五别络

别络：是较大的和主要的络脉。十二经脉与任、督二脉各有一支别络，再加上脾之大络，合为“十五别络”。别络的主要功能是加强表里两经之间在体表的联系，并有渗灌气血的作用。

细目三　十二经脉的循行分布规律

要点一　走向和交接

十二经脉的走向和交接规律是：手三阴经，起于胸，从胸走手，交于手三阳经；手三阳经，起于手，从手走头，交于足三阳经；足三阳经，起于头，从头走足，交于足三阴经；足三阴经，起于足，从足走腹（至胸），交于手三阴经，这样就构成一个“阴阳相贯，如环无端”的循环路径。

要点二　表里相合

手足三阴三阳经脉，通过各自的经别和别络互相沟通，组成六对“表里相合”关系。即：手太阴肺经与手阳明大肠经为表里；手厥阴心包经与手少阳三焦经为表里；手少阴心经与手太阳小肠经为表里；足太阴脾经与足阳明胃经为表里；足厥阴肝经与足少阳胆经为表里；足少阴肾经与足太阳膀胱经为表里。

相为表里的两条经脉，分别循行于四肢内外侧的相对位置，并于四肢末端交接。十二经脉的表里关系，不仅由于相互表里的两经的衔接而加强了联系，而且由于相互络属于同一对脏腑，因而相互表里的一脏一腑在生理功能上互相配合，在病理上相互影响。在治疗上，相为表里的两经的俞穴可以交叉使用。

要点三　流注次序

流注，是人身气血流动不息，向各处灌注的意思。经络是人体气血运行的通道，而十二经脉则为气血运行的主要通道。十二经脉的流注次序是：从手太阴肺经开始，依次传至手阳明大肠经，足阳明胃经，足太阴脾经，手少阴心经，手太阳小肠经，足太阳膀胱经，足少阴肾经，手厥阴心包经，手少阳三焦经，足少阳胆经，足厥阴肝经，再回到手太阴肺经。这样就构成了一个“阴阳相贯，如环无端”的十二经脉整体循行系统。

细目四　奇经八脉的循行分布

要点　奇经八脉循行分布规律

督、任、冲三脉皆起于胞中，同出于会阴，然后别道而行，分布于腰背胸腹等处，所以明代张介宾称其为“一源而三歧”。督脉从会阴向后再向上，分布于腰、背正中线。任脉从会阴向前再向上，分布于腹、胸正中线。督、任二脉不仅是同一起点，而且在口唇部位相连接，形成二脉之间的紧密联系。冲脉从会阴向前再向上，挟脐而行，直冲而上，分布于腹、胸。

带脉横围于腰腹，绕身一周，状如束带。

跷脉与维脉均分阴阳，并且左右对称。阴跷脉起于内踝下，左右各一，向上主要分布于腿的内侧与腹、胸部；阳跷脉起于外踝下，左右各一，向上主要分布于腿的外侧以及腹、胸侧面与肩部。阴维脉起于小腿内侧，左右各一，向上主要分布于大腿内侧及腹、胸部；阳维脉起于外踝下，左右各一，向上主要分布于腿的外侧及腰背和头的侧面。

细目五　经络的生理功能

要点一　经络的基本功能

1. 联系作用

经络的联系作用，主要体现在联系脏腑器官，沟通上下内外。人体是由五脏六腑、四肢百骸、五官九窍、皮肉筋骨等组成的，它们虽各有不同的生理功能，但又共同进行着有机的整体活动，使机体内外、上下保持协调统一，构成一个有机的整体。这种有机配合，相互联系，主要是依靠经络的联络、沟通作用实现的。

2. 感应作用

经络不仅有运行气血营养物质的作用，而且还有感应传导作用，所以经络也是人体各组成部分之间的信息传导网。当肌表受到某种刺激时，刺激量就沿着经脉传于体内有关脏腑，使该脏腑的功能发生变化，从而达到疏通气血和调整脏腑功能的目的。脏腑功能活动的变化也可通过经络而反映于体表。经络循行四通八达而至机体每一个局部，从而使每一局部成为整体的缩影。针刺中的“得气”和“行气”现象，就是经络传导感应作用的表现。

3. 濡养作用

经络的濡养，主要体现在通行气血。人体各个组织器官，均需气血濡养，才能维持正常的生理活动。而气血通过经络循环贯注而通达全身，发挥其营养脏腑组织器官、抗御外邪、保卫机体的作用。

4. 调节作用

经络能运行气血和协调阴阳，使人体机能活动保持相对的平衡。当人体发生疾病时，出现气血不和及阴阳偏胜偏衰的证候，可运用针灸等治法以激发经络的调节作用，以“泻其有余，补其不足，阴阳平复”。实验证明，针刺有关经络的穴位，对各脏腑有调节作用，即原来亢进的可使之抑制，原来抑制的可使之兴奋。

要点二　奇经八脉的功能

（一）奇经八脉共同的生理功能

1. 密切十二经脉的联系

奇经八脉在循环过程中，与其他各经交叉相接，加强了各条经脉之间的相互联系。如督脉“总督诸阳”，任脉为“诸阴之海”等。

2. 调节十二经脉的气血

奇经八脉错综复杂、循行于十二经脉之间，当十二经脉气血旺盛有余时，则流注于奇经八脉，蓄以备用；当人体活动需要或十二经脉气血不足时，可由奇经“溢出”，予以补充。

3. 与某些脏腑密切相关

奇经与肝、肾等脏及女子胞、脑、髓等奇恒之腑的联系较为密切，在生理和病理上均有一定的联系。

（二）奇经八脉的生理功能

1. 督脉

督，有总督、督管、统率之意。督脉行背部中央，多次与诸阳经相交会，能总督一身之阳经，故称其为“阳脉之海”。其次，督脉与脑、肾、脊髓有密切关系。

2. 任脉

任，有担任、任受之意。任脉循行于腹面正中线，其脉多次与手足三阴经及阴维脉交会，能总任一身之阴经，故称为“阴脉之海”。任，又通“妊”，因起于胞中，故与女子妊娠有关，而称“任主胞胎”。

3. 冲脉

冲，有要冲的意思。冲脉上至头，下至于足，贯穿全身，成为气血的要冲，能调节十二经气血，故有“十二经脉之海”、“五脏六腑之海”之称。冲脉又称“血海”，与妇女的月经有密切关系。

4. 带脉

约束纵行诸脉。带脉围腰一周，状如束带，以约束纵行诸脉，调节脉气，使纵行诸脉之脉气不下陷。主司妇女带下及固护胎儿。

5. 阴跷脉与阳跷脉

（1）主下肢运动：跷脉从下肢内外侧分别上行头面，有调节肌肉运动、使下肢运动灵活跷健的功能。

（2）濡养眼目、司眼睑开合：阴阳跷脉交会于目内眦，故认为跷脉具有濡养眼目、司眼睑开合的作用。

（3）分主一身左右之阴阳：跷脉从下肢内外侧分别上行头面，具有交通一身阴阳之气的功能。阴跷脉主一身左右之阴，阳跷脉主一身左右之阳。

6. 阴维脉与阳维脉

维，有维系、维络的意思。阴维脉的功能是“维络诸阴”；阳维脉的功能是“维络诸阳”。

（郭梅）

第七单元　病因

细目一　六淫

要点一　六淫及其致病的共同特点

1. 六淫

六淫，即风、寒、暑、湿、燥、火六种外感病邪的统称。风、寒、暑、湿、燥、火是自然界中六种不同的气候变化，在正常情况下，六种不同的气候变化，不会使人体发病，风、寒、暑、湿、燥、火这六种正常的气候变化统称为“六气”。在气候异常、变化急骤，人体的正气相对虚弱而不能适应时，“六气”侵犯人体而发病，则成为致病因素。能导致人体发病的六气称之为“六淫”。

2. 六淫致病的共同特点

（1）外感性：六淫之邪多从肌表、口鼻侵犯人体而发病，例如风寒多伤于肌表，温邪自口鼻而入。故把六淫所致疾病称为外感病。

（2）季节性：六淫致病常有明显的季节性。如春季多风病，夏季多暑病，长夏或久居湿地多湿病，秋季多燥病，冬季多寒病等。但也不是绝对的，并非一季只有一种邪气致病。

（3）地域性：六淫致病常与居住地区和环境密切相关。如西北高原地区多寒病、燥病，东南沿海地区多湿病、温病；久居潮湿环境多湿病，高温环境作业多易患火热燥病。

（4）单一性与相兼性：六淫邪气既可单独侵袭人体发病，如寒邪直中脏腑而致泄泻；又可两种以上外邪相兼同时侵犯人体而致病，如风寒感冒，湿热泄泻，风寒湿痹等。

（5）转化性：六淫致病以后，在疾病发展过程中，不仅可以互相影响，而且在一定条件下，其病理性质可发生转化。如寒邪可郁而化热，暑湿日久可化燥伤阴等。

要点二　风邪

风邪的性质及致病特点：

1. 风为阳邪，其性开泄，易袭阳位

风邪具有升发、向上、向外的特性，故属阳邪。其性开泄，故风邪犯人易使腠理疏泄而开张。风性轻扬，故风邪常易侵犯人体的头部、肺脏、肌表等阳位。如风邪袭表，腠理开泄，可见汗出、恶风等症；风邪循经上扰则头痛；风邪犯肺可出现鼻塞、咽痒、咳嗽等症。

2. 风性善行而数变

“善行”是指风邪具有善动不居，易行而无定处的特征。风邪致病，病位游移，行无定处。如痹证中“风痹”，四肢关节疼痛，游移不定，故又称为“行痹”。“数变”是指风邪致病具有发病急，变化多，传变快的特点。如荨麻疹的皮疹，皮肤瘙痒发无定处，时隐时现，故又名“风疹块”；又如中风则猝然昏倒，不省人事等。

3. 风性主动

是指风邪致病具有动摇不定的特征。常表现为眩晕、震颤、四肢抽搐、角弓反张、直视上吊等症状。如外感热病中的“热极生风”，内伤杂病中的“肝阳化风”或“血虚生风”等证。

4. 风为百病之长，善合他邪

长，首也。风邪为外邪致病的先导，凡寒、湿、燥、热等病邪往往都依附于风而侵犯人体，故称“百病之长”。如与寒合为风寒之邪，与热合为风热之邪，与湿合为风湿之邪。所以临床上风邪为患较多，又易与六淫诸邪相合而为病。

要点三　寒邪

寒邪的性质和致病特点：

1. 寒为阴邪，易伤阳气

寒邪属于阴邪，人体的阳气本可以制约阴寒，但阴寒之邪偏盛，则人体的阳气不仅不能驱除寒邪，反被阴寒之邪所伤，此即“阴盛则阳病”，故寒邪最易伤人阳气。如寒邪袭表，卫阳被遏，则见恶寒；寒邪直中太阴，中阳受损，则见脘腹冷痛、呕吐、腹泻等症；寒邪直中少阴，心肾之阳受损，病人可见恶寒踡卧、手足厥冷、下利清谷、精神萎靡、脉微细等症。

2. 寒性凝滞，主痛

“凝滞”即凝结、阻滞不通之意。寒邪侵袭，最易伤人阳气，阳气既伤，气血津液失于温煦、推动，则凝滞不通，不通则痛。因此，疼痛是寒邪致病的重要特征。

3. 寒性收引

“收引”即收缩牵引之意。寒邪侵袭人体可使气机收敛，腠理闭塞，经络筋脉收缩而挛急，故寒邪具有收缩拘急之特性。如寒邪客于经络关节，则筋脉收缩拘急，可见筋脉、关节屈伸不利、拘挛作痛等症。

要点四　暑邪

暑邪的性质和致病特点：

1. 暑为阳邪，其性炎热

暑为盛夏火热之气所化，具有酷热之性，火热属阳，故暑为阳邪，其性炎热。故暑邪伤人多出现一派典型的阳热症状，如高热、面赤、目红、心烦、脉洪大等。

2. 暑性升散，易伤津耗气

暑为阳邪，主升主散，加之在炎热的环境中出汗是人体主要的散热方式，故暑邪侵犯人体，可致腠理开泄而多汗。汗出过多，一方面耗伤津液，另一方面在大量出汗的同时气随津泄，导致津气两虚，甚至气随津脱。故临床上不仅出现口渴喜饮、尿赤短少等津伤的表现，还可见气短乏力，甚则突然昏倒、不省人事的阳气暴脱之危证。

3. 暑多挟湿

暑季不仅炎热，而且多雨潮湿，天暑下逼，地湿上蒸，暑热与湿气弥漫空间，故暑邪常兼挟湿邪侵犯人体，因而暑病除有发热、烦渴等暑热症状外，还常兼四肢困倦，胸闷、呕恶、大便溏泻不爽等湿阻症状。

要点五 湿邪

湿邪的性质和致病特点：

1. 湿为阴邪，易阻滞气机，损伤阳气

湿性属水，水属阴，故湿为阴邪。湿为有形之邪侵犯人体，留滞脏腑经络，故最易阻滞气机。湿为阴邪，阴胜则阳病，故湿邪入侵可损伤人体的阳气。湿阻胸膈，气机不畅则胸闷；湿困脾胃，升降不利则脘痞腹胀、大便不爽；湿停下焦，气机不利则小便短涩；湿困脾阳，使脾阳不振，运化无权，水湿停聚，发为泻泄，小便短少，水肿等病证。

2. 湿性重浊

“重”，即沉重、重着之意。故湿邪致病其临床表现具有沉重、重着的特点。如湿邪袭表，则清阳不展，可见周身困重、四肢倦怠、头重如裹。又如湿邪留滞经络关节，可见关节疼痛重着，或腰部沉重，故湿邪偏盛的痹证，又称为“着痹”。“浊”，即混浊、秽浊之意，指湿邪为病，其排泄物和分泌物等具有秽浊不清的特点。如湿邪上犯，则见面垢、眵多；湿邪下注，则小便混浊不清、大便溏泻、下痢黏液脓血，妇女带下过多；湿邪浸淫肌肤，则见疮疡湿疹，多见脓水秽浊。

3. 湿性黏滞

“黏”，即黏腻；“滞”，即停滞。湿性黏滞是指湿邪致病具有黏腻停滞的特点。这种特点主要表现在两个方面：一是症状的黏滞性。如湿滞大肠，腑气不通，大便黏腻不爽；湿滞膀胱，气化不利，小便涩滞不畅；以及分泌物黏浊和舌苔黏腻等。二是病程的缠绵性。湿性黏滞，胶着难解，故湿邪致病多反复发作，时起时伏，缠绵难愈，病程较长。如湿痹、湿疹、湿温等。

要点六 燥邪

燥邪的性质和致病特点：

1. 燥性干涩，易伤津液

燥邪为秋令敛肃之气所化，故其性干涩枯涸。燥邪致病最易耗伤人体的津液，出现各种干燥、涩滞不利的症状。如口干唇燥、鼻咽干燥、皮肤干燥甚则皲裂、毛发干枯不荣、小便短少、大便燥结等。

2. 燥易伤肺

肺为娇脏，喜润恶燥。肺开窍于鼻，外合皮毛，燥邪伤人，常自口鼻而入，故燥邪最易伤肺。燥邪犯肺，使肺阴受损，宣降失司，甚则损伤肺络，从而出现干咳少痰，或痰黏难咯，或痰中带血，或喘息胸痛。

要点七　火（热）邪

火（热）邪的性质和致病特点：

1. 火为阳邪，其性炎上

火热之邪具燔灼、升腾、上炎之性，故属阳邪。其伤于人，多表现阳热征象，如高热、恶热、肌肤灼热、面红目赤、脉洪数等。又因火邪升腾炎上，故以头面部火热症状尤为突出，如心火上炎则口舌生疮；胃火上扰则牙龈肿痛、口臭；肝火上炎则目赤肿痛、头晕头痛等。

2. 火易伤津耗气

火热之邪，蒸腾于内，最易迫津外泄而大汗，消烁津液，使人体阴津耗伤，故火邪致病，除见热象外，往往伴有渴喜冷饮，咽干舌燥，小便短赤，大便秘结等津伤液耗之症。由于津液受火煎熬，故机体的分泌物、排泄物变为黄稠，并有热感，如鼻涕黄稠、目眵黄浊、小便黄浑、疮疡脓水黄稠、带下黄赤等。

由于阳热过盛，机体阳气代谢增强，而消耗大量阳气，即"壮火食气"、"壮火散气"。另外热盛迫津外泄而汗出，导致气随津脱而致气的耗伤。气伤则全身机能衰退，而见少气懒言、神疲乏力等气虚之症。

3. 火性急迫，易生风动血

主要表现在三个方面：一是火热邪气致病，多具有发病急骤、传变迅速的特点。如外感温热病，热势较盛者，可迅速导致神志昏迷等。二是易于生风。火热之邪侵犯人体，往往燔灼肝经，劫耗津血，使筋脉失于濡养，而致肝风内动，此称为"热极生风"，风火相煽，临床常表现为高热、神昏谵语、四肢抽搐、两目上视、颈项强直、角弓反张等。三是易于动血。火热邪气伤人，其急迫躁动之性，可使血行加速，甚至灼伤脉络，迫血妄行，而致各种出血，如吐血、衄血、皮肤发斑、妇女月经过多、崩漏等。

4. 火毒结聚，易致肿疡

火热之邪入于血分，不仅能迫血妄行导致出血，且可聚于局部，腐肉败血，而发为痈肿疮疡，以局部红肿热痛为临床特征。

5. 火性躁动，易扰心神

火与心气相通应，故火热之邪伤于人体，最易扰乱神明，出现心烦失眠、狂躁妄动，甚至神昏谵语等。

细目二　疫气

要点一　疫气

疫气，是一类具有强烈传染性的外感病邪。又称为"疠气"、"疫毒"、"时行疫气"、"乖戾之气"等。疫气可通过空气、接触等途径，经口鼻、皮肤侵入人体而致病，如饮食、血液、虫兽叮咬、皮肤接触、性传播等均可成为感染疫气的途径。由疫气引起的疾病称为

“疫病”、“瘟病”、“瘟疫病”。疫气引起的疾病种类很多，如鼠疫、霍乱、结核病、血吸虫病等，实际上包括了西医学的许多传染病。疠气致病，具有发病急骤，病情危重、症状相似、传染性强的特点。

要点二　疫气发生和疫病流行的原因

1. 气候因素

气候反常变化，如久旱、酷暑、水涝、湿雾、瘴气等，皆有利于疫气的孳生和传播，导致疫病的流行。

2. 环境和饮食卫生

环境污染是疫气形成的重要原因，如水源、空气的污染，均有利于疫气滋生和传播。同样，食物污染、饮食不洁也可引起疫病的流行，如临床上见到的疫痢可由疫毒直接随饮食进入体内而致病。

3. 预防隔离不力

疫气具有强烈的传染性，预防隔离工作不及时，往往可使疫病流行。因此，及早预防、及时隔离患者是防止疫病发生和蔓延的重要环节。

细目三　七情内伤

要点一　七情内伤

七情，即喜、怒、忧、思、悲、恐、惊七种情志变化。七情与脏腑的功能活动有着密切的关系，七情分属五脏，以喜、怒、思、悲、恐为代表，就称为“五志”。七情是人体对外界客观事物的不同反映，是生命活动的正常现象，不会使人发病。但在突然、强烈或长期持续性的情志刺激下，超过了正常的生理活动范围，而又不能适应时，使脏腑气血功能紊乱，就会导致疾病的发生，这时的七情就成为致病因素，而且是导致内伤疾病。情志因素不仅可以直接导致多种疾病的发生，而且对所有疾病的转归都起着重要的作用。

要点二　七情内伤的致病特点

七情致病，是直接影响相应的内脏，使脏腑气机逆乱，气血失调，从而导致各种病证的发生。它不同于六淫之邪，从皮毛及口鼻侵入人体，初起都有表证。

1. 影响脏腑气机

七情致病，主要影响脏腑气机，使气血逆乱，导致多种病证的发生。

（1）怒则气上：怒为肝之志，如过度愤怒，可使肝气上逆，血随气升，可见面红目赤，头晕头痛，耳鸣目眩，甚则呕血或猝然昏倒。

（2）喜则气缓：喜为心之志，“缓”包括缓和紧张情绪和使心气涣散两方面。在正常情况下，喜能缓和紧张情绪，使气血和缓，营卫通利，心情舒畅。但过喜又可使心气涣散，精神不能集中，甚则神不守舍，以致心神不宁，或失神狂乱。

（3）悲则气消：悲为肺之志。悲是忧伤哀痛的一种情志表现。悲哀太过，往往耗伤肺气。如过度悲忧，可引起脏腑机能活动的减退和肺气的消散，从而导致肺气耗伤，出现胸闷气短，精神萎靡，乏力倦怠等症。

(4) 思则气结：思为脾之志。思虑过度，可引起脏腑气机的郁结，从而导致脾的运化功能呆滞，表现为食欲减退、腹泻便溏等。由于思发于脾而成于心，思虑过度，还可暗耗心血，以致神失所养，出现心悸健忘、失眠多梦等症。

(5) 恐则气下：恐为肾之志。恐是一种胆怯、惧怕的心理状态。猝受恐吓而不释，或长期恐惧胆怯而伤肾，气泄于下，导致肾气不固，精气耗损的病变，出现下肢酸软无力、二便失禁、遗精、滑泄、悬心空虚、不耐刺激等症。

(6) 惊则气乱：乱，指紊乱。突然受惊，可使气机紊乱，以致心神不宁，惊慌失措，甚至神志错乱。

2. 直接伤及内脏

七情过激可直接影响内脏的生理功能，产生各种病理变化。不同的情志变化对不同脏腑的气机产生的影响各异，其对脏腑的伤害具有一定的选择性，正如《素问》所说："怒伤肝"、"喜伤心"、"思伤脾"、"忧伤肺"、"恐伤肾"。但从临床来看，情志所伤最常出现的是心、肝、脾三脏的病变。

3. 影响病情变化

情志活动的异常，还可使病情加重，或迅速恶化。如患有肝阳上亢的高血压病患者，若暴怒，可使血压迅速升高，甚至出现突然昏厥或昏仆不语，半身不遂，口眼歪斜等中风危症。

细目四　饮食失宜

要点一　饮食不节

饮食不节，是指饮食的数量或时间没有节制和规律。饮食以适量为宜，过饥过饱均可导致疾病。过饥则摄取量不足，化源缺乏，终致气血衰少。气血不足，则正气虚弱，机体抗病能力降低，易于继发其他病证。反之，暴饮暴食，摄取量过多，超过了脾胃的受纳和吸收、运化的能力，就会导致饮食物阻滞，损伤脾胃，出现脘腹胀满，嗳腐吞酸，厌食，吐泻等食伤脾胃的病证。

要点二　饮食不洁

进食不洁，会引起多种胃肠道疾病，出现腹痛、吐泻、痢疾等；或引起寄生虫病，如蛔虫、蛲虫、寸白虫等，临床表现为腹痛、嗜食异物、面黄肌瘦等症。若进食腐败变质有毒食物，可致食物中毒，常出现腹痛、吐泻，重者可出现昏迷或死亡。

要点三　饮食偏嗜

1. 偏嗜寒热

饮食宜寒温适中。过分偏嗜寒热饮食，可导致人体阴阳失调而发生疾病。若多食生冷寒凉，可损伤脾胃阳气，导致寒湿内生，发生腹痛泄泻等症；若偏食辛温燥热，可使胃肠积热，损伤胃阴，出现口渴、口臭、消谷善饥、便秘，或酿成痔疮。

2. 五味偏嗜

饮食五味，各有其不同的营养作用，不可偏废。而且，五味与五脏，各有其亲和性，如酸入肝，苦入心，甘入脾，辛入肺，咸入肾。如果长期嗜好某种味道的食物，就会使该脏腑机能偏盛偏衰，功能活动失调，久之可按五脏间相克关系传变，损伤他脏而发生疾病。正如《素问·五脏生成》所说："多食咸，则脉凝泣而变色；多食苦，则皮槁而毛拔；多食辛，则筋急而爪枯；多食酸，则肉胝而唇揭；多食甘，则骨痛而发落。"即是指五味偏嗜，脏气偏盛，导致"伤己所胜"的一种病理变化。

细目五　劳逸过度

要点一　过劳

过劳是指过度劳累，包括劳力过度、劳神过度和房劳过度三个方面。

1. 劳力过度

劳力过度，又称"形劳"。指较长时期的不适当的活动和超过体力所能负担的过度用力。劳力过度可以损伤内脏功能，致使脏气虚少，可出现少气懒言，体倦神疲，喘息汗出等，即所谓"劳则气耗"。劳力过度还可导致筋骨等形体组织的损伤，即所谓"久立伤骨，久行伤筋"。

2. 劳神过度

劳神过度，又称"心劳"。是指长期脑力劳动过度，思虑劳神而积劳成疾。劳神过度可耗伤心血，损伤脾气，以致心神失养、神志不宁而出现心悸、健忘、失眠、多梦及纳呆、腹胀、便溏、消瘦等。

3. 房劳过度

房劳过度，又称"肾劳"。指性生活不节，房事过度，耗伤人体精气而致病。正常的性生活，一般不损伤身体，但房劳过度会耗伤肾精，根本动摇，可致腰膝酸软、眩晕耳鸣、精神萎靡、性功能减退等。

要点二　过逸

过逸是指过度安逸。不劳动，又不运动，使人体气血运行不畅，筋骨柔脆，脾胃呆滞，体弱神倦，或发胖臃肿，动则心悸、气喘、汗出等，还可继发其他疾病。

细目六　痰饮

要点一　痰饮的形成

1. 痰饮的概念

痰饮是机体水液代谢障碍所形成的病理产物。以形质而言：稠浊者为痰，清稀者为饮；痰随气行，无处不到，饮流动性大，多积于肠胃、胸胁、肌肤等处。以病证而分，则又有痰证和饮证的区别。痰证又分为“有形之痰”和“无形之痰”。视之可见，触之可及，闻之有声的痰称为“有形之痰”；无痰饮的形质可见，但可根据病理表现或体征而确定的一类特殊证候称为“无形之痰”，例如梅核气、眩晕、癫狂等。饮证的分类则根据饮邪所停留的部位不同及临床表现而名称各异：饮邪停聚在肠间，每致肠鸣沥沥有声、腹满食少，谓之“痰饮”；饮邪停于胸胁，咳引胸胁胀痛，谓之“悬饮”；饮邪泛溢肌肤，引起肢体水肿，谓之“溢饮”；饮邪停留在胸膈，咳喘倚息不能平卧，谓之“支饮”。

2. 痰饮的形成因素

痰饮多由外感六淫，或饮食及七情所伤等，使肺、脾、肾及三焦等脏腑气化功能失常，水液代谢障碍，以致水津停滞而成。因肺、脾、肾及三焦与水液代谢关系密切，肺主宣降，敷布津液，通调水道；脾主运化水湿；肾阳主水液蒸化；三焦为水液运行之道路。故肺、脾、肾及三焦功能失常，均可聚湿而生痰饮。痰饮形成后，饮多留积于肠胃、胸胁及肌肤；痰则随气升降流行，内而脏腑，外而筋骨皮肉，泛滥横溢，无处不到。既可因病生痰，又可因痰生病，互为因果，为害甚广，从而形成各种复杂的病理变化。

要点二　痰饮的致病特点

1. 阻碍气血运行

痰饮随气流行，机体内外无所不至。若痰饮流注经络，易使经络阻滞，气血运行不畅，出现肢体麻木、屈伸不利，甚至半身不遂等。若结聚于局部，则形成瘰疬、痰核，或形成阴疽、流注等。

2. 影响水液代谢

痰饮作为水液代谢失常的病理产物，其一旦形成之后，便作为一种致病因素反过来作用于机体，进一步影响肺、脾、肾的水液代谢功能。如寒饮阻肺，可致宣降失常，水道不通；痰湿困脾，可致水湿不运；饮停于下，影响肾阳的功能，可致蒸化无力。从而影响人体水液的输布和排泄，使水液进一步停聚于体内，导致水液代谢障碍更为严重。

3. 易于蒙蔽神明

痰饮为阴浊之物，心神乃清净之所，最忌阴浊邪气侵犯。故痰浊为病，随气上逆，尤易蒙蔽清窍，干扰心神活动，使心神活动失常，出现头晕目眩、精神不振等证，或者痰浊上犯，与风、火相合，蒙闭心窍，扰乱神明，以致出现神昏谵妄，或引起癫、狂、痫等精神疾病。

4. 病症复杂，变幻多端

从发病部位言，饮多见于胸腹四肢，与脾胃关系较为密切。痰之为病，则全身各处均可出现，无处不到，与五脏之病均有关系，其临床表现也十分复杂。一般说来，痰之为病，多表现为胸部痞闷、咳嗽、痰多、恶心、呕吐腹泻、心悸、眩晕、癫狂、肌肤麻木、关节疼痛或肿胀、皮下肿块，或溃破流脓，久而不愈。饮之为害，多表现为咳喘、水肿、疼痛、泄泻等。总之，痰饮在不同的部位表现出不同的症状，变化多端，其临床表现，可归纳为咳、喘、悸、眩、呕、满、肿、痛八大症。

细目七　瘀血

要点一　瘀血的形成

1. 瘀血的概念

瘀血，又称蓄血、恶血、败血。瘀乃血液停积，不能活动之意。所谓瘀血，是指积存于体内，未能及时消散，丧失生理作用的血液。包括体内瘀积的离经之血，以及阻滞于经脉、脏腑内运行不畅的血液。瘀血既是病理产物，又是致病因素。

2. 瘀血的形成因素

凡能影响血液正常运行，引起血液运行不畅，或致血离经脉而瘀积的内外因素，均可导致瘀血的形成。概括起来有以下五个方面：

（1）气滞致瘀：气为血之帅，气行则血行，气滞则血瘀。若外邪闭阻，或情志郁结，致气机不畅；痰饮等积滞体内，阻遏脉络，都会造成血液运行不畅，进而导致血液在体内某些部位停蓄成瘀。

（2）气虚致瘀：血液的正常循行依靠气的推动和统摄。气虚，一方面无力推动血液的运行，导致血行迟滞而形成瘀血；另一方面，气虚不能统摄血液，可导致血溢脉外为瘀。

（3）血寒致瘀：血得温则行，得寒则凝。若外感寒邪，入于血脉，或阴寒内盛，温运无力，使血液凝涩，运行不畅，导致血液在体内某些部位瘀积不散，而形成瘀血。

（4）血热致瘀：外感火热邪气，或体内阳盛化火，入于营血，血热互结，煎灼津液，使血液黏滞而运行不畅，或热灼脉络，迫血妄行，使血液溢于脉外，或蓄结于体内某些部位而不散，形成瘀血。

（5）外伤致瘀：各种外伤，诸如跌打损伤、金刃所伤、手术创伤、负重过度等，外伤肌肤，内伤脏腑，从而使血离经脉，不能及时消散或排出，留积于体内形成瘀血。

要点二　瘀血的病症特点

瘀血形成之后，停积体内不散，不仅失去血液正常的营养、濡润功能，反而阻碍体内气血的营运和新生，从而导致新的病变发生。概括起来，瘀血的致病特点主要表现在以下几个方面：

1. 疼痛

一般多表现为刺痛，痛处固定不移，拒按，且多夜间加重，或久痛不愈，反复发作。

2. 肿块

瘀血停积体内不散，或形成肿块，体内肿块位置固定不移；瘀积体表，局部可见青紫肿胀。

3. 出血

血色多呈紫暗，或夹有瘀血块。

4. 望诊特点

面色、口唇、肌肤、爪甲青紫；舌质紫暗，或舌上有瘀点、瘀斑，或舌下络脉曲张，或见面色黧黑，肌肤甲错。

5. 脉象特点

多见细涩、沉弦或结代等脉象。

（郭梅）

第八单元 发病

细目一 发病基本原理

要点一 正气不足是疾病发生的内在根据

正气，简称“正”，主要是指人体的机能活动和抗病、康复的能力，是人体各种生理机能的总和。它是随着人体的生长发育，以及人体不断适应自然的过程而逐步完善起来的。正气具有防御、消除各种有害因素，使机体免受病邪侵害，或一旦受到损害后能够促进康复的能力，及自我调节以适应内外环境变化的能力。

中医发病学非常重视人体的正气，认为人体正气旺盛，卫外固密，则病邪难于侵入，疾病无从发生。即使有病邪侵犯，只要正气充盛，亦能与之抗争，并尽快消除邪气，也可免于发病，即“正气存内，邪不可干”。只有在人体正气相对虚弱，卫外不固，抗邪能力不足的情况下，邪气才能乘虚而入，使人体阴阳失调，脏腑经络功能紊乱，从而导致疾病的发生，即“邪之所凑，其气必虚”。因此，正气不足是疾病发生的内在根据。

要点二 邪气是疾病发生的重要条件

邪气，简称“邪”，泛指各种致病因素，如六淫、疠气、外伤、虫兽伤、寄生虫、七情内伤、饮食失宜、痰饮、瘀血、结石等。邪气，无论是自体外而入，还是体内所生，都是能够削弱、损伤人体正气，破坏脏腑组织功能和形态结构的有害物质，也就是说，任何“邪”都具有一定的致病性。

中医学强调正气在发病中的主导地位，但并不排除邪气对疾病发生的重要作用。一般来说，邪气只是发病的重要条件，如六淫邪气、情志异常、饮食不节、痰饮水湿等，往往通过干扰人体正气，或当正气不足时，乘虚侵犯，方可导致疾病发生。但在一定条件下，邪气甚至可以起主导作用。如高温、高压电流、化学毒剂、刀枪所伤、冻伤以及毒蛇、狂犬咬伤等，即使正气强盛，也难免被其伤害。又如疠气之邪，在特殊情况下，往往成为疾病发生、流行的决定因素。所以，一般情况下，邪气只是发病的重要条件，而在特殊情况下，则可能成为发病的主导因素。

要点三　正邪斗争的胜负决定发病与否

1. 正胜邪退则不发病

邪气侵袭人体时，正气奋起抗邪。若正气强盛，抗邪有力，则病邪难于入侵，即使侵入，正气亦能奋力驱邪外出，及时消除其病理影响，不致发生病理反应，而不发病，此即正胜邪退。

2. 邪胜正负则发病

在正邪斗争过程中，若邪气偏胜，正气相对不足，邪胜正负，便可导致疾病的发生。如感邪轻或正气强，病位多表浅，病变多轻；感邪重或正气弱，病位常较深，病变多重。

细目二　发病形式

要点一　感而即发

感而即发，又称卒发、顿发，指感邪后立即发病。从邪正斗争而言，感邪后，正气抗邪反应强烈，迅速导致人体的阴阳失调，并显示出明显的临床症状。感邪即发多见于：①新感外邪较盛：如外感风寒、风热、温热、暑热、温毒邪气，邪气较盛时，多感邪即发。②情志遽变：急剧的激情变化，如暴怒、过度悲伤均可致人的气机逆乱，气血失调，脏腑功能障碍而顷刻发病。③毒物所伤：误服有毒食品，药物中毒，吸入有毒的秽浊之气，可使人中毒而迅速发病。④外伤：无论何种外伤，伤人后立即发病。⑤感受疫气：由于其性毒烈，致病力强，来势凶猛，感邪多呈暴发。

要点二　伏而后发

伏而后发，即伏发，是指机体感受邪气后，病邪在体内潜伏一段时间，或在诱因作用下才发病。如破伤风、狂犬病等，均经过一段潜伏期后才发病。有些外感疾病，也需要经过一定的潜伏期，如“春温”、“伏暑”等，前人称其为“伏气温病”。

要点三　徐发

徐发，又称“缓发”，指发病徐缓者。徐发多见于内伤杂病中，如房事不节、忧思过度、烟酒成癖，引起机体渐进性病理改变，而逐渐出现临床症状。在外感病中，因湿性黏滞，故湿邪伤人起病多缓慢。正气虚弱之人，虽感外邪，但因机体反应能力低下，常徐缓发病。

要点四　继发

继发，系指在原发病的基础上，继而发生新的疾病。继发病以原发病为前提，二者之间有着密切的病理联系。如肝病所致的胁痛、黄疸等，若失治或久治不愈，日久可继发“癥积”、“臌胀”。又如因肝阳上亢而致的头晕头痛证，有的可继发为“中风”，出现猝然昏仆、半身不遂等症。

要点五　复发

复发，又称“复病”，是指即将痊愈或已经痊愈的疾病再度发作。引起疾病复发的主要因素是余邪未尽、正气未复和诱因引动，三者交互作用，而使旧病复发。常见的诱因有：①劳复，即疾病初愈，劳神、劳力或房劳过度，而致旧病复发。②重感致复，多因疾病初愈，余邪未尽，复感外邪，而致旧病复发。③食复，即疾病初愈，脾胃虚弱，因饮食不当，而致旧病复发。④药复，即病后药物调理不当或滥用补药致疾病复发。⑤情志致复，因过激的情志变化可直接伤及人体内脏，导致气机紊乱，气血运行失常，致疾病复发。此外，某些气候、地域因素也可成为复发的诱因。

（郭梅）

第九单元　病机

细目一　邪正盛衰

要点　邪正盛衰与虚实变化

（一）邪正盛衰

邪正盛衰，是指在疾病过程中，致病邪气与机体抗病能力之间相互斗争所发生的盛衰变化。邪正斗争的消长盛衰，不仅关系疾病的发生、发展与转归，同时还决定着疾病的虚实变化。所以从一定意义上说，许多疾病的发展过程，也就是邪正斗争及其盛衰变化的过程。

1. 实证的基本病机

“邪气盛则实”，这里的“邪气盛”主要是指六淫之邪亢盛。实，是指以邪气盛为矛盾的主要方面的一种病理变化。由于邪气亢盛，正气未衰，尚能积极与病邪抗争，故正邪相搏，反应明显，临床表现为有余、亢盛的实证。

实证病机多见于外感病的初期或中期阶段，或由于痰、食、水、血等滞留于体内而引起的内伤病证，如痰湿壅盛、食积不化、水湿泛滥、瘀血内阻等。临床常见精神亢奋、壮热狂躁、腹痛拒按、声高气粗、二便不通、脉实有力等症。

2. 虚证的基本病机

“精气夺则虚”。这里的“精气夺”主要是指正气不足。虚，是指以正气虚损为矛盾的主要方面的一种病理变化。主要表现为机体的精、气、血、津液的亏损，脏腑、经络等生理功能减退，抗病能力低下，因而机体的正气对于邪气的斗争，难以出现较剧烈的病理反应，从而表现出一系列衰弱、不足的虚证。

虚证病机多见于素体虚弱、年老虚损之人，或外感病后期，以及多种慢性消耗性疾病过程中，或大汗、大吐、大泻、大出血之后。临床常见神疲体倦，心悸气短，自汗盗汗，或五心烦热，或畏寒肢冷，脉虚无力等症。

（二）虚实变化

1. 虚实夹杂

（1）虚中夹实：虚中夹实是指以正虚为主，又兼夹实邪停留的病理变化。如脾虚之人，运化失职，以致水湿停聚，阻滞中焦，脾虚不运为正虚，水湿停聚属邪实。又如体虚感冒，既有神疲体倦、脉虚无力等气虚之证，又见恶寒、发热等实邪之象。二者病理变化，均以虚为主，实居其次，属虚中夹实之证。

（2）实中夹虚：实中夹虚是指以邪实为主，又兼正气虚损的病理变化。如外感热病出现的热盛伤津之证，既有高热汗出、面红目赤、脉洪大等热盛之象，又见口渴、尿少等伤津之证。又如湿热邪毒伤肝所致的黄疸、胁痛，日久不愈，耗伤肝阴，可出现五心烦热、舌红少苔、脉弦细数等肝阴不足之证。二者病理变化，均以实为主，虚居其次，为实中夹虚之证。

2. 虚实真假

（1）真虚假实：是指疾病的本质为“虚”，但表现出“实”的临床假象。多由于正气虚弱，脏腑功能减退，激发、推动无力所致。如脾气虚弱，运化无力，既可见到食少纳呆、神疲体倦、脉虚无力等脾虚的表现，同时又可见到腹满、腹痛等一些类似“实”的症状。但其腹满，时有减轻；腹痛，却不拒按，与实证的腹满不减，腹痛拒按不同。此即为“至虚有盛候”的“真虚假实”。

（2）真实假虚：是指疾病的本质为“实”，但表现出“虚”的临床假象。多由于邪气亢盛，结聚体内，阻滞经络，气血不能外达所致。如热结肠胃的里实证，既可见到大便秘结、腹满硬痛拒按、谵语等实热症状，同时又可见到面色苍白、四肢逆冷等一些类似“虚”的假象。此即为“至实有羸状”的“真实假虚”。

细目二　阴阳失调

要点一　阴阳偏盛

阴阳偏盛，主要是指阴或阳过于亢盛，形成以寒或热壅实为主的一种病理变化。属于“邪气盛则实”的实证。一般而言，多与感受邪气的性质有关。如阳邪侵入人体，可以形成阳偏胜；阴邪侵入人体，可以形成阴偏胜等。

1. 阳偏盛

阳偏盛，即是阳胜，是指在疾病过程中，机体所出现的阳气偏亢，机能亢进，热量过剩的病理反映。多由感受温热之邪，或感受阴邪从阳化热，或情志内伤，五志过极化火，或因气滞、血瘀、食积等郁而化热所致。

由于阳是以热、动、燥为其特点，因此阳偏盛就会出现热象，如壮热、面赤、烦躁、舌红、脉数等，即所谓“阳盛则热”。阳热亢盛，必然耗伤人体阴液，出现口干舌燥、小便短少、大便干燥等热盛伤阴的症状，即所谓“阳胜则阴病”。但矛盾的主要方面仍是以阳盛为主。

2. 阴偏盛

阴偏盛，即是阴胜，是指在疾病过程中，机体所出现的阴气偏盛，机能障碍或减退，产热不足，以及病理性代谢产物积聚的病理变化。多由感受寒湿之邪，或过食生冷，导致阳不制阴，阴寒内盛。

由于阴是以寒、静、湿为其特点，因此阴偏盛就会出现寒象，如形寒、肢冷、舌淡而润、脉迟等，即所谓“阴盛则寒”。阴寒长期偏盛，必然导致不同程度的阳气受损，出现面色苍白、尿清便溏等寒盛伤阳的症状，即所谓“阴胜则阳病”。但矛盾的主要方面仍是以阴盛为主。

要点二　阴阳偏衰

阴阳偏衰，主要是指阴或阳偏于虚损，形成以虚热、虚寒为主的一种病理变化。属于“精气夺则虚”的虚证。如精血、津液等物质的不足，滋养、宁静等功能减退者，属于阴偏衰；脏腑组织功能不足，气化、温煦等功能减退者，属于阳偏衰。

1. 阳偏衰

阳偏衰，即指阳虚，是指机体阳气虚损，机能减退，产热不足的病理状态。多由于先天禀赋不足，或后天饮食失养，或劳倦内伤，或久病耗伤阳气所致。其病机特点多表现为机体阳气不足，阳不制阴，阴相对偏亢的虚寒证。

阳偏衰时，由于产热不足，温煦作用减弱，因而出现寒象。如畏寒喜暖、四肢不温等；由于推动无力，脏腑经络的生理活动减弱，血、津液等运行迟缓，则易致血行不畅，水液停聚等；由于振奋作用低下，则表现为精神萎靡、喜静少动等。“阳虚则寒”与“阴盛则寒”不同，前者是虚寒，以虚为主，后者是实寒，以寒为主。

2. 阴偏衰

阴偏衰，即指阴虚，是指机体的精、血、津液等物质亏耗，阴不制阳，导致阳气相对偏盛，机能虚性亢奋的病理状态。多由于阳邪伤阴，或五志过极，化火伤阴，或因久病耗伤阴液所致。其病机特点多表现为阴液不足，滋养、宁静功能减退，阳气相对偏亢的虚热证。

阴偏衰时，由于阴液不足，不能制约阳气，阳气相对亢盛，从而形成阴虚内热、阴虚火旺、阴虚阳亢等多种表现。如五心烦热、潮热盗汗、两颧红赤、消瘦、口燥咽干、尿少便干等。“阴虚则热”与“阳盛则热”不同，前者是虚热，以虚为主，后者是实热，以实为主。

要点三　阴阳互损

阴阳互损，是指在阴或阳的任何一方虚损的前提下，病变发展影响相对的一方，形成阴阳两虚的一类病理变化。多属于阴阳偏衰病理进一步发展所产生的一种病理类型。

1. 阴损及阳

系指由于阴液亏损，以致生化无源，阳气生化减少，或阳气无所依附而耗散，从而在阴虚的基础上，又导致阳气不足，形成以阴虚为主的阴阳两虚证。如肝肾阴虚，水不涵木的肝阳上亢，多见面红、急躁易怒、口苦、头胀痛等。但随着病情发展，病变亦可损及肝肾阳气，继而并见畏寒、肢冷、脉沉弱等，转化为阴损及阳的阴阳两虚。

2. 阳损及阴

系指由于阳气虚损，机能不足，以致阴液的生化减少，从而在阳虚的基础上又导致了阴液亏损，形成以阳虚为主的阴阳两虚证。如阳气不足，气化失司，水液代谢障碍，津液停聚之水肿，若病变继续发展，则又可因“阴无阳生”而日益亏耗，并见消瘦、烦躁、小便黄赤、舌红少津等阴虚表现，转化为阳损及阴的阴阳两虚。

要点四 阴阳格拒

阴阳格拒，是指阴或阳偏盛至极，壅遏于内，亦可由于阴或阳偏衰至极，导致另一方相对偏盛，盛者盘踞于内，将另一方排斥格拒于外，迫使阴阳之间不相维系，从而出现寒热真假的病理变化。一般而言，阴阳格拒病理多见于疾病过程中的极盛阶段，病情多较危重。

1. 阴盛格阳

又称格阳，是指阴寒极盛，逼迫阳气浮越于外，使阴阳之气不相顺接交通，出现真寒假热的一种病理状态。由于其病理本质是阴寒内聚，故其主要表现仍以四肢厥冷、下利清谷、小便清长等一派阴寒象为主。但因其阴寒盛极，非但阳难制阴，而且反为阴寒排斥于外，故又见身热（但欲盖衣被）、面颊泛红等假热之象，又称真寒假热证。

2. 阳盛格阴

又称格阴，是指邪热盛极，深伏于里，阳气被遏，不能外达，使阴阳之气不相顺接交通，形成真热假寒的一种病理状态。由于其病理本质是阳热内郁，故其表现仍以烦渴饮冷、大便燥结、小便短赤等一派里热象为主。但因里热盛极，非但阴难制阳，而且反为阳热排斥于外，故又可见手足厥冷、脉沉伏等假寒之象，又称真热假寒证。

要点五 阴阳亡失

阴阳亡失，是指机体的阴液或阳气突然大量亡失，功能活动严重衰竭，导致生命垂危的一种病理变化，包括亡阴和亡阳。

1. 亡阳

亡阳，是指机体的阳气发生突然脱失，而致全身机能严重衰竭的一种病理状态。

一般地说，阳气的大量消耗是引起亡阳的最直接的病机。如邪气过盛，正不敌邪，阳气突然脱失；或素体阳虚，正气不足，因过度疲劳，消耗阳气过多；或过用汗、吐、下法，以致阳随阴泄，阳气外脱；或慢性消耗性疾病，长期大量耗散阳气等，均可致阳气亡脱。由于亡阳，其温煦、推动、振奋、固摄等功能严重衰竭，故亡阳病变多表现为面色苍白、四肢逆冷、精神衰惫、大汗淋漓、脉微欲绝等危重征象。

2. 亡阴

亡阴是指由于机体的阴精发生突然脱失，而致全身机能严重衰竭的一种病理状态。

一般地说，阴液的大量消耗是引起亡阴最直接的病机。如热邪炽盛，或邪热久留，大量煎灼阴液，或大吐、大汗、大泻等，直接消耗大量阴液，或因久病，长期损伤阴液，日渐耗竭等，均可致阴液亡脱。由于亡阴，其滋润、宁静、制阳、内守等功能严重衰竭，故亡阴病变多表现为烦躁不安、气喘口渴、手足虽温但大汗欲脱等严重的外脱不守征象。

亡阴和亡阳，在病机和临床征象等方面，虽然有所不同，但由于机体的阴和阳存在着互根互用的关系。阴亡，则阳无所依附而浮越；阳亡，则阴无以化生而耗竭。故亡阴可以迅速导致亡阳，亡阳也可继而出现亡阴，最终导致“阴阳离决、精气乃绝”，生命活动终止而死亡。

细目三　气血津液失常

要点一　气的失常

气的失常包括气虚和气机失调两个方面。

(一) 气虚

气虚是指气不足，导致脏腑功能活动减退，抗病能力下降的病理状态。其形成的原因主要由于先天禀赋不足，或后天失养，或肺脾肾的功能失调而致气的生成不足。亦可因久病劳损、耗气过多引起。

气虚的病理表现有多个方面。由于不同的气功能各不相同，因而气虚的表现很复杂，如卫气虚不能温煦肌表，肌表不固而见怕冷、自汗、易于感冒；元气虚则激发推动作用减弱而致生长发育迟缓，生殖功能低下，机体所有生理功能衰退；各脏腑气虚则导致各脏腑功能减退或失调，从而出现一系列脏腑虚弱征象。气虚主要以少气懒言、疲倦乏力、脉虚无力等为特点。

(二) 气机失调

气机失调是指气的升降出入失常而引起的气滞、气逆、气陷、气闭、气脱等病理变化。

1. 气滞

是指气机郁滞，运行不畅的一种病理变化。主要由于情志抑郁，或痰、湿、食积、瘀血等阻滞，影响气的运行，形成局部或全身的气机不畅或阻滞不通，从而导致某些脏腑、经络的功能障碍。气滞于某一局部，可出现胀满、疼痛，甚则引起瘀血、痰饮等病理产物。临床以肝郁气滞、肺气壅滞、脾胃气滞为多见。

2. 气逆

是指气上升太过，或下降不及，以致气逆于上的一种病理变化。多由情志所伤，或因饮食不当，或因外邪侵犯，或因痰浊壅阻所致，亦有因虚而致气逆者。气逆病变以肺、胃、肝等脏腑最为多见。如肺气上逆，可见咳嗽、气喘；胃气上逆，可见恶心、呕吐、嗳气、呃逆；肝气上逆，可见头胀头痛、面红目赤，甚则血随气逆而见咯血、吐血、昏厥等症。

3. 气陷

是指气虚无力升举为主要特征的一种病理变化。多由气虚进一步发展而致，与脾气虚损关系最为密切。脾气虚弱，升举无力，从而形成气虚下陷的病证，又称“中气下陷”。主要表现为内脏下垂，如胃下垂、肾下垂、子宫脱垂、脱肛等，并常伴见腰腹胀满重坠、便意频频、面色无华、少气懒言、疲倦无力、脉虚等气虚之证。

4. 气闭

是指气的出入受阻，脏腑经络气机闭塞不通的一种病理变化。多因情志过极，或外邪、痰浊等阻滞气机出入所致。如心气内闭则谵语癫狂、神昏痉厥；膀胱气闭则小便不通；大肠气闭，则大便秘结。

5. 气脱

是指气不内守而外脱散失，导致机体功能突然衰竭的一种病理变化。多因久病、重病，正气极度虚损，以致气不内守而散失；或因大汗、大失血、频繁吐下等，致使气随津泄或气随血脱所致。临床表现为面色苍白、汗出不止、四肢厥冷、闭目口开、脉微欲绝等症。

要点二　血的失常

血的失常包括血虚、血瘀和出血等三个方面。

1. 血虚

血虚是指血液不足，或血的濡养功能减退的一种病理变化。形成血虚的原因：一是失血过多。如吐血、衄血、月经过多、外伤出血等使体内血液大量丧失，而新血又不能及时生成和补充。二是血液化生不足。如脾胃虚弱，化生血液功能减退，或饮食营养不足及肾精亏损，使血液化源缺乏。三是久病、寄生虫、思虑过度等暗耗阴血。四是瘀血阻络，新血不生。

由于全身各脏腑组织器官，都依赖于血液的濡养，血液又是神志活动的物质基础。所以，血虚就会出现全身或局部失养，功能活动减退，精神衰惫等一派虚弱表现，如面色、唇、爪甲淡白无华，头晕健忘，神疲乏力，形体消瘦，心悸，失眠，手足麻木，两目干涩，视物昏花等。此外，血为气之母，血虚则气少，故血虚病人常伴有气虚之症。

2. 血瘀

血瘀是指血液运行迟缓，甚则停滞不畅的一种病理状态。多因气滞而使血行受阻；或因气虚而使血行迟缓；或因痰浊阻于脉络，阻碍血行；或因寒邪入血，血为寒凝；或因邪热煎熬，血液黏稠等，影响血液正常运行而瘀滞。

血瘀病变，主要表现为血行不畅，既可发生于全身，亦可发生于局部。当血瘀阻滞在脏腑、经络某一局部时，则使局部经脉不通，出现刺痛，固定不移，得寒温而不减，甚则形成肿块，称之为“癥积”。同时，可伴有面色黧黑、肌肤甲错、唇舌青紫、脉涩等血行迟缓和血行瘀滞的征象。

3. 出血

出血是指血液运行不循常道，逸出脉外的一种病理变化。导致出血的常见原因有热入血分，灼伤脉络，迫血妄行；气虚不能固摄血液，血液不循常道而外逸；各种外伤，损伤脉络；瘀血阻滞脉道，脉络受损等均可使血逸脉外而致出血。

出血的种类主要有咳血、吐血、衄血、尿血、便血、月经过多等。由于导致出血的原因不同，出血的表现亦各异。火热迫血妄行，或外伤破损脉络者，其出血较急，且颜色鲜红，血量较多；气虚固摄无力的出血，其病程较长，且出血色淡，量少；瘀血阻络，脉络破损的出血，多是血色紫暗或有血块等。

要点三　津液代谢失常

津液代谢失常，是指在疾病过程中，由于某些致病因素的影响，脏腑功能失调，津液的输布失常，津液的生成和排泄之间失去平衡，从而出现津液的生成不足，耗散和排泄太过，以致体内的津液亏少，或津液输布失常，排泄障碍，以致水液停留和泛溢等病理变化。

1. 津液不足

津液不足是指津液的亏少，导致脏腑、组织、官窍失于濡润、滋养，而产生一系列干燥枯涩的病理变化。多由外感燥热之邪，或五志化火消灼津液，或多汗、吐泻、多尿、失血，或过用辛燥之物及久病耗伤津液所致。

由于津和液在性状、分布部位、生理功能等方面均有所不同，因而津和液不足的病机及临床表现，也存在一定差异。津较稀薄，流动性较大，主要分布于皮毛、肌肉、孔窍，并充养血脉，起滋润作用，易于耗散，也易于补充。如炎夏多汗，或高热而口渴引饮，或气候干燥而引起口、鼻、皮肤干燥等，均以伤津为主。液较稠厚，流动性较小，主要分布于脏腑、骨髓、关节等处，起濡养作用，一般不易耗损，一旦耗损则又不易补充。如热性病后期，或久病耗阴，症见形瘦肉脱、毛发枯槁、手足震颤、舌光红无苔等，均以脱液为主。虽然伤津和脱液，在病机和表现上有所区别，但津和液本为一体，伤津严重必然耗液，液脱之时乃津伤之甚。

2. 水湿停聚

水湿停聚是指津液在体内输布排泄障碍，导致水湿内生，酿痰成饮的病理变化。多由脾失健运，运化水液功能减退，水湿内生；或肺失宣降，津液不得正常布散；或肾阳不足，气化失职，水液内停；或肝失疏泄，气机不畅，气滞津停及三焦水道运行不利所致。

由于水湿痰饮皆为有形之邪，一旦形成，不仅加重肺、脾、肾等脏腑的功能失调，而且会进一步影响气血的运行，从而形成综合性病变。如水饮停滞中焦，阻遏脾胃气机，可致清阳不升，浊阴不降，而见头晕困倦、胸闷脘痞、腹胀便溏、苔腻等症；水饮阻肺，肺气壅滞，宣降失职，可见胸满咳嗽、喘促不能平卧；水饮停于四肢，阻滞经脉气血，可见浮肿、四肢沉重胀痛等症。

要点四　气血津液关系失常

（一）气血关系失调

气血关系失调，主要有气滞血瘀、气血两虚、气不摄血、气随血脱、血随气逆等。

1. 气滞血瘀

气滞血瘀是指因气机郁滞，导致血液运行障碍，气滞与血瘀并存的一种病理变化。多由情志抑郁，气机阻滞而致血瘀。肝主疏泄而藏血，肝的疏泄对气机调畅起着关键的作用。因此，气滞血瘀与肝失疏泄密切相关。临床上多见胸胁胀满疼痛，瘕聚，癥积等症。

2. 气血两虚

气血两虚是指气虚与血虚同时存在的一种病理变化。多因久病消耗，渐致气血两伤；或因失血，气随血耗；或因气虚，血液生化减少，从而形成气血两虚。临床可出现面色淡白或萎黄，少气懒言，形体消瘦，疲乏无力，心悸失眠，肌肤干燥，肢体麻木等症。

3. 气不摄血

气不摄血是指因气的不足，固摄血液功能减弱，导致血不循经，逸出脉外的一种病理变化。病变多与脾气亏虚有关，脾气虚损，中气不足，气不摄血，临床表现为各种出血证，如咯血、吐血、衄血、发斑、便血、尿血、崩漏等，同时伴有气虚之症，如面色无华、疲倦乏力，脉虚无力等。

4. 气随血脱

气随血脱是指在大量出血的同时，气也随着血液的流失而散脱，从而形成气血并脱的危重病理变化。血为气之载体，各种大失血皆可导致气随血脱，如外伤失血、呕血、便血、妇女崩漏、产后大出血等。

5. 气虚血瘀

气虚血瘀是指气虚而运血无力，血行瘀滞，气虚与血瘀并存的一种病理变化。气能行血，气虚则推动无力而致血瘀。轻者，气虚尚能推动血行，表现为血行迟缓，运行无力；重者，气虚无力推动血行，使机体某些部位失于血液濡养而致瘫软不用，甚至痿废。

（二）津液与气血的关系失调

津液与气血的关系失调，主要有津停气阻、气随津脱、津血两伤、津亏血瘀、血瘀水停等。

1. 津停气阻

津停气阻主要是指津液代谢障碍，水湿痰饮内停，导致气机运行阻滞；或因气的升降出入运动失调，气机不行，影响津液代谢，水停而加重气机阻滞所形成的病理变化。其临床表现因津气阻滞部位不同而异。如痰饮阻肺，则肺气壅滞，宣降不利，可见胸满咳嗽、痰多、喘促不能平卧等；水湿停留中焦，则阻遏脾胃气机，导致清气不升，浊气不降，则见脘腹胀满、嗳气食少等；水饮泛溢四肢，则可阻滞经脉气机，而见肢体沉重、胀痛不适等。

2. 气随津脱

气随津脱是指因津液大量丢失，气失依附，气随津液外泄而耗伤，乃至亡失的一类病理变化。多由高热伤津，或大汗出，或严重吐泻，多尿等，耗伤津液，气随津脱所致。如暑热邪气致病，迫使津液外泄而大汗出，不仅表现有口渴饮水、尿少而黄、大便干结等津伤症状，而且常伴有疲乏无力、少气懒言等耗气的表现。由于津能载气，所以凡吐下等大量失津的同时，必然导致不同程度的气随津脱，轻者津气两虚，重者津气两脱。

3. 津血两伤

津血两伤是指津液和血同时出现亏损不足的一种病理变化。由于津血同源，津液是血液的重要组成部分，所以津伤可致血亏，失血可致津少。如高热、大汗、大吐、大泻等大量耗伤津液的同时，可导致不同程度的血液亏少，形成津枯血燥的病变，常表现有心烦、怔忡、肌肤甲错、皮肤瘙痒、手足蠕动等。若大量出血，更可导致津液严重脱失。

4. 津亏血瘀

津亏血瘀是指因津液亏损而导致血液运行瘀滞不畅的病理变化。由于津液是血液的重要组成部分，因此，津液充足则血行滑利。如因高热、大面积烧烫伤，或大吐、大泻、大汗出等，引起津液大量耗伤，则可致血量减少，血液浓稠而运行涩滞不畅，即可在津液耗损的基础上发生血瘀病变。其临床表现，除津液不足的症状外，还可见到面唇紫暗、皮肤紫斑、舌体紫暗或有瘀点瘀斑等血瘀表现。

5. 血瘀水停

血瘀水停是指血液瘀滞与津液停蓄同时并见的病理变化。由于气、血、水三者的运行密切相关，因此，其病理变化不仅有气滞血瘀，水停气阻，而且血液运行与水液输布的失常，在病理上亦相互影响。如血液停瘀日久，气机不行，可致津液输布代谢障碍，水液停蓄；反之，若水液代谢严重受阻，痰湿内生，水饮停滞，则气机不畅，亦可影响血液运行，而致血瘀。一般而言，无论是血瘀导致水停，还是水停导致血瘀，大都同时存在不同程度的气机阻滞。而且，气、血、水三者之间互为因果，可以形成病理上的恶性循环。

（郭梅）

第十单元　诊法

诊法，是中医诊察疾病、收集病情资料的基本方法。包括望、闻、问、切四种，简称“四诊”。

中医诊断疾病的三大原则：整体审察、诊法合参、病证结合。

细目一　望诊

望诊，是医生通过观察患者整体神、色、形、态的变化和局部表现以及排出物的形、色、质、量改变等情况，以了解病情，察知疾病的方法。

望诊在中医诊法中占有重要的地位，故《难经》云：“望而知之谓之神”。望诊时应注意以下几点：一是选择适宜的光线，以自然光线为佳；二要充分暴露受检查的部位；三是必须熟悉各种生理，并将病理特征与生理特征相比较；四要注意将望诊与其他诊法相结合，四诊合参，进行综合判断。

望诊的重点内容包括望神、望色、望形体、望头项五官、望舌、望排出物等。

要点一 望神

1. 得神

得神又称“有神”。其临床表现为两目灵活，明亮有神，面色荣润，含蓄不露，神志清晰，表情自然，肌肉不削，反应灵敏。提示精气充盛，体健神旺，为健康表现，或病轻易治，预后良好。

2. 少神

少神又称“神气不足”是轻度失神的表现。

其临床表现为两目晦滞，面色少华，精神不振，思维迟钝，少气懒言，肌肉松软，动作迟缓。提示精气不足，机能减退。多见于虚证或恢复期患者，亦可见于体质虚弱者。

3. 失神

（1）精亏失神：临床表现为两目晦暗，目无光彩，面色晦暗无华，精神萎靡，意识模糊，反应迟钝，手撒尿遗，骨枯肉脱，形体羸瘦。提示精气大伤。多见于慢性久病重病之人，预后不良。

（2）邪盛失神：临床表现为神昏谵语，循衣摸床，撮空理线；或卒倒神昏，两手握固，牙关紧咬。提示邪气亢盛，热扰神明，邪陷心包；或肝风夹痰蒙蔽清窍，阻闭经络。多见于急性病人，亦属病重。

4. 假神

假神是病人出现精神暂时“好转”的虚假表现，为临终前的预兆。

临床表现为久病、重病之人，本已失神，但突然精神转佳，目光转亮，言语不休，想见亲人；或病至语声低微断续，忽而清亮起来；或原来面色晦暗，突然颧赤如妆；或原来毫无食欲，忽然食欲增强。提示脏腑精气极度衰竭，正气将脱，阴不敛阳，虚阳外越，阴阳即将离决，古人比喻为“回光返照”或“残灯复明”。属于病危之征，常是重病患者临终前的征兆。

5. 神乱

即神志失常错乱。常见于癫、狂、痫等病证。

（1）癫：俗称“文痴”，以精神抑郁，表情淡漠，语无伦次，静而少动为特征。多由痰气郁结，蒙蔽心神所致。

（2）狂：俗称“武痴”，以精神亢奋，狂躁不宁，动而多怒，甚至打人毁物为特征。多因痰火壅盛，蒙扰心神所致。

（3）痫：又名“癫痫”，俗称“羊痫风”，其特征为发作性精神恍惚，甚则仆倒，昏不知人，口吐涎沫，两目上视，四肢抽搐，或口中如作猪羊叫声，移时苏醒，醒如常人。多属痰迷心窍所致。

要点二 望色

望色，又称“色诊”，是通过观察人体皮肤的色泽变化来诊察病情的方法。包括观察病人面部及全身皮肤的颜色和光泽。

皮肤的颜色主要反映气血盈亏和运行的变化，而皮肤的光泽则主要反映脏腑精气的盛衰情况。故望色可推测脏腑气血的盛衰，辨别疾病的性质，判断疾病的预后。

望色时应注意：光线、饮食、睡眠、情绪等对皮肤的影响；主色与客色的关系（主色是个体一生基本不变的面色，客色是随环境等因素而发生变化的面色）；部位与色泽合参；色泽的动态变化。

（一）常色和病色

面色可分为常色和病色。

1. 常色

指人在正常生理状态时面部的色泽。表现为面部皮肤光明润泽，是有神气的表现，显示人体精充神旺、气血津液充足、脏腑功能正常。

（1）主色：中国人正常时面色应是红黄隐隐，明润含蓄。这就是有胃气、有神气的常色。

（2）客色：由于体质禀赋不同，有人可能偏红、偏黑或偏白；或由于生理活动和季节变化的影响，有时可能偏青、偏白、偏红等等。这些都是正常现象。

所以不论何色，只要有神气、有胃气，便是常色。

2. 病色

指人体在疾病状态时的面部色泽。病色的特点是晦暗、暴露。晦暗即面部皮肤枯槁晦暗而无光泽，是脏腑精气已衰，胃气不能上荣的表现。暴露，即某种面色异常明显地显露于外，是病色外现或真脏色外露的表现。

（1）善色：指病人面色虽有异常，但仍光明润泽。说明病变尚轻，脏腑精气未衰。

（2）恶色：指病人面色异常，且枯槁晦暗。说明病变深重，脏腑精气已衰。

（二）望色的部位

望色主要是望面色。因心主血脉，其华在面，手足三阳经皆上行于头，特别是多气多血的足阳明胃经分布于面，所以凡脏腑的虚实，气血的盛衰，皆可通过面部色泽的变化而反映于外，加之面部皮肤薄嫩而外露，其色泽变化易于观察，故将面部作为望色的主要部位。

（三）五色主病

1. 青色

主寒证、气滞、血瘀、疼痛、惊风。面色淡青或青黑者，属寒盛、痛剧。突见面色青灰，口唇青紫，肢凉脉微，则多为心阳暴脱，心血瘀阻之象。久病面色与口唇青紫者，多属心气、心阳虚衰，血行瘀阻，或肺气闭塞，呼吸不利。

面色青黄（即面色青黄相兼，又称苍黄）者，可见于肝郁脾虚的病人，胁下每有癥积作痛。小儿眉间、鼻柱、唇周发青者，多属惊风。

2. 赤色

主热证，亦可见于戴阳证。满面通红者，属实热证。午后两颧潮红者，属阴虚证。久病重病面色苍白，却时而泛红如妆、游移不定者，属戴阳证。阴盛格阳，虚阳上越所致，属病重。

3. 黄色

主脾虚、湿证。面色萎黄者，多属脾胃气虚，气血不足，机体失养，故面色淡黄无华。

面黄虚浮者，属脾虚湿蕴，水湿内停，泛溢肌肤所致。

面目一身俱黄者，为黄疸。其中面黄鲜明如橘者，属阳黄，乃湿热为患；面黄晦暗如烟熏者，属阴黄，乃寒湿为患。

4. 白色

主虚证（包括血虚、气虚、阳虚）、寒证、失血证。病人面色发白，多由气虚血少，或阳衰寒盛。面色淡白无华，唇舌色淡者，多属血虚证或失血证。面色㿠者，多属阳虚证；若㿠白虚浮，则多属阳虚水泛。面色苍白者，多属亡阳、气血暴脱或阴寒内盛。

5. 黑色

主肾虚、寒证、水饮、血瘀、剧痛。面黑暗淡或黧黑者，多属肾阳虚。因阳虚火衰，水寒不化，浊阴上泛所致。面黑干焦者，多属肾阴虚。因肾精久耗，阴虚火旺，虚火灼阴，机体失养所致。眼眶周围发黑者，多属肾虚水饮或寒湿带下。面色黧黑，肌肤甲错者，多由血瘀日久所致。

（三）望色十法

1. 浮和沉

浮，是面色浮显于皮肤之外，多主表证；沉，是面色沉隐于皮肤之内，多主里证。

2. 清和浊

清，是面色清明，多主阳证；浊，是面色浊暗，多主阴证。

3. 微和甚

微，是面色浅淡，多主虚证；甚，是面色深浓，多主实证。

4. 散和抟

散，是面色疏散，多主新病，或病邪将解；抟，是面色壅滞，多主久病，或病邪渐聚。

5. 泽和夭

泽，是面色润泽，主精气未衰，病轻易治；夭，是面色枯槁，主精气已衰，病重难医。

要点三　望形体

望形体是观察病人形体的强弱、胖瘦和异常表现等，以诊察病情的方法。

（一）形体强弱

观察形体强弱时，要将形体的外在表现与机体的功能状态、神的衰旺等结合起来，进行综合判断。

1. 体强

指身体强壮。表现为骨骼粗大，胸廓宽厚，肌肉充实，皮肤润泽，筋强力壮等。为形气有余，说明体魄强壮，内脏坚实，气血旺盛。

2. 体弱

即形体衰弱。表现为筋骨不坚，胸廓狭窄，肌肉瘦削，皮肤枯槁，疲惫乏力等。说明体质虚衰，内脏脆弱，气血不足，抗病力弱，容易患病，有病难治，预后较差。

（二）形体胖瘦

正常人形体适中，各部组织匀称。过于肥胖或过于消瘦都可能是病理状态。

1. 体胖

即形体肥胖，有常态与病态之分。若体胖能食，肌肉坚实有力，动作灵活者，为形气俱盛，身体健康的表现。若体胖超常，肌肉松弛，神疲乏力，动作笨拙者，为形盛气衰，是阳气不足，多痰多湿的表现，易患痰饮、中风等病，故有“肥人多痰”、“肥人多湿”之说。

2. 体瘦

即体形瘦削，亦有常态与病态之分。虽体瘦，但筋骨肌肉坚实，精力充沛，食欲旺盛者，仍属健康。若体瘦无力，神疲倦怠者，是形气俱虚，多因脾胃虚弱，后天不充所致。形瘦而多食善饥，是中焦有热；形瘦食少，是中气虚弱；形瘦颧红，皮肤干枯者，多属阴血不足，虚火内生，故有“瘦人多火”之说。若久病卧床不起，骨瘦如柴者，为脏腑精气衰竭，津液干枯，属“大骨枯槁，大肉陷下”的危证。

要点四　望头项五官

望头项五官是通过重点观察受检查者头面及五官等局部变化，以测知相应脏腑病理变化的方法。包括望头部、面部、颈项、目、耳、鼻、口唇、咽喉八个部分。

（一）望头部

1. 形态

头形大小异常和畸形多见于正值颅骨发育期的婴幼儿。正常头颅的大小以头围来衡量：一般新生儿约34cm，6个月时约42cm，1周岁时约45cm，2周岁时约47cm，3周岁时约48.5cm。明显超出此范围者为头形过大，反之为头形过小。

小儿头颅均匀增大，多属先天不足，肾精亏损，水液停聚于脑所致。

小儿头颅狭小，多因肾精不足，颅骨发育不良而致。

小儿前额左右突出，头顶平坦，颅呈方形者，亦是肾精不足或脾胃虚弱，可见于佝偻病、先天性梅毒的患儿。

病人头摇不能自主，不论成人或小儿，多为肝风内动之兆，或为老年气血虚衰，脑神失养所致。

2. 囟门

囟门是婴幼儿颅骨接合部的骨间隙，有前囟、后囟之分。后囟呈三角形，约在出生后

2～4个月时闭合；前囟呈菱形，约在出生后12～18个月时闭合，是临床观察的主要部位。

囟门突起：又称囟填。多属实证，多因温病火邪上攻，或脑髓有病，或颅内水液停聚所致。但小儿在哭泣时囟门暂时突起为正常。

囟门凹陷：又称囟陷。多属虚证，多因吐泻伤津，气血不足和先天精气亏虚，脑髓失充所致。但6个月以内的婴儿囟门微陷属正常。

囟门迟闭：又称解颅。是肾气不足，发育不良的表现，多见于佝偻病患儿，常兼有"五软"（头软、项软、手足软、肌肉软、口软）、"五迟"（立迟、行迟、发迟、齿迟、语迟）等症状表现。

3. 头发

头发的生长与肾气和精血的盛衰关系密切，故望发主要可以诊察肾气的强弱和精血的盛衰。正常人发黑稠密润泽，是肾气充盛、精血充足的表现。

（1）发黄：指发黄干枯，稀疏易落。多属精血不足，可见于大病后和慢性虚损病人。小儿头发稀疏黄软，生长迟缓，甚至久不生发，多因先天不足，肾精亏损所致；小儿发结如穗，枯黄无泽，多属于疳积。

（2）发白：指青年白发。发白伴有耳鸣、腰酸等症者，属肾虚；伴有失眠健忘等证者，为劳神伤血所致。但亦有因先天禀赋所致者，不属病态。

（3）脱发：片状脱发，显露圆形或椭圆形光亮头皮，称为斑秃，多为血虚受风所致。青壮年头发稀疏易落，有眩晕、健忘、腰膝酸软表现者，为肾虚；有头皮发痒、多屑、多脂表现者，为血热化燥所致。

（二）望面部

1. 面肿

面部浮肿，多见于水肿病，常是全身水肿的一部分。其中眼睑颜面先肿，发病较速者为阳水，多由外感风邪、肺失宣降所致；兼见面色㿠白，发病缓慢者属阴水，多由脾肾阳衰，水湿泛溢所致；兼见面唇青紫、心悸气促、不能平卧者，多属心肾阳衰，水气凌心所致。

2. 腮肿

一侧或两侧腮部以耳垂为中心肿起，边缘不清，按之有柔韧感或压痛者，为痄腮，因外感温毒之邪所致，多见于儿童，属传染病。

3. 口眼㖞斜

又称口眼歪斜。指患侧面肌弛缓，额纹消失，眼不能闭合，鼻唇沟变浅，口角下垂，向健侧歪斜者，为风邪中经络所致。口眼㖞斜兼半身不遂者，为中风之中脏腑，多因肝阳上亢，风痰阻闭经络所致。

4. 面削颧耸

又称面脱。指面部肌肉消瘦，两颧高耸，眼窝、颊部凹陷。因气血虚衰，脏腑精气耗竭所致，多见于慢性病的危重阶段。

（三）望颈项

1. 瘿瘤

颈前颌下结喉之处，有肿物如瘤，或大或小，可随吞咽移动，名曰"瘿瘤"或"颈瘿”。多由肝郁气结痰凝所致，或与地方水土有关。

2. 瘰疬

颈侧颌下，肿块如垒，累累如串珠，名“瘰疬”，多由肺肾阴虚，虚火灼津，结成痰核，或感受风火时毒，致气血壅滞，结于颈项。

3. 项强与项软

头项强直者，邪气实，多由温病火邪上攻所致；头项软弱，头重倾垂者，正气虚，多属肾气亏损。

4. 颈脉动

颈脉跳动明显者，多见于水肿病。卧则颈脉怒张，常见于心阳虚衰，水气凌心之证。

（四）望目

肝开窍于目，目为心之使，五脏六腑之精气皆上注于目，故望目可测知脏腑的变化。目的分部与五脏的关系是：瞳仁为水轮，属肾；黑睛为风轮，属肝；白睛为气轮，属肺；两眦血络为血轮，属心；眼睑为肉轮，属脾。

1. 目色

正常人眼睑内及两眦红润，白睛色白，黑睛褐色或棕色，角膜无色透明。其异常变化主要有：

目赤肿痛，多属实热证。若白睛发红，为肺火或外感风热；两眦赤痛，为心火上炎；睑缘红赤湿烂，为脾有湿热；全目赤肿，为肝经风热上攻。

白睛发黄，为黄疸的主要标志，多由湿热或寒湿内蕴所致。

目眦淡白，属血虚、失血，为血少不能上荣于目所致。

目胞色黑晦暗，多属肾虚。

2. 目形

目胞浮肿，多为水肿的表现。但健康人低枕睡眠后一时性胞睑微肿不属病态。

眼窝凹陷：多见于吐泻伤津或气血虚衰的病人。若久病重病眼窝深陷，则为阴阳竭绝之候，属病危。

眼球突起，兼喘咳气短者，属肺胀，因痰浊阻肺，肺气不宣，呼吸不利所致；若兼颈前肿块，急躁易怒者，为瘿肿，因肝郁化火，痰气壅结所致。

胞睑红肿，为风热邪毒上攻于目所致。

3. 目态

正常人瞳孔圆形，双侧等大，直径为 3～4mm，对光反应灵敏，眼球运动随意灵活。其异常改变主要有：

（1）瞳孔缩小：多属肝胆火炽所致；亦可见于中毒，如川乌、草乌、毒蕈、有机磷农药中毒等。

（2）瞳孔散大：可见于肾精耗竭的病人，属病危，两侧瞳孔完全散大则是临床死亡的指征之一。如一侧瞳孔逐渐散大，可见于中风或颅脑外伤病人，亦属危候。此外亦可见于青光眼病。

（3）目睛凝视：指病人两眼固定，不能转动。固定前视者，称瞪目直视，多属阴血亏损或痰迷心窍；固定上视者，称戴眼反折，多见于惊风、痉厥及癫痫等病；固定侧视者，称横目斜视，为肝风内动之征，亦可见于先天性斜视。

（4）昏睡露睛：指病人昏昏欲睡，睡后胞睑未闭而睛珠外露。多属脾胃虚衰，或吐泻伤津，以小儿多见。

（5）胞睑下垂：指胞睑无力张开而上睑下垂。其中双睑下垂者，多为先天不足，脾肾亏虚；单睑下垂者，多因脾气虚衰或外伤所致。

（五）望耳

1. 色泽

正常人耳廓色泽红润，是气血充足的表现。

耳轮淡白，多属气血亏虚；耳轮红肿，多为肝胆湿热或热毒上攻；耳轮青黑，多见于阴寒内盛或有剧痛的病人；耳轮干枯焦黑，多属肾精亏耗，精不上荣，为病重，可见于温病晚期耗伤肾阴及下消等病人；小儿耳背有红络，耳根发凉，多为出麻疹的先兆。

2. 形态

正常人耳廓厚大，是肾气充足的表现。

耳廓瘦小而薄，是先天亏损，肾气不足；耳轮干枯萎缩，多为大病久病肾精耗竭，属病危；耳轮皮肤甲错，可见于血瘀日久的病人。

3. 耳内病变

耳内流脓水，称为脓耳，多由肝胆湿热，蕴结日久所致；脓耳后期，则多属肾阴不足，虚火上炎。

（六）望鼻

1. 色泽

正常人鼻色红黄隐隐，含蓄明润，是胃气充足的表现。

鼻端色白，多属气血亏虚，或见于失血病人；鼻端色赤，多属肺、脾蕴热；鼻端色青，多见于阴寒腹痛病人；鼻端色微黑，常是肾虚寒水内停之象；鼻端晦暗枯槁，则为胃气已衰，属病重。

2. 形态

鼻头红肿生疮，多属胃热或血热；鼻端生红色粉刺，称为“酒皶鼻”，多因肺胃蕴热所致；鼻柱溃陷，多见于梅毒病人；鼻柱塌陷，眉毛脱落，多见于麻风恶候；鼻翼扇动，多见于肺热或哮喘病人，是肺气不宣、呼吸困难的表现。

（七）望口唇

1. 唇色

正常人唇色红润，是胃气充足，气血调匀的表现。

唇色淡白，多属血虚或失血，是血少不能上荣所致。

唇色深红，多属热盛。唇红绛而干，为热伤津液或热入营血。若呈樱桃红色者，多见于煤气中毒。

唇色青黑，多属寒盛、痛极。是寒盛血脉凝涩，或痛极血络郁阻所致。

口唇青紫，多属气滞血瘀。亦可见于心阳虚衰和严重呼吸困难的病人。

环口黑色者，是肾气将绝或水气内停；小儿环口发青则为惊风先兆。

2. 形态

唇干而裂，为津液已伤。多属燥热伤津或阴虚液亏。

口唇糜烂，多为脾胃积热上蒸或食积生热。

唇内溃烂，色淡红，为虚火上炎。

唇边生疮，红肿疼痛，为心脾积热。

（八）望咽喉

正常的咽喉，色泽淡红润滑，不肿不痛，呼吸、发声、吞咽，皆通畅无阻。

咽喉两侧红肿而痛，此为乳蛾，多属肺胃积热；红肿溃烂，有黄白腐点，此为烂乳蛾，为肺胃热毒壅盛。若咽喉色鲜红娇嫩，疼痛不甚，多为阴虚火旺；如有灰白色假膜，擦之不去，重擦出血，且随即复生者，是为白喉，属肺热阴伤之证；若假膜容易拭去，去后不复生，此属胃热，证较轻。

要点五　望舌

望舌是通过观察舌象变化，以测知体内病变的方法，简称舌诊。舌诊是中医特色诊法之一，在诊断学中占有十分重要的地位。

舌象包括舌质和舌苔。舌质又称舌体，指全舌的肌肉脉络组织。舌体的上面称舌面，下面称舌底。舌的一定部位与一定的脏腑相联系，并反映着相关脏腑的病理变化。把舌划分为舌尖、舌中、舌根和舌边四个部分，舌尖属心肺，舌中属脾胃，舌根属肾，舌边属肝胆。

望舌时医者姿势可略高于患者，以便俯视口舌部位。患者可采取坐位或仰卧位，面向自然光线，头略扬起，自然地将舌伸出口外，舌体放松，舌面平展，舌尖略向下，尽量张口使舌体充分暴露。如伸舌过分用力，舌体紧张卷曲，或伸舌时间过久，都会影响舌体血液循环而引起舌色改变，或干湿度变化。

望舌的顺序是先看舌尖，再看舌中、舌边，最后看舌根部。先看舌体的舌质，再看舌苔。再根据舌质、舌苔的基本特征，分项察看。望舌质，主要观察舌质的颜色、光泽、形态及动态等；察舌苔，重点观察舌苔的有无、色泽、质地及分布状态等。在望舌过程中，既要迅速敏捷，又要全面准确，尽量减少患者伸舌的时间，以免口舌疲劳。若一次望舌判断不准，可让病人休息片刻，再重新望舌。

望舌以白天充足、柔和的自然光线为佳，光线要直接照射到舌面。

饮服某些食物或药物，可使舌苔着色，称为“染苔”。如饮用牛乳、豆浆等可使舌苔变白；蛋黄、核黄素可将舌苔染成黄色。诸如此类，应予排除。

正常舌象，简称“淡红舌、薄白苔”。表现为舌体柔软，运动灵活自如，颜色淡红而红活鲜明；胖瘦老嫩大小适中，无异常形态；舌苔色白，颗粒均匀，薄薄地铺于舌面，揩之不去，其下有根，干湿适中，不黏不腻。

（一）望舌质

1. 望舌色

舌色，即舌质的颜色。一般分为淡红、淡白、红、绛、瘀、青紫6种。

（1）淡红舌

舌象特征：舌质淡红明润。

临床意义：为气血调和的征象，常见于正常人。病中见之者，多属病轻。

（2）淡白舌

舌象特征：舌色较正常浅淡，甚至全无血色。

临床意义：主气血两虚、阳虚。淡白而润，兼舌体胖嫩，多属阳虚证；舌色淡白而舌体瘦薄者，属气血两虚证。

（3）红舌

舌象特征：较正常舌色红，甚至呈鲜红色。红舌可见于整个舌体，亦可只见于舌尖、舌边。

临床意义：主实热、阴虚。舌尖红是心火上炎；舌边红为肝胆有热。若舌红而干或起芒刺，或兼黄厚苔的，多属实热证。若鲜红而少苔，或光红无苔，则属阴虚证。

（4）绛舌

舌象特征：较红舌颜色更深，或略带暗红色。

临床意义：绛舌多由红舌进一步发展而来，主里热亢盛、阴虚火旺。

（5）瘀斑舌

舌象特征：舌上有青紫色之瘀点或斑点。

临床意义：多为瘀血内阻。因瘀血阻滞于某局部，或局部血络损伤所致。

（6）青紫舌

舌象特征：全舌舌质呈现青紫色。

临床意义：亦为瘀血内阻。其病多是全身性血行瘀滞。

2. 望舌形

舌形是指舌质的形状，望舌形主要观察舌质的老嫩、胖瘦、芒刺、裂纹等。

（1）老、嫩舌

舌象特征：舌质纹理粗糙或皱缩，坚敛而不柔软，舌质暗红者，为苍老舌；舌质纹理细腻，浮胖娇嫩者，为娇嫩舌。

临床意义：老舌多属实证；嫩舌多见于虚证。

（2）胖、瘦舌

舌象特征：舌体比正常舌大而厚，伸舌满口，称为胖大舌；舌体比正常舌瘦小而薄，称为瘦薄舌。

临床意义：胖大舌多主水湿内停，或痰湿热毒上泛；瘦薄舌多主气血两虚、阴虚火旺。

（3）芒刺舌

舌象特征：舌乳头增生、肥大，突起如刺。

临床意义：多属热邪亢盛。芒刺越大、越多，热邪越重。

(4) 裂纹舌

舌象特征：舌体上有多种纵行或横行的裂沟或皱纹。

临床意义：舌质红绛而有裂纹者多属热盛；舌质淡而有裂纹者多属气阴不足。亦可见于少数正常人。

(5) 齿痕舌

舌象特征：舌体边缘见牙齿的痕迹。

临床意义：主脾虚、水湿内盛证。

3. 望舌态

舌态，指舌体的动态。舌体伸缩自如，运动灵活，为正常舌态。望舌态主要观察舌体有无震颤、歪斜、痿软、强硬等。

(1) 震颤舌

舌体震颤抖动，不能自主。为肝风内动的征象。可因热盛、阳亢、阴亏血虚所致。

(2) 歪斜舌

伸舌时舌体偏歪于一侧，多为中风病或中风先兆。

(3) 痿软舌

舌体软弱无力，不能随意伸缩回旋。多见于伤阴或气血俱虚。

(4) 强硬舌

舌失柔和，屈伸不利，或不能转动，板硬强直。多见于热入心包，或为高热伤津，或为风痰阻络所致。

(5) 吐弄舌

舌伸出口外，不即回缩者，称为吐舌；反复吐而即回，或舌舐口唇四周，摇动不宁者，称为弄舌。两者一般皆属心脾有热。病急时吐舌多见于疫毒攻心或正气已绝；弄舌多见于热甚动风先兆。吐弄舌亦可见于小儿智能发育不全。

(6) 短缩舌

舌体卷缩不能伸长，多为病情危重的征象。

4. 舌下络脉

舌下络脉异常及其临床意义：舌下络脉短而细，周围小络脉不明显，舌色偏淡者，多属气血不足，脉络不充。舌下络脉粗胀，或呈青紫、绛、绛紫、紫黑色，或舌下络脉曲张如紫色珠子状大小不等的结节等改变，皆为血瘀的征象。

(二) 望舌苔

望舌苔主要通过对舌苔颜色、质地进行观察，以了解疾病变化情况。

1. 望苔色

苔色，即舌苔的颜色。一般分为白苔、黄苔、灰黑苔 3 类。

(1) 白苔

舌象特征：舌面上附着的苔垢呈现白色。白苔有厚薄之分，苔白而薄，是薄白苔；苔白而厚，是厚白苔。

临床意义：可为正常舌苔，病中多主表证、寒证、湿证，亦可见于热证。如薄白而润为风寒，薄白而燥为风热，白而厚腻主寒湿证。

（2）黄苔

舌象特征：舌苔呈现黄色。根据苔黄的程度，有淡黄、深黄、焦黄之分。黄苔多分布于舌中，亦可布满全舌。黄苔多与红绛舌同时出现。

临床意义：主热证、里证。一般来说，苔色愈黄，说明热邪愈甚。淡黄为微热，也常见于外感风热表证或风寒化热；深黄热较重；焦黄热更重；黄而干为热伤津；黄而腻则为湿热。外感病，苔由白转黄，为表邪入里化热的征象。

（3）灰黑苔

舌象特征：苔色浅黑，称为灰苔；苔色深灰，称为黑苔。灰苔与黑苔只是颜色浅深之差别，故常并称为灰黑苔。灰黑苔多由白苔或黄苔转化而成，多在疾病持续一定时日、发展到相当程度后才出现。

临床意义：主阴寒内盛，或里热炽盛等。灰黑苔多见于疾病严重的阶段，黑色越深，病情越重。灰黑苔的苔质润燥是辨别寒、热证的重要指征。舌苔灰黑而干，为热盛伤津；舌苔灰黑而湿润，多属阴寒内盛。

2. 望苔质

即舌苔的质地、形态。主要观察舌苔的厚薄、润燥、腐腻、剥落等方面的改变。

（1）薄、厚苔

舌象特征：舌苔的厚薄，以“见底”和“不见底”作为衡量标准。透过舌苔能隐隐见到舌体者，称为薄苔；不能透过舌苔见到舌体者，称为厚苔。

临床意义：主要反映邪正的盛衰和邪气之深浅。凡舌苔由少变多、由薄变厚，一般都说明邪气渐盛，主病进；反之，舌苔由多变少、由厚变薄，则说明正气渐复，主病退。

（2）润、燥、滑苔

舌象特征：舌苔润泽有津，干湿适中，不滑不燥，称为润苔。舌面水分过多，称为滑苔。舌苔干燥，扪之无津，甚则舌苔干裂，称为燥苔。

临床意义：主要反映体内津液的盈亏和输布情况。润苔表明津液未伤；无苔干燥为体内津液已耗；而滑苔则表示体内有湿邪停留。

（3）腐、腻苔

舌象特征：苔质致密，颗粒细小，融合成片，如涂有油腻之状，揩之不去，刮之不脱，称为腻苔。苔质疏松，颗粒粗大，形如豆腐渣堆积舌面，揩之易去，称为腐苔。

临床意义：腐苔主食积、痰浊，为阳热蒸腾胃中腐浊之气上泛所致。腻苔主湿浊、痰饮，为痰饮、湿浊内阻，停积舌面所致。

（4）剥落苔

舌象特征：舌苔全部退去，以致舌面光洁如镜，称为光剥舌。若舌苔多处剥落斑驳，称为花剥苔。

临床意义：一般主胃气不足，胃阴枯竭，胃气大伤，病属危证。光剥舌是胃气大虚之征，花剥苔是胃之气阴两伤所致。

要点六　望排出物

望排出物是观察病人的分泌物、排泄物和某些排出体外的病理产物的形、色、质、量的变化以诊断病情的方法。

排出物变化总的规律是：凡色白、清稀者，多属虚证、寒证；凡色黄、稠浊者，多属实证、热证。

（一）望痰涕

痰是由肺和气道排出的黏液，涕是鼻腔分泌的黏液。

痰白而清稀，多属寒痰，因寒邪阻肺，津凝不化，聚而为痰，或脾阳不足，湿聚为痰，上犯于肺所致。

痰黄黏稠有块者，多属热痰。因热邪犯肺，煎熬津液，痰聚于肺所致。

痰少而黏，难于咯出，甚则干咳无痰者，多属燥痰。因燥邪犯肺，耗伤肺津，或肺阴亏虚，清肃失职所致。

痰白滑量多，易于咯出者，多属痰湿。因脾失健运，水湿内停，聚而成痰，上犯于肺所致。

痰中带血，色鲜红者，称为咯血。常见于肺痨、肺癌等病人。多因肺阴亏虚和肝火犯肺，热伤肺络所致。

咳吐脓血腥臭痰者，为肺痈。由热毒蕴肺，化腐成脓所致。

鼻流清涕为外感风寒；鼻流浊涕是外感风热；久流浊涕不止者为鼻渊。

（二）望涎唾

涎是从口腔流出的清稀黏液，为脾所主；唾是从口腔吐出的带泡沫的黏液，为肾所主。

流清涎量多者，多属脾胃虚寒。因脾胃阳虚，气不化津所致。

口中时吐黏涎者，多属脾胃湿热。因湿热困阻中焦，脾失运化，湿浊上犯所致。

小儿口角流涎，多由脾虚不能摄津所致，亦可见于胃热虫积。

睡中流涎者，多为胃中有热或宿食内停，痰湿内蕴。

时吐唾沫，为肾阳不足，或胃中虚冷。

（三）望呕吐物

呕吐物是指胃气上逆，由口吐出的胃内容物。外感内伤皆可引起。

呕吐物清稀无酸臭味，或呕吐清水痰涎，多因胃阳不足，难以腐熟水谷，或寒邪犯胃，胃阳受损，胃失和降所致。

呕吐物秽浊酸臭，多为热邪犯胃，胃失和降，邪热蒸腐胃中饮食所致。

呕吐物酸腐夹杂不消化食物，多属食积。因暴饮暴食，损伤脾胃，宿食不化所致。

呕吐黄绿苦水，多属肝胆郁热或湿热。

呕吐血色暗红或紫暗有块，夹有食物残渣者，属胃有积热，或肝火犯胃，或胃腑血瘀所致。

（四）望二便

1. 望大便

正常大便色黄，呈软圆柱状或条状。大便清稀如水样，多为外感寒湿，或饮食生冷，脾失健运，清浊不分所致。

大便清稀，完谷不化，属脾虚或肾虚泄泻。

大便黄褐如糜而臭，多为湿热或暑湿伤及胃肠，大肠传导失常所致。

大便夹有黏冻、脓血，多见于痢疾和肠癌等病证，为湿热蕴结大肠，肠络受损所致。

大便燥结，干如羊屎，排出困难，多因热盛伤津、阴血亏虚、肠道津亏所致。

大便下血，先血后便，血色鲜红者，称为近血，为热伤肠络所致，亦可见于痔疮、肛裂；先便后血，血色暗红或黑褐，称为远血，为热伤胃络，或气虚不摄所致。

2. 望小便

正常小便色淡黄，清净而不混浊。小便清长，多属寒证、虚证。

小便短黄，多属实热证。

尿中带血，多因热伤血络，或湿热蕴结膀胱所致。亦可见于结石损伤血络。

尿有砂石，见于石淋，多因湿热内蕴，煎熬成石所致。

小便混浊如米泔水，或滑腻如脂膏，见于尿浊、膏淋，多因脾肾虚衰，清浊不分，或湿热下注，气化不利，不能制约脂液下流所致。

细目二　闻诊

闻诊是医生利用听觉和嗅觉来诊察了解病人病况的诊断方法。包括听声音和嗅气味两个方面。听声音是从病人所发出的语言、呼吸、咳嗽、太息、喷嚏、哮鸣、呕吐、呃逆、嗳气等声响中，了解病情变化；嗅气味是根据病人体内所散发出的各种气味及分泌物、排泄物和病室的气味，了解病情变化，为辨病、辨证提供依据。

要点一　听声音

一、闻声音

正常生理状态下人的声音称为常声，具有发声自然、声调和畅、刚柔相济、应答自如、言与意符等特点。

病变声音是指疾病反映于语言、声音的变化。除正常生理变化和个体差异之外的声音，均属病变声音。

（一）发音

1. 声重

语声重浊，称为声重。常伴有鼻塞、流涕或咳嗽、痰多等症，多属外感风寒。

2. 音哑、失音

语声嘶哑者，称为音哑；语而无声者，称为失音。新病音哑或失音者，属实证，多因外感风寒或风热袭肺，或痰湿壅肺所致，即所谓“金实不鸣”。久病音哑或失音者，属虚证，多由阴虚火旺，肺肾精气内伤所致，即所谓“金破不鸣”。妊娠后期出现音哑或失音者，称为妊娠失音，又称子喑，多为胞胎阻碍经脉，肾精不能上荣所致，分娩后即愈，一般不必治疗。

3. 鼻鼾

鼻鼾是指熟睡或昏迷时喉鼻发出的一种声响。是气道不利所发出的异常呼吸声。熟睡鼾声若无其他明显症状，多因慢性鼻病，或睡姿不当所致。体胖、年老之人较常见。若昏睡不醒或神识昏迷的病人鼾声不绝者，多属高热神昏或中风入脏之危候。

4. 呻吟

指病痛难忍所发出的痛苦哼哼声，多为身有痛楚或胀满。呻吟声高亢有力，多为实证、剧痛；久病而呻吟低微无力，多为虚证。

（二）语言

1. 谵语

指神识不清，语无伦次，声高有力的症状。多属热扰心神之实证。

2. 郑声

指神识不清，语言重复，时断时续，语声低弱模糊的症状。多因久病脏气衰竭，心神散乱所致，属虚证。

3. 独语

指自言自语，喃喃不休，见人语止，首尾不续的症状。多因心气不足，心神失养，或气郁痰阻，蒙蔽心窍所致。常见于癫病、郁病。

4. 错语

指病人神识清楚而语言错乱，语后自知言错的症状。多因心气不足，神失所养所致。常见于久病体虚之人。

5. 狂言

指精神错乱，语无伦次，狂躁妄言的症状。多见于痰火扰心的狂证。

6. 语言謇涩

指神志清楚，思维正常而吐字困难，或吐字不清。因习惯而成者，不属病态。病中言语謇涩，因风痰阻络舌强所致，为中风之先兆或中风后遗症。

（三）呼吸

1. 喘

喘即气喘。指呼吸困难，短促急迫，甚者张口抬肩，鼻翼扇动，不能平卧。喘有虚实之分，实喘发作急骤，气粗声高，唯以呼出为快，多属肺有实热，或痰饮内停；虚喘发病徐缓，喘声低微，气怯，息短不续，动则喘甚，但以引长一息为快，形体虚弱无力，为肺肾虚损，气失摄纳所致。

2. 哮

哮指呼吸急促似喘，喉间有哮鸣音的症状，反复发作，缠绵难愈。多因痰饮内伏，复感外邪诱发，或因食鱼虾所诱发。

喘不兼哮，但哮必兼喘。喘以气息急迫、呼吸困难为主，哮以喉间哮鸣音为特征。临床上哮与喘常同时出现，所以常并称哮喘。

3. 短气

短气指呼吸短促不能相接，气短不足以息的轻度呼吸困难。短气有虚实之别，虚证短气，兼有形瘦神疲，声低息微等，多因体质衰弱或元气虚损所致；实证短气，常兼呼吸声粗，或胸部窒闷，或胸腹胀满等，多因痰饮、胃肠积滞或气滞或瘀阻所致。

4. 少气

少气又称气微，指呼吸微弱而声低，少气不足以息，言语无力的症状。多因久病体虚，肺肾两虚所致。

（四）咳嗽

咳嗽是肺失肃降，肺气上逆的一种症状。有声无痰谓之咳，有痰无声谓之嗽，有声有痰谓之咳嗽。多见于肺部疾病，但其他脏腑疾病亦可影响肺而伴见咳嗽。故《素问·咳论》有“五脏六腑皆令人咳，非独肺也”的论述。

临床对咳嗽应首先注意分辨咳声和痰的色、量、质的变化，其次要参考时间、病史及兼症等，以鉴别病证的寒热虚实性质。

咳声重浊，痰清色白，多属外感风寒。

咳声不扬，痰稠色黄，多属邪热犯肺。

干咳少痰，咽喉干燥，多属燥邪犯肺，或肺阴亏虚。

咳声轻清，低微气怯，多属肺气亏虚。

咳有痰声，痰多易咯，多属痰湿阻肺。

（五）呕吐

呕吐是指食物、痰涎从胃中上涌，由口中吐出的症状。是胃失和降，胃气上逆的表现。前人将呕吐分为呕、干呕、吐三种不同情况。以有声有物为呕，有物无声为吐，有声无物为干呕。但临床上三者难以分开，一般统称为呕吐。根据呕吐声音的强弱和吐势的缓急，可判断证候的寒热虚实等。

吐势徐缓，声音微弱，吐出物清稀者，多属寒证、虚证。

吐势较猛，声音壮厉，吐出黏稠黄水，或酸或苦者，多属实热证。

呕吐呈喷射状，多为热扰神明，或因头颅外伤，颅内有瘀血，或有肿瘤等。

呕吐酸腐味的食糜，多因暴饮暴食，或过食肥甘厚味，以致食滞化热，胃失和降，胃气上逆所致。

朝食暮吐、暮食朝吐者，多属脾胃阳虚。

（六）呃逆

呃逆是指从咽喉部发出的一种不由自主的冲击声，声短而频，呃呃作响的症状。唐代以前称为哕，后世称呃逆，俗称打呃。是胃气上逆的表现。临床上根据呃声的高低强弱、间歇时间的长短不同，来判断病证的虚实寒热性质。

呃声频作，高亢而短，其声有力者，多属实证，为肝气犯胃所致。

呃声低沉，声弱无力，多属虚证。

新病呃逆，其声有力，多属寒邪或热邪客于胃。

久病、重病呃逆不止，声低气怯无力者，属胃气衰败之危候。

突发呃逆，呃声不高不低，无其他病史及兼症者，多属偶感风寒，或情志、饮食刺激。

（七）嗳气

嗳气是指胃中之气上出咽喉所发出的声长而缓的症状，古代称为噫气。是胃气上逆的一种表现。临床根据嗳声和气味的不同，可判断病证的虚实寒热。

嗳气酸腐，兼脘腹胀满者，多为宿食停滞，属实证。

嗳声频作而响亮，嗳气后脘腹胀减，嗳气发作因情志变化而增减者，多为肝气犯胃所致。

嗳气频作，兼脘腹冷痛，得温痛减者，多因寒邪犯胃，或为脾胃阳虚所致。

嗳声低沉断续，无酸腐气味，兼见纳呆食少者，多为胃虚气逆，属虚证。多见于老年人或久病体虚之人。

（八）太息

太息又称叹息，指情志抑郁，胸闷不畅时发出的长吁或短叹声。太息之后自觉宽舒者，是情志不遂，肝气郁结之象。

（九）呵欠

呵欠是张口深吸气，微有响声的一种表现。因困倦欲睡而欠者，不属病态。病者不拘时间，呵欠频频不止，多为气虚、阳虚之征。

（十）喷嚏

指肺气上逆于鼻而发出的声响。应注意喷嚏的次数及有无兼症。

新病喷嚏，兼有恶寒发热、鼻流清涕等症状，多属外感风寒。

久病阳虚之人，突然出现喷嚏，多为阳气回复，病有好转趋势。

要点二　嗅气味

嗅气味，是指嗅辨病体气味与病室气味两种。嗅气味可以了解疾病的寒热虚实，一般气味酸腐臭秽者，多属实、热；气味偏淡或微有腥臭者，多属虚、寒。

病体散发的各种异常气味，临床上除医生直接闻诊所得外，其他诸如痰、涕、二便、妇女经带恶露等排出物的异常气味，亦可通过问诊获知。

（一）口气

指从口中发出的异常气味。

口中散发臭气者，称为口臭，多与口腔不洁、龋齿、便秘或消化不良有关。

口气酸臭，并伴食欲不振、脘腹胀满者，多属食积胃肠。

口气臭秽者，多属胃热。

（二）汗气

指汗液散发出的气味。

汗出腥膻，是风湿热邪久蕴皮肤，多见于风温、湿温、热病或汗后衣物不洁所致。

腋下随汗散发阵阵臊臭气味者，是湿热内蕴所致，可见于狐臭病。

（三）痰涕之气

正常状态下，人体排出少量痰和涕，无异常气味。

咳吐浊痰脓血，腥臭异常者，属肺痈。
咳痰黄稠味腥者，是肺热壅盛所致。
咳吐痰涎清稀味咸，无特异气味者，属寒证。
鼻流浊涕腥秽如鱼脑者，为鼻渊。
鼻流清涕无气味者，为外感风寒。

（四）二便之气

二便闻诊除注意了解特殊气味外，还要结合望诊综合判断。
大便酸臭难闻者，多属肠有湿热。
大便溏泻而腥者，多属脾胃虚寒。
大便泄泻臭如败卵，或夹有未消化食物，矢气酸臭者，为伤食，是食积化腐的表现。
小便黄赤混浊，有臊臭味者，多属膀胱湿热。
尿甜并散发烂苹果样气味，为消渴病。

（五）经、带之气

月经臭秽者，多属热证。
月经味腥者，多属寒证。
带下黄稠而臭秽者，多属湿热。
带下白稀而腥者，多属寒湿。
崩漏或带下奇臭，并杂见异常颜色，常见于癌症，病情多危重。
产后恶露臭秽者，多属湿热下注。

（六）呕吐物之气

呕吐物清稀无臭味者，多属胃寒。
呕吐物气味酸腐臭秽者，多属胃热。
呕吐未消化食物，气味酸腐者，为食积。
呕吐脓血而腥臭者，为胃有痈疡。

（七）病室的气味

病室的气味是由病体本身或排出物散发而形成。气味从病体发展到充斥病室，说明病情重笃。临床上通过嗅病室气味，可作为推断病情及诊断特殊疾病的参考。
病室臭气触人，多为瘟疫病。
病室充有血腥味，病者多患失血证。
病室散有腐臭气，病者多患疮疡溃腐。
病室尸臭味，多为病者脏腑衰败，病情重笃。
病室有尿臊味，见于水肿病晚期，尿毒症。
病室有烂苹果样气味，多见于消渴病患者，属危重症。
病室有蒜臭气味，多见于有机磷中毒。

细目三　问诊

问诊，是医生通过对病人或陪诊者进行有目的的询问，了解疾病的起始、发展及治疗经过、现在症状和其他与疾病有关的情况，以诊察疾病的方法。

（一）一般问诊

包括问姓名、性别、年龄、婚姻、职业、民族、籍贯、住址等。

姓名和现住址的记载便于病历的查找和总结。年龄与性别的不同，其发病亦不相同，故年龄与性别可为疾病的诊断提供参考。对职业的询问，可了解与职业有关的职业病情，对主诉籍贯的问诊，可以了解不同区域的常见病与多发病。

（二）主诉

主诉是病人就诊时最痛苦的症状与体征，以及所持续的时间。如恶寒发热、头痛 3 天。

主诉往往是病人的主要痛苦，或是就诊的主要原因。通过主诉可以初步估计疾病的范畴和类别、病势的轻重。因此，主诉具有重要的诊断价值。

（三）问病史

1. 问现病史

现病史是指主诉所述疾病，从起病到此次就诊，其间疾病的发生、发展和变化，以及诊断治疗的经过等。

2. 问既往史

既往史又称过去病史，指病人以往的健康状况和曾患过的主要疾病。

3. 个人生活史

指病人的生活经历、生活习惯、饮食嗜好等。

4. 家族史

指病人的父母、兄弟、姐妹及爱人、子女等的健康状况或曾患过何种疾病等。

要点一　问寒热

（一）恶寒发热

1. 恶寒重发热轻

患者感觉怕冷明显，并有轻微发热的症状，是风寒表证的特征。

2. 发热轻而恶风

指病人自觉有轻微发热，并有遇风觉冷、避之可缓的症状，是伤风表证的特征。

3. 发热重恶寒轻

指病人自觉发热较重，同时又有轻微的怕冷的症状，是风热表证的特征。

（二）但寒不热

1. 新病恶寒

指病人突然感觉怕冷，且体温不高的症状。并有四肢不温，或有脘腹、肢体冷痛，或呕吐泄泻，或咳喘痰鸣，脉沉等症状。主要见于里实寒证。

2. 久病畏寒

指病人经常怕冷，四肢凉，得温可缓的症状。常兼面色㿠白，舌淡胖嫩，脉弱等症。主要见于里虚寒证。

(三) 但热不寒

1. 壮热

指高热（体温在39℃以上）持续不退，不恶寒只恶热的症状。属里实热证。

2. 潮热

指按时发热，或按时热势加重，如潮汐之有定时的症状。

(1) 阳明潮热：日晡（申时，即下午3~5时）热势较高者，又称日晡潮热，常见于阳明腑实证，故称阳明潮热。由于胃肠燥热内结，阳明经气旺于申时，正邪斗争剧烈，故在此时热势加重。

(2) 湿温潮热：午后热甚，身热不扬（肌肤初扪之不甚热，但扪之稍久即感灼手），兼见头身困重，胸脘满闷，舌苔黄腻等，属湿温病。因湿性黏滞，湿热蕴结，湿遏热伏，故身热不扬，阴邪旺于阴分，故午后热甚。

(3) 阴虚潮热：午后或入夜热甚，五心烦热，有热自骨内向外透发之感，故又称骨蒸潮热。兼见颧赤、盗汗等，属阴虚证。午后阳气渐衰，阴气当事，而阴阳交争，肌表不固，故病情加重而发热汗出。

3. 微热

长期微热，劳累则甚，兼疲乏、少气、自汗等症状者，多属气虚发热。

时有低热，兼面白、头晕、舌淡、脉细等症状者，多属血虚发热。

长期低热，兼颧红、五心烦热等症状者，多属阴虚发热。

每因情志不舒而时有微热，兼胸闷，急躁易怒等症状者，多属气郁发热，亦称郁热。

小儿于夏季气候炎热时长期发热，兼有烦渴、多尿、无汗等症状，至秋凉自愈者，多属气阴两虚发热。

(四) 寒热往来

1. 寒热往来无定时

指病人自觉时冷时热，一日多次发作而无时间规律的症状。多见于少阳病，为半表半里证。

2. 寒热往来有定时

指病人恶寒战栗与高热交替发作，每日或二三日发作一次，发有定时的症状。兼有剧烈头痛、口渴、多汗等症。常见于疟疾。

要点二 问汗

(一) 特殊汗出

1. 自汗

指醒时经常汗出，活动尤甚的症状。多见于气虚证和阳虚证。

2. 盗汗

指睡则汗出，醒则汗止的症状。多见于阴虚证。

3. 绝汗

指在病情危重的情况下，出现大汗不止的症状。常是亡阴或亡阳的表现。

4. 战汗

在外感过程中，病人先恶寒战栗，表情痛苦，几经挣扎，而后汗出的一种现象，称为战汗。是正邪相争，疾病发展与否的转折点。若汗出热退，脉静身凉，提示邪去正复，疾病向愈；若汗出而身热不退，烦躁不安，脉来急疾，提示邪盛正衰，病情恶化。

（二）局部汗出

1. 头汗

又称但头汗出。指汗出仅见于头部，或头颈部汗出量多的症状。可因上焦热盛；中焦湿热蕴结；元气将脱，虚阳上越；进食辛辣、热汤、饮酒，热蒸于头等导致。

2. 半身汗

指病人仅一侧身体汗出的症状。汗出常见于健侧，无汗的半身常是病变的部位，多见于痿病、中风及截瘫病人。

3. 手足心汗

指手足心汗出的症状。手足心汗出量多，可因阴经郁热熏蒸；阳明燥热内结，热蒸迫津外泄；脾虚运化失常，津液旁达四肢而引起。

要点三　问疼痛

（一）疼痛的性质

1. 胀痛

指疼痛兼有胀感的症状。是气滞作痛的特点。但头目胀痛，多因肝火上炎或肝阳上亢所致。

2. 刺痛

指疼痛如针刺之状的症状。是瘀血致痛的特点。如胸、胁、脘、腹等部位刺痛，多是瘀血阻滞，血行不畅所致。

3. 冷痛

指疼痛有冷感而喜暖的症状。常见于腰脊、脘腹、四肢关节等处。寒邪阻滞经络，为实证；阳气亏虚，脏腑经脉失于温煦为虚证。

4. 灼痛

指疼痛有灼热感而喜凉的症状。火邪窜络所致者，为实证；阴虚火旺所致者，为虚证。

5. 重痛

指疼痛兼有沉重感的症状。多因湿邪困阻气机所致。

6. 酸痛

指疼痛兼有酸软感的症状。多因湿邪侵袭肌肉关节，气血运行不畅所致。亦可因肾虚骨髓失养引起。

7. 隐痛

疼痛隐隐，绵绵不断，多为气血不足，阴寒内生的虚寒证。常见于头、脘、腹等部位，病程较长，反复发作。

8. 绞痛

疼痛剧烈如刀绞，多因有形实邪阻滞气机所致。

9. 走窜痛

疼痛走窜不定，无固定痛处，称为走窜痛。若见于四肢关节，多为风寒湿邪所致；若见于胸胁脘部，多由气滞所致。

10. 掣痛

由一处疼痛抽掣牵拉他处疼痛的，称为掣痛，亦称“引痛”、“彻痛”。多由经脉阻滞不通所致。因肝主筋，故掣痛多与肝有关。

一般来说，疼痛发作急剧，持续时间长，多为实证，每见于新病；发作缓慢，痛有休止者，多见于虚证；痛处喜按、喜热者，多为虚寒证；痛处拒按、喜冷者，多为实热证等。

（二）疼痛的部位

1. 头痛

头为诸阳之会。脏腑的精气血亏虚，不能上荣，导致髓海空虚，可以引起头痛；邪扰清阳，或肝阳上亢，亦会引起头痛。对于不同部位的头痛，可根据经脉的分布，以确定其所在的经络病位。如头痛连项者，属太阳经；两侧头痛者，属少阳经；头前疼痛连额者，属阳明经；巅顶痛者属厥阴经。

2. 胸痛

胸痛，多为心肺病变。如胸痛彻背，背痛彻胸，或胸痛憋闷，痛引肩背者，多属心阳不振，痰浊阻滞的胸痹；胸闷痛而痞满者，多为痰饮；胸痛咳吐脓血者，是为肺痈。

3. 胁痛

胁为肝经分布之处，故胁痛多为肝胆及其经脉的病变。如胁部胀痛，多为肝郁气滞；胁痛伴有口苦，苔腻，多为肝胆湿热；胁痛呕恶，多为肝胃不和。

4. 脘腹痛

脘，即胃脘。腹可分为大腹、小腹、少腹三部分。脐以上为大腹，脐以下为小腹，小腹两侧为少腹。根据脘腹疼痛的不同部位，可测知病变所在的脏腑经络。如脘部疼痛，多是胃病；少腹疼痛常与肝经有关等。腹部问诊，常与按诊配合，先确定部位，再进一步分辨病变的寒热虚实。

5. 腰痛

腰为肾之外府。腰部的病变，常由风寒湿邪侵袭、劳伤过度或肾虚所致。腰部酸胀疼痛，兼肢体关节疼痛者，多为风寒湿邪所致；腰痛以两侧为主者多为肾虚；如腰酸冷痛，身寒肢冷，多为肾阳虚衰；腰部酸软，潮热盗汗，多为阴虚火旺；腰脊疼痛连及下肢者，多属经络阻滞或外伤所致的脊椎病变。

6. 四肢疼痛

四肢关节、肌肉疼痛，多见于痹证。是风寒湿邪气侵犯于经络所致。

要点四　问饮食口味

问饮食口味，可以了解脾胃及有关脏腑的功能状况，对辨别疾病的寒热虚实和预后有着重要的意义。

（一）食欲与食量

主要了解食欲的有无、食量的多少、饮食喜恶以及食后的感觉情况。

1. 食欲不振

指不想进食或食之无味，食欲减少，或称作食欲减退、纳少、纳呆。新病食少，多见于感受外邪，影响脾胃功能；久病食少，或久不欲食，多为脾胃虚弱；不欲食，兼有头身困重，胸闷脘痞，苔厚腻，多为湿邪困脾或饮食停滞。

2. 厌食

厌恶食物，或恶闻食臭，多见于伤食。若厌恶油腻，伴有胁肋胀痛者，多为肝胆脾胃湿热；孕妇厌食，伴有呕吐者，谓之恶阻。

3. 消谷善饥

食欲过于旺盛，食量大而容易饥饿，亦称为多食易饥，多因胃火炽盛；若兼有口渴引饮，小便量多，形体反见消瘦，多为消渴病。

4. 饥不欲食

有饥饿感，但不欲食或食不多，为胃阴不足。

5. 饮食偏嗜

小儿偏嗜生米、泥土等异物，多为虫积。孕妇偏嗜某种食物，一般不属病态。

此外，病中食欲恢复，食量逐渐增加，是胃气渐复之征；若食欲不振，食欲日减，是脾胃渐衰之象。久病之人，本不能食，突然食欲倍增，谓之“除中”，是脾胃之气将绝的征兆。

（二）口渴与饮水

临床询问口渴的特点、饮水的多少和兼症，以分辨津液的盈亏及疾病的性质。

口不渴饮，为津液未伤，多见于寒证、湿证。口渴多饮，为津液损伤，多见于热证、燥证。口干微渴，发热恶寒，咽干而痛，多为外感风热。口大渴喜冷饮，多为阳明热盛伤津的实热证。口渴喜热饮，饮水量不多，多为水饮内停，或气虚不能蒸化，津液不能上承所致。口渴欲饮，水入即吐，为“水逆证”。口干不欲饮，伴有潮热、盗汗者，为阴虚证；伴有头身困重，身热不扬，苔腻者，多为湿热证；伴有舌绛而干，多为温病热入营血；但欲漱水不欲咽，为内有瘀血。

3. 口味

口味，指病人口中的异常味觉。口苦，多为热证或胆气上逆；口甜或黏腻不爽，多为脾胃湿热或脾气虚弱；口中泛酸，多为肝胃不和或胃有宿食积滞；口淡乏味，多为脾胃气虚或脾胃虚寒。

要点五　问大小便

询问二便时，应注意大小便的性状、颜色、气味、时间、次数、量的多少、排便时的感觉等情况。

1. 大便

（1）便次异常

大便秘结，排出困难，便次减少，甚至多日不便称为便秘或大便难。新病见之，多为热盛伤津的实热证；久病、老人、产妇便秘，多为阴血亏损或津液不足的虚证，亦可见于气虚传导无力；若便秘兼有畏寒喜暖、神疲乏力、脉来沉迟，多为阴寒内结的冷秘。

大便溏泄，便次增多，伴有腹痛隐隐、神疲乏力、食少腹胀者，多为脾虚泄泻；黎明腹痛即泻，泻后即安者，为肾虚命门火衰的“五更泄”；大便泄泻夹有未消化的食物残渣，腐浊臭秽，为伤食泄泻；泻下黄水，肛门有灼热感者，为湿热泄泻；泄泻每起于情志不畅者，为肝郁乘脾的痛泻。

（2）便质异常

便中夹杂有不消化的食物，称为完谷不化，多为脾肾虚寒；大便时干时稀，多为肝郁脾虚；大便先干后溏，多为脾胃虚弱；大便脓血，多为痢疾；便黑如柏油，是谓远血，多为脾不统血所致；便血鲜红，是谓近血，多见于肠风下血。

（3）便感异常

排便时肛门有灼热感，多为热迫直肠；腹痛窘迫，时时欲便，肛门重坠，便出不爽，称为里急后重，多为湿热内阻，肠道气滞；排便时肛门下坠，甚至脱肛者，多为中气下陷；大便滑泄失禁，多为久病体弱、年老体衰的脾肾阳虚证。

2. 小便

（1）尿量异常

尿量异常是指尿量过多或过少。尿量过多，色清而长，多为虚寒证或消渴证；小便量过少，色黄赤，多为实热证，或汗、吐、下后津液损伤；尿少伴水肿，多为肺、脾、肾、三焦等脏腑功能失常、水湿内停的水肿病。

（2）尿次异常

新病尿频，色赤急迫，或夹有砂石者，多为下焦湿热；久病或年老之人，尿频，夜尿频数，多为肾气不固；尿点滴而出，甚至无尿者，称为癃闭。其突然发病的，多为湿热下注，或瘀血、砂石阻滞的实证；逐渐发病的，多为肾阳不足的虚证。

（3）排尿感异常

小便后点滴不尽，又称余沥不尽，多为肾气不固；小便涩痛，灼热急迫，多为湿热淋证；小便失禁，若神志清楚，多为肾气不固；若见于神志昏迷，则多为危候。

要点六 问睡眠

1. 失眠

失眠又称不寐或不得眠，以经常不易入睡，或睡而易醒，甚至彻夜难眠为特征。其原因一是营血亏虚，二是邪气干扰。如伴有面色无华、体倦神疲，为心脾两虚；伴有烦躁、多汗、口舌干燥，为阴虚火旺；伴有心悸、健忘、潮热盗汗、腰膝酸软，为心肾不交；伴有痰多胸闷，苔腻，脉滑，属痰浊内蕴；而夜卧不安，脘腹胀满，属饮食积滞。

2. 嗜睡

嗜睡又称多寐，是指病人不论昼夜，睡意很浓，或经常不由自主地入睡。若伴有头目昏沉、胸闷脘痞、肢体困重者，为痰湿困脾；若饭后嗜睡，兼有神疲倦怠，多为脾虚中气不足；若见精神疲惫，畏寒蜷卧者，系心肾阳气虚衰；大病之后嗜睡，是正气未复。

要点七 问耳目

1. 问耳

耳的异常有耳鸣、耳聋和重听。

（1）耳鸣

病人自觉耳内鸣响，或如蝉鸣，或如潮声，妨碍听觉者为耳鸣。有虚实之分：耳鸣声大，按之更甚属实证，多因肝胆火盛所致；耳鸣声小，按之可减属虚证，多因肝肾阴亏所致。

（2）耳聋

病人听力减退，甚至听力丧失，谓之耳聋。一般暴病耳聋多属实证，与肝胆火盛有关；久病耳聋、老年耳聋多属虚证，为肾精亏虚所致。

（3）重听

听力减退，听音不清，声音重复为重听。日久渐发之重听为虚证，与肾精亏虚有关；骤发之重听为实证，多是痰浊上蒙，或风邪上扰所致。

2. 问目

目的感觉异常主要有目昏、目眩、目痒、目痛几种情况。

（1）目昏

视物昏暗，模糊不清称为目昏。多为肝肾亏虚，精血不足，目失所养而致。常见于老年人、久病之人，以及虚弱之人。

（2）目眩

视物旋转，如坐舟船，或眼前如有蝇虫飞动之感称为目眩。若因风火上扰、痰湿上蒙所致为实证；若因中气不足、肝肾亏虚所致为虚证。

（3）目痒

眼睑、目眦、目珠有痒感，甚者极痒难忍为目痒。一般目痒甚者，多属热证、实证；目痒轻者，多为血虚目失所养。

（4）目痛

单目或双目疼痛称为目痛。一般痛剧者，属实证；痛微者，属虚证。

细目四　切诊

切诊，是医生触按病人的脉搏及身体有关部位，从而获得病证资料的一种诊察方法。切诊包括脉诊和按诊两部分。

脉诊，又称切脉、候脉。是医生用手指切按病人脉搏，以了解病情、辨别病证的诊察方法。

按诊，是医生用手直接触摸按压病人的某些部位，以了解局部的冷热、润燥、软硬、压痛、肿块或其他异常变化，从而推测疾病的部位、性质和病情轻重的一种诊病方法，又称触诊。

要点一　切脉部位

（一）寸口分候脏腑

目前常用的是寸口诊法。寸口，又名气口、脉口，分寸、关、尺三部。通常以腕后高骨（桡骨茎突）为关，关前为寸，关后为尺。两手各有寸、关、尺三部，共六部脉，以分候各脏腑。一般认为，左寸候心，右寸候肺，左关候肝胆，右关候脾胃，两尺候肾。

（二）诊脉方法

1. 布指

医生下指时，先以中指按在掌后高骨内侧动脉处，称为中指定关，然后用食指按在关前（腕侧）定寸，用无名指按在关后（肘侧）定尺。

2. 运指

（1）举法：指医生的手指较轻地按在寸口脉搏跳动部位以体察脉象，又称为“浮取”。

（2）按法：指医生手指用力较重，甚至按到筋骨以体察脉象，又称为“沉取”。

（3）寻法：寻即寻找的意思，指医生手指用力不轻不重，适当指力，或左右推寻，以细细体察脉象，称为“中取”。

要点二　正常脉象

正常人脉象，又称“平脉”、“常脉”。正常脉象为一息 4 ~ 5 至（相当于是 72 ~ 80 次/分），不浮不沉，不大不小，节律均匀，从容和缓，脉来流利，尺脉沉取不绝，有胃、有神、有根。其中有胃，就是有胃气，脉来和缓、从容，流利；有神，是指脉搏应指有力，柔和，节律整齐；有根，主要表现为尺脉沉取不绝。

此外，脉象还与内、外环境的关系十分密切。例如一年四季，脉象有春弦、夏洪、秋浮、冬沉的变化。生理情况的不同，亦有不同的变化。如年龄越小，脉象越快，青壮年脉多有力，老人脉稍弦；妇女脉象较男性脉象濡弱而略快；胖人脉稍沉，瘦人脉稍浮；劳动之后、饮酒、饱食或情绪激动时，脉多快而有力，饥饿时脉多慢而较弱；脑力劳动者脉多弱等。另外，少数人桡动脉走向异常，脉可不显于寸口，如有的显于寸口的背侧，名曰

“反关脉”；有的从尺部斜向虎口，名曰“斜飞脉”。

要点三　常见病脉

人体脉搏在病理因素的影响下所反映出的不同脉象，称为病脉。

1. 浮脉

【脉象】 轻取即得，重按稍减而不空，如水上漂木。

【主病】 表证。有力为表实，无力为表虚。

【分析】 外邪袭表，卫阳与之抗争，脉气鼓动于外，故脉来浮而有力。若卫阳不足，卫表不固，则浮而无力。久病体虚，亦可见脉浮大无力，为阳气浮散于外，属内伤病证。

2. 沉脉

【脉象】 轻取不应，重按始得，如石沉水底。

【主病】 里证。沉而有力为里实，沉而无力为里虚。

【分析】 病邪在里，气血内困，正邪相搏，则脉象沉而有力；脏腑虚弱，气血不足，脉气鼓动无力，故脉象沉而无力。沉脉而无临床症状者，亦可见于正常人。

3. 迟脉

【脉象】 脉来迟缓，一息四至（每分钟脉搏不足 60 次）

【主病】 寒证。有力为实寒，无力为虚寒。

【分析】 寒则气血凝滞，运行缓慢故脉迟。阴寒内盛，邪正相争剧烈，脉迟而有力；若阳气不足，失于温养，则脉来迟而无力。如果邪热内结，津伤血滞亦可见到迟脉；运动员和体力劳动者，脉象常迟，属生理状态。

4. 数脉

【脉象】 一息六至（每分钟脉搏 90 次以上）。

【主病】 数而有力为实热，数而无力为虚热。

【分析】 邪热亢盛，气血运行加速，故见数象。若内热炽盛，正气不衰，则数而有力；久病阴虚，虚热内生，则数而无力。若浮大而数，按之空虚，为虚阳外浮。

5. 洪脉

【脉象】 脉体宽大，应指有力，状如波涛汹涌，来盛去衰。

【主病】 阳热亢盛。

【分析】 邪热炽盛，气盛血涌，故见洪象。若洪脉重按无力，多属邪盛正衰的危象。

6. 细脉

【脉象】 脉细如线，应指明显，按之不绝。

【主病】 气血两虚、诸虚劳损、湿气下注。

【分析】 气血虚弱，不充脉道，故脉细。湿邪内阻脉道，亦为脉细。

7. 虚脉

【脉象】 三部举寻按皆无力。

【主病】 虚证。

【分析】 气虚不足，运血无力，血不足不能充盈脉道，故脉见虚象。

8. **实脉**

【脉象】 三部举寻按皆有力。

【主病】 实证。

【分析】 邪实正不虚，邪正相搏，气血壅盛，故脉搏坚实有力。

9. **紧脉**

【脉象】 脉来绷紧，往来有力，如牵绳转索。

【主病】 寒证、痛证。

【分析】 寒盛、疼痛，则脉道收缩挛急，故见紧脉。

10. **濡脉**

【脉象】 脉浮而细软，轻手即得，重按不显，又称软脉。

【主病】 诸虚证、湿证。

【分析】 精血亏损，脉无力运行；或脾虚有湿，故见濡脉。

11. **涩脉**

【脉象】 脉往来艰涩不畅，如轻刀刮竹。

【主病】 精伤、血少、气滞血瘀。

【分析】 精亏血少，不能濡养经脉，血行不畅，则脉涩无力；气滞血瘀，血行受阻，则脉涩有力。

12. **弦脉**

【脉象】 脉端直以长，挺然指下，如按琴弦。

【主病】 肝胆病、诸痛证、痰饮。

【分析】 肝气郁滞，气机不利，肝气失柔，而致脉来强劲有力。弦数为热，弦紧为寒。老年人脉象弦硬，多为精血衰减的征象。

13. **滑脉**

【脉象】 脉应指圆滑，往来流利，如珠走盘。

【主病】 痰饮、食滞、实热。

【分析】 实热壅盛于内，气实血壅，脉道充实，故脉来流利，应指圆滑。平人脉滑，是谓营卫充实之象。妇人怀孕亦见滑脉，多为气血充盛之象。

14. **结脉**

【脉象】 脉来缓慢，时而一止，止无规律。

【主病】 阴盛气结、寒痰血瘀、癥瘕积聚。

【分析】 气、血、痰、食停滞，寒邪阻遏经络，脉气阻滞，故脉来迟滞中止。

15. **代脉**

【脉象】 脉有歇止，止有定数。

【主病】 脏气衰微。

【分析】 脏气衰微、气血不足，脉气不能接续，故见代脉。另外，痹证疼痛、七情惊恐、跌仆损伤等亦可见到代脉，但其脉代而应指有力，与脏气衰微不同。

16. 促脉

【脉象】 脉来极数而有歇止，止无定数。

【主病】 阳盛实热，气、血、痰、食停滞。

【分析】 阳邪亢盛，热迫血行，故脉急数。热灼阴津，阴血衰少，气血不相接续，故脉来歇止。气、血、痰、食停滞，则脉促有力；脉促无力，多是虚脱之象。

要点四　按肌肤

1. 诊寒热

一般肌肤寒冷，体温偏低者，为阳气衰少；若肌肤冷而大汗淋漓、脉微欲绝者，为亡阳。肌肤灼热，体温升高者，多为实热证；若汗出如油，四肢肌肤尚温而脉躁疾无力者，为亡阴。

身灼热而肢厥，为阳热内闭，不得外达，属真热假寒证。外感病汗出热退身凉，为表邪已解；皮肤无汗而灼热者，为热在里。

肌肤初扪之不觉热，但扪之稍久即感灼手者，为身热不扬。常兼头身困重、脘痞、苔腻等症，主湿热蕴结证。

2. 诊润燥滑涩

一般皮肤干燥者，尚未出汗；湿润者，身已出汗；干瘪者，为津液不足；肌肤滑润者，为气血充盛；肌肤枯涩者，为气血不足。

新病皮肤多滑润而有光泽，为气血未伤之表现。久病肌肤枯涩者，为气血两伤；肌肤甲错者，多为血虚失荣或瘀血所致。

要点五　按手足

按手足，主要是诊察寒热的在表在里或属虚属实。

一般而言，凡手掌心热，多属内伤虚热；手背热甚者，多为外感发热；疾病初起，手足俱凉者，是阴寒内积；久病体弱，手足常冷且时感畏寒者，多为阳虚；若胸腹灼热，手足俱热者，多为阳热亢盛。胸腹灼热，而四末厥冷者，属热深厥亦深的热厥证。

要点六　按脘腹

按诊脘腹部，主要了解其凉热、软硬、胀满、肿块、压痛以及脏器大小等，以推断脏腑病位和证候性质。

腹满有虚实之别，凡脘腹部按之手下饱满充实而有弹性，有压痛者，多为实满；若脘腹部虽然膨满，但按之手下虚软而缺乏弹性，无压痛者，多属虚满。脘部按之有形而胀痛，推之辘辘有声音，为胃中有水饮。腹部高度胀大，如鼓之状者，称为鼓胀。鉴别鼓胀类别时，医生两手分置于腹部两侧相对位置，一手轻轻叩拍腹壁，另一手则有波动感，按之如囊裹水者，为水鼓；一手轻轻叩拍腹壁，另一手无波动感，以手叩击鼓之膨膨然者，为气鼓。

若腹部有肿块，按诊时要注意肿块的部位、形态、大小、硬度、有无压痛和能否移动等情况。凡肿块推之不移，肿块痛有定处者，为癥积，病属血分；肿块推之可移，或痛无定处，聚散不定者，为瘕聚，病属气分。

腹部疼痛，有喜按与拒按之分。腹痛喜按，按之痛减，腹壁柔软者多为虚证；腹痛拒按，按之痛甚，并伴有腹部硬满者，多为实证。按之疼痛，固定不移，多为内有瘀血；按之胀痛，痛处按此连彼者，多为气滞气闭。

（魏修华）

第十一单元　辨证

辨证是中医认识和诊断疾病的方法。就是在中医基础理论指导下，将四诊收集到的临床资料，通过分析、综合，辨清疾病的病因、病位、病性和邪正之间的关系，概括、判断为某种性质的证。因此说，辨证的过程，就是诊断的过程。

细目一　八纲辨证

八纲，指表、里、寒、热、虚、实、阴、阳八个纲领。

根据病情资料，运用八纲进行分析综合，从而辨别疾病现阶段病变部位的深浅、病情性质的寒热、邪正斗争的盛衰和病证类别的阴阳，以作为辨证纲领的方法，称为八纲辨证。

要点一　表里辨证

表里辨证，是辨别病变部位深浅和病势趋向的一对纲领。一般来说，病在皮毛、肌腠、经络的属表证，病情较轻；病在五脏六腑、血脉、骨髓的属里证，病情较重。

（一）表证

表证是指六淫、疠气等外感邪气，经皮毛、口鼻侵入机体的初期阶段。

临床表现：恶寒（或恶风），发热，苔薄，脉浮；或见鼻塞，流涕，打喷嚏，咽喉痒痛，头身疼痛，微有咳嗽、气喘等。

表证见于外感病初期，具有起病急、病位浅、病程短的特点；以恶寒发热，苔薄，脉浮为辨证要点。

（二）里证

里证是指病变部位在脏腑、气血、骨髓等的一类证候。

临床表现：里证的范围极为广泛，临床表现多种多样。凡非表证（及半表半里证）的特定证候，一般都属里证的范畴，即所谓“非表即里”。其证候特征是无新起恶寒发热并见，以脏腑症状为主要表现。以脏腑气血阴阳失调的症状表现为主，如壮热不恶寒，口渴喜饮，烦躁谵妄，腹痛，便秘或腹泻，呕吐，小便短赤，舌红苔黄或白厚腻，脉沉等。

里证多见于外感病的中、后期和内伤杂病，具有病位深、病因复杂、病程较长的特点。以但热不寒或但寒不热，舌红苔黄或苔白厚腻，脉沉为辨证要点。

（三）表证与里证的鉴别要点

1. 外感病中，发热恶寒同时并见者属表证；但热不寒或但寒不热者属里证；寒热往来者属半表半里证。

2. 表证以头身疼痛，鼻塞或打喷嚏等为常见症状，内脏证候不明显；里证以内脏证候，如咳嗽、心悸、腹痛、呕泻之类表现为主症，鼻塞、头身痛等非其常见症状；半表半里证则有胸胁苦满等特有表现。

3. 表证及半表半里证舌苔变化不明显，里证舌苔多有变化；表证多见浮脉，里证多见沉脉或其他多种脉象。

（四）表里同病

在疾病发展过程中，若表证和里证同时在一个病人身上出现，即表里二证俱在者，称为表里同病。如病人既有发热恶寒、无汗头痛等表证出现，同时又兼见便秘、尿赤等里证表现，即为表里同病。这种情况多见于表证未解，邪已入里；或病邪同时犯及表里；或旧病未愈，又复感外邪等。

要点二　寒热辨证

寒热辨证，是辨别疾病性质的两个纲领。一般说来，寒证是机体阳气不足或感受寒邪所表现的证候，热证是机体阳气偏盛或感受热邪所表现的证候。所谓“阳盛则热，阴盛则寒”，“阳虚则寒，阴虚则热”。辨别寒热是治疗时使用温热药或寒凉药的依据。

（一）寒证

寒证是感受寒邪，或阳虚阴盛，机体的机能活动减退所表现的证候。寒证有表寒、里寒、虚寒、实寒的不同。

临床表现：恶寒或畏寒，喜暖，手足不温，口淡不渴，或喜热饮，肢冷蜷卧，冷痛，痰、涎、涕清稀，小便清长，大便稀溏，面色苍白，舌淡，苔白而润，脉紧或迟等。

本证主要原因为外感阴寒之邪，或内伤久病耗伤阳气，或过食生冷寒凉。以冷（畏寒肢冷）、白（面色、痰、苔、舌等色白，尿清长）、稀（痰、涕、大便）、润（苔润、口不渴）为辨证要点。

（二）热证

热证是指感受热邪，或阴虚、阳亢所表现的具有温、热特点的证候。热证有表热、里热、虚热、实热的不同。

临床表现：属实热者常见发热，恶热，喜冷，口渴欲饮，面赤，烦躁不宁，痰、涕黄稠，小便短黄，大便干结，舌红，苔黄燥少津，脉数等；属虚热者可见口唇干燥，五心烦热，昼轻夜重，潮热盗汗，脉虚数等。

本证主要原因为外感阳邪，寒湿等邪化热，五志化火，食积化热，房室劳伤劫夺阴精等；以热（胸腹、四肢、五心）、黄（痰、涕、尿、苔黄）、稠（痰、涕质稠）、干（唇、口、舌干燥，大便秘结）、动（躁动、脉象）为辨证要点。

（三）寒证与热证的鉴别要点

寒证、热证的鉴别表

鉴别项目	寒证	热证
寒热喜恶	恶寒喜温	恶热喜凉
口渴	不渴	渴喜冷饮
面色	白	红
四肢	冷	热
大便	稀溏	秘结
小便	清长	短赤
舌象	舌淡苔白润	舌红苔黄
脉象	迟或紧	数

（四）寒热真假

当病情发展到寒极或热极的时候，有时会出现一些与其病理本质相反的“假象”，即所谓真热假寒、真寒假热。

1. 真热假寒

真热假寒是指内有真热，外见某些假寒的表现。其产生机理，是由于邪热内盛，阳气郁闭于里而不能布达于外，故其外可有四肢厥冷，甚或寒战，神识昏沉，面色紫暗，脉沉迟等似为阴寒证的表现，但其本质为热，必有高热，胸腹灼热，口鼻气灼息粗，口渴饮冷，小便短黄，舌红苔黄而干，脉数有力等里实热证的表现。由于其证常有热深厥亦深的病机特点，故又称热极肢厥证、阳盛格阴证。

2. 真寒假热

真寒假热是指内有真寒，外见某些假热的表现。其产生机理，是阴寒内盛，格阳于外，故其外虽可有自觉烘热，面色浮红如妆，神躁不宁，口渴咽痛，脉象浮大等颇似阳热证的表现，但因其本质为阳气虚衰，必有胸腹无灼热，下肢厥冷，小便清长，口虽渴但不欲饮，咽虽痛但不红肿，疲乏无力，脉虽浮大但按之无力，面色虽时有潮红，但并非满面红赤等，故可知其“热”为假象。由于其证的本质阴寒内盛，又称为阴盛格阳证。

要点三　虚实辨证

虚实辨证是辨别邪正盛衰的两个纲领。虚指正气不足，实指邪气太甚。辨别疾病的虚实，了解病变的邪正盛衰，为确定补虚扶正或泻实祛邪的治法提供依据。

（一）实证

实证是指人体感受外邪，或疾病过程中阴阳气血失调，体内病理产物蓄积，以邪气盛、正气不虚为基本病理，表现为有余、亢盛、停聚特征的各种证候。

临床表现：实证的表现不一，常见有：高热面赤，烦躁，甚至神昏谵语，渴喜冷饮，痰多气粗，腹痛拒按，肿块坚硬，大便秘结，小便短赤，舌苔厚腻，脉大滑实等。

本证主要由于六淫、疫疠、虫毒等外邪入侵，或内脏机能失调形成痰、饮、水、湿、瘀血、宿食等有形病理产物所致。以邪盛正不虚，起病急、病程短为辨证要点。

（二）虚证

虚证是指人体阴阳、气血、津液、精髓等正气亏损，而邪气不著，表现为不足、松弛、衰退特征的各种证候。

临床表现：正气虚包括阴、阳、气、血、津液的不足，以及脏腑各种虚损。不同的虚证各自具有不同的特定表现，一般常见精神萎靡，面色无华，身倦乏力，气短自汗，大便滑脱，小便频数，舌淡胖嫩，脉沉迟无力，或五心烦热，潮热盗汗，午后颧红，舌红少苔，脉细而数等。

本证的主要原因有：先天禀赋不足、后天失调；饮食失调，气血化源不足；思虑、劳倦过度，耗伤气血；房劳太过，肾精亏损；汗、吐、泻太过，失血等致气血津液丢失过多；久病失治、误治，正气虚衰。以脏腑气血阴阳亏虚，起病缓慢、病程长为辨证要点。

（三）实证与虚证的鉴别要点

虚证、实证的鉴别表

鉴别项目	虚证	实证
病程	长（久病）	短（新病）
体质	多虚弱	多壮实
精神	萎靡	兴奋
声息	声低息微	声高气粗
疼痛	喜按	拒按
胸腹胀满	按之不痛，胀满时减	按之疼痛，胀满不减
发热	五心烦热，午后微热	蒸蒸壮热
恶寒	畏寒，得衣近火则减	恶寒，添衣加被不减
舌象	质嫩，苔少或无苔	质老，苔厚腻
脉象	无力	有力

（四）虚实真假

1. 真实假虚

病本实证，大实之体反呈虚羸之状，称为真实假虚，即所谓“大实有羸状”。如热结肠胃，痰食壅滞，大积大聚，致使经络阻滞，气血不通，因而出现神情默默，身体倦怠，大便下利，脉象沉细或伏等类似虚证的现象。但仔细观察，病人虽神情默默，不欲言语，但语时多声高气粗；身体倦怠，但稍动反感舒适；大便下利，但得泄而反快；脉象沉细，但按之有力。因此，病变的本质是实不是虚。

2. 真虚假实

病本虚证，反见充盛之状，称为真虚假实，即所谓“至虚有盛候”。如脏腑虚衰，气血不足，运化无力，因而出现腹部胀满、腹痛、脉弦等类似实证的现象。但病人虽腹胀而时有减轻，不似实证之常胀不减；腹虽痛，却不拒按，反而按之痛减；脉虽弦，重按却无力。由此可知，病变的本质是虚不是实。

要点四　阴阳辨证

阴阳辨证，是概括证候类别的一对纲领。也是八纲辨证中的总纲。表里、寒热、虚实是从各种不同的侧面来概括病情的，只能说明疾病某一方面的特征，为了对病情进行总的归纳，使复杂的证候纲领化，因此又可以用阴阳来概括上述六纲，即表、热、实属阳，里、寒、虚属阴。所以有人称八纲为“二纲六要”。

（一）阴证

凡符合“阴”的一般属性的证候，如里证、寒证、虚证等，统称为阴证。

临床表现：不同的疾病，表现出的阴证不尽相同，常见有面色苍白或暗淡，精神萎靡，畏寒肢冷，倦怠乏力，语声低怯，纳少，口淡不渴，小便清长，大便稀溏，舌淡胖嫩，脉沉迟微弱等。

本证以脏腑组织器官功能低下，机体反应减退；症状比较隐晦，病情变化较慢；若为邪气致病则有阴邪致病的特点为辨证要点。

（二）阳证

凡符合“阳”的一般属性的证候，如表证、热证、实证等，统称为阳证。

临床表现：不同的疾病，表现出的阳证不尽相同，常见有面红目赤，恶寒发热，肌肤灼热，烦躁不安，语声高亢，呼吸气粗，喘促痰鸣，口干渴饮，小便短赤涩痛，大便秘结，舌质红绛，苔黄生芒刺，脉浮数、洪大、滑实等。

本证以脏腑器官机能亢进；症状容易发现，病情变化较快；若为邪气致病则有阳邪致病的特点为辨证要点。

（三）阴证与阳证的鉴别要点

阴证、阳证的鉴别表

四诊	阴证	阳证
问	恶寒畏冷，喜温，食少乏味，不渴或喜热饮，小便清长或短少，大便溏泄气腥	身热，恶热，喜凉，恶食，心烦，口干渴引饮，小便短赤涩痛，大便干硬，或秘结不通，或有奇臭
望	面色苍白或暗淡，身重蜷卧，倦怠无力，精神萎靡，舌淡胖嫩，舌苔润滑	面色潮红或通红，狂躁不安，口唇燥裂，舌红绛，苔黄燥或黑而生芒刺
闻	语声低微，静而少言，呼吸怯弱，气短	语声壮厉，烦而多言，呼吸气粗，喘促痰鸣
切	腹痛喜按，肢冷，脉沉、细、迟、无力等	腹痛拒按，肌肤灼热，脉浮、洪、数、大、滑、有力等

（四）亡阴与亡阳

1. 亡阴

亡阴证，是机体阴液衰竭所表现的一种危重证候。

临床表现：大汗淋漓，汗热而黏，肌肤热，手足温，口渴喜冷饮，呼吸气粗，舌红干，脉细数无力。

2. 亡阳证

亡阳证，是机体阳气暴脱所表现的一种危重证候。

临床表现：大汗淋漓，汗冷而清稀，肌肤冷，手足厥冷，口淡不渴，或喜热饮，气微，舌淡胖，脉微欲绝。

细目二　脏腑辨证

脏腑辨证，是根据脏腑的生理功能、病理表现，对疾病所出现的症状、体征进行分析和归纳，以辨明病变的部位、病因、性质和邪正盛衰的一种辨证方法。

脏腑辨证包括脏病辨证、腑病辨证、脏腑兼病辨证三个部分，其中脏病辨证是最为重要的内容。

要点一　心病的辨证与鉴别要点

（一）心血虚证

心血虚证是指心血亏虚，不能养心的证候，又称心血亏虚证、心血不足证。

临床表现：心悸怔忡，失眠，多梦，头晕眼花，健忘，面色淡白或萎黄，唇、舌色淡，脉细无力。

辨证要点：心系常见症状，血虚之象。

（二）心阴虚证

心阴虚证是指心阴亏损，虚热内扰的证候，又称心阴亏虚证。

临床表现：心悸，心烦，失眠，多梦，口燥咽干，形体消瘦，或见手足心热，潮热盗汗，两颧潮红，舌红少苔或无苔，脉细数。

辨证要点：心系常见症状，阴虚之象。

心血虚与心阴虚虽均可见心悸、失眠、多梦等症，但血虚以“色白”为特征而无热象，阴虚以“色赤”为特征而有明显热象。

（三）心气虚证

心气虚证是指心气不足，鼓动无力，以心悸为主症的虚弱证候，又称心气虚证、心气不足证。

临床表现：心悸怔忡，胸闷气短，活动或劳累后加重，神疲体倦，少气懒言，面色淡白，或有自汗，舌淡苔白，脉虚或结代。

辨证要点：心的功能虚弱，全身气虚。

（四）心阳虚证

心阳虚证是指心阳虚衰，虚寒内生的证候，又称心阳不振证、心阳虚弱证、心阳不足证。

临床表现：心悸怔忡，心胸憋闷或痛，气短自汗，形寒肢冷，面色㿠白，或面唇青紫，舌淡胖或紫暗，苔白滑，脉微细或结代。

辨证要点：心气虚弱，虚寒之象。

心气虚与心阳虚均可见心悸、胸闷、气短等症，但阳虚证有畏冷肢凉、色晦暗等表现，气虚证则疲乏等症表现明显。

（五）心阳暴脱证

心阳暴脱证是指心阳衰极，阳气暴脱的危重证候，又称心阳虚脱证、心阳虚衰证。

临床表现：在心阳虚证的基础上，突然冷汗淋漓，四肢厥冷，面色苍白，呼吸微弱，或心悸，心胸剧痛，神志模糊或昏迷，唇舌青紫，脉微欲绝。

辨证要点：心阳虚衰，暴脱亡阳。

（六）心火亢盛证

心火亢盛证是指心火内炽的实热证候，又称心火炽盛证、心火上炎证。

临床表现：心烦失眠，身热，口渴，便秘，尿黄，面红，舌尖红绛，苔黄，脉数有力。或见口舌生疮、溃烂疼痛；或见小便短赤、灼热涩痛；或见吐血、衄血；或见狂躁谵语、神识不清。

辨证要点：心系及相关组织器官出现实火内炽的征象。

（七）心脉痹阻证

心脉痹阻证是指因瘀血、痰浊、寒凝、气滞等阻痹心脉，出现以心悸怔忡、胸闷心痛为主症的一类证候，又称心血瘀阻证、心脉瘀阻证。

临床表现：心悸怔忡，心胸憋闷疼痛，痛引肩背内臂，时作时止。或以刺痛为主，舌质晦暗或有青紫斑点，脉细、涩、结、代；或以心胸憋闷为主，体胖痰多，身重困倦，舌苔白腻，脉沉滑或沉涩；或以遇寒痛剧为主，得温痛减，畏寒肢冷，舌淡苔白，脉沉迟或沉紧；或以胀痛为主，与情志变化有关，喜太息，舌淡红，脉弦。

辨证要点：心胸憋闷或痛，痛引肩背臂内，时发时止。

（八）痰蒙心神证

痰蒙心神证是指痰浊蒙蔽心神，以神志异常为主症的一类证候。又称痰蒙心窍证、痰闭心神证。

临床表现：多疑善虑，精神抑郁，表情淡漠，意识痴呆，喃喃自语，举止失常；或突然昏仆，不省人事，口吐涎沫，喉中痰鸣，目睛上视，手足抽搐，口中如作猪羊叫声；或面色晦暗，胸闷呕恶，意识模糊，语言不清，甚则人事不省，舌苔白腻，脉滑。

辨证要点：神志不清，喉中痰鸣，舌苔白腻。

（九）痰热扰神证

痰热扰神证是指火热痰浊侵扰心神，以神志异常为主症的证候。又称痰火扰神证、痰火扰心（闭窍）证。

临床表现：发热，面赤，息粗痰黄，便秘尿赤，口渴烦躁，甚则神昏谵语；或喉间痰鸣，胸闷，心烦，失眠，甚则狂躁妄动，打人毁物，不避亲疏，胡言乱语，哭笑无常，舌质红，苔黄腻，脉滑数。

辨证要点：神志异常，痰热内盛之象。

要点二　肺病的辨证与鉴别要点

(一) 肺气虚证

肺气虚证是指肺主气和卫外功能失职所致的虚弱证候，又称肺气不足证。

临床表现：咳喘无力，动则尤甚，咯痰清稀，声低懒言，或有自汗、畏风，易于感冒，神疲体倦，面色淡白，舌淡苔白，脉弱。

辨证要点：咳喘无力，气少不足以息，全身气虚。

(二) 肺阴虚证

肺阴虚证是指肺阴亏虚，虚热内生所表现的证候。又称肺阴不足证、肺阴亏虚证。

临床表现：干咳无痰，或痰少而黏不易咯出，或痰中带血，声音嘶哑，口燥咽干，形体消瘦，五心烦热，潮热盗汗，两颧潮红，舌红少苔或无苔，脉细数。

辨证要点：干咳少痰，阴虚内热。

(三) 风寒束肺证

风寒束肺证是指风寒侵袭，肺卫失宣的证候。又称风寒袭肺证、风寒犯肺证。

临床表现：咳嗽，痰液稀薄色白，恶寒发热，无汗，鼻塞，流清涕，喉痒，头痛，舌苔薄白，脉浮紧。

辨证要点：咳嗽喉痒，风寒表证。

(四) 风热犯肺证

风热犯肺证是指风热侵袭，肺卫失宣所表现的证候。本证在三焦辨证中属上焦病证，在卫气营血辨证中属卫分证。

临床表现：咳嗽，痰稠色黄，鼻塞，流浊涕，发热，微恶风寒，咽喉肿痛，口微渴，舌尖红，苔薄黄，脉浮数。

辨证要点：咳嗽咽痛，风热表证。

风热犯肺证与风寒犯肺证均属外感新病，均有咳嗽及表证症状。但前者为发热重恶寒轻，痰少色黄，流浊涕，舌苔薄黄，脉浮数；后者为恶寒重发热轻，痰白清稀，流清涕，舌苔薄白，脉浮紧。

(五) 燥邪犯肺证

燥邪犯肺证是指燥邪侵犯肺卫，肺系津液耗伤的证候，又称燥邪伤肺证。燥邪有兼寒、兼热的不同，而有温燥袭肺证和凉燥袭肺证之分。

临床表现：干咳无痰，或痰少而黏，不易咯出，甚则胸痛，痰中带血，口、唇、鼻、咽、皮肤干燥，或见鼻衄，咯血，便干尿少，苔薄而干燥少津。或伴发热恶风寒，少汗，脉浮数。或伴恶寒发热，无汗，脉浮紧。

辨证要点：干咳无痰，或痰少而黏，口、鼻、唇、咽、皮肤干燥；或兼风热表证，名温燥。或兼风寒表证，名凉燥。

（六）热邪壅肺证

热邪壅肺证是指火热炽盛，壅积于肺，肺失清肃所表现的实热证候。又称肺实热证、肺热炽盛证、肺热壅盛证。本证在卫气营血辨证中属气分证，在三焦辨证中属上焦病证。

临床表现：咳嗽，气粗而喘，甚则鼻翼扇动，鼻息灼热，发热，口渴，胸痛，或有咽喉红肿疼痛，小便短黄，大便秘结，舌红苔黄，脉洪数。

辨证要点：咳嗽气喘，甚则鼻翼扇动；里热证。

（七）痰湿阻肺证

痰湿阻肺证是指痰浊停聚于肺，肺失宣降所表现的证候。

临床表现：咳嗽，痰多、色白、质稠、易咯，甚则气喘、痰鸣，舌淡，苔白腻，脉滑。

辨证要点：咳嗽痰多，质稠色白易咯。

（八）痰热壅肺证

痰热壅肺证是指痰热互结，壅滞于肺，肺失清肃所表现的证候。又称痰火蕴肺证。

临床表现：咳嗽，咯痰黄稠而量多，胸闷，气喘息粗，甚则鼻翼扇动，喉中痰鸣，或咳吐脓血腥臭痰，胸痛，发热口渴，烦躁不安，小便短黄，大便秘结，舌红苔黄腻，脉滑数。

辨证要点：咳嗽气喘，咯痰黄稠或带脓血，胸痛。

要点三　脾病的辨证与鉴别要点

（一）脾气虚证

脾气虚证是指脾气不足，运化失常所表现的证候。又称脾气不足证。

临床表现：纳少，腹胀，食后胀甚，便溏，肢体倦怠，神疲乏力，少气懒言，形体消瘦，或肥胖，浮肿，面色淡黄或萎黄，舌淡苔白，脉缓弱。

辨证要点：运化功能减弱和气虚之象并见。

（二）脾气下陷证

脾气下陷证是指脾气亏虚，升举无力而反下陷所表现的证候。又称脾虚气陷证、中气下陷证。

临床表现：脘腹坠胀，食后益甚；或便意频数，肛门重坠；或久泄不止，甚或脱肛；或小便混浊如米泔；或内脏、子宫下垂。气短懒言，神疲乏力，头晕目眩，面白无华，食少便溏，舌淡苔白，脉缓弱。

辨证要点：脾虚之象和内脏下垂之象并见。

（三）脾不统血证

脾不统血证是指脾气虚弱，不能统摄血液而致血逸脉外的证候。又称脾不摄血证、气不摄血证。

临床表现：各种慢性出血，如便血、尿血、吐血、鼻衄、紫斑，妇女月经过多、崩漏，面色萎黄或苍白无华，食少便溏，神疲乏力，气短懒言，舌淡苔白，脉细无力。

辨证要点：出血症状和脾气虚弱之象并见。

（四）脾阳虚证

脾阳虚证是指脾阳虚衰，机体失于温运所表现的证候。又称脾阳虚衰证、脾虚寒证。

临床表现：食少腹胀，腹痛绵绵，喜温喜按，畏寒怕冷，四肢不温，面白少华或虚浮，口淡不渴，大便稀溏，甚至完谷不化，或肢体浮肿，小便短少，或白带清稀量多，舌质淡胖或有齿痕，舌苔白滑，脉沉迟无力。

辨证要点：脾虚失运表现，阳虚之象。

（五）寒湿困脾证

寒湿困脾证是指寒湿内盛，困阻脾阳所表现的证候。又名湿困脾阳证、寒湿中阻证、太阴寒湿证、寒湿蕴脾证。

临床表现：脘腹痞闷胀痛，食少便溏，泛恶欲呕，口淡不渴，头身困重，或肢体肿胀，小便短少，或身目发黄，面色晦暗不泽，或妇女白带量多，舌淡胖，苔白滑或白腻，脉濡缓或沉细。

辨证要点：脾运化功能障碍与寒湿中阻之象并见。

（六）湿热蕴脾证

湿热蕴脾证是指湿热内蕴中焦，脾胃纳运功能失职的证候。又称脾经湿热证、脾胃湿热证。

临床表现：脘腹胀闷，纳呆，恶心欲呕，口中黏腻，渴不多饮，便溏不爽，小便短黄，肢体困重，或身热不扬，汗出热不解，或见面目发黄鲜明，或皮肤发痒，舌质红，苔黄腻，脉濡数或滑数。

辨证要点：脾运化功能障碍，湿热内阻之象并见。

要点四　肝病的辨证与鉴别要点

（一）肝血虚证

肝血虚证是指肝血亏虚，相关组织器官失养所表现的证候。又称肝血亏虚证、肝血不足证。

临床表现：头晕眼花，视力减退或夜盲，或见肢体麻木，关节拘急不利，手足震颤，肌肉瞤动，妇女月经量少、色淡，甚则闭经，爪甲不荣，面白无华，舌淡，脉细。

辨证要点：筋脉、爪甲、两目、肌肤等失于血液濡养，血虚之象并见。

（二）肝阴虚证

肝阴虚证是指肝阴不足，虚热内扰所表现的证候。又称肝阴不足证。

临床表现：头晕眼花，两目干涩，视力减退，或胁肋隐隐灼痛，面部烘热或两颧潮红，或手足蠕动，口咽干燥，五心烦热，潮热盗汗，舌红少苔，脉弦细数。

肝血虚与肝阴虚均属肝的虚证，均有头晕等表现。但前者为血虚，无热象，常见眩晕、视物模糊、经少、肢麻手颤等症；后者为阴虚，虚热表现明显，常见眼干涩、潮热、颧红、手足蠕动等症。

（三）肝气郁结证

肝气郁结证是指肝失疏泄，气机郁滞所表现的证候。又称肝郁气滞证、肝郁证。

临床表现：情志抑郁，闷闷不乐，胸闷善太息，胸胁、少腹胀满疼痛，走窜不定。或咽部异物感，或颈部瘿瘤、瘰疬，或胁下肿块，或突发气厥。妇女可见乳房作胀疼痛，痛经，月经不调，甚则闭经。舌苔薄白，脉弦。病情轻重与情绪变化关系密切。

辨证要点：情志抑郁，肝经循行部位发生胀闷疼痛，妇女月经不调等。

（四）肝火上炎证

肝火上炎证是指肝火旺盛，气火上逆所表现的证候。又称肝火证、肝经火热证、肝火炽盛证。

临床表现：头昏胀痛，痛如刀劈，面红耳赤，口苦口干，急躁易怒，耳鸣如潮，甚或突发耳聋，失眠，噩梦纷纭，或胁肋灼痛，吐血、衄血，小便短黄，大便秘结，舌红苔黄，脉弦数。

辨证要点：肝脉循行部位的头、目、耳、胁所表现的实火炽盛症状。

（五）肝阳上亢证

肝阳上亢证是指肝阴不足，肝阳偏亢所表现出的上实下虚的证候。又称阴虚阳亢证。

临床表现：眩晕耳鸣，头目胀痛，面红目赤，急躁易怒，失眠多梦，腰膝酸软，头重脚轻，舌红少津，脉弦有力或弦细数。

辨证要点：肝阳上亢之象，肝肾阴亏之候并见。

（六）肝风内动证

肝风内动证是指患者出现眩晕欲仆、震颤、抽搐等具有“动摇”特点的症状为主的一类证候。临床上常见的有肝阳化风、热极生风、阴虚动风、血虚生风四种。

1. 肝阳化风证

肝阳化风证是指肝阳升发，亢逆无制所表现的动风证候。

临床表现：眩晕欲仆，头痛头摇，项强肢麻，肢体震颤，步履不稳，语言謇涩，急躁易怒，面赤，舌红，苔腻，脉弦有力。甚至突然昏仆，不省人事，口眼㖞斜，半身不遂，舌强不语，喉中痰鸣，则称“中风”。

辨证要点：平素肝阳上亢，突然出现动风之象并见。

2. 热极生风证

热极生风证是指热邪亢盛引动肝风所表现的证候。

临床表现：高热，烦躁谵语或神昏，颈项强直，两目上视，手足抽搐，角弓反张，牙关紧闭，舌质绛红，舌黄燥，脉弦数。

辨证要点：高热，动风之象并见。

3. 阴虚动风证

阴虚动风证是指肝肾阴液亏虚引动肝风所表现的证候。

临床表现：手足蠕动，眩晕耳鸣，口燥咽干，形体消瘦，五心烦热，潮热颧红，舌红少津，脉弦细数。

辨证要点：动风诸证，阴虚之象并见。

4. 血虚生风证

血虚生风证是指血液亏虚，筋脉失养所表现的证候。

临床表现：手足震颤，肌肉瞤动，肢体麻木，眩晕耳鸣，面色无华，爪甲不荣，妇女月经量少，舌淡苔白，脉细弱。

辨证要点：动风诸证，血虚之象并见。

（七）寒凝肝脉证

寒凝肝脉证是指寒邪侵袭，凝滞肝经，表现以肝经循行部位冷痛为主要表现的证候。又称寒凝肝经证、肝寒证、肝经实寒证。

临床表现：少腹冷痛，睾丸坠胀冷痛，或阴囊收缩引痛，或巅顶冷痛，得温则减，遇寒痛增，舌淡，苔白滑，脉沉弦或迟。

辨证要点：少腹冷痛，或睾丸冷痛，或阴囊收缩引痛，或巅顶冷痛。

（八）肝胆湿热证

肝胆湿热证是指湿热蕴结肝胆，疏泄功能失职的证候。

临床表现：胁肋部灼热胀痛，或胁下痞块，或身目发黄，黄色鲜明如橘，伴厌食腹胀，泛恶欲吐，口苦，大便不调，小便短赤，身热不扬或寒热往来，或阴部湿疹，灼热瘙痒，或睾丸肿胀热痛，或带下黄臭，外阴部瘙痒等。舌红苔黄腻，脉弦数或滑数。

辨证要点：胁肋胀痛，尿黄，舌红苔黄腻。

要点五　肾病的辨证与鉴别要点

（一）肾阴虚证

肾阴虚证是指肾阴亏损，虚热内生所表现的证候。又称真阴（肾水）亏虚证。

临床表现：腰膝酸软疼痛，头晕目眩耳鸣，健忘失眠多梦，男子阳强易举，遗精，女子梦交，或经少经闭，颧红咽干，形体消瘦，五心烦热，骨蒸潮热盗汗，小便短黄，舌红少津，少苔或无苔，脉细数。

辨证要点：肾病主要症状，阴虚内热之象并见。

（二）肾阳虚证

肾阳虚证是指肾阳亏虚，温煦失职所表现的证候。又称元阳亏虚（虚衰）证、命门火衰证。

临床表现：腰膝冷痛，形寒冷肢，下肢尤甚，精神萎靡，男子阳痿、早泄、滑精、精冷，女子宫寒不孕，性欲减退，或久泄不止，完谷不化，五更泄泻，或水肿，腰以下肿甚，腹部胀满，心中悸动不安，咳嗽气喘，或小便频数清长，夜尿频多，面色皖白或黧黑，舌淡，苔白，脉沉细无力，尺脉尤甚。

辨证要点：全身机能低下，阳虚之象并见。

（三）肾精不足证

肾精不足证是指肾精亏损，表现以生长发育迟缓、生殖机能低下、早衰为主的一类证候。又称肾精亏虚证。

临床表现：小儿生长发育迟缓，身体矮小，囟门迟闭，智力低下，骨骼痿软；男子精少不育，女子经闭不孕，性机能减退；成人早衰，腰膝酸软，耳鸣耳聋，发脱齿松，健忘恍惚，神情呆钝，两足痿软，动作迟缓，舌淡，脉软。

辨证要点：生长发育迟缓、生殖机能低下、成年人早衰。

（四）肾气不固证

肾气不固证是指肾气亏虚，下元固摄失职所表现的证候。

临床表现：腰膝酸软，神疲耳鸣，小便频数而清，或尿后余沥不尽，或遗尿，或夜尿频多，或小便失禁；男子滑精、早泄；女子月经淋漓不尽，或带下清稀量多，或胎动易滑。舌淡，苔白，脉弱。

辨证要点：肾与膀胱不能固摄所表现的症状。

（五）肾不纳气证

肾不纳气证是指肾气虚衰，气不归元所表现的证候。亦称肺肾气虚证。

临床表现：久病咳喘，呼多吸少，气不得续，动则喘甚。神疲自汗，声音低怯，耳鸣失聪，腰膝酸软，舌淡苔白，脉沉弱。喘息严重者，可见冷汗淋漓，肢冷面青，脉浮大无根；亦有见气短息促，颧红心烦，咽干口燥，舌红少苔或无苔，脉细而数者。

辨证要点：久病咳喘，呼多吸少，气不得续，动则喘甚；肺肾虚象并见。

要点六　小肠病的辨证

小肠实热证

小肠实热证是指心火亢盛蔓延于小肠所表现的实热证候。

临床表现：心烦口渴，口舌生疮，小便赤涩，尿道灼热疼痛，甚则尿血，舌尖红赤，舌苔黄，脉数。

要点七　大肠病的辨证

（一）大肠液亏证

大肠液亏证是指阴液亏虚，不能濡养大肠的证候。又称大肠津亏证、大肠燥热证。

临床表现：大便秘结、干燥，难以排出，常数日一次，口干咽燥，或伴见口臭、头晕等症，舌红少苔或无苔，脉细涩。

（二）大肠湿热证

大肠湿热证是指湿热阻滞大肠，传导失职所表现的证候。又称湿热蕴肠证、肠道湿热证。

临床表现：腹痛，下利脓血，里急后重，排便次数增多，或暴注下迫，色黄黏而臭，肛门灼热，小便短赤，口渴。或有恶寒发热、但热不寒等症。舌红苔黄腻，脉滑数或濡数。

（三）肠热腑实证

肠热腑实证是指里热炽盛，腑气不通，以发热、大便秘结、腹满硬痛为主要表现的实热证候。又称大肠热结证、大肠实热证。六经辨证中称为阳明腑证，卫气营血辨证中属气分证，三焦辨证中属中焦证。

临床表现：高热，或日晡潮热，汗多，口渴，脐腹胀满硬痛、拒按，大便秘结，或热结旁流，大便恶臭，小便短黄，甚则神昏谵语、狂乱，舌质红，苔黄厚而燥，或焦黑起刺，脉沉数（或迟）有力。

要点八　胃病的辨证

（一）胃阴虚证

胃阴虚证是指胃阴亏虚，胃失濡润与和降所表现的证候。又称胃虚热证、胃阴亏虚证。

临床表现：胃脘嘈杂，隐隐灼痛，饥不欲食，或痞胀不舒，干呕、呃逆，口燥咽干，大便干结，小便短少，舌红少苔乏津，脉细数。

（二）胃热证

胃热证是指胃火炽盛，胃失和降所表现的证候。又称胃实热证、胃火旺盛证。

临床表现：胃脘灼痛、拒按，渴喜冷饮，或消谷善饥，或口臭，牙龈肿痛溃烂，齿衄，小便短黄，大便秘结，舌红苔黄，脉滑数。

（三）寒凝胃腑证

寒凝胃腑证是指寒邪犯胃所表现的以脘腹冷痛为主症的一类证候。又称中焦实寒证。

临床表现：胃脘冷痛，痛势较剧，遇寒加重，得温痛减，口淡不渴，恶心呕吐，吐后痛缓，舌苔白滑，脉沉紧。

（四）食滞胃脘证

食滞胃脘证是指饮食停滞于胃脘所表现的证候。又称食滞胃肠证、食积胃肠证。

临床表现：胃脘胀闷，甚则疼痛，嗳腐吞酸，或呕吐酸腐馊食，吐后胀痛得减，或肠鸣矢气，臭如败卵，大便溏薄，酸腐臭秽，苔厚腻，脉滑有力。

（五）胃肠气滞证

胃肠气滞证是指胃肠气机阻滞所表现的证候。

临床表现：脘腹胀满疼痛，走窜不定，痛而欲吐或欲泻，泻而不爽，或腹胀痛剧，嗳气，肠鸣矢气，得嗳气、矢气后痛胀可缓解，或无肠鸣、矢气则胀痛加剧，或大便秘结，苔厚，脉弦。

要点九　胆病的辨证

胆郁痰扰证

胆郁痰扰证是指胆气不调，痰热内扰所表现的证候。

临床表现：头晕目眩耳鸣，烦躁不安，夜寐不安，胆怯易惊，胸闷胁胀，善太息，口苦呕恶，舌苔黄腻，脉弦滑。

要点十　膀胱病的辨证

膀胱湿热证

膀胱湿热证是指湿热蕴结膀胱，气化不利所表现的证候。

临床表现：尿频，尿急，尿痛，小便灼热，黄赤短少或混浊，或尿血，或尿有砂石，或伴有寒热腰痛，小腹痛胀迫急。舌红，苔黄腻，脉滑数。

（魏修华）

第十二单元　防治原则

细目一　预防

预防，是指采用一定的措施防止疾病的发生和发展。中医学总结了人民群众与疾病作斗争的经验，早在《内经》中就提出“治未病”的思想，强调“防患于未然”。这种防重于治的思想，颇具现实意义。所谓“治未病”，包括未病先防和既病防变两个方面。

要点一　未病先防

未病先防，就是在疾病未发生之前，充分调动人的主观能动性，增强体质，提高机体的抗邪能力，同时能动地适应自然，改造客观环境，避免致病因素的侵害，以防止疾病的发生，从而维护机体健康。

1. 养生以增强正气

包括顺应自然，养性调神，护肾保精，体魄锻炼，调摄饮食（注意饮食宜忌、药膳保健），以及运用针灸、推拿、药物调养等方面。

2. 防止病邪侵害

包括避其邪气、药物预防等方面。

要点二　既病防变

包括早期诊治、防止传变（如阻截病传途径、先安未受邪之地）等。

细目二　治则

要点一　扶正祛邪

1. 扶正与祛邪的概念

扶正，即扶助正气，增强体质，提高机体的抗邪及康复能力。扶正多用补虚方法，适用于各种虚证。

祛邪，即祛除病邪，使邪去而正安。祛邪多用泻实的方法，适用于各种实证。

2. 扶正祛邪的运用

（1）扶正：适用于以正气虚为主要矛盾，而邪气亦不盛的虚性病证或真虚假实证。

（2）祛邪：适用于以邪实为主要矛盾，而正气未衰的实性病证或真实假虚证。

（3）扶正与祛邪兼用：即攻补兼施。适用于正虚邪实虚实夹杂病证。但在具体应用时，亦应分清是以正虚为主，还是以邪实为主，以便确定其治法是扶正为主而兼顾祛邪，还是祛邪为主而兼顾扶正。

（4）先祛邪后扶正：即先攻后补。适用于虽然邪盛而正虚不甚，尚耐攻伐的病证，或邪盛为主，若兼顾扶正，反会助邪的病证，均应先祛邪而后扶正。

（5）先扶正后祛邪：即先补后攻。适用于正虚邪实，以正虚为主的病证。因正气过于虚弱，若同时兼以攻邪，则更伤正气，故应先扶正而后祛邪。

要点二　标本先后

1. “本”和“标”的概念

本和标是一个相对的概念，有多种含义，主要是用以说明病变过程中各种矛盾的主次关系。如从邪正双方来说，则正气是本，邪气是标；从病因与症状来说，则病因是本，症状是标；从疾病先后来说，则旧疾、原发病是本，新病、继发病是标。

2. 缓则治其本

是指在病情较缓和的情况下，要抓住疾病的本质进行治疗。如风寒之邪引起的头痛，风寒之邪为本，头痛症状为标，治疗时采用祛风散寒的方法，风寒祛除了，则头痛可随之而愈。

3. 急则治其标

是指标病甚急，若不先治标病，病人会有很大痛苦，甚或危及生命，因此应采取紧急措施治疗标病。如肝病基础上的膨胀腹水，则肝血瘀阻为本，腹水为标，则当先治标病腹水；又如大出血而危及生命，不论何种原因所形成，均应紧急止血以治标，待血止再缓治其本。

4. 标本兼治

是指标病与本病并重时所采用的一种治疗原则。单治本病则不顾其标病，或单治标病而不顾其本病，均不能适应该病证的治疗要求时，就必须标本兼顾而同治。

要点三　调整阴阳

1. 损其偏盛

即损其有余，是指阴或阳偏盛有余的病证，应当用“实则泻之”的方法来治疗。对“阳盛则热”的实热证，应清泻阳热，采用“热者寒之”的方法来治疗；对“阴盛则寒”的实寒证，应温散阴寒，采用“寒者热之”的方法来治疗。

2. 补其偏衰

即补其不足，是指阴或阳偏衰的病证，应当用“虚则补之”的方法来治疗。如阴虚无以制阳，而致阳亢的虚热证，采用滋阴的方法来治疗，补阴以制阳，又称“阳病治阴”、“壮水之主，以制阳光”；阳虚无以制阴，而致阴盛的虚寒证，采用补阳的方法来治疗，扶阳以制阴，又称“阴病治阳”、“益火之源，以消阴翳”。总之，本着“虚则补之”的原则，阴虚者补阴，阳虚者补阳，达到恢复阴阳平衡的目的。

根据阴阳互根理论，临床在治疗阴虚证时，在滋阴剂中适当佐用补阳药，使“阴得阳升而泉源不竭”，称之为“阳中求阴”；治疗阳虚证时，在补阳剂中适当佐用补阴药，使“阳得阴助则生化无穷”，称之为“阴中求阳”。

3. 阴阳并补

指对阴阳两虚病证应用阴阳双补之法治疗。但亦应分清主次。

4. 回阳救阴

为适用于阴阳亡失病证的治疗原则。即亡阳者，当回阳以固脱。亡阴者，当救阴以固脱。

要点四　正治反治

指所用药物性质的寒热、补泻效用与疾病本质和现象之间的逆从关系而言。故说“逆者正治，从者反治”。

1. 正治

指采用与其疾病证候性质相反的方药进行治疗的原则。又称“逆治”。包括寒者热之，热者寒之，虚则补之，实则泻之等原则。

2. 反治

指顺从病证的外在假象而治的原则。又称“从治”。但究其实质，仍是在治病求本原则指导下针对疾病本质而进行的治疗。主要包括如下四种：

（1）热因热用：即以热治热，是指用热性的药物来治疗具有假热征象的病证。适用于阴盛格阳的真寒假热证。

（2）寒因寒用：即以寒治寒，是指用寒性的药物来治疗具有假寒征象的病证。适用于阳盛格阴的真热假寒证。

（3）塞因塞用：即以补开塞，指用补益的方药来治疗具有闭塞不通症状的病证。适用于体质虚弱，脏腑精气功能减退而出现闭塞症状的真虚假实证。如血虚的经闭、肾阳虚的尿少癃闭、脾虚的纳呆和脘腹胀满病证、年老或久病精血津液不足的便秘等，均应以补益药进行治疗。

（4）通因通用：即以通治通，指用通利的方药治疗具有实性通泄症状的病证。适用于因实邪内阻出现通泄症状的真实假虚证。如食积所致的腹痛，泻下不畅，热结旁流；瘀血所致的崩漏；膀胱湿热所致的尿频、尿急、尿痛等病证。其治疗可分别采用消导泻下、清热泻下、活血祛瘀，以及清利膀胱湿热等方法，即属“通因通用”之运用。

要点五　因人、因时、因地制宜

三因制宜，即指因时、因地、因人制宜，而制定其适宜的治法和方药。

1. 因时制宜

即根据不同季节气候特点来考虑治疗用药的原则。正如《素问·六元正纪大论》所说："用寒远寒，用凉远凉，用温远温，用热远热，食宜同法"。

2. 因地制宜

即根据不同地区的地理特点，来考虑用药的原则。

不同地域，其地理环境、气候特点以及生活习俗不同，人们的生理活动和病理变化也有所差异，因而在治疗用药方面，亦应有所区别。即使是同一种疾病，地域不同，亦常采用不同的治法。

3. 因人制宜

即根据患者的年龄、性别、体质、生活习惯等不同特点，来考虑治疗用药的原则。

（1）年龄：老年人生机衰退，气血阴阳亏虚，病多虚证或虚实夹杂。虚证宜补，攻邪宜慎，药量较青壮年为轻；小儿生机旺盛，但气血未充，脏腑娇嫩，易寒易热，易虚易实，病情变化较快，忌投峻剂，少用补益，药量宜轻。

（2）性别：妇女有经、带、胎、产之别，用药宜慎。妊娠期间，凡峻下、破血、滑利、走窜等伤胎或有毒之品，尤当禁用或慎用。

（3）体质：阳盛或阴虚之体，慎用温热之剂；阳虚或阴盛之体，则应慎用寒凉之药。

（4）职业：脑力劳动者，体质多弱，易患虚证，治疗应偏重扶正；体力劳动者，体质多强壮，易患实证，治疗应偏重攻邪。

（魏修华）

药 事 管 理

第一单元 药事与药事管理

细目一 药事管理概况

18 世纪以来，自然科学得到了很大发展，在物理学、生物学和化学各领域都有许多重大发现和发明创造。19 世纪自然科学中三个决定意义的伟大发现——能量不灭与转化法则、有机细胞的发现、达尔文关于物种起源和发展，开创了现代科学的新纪元。药学随着自然科学的发展，逐渐形成了以生物学、化学、医学、药物学为其自然科学基础的近代药学科学体系，并不断分化形成了药理学、药剂学、药物化学、生物工程学等分支学科。同时，自然科学的研究成果也有力地推动了中国传统医药学，使中药学得到了极大的进步和发展。现代药学与传统的中药学，形成了具有中国特色的社会主义药学事业，获得了法定的地位，《中华人民共和国药品管理法》（以下简称《药品管理法》）第三条明确："国家发展现代药和传统药，充分发挥其在预防、医疗和保健中的作用。"这一规定为中国药学事业的发展奠定了重要法律基础。

1. 药事

药事是指人类生活中一切与药（药物、药品）有关的活动事项和遇到的社会现象。

中共中央国务院 1997 年 1 月 17 日《关于卫生改革与发展的决定》中明确规定了我国药事的范围和主要内容是：

"加强药品管理，促进医、药协调发展。""药品是防病治病、保护人民健康的特殊商品，必须依法加强药品研制、生产、流通、价格、广告及使用等各个环节的管理，严格质量监督，切实保障人民用约安全、有效。国家建立并完善基本药物制度、处方药与非处方药分类管理制度和中央与省两级医药储备制度。积极探索药品管理体制改革，逐步形成统一、权威、高效的管理体制。"

"中医药是中华民族优秀的传统文化，是我国卫生事业的重要组成部分，独具特色和优势。我国传统医药与现代医药互相补充，共同承担保护和增进人民健康的任务。"

"各民族医药是中华民族传统医药的组成部分，要努力发掘、整理、总结、提高，充分发挥其保护各民族人民健康的作用。"

"要建立医师、药师等专业技术人员执业资格制度。不断完善城乡卫生技术职称评定和职务聘任工作。"

"加强职业道德教育，开展创建文明行业活动。教育广大医药卫生人员弘扬白求恩精神，树立救死扶伤、忠于职守，爱岗敬业、满腔热忱，开拓进取、精益求精，乐于奉献、文明行医的行业风尚。"

2. 药学事业

《现代汉语词典》对"事业"的解释是指：由人所从事的具有一定目标、规模和系统

而对社会发展具有影响的经常活动。(商务印书馆 . 1983 年 1 月)

按照上述解释，我们把药学事业定义为：由人所从事的以药学为对象，按一定的组合，具有一定的目标、规模和系统，组织起来开展对社会发展具有影响的经常性药学活动完整的社会大系统。

这个完整的社会大系统由药物研究机构、药学教育单位、药品生产企业、药品经营企业、医疗机构药房（药学部）、药品检验机构、药品监督管理部门、药品生产经营行政管理部门、药学社会团体等单位、部门和行业构成。作为社会体系的组成部分，它以为人类防病治病提供安全有效药品、增进人类健康为目标而开展各项药事活动。

要点　药事管理的主要内容

1. 药事管理的内涵

药事管理是指药事（活动）主体依法对药学事业中与药品相关环节的活动事项和药学实践的社会现象进行的综合管理，包括对药品研制、生产、流通、广告、价格、使用、合理用药、药品（质量）监督管理、药品监督检验以及药学教育等的系统管理。

（1）药事管理的定义：药事管理具有狭义和广义之分。

狭义的药事管理是指国家对药品及药事活动中有关质量的监督管理。即国家依照法律、行政法规、规章对药品及药事活动中有关重要环节和行政组织体制的监督管理，即“依法加强药品研制、生产、流通、价格、广告及使用等各个环节的管理，严格质量监督，切实保证人民用药安全有效”。“维护人民身体健康和用药的合法权益”。

广义的药事管理是指：

①国家对药品及药事活动中有关质量的监督管理：国家对药品及药事活动中研制、生产、流通、价格、广告及使用等各环节的管理，严格质量监督。

②国家制定医药发展规划的行业宏观管理。

③国家对医疗器械、卫生材料、制药机械、药用包装材料的监督管理。

④药学事业大系统中各子系统自身经营与发展的管理。

（2）药事管理的核心：对药事活动的依法管理。

（3）药事管理的目的：通过对药学事业中各分支系统活动过程的科学化、规范化、法制化管理，保证药品质量，保障人体用药安全、有效，维护人民身体健康和用药的合法权益，促进药学事业发展。

2. 药事管理学

药事管理学是运用现代管理科学的基本原理，以及社会学、法学、经济学、行为科学的理论方法对药学事业各分部（分系统）的活动进行研究，总结药事管理活动基本规律，并丰富《药事法》的内容，实现依法管理药事活动，指导药学事业健康、合理发展的科学。

药事管理活动实践对药事法学发展具有重大的影响。药事管理学是从社会角度探讨药品和药学事业发展规律，以人为核心、以药品为物质对象开展全面的药学服务。

3. 药事管理学研究的主要内容

（1）药事法律体系：依法管理药学事业，是现代药学发展的重要特征，世界各国都非常重视通过立法程序，加强药品和药事活动的管理。20 世纪 60 年代以来，各国的药事法律体系建设在总结历史经验教训的过程中得到很大的发展。以国家药事管理法律为主要内容的全面系统控制各类药事工作的配套法律法规立法活动已经得到逐步完善，药事法律体系已经初步形成。我国 2001 年修订的《药品管理法》立法内容进一步成熟。GMP、GSP、GLP、GCP、GAP 颁布实施，使药品管理和药事活动实践中的执法成为药事管理学研究中重要的内容。

（2）药事体制与药事组织：药学事业中各子系统目标的实现，是由组织的运转来完成的，组织是实现目标的工具。为了实现目标，就必须设计和维持一种职务结构。在这个结构里，把为达到目标所必需的各种业务活动进行组合分类，把监督每一类业务活动所必需的职权授予主管这类工作的人员，并规定上下左右的关系协调。为了有效地实现目标，还必须不断地对这个结构进行调整。

药事管理学中的药事组织，是以提供合格药品，保证质量，维护人民身体健康和合法权益为目标所形成的权责角色结构。国家医药卫生体制改革要求在大卫生体制的观念下，把药事体制与药事组织作为药事管理学的重要研究内容，它涉及宏观和微观的药事组织工作。

（3）药品监督管理：药品监督管理是政府采用法律的、行政的手段对药品及与药品有关的事项依法实施的严格的监督管理，以保证药品质量。由国家立法授权政府的卫生行政部门（药品监督管理部门）行使药品监督管理的职权。

在我国，政府有关部门根据《药品管理法》及有关法律、法规和规章，对药品质量、药学服务质量和所有从事与药品有关活动的药事机构、人员为保证药品质量所具备的条件进行监督管理。因此，药品监督管理的实质是药品质量的监督管理。

（4）药品质量管理：质量管理已进入全面质量管理的新阶段。质量管理的发展与科学技术与生产力发展密切相关。在经历了质量检验阶段（1920 ~ 1940 年）、统计质量管理阶段（1940 ~ 1960）后现已进入全面质量管理的新阶段。

①药品质量管理是重要中心工作内容：药品质量管理直接关系到人们的健康和生命，同时，药品质量也是衡量一个国家制药工业和医药卫生事业水平的重要标志。加强药品质量管理，保证和提高药品质量，是药品研究、生产、经营和使用各环节的中心工作。目前在药品质量管理和药品质量监督管理中已广泛运用全面质量管理的理论和方法，药品全面质量管理的理论和实践已突破企业管理的范畴，向高深层次发展，成为药事管理学科中的分支系统，成为药事管理的重要职能。

②药品质量管理的内容：药品质量管理包括制定药品质量标准、执行药品质量标准、制定影响药品质量工作的标准规范（如 GLP、GCP、GMP、GSP）等；国家药品监督管理部门对药品质量监督管理的体制、职能、制度及立法的建立和制定，人员的配备和培训；药品使用中影响使用质量的因素；合理用药以及新技术在药品质量管理与监督控制中的应用等，涉及药学、统计学、管理学、法学、行为科学等诸多方面。

药品质量管理的目的已从保证符合药品质量标准，发展成为保证药品安全、有效、经济和合理用药等方面，因为药品质量的好坏最终体现在对症合理使用上，目的是防治和诊断疾病，实现健康长寿。

（5）药品生产、经营（企业）管理：药品生产、经营企业是药学事业中的基本单位和国家产业经济重要的行业。面对我国目前庞大的药品生产、经营行业，由于药品是防病治病、维护人民身体健康的特殊商品，所以必须加强管理。在管理的内容和特点上，药品生产、经营（企业）的管理与一般企业管理不同，它以严格药品质量管理、切实保证人民用药安全为出发点。

药品生产、经营（企业）管理包括国家对医药企业的管理和医药企业自身的科学管理两大部分。

①国家依法对医药企业的管理：国家对医药企业的体制、规划、政策、方法进行宏观管理。“制定医药发展规划，使医药产业与卫生事业协调发展。加强宏观管理，调整医药企业结构和产品结构”。对医药生产、经营企业进行经济运行宏观调控，规范生产流通秩序。

②医药企业自身的科学管理：医药生产、经营企业制定自身管理计划，明确组织结构，合理人员配备，实施科学管理。诸如医药生产企业建立现代企业制度，形成规模经济；按照 GMP、GSP 生产经营药品；加快企业技术改造；研究开发新药，增强医药产品在国内外市场的竞争力；自觉抵制各种不正当竞争等。

（6）药房管理

①药房是直接为病人服务的部门，专门负责调配和发售药物。世界各国通常将药房分为社会药房和医院药房。社会药房又称作药店，根据我国特点，以调配中药饮片和中成药为主的药房称之为中药房（店），但现多兼营。发达国家多以社会药店为分发销售药品的主要途径，形成医、药职业上的分工，现被称之为“医药分业”。我国绝大多数的药品由医院门诊药房调配后发出，供病人使用。药房管理研究是药事管理学的主要内容，包括现代药房的作用、地位；门诊药房的发展；药房的组织、机构职能；业务运转；医药护关系、临床药学等等。

②药房管理的核心是保证合理用药：随着社会的发展，研究的课题已由单纯的调配分发药品向药房管理的核心问题——保证合理用药的管理方向发展。要求药房向患者提供全面的药学服务，制定用药方案，提供用药信息，保证合理用药。

③药品分类管理制度推动社会药房的发展：我国现已实施药品分类管理制度，非处方药（OTC）在社会药房中具有潜在的市场前景，社会药房在公众保健中将发挥很大的作用，医疗保险制度的改革，将推动社会药房的发展。因此，医院药房和社会药房的发展及其作用的变化，都将成为药事管理学研究的重点。

（7）药品市场：药物市场研究的主要内容有：药物市场特点、社会对产品的需求、消费者用药行为、药品广告宣传、产品设计等。如在产品设计中要注意产品规格、质量；产品销售地点、渠道；药品价格定位、推销策略；消费者的购买心理、需要；周围环境（政治、经济、科学技术等）、国家政策等对药物市场发展的影响。我国的药物市场随着市场经济发展、医药卫生体制改革等正在发生深刻的变化，在药事管理学中研究药物市场，应结合国情特点，以国内市场为主，积极研究开拓国际医药市场。

（8）中药管理：中药管理即是对中药的综合管理，作为药品，在国家法律、法规等管理上有共同的方面，也有不同的管理措施，其种养栽培、生产管理、研究、使用，科技与教育管理等方面已经形成独特的领域，受到国内外普遍的重视。加强中药管理，保护药材资源和合理利用，提高中药质量，积极发展中药产业，推进中药现代化已成为我国医药产业和科技进步的重要任务。研究中药管理，对加速中医药事业发展、提高中医药整体管理水平具有重要意义。

（9）药品知识产权保护与药品贸易：药品的研究创新，投资大、风险大，作为高技术密集型的高科技、高附加值产品，研究时期长，投资风险巨大，一旦开发成功，在知识产权保护期内可获丰厚的回报。药品知识产权保护有利于新药的创新，对我国药学事业的发展有着重大的影响。

药品知识产权保护是20世纪90年代初期引起我国政府和药品行业管理部门、医药企业和教育界极大重视的新问题。我国于1993年1月1日起实施对药品专利的保护。加入世贸组织和签署WTO《与贸易有关的知识产权协议》（TRIPS0）后，要求我国在药品知识产权保护方面，按照国际惯例和公约，维护所有者权益，使我国医药发展从仿制向自主创新发展，使创制新药的能力和水平得到提高。建立保护药品知识产权法律体系，实施药品的知识产权保护战略等，成为药事管理学科研究内容中的新领域。

（10）社会与行为药学：社会与行为药学的研究是美国药事管理学的主题，从20世纪60年代起改为以“社会科学”为研究主题。自90年代以来，心理学、社会学、市场学、管理学等构成了药事管理学的主题基础。这种变化要求药学技术人员（药师）要掌握社会学的知识和技能，适应社会发展对药学人员职能、角色的变化，由过去面向药品转变到面向病人，药师要对病人和药品消费者负责，积极开展社会与行为药学研究与探讨。

社会与行为药学的实践性很强，在研究中要与临床药学密切配合。

（11）药学情报评价和药学信息管理：掌握药品信息，加强管理，成为发达国家依法管理药品，并实施上市药品重新评价的法案出台的重要原因，同时也为医生和药师临床用药和调配药物提供了信息指导。药学情报评价和药学信息管理在药事管理学科中成为重要的研究内容之一。它运用研究和评价的原理方法、现代电子计算机信息技术，对如何评价、管理、使用药学情报进行研究；对药品信息的接受、处理、正确运用和有效性进行研究，使医生和医师及时了解有关药品的信息及其情报评价，以达到指导临床及时、正确、合理地使用药品。

（刘新社）

第二单元　药品与药品标准、药师职责

细目一　药品与药品标准

现代药事管理的物质对象是药品，而药品的定义与药物概念不同，药物的内涵比药品广得多，一般认为，凡具有预防保健和治疗作用的物质都可以称作为药物。我国传统医药学中的许多药物并非药品，如李时珍著《本草纲目》中收载的药物达1892种，但并非都是药品。有关药品的性质、研究、作用机理、生产制造等内容，是药学学科的主要研究内容，药事管理学根据国家药物政策和法律法规，确定药品的含义与药品管理上的分类。

药品是防病治病、保护人民健康的特殊商品，世界各国都通过法律对药品的定义作出明确的说明，同时根据国家药物政策对药品在管理上进行分类，并且提出管理措施和要求。

要点一 药品的法律含义

为了加强对药品的管理，有效地界定药品与食品等其他物质的界限，大多数国家在药品管理中给药品作了法定的定义。同时由于对药品管理的角度、观点以及药品的使用对象不同，各国对药品的定义解释也不尽相同。

1. 药品的法律含义

《中华人民共和国药品管理法》（以下简称《药品管理法》）第十章“附则”第102条对药品含义明确规定：药品，是指用于预防、治疗、诊断人的疾病，有目的地调节人的生理机能并规定有适应证或者功能主治、用法和用量的物质，包括中药材、中药饮片、中成药、化学原料药及其制剂、抗生素、生化药品、放射性药品、血清、疫苗、血液制品和诊断药品等。

2. 药品含义的特征

根据《药品管理法》，药品具有以下4个特征：

（1）药品有法定的专指含义的物质（《药品管理法》第102条）。

（2）药品必须符合法定药品标准；“药品必须符合国家药品标准”（《药品管理法》第10条、第32条）。

（3）药品生产要有国家主管部门批准发给的生产批准文号（中药饮片生产有特定要求；《药品管理法》第31条）。

（4）有药品质量检验合格证（《药品管理法》第12条、第17条、第32条）。

3. 药品含义确定的重要性

（1）明确人是药品的使用对象：我国药品的法定含义明确人是药品的使用对象，即“用于预防、治疗、诊断人的疾病……的物质”，因而不包括动物疾病的用药。

（2）界定了药品的有关内涵：由于药品与食品、保健功能食品及化妆品等概念易产生混淆，我国药品的法定含义不但明确了药品的使用对象，而且明确药品要“规定有适应证或者功能主治、用法和用量”。药品必须符合国家药品标准。《药品管理法》规定，“所标明的适应证或者功能主治超出规定范围的”，按照假药论处。

（3）体现了药品要严格质量管理的思想：药品是“有目的地调节人的生理机能并规定有适应证、用法和用量的物质”，这就决定了需要制定一系列的对药品管理的具体办法，加强对药品质量各环节的管理。“药品必须符合国家药品标准”（《药品管理法》第32条）。

通过科学的方法来确定该物质针对的使用对象、使用目的而制定服用剂量、服用方法，经国家药品监督管理部门审批，才能按规定要求生产、经营、使用及宣传。

（4）明确了药品的范围：法定药品含义明确规定药品包括中药材、中药饮片、中成药、化学原料药及其制剂……这不仅符合我国《宪法》规定和《药品管理法》体现的发展药品的宏观政策，更重要的是可以促进传统药的大力发展，加强传统药规范化、现代化和法制化的科学管理，提高传统药的质量管理水平。

要点二　药品的质量特性

药品质量合格与否，直接与人的健康和生命有关，合格的药品和合理的使用可以保障人体用药安全、有效。实施对药品的监督管理，是保证药品质量的重要措施。

《药品管理法》总则第一条所明确的立法宗旨，体现了药品监督管理的重要性。“为加强药品监督管理，保证药品质量，保障人体用药安全，维护人民身体健康和用药的合法权益，特制定本法”。运用法律手段和行政手段，实施对药品及与药品有关事项的严格管理，是世界各国普遍采用的管理措施。

1. 药品质量

药品质量是只能满足规定要求的需要的特征总和。广义的质量包括产品质量、工序质量和工作质量三个方面。

（1）产品质量：产品质量有狭义和广义之分。狭义的产品质量是指产品本身所固有的使用功能（如药品的有目的地调节人的生理机能，并规定有适应证或者功能主治、用法和用量）。产品本身的这种使用功能又决定于产品要符合特定标准的技术条件。药品质量通常是以国家药品标准——《中华人民共和国药典》、部颁标准或者以省级中药饮片炮制规范所规定的技术条件衡量的。

广义的产品质量是指产品的使用价值及其属性能满足社会需要的程度，包括使用价值质量、产品成本质量、为用户服务质量、社会需要的质量责任以及产品满足需要的程度等。

（2）工序质量：工序质量是指药品生产（经营）企业为保证药品生产（经营）质量符合技术要求的产品，所具备的全部手段和条件实际达到的质量水平（如 GMP、GSP）。包括人、机、料、法、环、检等6个方面。

（3）工作质量：工作质量是指药事单位（如药品生产与经营企业、医院药房）全体成员的生产、经营、药学服务管理工作、技术工作、组织工作等全部活动，对达到和提高药品质量的保证程度。各项工作都存在质量问题，这些工作质量的好坏，最终都将对药品质量产生直接或间接影响。要保证药品质量，就必须保证工作质量。

2. 药品质量的特性

药品质量的特性表现在以下5个方面：

（1）有效性：有效性是指在规定的适应证、用法和用量的条件下，能满足预防、治疗、诊断人的疾病，有目的地调节人的生理机能的性能。有效性是药品的基本特征，若对防治疾病无效，则不能成为药品。

（2）安全性：安全性是指药品在按规定的适应证、用法和用量使用的情况下，对服药者生命安全的影响程度，即人体产生毒副反应的程度，大多数药品有不同程度的不良反应。药品只有在衡量有效性大于不良反应的情况下才能使用。安全性也是药品的基本特征。

（3）稳定性：稳定性是指药品在规定的条件下保持其有效性和安全性的能力，规定的条件包括药品的有效期限，以及药品生产、贮存、运输和使用的要求。稳定性是药品的重要特征。

（4）均一性：均一性是指药品的每一单位产品（制剂的单位产品，如一片药、一支注射剂等；原料药的单位产品，如一箱药、一袋药等）都必须符合有效性、安全性的规定要求。

（5）经济性：经济性是指药品生产、流通过程中形成的价格水平。药品的经济性对药品价值的实现有较大影响。若成本价格过高，超过人们健康水平的承受力，则不能作为药品供普通病人使用，而只能供少数人使用。

要点三　药品的特殊性

药品具有与其他商品的一般属性，是通过交换渠道进入市场消费领域的。特别是在药品生产、流通过程中，基本经济规律发挥着主导作用。由于药品是“防病治病，保护人们健康的特殊商品”，与人们的生老病死密切相关，关系到民族繁衍健康和社会生产力的发展，所以人们不能完全按照一般商品的经济规律来对待药品。国家通过制定法律法规，依法加强对“药品研制、生产、流通、价格、广告及使用等各个环节的管理，严格质量监督，切实保证人民用药安全、有效”。

药品作为特殊商品具有以下5方面的特殊性：

1. 专属性

药品的专属性表现在药品使用的针对性，患什么病，用什么药。处方药必须在执业医师或执业助理医师的检查、诊断后开具处方，凭处方才可调配、购买和使用。非处方药根据病情，患者可自行判断购买，按药品使用说明书使用。使用药品应正确合理，不能滥用，不能互相替代。中医临床治疗中强调辨证用药，反映了用药的专属性。

2. 两重性

药品的两重性主要体现在用药后果。药品既有防病治病、维护健康的一面，又有可能发生不良反应、危害人体健康与安全的一面。使用合理，对症性强就能达到预防、诊断和治疗疾病的目的；使用不合理，管理措施不力会危害人体健康，影响人的生命质量。近年来，国内外发生的由于不合理使用药品导致的药源性疾病时有发生。如抗生素近年来的不合理使用，导致大量耐药菌株出现；细菌的感受性增加，导致自身感染，患者抵抗力降低。其结果既影响了治疗效果，也促使抗生素药物提前被淘汰。许多儿童的聋哑就是用药不当造成的；社会上麻醉药品、精神药品的滥用成为毒品的又一来源，使一些人成瘾癖，社会危害极大。所以药品如果用之不当，失之管理，不但不能发挥其有效的预防和治疗疾病作用，还可能危害人类，对个人、家庭以至社会造成严重危害，对此必须要有清醒的认识。

3. 限时性

药品只有在人们为了预防、治疗、诊断疾病时才可使用。所以药品的限时性主要体现在需要用药时，时间就是生命，切不可耽误用药的及时。在特殊情况下，如天灾、人祸、战争等情况下，一般普通药品可能因一时短缺，决定了药品的无价性。这就决定了任何时候必须保证药品的及时供应，才能达到及时治疗、治病救人的目的。这就要求药品生产、经营、使用部门保证生产、供应和适当的药品储备。国家应建立药品储备制度，以备特殊情况下的使用。

限时性的另一方面体现是，药品保存时间有限，即药品有一定的有效期限。有些药品的稳定性较差，在贮存期易发生变化，致药效降低。所以药品只能在规定的时间使用，超过规定有效期的药品就不能再销售、使用，否则按劣药论处。

4. 质量的严格性

只有符合国家药品标准的合格药品，才能保证人民用药的安全、有效。不符合质量标准要求的药品，其安全性和疗效得不到保证。所以进入流通领域的药品，只有合格品，根本不存在优质品、一极品、等外品等划分。《药品管理法》第12条规定："药品生产企业必须对其生产的药品进行质量检验；不符合国家药品标准或者不按照省、自治区、直辖市人民政府药品监督管理部门制定的中药饮片炮制规范炮制的，不得出厂。"

为了严格控制药品质量，保证安全有效，国家依法制定了一系列药品质量监督管理办法，在药品研究、生产、流通、使用及药材种植各环节实行GLP、GCP、GMP、GSP、GDP、GAP等质量管理规范，规定了严格的药品质量检验制度，并逐步向质量控制的科学化、规范化、法制化管理方向发展。

5. 社会责任性

医药卫生行业是特殊的行业，其提供的产品和服务关系到公众的身体健康和生命安全。公众（患者）对用药的需求大多是依医师诊断后处方购买使用，公众（患者）自身无法挑选和判断药品质量优劣，医师在一定程度上还要承担安全用药风险。因此，药品生产的质量责任、安全责任更表现为一种社会责任。

要点四 药品标准

《中华人民共和国标准化法》第7条规定："国家标准、行业标准分为强制性标准和推荐性标准。保障人体健康，人身财产安全的标准和法律、行政法规规定强制执行的标准是强制性标准。"

"强制性标准，必须执行。"（第14条）

1. 药品标准的相关概念

（1）药品标准的概念：药品标准是药品生产、经营、使用、监督管理、监督检验等单位共同遵守的法定依据。药品标准的内容包括质量指标、检验方法以及生产工艺等技术要求。

（2）药品标准属于国家强制性标准：《标准化法实施条例》第18条规定："药品标准、食品卫生标准、兽药标准；产品及产品生产、储运和使用中的安全、卫生标准、劳动安全、卫生标准、运输安全标准；环境保护的污染物排放标准和环境质量标准；重要的通用技术术语、符号、代号和制图方法等共八项属于国家强制性标准。"

2. 药品标准的法定要求

（1）药品必须按照国家药品标准和批准的生产工艺进行生产：《药品管理法》第10条规定："除中药饮片的炮制外，药品必须按照国家药品标准和国务院药品监督管理部门批准的生产工艺进行生产，生产记录必须完整准确。药品生产企业改变影响药品质量的生产工艺的，必须报原批准部门审核批准。"

（2）中药饮片必须按照规定的药品标准炮制：《药品管理法》第10条第二款规定：

“中药饮片必须按照国家药品标准炮制；国家药品标准没有规定的，必须按照省、自治区、直辖市人民政府药品监督管理部门制定的炮制规范炮制。省、自治区、直辖市人民政府药品监督管理部门制定的炮制规范应当报国务院药品监督管理部门备案。”

（3）药品必须符合国家药品标准：《药品管理法》第 32 条规定：“药品必须符合国家药品标准。中药饮片依照本法第 10 条第二款的规定执行。”

“国务院药品监督管理部门颁发的《中华人民共和国药典》和药品标准为国家药品标准。”

“国务院药品监督管理部门组织药典委员会，负责国家药品标准的制定和修订。”

“国务院药品监督管理部门的药品检验机构负责标定国家药品标准品、对照品。”

《药品管理法》第 12 条规定：“药品生产企业必须对其生产的药品进行质量检验；不符合国家药品标准或者不按照省、自治区、直辖市人民政府药品监督管理部门制定的中药饮片炮制规范炮制的，不得出厂。”

3. 药品标准的分类

按照《药品管理法》的规定，我国的“药品标准”分为国家药品标准和炮制规范。

（1）国家药品标准的分类：国务院食品药品监督管理部门 2007 年 7 月发布的《药品注册管理办法》第 136 条规定：“国家药品标准，是指国家食品药品监督管理局颁布的《中华人民共和国药典》、药品注册标准和其他药品标准，其内容包括质量指标、检验方法以及生产工艺等技术要求。”

①《中华人民共和国药典》（简称《中国药典》）：《中国药典》包括凡例、正文及附录，药品研制、生产、经营使用和监督管理等均应遵循的法定依据。所有国家药品标准应当符合《中国药典》凡例、正文及附录的相关要求。

《中国药典》是国家为保证药品质量、保证人民用药安全有效、质量可控而制定的法典，是国家药品质量控制的技术法规。

②国务院药品监督管理部门颁布的药品标准：这类药品标准通常也称“部颁标准”（即过去由卫生部颁布的标准），主要是指未列入《中国药典》而由国家药品监督管理部门颁布的药品标准和药品卫生标准、药品新辅料标准等。

③药品注册标准：《药品注册管理办法》第 136 条规定：“药品注册标准，是指国家食品药品监督管理局批准给申请人特定药品的标准，生产该药品的药品生产企业必须执行该注册标准。药品注册标准不得低于《中国药典》的规定。”

（2）中药饮片炮制规范（简称炮制规范）：《药品管理法》第 32 条规定：“药品必须符合国家药品标准。中药饮片依照本法第 10 条第二款的规定执行。”第 10 条规定：“中药饮片必须按照国家药品标准炮制；国家药品标准没有规定的，必须按照省、自治区、直辖市人民政府药品监督管理部门制定的炮制规范炮制。省、自治区、直辖市人民政府药品监督管理部门制定的炮制规范应当报国务院药品监督管理部门备案。”

因此，炮制规范也是药品标准，对没有国家药品标准的中药饮片品种，各省级药品监督管理部门可根据当地中药临床应用特点和实际制定中药饮片炮制规范。省级制定的“炮制规范应当报国务院药品监督管理部门备案。”

4. 国家药品标准的制定

（1）国家药品标准制定的法定机构是国家药典委员会：《药品管理法》第 32 条第三

款明确规定了国家药品标准制定、修订、颁布的法定部门为“国务院药品监督管理部门组织药典委员会，负责国家药品标准的制定和修订。”

国家药典委员会是依法负责制定和修订国家药品标准的专业技术管理机构。我国自1950年起由卫生部负责成立第一届卫生部药典委员会到1996年成立第七届药典委员会，一直由卫生部负责组建并归口领导，负责《中国药典》和部颁标准的制定与修订。1998年我国政府机构改革和行政管理职能调整中成立了国务院药品监督管理部门——国家药品监督管理局。原卫生部药典委员会成建制划归国家药品监督管理局（2003年机构改革中组建成立“国家食品药品管理局”）领导，并经中编办批准，更名为国家药典委员会。第八届国家药典委员会组织编制2005年版《中国药典》。

由第九届国家药典委员会组织编制的《中国药典》(2010年版)，于2010年1月正式出版发行。2010年7月1日起正式执行，是现行版《中国药典》。

(2)《中国药典》内容构成：自2005年版《中国药典》起，《中国药典》将分三部出版，一部为中药；二部为化学药；三部为生物制品。各部均由凡例、正文、附录及索引构成。

细目二　药师

要点一　药师的职责

1. 药师的定义

各国对药师的定义，由于法律法规及政策管理的不同，有广义与狭义之分。

(1) 广义的药师：泛指受过高等药学专业学历教育，毕业后从事药学工作的各类高级药学人员，按规定取得相应的药师专业技术职务。

上海辞书出版社出版的《辞海》对药师的解释是：药师，亦称药剂师。指受过高等药学专业教育或在医疗预防机构、药事机构和制药企业中，长期从事药物调剂、制备、检定和生产等工作并经卫生部门审查合格的高级药学人员。

根据国家发展现代药与传统药的政策特点，我国的药师因接受高等药学教育专业门类的不同，又分为（西）药师、中药师。

(2) 狭义的药师：系指执业药师。它是实行《药师法》管理的国家和地区，实行统一的药师资格考试，合格后按规定要求注册并执业的药师，亦称作执照药师或注册药师。

我国20世纪80年代起，在医药卫生系统药师实行卫生技术人员聘任制度；1994年起，逐步推行执业药师制度，要求在药品经营领域应当配备执业药师。

这两种药师管理制度，均属《药品管理法》规定的“依法经过资格认定的药学技术人员”。

2. 药师专业技术资格

我国于1979年在医药卫生系统试行“卫生技术人员职务及晋升条例”，评审技术职称，符合国家规定条件的药学、中药学人员，晋升相应的技术职称（职务）。

中药、西药人员卫生技术职称（职务）分为三级四类（见表2-1）。

表 2-1 中药、西药人员卫生技术职称（职务）分级

职称	初级	中级	高级	
药士	药师	主管药师	副主任药师	主任药师
中药士	中药师	主管中药师	副主任中药师	主任中药师

药师技术职称在技术职称中的对应关系（见表2-2）。

表 2-2 药师技术职称在技术职称中的对应关系

	初级		中级	高级	
卫生技术人员	（中）药士	（中）药师	主管（中）药师	副主任（中）药师	主任（中）药师
	（中）医士	（中）医师	主治（中）医师	副主任（中）医师	主任（中）医师
	护士	护师	主管护师	副主任护师	主任护师
	技士	技师	主管技师	副主任技师	主任技师
教学人员		助教	讲师	副教授	教授
研究人员		研究实习员	助理研究员	副研究员	研究员
工程技术人员	技术员	助理工程师	工程师	高级工程师	

3. 人事部、卫生部对卫生技术等专业技术资格实行考试制度

进入21世纪，我国卫生专业技术资格制度全面改革，启动新的卫生专业人才评价体系。为落实人事部、卫生部《关于加强卫生专业技术职务评聘工作的通知》（人发〔2000〕114号）精神，人事部、卫生部印发了《预防医学、全科医学、药学、护理、其他卫生技术等专业技术资格考试暂行规定》及其《考试实施办法》（卫人发〔2001〕164号）。明确对经过国家有关部门批准的医疗卫生机构内从事"预防医学、全科医学、药学、护理及其他卫生技术专业工作人员实行全国统一组织、统一考试时间、统一考试大纲、统一考试命题、统一合格标准的考试制度，原则上每年进行一次"。

通过考试取得专业技术资格表明其已具备担任卫生系列相应级别专业技术职务的水平和能力，用人单位根据工作需要，从获得资格证书的人员中择优聘任。

经考试取得初级、中级资格人员，根据有关规定，并符合条件的，可聘任相应的初级、中级专业技术职务。高级资格的取得均实行考评结合方式。

要点二　执业药师管理

1. 执业药师的定义

执业药师是指经全国统一考试合格，取得《执业药师资格证书》并经注册登记，在药品生产、经营、使用单位中执业的药学技术人员。执业药师英文译为：Licensed Pharmacist。

2. 中国推行执业药师制度

（1）职业资格：1994年劳动部、人事部联合发文正式颁布《职业资格证书规定》。该规定指出：职业资格是对从事某一职业所必备的学识、技术和能力的基本要求。职业资格包括从业资格和执业资格。

①从业资格：是指从事某一专业（工种）学识、技术和能力的起点标准。

②执业资格：是指政府对某些责任较大、社会通用性较强、关系公共利益的专业（工

种）实行准入控制，是依法独立开业或从事某一特定专业（工种）学识、技术和能力的必备标准。

（2）执业药师资格制度：药品是防病治病、保护人民健康的特殊商品。加强药品管理，提高药品质量，保障人体用药安全、有效，是关系维护人民身体健康和合法权益的大事。因此，从1994年起，人事部和药品行业主管部门决定在药品生产、流通领域实施执业药师、执业中药师资格制度，以加强药学专业技术人员的职业准入控制。2003年国务院机构改革中成立的国家食品药品监督管理局承担实施执业药师（含执业中药师）资格认定制度工作职能。人事部、国家药品监督管理局重新修订印发了《执业药师资格制度暂行规定》和《执业药师考试实施办法》，明确规定："为了加强对药学技术人员的职业准入控制，确保药品质量，保障人民用药安全有效。""国家实行执业药师资格制度"。《暂行规定》要求"凡从事药品生产、经营、使用单位均应配备相应的执业药师，并以此作为开办药品生产、经营、使用单位的必备条件之一。"

3. 执业药师管理

国家食品药品监督管理局负责对需由执业药师担任的岗位作出明确规定并进行检查。随后，国家食品药品监督管理局陆续印发了配套的管理文件，如《执业药师注册管理暂行办法》、《执业药师继续教育管理办法》、《执业药师资格考试补充规定》等，力图加大推行执业药师资格制度的力度。

由于我国目前还未实施《药师法》，推行执业药师制度的法律地位还不能明确保证，2001年修订颁布的《药品管理法》中对开办药品生产、经营企业和医疗机构要求：必须具有或配备"依法经过资格认定的药学技术人员"。这样，"依法经过资格认定的药学技术人员"，应包括获得药师专业技术资格或执业药师资格的药学技术人员。

《药品管理法实施条例》也明确规定："经营处方药、甲类非处方药的药品零售企业，应当配备执业药师或其他依法经过资格认定的药学技术人员"。所以推行执业药师制度并使其得到发展，必须提高执业药师的法律地位，尽快制定《药师法》。

（刘新社）

第三单元 药事组织

细目一 药事组织概况

药事组织作为实现药学目标的工具，在药事管理中具有重要作用。随着社会的发展，药事组织被赋予管理的职能，成为推动药学发展的重要力量，它运用现代管理的科学理论，依照国家政策和法律、法规，建立药事组织体系，监督药事管理的活动过程，使药事组织系统中承担不同具体目标的子系统（组织）及其药学技术人员和管理者共同组织起来，相互依存、相互协调，围绕药学的共同目标和宗旨，适应社会发展与大众需求，开展活动，推动药学事业的健康发展。

要点一 药事组织的分类

1. 药学社会任务是药事组织分类的基础

（1）药学的社会功能：药学的社会功能主要有专业技术和商业供应两个方面。药学的主要作用是：为人类健康实施全面的药学服务，从而研制新药、生产供应药品、保证合理用药、培养药师和科学家、医药企业家、管理并组织药学力量。

（2）药学的共同任务：药学的共同任务是以药品为物质对象，以病人为中心，加强药品管理，为人民防病治病提供安全、有效、经济、合理的合格药品。

药学专业技术和商业供应两个方面所表现的社会功能作用与任务，又同时体现在药事组织系统中各子系统每项具体任务中，成为药事组织分类的基础。

2. 药事组织的分类类型

在现实社会中，各国药事组织同时受到政治、社会、经济、文化、体制变化与发展等因素的影响，与卫生组织、经济组织、国家行政管理组织等有密切关系。基本的药事组织类型有下列5类：

（1）药品生产、经营组织：我国通常把药品生产、经营组织称作“药品生产企业”（即药厂、制药公司）及“药品经营企业”（即药品批发或零售企业、药店）。欧美称作制药公司、社会药房；日本称为制药株式会社、药品经营株式会社、社会药局等。这类药事组织虽名称各异，但其主要功能是制造生产药品或商业销售药品。

（2）事业性药房组织：主要是指医疗机构内以服务病人为中心，临床药学为基础，促进临床科学、合理用药的药学技术服务和相关的药品管理工作的药学部门，常称作药剂科，现普遍称为“药学部”。这类组织有特定的功能、职责和工作模式，在药事组织中占有重要地位，具体负责医疗机构内药事管理工作，负责组织管理本机构临床用药和各项药学技术服务，是药师人数最多的组织，是医疗工作的重要技术组成部分。

（3）药学教育和科研组织：药学教育组织的主要功能是教育培养人才。为维持和发展药学事业，培养药师、药学家、药学工程师、药学企业家和药事管理的专门技术人才。这类组织以大学高等教育组织为主体，培养各类高级药学专业技术人才。同时它以价值为中心，发挥高校人才技术优势，实现其双重目标，在培养人才的同时，开展药学科研工作。

药学科研组织的主要功能是开展药物研究、研制开发新药、改进现有药品，以及围绕药品和药学的发展进行基础研究，提高创新能力，发展药学事业。

药学教育组织一般比较稳定，它的子系统基本上按学科专业划分。药学科研组织与药品生产组织联系紧密，发展变化较大，特别是随着我国市场经济体制的确立，科研组织模式、组织形式和内容都在发生变化，为此项目、经费来源要适应市场变化，以市场为导向开展科研，产、学、研结合，以及企业成为科研开发的主体将成为今后发展的方向。

（4）药品管理的行政组织：药品管理的行政组织是指政府机构中管理药品和管理药学企事业组织的行业规划管理行政机构。其功能是代表国家对药品和药学事业组织进行监督控制；制定宏观政策，对药事组织引导，以保证国家意志的执行。这类行政组织又分为药品监督管理行政组织和药品行业规划管理行政组织。

政府管理药政的组织——药品监督管理组织是药事管理中药事组织主要研究的对象。它的主要功能作用是以法律授予的权力，对药品运行全过程的质量进行严格监督管理，保证药品质量，并依法处理违反药品管理法律、法规的行为。

(5) 药事社会团体、学术组织：药学学术组织、行业协会在药事兴起和形成过程中，发挥了统一行为规范、监督管理、联系与协调的积极作用，推动了药学事业的发展。20世纪以来，政府依法加强对药品管理和药事活动的控制后，药事社团组织——学会、行业协会等成为药学企事业组织与政府机构联结的纽带，协助政府管理一些药事活动，特别是在繁荣学术方面发挥了重要作用。近年来，随着政府机构改革，政府职能的转变，许多原由政府管理的事务职责将下放由社团、学术组织协助政府办理，为政府进行决策咨询、参谋提供建议。这类组织的功能作用是实施行业、职业规范管理，繁荣学术活动。

要点二 药事组织管理的必要性及特征

1. 药事组织管理的必要性

药事组织的行为规范、监督管理与公众的生命和健康密切相关。如果没有或放松对这些药事组织的控制与监督，将严重危及公众的生命和健康安全。因此，各国药品机构对药事组织管理都给予了高度重视。

2. 药事组织管理的特征

(1) 以维护公众的健康为根本目的：以保证公众用药安全、有效、方便、及时，维护公众的健康为根本目的。

(2) 形成基本的药事组织分类管理的模式：为达到上述根本目的，针对不同的药事组织采取不同的管理方式、管理措施。虽然管理方式、管理措施不同，但是却形成了基本的药事组织分类管理的模式。

(3) 国家依法严格规定必要的市场准入条件：对药品生产、批发、零售采取市场准入前置管理方式——许可证制度，严格规定必要的市场准入条件、市场准入程序，同时重视药品生产、批发、零售行为的规范，如《药品生产质量管理规范》(GMP)、《药品经营质量管理规范》(GSP)。

(4) 加强药事组织行为方面的规范和监督检查：对药品研究与开发组织不采取市场准入前置性管理方式，而侧重于条件与行为方面的规范和监督检查。如《药物非临床研究质量管理规范》(GLP)、《药物临床试验质量管理规范》(GCP)，对药品生产、批发、零售经营和使用过程加强监督检查。

细目二 药事管理组织

要点一 药品监督管理系统的组织机构

药品管理的法律明确了政府药品监督管理的主管部门，依法授予其作为药品监督执法主体的权力、职责，并对机构设置及权责的划分作出规定。

2008年3月十一届全国人大一次会议关于国务院机构改革方案明确：国家食品药品监督管理局改由卫生部管理，省级以下食品药品监督管理部门由地方政府分级管理，要理顺食品药品监管体制，并对机构设置管理及权责的划分作出调整的规定，使药品监管体制发生重大变化。

根据第十一届全国人民代表大会第一次会议批准的国务院机构改革方案和《国务院关于机构设置的通知（国发〔2008〕11 号)》（“三定” 方案)，设立卫生部，为国务院组成部门，管理国家食品药品监督管理局和国家中医药管理局。

“三定” 方案明确了食品药品安全管理的组织及监管职责，明确规定：卫生部牵头建立食品安全综合协调机制，负责食品安全综合监督；农业部负责农产品生产环节的监管；国家质量监督检验检疫总局负责食品生产加工环节和进出口食品安全的监管；国家工商行政管理总局负责食品流通环节的监管；国家食品药品监督管理局负责餐饮业、食堂等消费环节食品安全监管；卫生部承担食品安全综合协调、组织查处食品安全重大事故的责任。国务院要求，各部门要密切协同，形成合力，共同做好食品安全监管工作。此次改革强化了卫生部对卫生事业的宏观管理、法制建设、综合协调，以及对医疗服务、医疗机构的监管职责，将餐饮环节食品安全、保健食品、化妆品的市场监管职责交由国家食品药品监督管理局，负责药品监督管理工作。

1. 国务院卫生行政部门的职责与机构设置

卫生部在原有内设司局的基础上，增设“医疗服务监管司” 和 “药物政策与基本药物制度司”，并将“卫生监督局” 调整为“食品安全综合协调与卫生监督局”。

药物政策与基本药物制度司：承担建立国家基本药物制度并组织实施的工作，组织拟订药品法典和国家基本药物目录；组织拟订国家药物政策；拟订国家基本药物的采购、配送、使用的政策措施，会同有关方面提出国家基本药物目录内药品生产的鼓励扶持政策，提出国家基本药物价格政策的建议。

2. 国务院食品药品监督管理部门的职责与机构设置

2008 年 7 月，国务院办公厅《关于印发国家食品药品监督管理局主要职责内设机构和人员编制规定的通知（国办发［2008］100 号)》（“三定方案”）明确：根据《国务院关于部委管理的国家局设置的通知》（国发〔2008〕12 号)，设立国家食品药品监督管理局（副部级)，为卫生部管理的国家局（称为国务院食品药品监督管理部门)，将卫生部食品卫生许可、餐饮业、食堂等消费环节（以下简称消费环节）食品安全监管和保健食品、化妆品卫生监督管理的职责，划入国家食品药品监督管理局。

国务院食品药品监督管理部门的主要职责：

（1）负责（餐饮业、食堂等）消费环节食品卫生许可和食品安全监督管理。

（2）负责保健食品、化妆品卫生许可、卫生监督管理和有关化妆品的审批工作。

（3）负责药品、医疗器械行政监督和技术监督，负责制定药品和医疗器械研制、生产、流通、使用方面的质量管理规范，并监督实施。

（4）负责药品、医疗器械注册和监督管理，拟订国家药品、医疗器械标准并监督实施，组织开展药品不良反应和医疗器械不良事件监测，负责药品、医疗器械再评价和淘汰，参与制定国家基本药物目录，配合有关部门实施国家基本药物制度，组织实施处方药和非处方药分类管理制度。

（5）负责制定中药、民族药监督管理规范并组织实施，拟订中药、民族药质量标准，组织制定中药材生产质量管理规范、中药饮片炮制规范并监督实施，组织实施中药品种保护制度。

（6）监督管理药品、医疗器械质量安全，监督管理放射性药品、麻醉药品、毒性药品及精神药品，发布药品、医疗器械质量安全信息。

（7）组织查处消费环节食品安全和药品、医疗器械、化妆品等的研制、生产、流通、使用方面的违法行为。

（8）拟订并完善执业药师资格准入制度，指导监督执业药师注册工作。

（9）承办国务院及卫生部交办的其他事项。

3. 国务院药品监督管理部门直属技术机构与职责

药品监督管理工作的技术性很强，在实施行政监督的过程中，必须有技术监督的支撑。为此，国务院编制办对国务院食品药品监督管理部门所属技术机构的设置和职责也做出了规定，这些技术机构主要是：中国药品生物制品检定所、国家药典委员会、国家中药品种保护评审委员会、药品评审中心、药品评价中心、药品认证管理中心、保健食品评审中心等。

（1）中国药品生物制品检定所：《药品管理法》第6条规定："药品监督管理部门设置或确定的药品检验机构，承担依法实施药品审批和药品质量监督检查所需的药品检验工作"。据此，药品检验机构是法定的技术机构。

中国药品生物制品检定所是行使国家对药品和生物制品的质量实行审批检验和监督检验职能的法定机构，是全国药品检验的最高技术仲裁机构和全国药品检验所业务指导中心。

（2）国家药典委员会：原卫生部药典委员会于1998年机构改革中成建制划归国家药品监督管理局，更名为国家药典委员会，为国家药品监督管理局直属事业单位。

国务院药品监督管理部门依据《药品管理法》第32条第三款规定："国务院药品监督管理部门组织药典委员会，负责国家药品标准的制定和修订。"因此，国家药典委员会是国家药品标准化管理的法定机构。

负责组织编纂《中华人民共和国药典》及制定、修订国家药品标准，是法定的国家药品标准工作专业管理机构。

（3）药品审评中心：药品审评中心是国家食品药品监督管理局药品注册技术审评的技术职能机构，为药品注册提供技术支持。按照国家食品药品监督管理局颁布的药品注册管理有关规章，负责组织对药品注册申请进行技术审评，包括对化学药品、生物制品、体外诊断试剂的新药申请、中药新药申请、进口药品申请、已有国家标准药品申请进行技术审评。

（4）药品评价中心：药品评价中心是国务院药品监督管理部门对已批准生产上市的药品进行再评价的技术职能部门，是国家食品药品监督管理局直属事业单位。承担药品再评价和淘汰药品的技术工作及其相关业务组织工作；承担全国药品不良反应监测的技术工作及其相关业务组织工作，对省、自治区、直辖市药品不良反应监测中心进行技术指导；承担全国医疗器械上市后不良事件监测和再评价的技术工作及其相关业务组织工作。

国家药品不良反应监测中心设在该药品评价中心，负责全国药品、医疗器械产品不良反应监测工作。

（5）国家中药品种保护评审委员会：1992年10月14日，国务院发布《中药品种保护条例》。依据该条例1993年10月成立了国家中药品种保护评审委员会。委员会由中医药方面的医疗、科研、检验及经营、管理专家100余人组成，负责对申请保护的中药品种进行审评，是国家审批中药保护品种的专业技术审查和技术咨询机构。

（6）保健食品审评中心：保健食品审评中心设在国家中药品种保护审评委员会办公室内，实行一套机构、两块牌子管理，负责保健食品、化妆品行政审批的技术审评工作。负责组织保健食品的技术审查和审评工作。

（7）药品认证管理中心：药品认证管理中心作为国务院药品监督管理部门直属的事业单位，负责承办药品认证的具体工作。

对依法向国家食品药品监督管理局申请 GMP 认证的药品、医疗器械生产企业、GAP 认证的企业（单位）和 GCP 认定的医疗机构实施现场检查等相关工作，受国家食品药品监督管理局委托，对药品研究机构组织实施 GLP 现场检查等相关工作，对有关取得认证证书的单位实施跟踪检查和监督抽查。

4. 地方政府（省及省以下）责任的药品监督管理体制改革

2008 年 11 月 10 日国务院办公厅印发了《关于调整省级以下食品药品监督管理体制有关问题的通知（国办发〔2008〕123 号）》。通知明确：根据党中央、国务院关于地方政府机构改革的要求，为进一步理顺省级以下食品药品监督管理体制，强化地方各级政府食品药品安全综合监督责任，国务院决定对省级以下食品药品监督管理体制进行调整。

调整食品药品监督管理体制总的要求是：按照精简统一效能的原则，理顺权责关系，整合管理职能，落实地方责任，完善体制机制，提高监管水平。主要内容是：

（1）将现行食品药品监督管理机构省级以下垂直管理改为由地方政府分级管理，业务接受上级主管部门和同级卫生部门的组织指导和监督。

（2）对省、市、县三级食品药品监督管理机构与同级卫生部门职能进行整合，以切实加强食品药品安全监管，落实地方各级政府食品药品安全综合监督责任。

省级食品药品监督管理机构作为省级政府的工作机构，由同级卫生部门管理。食品药品监督管理局调整为卫生厅的部门管理机构，实行分级管理，不再实行省以下垂直管理体制。

市、县食品药品监督管理机构作为同级政府的工作机构，在调整有关职能的基础上，保持队伍和人员相对稳定，保证其相对独立地依法履行职责，保证其对消费环节食品安全和药品研究、生产、流通、使用全过程的有效监管。

北京、天津、上海、重庆四直辖市食品药品监督管理局从原先市政府的直属部门转变为由卫生局管理后，其现有的垂直管理体制保持不变，仍保持市食品药品监督管理局对区（县）食品药品监督管理局的垂直管理体系。

将食品药品监督管理机构省级以下垂直管理改为由地方政府分级管理，从 2008 年 12 月 1 日开始实行。从 2009 年 1 月 1 日起，市、县食品药品监督管理机构作为同级政府的工作机构。各市、县政府承担各自行政区域内食品药品安全的综合监督责任。

要点二　药品生产、经营行业管理组织

医药行业管理是指承担国家医药行业管理职责的政府部门对包括化学制药（原料及制剂）、中药材、中药饮片、中成药、生化制药、医疗器械、制药机械及医药包装材料等生产、经营（企业）方面的工商业活动进行宏观经济管理、规划、调控和政策指导。

承担药品生产、经营行业管理组织职责的政府部门主要有：

1. 国家发展和改革委员会

十一届全国人民代表大会第一次会议批准的国务院机构改革方案和《国务院关于机构设置的通知》（国发〔2008〕11号），设立国家发展和改革委员会，为国务院组成部门。其与医药行业管理相关的主要职责是：组织拟订综合性产业政策；承担重要商品总量平衡和宏观调控的责任；拟订国家战略物资储备规划。

在国家发改委内设机构中由价格司和价格监督司负责药品价格的监督管理工作；负责拟订并组织实施价格政策；监督检查价格政策的执行；负责组织制定和调整少数由国家管理的重要商品价格和重要收费标准，依法查处价格违法行为和价格垄断行为等。

2. 工业和信息化部

十一届全国人民代表大会第一次会议批准的国务院机构改革方案和《国务院关于机构设置的通知》（国发［2008］11号），设立工业和信息化部，为国务院组成部门。

工业和信息化部职责主要包括：研究提出工业发展战略，拟订工业行业规划和产业政策并组织实施；负责国家医药储备管理的工作，指导工业行业技术法规和行业标准的拟订；负责高技术产业中涉及生物医药、新材料等的规划、政策和标准的拟订及组织实施；工业日常运行监测；对中小企业的指导和扶持。

工业和信息化部内部设置消费品工业司，承担轻工、纺织、食品、医药、家电等行业管理工作；中药材生产扶持项目管理；负责国家药品储备管理工作。

3. 商务部

2003年成立的商务部是国务院组成部门，是国务院负责国内外贸易和国际经济合作发展的国家部门。2009年国务院明确，商务部是药品流通行业的管理部门，负责研究制定药品流通行业发展规划、行业标准和有关政策，配合实施国家基本药物制度，提高行业组织化程度和现代化水平，逐步建立药品流通行业统计制度，推进行业信用体系建设，指导行业协会实行行业自律，开展行业培训。

4. 国家中医药管理局

2003年4月，国务院颁布的《中医药条例》第6条规定："国务院中医药管理部门负责全国中医药管理工作。"1986年成立的国家中医药管理局是国务院中医药管理部门。1998年国务院机构改革对国家中医药管理局进行调整，"三定方案"明确：按照国家医药卫生管理体制改革的总体规划，国家中医药管理局集中力量，加强中医药科技研究和人才培养，指导和管理各类（包括个体）中医医疗及保健机构，促进中医中药与中西医结合，提高中医医疗与保健质量，振兴中医药事业，推动中医药科学的国际传播。

国家中医药管理局科教司内设中药科研处，行使中药行业科研管理职责；拟订中医、中药基础研究发展规划和计划，确定重点发展领域；拟定中医、中药应用与开发研究发展规划和计划，确定重点发展领域。

5. 国家工商行政管理总局

根据《国务院关于机构设置的通知》（国发〔2008〕11号），设立国家工商行政管理总局（正部级），是国务院主管市场监督管理和有关行政执法工作的直属机构，是市场监督管理和行政执法主管部门。国家工商行政管理总局与医药行业管理有关的主要职责是：

（1）负责各类（医药）企业和从事经营活动的单位、个人以及外国（地区）企业常驻代表机构等市场主体的登记注册（核定注册单位名称，审定、批准、颁发有关证件）并监督管理，承担依法查处取缔无照经营的责任。

（2）承担依法规范和维护各类市场经营秩序的责任，依法组织实施合同行政监管，负责监督管理市场交易行为。

（3）承担监督管理流通领域商品质量和流通环节食品安全的责任，负责食品流通环节的监管；组织开展有关服务领域消费维权工作，按分工查处假冒伪劣等违法行为，保护经营者、消费者合法权益。

（4）承担查处违法直销和传销案件的责任；依法查处不正当竞争、商业贿赂、走私贩私等经济违法行为。

（5）指导广告业发展，负责广告活动的监督管理工作，查处违法行为。

（6）负责商标注册和管理工作，依法保护商标专用权和查处商标侵权行为，处理商标争议事宜，加强驰名商标的认定和保护工作。负责特殊标志、官方标志的登记、备案和保护。

（7）依法组织监管个体工商户、个人合伙和私营企业的经营行为。

（刘新社）

第四单元　中药管理

细目一　中药的地位

中药属于我国传统医药的范畴。中药和我国各民族医药共同组成中国传统药。中药的认识和使用是以中医理论为基础，具有独特的理论体系和形式，充分反映了我国历史、文化、自然资源等方面的特点。

要点　中药的法律地位

1. 中药的概念

中药是指以中医药学理论体系的术语表述药物性能、功效和使用规律，并在中医药理论指导下所应用的药物。

“中药是指在我国传统医药理论指导下使用的药用物质及其制剂”（《药品注册管理办法》）。

在中医辨证理论指导下应用，是中药最本质的特点。

中药不是单纯的天然药物。中药具有自己完整的科学理论体系和实践，它不同于一般的天然药物的概念。所谓天然药物是指自然界具有一定药理活性的植物、动物或矿物，从广义上讲，中药也属于天然药物的范畴。

“天然药物是指在现代医药理论指导下使用的天然药用物质及其制剂”（《药品注册管理办法》）。

2. 中药享有法律的地位

（1）《宪法》第 21 条规定："国家发展医疗卫生事业，发展现代医药和中国传统医药。"这是我国政府发展中医药的根本法律依据。

（2）《药品管理法》总则中明确规定："国家发展现代药和传统药，充分发挥其在预防、医疗和保健中的作用。"这为中医药卫生事业重要组成的中药发展开辟了广阔的前景，并奠定了法律基础。

我国的中药研究、生产、流通、使用、监督管理都应遵循这一法律规定。

（3）2003 年 4 月，国务院发布了《中华人民共和国中医药条例》（自 2003 年 10 月 1 日起施行）。《中医药条例》制定的目的是"为了继承和发展中医药学，保障和促进中医药事业发展，保护人身健康。"（第 1 条）

在中华人民共和国境内从事中医医疗、预防、保健、康复服务和中医药教育、科研、对外交流以及中医药事业管理活动的单位或者个人，应当遵守本条例。（第 2 条）

中药的研制、生产、经营、使用和监督管理依照《中华人民共和国药品管理法》执行。

《中医药条例》总则中明确规定："国家保护、扶持、发展中医药事业，实行中西医并重的方针，鼓励中西医相互学习、相互补充、共同提高，推动中医、西医两种医学体系的有机结合，全面发展中医药事业。"（第 3 条）

"中医药科学研究应当注重运用传统和现代方法开展中医药基础理论研究和临床研究，运用中医药理论和现代科学技术开展对常见病、多发病和疑难病的防治研究。"

"民族医药的管理参照本条例执行。"

细目二　中药管理的基本内容

要点一　中药管理的特殊性

1. 中药材、中药饮片、中成药是中药的组成部分

传统中药通常包括中药材、中药饮片和中成药三大部分。

（1）中药材是临床应用的中药汤剂和中成药制药工业的起始原料药：中药材是指药用植物、动物、矿物的药用部分采收后经产地初加工形成的原料药材和部分人工制成品，大多是来自自然界的天然药用物质。这些植物药、动物药、矿物药和部分人工制成品，绝大多数是我国历代本草著作中收载的药物，是几千年来中医药宝库中的历史文化遗产。根据中医药理论指导和临床要求，中药材既可切制成饮片，供调配中药处方煎煮（汤剂）服用；或磨成细粉服用或调敷外用；又是供中药企业生产中成药制剂或制药工业提取有效成分的起始原料药。

中药材生产应以提高生产水平和药材质量为目标发展道地药材。道地药材是指传统中药材中具有特定的种质、特定的产区或特定的生产技术和加工方法所生产的中药材。道地药材历史悠久，品种良好，生产及加工技术成熟。道地药材的确定与药材产地、品种、质量等多种因素有关，而临床疗效则是其关键因素。

（2）中药饮片生产是以中医药理论为指导的我国特有制药技术，既可根据中药处方，直接调配煎汤（剂）服用，又可作为中成药生产的原料，供制药厂使用。其质量好坏，直接影响中医临床疗效。

中药饮片的概念：2010 年新版《中国药典》首次明确了中药饮片的定义——药材经过炮制后可直接用于中医临床或制剂生产使用的处方药品。中药饮片的明确界定，既解决了中医临床配方和中成药生产投料用的究竟是药材还是饮片的问题，也理清了中药材和饮片的监管思路。国家药品标准明确了直接入药者均为饮片。

“饮片入药，生熟异治”。由此可见，中药饮片的概念是指在中医药理论指导下，根据辨证论治和调剂、制剂的需要，对中药材进行特殊加工炮制后的制成品。中医临床用以治病的药物是中药饮片和中成药，而中成药的原料亦是中药饮片，并非中药材。所以严格地讲，中药的性味归经及功效实为中药饮片的属性。

药材炮制：《中华人民共和国药典》（2005 年版）“药材炮制通则”规定：“药材炮制系指经净制、切制、炮炙处理，制成一定规格的饮片，以适应医疗要求及调配、制剂的需要，保证用药安全和有效。”

药材炮制分为净制、切制和炮炙。原药材饮片系指经净制或者切制的饮片，通常又称“生品”。炮炙饮片系指经炮炙技术加工的饮片。传统中药饮片炮制技术的应用指的是炮炙技术的应用。

（3）中成药的生产必须经国务院药品监督管理部门批准：中成药一词的发明人系晋代葛洪（公元 261～341 年）。他在《肘后备急方》中第一次提出“成药剂”一词，主张药物按处方配好，加工成一定剂型以备临床急需。所以说，成药系指在中医药理论指导下，根据临床疗效确切、应用范围广泛的处方、验方或秘方组成方剂，具备一定质量、规格、剂型，经国务院药品监督管理部门批准，发给批准文号，可以批量生产供应的药物。在成药生产中，为有别于西药，故称之为中成药。

中成药的特点：中成药大多数给以特定的名称，以显示其特殊疗效，适当加以包装、标明适应证或者功能主治、用法、用量等，可不经医生处方直接购买使用。按照我国推行药品分类管理制度，许多中成药都可经遴选，作为非处方药供患者使用。

中成药的生产必须经国务院药品监督管理部门批准，发给药品批准文号。

2. 中药的生产、流通、使用和科研管理的特殊性

（1）中药生产、流通管理的特殊性：在中药材、中药饮片和中成药三大部分中，除中药饮片、中成药外，中药材仍属于农副产品，但它又不同于一般的农副产品，是特殊商品。为此，国家有专门的药材商业系统来组织中药材的生产收购、加工和供应，这一环节作为中药产品的源头，必须保证安全、有效，方便及时；保证人民防病治病的需要，满足中医临床用药的需求。

（2）使用管理的特殊性

①重点加强对医疗机构使用中药饮片和配制中药制剂的管理。中药是我国使用比较广泛的传统药物，是在中医理论指导下发挥效用。中药的特色，除了它独特的理论体系和源于实践之外，在使用方面也有突出特色：“随证合药，全面兼顾”、“饮片入药，生熟异治”、“方药之秘，在于剂量”等等体现的是中药饮片的辨证论治特色，既增加或综合了药物的作用，又扩大了药物的治疗范围，充分体现了中医用药、方剂组成的原则性和灵活性，也使得中药在使用上存在着复杂性和多样性的特点。

在中药的使用管理方面重点加强对医疗机构使用中药饮片和配制中药制剂的管理，鼓励和支持医疗机构研制和应用特色中药制剂。

②使用管理的重点是合理用药。长期以来，人们对中药（特别是有毒中药）存在的不良反应缺乏正确认识，使其管理较之西药管理更加广泛和复杂。应当完善中药医疗使用标准，加强中药管理机构的建设和医疗使用的管理。随着我国药品分类管理制度的实施，很多中成药列入非处方药目录，社会药店购药行为越来越多，加强对药店中药人员的业务培养已经成为中药管理的新课题，正确认识中药使用管理特点，才能充分发扬中医防病治病的优势。

（3）中药科研管理的特殊性：中药科学研究包括新药研究、药剂学研究，以及中药材研究、中药炮制学研究、中药药理学研究、中成药质量标准研究、中药基本理论研究等，研究的内容十分广泛，特别是中药药理学研究应从对单味中药的研究向以复方药为主的方向发展。因为中药临床治疗，是以复方发挥疗效的。它要求中药科学研究既要运用科学研究的一般原理和方法，又要运用现代科学技术的手段。

“正确处理继承与创新的关系，既要认真继承中医药的特色和优势，又要勇于创新，积极利用现代科学技术，促进中医药理论和实践的发展，实现中药现代化。坚持‘双百’方针，繁荣中医药学术”。

要点二　中药品种保护

为了提高中药品种的质量，保护中药生产企业的合法利益，促进中药事业的发展，国务院于 1992 年 10 月发布了《中药品种保护条例》，自 1993 年 1 月 1 日起施行（以下简称《条例》）。

1.《中药品种保护条例》保护的对象

《条例》第 2 条规定：“本条例适用于中国境内生产制造的中药品种，包括中成药、天然药物的提取物及其制剂和中药人工制成品。”

《条例》规定：“依照本条例受保护的中药品种必须是列入国家药品标准的品种。”

2. 中药品种保护的条件

《条例》规定：“国家鼓励研制开发临床有效的中药品种，对质量稳定、疗效确切的中药品种实行分级保护制度。”申请保护的中药品种不要求新，但要求质量合格、稳定，重在疗效特点确切。

3. 中药品种保护的目的、作用

（1）中药品种保护的目的：提高中药品种质量，保护中药生产企业合法权益，促进中药事业的发展。

（2）中药品种保护的作用：提高产品质量；规范市场，淘汰落后、劣质产品，扩大优质品种市场；维护中药生产企业合法利益，制止不正当竞争；保障临床用药安全、有效；用行政手段保护中药知识产权。

4. 中药品种的分级保护

《条例》规定：“受保护的中药品种分为一、二级。”

（1）一级保护中药品种：《条例》第 6 条规定：符合下列条件之一的中药品种，可以申请一级保护：对特定疾病有特殊疗效的；相当于国家一级保护野生药材物种的人工制成品；用于预防和治疗特殊疾病的。

（2）二级保护中药品种：《条例》第 7 条规定：符合下列条例之一的中药品种，可以申请二级保护：符合本条例第 6 条规定的品种或者已经解除一级保护的品种；对特定疾病有显著疗效的；从天然药物中提取的有效物质及特殊制剂。

5. 保护期限及保护措施

（1）中药保护品种的保护期限：中药一级保护品种保护期限分别为 30 年、20 年和 10 年。中药二级保护品种的保护期限为 7 年。

（2）中药保护品种的保护措施：违反《条例》规定，擅自仿制生产中药保护品种的，由县级以上药品监督管理部门以生产假药依法处理；违反条例规定，造成泄密的责任人员，由其单位或者上级机关给予行政处分；构成犯罪的，依法追究刑事责任。

6.《中药品种保护条例》的制定

《药品管理法》第 36 条明确："国家实行中药品种保护制度。具体办法由国务院制定"。依据《药品管理法》规定，结合中药品种保护制度实施以来的实际情况，在总结经验的基础上，国务院将适时修订《中药品种保护条例》。

要点三　野生药材资源保护管理

1.《野生药材资源保护管理条例》

《药品管理法》规定："国家保护野生药材资源，鼓励培育中药材。"为保护和合理利用野生药材资源，适应人民医疗保健事业的需要，1987 年 10 月 30 日，国务院发布了《野生药材资源保护管理条例》，明确了对野生药材资源保护的原则、物种三级分类管理、采收、经营及违反条例应承担的责任等具体规定；列出了国家重点保护野生药材物种名录，《条例》要求，在中华人民共和国境内采猎、经营野生药材的单位或个人必须遵守。

（1）野生药材资源保护的原则：国家对野生药材资源实行保护、采猎相结合的原则，并创造条件开展人工种养。

（2）国家重点保护的野生药材物种：共分为以下三级：

一级：濒临灭绝状态的稀有珍贵野生药材物种（简称一级保护野生药材物种），名录中收载了 4 种。

二级：分布区域小、资源处于衰竭状态的重要野生药材物种（简称二级保护野生药材物种），名录中收载了 27 种。

三级：资源严重减少的主要常用野生药材物种（简称三级保护野生药材物种），名录中收载了 45 种。

（3）《野生药材资源保护管理条例》中国家重点保护野生药材物种名录收载野生药材物种 76 种，包含中药材 42 种。

42 种国家重点保护的野生动植物药材品种为：

一级：虎骨、豹骨、羚羊角、梅花鹿茸。

二级：马鹿茸、麝香、熊胆、穿山甲片、蟾酥、哈士蟆油、金钱白花蛇、乌梢蛇、蕲蛇、蛤蚧、甘草、黄连、人参、杜仲、厚朴、黄柏、血竭。

三级：川（伊）贝母、刺五加、黄芩、天冬、猪苓、龙胆（草）、防风、远志、胡黄连、肉苁蓉、秦艽、细辛、紫草、五味子、蔓荆子、诃子、山茱萸、石斛、阿魏、连翘、羌活。

2.《中华人民共和国野生动物保护法》

1998 年第七届全国人大常委会四次会议通过了《中华人民共和国野生动物保护法》。该法规定："在中华人民共和国境内从事野生动物的保护、驯养繁殖、开发利用活动，必须遵守本法。"本法规定保护的野生动物是指珍贵、濒危的陆生、水生野生动物和有益的或者有重要经济、科学研究价值的陆生野生动物。

国家对野生动物实行加强资源保护、积极驯养繁殖、合理开发利用的方针，鼓励开展野生动物科学研究。在野生动物资源保护、科学研究和驯养繁殖方面成绩显著的单位和个人，由政府给予奖励。

3. 禁止犀牛角和虎骨贸易

1993 年 5 月 29 日，国务院发出"关于禁止犀牛角和虎骨贸易的通知"。通知指出：犀牛和虎骨是国际上重点保护的濒危野生动物，被列为我国已签署了的《濒危野生动植物种国际贸易公约》附录一物种。为保护世界珍稀物种，根据《中华人民共和国野生动物保护法》、《中华人民共和国陆生野生动物保护实施条例》和《濒危野生动植物种国际贸易公约》的有关规定，重申禁止犀牛角和虎骨的一切贸易活动。明确：取消犀牛角和虎骨药用标准，不得再用犀牛角和虎骨制药。国家鼓励犀牛角和虎骨代用品药用的研究开发，积极宣传推广研究成果。

4. 加强麝、熊资源保护及其产品入药的管理

2004 年 12 月，国家林业局、卫生部、国家工商行政管理总局、国家食品药品监督管理局、国家中医药管理局等五部门联合印发了《关于进一步加强麝、熊资源保护及其产品入药管理的通知》。通知要求，自 2005 年 7 月 1 日起，含天然麝香、熊胆成分的产品须统一贴"中国野生动物经营利用管理专用标识"后方可进入流通领域。

5. 甘草、麻黄草专营和许可证管理

为了加强甘草、麻黄草野生资源保护管理，保护生态环境，制止乱采滥挖甘草和麻黄草，合理利用甘草、麻黄草资源，保障市场供应，原国家经贸委于 2001 年 3 月 20 日印发了《甘草、麻黄草专营和许可证管理办法》（以下简称《办法》）。《办法》规定："国家对甘草和麻黄草收购、加工和销售实行专营和许可证制度。未取得甘草、麻黄草收购许可证的企业和个人不得从事甘草和麻黄草收购、加工和销售活动。"

"对肉苁蓉、雪莲、冬虫夏草等野生中药材的收购、加工、销售和出口管理，参照本办法执行。"

要点四　中药材生产质量管理规范（GAP）

国务院药品监督管理部门于 2002 年 4 月发布了《中药材生产质量管理规范》（GAP），于 2002 年 6 月 1 日起正式实施。

GAP 制订目的：第 1 条：为规范中药材生产，保证中药材质量，促进中药标准化、现代化，制订本规范。

第 2 条：本规范是中药材生产和质量管理的基本准则，适用于中药材生产企业（以下简称生产企业）生产中药材（含植物、动物药）的全过程。

GAP 与 GLP、GCP、GMP、GSP 共同形成较为完备的药品质量规范化管理体系。GAP 目前在欧共体、美国、日本等国家受到广泛的重视，并成为国际共识，是中药材、植物药质量管理发展的方向。

GAP 规范所用（主要）术语：

中药材：指药用植物、动物的药用部分采收后经产地初加工形成的原料药材。

中药材生产企业：指具有一定规模、按一定程序进行药用植物栽培或动物养殖、药材初加工、包装、储存等生产过程的单位。

地道药材：传统中药材中具有特定的种质、特定的产区或特定的生产技术和加工方法所生产的中药材。

要点五　中药材专业市场管理

1. 中药材专业市场的设立

中药材专业市场主要是指我国历史上形成的中药材主要品种的集中产地或者传统的中药材集散地，专门（流通）销售中药材，并反映地域中药材特色的商业流通市场。

（1）申请设立中药材专业市场：各地区设立中药材专业市场，必须依据国务院药品生产经营行业主管部门的总体规划，由国务院有关主管部门审批，建在中药材主要品种的集中产地或者传统的中药材集散地，交通便利，布局合理。

地方各级人民政府及其他部门均无权审批开办中药材专业市场。

（2）经过批准的中药材专业市场：目前，经国务院有关主管部门整顿、验收批准的中药材专业市场有 17 家。未经国务院有关主管部门批准，各级地方一律不得开办中药材专业市场。

17 家中药材专业市场分布如下：

哈尔滨：三棵树中药材专业市场

河北：安国中药材专业市场

河南：禹州中药材专业市场

山东：鄄城县舜王城中药材专业市场

安徽：亳州中药材专业市场

江西：樟树中药材专业市场

湖北：蕲州中药材专业市场

湖南：邵东县廉桥中药材专业市场

湖南：岳阳市花板桥中药材专业市场

广东：清平中药材专业市场

广东：普宁中药材专业市场

广西：玉林中药材专业市场

四川：成都荷花池中药材专业市场

重庆：重庆解放西路中药材专业市场

云南：昆明菊花园中药材专业市场

陕西：西安万寿路中药材专业市场

甘肃：兰州黄河中药材专业市场

2. 严禁进入市场交易的中成药及有关药品

按照国务院“整顿和规范中药材专业市场”的规定，国务院药品管理有关部门明确，中药材专业市场严禁下列中药材、中药饮片、中成药及有关药品进入市场交易：

中药材专业市场需要经过炮制加工的中药饮片；中成药；化学原料药及其制剂；抗生素；生化药品；放射性药品；血清疫苗；血液制品；诊断用药和有关医疗器械；罂粟壳；28 种毒性中药材品种；国家重点保护的 42 种野生动植物药材品种（家种、家养除外）；国家法律、法规明令禁止上市的其他药品。

3. 药品生产企业、医疗机构严禁从中药材市场采购中药饮片

2011 年 1 月 5 日国家食品药品监督管理局、卫生部、国家中医药管理局联合发出《关于加强中药饮片监督管理的通知》（国食药监安［2011］25 号 2011 年 1 月 5 日），以加强中药饮片的监督管理。

（1）严禁生产企业外购中药饮片半成品或成品进行分包装或改换包装标签等行为。严禁经营企业从事饮片分包装、改换标签等活动；严禁从中药材市场或其他不具备饮片生产经营资质的单位或个人采购中药饮片。

（2）严禁医疗机构从中药材市场或其他没有资质的单位和个人，违法采购中药饮片调剂使用。

（刘新社）

第五单元　麻醉药品和精神药品管理条例

细目一　总则

为加强麻醉药品和精神药品的管理，保证麻醉药品和精神药品的合法、安全、合理使用，防止流入非法渠道，根据药品管理法和其他有关法律的规定，2005 年 7 月 26 日国务院第 100 次常务会议通过了《麻醉药品和精神药品管理条例》（国务院令第 442 号），自 2005 年 11 月 1 日起施行。

麻醉药品药用原植物的种植，麻醉药品和精神药品的实验研究、生产、经营、使用、储存、运输等活动以及监督管理，适用本条例。

麻醉药品和精神药品的进出口依照有关法律的规定办理。

要点　麻醉药品和精神药品分类与管制要求

1. 麻醉药品和精神药品的含义

（1）麻醉药品：指连续使用后易产生生理依赖性，能够成瘾癖的药品，包括阿片类、可卡因类、大麻类、合成麻醉药类及卫生部指定的其他易成瘾的药品、药用原植物及其制剂。

（2）精神药品：指直接用于中枢神经系统，使之兴奋或抑制，连续使用能产生依赖性的药品。

2. 麻醉药品、精神药品目录的制定和精神药品的分类

（1）麻醉药品、精神药品目录的制定：麻醉药品、精神药品目录由国务院药品监督管理部门会同国务院公安部门、国务院卫生主管部门制定、调整并公布。

上市销售但尚未列入目录的药品和其他物质或者第二类精神药品发生滥用，已经造成或者可能造成严重社会危害的，国务院药品监督管理部门会同国务院公安部门、国务院卫生主管部门应当及时将该药品和该物质列入目录，或者将该第二类精神药品调整为第一类精神药品。

（2）麻醉药品和精神药品的分类：其指列入麻醉药品目录、精神药品目录（以下称目录）的药品和其他物质。精神药品分为第一类精神药品和第二类精神药品。

3. 麻醉药品和精神药品的管制

（1）国家对麻醉药品药用原植物以及麻醉药品和精神药品实行管制。除条例另有规定的外，任何单位、个人不得进行麻醉药品药用原植物的种植，以及麻醉药品和精神药品的实验研究、生产、经营、使用、储存、运输等活动。

（2）麻醉药品和精神药品的相关管理机构：

①国务院药品监督管理部门负责全国麻醉药品和精神药品的监督管理工作，并会同国务院农业主管部门对麻醉药品药用原植物实施监督管理。

②国务院公安部门负责对造成麻醉药品药用原植物、麻醉药品和精神药品流入非法渠道的行为进行查处。

③国务院其他有关主管部门在各自的职责范围内负责与麻醉药品和精神药品有关的管理工作。

麻醉药品和精神药品生产、经营企业和使用单位可以依法参加行业协会。县级以上人民政府卫生主管部门对执业医师开具麻醉药品和精神药品处方的情况进行监督检查。

细目二　种植、实验研究和生产

麻醉药品药用原植物种植企业由国务院药品监督管理部门和国务院农业主管部门共同确定，其他单位和个人不得种植麻醉药品药用原植物。

开展麻醉药品和精神药品实验研究活动应当具备规定的条件，并经国务院药品监督管理部门批准：

麻醉药品和第一类精神药品的临床试验，不得以健康人为受试对象。

国家对麻醉药品和精神药品实行定点生产制度。

要点　麻醉药品和精神药品的标签规定

麻醉药品和精神药品的标签应当印有国务院药品监督管理部门规定的标志 《药品管理法》第54条第三款规定：“麻醉药品、精神药品、医疗用毒性药品、放射性药品、外用药品和非处方药的标签，必须印有规定的标志。”

细目三 使用

要点一 科研、教学使用的审批

1. 开展麻醉药品和精神药品实验研究的条件

开展麻醉药品和精神药品实验研究应当具备下列条件，并经国务院药品监督管理部门批准：

（1）以医疗、科学研究或者教学为目的。

（2）有保证实验所需麻醉药品和精神药品安全的措施和管理制度。

（3）单位及其工作人员2年内没有违反有关禁毒的法律、行政法规规定的行为。

2. 科研、教学使用麻醉药品和精神药品的审批

科学研究、教学单位需要使用麻醉药品和精神药品开展实验、教学活动的，应当经所在省、自治区、直辖市人民政府药品监督管理部门批准，向定点批发企业或者定点生产企业购买。

需要使用麻醉药品和精神药品的标准品、对照品的，应当经所在省、自治区、直辖市人民政府药品监督管理部门批准，向国务院药品监督管理部门批准的单位购买。

麻醉药品目录中的罂粟壳只能用于中药饮片和中成药的生产以及医疗配方使用，具体管理办法由国务院药品监督管理部门另行制定。

3. 科研使用麻醉药品和精神药品的管理

麻醉药品和第一类精神药品的临床试验，不得以健康人为受试对象。

麻醉药品和精神药品的实验研究单位申请相关药品批准证明文件，应当依照药品管理法的规定办理；需要转让研究成果的，应当经国务院药品监督管理部门批准。

要点二 处方管理

1. 印鉴卡管理

根据《麻醉药品和精神药品管理条例》，为加强对医疗机构购用麻醉药品和第一类精神药品的管理，防止麻醉药品和第一类精神药品流入非法渠道，保证医疗需求，卫生部2005年制定了《〈麻醉药品、第一类精神药品购用印鉴卡〉管理规定》。

医疗机构需要使用麻醉药品和第一类精神药品的，应当经所在地设区的市级人民政府卫生主管部门批准，取得麻醉药品、第一类精神药品购用印鉴卡（以下称印鉴卡）。医疗机构应当凭印鉴卡向本地（省、自治区、直辖市）行政区域内的定点批发企业购买麻醉药品和第一类精神药品。

2. 处方权

医疗机构应当按照国务院卫生主管部门的规定，对本单位执业医师进行有关麻醉药品和精神药品使用知识的培训、考核，经考核合格的，授予麻醉药品和第一类精神药品处方资格。执业医师取得麻醉药品和第一类精神药品的处方资格后，方可在本医疗机构开具麻醉药品和第一类精神药品处方，但不得为自己开具该种处方。

3. 处方限量的规定

执业医师应当使用专用处方开具麻醉药品和精神药品，单张处方的最大用量应当符合国务院卫生主管部门的规定。

《处方管理办法》规定：为门（急）诊患者开具的麻醉药品注射剂，每张处方为1次常用量；控缓释制剂，每张处方不得超过7日常用量；其他剂型，每张处方不得超过3日常用量。

第一类精神药品注射剂，每张处方为1次常用量；控缓释制剂，每张处方不得超过7日常用量；其他剂型，每张处方不得超过3日常用量。哌甲酯用于治疗儿童多动症时，每张处方不得超过15日常用量。

第二类精神药品一般每张处方不得超过7日常用量；对于慢性病或某些特殊情况的患者，处方用量可以适当延长，医师应当注明理由。

要点三　医疗机构借用及配制的规定

1. 医疗机构借用的管理

医疗机构抢救病人急需麻醉药品和第一类精神药品而本医疗机构无法提供时，可以从其他医疗机构或者定点批发企业紧急借用；抢救工作结束后，应当及时将借用情况报所在地设区的市级药品监督管理部门和卫生主管部门备案。

2. 医疗机构配制的管理

对临床需要而市场无供应的麻醉药品和精神药品，持有医疗机构制剂许可证和印鉴卡的医疗机构需要配制制剂的，应当经所在地（省、自治区、直辖市）人民政府药品监督管理部门批准。

医疗机构配制的麻醉药品和精神药品制剂只能在本医疗机构使用，不得对外销售。

细目四　储存

要点　储存管理

1. 设立专库或者专柜管理

麻醉药品和第一类精神药品的使用单位应当设立专库或者专柜储存麻醉药品和第一类精神药品。专库应当设有防盗设施并安装报警装置；专柜应当使用保险柜。专库和专柜应当实行双人双锁管理。

2. 配备专人负责管理工作

麻醉药品储存单位以及麻醉药品和第一类精神药品的使用单位，应当配备专人负责管理工作，并建立储存麻醉药品和第一类精神药品的专用账册。药品入库双人验收，出库双人复核，做到账物相符。专用账册的保存期限应当自药品有效期期满之日起不少于5年。

第二类精神药品经营企业应当在药品库房中设立独立的专库或者专柜储存第二类精神药品，并建立专用账册，实行专人管理。专用账册的保存期限应当自药品有效期期满之日起不少于5年。

细目五　运输

要点　运输管理

1. 托运、承运和自行运输的管理

托运、承运和自行运输麻醉药品和精神药品的，应当采取安全保障措施，防止麻醉药品和精神药品在运输过程中被盗、被抢、丢失。

通过铁路运输麻醉药品和第一类精神药品的，应当使用集装箱或者铁路行李车运输。没有铁路需要通过公路或者水路运输麻醉药品和第一类精神药品的，应当由专人负责押运。

托运或者自行运输麻醉药品和第一类精神药品的单位，应当向所在地（省、自治区、直辖市）人民政府药品监督管理部门申请领取运输证明。运输证明有效期为1年。运输证明应当由专人保管，不得涂改、转让、转借。

承运人在运输过程中应当携带运输证明副本，以备查验。

2. 邮寄管理

邮寄麻醉药品和精神药品，寄件人应当提交所在地（省、自治区、直辖市）人民政府药品监督管理部门出具的准予邮寄证明。省、自治区、直辖市邮政主管部门指定符合安全保障条件的邮政营业机构负责收寄麻醉药品和精神药品。

邮政营业机构应当查验、收存准予邮寄证明；没有准予邮寄证明的，邮政营业机构不得收寄。

（刘新社）

第六单元　医疗用毒性药品管理办法

为加强医疗用毒性药品的管理，防止中毒或死亡事故的发生，根据《中华人民共和国药品管理法》的规定，1988年11月15日国务院第二十五次常务会议通过了《医疗用毒性药品管理办法》（中华人民共和国国务院令第23号）。

医疗用毒性药品（以下简称毒性药品），系指毒性剧烈、治疗剂量与中毒剂量相近，使用不当会致人中毒或死亡的药品。

细目　医疗用毒性药品的生产、经营、使用管理

要点一　生产、加工、收购、经营、配方用药的规定

1. 根据医疗需要制订计划

毒性药品年度生产、收购、供应和配制计划，由省、自治区、直辖市药品监督管理部

门根据医疗需要制定，并下达给指定的毒性药品生产、收购、供应单位。生产单位不得擅自改变生产计划，自行销售。

2. 生产企业负责质量检验，并建立严格的管理制度

（1）毒性药品生产企业负责质量检验，并建立严格的管理制度：毒性药品生产企业必须由医药专业人员负责生产、配制和质量检验，并建立严格的管理制度，严防与其他药品混杂。每次配料，必须经2人以上复核无误，并详细记录每次生产所用原料和成品数，经手人要签字备查。所有工具、容器要处理干净，以防污染其他药品。标示量要准确无误，包装容器要有毒药标志。

（2）必须严格执行生产工艺操作规程：生产毒性药品及其制剂，必须严格执行生产工艺操作规程，在本单位药品检验人员的监督下准确投料，并建立完整的生产记录，保存5年备查。在生产毒性药品过程中产生的废弃物，必须妥善处理，不得污染环境。

药品生产企业（含医疗机构制剂室）涉及毒性药品的，要建立严格的管理制度，每次配料必须经两人以上复核签字。

3. 毒性药品的收购与经营管理

毒性药品的收购和经营，由药品监督管理部门指定的药品经营企业承担；配方用药由有关药品零售企业、医疗机构负责供应。其他任何单位或者个人均不得从事毒性药品的收购、经营和配方业务。

4. 药品经营企业供应和调配规定

药品经营企业（含医疗机构药房）要严格按照GSP或相关规定的要求，毒性药品应专柜加锁并由专人保管，做到双人、双锁，专账记录；必须建立健全保管、验收、领发、核对等制度，严防收假、发错，严禁与其他药品混杂。

药品零售企业供应毒性药品，须凭盖有医生所在医疗机构公章的处方。医疗机构供应和调配毒性药品，须凭医生签名的处方。每次处方剂量不得超过2日极量。

科研和教学单位所需的毒性药品，必须持本单位的证明信，经所在地县级以上药品监督管理部门批准后，供应单位方能发售。

要点二　保管、领发、核对制度

收购、经营、加工、使用毒性药品的单位必须建立健全保管、验收、领发、核对等制度；严防收假、发错，严禁与其他药品混杂，做到划定仓间或仓位，专柜加锁并由专人保管。毒性药品的包装容器上必须印有毒药标志，在运输毒性药品的过程中，应当采取有效措施，防止发生事故。

要点三　医疗单位供应和调配规定

1. 凭医生签名的正式处方

医疗单位供应和调配毒性药品，凭医生签名的正式处方。每次处方剂量不得超过2日极量。

2. 调配处方管理

调配处方时，必须认真负责，计量准确，按医嘱注明要求，并由配方人员及具有药师

以上技术职称的复核人员签名盖章后方可发出。对处方未注明“生用”的毒性中药，应当付炮制品。如发现处方有疑问时，须经原处方医生重新审定后再行调配。处方一次有效，取药后处方保存2年备查。

附：

毒性药品管理品种

一、毒性中药品种

砒石（红砒、白砒） 砒霜 水银 生马钱子 生川乌 生草乌 生白附子 生附子 生半夏 生南星 生巴豆 斑蝥 青娘虫 红娘虫 生甘遂 生狼毒 生藤黄 生千金子 生天仙子 闹羊花 雪上一枝蒿 白降丹 蟾酥 洋金花 红粉 轻粉 雄黄

二、西药毒药品种

去乙酰毛花苷丙 阿托品 洋地黄毒苷 氢溴酸后马托品 三氧化二砷 毛果芸香碱升汞 水杨酸毒扁豆碱 亚砷酸钾 氢溴酸东莨菪碱 士的宁

三、A型肉毒毒素

2008年7月国家食品药品监督管理局、卫生部发布了（国食药监办［2008］405号）《关于将A型肉毒毒素列入毒性药品管理的通知》。通知规定：“为加强对A型肉毒毒素的监督管理，卫生部、国家食品药品监督管理局决定将A型肉毒毒素及其制剂列入毒性药品管理。”根据《医疗用毒性药品管理办法》的相关规定，进一步加强A型肉毒毒素及其制剂生产、经营和使用管理，医疗机构应当向经药品生产企业指定的A型肉毒毒素经销商采购A型肉毒毒素制剂；对购进的A型肉毒毒素制剂登记造册、专人管理，按规定储存，做到账物相符；医师应当根据诊疗指南和规范、药品说明书中的适应证、药理作用、用法、用量、禁忌、不良反应和注意事项开具处方，每次处方剂量不得超过两日用量，处方按规定保存。

（刘新社）

第七单元 国家基本药物管理

细目 关于建立国家基本药物制度的实施意见的主要内容

要点一 国家基本药物制度的发展

1. 基本药物制度

（1）基本药物制度的历史沿革：基本药物制度是一个全球化概念，是一个国家药物政策的核心，是国家为保障基本药物的公平可及、安全有效与合理使用，对基本药物遴选、生产、流通、使用、定价、筹资等多环节实施有效管理的制度。

制定并推行基本药物，是在世界卫生组织（WHO）的积极倡导下，在全世界得以广泛开展的。WHO 自 1975 年提出制订并推行基本药物，并将“基本药物行动规划”作为该组织药物政策的战略任务。WHO 的倡导在全世界得到了广泛的响应。

（2）基本药物制度的发展：WHO 和国际上许多国家把推行基本药物制度作为“国家药物政策”的核心部分。WHO 为推行这一“基本药物行动规划”，设立了基本药物专家委员会，1981 年建立“基本药物行动委员会”，期望通过制订基本药物，使其成员国，特别是发展中国家大部分人口在得到基本药物的同时，降低医疗费用，促进合理用药。

2. 国家基本药物的概念

（1）国家基本药物的概念：国家基本药物系指从国家目前临床应用的各类药品中，经过科学评价遴选出的同类产品中具有代表性的药品品种，是基本医疗卫生临床使用的疗效确切、安全、有效、经济，适合国情的首选药物。

基本药物是适应基本医疗卫生需求，剂型适宜，价格合理，能够保障供应，公众可公平获得的药品。

国家基本药物推行，依靠国家制定政策和基本药物目录而实现其目标，即制定《国家基本药物目录》。

（2）制定实施国家基本药物的目的：基本药物制度作为国家推行其国家药物政策的核心部分，《国家基本药物目录》的制定应当与基本公共卫生服务体系、基本医疗服务体系、基本医疗保障体系相衔接，是“四位一体”的基本医疗卫生制度在药品供应保障体系的具体实施。

制定国家基本药物的目的是为了加强国家对药品研制、生产、经营、使用、监管环节的科学管理和宏观调控，合理配置资源，保证满足社会公众的健康要求。

3. 国家基本药物的遴选原则与目录品种来源

2009 年国务院九部门联合制定印发的《国家基本药物目录管理办法（暂行）》对国家基本药物的遴选原则与目录品种来源、遴选范围等管理作出规定。

（1）国家基本药物的遴选原则：国家基本药物遴选应当按照防治必需、安全有效、价格合理、使用方便、中西药并重、基本保障、临床首选和基层能够配备的原则，结合我国用药特点，参照国际经验，合理确定品种（剂型）和数量（第 4 条）。

①防治必需：基本药物必须是保障群众的基本用药需求，即能够满足广大人民群众基本医疗保健的预防与临床治疗需要。

②安全、有效：安全性和有效性是药品上市的最基本条件。国家基本药物遴选要求的“安全、有效”是指有明确的疗效资料和临床使用证据证明该药品疗效确切、不良反应较小。

③价格合理：必须考虑总成本与效益的药物经济学因素，确保基本药物零售价格有所降低，减轻群众看病负担。

④使用方便：要有合适的品种、剂型和合理的包装，方便医患双方，同时有利于运输和储存。

⑤中西药并重：中药和西药摆在同等重要的地位。国家基本药物目录中的药品包括化学药品、生物制品、中成药。

⑥基本保障：基本药物全部纳入基本医疗保障药品报销目录，报销比例明显高于非基本药物。

⑦临床首选：政府举办的基层医疗卫生机构全部配备和使用国家基本药物。医师在临床治疗某种疾病时，基本药物作为首选药品。

⑧基层能够配备：国家实行基层医疗卫生机构全部配备使用基本药物，这是建立国家基本药物制度的关键环节，在制度建立初期尤为重要。

（2）国家基本药物目录品种遴选来源：由卫生部负责组织建立国家基本药物专家库，报国家基本药物工作委员会审核。专家库主要由医学、药学、药物经济学、医疗保险管理、卫生管理和价格管理等方面专家组成，负责国家基本药物的咨询和评审工作。

遴选品种来源：国家基本药物目录中的药品包括化学药品、生物制品、中成药。国家基本药物目录中的化学药品、生物制品、中成药，应当是《中华人民共和国药典》收载的，卫生部、国家食品药品监督管理局颁布药品标准的品种。除急救、抢救用药外，独家生产品种纳入国家基本药物目录应当经过单独论证（第5条）。

中药饮片的基本药物管理暂按国务院有关部门关于中药饮片定价、采购、配送、使用和基本医疗保险给付等政策规定执行（第13条）。

（3）遴选范围与调整：我国基本药物的遴选，既参照WHO的基本药物示范目录，又根据我国的具体情况和临床用药特点，明确下列药品不纳入国家基本药物目录遴选范围（第6条）：

①含有国家濒危野生动植物药材的；

②主要用于滋补保健作用，易滥用的；

③非临床治疗首选的；

④因严重不良反应，国家食品药品监督管理部门明确规定暂停生产、销售或使用的；

⑤违背国家法律、法规，或不符合伦理要求的；

⑥国家基本药物工作委员会规定的其他情况。

国家基本药物目录在保持数量相对稳定的基础上，实行动态管理，原则上3年调整一次。必要时，经国家基本药物工作委员会审核同意，可适时组织调整（第9条）。

国家基本药物目录对于保证临床合理用药，确保人民用药安全有效具有不可替代的作用。在制定和调整基本药物目录过程中，除了临床治疗各种疾病所必需的药品外，还包括预防接种用的疫苗、菌苗，以及消毒、诊断、放射和计划生育用药等，基本包括了临床用药的主要品种。

要点二　国家基本药物使用和销售的规定

1. 基本药物使用

（1）基本药物在基层医疗卫生机构全部配备使用：在基本药物使用环节，国家要求基本药物在基层医疗卫生机构全部配备使用，其他各类医疗卫生机构须按规定使用，并确定使用比例。

（2）基本药物在基层实行零差率销售：基本药物在基层医疗卫生机构实行零差率销售，取消药品加成；各地应根据医疗卫生机构的诊疗范围和确保服务功能在目录内配备药品。

（3）采取有效措施，规范基层医疗卫生机构用药行为，确保基本药物的合理配备使用。卫生部于2009年8月17日发布中华人民共和国卫生部令第69号，《国家基本药物目录（基层医疗卫生机构配备使用部分）》（2009版），自2009年9月21日起施行。

2. 国家要求基本药物全部纳入《国家基本医疗保险药品目录》用药范围管理

《中共中央 国务院关于深化医药卫生体制改革的意见》（2009 年 3 月 17 日）明确：加快建设医疗保障体系。加快建立和完善以基本医疗保障为主体，其他多种形式补充医疗保险和商业健康保险为补充，覆盖城乡居民的多层次医疗保障体系。城镇职工基本医疗保险、城镇居民基本医疗保险、新型农村合作医疗和城乡医疗救助共同组成基本医疗保障体系，分别覆盖城镇就业人口、城镇非就业人口、农村人口和城乡困难人群。

加快推进基本医疗保障制度建设。基本医疗保障制度全面覆盖城乡居民，3 年内城镇职工基本医疗保险、城镇居民基本医疗保险和新型农村合作医疗参保（合）率均达到 90% 以上；城乡医疗救助制度覆盖到全国所有困难家庭。

基本药物全部纳入基本医疗保障药物报销目录，报销比例明显高于非基本药物。

《国家基本医疗保险药品目录》是国家为了保障职工基本医疗用药，合理控制药品费用，规范基本医疗保险用药范围管理而制定的。《城镇职工基本医疗保险用药范围管理暂行办法》（劳社部发〔1999〕15 号）自 1999 年 5 月 12 日起实施。

基本医疗保险用药范围通过制定《国家基本医疗保险药品目录》进行管理，由国务院人力资源和社会保障部门负责《国家基本医疗保险药品目录》的组织制定。

3. 基本药物销售实行零差率销售

列入首批国家基本药物目录的有 307 种药物，实行省级统一集中招标采购，全省统一配送。

（1）实行零差率销售：政府举办的基层医疗卫生机构要全部配备、使用国家基本药物，并实行零差率销售。

未实施国家基本药物制度的医疗机构也要将基本药物作为首选药物提供给患者，并达到一定使用比例。

（2）集中招标采购、统一配送、全部配备使用：推进政府举办的基层医疗卫生机构集中招标采购、统一配送、全部配备使用，保障基本药物的生产供应和质量安全。

（3）国家发改委制定基本药物全国零售指导价格：国家发改委制定、核定并公布基本药物零售指导价，政府举办的医疗卫生机构配备使用的基本药物实行零差率销售。基层医疗机构中实行基本药物按购入价格实行零差率销售。

（刘新社）

第八单元　处方药与非处方药分类管理

细目一　处方药与非处方药分类管理概述

要点　药品分类管理制度

处方药与非处方药分类管理制度，是国际上通行的药品管理模式。《中华人民共和国药品管理法》第37条规定：国家对药品实行处方药与非处方药分类管理制度。

1. 处方药与非处方药的概念

（1）处方药（Prescription drug）：处方药通常是指那些需凭医生处方才能从医院药房或社会药店购取的药品，在医疗专业人员（医师或药师）指导下使用。根据法律规定，除医生外，他人不能决定病人使用此类药品。处方药一般作用性强或副作用大。

我国《药品管理法实施条例》规定：处方药是指凭执业医师和执业助理医师处方方可购买、调配和使用的药品。

列入处方药管理的药品一般是：①毒性药品和国际公约规定的管制药品，即毒、麻、精、放特殊管理的药品；②抗生素类药品；③非肠道给药的药品制剂，如大、小针剂，输液用制剂等；④新药。

（2）非处方药（Non - Prescription drug）：我国《药品管理法实施条例》规定：非处方药是指由国务院药品监督管理部门公布的，不需要凭执业医师和执业助理医师处方，消费者可以自行判断、购买和使用的药品。

这类药品强调应具备安全、有效、质优价廉、使用方便的特点。根据药品的安全性，非处方药分为甲、乙两类。乙类安全性较高。

由于购买使用这类药品不需要处方，故通常称为over - the - counter，柜台购买的药品，简称OTC，所以世界各国现都把非处方药简称为OTC。

2. 药品分类管理的主要内容

（1）药品分类管理的原则：原则是药品安全有效，使用方便，合理经济。对药品划分为处方药与非处方药，是对药品从管理方面作出的界定。

（2）药品分类管理的特点：处方药与非处方药在管理特点上有所不同，处方药实行严格管理，非处方药实行规范管理。

（3）严格管理处方药：分步骤逐步加大对处方药的监管力度：①2001年10月1日起，零售药店所有注射剂必须凭医生处方销售；②2004年7月1日起，未列入非处方药目录的各种抗菌药在全国零售药店需凭医生处方才能销售，包括5类抗菌药物：抗生素类、磺胺类、喹诺酮类、抗结核药、抗真菌药制剂；③2006年1月1日起明确规定《药品零售企业不得经营的药品名单》中，全国范围内药店禁止销售的药品有8类；④《凭处方销售的药品名单》要求，在全国范围内药店须凭处方销售的药品有11类。

细目二 处方药与非处方药分类管理的内容

要点一 处方药管理的内容

1. 经营

经营处方药的批发企业和零售企业必须具有《药品经营企业许可证》。处方药不得采用开架自选销售方式。

2. 广告

处方药只准在专业性医药报刊进行广告宣传。

3. 警示语

处方药的警示语为：凭医师处方销售、购买和使用！

要点二 非处方药管理的内容

1. 非处方药目录的遴选

国务院药品监督管理部门作为主管全国药品监督管理的机构，负责非处方药目录的遴选、审批、发布和调整工作。遴选非处方药的指导思想是：安全有效、慎重从严、结合国情、中西药并重。遴选非处方药的原则是：应用安全、疗效确切、质量稳定、使用方便。

2. 经营

经营非处方药的批发企业和经营甲类非处方药的零售企业必须具有《药品经营企业许可证》。经省级药品监督管理部门或其授权的药品监督管理部门批准的其他商业企业可以零售乙类非处方药。

零售乙类非处方药的商业企业必须配备专职的具有高中以上文化程度，经专业培训后，由省级药品监督管理部门或其授权的药品监督管理部门考核合格并取得上岗证的人员。

3. 广告

非处方药经审批可以在大众传播媒介进行广告宣传。

4. 警示语

非处方药的警示语为：请仔细阅读药品使用说明书，并按说明使用或在药师指导下购买和使用。

5. 标签和说明书

非处方药标签和说明书除符合规定外，用语应当科学、易懂，便于消费者自行判断、选择和使用。非处方药的包装必须印有国家指定的非处方药专有标识，必须符合质量要求，方便储存、运输和使用。每个销售基本单元包装必须附有标签和说明书。

（刘新社）

第九单元 医疗机构药事管理

医疗机构药事管理是指医疗机构以病人为中心，以临床药学为基础，对临床用药全过程进行有效的组织实施与管理，以促进临床科学、合理用药的药学技术服务和相关的药品管理工作。当前我国医疗机构药事管理的主要法律依据是卫生部 2011 年颁布的《医疗机构药事管理规定》。自 2011 年 3 月 1 日起施行。制定《医疗机构药事管理规定》的目的是为了加强医疗机构的药事管理，促进药物合理应用，保障公众身体健康。制定的主要依据是《中华人民共和国药品管理法》、《医疗机构管理条例》和《麻醉药品和精神药品管理条例》等有关法律和行政法规。

细目一 《医疗机构药事管理规定》

要点一 《医疗机构药事管理规定》的主要特点

1. 明确医疗机构药事管理的规范，即药物临床应用管理、药剂管理及药学专业技术人员配置与管理。

2. 规定医疗机构药事管理和药学工作是医疗工作的重要组成部分，医疗机构应当设置药事管理组织和药学部门。

3. 强调依法取得相应资格的药学专业技术人员方可从事药学专业技术工作。

4. 医疗机构药事管理应突出以病人为中心，保障人民身体与用药合法权益。

5. 医疗机构药事管理应突出临床药学工作，建立临床药师制。

6. 规定医院药学是以病人为中心，临床药学为基础，促进临床科学、合理用药的药学技术服务性工作。

要点二 《医疗机构药事管理规定》的主要内容

1. 医疗机构药事管理的组织机构

（1）医疗机构药事管理组织机构的法定要求：医疗机构医务部门应当指定专人，负责与医疗机构药物治疗相关的行政事务管理工作。二级以上医院应当设立药事管理与药物治疗学委员会，其他医疗机构应当成立药事管理与药物治疗学组。二级以上医院药事管理与药物治疗学委员会委员由具有高级技术职务任职资格的药学、临床医学、护理和医院感染管理、医疗行政管理等人员组成。成立医疗机构药事管理与药物治疗学组的医疗机构由药学、医务、护理、医院感染、临床科室等部门负责人和具有药师、医师以上专业技术职务任职资格人员组成。医疗机构负责人任药事管理与药物治疗学委员会（组）主任委员，药学和医务部门负责人任药事管理与药物治疗学委员会（组）副主任委员。

诊所、卫生所、医务室、卫生保健所和卫生站可不设药事管理组织机构和药学部门，由机构负责人指定医务人员负责药事工作。中医诊所、民族医诊所可不设药事管理组织机构和药学部门，由中医药和民族医药专业技术人员负责药事工作。

（2）药事管理与药物治疗学委员会（组）的职责：药事管理与药物治疗学委员会（组）应当建立健全相应工作制度，日常工作由药学部门负责。它的主要职责有：

①贯彻执行医疗卫生及药事管理等有关法律、法规、规章。审核制定本机构药事管理和药学工作规章制度，并监督实施。

②制定本机构药品处方集和基本用药供应目录。

③推动药物治疗相关临床诊疗指南和药物临床应用指导原则的制定与实施，监测、评估本机构药物使用情况，提出干预和改进措施，指导临床合理用药。

④分析、评估用药风险和药品不良反应、药品损害事件，并提供咨询与指导。

⑤建立药品遴选制度，审核本机构临床科室申请的新购入药品、调整药品品种或者供应企业和申报医院制剂等事宜。

⑥监督、指导麻醉药品、精神药品、医疗用毒性药品及放射性药品的临床使用与规范

化管理。

⑦对医务人员进行有关药事管理法律法规、规章制度和合理用药知识教育培训；向公众宣传安全用药知识。

（3）医疗机构药学部门的职责要求：医疗机构根据本机构功能、任务、规模设置相应的药学部门，配备和提供与药学部门工作任务相适应的专业技术人员、设备和设施。三级医院设置药学部，并可根据实际情况设置二级科室；二级医院设置药剂科；其他医疗机构设置药房。药学部门具体负责药品管理、药学专业技术服务和药事管理工作，开展以病人为中心、以合理用药为核心的临床药学工作，组织药师参与临床药物治疗，提供药学专业技术服务。药学部门建立健全相应的工作制度、操作规程和工作记录，并组织实施。

二级以上医院药学部门负责人应当具有高等学校药学专业或者临床药学专业本科以上学历，及本专业高级技术职务任职资格；除诊所、卫生所、医务室、卫生保健所、卫生站以外的其他医疗机构药学部门负责人应当具有高等学校药学专业专科以上或者中等学校药学专业毕业学历，及药师以上专业技术职务任职资格。

2. 药物临床应用管理的法定要求

药物临床应用管理是对医疗机构临床诊断、预防和治疗疾病用药全过程实施监督管理。其主要内容有：

（1）医疗机构的用药原则：医疗机构应遵循安全、有效、经济的合理用药原则，尊重患者对药品使用的知情权和隐私权。

（2）促进医疗机构合理用药的主要制度：医疗机构依据国家基本药物制度、《抗菌药物临床应用指导原则》和《中成药临床应用指导原则》，制定本机构基本药物临床应用管理办法，建立并落实抗菌药物临床应用分级管理制度。医疗机构遵循有关药物临床应用指导原则、临床路径、临床诊疗指南和药品说明书等合理使用药物，对医师处方、用药医嘱的适宜性进行审核。医疗机构建立临床用药监测、评价和超常预警制度，对药物临床使用安全性、有效性和经济性进行监测、分析、评估，实施处方和用药医嘱点评与干预。医疗机构建立药品不良反应、用药错误和药品损害事件监测报告制度。医疗机构临床科室发现药品不良反应、用药错误和药品损害事件后，应当积极救治患者，立即向药学部门报告，并做好观察与记录。医疗机构按照国家有关规定向相关部门报告药品不良反应，用药错误和药品损害事件应当立即向所在地县级卫生行政部门报告。

3. 药学专业技术人员配备与管理

（1）医疗机构配置药学专业技术人员的总体要求：医疗机构药学专业技术人员按照有关规定取得相应的药学专业技术职务任职资格。医疗机构药学专业技术人员不得少于本机构卫生专业技术人员的8%。建立静脉用药调配中心（室）的，医疗机构应当根据实际需要另行增加药学专业技术人员数量。

（2）医疗机构药学专业技术人员的管理：医疗机构应当加强对药学专业技术人员的培养、考核和管理，制订培训计划，组织药学专业技术人员参加毕业后规范化培训和继续医学教育，将完成培训及取得继续医学教育学分情况，作为药学专业技术人员考核、晋升专业技术职务任职资格和专业岗位聘任的条件之一。医疗机构直接接触药品的药学人员，应当每年进行健康检查。患有传染病或者其他可能污染药品的疾病的，不得从事直接接触药品的工作。

（3）医疗机构药师工作职责

①负责药品采购供应、处方或者用药医嘱审核、药品调剂、静脉用药集中调配和医院制剂配制，指导病房（区）护士请领、使用与管理药品。

②参与临床药物治疗，进行个体化药物治疗方案的设计与实施，开展药学查房，为患者提供药学专业技术服务。

③参加查房、会诊、病例讨论和疑难、危重患者的医疗救治，协同医师做好药物使用遴选，对临床药物治疗提出意见或调整建议，与医师共同对药物治疗负责。

④开展抗菌药物临床应用监测，实施处方点评与超常预警，促进药物合理使用。

⑤开展药品质量监测，以及药品严重不良反应和药品损害的收集、整理、报告等工作。药品损害是指由于药品质量不符合国家药品标准造成的对患者的损害。

⑥掌握与临床用药相关的药物信息，提供用药信息与药学咨询服务，向公众宣传合理用药知识。

⑦结合临床药物治疗实践，进行药学临床应用研究；开展药物利用评价和药物临床应用研究；参与新药临床试验和新药上市后安全性与有效性监测。

⑧开展其他与医院药学相关的专业技术工作。

要点三　临床药师管理

1. 概述

临床药师是指以系统药学专业知识为基础，并具有一定医学和相关专业基础知识与技能，直接参与临床用药，促进药物合理应用和保护患者用药安全的药学专业技术人员。临床药师是医疗团队中不可或缺的重要人员，这一职业群体在临床药学发展的背景下应运而生。

临床药学是指药学与临床相结合，直接面向患者，以病人为中心，研究与实践临床药物治疗，提高药物治疗水平的综合性应用学科。

2. 医疗机构临床药师管理的主要内容

《医疗机构药事管理规定》确立了临床药师制，它规定医疗机构应当根据本机构性质、任务、规模配备适当数量临床药师，三级医院临床药师不少于5名，二级医院临床药师不少于3名。临床药师应当具有高等学校临床药学专业或者药学专业本科毕业以上学历，并应当经过规范化培训。医疗机构结合临床和药物治疗，开展临床药学和药学研究工作，并提供必要的工作条件，制订相应管理制度，加强领导与管理。医疗机构应建立由医师、临床药师和护士组成的临床治疗团队，开展临床合理用药工作。临床药师应当全职参与临床药物治疗工作，对患者进行用药教育，指导患者安全用药。

细目二　医疗机构中药饮片管理办法

要点　医疗机构中药饮片管理办法的主要内容

1. 实施目的

为了加强医院中药饮片管理，保障人体用药安全、有效，根据《药品管理法》及其

《实施条例》等法律、行政法规的有关规定，国家中医药管理局和卫生部于 2007 年 3 月颁布了《医院中药饮片管理规范》。

2.《医院中药饮片管理规范》的主要内容

该规范共 9 章 44 条，主要内容有总则、人员要求、采购、验收、保管、调剂与临方炮制、煎煮、处罚管理。医院中药饮片管理应以质量管理为核心，制定严格的规章制度，实行岗位责任制。

（1）人员要求

①二级以上医院的中药饮片管理由单位的药事管理委员会监督指导，药学部门主管、中药房主任或相关部门负责人具体负责。药事管理委员会的人员组成和职责应当符合《医疗机构药事管理办法》的规定。一级医院应当设专人负责。

②直接从事中药饮片技术工作的，应当是中药学专业技术人员。三级医院应当至少配备一名副主任中药师以上专业技术人员，二级医院应当至少配备一名主管中药师以上专业技术人员，一级医院应当至少配备一名中药师或相当于中药师以上专业技术水平的人员。

③负责中药饮片验收的，二级以上医院应当是具有中级以上专业技术职称和饮片鉴别经验的人员；在一级医院应当是具有初级以上专业技术职称和饮片鉴别经验的人员。

④负责中药饮片临方炮制工作的，应当是具有 3 年以上炮制经验的中药学专业技术人员。

⑤中药饮片煎煮工作由中药学专业技术人员负责，具体操作人员应经过相应的专业技术培训。

（2）调剂与临方炮制

①中药饮片调剂室有与调剂量相适应的面积，配备通风、调温、调湿、防潮、防虫、防鼠、除尘设施，工作场地、操作台面应当保持清洁卫生。

②中药饮片调剂室的药斗等储存中药饮片的容器排列合理，有品名标签。药品名称符合《中华人民共和国药典》或省、自治区、直辖市药品监督管理部门制定的规范名称。标签和药品要相符。

③中药饮片装斗时要清斗，认真核对，装量适当，不得错斗、串斗。

④医院调剂用计量器具按照质量技术监督部门的规定定期校验，不合格的不得使用。

⑤中药饮片调剂人员在调配处方时，按照《处方管理办法》和中药饮片调剂规程的有关规定进行审方和调剂。对存在“十八反”、“十九畏”、妊娠禁忌、超过常用剂量等可能引起用药安全问题的处方，由处方医生确认（“双签字”）或重新开具处方后方可调配。

⑥中药饮片调配后，必须经复核后方可发出。二级以上医院由主管中药师以上专业技术人员负责调剂复核工作，复核率应当达到 100%。

⑦医院定期对中药饮片调剂质量进行抽查并记录检查结果。中药饮片调配每剂重量误差应当在 ±5% 以内。

⑧调配含有毒性中药饮片的处方，每次处方剂量不得超过 2 日极量。对处方未注明“生用”的，应给付炮制品。如在审方时对处方有疑问，必须经处方医生重新审定后方可调配。处方保存两年备查。

⑨罂粟壳不得单方发药，必须凭有麻醉药处方权的执业医师签名的淡红色处方方可调配，每张处方不得超过 3 日用量，连续使用不得超过 7 天，成人 1 次的常用量为每天 3～6

克。处方保存3年备查。

⑩医院进行临方炮制，应当具备与之相适应的条件和设施，严格遵照国家药品标准和省、自治区、直辖市药品监督管理部门制定的炮制规范炮制，并填写“饮片炮制加工及验收记录”，经医院质量检验合格后方可投入临床使用。

（3）煎煮

①医院开展中药饮片煎煮服务，有与之相适应的场地及设备，卫生状况良好，具有通风、调温、冷藏等设施。

②医院建立健全中药饮片煎煮的工作制度、操作规程和质量控制措施，并严格执行。

③中药饮片煎煮液的包装材料和容器无毒、卫生、不易破损，并符合有关规定。

细目三 医疗机构配制制剂的管理

要点一 医疗机构配制制剂的许可证管理制度

1.《医疗机构制剂许可证》管理的法定原则

医疗机构配制制剂，须经所在省、自治区、直辖市人民政府卫生行政部门审核同意，由省、自治区、直辖市人民政府药品监督管理部门批准，发给《医疗机构制剂许可证》。无《医疗机构制剂许可证》的，不得配制制剂。

2.《医疗机构制剂许可证》应当标明有效期，到期重新审查发证。

要点二 医疗机构配制制剂的品种限制性规定

1. 医疗机构配制制剂品种批准文号的限制性规定

①医疗机构配制制剂品种应当是本单位临床需要而市场上没有供应的品种，并须经所在省、自治区、直辖市人民政府药品监督管理部门批准后方可配制。

②市场上有供应或者已取得批准文号的品种不得配制。

2. 医疗机构配制制剂和使用的限制性规定

医疗机构配制制剂和使用必须依法管理。必须做到：

①配制制剂必须按规定进行质量检验。

②凭医师处方在本医疗机构内使用。医疗机构的制剂不得在市场上销售或者变相销售。发生灾情、疫情、突发事件或者临床急需而市场没有供应时，经国务院或者省、自治区、直辖市人民政府药品监督管理部门批准，在规定期限内，医疗机构配制的制剂可以在指定的医疗机构之间调剂使用。另外，法律规定，任何单位和个人不得发布医疗机构制剂广告。

要点三 医疗机构配制制剂的品种审批及批准文号管理

1. 医疗机构配制制剂品种审批管理

（1）医疗机构配制制剂品种审批的具体程序

①申请医疗机构制剂，应当进行相应的临床前研究，包括处方筛选、配制工艺、质量

指标、药理、毒理学研究等。

②申请人应当对其申请注册的制剂或者使用的处方、工艺、用途等，提供申请人或者他人在中国的专利及其权属状态说明；他人在中国存在专利的，申请人应当提交对他人的专利不构成侵权的声明。

③申请配制医疗机构制剂，申请人应当填写《医疗机构制剂注册申请表》，向所在省、自治区、直辖市（食品）药品监督管理部门或者其委托的设区的市级（食品）药品监督管理机构提出申请，报送有关资料和制剂实样。

④省、自治区、直辖市（食品）药品监督管理部门收到全部申报资料后40日内组织完成技术审评，做出是否准予许可的决定。符合规定的，应当自做出准予许可决定之日起10日内向申请人核发《医疗机构制剂注册批件》及制剂批准文号，同时报国家食品药品监督管理局备案；不符合规定的，应当书面通知申请人并说明理由，同时告知申请人享有依法申请行政复议或者提起行政诉讼的权利。

（2）医疗机构制剂品种审批的限制性规定：有下列情形之一的，不得作为医疗机构制剂申报：

①市场上已有供应的品种。

②含有未经国家食品药品监督管理局批准的活性成分的品种。

③除变态反应原外的生物制品。

④中药注射剂。

⑤中药、化学药组成的复方制剂。

⑥麻醉药品、精神药品、医疗用毒性药品、放射性药品。

⑦其他不符合国家有关规定的制剂。

2. 医疗机构制剂的批准文号管理

制剂品种经批准，取得批准文号后方可配制。根据《医疗机构制剂注册管理办法（试行）》，医疗机构制剂批准文号的格式为：X药制字H（Z）+4位年号+4位流水号。X为省、自治区、直辖市简称，H表示化学制剂，Z表示中药制剂。

要点四　医疗机构配制制剂的法定条件

《药品管理法》第24条规定："医疗机构配制制剂，必须具有能够保证制剂质量的设施、管理制度、检验仪器和卫生条件。"

医疗机构配制制剂的过程实际上就等同于药品生产的过程。由于医疗机构配制制剂与药品生产企业批量生产药品的特点不同，目前我国法律并未要求医疗机构配制制剂必须完全具备药品生产企业的生产条件，实施同样的《药品生产质量管理规范》。为了保证制剂质量，保证患者使用制剂的安全有效，对医疗机构配制制剂，法律要求其具备能够保证制剂质量的硬件和软件条件。医疗机构配制制剂应当具备具有能够对配制的制剂进行质量检验的各种仪器、设备等相关设施；制剂室的卫生条件，配制制剂所用的物料、仪器、容器、衡器、量具、包装材料的卫生条件必须符合规定的要求。医疗机构还应当建立健全有关保证制剂质量的管理制度，如制剂原辅料的管理制度、制剂的生产工艺规程、制剂的质量检验制度、卫生制度、保管制度等。

细目四 《处方管理办法》

为规范处方管理，提高处方质量，促进合理用药，保障医疗安全，卫生部根据《执业医师法》、《药品管理法》、《医疗机构管理条例》、《麻醉药品和精神药品管理条例》等有关法律、法规于2007年2月14日颁布了《处方管理办法》，自2007年5月1日起施行。

处方是指由注册的执业医师和执业助理医师（以下简称医师）在诊疗活动中为患者开具的、由取得药学专业技术职务任职资格的药学专业技术人员（以下简称药师）审核、调配、核对，并作为患者用药凭证的医疗文书。处方包括医疗机构病区用药医嘱单。

要点 《处方管理办法》的主要内容

（一）处方书写管理的规定

1. 处方书写的规则

处方书写应达到下列要求：

（1）患者一般情况、临床诊断填写清晰、完整，并与病历记载相一致。

（2）每张处方限于一名患者的用药。

（3）字迹清楚，不得涂改；如需修改，应当在修改处签名并注明修改日期。

（4）药品名称应当使用规范的中文名称书写，没有中文名称的可以使用规范的英文名称书写；医疗机构或者医师、药师不得自行编制药品缩写名称或者使用代号；书写药品名称、剂量、规格、用法、用量要准确规范，药品用法可用规范的中文、英文、拉丁文或者缩写体书写，但不得使用“遵医嘱”、“自用”等含糊不清字句。

（5）患者年龄应当填写实足年龄，新生儿、婴幼儿写日、月龄，必要时要注明体重。

（6）西药和中成药可以分别开具处方，也可以开具一张处方，中药饮片应当单独开具处方。

（7）开具西药、中成药处方，每一种药品应当另起一行，每张处方不得超过5种药品。

（8）中药饮片处方的书写，一般应当按照“君、臣、佐、使”的顺序排列；调剂、煎煮的特殊要求注明在药品右上方，并加括号，如布包、先煎、后下等；对饮片的产地、炮制有特殊要求的，应当在药品名称之前写明。

（9）药品用法用量应当按照药品说明书规定的常规用法用量使用，特殊情况需要超剂量使用时，应当注明原因并再次签名。

（10）除特殊情况外，应当注明临床诊断。

（11）开具处方后的空白处画一斜线以示处方完毕。

（12）处方医师的签名式样和专用签章应当与院内药学部门留样备查的式样相一致，不得任意改动，否则应当重新登记留样备案。

2. 处方中药品剂量书写的要求

药品剂量与数量用阿拉伯数字书写。剂量应当使用法定剂量单位：重量以克（g）、毫克（mg）、微克（μg）、纳克（ng）为单位；容量以升（L）、毫升（ml）为单位；国际单位（IU）、单位（U）；中药饮片以克（g）为单位；片剂、丸剂、胶囊剂、颗粒剂分别以片、丸、粒、袋为单位；溶液剂以支、瓶为单位；软膏及乳膏剂以支、盒为单位；注射剂以支、瓶为单位，应当注明含量；中药饮片以剂为单位。

（二）处方权管理

1. 医师处方权的获得

经注册的执业医师在执业地点取得相应的处方权。经注册的执业助理医师在医疗机构开具的处方，应当经所在执业地点执业医师签名或加盖专用签章后方有效。经注册的执业助理医师在乡、民族乡、镇、村的医疗机构独立从事一般的执业活动，可以在注册的执业地点取得相应的处方权。医师应当在注册的医疗机构签名留样或者专用签章备案后方可开具处方。

2. 特殊管理药品的处方权管理

医疗机构应当按照有关规定，对本机构执业医师和药师进行麻醉药品和精神药品使用知识和规范化管理的培训。执业医师经考核合格后取得麻醉药品和第一类精神药品的处方权，药师经考核合格后取得麻醉药品和第一类精神药品调剂资格。医师取得麻醉药品和第一类精神药品处方权后，方可在本机构开具麻醉药品和第一类精神药品处方，但不得为自己开具该类药品处方。药师取得麻醉药品和第一类精神药品调剂资格后，方可在本机构调剂麻醉药品和第一类精神药品。

（三）处方开具的管理

1. 开具处方的基本原则

医师应当根据医疗、预防、保健需要，按照诊疗规范、药品说明书中的药品适应证、药理作用、用法、用量、禁忌、不良反应和注意事项等开具处方。医师开具处方应当使用经药品监督管理部门批准并公布的药品通用名称、新活性化合物的专利药品名称和复方制剂药品名称。医师开具院内制剂处方时应当使用经省级卫生行政部门审核、药品监督管理部门批准的名称。医师可以使用由卫生部公布的药品习惯名称开具处方。

医师利用计算机开具、传递普通处方时，应当同时打印出纸质处方，其格式与手写处方一致；打印的纸质处方经签名或者加盖签章后有效。药师核发药品时，应当核对打印的纸质处方，无误后发给药品，并将打印的纸质处方与计算机传递处方同时收存备查。

2. 处方的有效期和用量限制

处方开具当日有效。特殊情况下需延长有效期的，由开具处方的医师注明有效期限，但有效期最长不得超过 3 天。处方一般不得超过 7 日用量；急诊处方一般不得超过 3 日用量；对于某些慢性病、老年病或特殊情况，处方用量可适当延长，但医师应当注明理由。

3. 特殊管理药品的处方开具的限制

（1）开具特殊管理药品处方的一般规定：医师应当按照卫生部制定的麻醉药品和精神药品临床应用指导原则，开具麻醉药品和第一类精神药品处方。门（急）诊癌症疼痛患者和中、重度慢性疼痛患者需长期使用麻醉药品和第一类精神药品的，首诊医师应当亲自诊查患者，建立相应的病历，要求其签署《知情同意书》。除需长期使用麻醉药品和第一类精神药品的门（急）诊癌症疼痛患者和中、重度慢性疼痛患者外，麻醉药品注射剂仅限于医疗机构内使用。

（2）特殊管理药品的处方开具的用量限制

①为门（急）诊患者开具的麻醉药品注射剂每张处方为1次常用量；控缓释制剂每张处方不得超过7日常用量；其他剂型每张处方不得超过3日常用量。第一类精神药品注射剂，每张处方为1次常用量；控缓释制剂每张处方不得超过7日常用量；其他剂型每张处方不得超过3日常用量。哌甲酯用于治疗儿童多动症时，每张处方不得超过15日常用量。

②第二类精神药品一般每张处方不得超过7日常用量；对于慢性病或某些特殊情况的患者，处方用量可以适当延长，医师应当注明理由。

③为门（急）诊癌症疼痛患者和中、重度慢性疼痛患者开具的麻醉药品、第一类精神药品注射剂，每张处方不得超过3日常用量；控缓释制剂每张处方不得超过15日常用量；其他剂型每张处方不得超过7日常用量。为住院患者开具的麻醉药品和第一类精神药品处方应当逐日开具，每张处方为1日常用量。

④对于需要特别加强管制的麻醉药品，盐酸二氢埃托啡处方为一次常用量，仅限于二级以上医院内使用；盐酸哌替啶处方为一次常用量，仅限于医疗机构内使用。医疗机构应当要求长期使用麻醉药品和第一类精神药品的门（急）诊癌症患者和中、重度慢性疼痛患者，每3个月复诊或者随诊一次。

（四）处方的调剂管理

1. 处方调剂权的获得

取得药学专业技术职务任职资格的人员方可从事处方调剂工作。药师在执业的医疗机构取得处方调剂资格。药师签名或者专用签章式样应当在本机构留样备查。具有药师以上专业技术职务任职资格的人员负责处方审核、评估、核对、发药以及安全用药指导；药士从事处方调配工作。

2. 处方调剂的一般要求

①药师应当凭医师处方调剂处方药品，非经医师处方不得调剂。

②药师应当按照操作规程调剂处方药品：认真审核处方，准确调配药品，正确书写药袋或粘贴标签，注明患者姓名和药品名称、用法、用量，包装；向患者交付药品时，按照药品说明书或者处方用法，进行用药交代与指导，包括每种药品的用法、用量、注意事项等。

③药师应当认真逐项检查处方前记、正文和后记书写是否清晰、完整，并确认处方的合法性。

④药师调剂处方时必须做到“四查十对”：查处方，对科别、姓名、年龄；查药品，对药名、剂型、规格、数量；查配伍禁忌，对药品性状、用法用量；查用药合理性，对临床诊断。

⑤药师在完成处方调剂后，应当在处方上签名或者加盖专用签章。

3. 处方审核的要求

药师应当对处方用药适宜性进行审核，审核内容包括：

①规定必须做皮试的药品，处方医师是否注明过敏试验及结果的判定。

②处方用药与临床诊断的相符性。

③剂量、用法的正确性。

④选用剂型与给药途径的合理性。

⑤是否有重复给药现象。

⑥是否有潜在临床意义的药物相互作用和配伍禁忌。

⑦其他用药不适宜情况。药师经处方审核后，认为存在用药不适宜时，应当告知处方医师，请其确认或者重新开具处方。药师发现严重不合理用药或者用药错误，应当拒绝调剂，及时告知处方医师，并应当记录，按照有关规定报告。

4. 特殊管理药品的处方调剂要求

药师应当对麻醉药品和第一类精神药品处方，按年、月、日逐日编制顺序号。除麻醉药品、精神药品、医疗用毒性药品和儿科处方外，医疗机构不得限制门诊就诊人员持处方到药品零售企业购药。

（田侃）

第十单元　药品不良反应监测报告制度与药品召回制度

细目一　药品不良反应报告制度概述

要点一　药品不良反应的含义与类别

1. 药品不良反应的含义

药品不良反应是指合格药品在正常用法用量下出现的与用药目的无关的或意外的有害反应。

2. 药品不良反应的类别

药物不良反应有多种分类方法，通常按其与药理作用有无关联而分为两类：A 型和 B 型。A 型药品不良又称为剂量相关的不良反应。该反应为药理作用增强所致，常与剂量有关，可以预测，发生率高而死亡率低，如苯二氮䓬类引起的瞌睡、抗血凝药所致出血等。B 型药品不良反应，又称剂量不相关的不良反应。它是一种与正常药理作用无关的异常反应，一般与剂量无关联，难于预测，发生率低而死亡率高，如氟烷引致的恶性高热、青霉素引起的过敏性休克。

根据药品不良反应的可预测性、严重程度和危害性，又可将药品不良反应分为新的药品不良反应、严重的药品不良反应和药品群体不良事件。

新的药品不良反应是指药品说明书中未载明的不良反应，说明书中已有描述，但不良反应发生的性质、程度、后果或者频率与说明书描述不一致或者更严重的，按照新的药品不良反应处理。严重的药品不良反应是指因服用药品引起以下损害情形之一的反应：

①导致死亡。

②危及生命。

③致癌、致畸、致出生缺陷。

④导致显著的或者永久的人体伤残或者器官功能的损伤。

⑤导致住院或住院时间延长。

⑥导致其他重要医学事件，如不进行治疗可能出现上述所列情况的。

药品群体不良事件是指同一药品在使用过程中，在相对集中的时间、区域内，对一定数量人群的身体健康或者生命安全造成损害或者威胁，需要予以紧急处置的事件。

要点二　药品不良反应报告制度的发展

药品不良反应报告和监测是指药品不良反应的发现、报告、评价和控制的过程。我国药品的不良反应监测报告制度起步于上世纪80年代。1989年，卫生部成立了药品不良反应监测中心，并在一些省、市推广，建立了区域性的药品不良反应监测中心。与此同时，相关政府部门还在不断完善药品不良反应报告制度的立法工作。1999年11月，卫生部和原国家药品监督管理局联合发布了《药品不良反应监测管理办法（试行)》，将药品不良反应监测工作作为药品生产、经营企业、药品使用单位和药品监督管理部门的法定义务。

2001年《药品管理法》第71条规定：在我国实行药品不良反应报告制度，将药品不良反应报告制度以法律的形式确定下来。《药品管理法》还要求药品生产企业、药品经营企业和医疗机构必须经常考察本单位所生产、经营、使用的药品质量、疗效和反应；如发现可能与用药有关的严重不良反应，必须及时向当地省、自治区、直辖市人民政府药品监督管理部门和卫生行政部门报告。2004年3月4日，卫生部、国家食品药品监督管理局审议通过发布了《药品不良反应报告和监测管理办法》（局令第7号)。2011年5月4日，卫生部发布了新修订的《药品不良反应报告和监测管理办法》(中华人民共和国卫生部令81号)，自2011年7月1日起施行。

细目二　药品不良反应报告制度

药品不良反应报告制度的主要内容包括药品不良反应报告制度的监督主体及其职责、药品不良反应报告制度的法定报告主体及其职责、药品不良反应报告与处置的程序和要求、药品不良反应报告的信息管理和药品不良反应报告制度的法律责任。

要点　药品不良反应报告制度的主要内容

（一）药品不良反应报告制度的监督主体及其主要职责

国家食品药品监督管理局主管全国药品不良反应报告和监测工作，地方各级药品监督管理部门主管本行政区域内的药品不良反应报告和监测工作。各级卫生行政部门负责本行政区域内医疗机构与实施药品不良反应报告制度有关的管理工作。地方各级药品监督管理部门应当建立健全药品不良反应监测机构，负责本行政区域内药品不良反应报告和监测的技术工作。

1. 国家食品药品监督管理局的主要职责

国家食品药品监督管理局负责全国药品不良反应报告和监测的管理工作，其主要职责包括：

①与卫生部共同制定药品不良反应报告和监测的管理规定和政策，并监督实施。

②与卫生部联合组织开展全国范围内影响较大并造成严重后果的药品群体不良事件的调查和处理，并发布相关信息。

③对已确认发生严重药品不良反应或者药品群体不良事件的药品依法采取紧急控制措施，作出行政处理决定，并向社会公布。

④通报全国药品不良反应报告和监测情况。

⑤组织检查药品生产、经营企业的药品不良反应报告和监测工作的开展情况，并与卫生部联合组织检查医疗机构的药品不良反应报告和监测工作的开展情况。

2. 省级药品监督管理部门的主要职责

省级药品监督管理部门负责本行政区域内药品不良反应报告和监测的管理工作。

3. 国家药品不良反应监测中心的主要职责

国家药品不良反应监测中心负责全国药品不良反应报告和监测的技术工作，履行的主要职责为：

①承担国家药品不良反应报告和监测资料的收集、评价、反馈和上报，以及全国药品不良反应监测信息网络的建设和维护。

②制定药品不良反应报告和监测的技术标准和规范，对地方各级药品不良反应监测机构进行技术指导。

③组织开展严重药品不良反应的调查和评价，协助有关部门开展药品群体不良事件的调查。

④发布药品不良反应警示信息。

⑤承担药品不良反应报告和监测的宣传、培训、研究和国际交流工作。

4. 省级药品不良反应监测机构的主要职责

省级药品不良反应监测机构负责本行政区域内的药品不良反应报告和监测的技术工作，履行的主要职责为：

承担本行政区域内药品不良反应报告和监测资料的收集、评价、反馈和上报，以及药品不良反应监测信息网络的维护和管理。

（二）药品不良反应报告制度的法定报告主体及其职责

药品不良反应报告制度的法定报告主体是药品生产、经营企业和医疗机构。同时，国家鼓励公民、法人和其他组织报告药品不良反应。《药品不良反应报告和监测管理办法》要求药品生产、经营企业和医疗机构建立药品不良反应报告和监测管理制度。药品生产企业应当设立专门机构并配备专职人员，药品经营企业和医疗机构应当设立或者指定机构并配备专（兼）职人员，承担本单位的药品不良反应报告和监测工作。从事药品不良反应报告和监测的工作人员应当具有医学、药学、流行病学或者统计学等相关专业知识，具备科学分析评价药品不良反应的能力。

（三）药品不良反应报告的要求、报告与处置程序

1. 药品不良反应报告的总体要求

药品生产、经营企业和医疗机构获知或者发现可能与用药有关的不良反应，应当通过国家药品不良反应监测信息网络报告；不具备在线报告条件的，应当通过纸质报表报所在地药品不良反应监测机构，由所在地药品不良反应监测机构代为在线报告。报告内容应当真实、完整、准确。各级药品不良反应监测机构应当对本行政区域内的药品不良反应报告和监测资料进行评价和管理。药品生产、经营企业和医疗机构应当配合药品监督管理部门、卫生行政部门和药品不良反应监测机构对药品不良反应或者群体不良事件的调查，并提供调查所需的资料。药品生产、经营企业和医疗机构应当建立并保存药品不良反应报告和监测档案。

新药监测期内的国产药品应当报告该药品的所有不良反应；其他国产药品报告新的和严重的不良反应。进口药品自首次获准进口之日起5年内，报告该进口药品的所有不良反应；满5年的，报告新的和严重的不良反应。

2. 个例药品不良反应的报告与处置程序

药品生产、经营企业和医疗机构应当主动收集药品不良反应，获知或者发现药品不良反应后应当详细记录、分析和处理，填写《药品不良反应/事件报告表》并报告。药品生产、经营企业和医疗机构发现或者获知新的、严重的药品不良反应应当在15日内报告，其中死亡病例须立即报告；其他药品不良反应应当在30日内报告。有随访信息的，应当及时报告。设区的市级、县级药品不良反应监测机构应当对收到的药品不良反应报告的真实性、完整性和准确性进行审核。严重药品不良反应报告的审核和评价应当自收到报告之日起3个工作日内完成，其他报告的审核和评价应当在15个工作日内完成。省级药品不良反应监测机构应当在收到下一级药品不良反应监测机构提交的严重药品不良反应评价意见之日起7个工作日内完成评价工作。

药品生产企业应当对获知的死亡病例进行调查，详细了解死亡病例的基本信息、药品使用情况、不良反应发生及诊治情况等，并在15日内完成调查报告，报药品生产企业所在地的省级药品不良反应监测机构。设区的市级、县级药品不良反应监测机构应当对死亡病例进行调查，详细了解死亡病例的基本信息、药品使用情况、不良反应发生及诊治情况等，自收到报告之日起15个工作日内完成调查报告，报同级药品监督管理部门和卫生行政部门，以及上一级药品不良反应监测机构。对死亡病例，事件发生地和药品生产企业所在地的省级药品不良反应监测机构均应当及时根据调查报告进行分析、评价，必要时进行现场调查，并将评价结果报省级药品监督管理部门和卫生行政部门，以及国家药品不良反应监测中心。国家药品不良反应监测中心应当及时对死亡病例进行分析、评价，并将评价结果报国家食品药品监督管理局和卫生部。

3. 药品群体不良事件的报告与处置程序

药品生产、经营企业和医疗机构获知或者发现药品群体不良事件后，应当立即通过电话或者传真等方式报所在地的县级药品监督管理部门、卫生行政部门和药品不良反应监测机构，必要时可以越级报告；同时填写《药品群体不良事件基本信息表》，对每一病例还应当及时填写《药品不良反应/事件报告表》，通过国家药品不良反应监测信息网络报告。

个人发现新的或者严重的药品不良反应，可以向经治医师报告，也可以向药品生产、经营企业或者当地的药品不良反应监测机构报告，必要时提供相关的病历资料。

获知药品群体不良事件后药品生产企业应当立即开展调查，详细了解药品群体不良事件的发生、药品使用、患者诊治以及药品生产、储存、流通、既往类似不良事件等情况，在7日内完成调查报告，报所在地省级药品监督管理部门和药品不良反应监测机构；同时迅速开展自查，分析事件发生的原因，必要时应当暂停生产、销售、使用和召回相关药品，并报所在地省级药品监督管理部门。药品经营企业发现药品群体不良事件应当立即告知药品生产企业，同时迅速开展自查，必要时应当暂停药品的销售，并协助药品生产企业采取相关控制措施。医疗机构发现药品群体不良事件后应当积极救治患者，迅速开展临床调查，分析事件发生的原因，必要时可采取暂停药品的使用等紧急措施。

设区的市级、县级药品监督管理部门获知药品群体不良事件后，应当立即与同级卫生行政部门联合组织开展现场调查，并及时将调查结果逐级报至省级药品监督管理部门和卫生行政部门。省级药品监督管理部门与同级卫生行政部门联合对设区的市级、县级的调查进行督促、指导，对药品群体不良事件进行分析、评价，对本行政区域内产生的影响较大的药品群体不良事件，还应当组织现场调查，评价和调查结果应当及时报国家食品药品监督管理局和卫生部。对全国范围内影响较大并造成严重后果的药品群体不良事件，国家食品药品监督管理局应当与卫生部联合开展相关调查工作。药品监督管理部门可以采取暂停生产、销售、使用或者召回药品等控制措施。卫生行政部门应当采取措施积极组织救治患者。

4. 药品重点监测的法定要求

药品生产企业应当经常考察本企业生产药品的安全性，对新药监测期内的药品和首次进口5年内的药品，应当开展重点监测，并按要求对监测数据进行汇总、分析、评价和报告；对本企业生产的其他药品，应当根据安全性情况主动开展重点监测。省级以上药品监督管理部门根据药品临床使用和不良反应监测情况，可以要求药品生产企业对特定药品进行重点监测；必要时，也可以直接组织药品不良反应监测机构、医疗机构和科研单位开展药品重点监测。

细目三　药品召回制度

要点　药品使用单位在药品召回中的义务

1. 药品召回

是指药品生产企业（包括进口药品的境外制药厂商）按照规定的程序收回已上市销售的存在安全隐患的药品。2007年12月6日，国家食品药品监督管理局颁布了《药品召回管理办法》，该办法自颁布之日起施行。根据该办法，药品使用单位在药品召回中的义务主要为协助召回义务。

2. 召回义务的内容

（1）药品使用单位应当协助药品生产企业履行召回义务，按照召回计划的要求及时传达、反馈药品召回信息，控制和收回存在安全隐患的药品。

(2) 药品使用单位发现其经营、使用的药品存在安全隐患的，应当立即停止销售或者使用该药品，通知药品生产企业或者供货商，并向药品监督管理部门报告。

(3) 药品使用单位应当建立和保存完整的购销记录，保证销售药品的可溯源性。

(4) 药品使用单位应当配合药品生产企业或者药品监督管理部门开展有关药品安全隐患的调查，提供有关资料。

(田侃)

第十一单元 药品注册管理办法

药品注册，是指国家食品药品监督管理局根据药品注册申请人的申请，依照法定程序，对拟上市销售药品的安全性、有效性、质量可控性等进行审查，并决定是否同意其申请的审批过程。2007 年 7 月，国家食品药品监督管理局颁布了现行《药品注册管理办法》(局令第 28 号)，自 2007 年 10 月 1 日起施行。

细目 主要内容

要点一 药品注册程序

药品注册申请包括新药申请、仿制药申请、进口药品申请及其补充申请和再注册申请。

1. 新药注册程序

新药是指未曾在中国境内上市销售的药品。新药申请是指未曾在中国境内上市销售的药品的注册申请。对已上市药品改变剂型、改变给药途径、增加新适应证的药品注册按照新药申请的程序申报。

新药申请注册的程序主要包括以下几个步骤：

(1) 新药临床试验申请

①资料申报：申请人完成临床前研究后，应当填写《药品注册申请表》，向所在省、自治区、直辖市药品监督管理部门如实报送有关资料。

②省级药品监督管理部门的形式审查：省、自治区、直辖市药品监督管理部门应当对申报资料进行形式审查，符合要求的，出具药品注册申请受理通知书；不符合要求的，出具药品注册申请不予受理通知书，并说明理由。

③初审和现场核查：省、自治区、直辖市药品监督管理部门应当自受理申请之日起 5 日内组织对药物研制情况及原始资料进行现场核查，对申报资料进行初步审查，提出审查意见。申请注册的药品属于生物制品的，还需抽取 3 个生产批号的检验用样品，并向药品检验所发出注册检验通知。

④省级药品监督管理部门报送相关资料：省级药品监督管理部门应当在规定的时限内将审查意见、核查报告以及申报资料送交国家食品药品监督管理局药品审评中心，并通知

申请人。

⑤技术审评：国家食品药品监督管理局药品审评中心收到申报资料后，应在规定的时间内组织药学、医学及其他技术人员对申报资料进行技术审评，必要时可以要求申请人补充资料，并说明理由。完成技术审评后，提出技术审评意见，连同有关资料报送国家食品药品监督管理局。

⑥批准新药临床试验：国家食品药品监督管理局依据技术审评意见作出审批决定。符合规定的，发给《药物临床试验批件》；不符合规定的，发给《审批意见通知件》，并说明理由。

改变剂型但不改变给药途径，以及增加新适应证的注册申请获得批准后不发给新药证书；靶向制剂、缓释、控释制剂等特殊剂型除外。

（2）新药生产申请

①资料申报：申请人完成药物临床试验后，应当填写《药品注册申请表》，向所在地省、自治区、直辖市药品监督管理部门报送申请生产的申报资料，并同时向中国药品生物制品检定所报送制备标准品的原材料及有关标准物质的研究资料。

②省级药品监督管理部门的形式审查：省级药品监督管理部门应当对申报资料进行形式审查，符合要求的，出具药品注册申请受理通知书；不符合要求的，出具药品注册申请不予受理通知书，并说明理由。

③初审和现场核查：省级药品监督管理部门应当自受理申请之日起5日内组织对临床试验情况及有关原始资料进行现场核查，对申报资料进行初步审查，提出审查意见。除生物制品外的其他药品，还需抽取3批样品，向药品检验所发出标准复核的通知。

④报送相关资料：省级药品监督管理部门、药品检验所应当在规定的时限内将审查意见、核查报告及申报资料送交国家食品药品监督管理局药品审评中心，并通知申请人。

⑤第一次技术审评：国家食品药品监督管理局药品审评中心收到申报资料后，应当在规定的时间内组织药学、医学及其他技术人员对申报资料进行审评，必要时可以要求申请人补充资料，并说明理由。

⑥申请生产现场检查：经审评符合规定的，国家食品药品监督管理局药品审评中心通知申请人向国家食品药品监督管理局药品认证管理中心申请生产现场检查。

⑦生产现场检查：国家食品药品监督管理局药品认证管理中心在收到生产现场检查的申请后，应当在30日内组织对样品批量生产过程等进行现场检查，确认核定的生产工艺的可行性，同时抽取1批样品（生物制品抽取3批样品），送进行该药品标准复核的药品检验所检验。

⑧报送现场检查和药品检验报告：国家食品药品监督管理局药品认证管理中心应在完成现场检查后10日内将生产现场检查报告送交国家食品药品监督管理局药品审评中心。药品检验所应当依据核定的药品标准对抽取的样品进行检验，并在规定的时间内将药品注册检验报告送交国家食品药品监督管理局药品审评中心。

⑨第二次技术审评：国家食品药品监督管理局药品审评中心依据技术审评意见、样品生产现场检查报告和样品检验结果，形成综合意见，连同有关资料报送国家食品药品监督管理局。

⑩批准生产：国家食品药品监督管理局依据综合意见，作出审批决定。符合规定的，

发给新药证书，申请人已持有《药品生产许可证》并具备生产条件的，同时发给药品批准文号。

2. 仿制药注册

仿制药是指已有国家药品标准的药品。仿制药应当与被仿制药具有同样的活性成分、给药途径、剂型、规格和相同的治疗作用。已有多家企业生产的品种，应当参照有关技术指导原则选择被仿制药进行对照研究。仿制药注册是指生产国家食品药品监督管理局已批准上市的已有国家标准的药品的注册申请，但是生物制品按照新药申请的程序申报。

3. 进口药品注册程序

进口药品申请是指境外生产的药品在中国境内上市销售的注册申请。申请进口的药品，应当获得境外制药厂商所在生产国家或者地区的上市许可；未在生产国家或者地区获得上市许可，但经国家食品药品监督管理局确认该药品安全、有效而且临床需要的，可以批准进口。

申请进口的药品其生产应当符合所在国家或者地区药品生产质量管理规范及中国《药品生产质量管理规范》的要求。

要点二　药品批准文号的格式

现行《药品注册管理办法》规定：

药品批准文号的格式为：国药准字 H（Z、S、J）+4 位年号 +4 位顺序号，其中 H 代表化学药品，Z 代表中药，S 代表生物制品，J 代表进口药品分包装。

《进口药品注册证》证号的格式为：H（Z、S）+4 位年号 +4 位顺序号。

《医药产品注册证》证号的格式为：H（Z、S）C +4 位年号 +4 位顺序号，其中 H 代表化学药品，Z 代表中药，S 代表生物制品。对于境内分包装用大包装规格的注册证，其证号在原注册证号前加字母 B。

新药证书号的格式为：国药证字 H（Z、S）+4 位年号 +4 位顺序号，其中 H 代表化学药品，Z 代表中药，S 代表生物制品。

（田侃）

第十二单元　药品经营质量管理规范

为加强药品经营质量管理，保障人体用药安全，依据《中华人民共和国药品管理法》及其实施条例等有关法律、法规，国务院药品监督管理部门于 2000 年 4 月 30 日颁布了《药品经营质量管理规范》（Good Supply Practice，GSP），即我国现行 GSP。该规范自 2000 年 7 月 1 日起施行。

细目一　药品批发的质量管理

要点一　仓库设施、设备要求

我国现行 GSP 对药品批发企业仓库设施、设备的要求

（1）药品批发企业应有与经营规模相适应的仓库。仓库应具备的设施、设备有：

①保持药品与地面之间有一定距离的设备；

②避光、通风和排水的设备；

③检测和调节温、湿度的设备；

④防尘、防潮、防霉、防污染以及防虫、防鼠、防鸟等设备；

⑤符合安全用电要求的照明设备；

⑥适宜拆零及拼箱发货的工作场所和包装物料等的储存场所和设备。

（2）GSP 对专营中药材、中药饮片批发企业仓库设施、设备的要求：应有适合中药材、中药饮片储存的仓库，有专用的养护工作场所，并设置中药标本室（柜）。

要点二　药品质量验收的要求

质量验收是控制入库药品质量的关键环节，应符合以下要求：

（1）严格按照法定标准和合同规定的质量条款对购进药品、销后退回药品的质量进行逐批验收。

（2）验收时应同时对药品的包装、标签、说明书以及有关要求的证明或文件进行逐一检查。

（3）验收抽取的样品应具有代表性。

（4）验收应按有关规定做好验收记录，验收记录应保存至超过药品有效期 1 年，但不得少于 3 年。

（5）验收首营品种，还应进行药品内在质量的检验。

（6）验收应在符合规定的场所进行，在规定时限内完成。

仓库保管员凭验收员签字或盖章收货。对货与单不符、质量异常、包装不牢或破损、标志模糊等情况有权拒收，并报告企业有关部门处理。

要点三　药品储存的要求

药品应按规定的储存要求专库、分类存放。储存中应遵守以下几点：

①药品按温、湿度要求储存于相应的库中。

②在库药品均应实行色标管理；搬运和堆垛应严格遵守药品外包装图式标志的要求，规范操作。怕压药品应控制堆放高度，定期翻垛。

③药品与仓间地面、墙、顶、散热器之间应有相应的间距或隔离措施。

④药品应按批号集中堆放。有效期的药品应分类相对集中存放，按批号及效期远近依次或分开堆码并有明显标志。

⑤药品与非药品、内用药与外用药、处方药与非处方药之间应分开存放；易串味的药

品、中药材、中药饮片以及危险品等应与其他药品分开存放。

⑥麻醉药品、一类精神药品、医疗用毒性药品、放射性药品应当专库或专柜存放，双人双锁保管，专账记录。

细目二　药品零售的质量管理

要点一　营业场所和仓库设备的要求

药品零售企业应有与经营规模相适应的营业场所和药品仓库，并且环境整洁、无污染物。企业的营业场所、仓库、办公生活等区域应分开。

药品零售企业营业场所和药品仓库应配置的设备包括：便于药品陈列展示的设备；特殊管理药品的保管设备；符合药品特性要求的常温、阴凉和冷藏保管的设备；必要的药品检验、验收、养护的设备；检验和调节温、湿度的设备；保持药品与地面之间有一定距离的设备；药品防尘、防潮、防污染和防虫、防鼠、防霉变等设备；经营中药饮片所需的调配处方和临方炮制的设备。

要点二　药品购进和验收

1. 企业购进药品的要求

企业购进药品应以质量为前提，从合法的企业进货。对首营企业应确认其合法资格，并做好记录。购进药品应有合法票据，并按规定建立购进记录，做到票、账、货相符，购进票据和记录应保存至超过药品有效期 1 年，但不得少于两年。购进药品的合同应明确质量条款。购进首营品种，应进行药品质量审核，审核合格后方可经营。

2. 企业验收药品的要求

验收人员对购进的药品应根据原始凭证，严格按照有关规定逐批验收并记录。必要时应抽样送检验机构检验。验收药品质量时，应按规定同时检查包装、标签、说明书等项内容。

（田侃）

第十三单元　中医药条例

为了继承和发展中医药学，保障和促进中医药事业的发展，保护人体健康，国务院于 2003 年 4 月 7 日颁布了《中华人民共和国中医药条例》。该条例自 2003 年 10 月 1 日起施行。

细目一　中医医疗机构与从业人员

要点一　中医医疗机构的管理与要求

1. 中医医疗机构的开办要求

开办中医医疗机构，应当符合国务院卫生行政部门制定的中医医疗机构设置标准和当地区域卫生规划，并按照《医疗机构管理条例》的规定办理审批手续，取得医疗机构执业许可证后，方可从事中医医疗活动。

2. 中医医疗机构的运行特色

中医医疗机构从事医疗服务活动，应当充分发挥中医药特色和优势，遵循中医药自身发展规律，运用传统理论和方法，结合现代科学技术手段，发挥中医药在防治疾病、保健、康复中的作用，为群众提供价格合理、质量优良的中医药服务。

3. 基层卫生服务机构提供中医医疗服务的要求

依法设立的社区卫生服务中心（站）、乡镇卫生院等城乡基层卫生服务机构，应当能够提供中医医疗服务。

要点二　中医从业人员的要求

1. 中医从业人员的资格准入

中医从业人员，应当依照有关卫生管理的法律、行政法规、部门规章的规定通过资格考试，并经注册取得执业证书后，方可从事中医服务活动。以师承方式学习中医学的人员以及确有专长的人员，应当按照国务院卫生行政部门的规定，通过执业医师或者执业助理医师资格考核考试，并经注册取得医师执业证书后，方可从事中医医疗活动。

2. 中医从业人员的从业要求

中医从业人员应当遵守相应的中医诊断治疗原则、医疗技术标准和技术操作规范。全科医师和乡村医生应当具备中医药基本知识以及运用中医诊疗知识、技术，处理常见病和多发病的基本技能。

细目二　中医药发展的保障措施

要点一　政府、单位、组织和个人的作用

县级以上地方人民政府应当根据中医药事业发展的需要以及本地区国民经济和社会发展状况，逐步增加对中医药事业的投入，扶持中医药事业的发展。任何单位和个人不得将中医药事业经费挪作他用。国家鼓励境内外组织和个人通过捐资、投资等方式扶持中医药事业发展。非营利性中医医疗机构，依照国家有关规定享受财政补贴、税收减免等优惠政策。县级以上地方人民政府劳动保障行政部门确定的城镇职工基本医疗保险定点医疗机构，应当包括符合条件的中医医疗机构。获得定点资格的中医医疗机构，应当按照规定向

参保人员提供基本医疗服务。

要点二　加强中医药资源管理

县级以上各级人民政府应当采取措施加强对中医药文献的收集、整理、研究和保护工作。有关单位和中医医疗机构应当加强重要中医药文献资料的管理、保护和利用。国家保护野生中药材资源，扶持濒危动植物中药材人工代用品的研究和开发利用。县级以上地方人民政府应当加强中药材的合理开发和利用，鼓励建立中药材种植、培育基地，促进短缺中药材的开发、生产。

要点三　与中医药有关的评审或者鉴定活动的法定要求

与中医药有关的评审或者鉴定活动，应当体现中医药特色，遵循中医药自身的发展规律。中医药专业技术职务任职资格的评审，中医医疗、教育、科研机构的评审、评估，中医药科研课题的立项和成果鉴定，应当成立专门的中医药评审、鉴定组织或者由中医药专家参加评审、鉴定。

（田侃）

第十四单元　中药知识产权保护

细目一　知识产权保护概述

要点　知识产权保护的概要内容

1. 知识产权的含义

知识产权（Intellectual Property）是指人们基于自己的智力活动创造的成果和经营管理活动中的经验而依法享有的一系列民事权利的总称。它是依照各国法律赋予符合条件的著作者、发明者或成果拥有者在一定期限内享有的独占权利，一般认为它包括著作权和工业产权。1986 年，我国在《民法通则》中正式确立了知识产权的法律概念。知识产权有广义和狭义之分，广义的知识产权是指著作权（又称版权）、专利权、商标权、发明权、发现权、商业秘密、商号、地理标记等科学技术成果权在内的一类民事权利的统称，其中，专利权、商标权和商业秘密又可称为工业产权。狭义的知识产权就是指的著作权和工业产权。

2. 知识产权保护的意义

随着知识产权在国际经济竞争中的作用日益上升，越来越多的国家都已经制定和实施了知识产权保护与发展战略。采用法律手段对知识产权进行保护对一个国家科学技术的发展有着特殊的意义，知识产权保护法律制度的完善与否决定了一个国家科学技术事业能否具备强劲的发展动力。

3. 知识产权的特征

（1）专有性：知识产权的专有性亦称独占性，是指权利人对其智力成果享有独占权。独占权的性质是使权利人能够垄断自己的智力成果，排斥非权利人对其智力成果进行不法仿制、假冒或剽窃，即除权利人以外的任何其他人。如果法律没有除外规定，在未经权利人许可的情况下，都不得使用权利人的智力成果。知识产权的专有性还意味着对于同一项智力成果不允许有两个以上的知识产权并存。比如，同样的商标在相同或相近的商品类别上只能有一个商标权，在我国，申请在先的商标才能获得商标权。

（2）时间性：与以动产、不动产为客体的有形财产权利不同，知识产权具有时间性，即药品知识产权权利人的权利是有时间限制的，这种财产权利仅在法律规定期限内受到法律的保护，一旦超过法律规定的有效期限，这一权利就自行消失，就不再受法律保护了。但是知识产权的客体——智力成果仍然能够继续存在并且发挥效用，只是此知识产品却由"私人领域"进入了"公有领域"而成为整个社会的共同财富，为全人类所共同所有和使用。比如，我国《著作权法》规定，著作权的保护期限为作者的有生之年及其死后的50年，超出法定期限的与药品有关的论著进入公有领域，任何人都可以使用，无须征得原著作权人继承人的同意，也不必支付报酬。

（3）地域性：知识产权的地域性是法律对知识产权权利人行使权利设定的一种空间限制，即知识产权只有在授予该权利的国家范围内有效，超出这个国家范围便不再受到法律保护。这是由知识产权的客体——无形资产的性质所决定的。任何一个国家或地区所授予的知识产权，仅在该国或该地区的范围内有法律效力，其他国家没有必要也没有义务承认另一个国家授予的知识产权，这些国家的任何人均可以在自己的国家内自由使用该知识产品，不存在侵权问题。如果权利人希望在其他国家或地区也享有知识产权，则应依照其他国家的法律另行提出申请。当然，如果两国之间签有知识产权的双边互惠协定或共同加入某个知识产权国际公约组织，那么知识产权是具有域外效力的。知识产权的地域性并不有利于权利人保护自己的权利，如权利人欲在别国主张权利则会陷入申请程序上的繁琐与不便，客观上加大了权利人维护自身权益的成本，同时也阻碍了科学文化的国际交流。为了解决这个矛盾，各国先后签订了一些保护知识产权的国际公约，成立了一些全球性或地区性的保护知识产权的国际组织，从国际层面上对各国知识产权保护法律制度进行协调，形成了一套国际知识产权保护法律制度。比如《保护工业产权巴黎公约》、《伯尔尼公约》、世界贸易组织（WTO）的《与贸易有关的知识产权协定》（TRIPS）、《专利合作条约》（PCT）等等。

（4）无形性：知识产权的无形性是指作为知识产权客体的智力成果，是一种不具备物质形态，不占据一定的空间，人们看不见，摸不着，无法被权利人实际占有和控制的精神财产。因为智力成果不可能被实际控制，所以它可以在不产生冲突的情况下被多个主体同时使用或多次反复使用，而实质上并不减少其使用的效果。也就是说，权利人可以在不影响自己使用智力成果的情况下，同时向其他多个主体有偿转让使用权。

4. 我国的知识产权保护的现状

我国对知识产权保护法律制度的构建开始于上世纪80年代初，经过20几年的时间，逐步建立了完备的知识产权保护法律制度。1992年、2000年和2008年我国先后3次修改专利法，进一步明确了促进科技进步和创新的立法宗旨，强化了专利司法和行政执法力度。1997 年 3 月 14 日全国人大通过了《中华人民共和国刑法（修正案）》，修订后的《中华人民共和国刑法》于 1997 年 10 月 1 日生效。该法分则第三章专门增设了侵犯知识产权罪一节，在《刑法》层面上对知识产权形成了有力的法律保护。

细目二　中药知识产权保护

要点　中药知识产权保护的形式和内容

中医药是我国的瑰宝。我国立法机关和政府机构除了通过制定《专利法》、《商标法》、《著作权法》、《反不正当竞争法》以及《刑法》等普通法律、法规来保护中药知识产权外，还在《药品管理法》等药事法律、法规体系中制定了保护中药知识产权的专门法规或规定。比如为了提高中药品种的质量，保护中药生产企业的合法权益，促进中药事业的发展，国务院于 1992 年 10 月 14 日颁布了《中药品种保护条例》。2001 年，《中华人民共和国药品管理法》修订案第 36 条明文规定：“国家实行中药品种保护制度，具体办法由国务院制定。”

中药知识产权保护的法律措施多种多样，知识产权人可以利用专利、商标、行政保护以及商业秘密等多种法律保护手段对中药提供全方位的、立体的保护，其中专利保护和行政保护是当前我国中药知识产权最重要、最有效的保护形式与内容。

中药知识产权保护的形式见图 14－1。

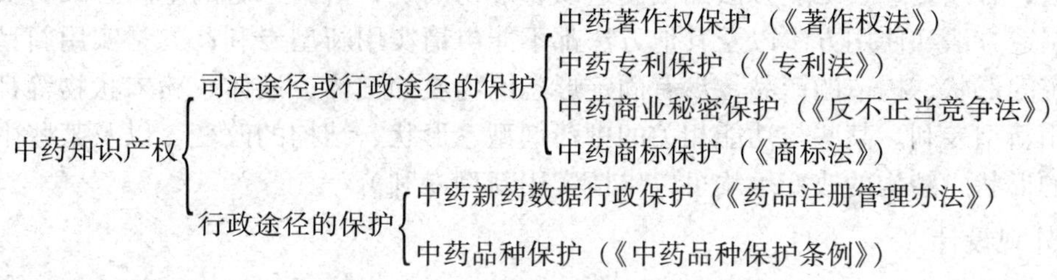

图 14－1　中药知识产权保护的形式

（一）中药专利保护

中药专利保护是指运用专利法律制度保护中药领域内的智力活动的成果。专利是对知识产权最全面和最高级别的保护，是国际通行的知识产权保护法律制度，专利保护的范围最广，既可以保护产品本身，又可以保护产品的生产方法、制备工艺和用途。中药专利保护主要依靠行使专利权利来实现。专利权利主要包括专利申请权和专利权。

专利申请权是指自然人、法人或者其他组织依据法律规定或者合同约定享有的就发明创造向国务院专利行政部门申请专利的权利。

专利权指依法批准的发明人或其权利受让人对其发明成果在一定年限内享有的独占权或专用权。专利权主体是指依法享有专利权并承担相应义务的发明创造人。

专利类型是指《专利法》所保护的客体，即发明创造，包括发明、实用新型和外观设计 3 种。中药专利的类型包括以下 3 种：

1. 发明

发明是指对产品、方法及其改进所提出新的技术方案。发明因最终的物质表现形式的不同，可以分为产品发明和方法发明。产品发明是指经过人工制造，以有形物品形式出现的发明。方法发明是指为解决某一问题所采用的手段与步骤。

（1）中药产品发明：主要包括：①新的中药有效成分（指国家药品标准未收载的从植物、动物、矿物等物质中提取的有效成分及其制剂）；②新发现的药材（指未被国家药品标准收载的中药材）、药材新的药用部位及其制剂、新的中药材代用品、新的有效部位（指从国家药品标准中未收载的植物、动物、矿物等物质中提取的一类或数类成分组成的有效部位及其制剂）、新的中药复方制剂、改变给药途径的中药制剂、改变剂型的中药制剂。

（2）中药方法发明：包括生产方法发明和用途发明。

①生产方法发明：主要包括：中药饮片的制备方法（指中药材的加工和炮制工艺以及相关产品的生产方法，如果其方法和步骤与现有的技术相比具有《专利法》上所规定的新颖性、创造性和实用性，均可以申请方法专利）、中药提取物的制备方法（指从单味中药材或复方制剂中将某种有效部分提取分离的方法）和新的制剂工艺。

②用途发明：包括新发现的中药材在制备药品中的新用途、已有中药材或者其提取物的第二医疗用途、已知中药提取物在制备药品中的新用途等。

2. 实用新型

实用新型是指对产品的形状、构造或者其结合所提出的适于实用的新的技术方案。

实用新型有两个显著特征：一是可以申请实用新型专利的技术方案必须是一种产品而不是方法，必须是经过工业方法加工制造以有形物出现，占据一定的空间且具有实用性的物品，制造方法和使用方法以及其他方法都不能申请实用新型专利；二是实用新型必须是具备一定的形状、构造的产品，没有固定形态的物质如气体、液体、粉末状物等都不可以申请实用新型专利。某些与功能相关的中药剂型、形状、结构的改变，以及某些中药的包装容器的形状、结构的改变等均可以申请实用新型专利。

3. 外观设计

外观设计是指对产品的形状、图案、色彩或者其结合所作出的富有美感并适于工业上应用的新设计。外观设计是使产品增加美感，并不增加或改进产品的功能，属于只改变外观不改变实质功能的专利。中药的包装容器外观等，可以通过外观设计专利给予保护，如包装盒等不受他人仿制，知名中药产品还可以通过保护与其相关的外观设计进而保护该药品本身。

（二）中药行政保护

中药行政保护是指运用行政法规对与中药相关智力成果加以保护，保护的法律依据是国务院颁布的行政法规。1993 年国务院颁布的《中药品种保护条例》是目前我国中药知识产权保护的重要形式。

《中药品种保护条例》适用于中国境内生产制造的中药品种，包括中成药、天然药物的提取物及其制剂和中药人工制成品。国务院药品监督管理部门负责全国中药品种保护的监督管理工作。（详见第四单元——中药管理内容）

细目三 与贸易有关的知识产权协议（TRIPS）

要点一 TRIPS 重申的保护知识产权的基本原则

1. TRIPS 的基本知识

随着世界经济、贸易格局的巨大变化，知识产权保护在世界范围内受到了越来越多的关注，TRIPS 就在这种形势下产生。《与贸易有关的知识产权协定》（Agreement On Trade－related Aspects of Intellectual Property Right，TRIPS）是知识产权保护的国际标准之一。TRIPS 在 WTO 所有协议中占有重要地位。TRIPS 的主要内容共有以下 8 个方面：著作权及其相关权利、商标、地理标记、工业品外观设计、专利、集成电路布图设计、对未公开信息的保权和对许可合同中限制竞争行为的控制。任何国家或地区要加入世界贸易组织，在《知识产权法》协调方面必须遵守 TRIPS 所有条款。1995～2005 年之间，共有超过 100 个世贸组织成员签署了世贸组织的《TRIPS 协定》。《TRIPS 协定》是有关知识产权问题中最重要的协定，该协定推动了知识产权全球化的步伐。

2. TRIPS 重申的保护知识产权的基本原则

（1）国民待遇原则：国民待遇原则是 WTO 的基本法律原则之一，是指一个国家在民事权利方面给予在其国境内的外国公民和企业与其本国国内公民、企业同等的待遇。国民待遇原则是最惠国待遇原则的重要补充。在实现所有世贸组织成员平等待遇基础上，世贸组织成员的商品或服务进入另一成员领土后，也应该享受与该国的商品或服务相同的待遇，这正是世贸组织非歧视贸易原则的重要体现。在知识产权方面，TRIPS 重申："每一成员在知识产权方面对其他成员的国民所提供的待遇不得劣于对于本国国民所提供的待遇。"

（2）保护公共秩序、社会公德、公众健康原则：这是在知识产权领域立法、执法的基本原则之一，TRIPS 条款对此进一步作了明确的强调。

（3）对权利合理限制原则：知识产权如同其他权利一样，是相对的，不是绝对的，应该有合理的、适当的限制。TRIPS 第 8 条第 2 款明确规定："为了防止权利所有人滥用知识产权，或者采用不合理的限制贸易或对技术的国际转让有不利影响的做法，可以采取适当的措施，但以这些措施符合本协议的规定为限。"

（4）权利的地域性原则：TRIPS 第 1 条第 1 款强调：知识产权具有地域性，各国的知识产权法是相对独立的。

（5）专利、商标申请的优先权原则：《巴黎公约》中首先提出专利、商标申请的优先权原则，TRIPS 再次对此原则加以强调和肯定。

（6）版权自动保护原则：《伯尔尼公约》首先提出："作者依国民待遇原则在其他同盟成员国享有和行使其作品的著作权，不需要履行任何手续。"即作者著作权的获得不以履行公约某成员国规定的程序为条件。该原则在 TRIPS 中再次加以强调和肯定。

要点二　TRIPS 新提出的保护知识产权的基本原则

1. 最惠国待遇原则

其含义为："就知识产权保护而言，任何成员给予另一成员国民的优惠、特权与豁免，应立即无条件地给予所有其他成员国民"。

2. 争端解决原则

WTO 解决贸易争端的程序适用于有关知识产权争端的咨询和调解，它把关贸总协定中关于解决贸易争端的规范程序直接引入解决知识产权争端，即可以利用贸易手段，甚至交叉报复手段确保知识产权得以实施。

3. 透明度原则

TRIPS 协议第 63 条要求各成员的法律、条例、可普遍适用的司法终审判决及相关终局决定，以及成员政府之间的协议，只要与知识产权有关的都要有透明度。

该条第 1 款规定了对司法判决等的本国文字的颁布或者能够被公众获得。第 3 款规定，当某一成员有理由相信知识产权某一具体案件影响了其在本地区的权益，可书面请求告知该司法判决的详细内容，即除了法律、法规的透明度要求外，对法院的裁决也要求一定的透明度。

4. 承认知识产权为私权的原则

TRIPS 协议规定，知识产权本质上是一种私人所专有的具体的、特定的财产权。

5. 对行政终局决定的司法审查和复审原则

TRIPS 明确，对于知识产权有关程序的行政终局决定，均应接受司法或准司法当局审查，或者诉讼当事方均有机会提交司法当局复查。

（田侃）

第十五单元　药品包装、标签和说明书的管理

为规范药品说明书和标签的管理，根据《药品管理法》和《药品管理法实施条例》，国家食品药品监督管理局于 2006 年颁布了《药品说明书和标签管理规定》（局令第 24 号），该部门规章自 2006 年 6 月 1 日起施行。

细目一　药品名称管理

要点　药品的通用名称与商品名称

1. 药品的通用名称

列入国家药品标准的药品名称为药品通用名称，药品通用名称需要经过国务院药品监

督管理部门注册批准使用。《药品管理法》第50条规定："列入国家药品标准的药品名称为药品通用名称。已经作为药品通用名称的，该名称不得作为药品商标使用。"

2. 药品的商品名称

药品商品名称是指药品的生产、经营企业在药品法定通用名称之外给自己企业所生产的药品命名的名称，又称专有名称。商品名经过注册之后就成为商标名称，是特定厂家为自己生产的特定配方的药品进行商标注册的名称，有区别商品的功能，它属于商标范畴，必须在国家工商总局商标局核准注册。

3.《药品说明书和标签管理规定》中对药品名称和注册商标使用的规定

（1）药品说明书和标签中标注的药品名称必须符合国家食品药品监督管理局公布的药品通用名称和商品名称的命名原则，并与药品批准证明文件的相应内容一致。

（2）药品通用名称应当显著、突出，其字体、字号和颜色必须一致，并符合以下要求：

①对于横版标签，必须在上三分之一范围内显著位置标出；对于竖版标签，必须在右三分之一范围内显著位置标出。

②不得选用草书、篆书等不易识别的字体，不得使用斜体、中空、阴影等形式对字体进行修饰。

③字体颜色应当使用黑色或者白色，与相应的浅色或者深色背景形成强烈反差。

④除因包装尺寸的限制而无法同行书写的，不得分行书写。

（3）药品商品名称不得与通用名称同行书写，其字体和颜色不得比通用名称更突出和显著，其字体以单字面积计，不得大于通用名称所用字体的二分之一。

（4）药品说明书和标签中禁止使用未经注册的商标，以及其他未经国家食品药品监督管理局批准的药品名称。药品标签使用注册商标的，应当印刷在药品标签的边角；含文字的，其字体以单字面积计，不得大于通用名称所用字体的四分之一。

细目二　药品包装管理

要点　药品包装管理的主要内容

1. 直接接触药品的包装材料和容器，必须符合药用要求，符合保障人体健康、安全的标准，并由药品监督管理部门在审批药品时一并审批。药品生产企业不得使用未经批准的直接接触药品的包装材料和容器。对不合格的直接接触药品的包装材料和容器，由药品监督管理部门责令停止使用。

2. 药品包装必须适合药品质量的要求，方便储存、运输和医疗使用。发运中药材必须有包装。在每件包装上，必须注明品名、产地、日期、调出单位，并附有质量合格的标志。

3. 药品包装必须按照规定印有或者贴有标签，并附有说明书。标签或者说明书上必须注明药品的通用名称、成分、规格、生产企业、批准文号、产品批号、生产日期、有效期、适应证或者功能主治、用法、用量、禁忌、不良反应和注意事项。麻醉药品、精神药品、医疗用毒性药品、放射性药品、外用药品和非处方药的标签，必须印有规定的标志。

细目三 药品标签和说明书管理

要点 药品标签和说明书管理的主要内容

（一）药品标签管理

1. 药品的标签是指药品包装上印有或者贴有的内容，分为内标签和外标签。药品内标签指直接接触药品的包装的标签。外标签指内标签以外的其他包装的标签。

2. 药品的内标签应当包含药品通用名称、适应证或者功能主治、规格、用法用量、生产日期、产品批号、有效期、生产企业等内容。包装尺寸过小无法全部标明上述内容的，至少应当标注药品通用名称、规格、产品批号、有效期等内容。

3. 药品外标签应当注明药品通用名称、成分、性状、适应证或者功能主治、规格、用法用量、不良反应、禁忌、注意事项、贮藏、生产日期、产品批号、有效期、批准文号、生产企业等内容。适应证或者功能主治、用法用量、不良反应、禁忌、注意事项不能全部注明的，应当标出主要内容，并注明“详见说明书”字样。

4. 用于运输、贮藏的包装的标签，至少应当注明药品通用名称、规格、贮藏、生产日期、产品批号、有效期、批准文号、生产企业，也可以根据需要注明包装数量、运输注意事项或者其他标记等必要内容。

5. 原料药的标签应当注明药品名称、贮藏、生产日期、产品批号、有效期、执行标准、批准文号等。

6. 同一药品生产企业生产的同一药品，药品规格和包装规格均相同的，其标签的内容、格式及颜色必须一致；药品规格或者包装规格不同的，其标签应当明显区别或者规格项明显标注。同一药品生产企业生产的同一药品，分别按处方药与非处方药管理的，两者的包装颜色应当明显区别。

7. 对贮藏有特殊要求的药品，应当在标签的醒目位置注明。

8. 药品标签中的有效期应当按照年、月、日的顺序标注，年份用四位数字表示，月、日用两位数表示。其具体标注格式为“有效期至××××年××月”或者“有效期至××××年××月××日”；也可以用数字和其他符号表示为“有效期至××××.××.××”，或者“有效期至××××/××/××”等。预防用生物制品有效期的标注按照国家食品药品监督管理局批准的注册标准执行，治疗用生物制品有效期的标注自分装日期计算，其他药品有效期的标注自生产日期计算。有效期若标注到日，应当为起算日期对应年、月、日的前1天。若标注到月，应当为起算月份对应年、月的前1月。

（二）药品说明书管理

1. 药品说明书应当包含药品安全性、有效性的重要科学数据、结论和信息，用以指导安全、合理使用药品。药品说明书的具体格式、内容和书写要求按国家食品药品监督管理局制定发布的要求执行。

2. 药品说明书对疾病名称、药学专业名词、药品名称、临床检验名称和结果的表述，应当采用国家统一颁布或规范的专用词汇，度量衡单位应当符合国家标准的规定。

3. 药品说明书应当列出全部活性成分或者组方中的全部中药药味。注射剂和非处方药还应当列出所用的全部辅料名称。药品处方中含有可能引起严重不良反应的成分或者辅料的，应当予以说明。

4. 药品生产企业应当主动跟踪药品上市后的安全性、有效性情况，需要对药品说明书进行修改的，应当及时提出申请。根据药品不良反应监测、药品再评价结果等信息，国家食品药品监督管理局可以要求药品生产企业修改药品说明书。

5. 药品说明书获准修改后，药品生产企业应当将修改的内容立即通知相关药品经营企业、使用单位及其他部门，并按要求及时使用修改后的说明书和标签。

6. 药品说明书应当充分包含药品不良反应信息，详细注明药品不良反应。药品生产企业未根据药品上市后的安全性、有效性情况及时修改说明书或者未将药品不良反应在说明书中充分说明的，由此引起的不良后果由该生产企业承担。

7. 药品说明书核准日期和修改日期应当在说明书中醒目标识。

（田侃）

第十六单元 《药品管理法》

《中华人民共和国药品管理法》（以下简称《药品管理法》）于1984年9月20日由第六届全国人民代表大会常务委员会第七次会议通过，2001年2月28日第九届全国人民代表大会常务委员会第二十次会议修订，并于2001年12月1日起施行。

细目一 药品经营企业管理

要点一 药品经营企业开办条件

根据《药品管理法》，开办药品经营企业的法定要求有：

1. 具有依法经过资格认定的药学技术人员。

2. 具有与所经营药品相适应的营业场所、设备、仓储设施、卫生环境。

3. 具有与所经营药品相适应的质量管理机构或者人员。

4. 具有保证所经营药品质量的规章制度。

要点二 药品经营活动的管理

根据《药品管理法》，对药品经营活动的法定要求有：

1. 药品经营企业购进药品，必须建立并执行进货检查验收制度，验明药品合格证明和其他标识；不符合规定要求的，不得购进。

2. 药品经营企业购销药品，必须有真实、完整的购销记录。购销记录必须注明药品的通用名称、剂型、规格、批号、有效期、生产厂商、购（销）货单位、购（销）货数量、购销价格、购（销）货日期及国务院药品监督管理部门规定的其他内容。

3. 药品经营企业销售药品必须准确无误，并正确说明用法、用量和注意事项；调配处方必须经过核对，对处方所列药品不得擅自更改或者代用。对有配伍禁忌或者超剂量的处方，应当拒绝调配；必要时，经处方医师更正或者重新签字，方可调配。药品经营企业销售中药材，必须标明产地。

细目二　医疗机构的药剂管理

要点一　医疗机构配备药学技术人员的规定

医疗机构必须配备依法经过资格认定的药学技术人员。非药学技术人员不得直接从事药剂技术工作。

要点二　医疗机构药品采购、保存及调配处方的管理

1. 医疗机构购进药品，必须建立并执行进货检查验收制度，验明药品合格证明和其他标识；不符合规定要求的，不得购进和使用。

2. 医疗机构必须制定和执行药品保管制度，采取必要的冷藏、防冻、防潮、防虫、防鼠等措施，保证药品质量。

3. 医疗机构的药剂人员调配处方必须经过核对，对处方所列药品不得擅自更改或者代用。对有配伍禁忌或者超剂量的处方，应当拒绝调配；必要时，经处方医师更正或者重新签字，方可调配。

细目三　药品管理

要点一　特殊管理的药品

《药品管理法》第 35 条规定："国家对麻醉药品、精神药品、医疗用毒性药品、放射性药品，实行特殊管理。"即我国实行特殊管理的药品包括：麻醉药品、精神药品、医疗用毒性药品和放射性药品。

要点二　进出口药品的管理

1. 进出口药品管理的总体要求

禁止进口疗效不确切、不良反应大或者其他原因危害人体健康的药品。药品进口须经国务院药品监督管理部门组织审查，经审查确认符合质量标准、安全有效的方可批准进口，并发给进口药品注册证书。医疗单位临床急需或者个人自用进口的少量药品，按照国家有关规定办理进口手续。对国内供应不足的药品，国务院有权限制或者禁止出口。

2. 进口药品的程序要求

药品必须从允许药品进口的口岸进口，并由进口药品的企业向口岸所在地药品监督管理部门登记备案。海关凭药品监督管理部门出具的《进口药品通关单》放行。无《进口药品通关单》的，海关不得放行。口岸所在地药品监督管理部门应当通知药品检验机构按照国务院药品监督管理部门的规定对进口药品进行抽查检验，并依照本法规定收取检验

费。允许药品进口的口岸由国务院药品监督管理部门会同海关总署提出，报国务院批准。

3. 进口药品的强制检验

国务院药品监督管理部门对下列药品在销售前或者进口时，指定药品检验机构进行检验；检验不合格的，不得销售或者进口：

（1）国务院药品监督管理部门规定的生物制品。

（2）首次在中国销售的药品。

（3）国务院规定的其他药品。

4. 进口药品的再评价

国务院药品监督管理部门对已经批准生产或者进口的药品，应当组织调查；对疗效不确切、不良反应大或者其他原因危害人体健康的药品，应当撤销批准文号或者进口药品注册证书。已被撤销批准文号或者进口药品注册证书的药品，不得生产或者进口、销售和使用；已经生产或者进口的，由当地药品监督管理部门监督销毁或者处理。

5. 特殊管理药品的进出口规定

进口或出口麻醉药品和国家规定范围内的精神药品，必须持有国务院药品监督管理部门发给的《进口准许证》或《出口准许证》。

要点三 假药与劣药管理

《药品管理法》第48条和49条规定："禁止生产（包括配制）、销售假药"和"禁止生产、销售劣药"。假劣药的法律界定包括假药的界定、按假药论处的界定、劣药的界定和按劣药论处的界定。

1. 假药的界定

有下列情形之一的为假药：

（1）药品所含成分与国家药品标准规定的成分不符的。

（2）以非药品冒充药品或者以他种药品冒充此种药品的。

2. 按假药论处的界定

有下列情形之一的药品，按假药论处：

（1）国务院药品监督管理部门规定禁止使用的。

（2）依照本法必须批准而未经批准生产、进口，或者依照本法必须检验而未经检验即销售的。

（3）变质的。

（4）被污染的。

（5）使用依照本法必须取得批准文号而未取得批准文号的原料药生产的。

（6）所标明的适应证或者功能主治超出规定范围的。

3. 劣药的界定

药品成分的含量不符合国家药品标准的，为劣药。

4. 按劣药论处的界定

有下列情形之一的药品，按劣药论处：

（1）未标明有效期或者更改有效期的。
（2）不注明或者更改生产批号的。
（3）超过有效期的。
（4）直接接触药品的包装材料和容器未经批准的。
（5）擅自添加着色剂、防腐剂、香料、矫味剂及辅料的。
（6）其他不符合药品标准规定的。

细目四　药品价格和广告的管理

要点一　药品价格管理

根据《药品管理法》，我国药品价格管理的措施分为政府定价和市场自主定价两种方式。

1. 药品政府定价的管理措施

依法实行政府定价、政府指导价的药品，政府价格主管部门应当依照《中华人民共和国价格法》规定的定价原则，依据社会平均成本、市场供求状况和社会承受能力合理制定和调整价格，做到质价相符，消除虚高价格，保护用药者的正当利益。药品的生产企业、经营企业和医疗机构必须执行政府定价、政府指导价，不得以任何形式擅自提高价格。

2. 药品市场自主定价的管理措施

依法实行市场调节价的药品，药品的生产企业、经营企业和医疗机构应当按照公平、合理和诚实信用、质价相符的原则制定价格，为用药者提供价格合理的药品。药品的生产企业、经营企业和医疗机构应当遵守国务院价格主管部门关于药价管理的规定，制定和标明药品零售价格，禁止暴利和损害用药者利益的价格欺诈行为。

3. 药品价格管理中相关主体的法定义务

药品的生产企业、经营企业和医疗机构应当依法向政府价格主管部门提供其药品的实际购销价格和购销数量等资料。药品生产企业应当依法向政府价格主管部门如实提供药品的生产经营成本，不得拒报、虚报、瞒报。医疗机构应当向患者提供所用药品的价格清单。医疗保险定点医疗机构还应当按照规定如实公布其常用药品的价格，加强合理用药的管理。

要点二　药品广告管理

1. 药品广告的审批与监督管理

我国法律对药品广告实施“送审制”，即药品广告须经企业所在地（省、自治区、直辖市）人民政府药品监督管理部门批准，并发给药品广告批准文号；未取得药品广告批准文号的，不得发布药品广告。省级药品监督管理部门应当对其批准的药品广告进行检查，对于违反本法和《中华人民共和国广告法》的广告，应当向广告监督管理机关通报并提出处理建议，广告监督管理机关应当依法作出处理。

2. 药品广告的限制性规定

处方药可以在国务院卫生行政部门和国务院药品监督管理部门共同指定的医学、药学专业刊物上介绍，但不得在大众传播媒介发布广告或者以其他方式进行以公众为对象的广告宣传。药品广告的内容必须真实、合法，以国务院药品监督管理部门批准的说明书为准，不得含有虚假的内容。药品广告不得含有不科学的表示功效的断言或者保证；不得利用国家机关、医药科研单位、学术机构或者专家、学者、医师、患者的名义和形象作证明。非药品广告不得有涉及药品的宣传。

细目五 法律责任

要点 医疗机构相关违法行为的法律责任

1. 医疗机构无证配制制剂的法律责任

未取得《医疗机构制剂许可证》配制药品的，依法予以取缔，没收违法生产、销售的药品和违法所得，并处违法生产、销售的药品（包括已售出的和未售出的药品）货值金额两倍以上5倍以下的罚款；构成犯罪的，依法追究刑事责任。

2. 医疗机构配制、销售假劣药的法律责任

生产、销售假药的，没收违法生产、销售的药品和违法所得，并处违法生产、销售药品货值金额两倍以上5倍以下的罚款；有药品批准证明文件的予以撤销，并责令停产、停业整顿；情节严重的，吊销《医疗机构制剂许可证》；构成犯罪的，依法追究刑事责任。生产、销售劣药的，没收违法生产、销售的药品和违法所得，并处违法生产、销售药品货值金额1倍以上3倍以下的罚款；情节严重的，责令停产、停业整顿或者撤销药品批准证明文件，吊销《医疗机构制剂许可证》；构成犯罪的，依法追究刑事责任。

3. 医疗机构违反进货渠道规定的法律责任

医疗机构从无《药品生产许可证》、《药品经营许可证》的企业购进药品的，责令改正，没收违法购进的药品，并处违法购进药品货值金额两倍以上5倍以下的罚款；有违法所得的，没收违法所得；情节严重的，吊销《医疗机构执业许可证书》。

4. 医疗机构违法使用药品批准证明文件的法律责任

伪造、变造、买卖、出租、出借许可证或者药品批准证明文件的，没收违法所得，并处违法所得1倍以上3倍以下的罚款；没有违法所得的，处2万元以上10万元以下的罚款；情节严重的，并吊销卖方、出租方、出借方的《医疗机构制剂许可证》或者撤销药品批准证明文件；构成犯罪的，依法追究刑事责任。

5. 医疗机构违法配制和使用制剂的法律责任

提供虚假的证明、文件资料样品或者采取其他欺骗手段取得《医疗机构制剂许可证》或者药品批准证明文件的，吊销《医疗机构制剂许可证》，或者撤销药品批准证明文件，5年内不受理其申请，并处1万元以上3万元以下的罚款。医疗机构将其配制的制剂在市场销售的，责令改正，没收违法销售的制剂，并处违法销售制剂货值金额1倍以上3倍以下的罚款；有违法所得的，没收违法所得。

6. 医疗机构在药品购销活动中违法行为的法律责任

医疗机构的负责人、药品采购人员、医师等有关人员收受药品生产企业、药品经营企业或者其代理人给予的财物或者其他利益的，由卫生行政部门或者本单位给予处分，没收违法所得；对违法行为情节严重的执业医师，由卫生行政部门吊销其执业证书；构成犯罪的，依法追究刑事责任。

7. 医疗机构的民事赔偿责任

医疗机构违反《药品管理法》的规定，给药品使用者造成损害的，依法承担赔偿责任。

第十七单元　医疗机构从业人员行为规范

细目一　医疗机构从业人员行为规范总则

要点　总则

1. 为规范医疗机构从业人员行为，根据医疗卫生有关法律法规、规章制度，结合医疗机构实际，制定本规范。

2. 本规范适用于各级各类医疗机构内所有从业人员，包括：

（1）管理人员。指在医疗机构及其内设各部门、科室从事计划、组织、协调、控制、决策等管理工作的人员。

（2）医师。指依法取得执业医师资格或执业助理医师资格，经注册在医疗机构从事医疗、预防、保健及临床科研教学等工作的人员。

（3）护士。指经执业注册取得护士执业证书，依法在医疗机构从事护理工作的人员。

（4）医技人员。指医疗技术人员，主要包括医疗机构内各种检验检查科室技术人员、口腔技师、康复理疗师、医学物理工程师和医疗器械检验、维护人员等。

（5）药学技术人员。指依法取得药学专业技术职称，在医疗机构从事药学工作的药师及技术人员。

（6）其他人员。指除以上五类人员外，在医疗机构从业的其他人员，主要包括物资、总务、设备、信息、统计、财务、基本建设、后勤等部门工作人员。

3. 医疗机构从业人员，既要遵守本文件所列基本行为规范，又要遵守与职业相对应的分类行为规范。

细目二　医疗机构从业人员基本行为规范

要点　基本行为规范

1. 以人为本，践行宗旨。坚持救死扶伤、防病治病的宗旨，以病人为中心，全心全意为人民健康服务。

2. 遵纪守法，依法执业。自觉遵守国家法律法规，遵守医疗卫生行业规章和纪律，严格执行所在医疗机构各项制度规定。

3. 尊重患者，关爱生命。遵守医学伦理道德，尊重患者的知情同意权和隐私权，为患者保守医疗秘密，维护患者合法权益；尊重患者被救治的权利，不因种族、宗教、地域、贫富、地位、残疾、疾病等歧视患者。

4. 优质服务，医患和谐。言语文明，举止端庄，认真践行医疗服务承诺，加强与患者的交流与沟通，自觉维护行业形象。

5. 廉洁自律，恪守医德。弘扬高尚医德，严格自律，不索取和非法收受患者财物，不利用执业之便谋取不正当利益；不收受医疗器械、药品、试剂等生产、销售企业或人员以各种名义、形式给予的回扣、提成，不参与其提供的各类娱乐活动；不违规参与医疗广告宣传和药品医疗器械促销，不倒卖号源。

6. 严谨求实，精益求精。热爱学习，钻研业务，努力提高专业素养，抵制学术不端行为。

7. 爱岗敬业，团结协作。忠诚职业，尽职尽责，正确处理同行同事间关系，互相尊重，互相配合，和谐共事。

8. 乐于奉献，热心公益。积极参加上级安排的指令性医疗任务和社会公益性的扶贫、义诊、助残、支农、援外等活动，主动开展公众健康教育。

细目三　药学技术人员行为规范

要点　具体行为规范

1. 严格执行药品管理法律法规，科学指导用药，保障用药合理、安全。

2. 认真履行处方审核调配职责，坚持查对制度，不得对处方所列药品擅自更改或代用。

3. 配合医师做好患者用药使用禁忌、不良反应、注意事项和使用方法的解释说明，详尽解答用药疑问。

4. 严格执行药品采购、验收、保管、供应等各项制度规定，不得私自销售、使用非正常途径采购的药品。

5. 加强药品不良反应监测，自觉执行药品不良反应报告制度。

（田侃）

中药炮制学

第一单元 中药炮制的目的

要点 结合具体药物认识炮制的目的

中药来源于大自然，品种繁多，炮制方法各异，成分复杂，疗效多样，因此中药炮制的目的也是多方面的。炮制中药的目的主要有以下几个方面：

（一）降低或消除药物的毒性或副作用

如乌头、附子、半夏、南星等，生品有大毒，用蒸煮法炮制后，毒性降低，可供内服。又如临床上遇到失眠、心神不安而又大便稀溏的病人，此时需用柏子仁宁心安神。但生柏子仁有滑肠通便的副作用，服后可使病人发生腹泻，此时可将柏子仁压去油脂制成柏子仁霜应用，以消除其副作用。

（二）改变或缓和药性

如唐代孙思邈在对孕妇使用桂枝时，为了防止“胎动”，特要求用“熬”法炮制后入药。麻黄生用辛散解表作用较强，经蜜炙炮制后，辛散作用缓和。且炼蜜可润燥，故而止咳平喘作用增强。后人常用炒制、蜜炙等炮制方法来缓和药性，并总结出“甘能缓”、“炒以缓其性”的规律。

（三）增强药物疗效

古人认为：“决明子、莱菔子、芥子、苏子、韭子、青葙子，凡药用子者俱要炒过，入药方得味出。”这就是后人“逢子必炒”的根据和用意。款冬花、紫菀等化痰止咳药经炼蜜炙制后，增强了润肺止咳的作用，这是因为炼蜜有甘缓益脾、润肺止咳之功，作为辅料被应用后与药物起协同作用，从而增强了疗效。现代实验证明，胆汁制南星能增强南星的镇痉作用，甘草制黄连可使黄连的抑菌效力提高数倍。可见药物经炮制可以从不同的方面增强其疗效。

（四）改变或增强药物作用的部位和趋向

如柴胡、香附等经醋制后有助于引药入肝经，更好地治疗肝经疾病。小茴香、益智仁、橘核等经过盐制后，有助于引药入肾经，能更好地发挥治疗肾经疾病的作用。

（五）便于制剂和调剂

药物切制成一定规格的片、丝、段、块后，可便于调剂时分剂量、配药方。质地坚硬的矿物类、甲壳类及动物化石类药材很难粉碎，不便制剂和调剂，如自然铜、石决明、穿山甲、龟甲、鳖甲等，采用明煅、煅淬、砂烫等方法炮制后，质地酥脆，易于粉碎和煎出有效成分。

（六）洁净药物，利于贮藏保管

如桑螵蛸，蒸后杀死虫卵，有利于贮藏保管。有些含苷类成分的药物，又如黄芩、苦杏仁等，经过加热处理，能促使其中与苷共存的酶失去活性，从而避免苷类成分在贮藏过程中被酶解而使疗效降低。

（七）矫味矫臭，利于服用

中药中的某些动物类药材（如紫河车、乌贼骨）、树脂类药材（如乳香、没药）或其他有特殊不快气味的药物，往往为病人所厌恶，服后有恶心、呕吐、心烦等不良反应。为了便于服用，常用酒制、蜜制、水漂、麸炒、炒黄等方法炮制，能起到矫臭矫味的效果，有利于病人服用。

（孔祥青）

第二单元 净选与切制

细目一 净选加工的目的

要点 结合具体药物理解目的

净选加工是中药炮制中应用最早的基本技术，也就是将原药材进行净选、分选等加工，使其成为净药材的处理过程。传统认为，中药净选的主要目的为：

1. 分开药用部位

由于麻黄茎发汗解表，麻黄根具止汗作用，故麻黄入药时则须分离地上部分和地下根部，两者分别入药。莲子芯养心安神，莲子肉补脾止泻，在临床莲子须分离其莲肉和莲心（胚芽）分别入药。

2. 进行分档，便于切制和炮炙

同种药材，它的个体大小、粗细和长短是有差别的，所以在饮片切制和炮制前均须在净选时按其大小、粗细等加以分类，便于在水处理和加热过程中分别处理，使其均匀一致，以保证饮片的质量。

3. 除去非药用部位

使调配时剂量准确或减少服用时的副作用。

4. 除去泥沙杂质及虫蛀霉变品

如中药当归、生地等根类和根茎类药材，常带有泥沙，须清水洗净后才可入药；海藻、海带等常带有盐分，须洗漂干净后才可入药；芒硝和硇砂等须经提净后才能入药等。

细目二　清除杂质

要点一　清除杂质的方法

杂质指药材中混入的异物，或霉烂等劣质品。清除杂质的同时也常同步进行大小分档，以及分离和除去非药用部位。根据方法的不同，可分为挑选、筛选、风选和水选等。

要点二　各种方法的操作要点

1. 挑选

挑选是清除非药用部位和杂质，即混在药材中的枯枝、杂草、腐叶或少量霉烂、虫蛀品等，或将药物按大小、粗细等进行分档，以便使其洁净或进一步加工处理。

2. 筛选

筛选是根据药物和杂质的体积大小不同，选用不同规格的筛和罗，以除去药物中夹杂的泥沙、石屑、杂质，使其达到洁净；或者利用不同孔径的筛子进行筛选分档，使大小规格趋于一致。

3. 风选

风选是利用药物和杂质的质量轻重不同，经过簸扬并借药材起伏的风力，使之与杂质分离的方法。一般可用簸箕或风车通过扬簸或扇风除去杂质。

4. 水选

水选是将药物通过水，用洗、漂等法，将杂质选出或漂去杂质的常用方法。注意洗漂时应掌握时间，勿使药物在水中浸漂过久，对其有效成分易溶于水类药材，一般采用“抢水洗”法（快速洗涤药材，缩短药材与水接触时间），以免损失药效，并及时注意干燥，防止霉变，降低疗效。

要点三　各种方法适用的药物

1. 挑选

如乳香、没药、五灵脂等常含有木屑、砂石，藿香、紫苏、淡竹叶常带有枯枝、腐叶及杂草，枸杞子、百合等混有霉变品，杏仁、桃仁等有泛油品，这些均需拣除干净。此外，如大黄、木通等须大小、粗细分开，便于分别浸润，掌握软化程度。

2. 筛选

多用于子实类药材如莱菔子、薏苡仁，花叶类如菊花、桑叶，块茎类药材如半夏、天南星、白附子、延胡索等。

3. 风选

常用于细小的种子类药材需去除果柄、果皮、花梗、干瘪种子等质地较轻的杂质。如苏子、车前子等。

4. 水选

有些药材常附着泥沙或不洁之物，用筛选、风选不易除去，故常用洗的方法，如菟丝子、瓦楞子、牡蛎等。有些药材表面附着盐分，用水漂除去，如昆布、海藻。此外，酸枣仁核壳、核仁相对密度不同，用水漂可除去核壳。

细目三　分离和清除非药用部位

要点一　去除非药用部位的方法

按净制要求分离和清除非药用部位可分为：去根与去茎，去皮壳，去毛，去心，去芦，去核，去瓤，去枝梗，去头尾足翅，去残肉，去杂质、霉败品等。

要点二　各种方法的适用药物

1. 去根与去茎

①去残根：去残根是指用茎或根茎的药物，须除去非药用部位的残根，如黄连、荆芥、薄荷、黄连、芦根、马鞭草、泽兰、茵陈、益母草、瞿麦等去残根。

②去残茎：用根的药物，其残留的地上茎或根茎（有时称芦头）、栓皮可能不入药，作为非药用部位须除去。例如丹参、续断、白薇、龙胆、威灵仙、防风、秦艽等均须除去残茎。

③分开入药：同一植物根、茎都入药，但二者作用不同，须分开入药。如麻黄根能止汗，茎能发汗解表，故须分开入药。

2. 去皮壳

有些药物的表皮（栓皮）或种皮属于非药用部位，或有效成分含量甚微，或果皮与种子两者功用不同，均须除去或分离，以便纯洁药物或分别药用。

去皮壳的药物大体分为三类：

①树皮类：肉桂、厚朴、杜仲、黄柏等。可用刀刮去栓皮、苔藓及其他不洁之物。

②根和根茎类：知母、桔梗、南沙参、北沙参、天门冬、明党参、白芍、黄芩等。根和根茎类药物多趁鲜时在产地去皮，如不趁鲜去皮，干后就不易刮除。

③果实种子类：木鳖子、大风子、生巴豆、白果等，可砸破皮壳，去壳取仁。种子类药物，如苦杏仁、桃仁等，可用焯法去皮。

3. 去毛

有些药物表面或内部，常着生许多绒毛，服后能刺激咽喉引起咳嗽或其他有害作用，故须除去。去毛类药材包括药材表面的细茸毛、鳞片，以及根类药材的须根。不同药物，可采用不同的方法。

①刷去毛：枇杷叶、石韦，叶的背面生有很多绒毛，少量可用毛刷刷去毛，也可用丝瓜络，效果较好。

②烫去毛：骨碎补、狗脊、马钱子表面有黄棕色鳞片或绒毛，可用砂烫法将毛烫焦，取出稍凉后装入布袋，拉住二头来回不停地抽动，或用竹篓（放入少许瓷片）撞去绒毛。

③燎去毛/刮去毛：鹿茸，先用瓷片或玻璃片将其表面绒毛基本刮净后，再用酒精燃着火将剩余的毛燎焦，注意不能将鹿茸燎焦。

④挖去毛：金樱子，在果实内部生有淡黄色绒毛，一般在产地加工时，纵剖二瓣，用手工工具挖净毛核，洗净后晒干。

⑤撞去毛：香附炒至毛焦后，将香附和瓷片放在竹笼中撞去毛。

4. 去心

一般指根类药材的木质部或种子的胚芽。去心的目的主要有：

①除去非药用部位，提高药物的纯净度，使用量准确及饮片外观美。

②分离不同药用部位。

③消除药物的副作用。

在实际操作中，去心的药材主要包括去根的木质部分和枯朽部分，种子的胚，花类的花蕊，某些果实的种子以及鳞茎的茎等，以保证用量准确，如牡丹皮、巴戟天、远志等。有些药物的心（胚芽）与其肉作用不同，应分别入药，以保持各自的疗效，如莲子心和莲子肉，心和肉作用不同，莲子心（胚芽）能清心热除烦，莲子肉能补脾涩精，故须分别入药。

5. 去核

有些果实类药物，常用果肉而不用核（或种子）。其中有的核（或种子）属于非药用部分，有的果核与果肉作用不同，故应除去或分别入药。如诃子、山茱萸、北山楂、乌梅等。一般采用风选、筛选、挑选、浸润、切挖等。

6. 去瓤

有些果实类药物，其瓤为非药用部位，须去除。如枳壳，瓤无治疗作用，通常用果肉而不用瓤，须去除。

7. 去枝梗

是指去除某些果实、花、叶类药物非药用部位的枝梗（包括某些果柄、花柄、叶柄及嫩枝等），使其纯净，用量准确。如五味子、路路通、连翘、小茴香、女贞子、桑叶、侧柏叶、款冬花、辛夷、菊花等。

制作：一般采用挑选、切除、摘等方法。

8. 去头、尾、足、翅

有些动物类或昆虫类的药物，其头尾或足翅为有毒部分或非药用部分，应当除去。如乌梢蛇、蕲蛇等均去头尾，斑蝥、红娘子、青娘子均去头足翅。

9. 去残肉

某些动物类药物，须除去残肉筋膜，纯净药材。如龟甲、鳖甲等。

10. 去杂质及霉败品

一般指土块、砂石和杂草等。可采用洗净、漂净、筛选、风选和挑选、磁铁吸除等方法除去杂质；采用洗净、挑选等方法除去霉败品。

细目四　饮片切制

饮片是指直接供中医临床调配处方或中成药生产用的所有药物。即将净选后的药物进行软化，切成一定规格的片、丝、块、段等炮制工艺，称为饮片切制。切制一般需经软化药材、切制饮片和干燥饮片三个工序来完成。

要点一　饮片切制的目的

饮片切制的目的在于：

1. 便于有效成分煎出

药材经切制成一定形状的片型后，在煎煮时，由于饮片与溶媒的接触面增大，可利于有效成分的煎出。

2. 提高煎药质量

药材在切制时，一般按药材质地的不同，采取“质坚宜薄”、“质松宜厚”的切制原则，在提高药效成分煎出率的同时，可避免药材细粉在煎煮过程中出现糊化、粘锅等现象，显示出饮片“细而不粉”的特色。

3. 利于炮炙

药材切制饮片后，在进一步加热炮制时，便于控制火候，使药物受热均匀，同时利于各种辅料的均匀接触和吸收，提高炮炙效果。

4. 利于调配和贮存

药材切制成饮片后，体积适中，方便配方；药物切制后，含水量下降，减少了霉变、虫蛀等因素而利于贮存。

5. 便于鉴别

药材切制成饮片后，饮片断面各有其特征，便于鉴别。

6. 利于制剂

植物根、茎皮类中药切制成方块、段、丝、片后，表面积扩大，能有效地提高中药材的浸出效果，为药效成分的溶出提供了便利。

要点二　常见的饮片类型

1. 极薄片

厚度为0.5mm以下，适宜木质类及动物骨、角质类药材，根据需要，入药时，可分别切制成极薄片。

2. 薄片

厚度为1～2mm，适宜质地致密坚实、切薄片不易破碎的药材。

3. 厚片

厚度为2～4mm，适宜质地松泡、黏性大、切薄片易破碎的药材。

4. 斜片

厚度为2~4mm，适宜长条形而纤维性强的药材。根据倾斜度不同又可分为瓜子片、马蹄片和柳叶片。

5. 直片（顺片）

厚度为2~4mm，适宜形体肥大、组织致密、色泽鲜艳和需突出其鉴别特征的药材。

6. 丝（分细丝和宽丝）

细丝2~3mm，宽丝5~10mm。适宜皮类、叶类和较薄果皮类药材。

7. 段（咀、节）

长为10~15mm，长段又称“节”，短段称“咀”。适宜全草类和形态细长，内含成分易于煎出的药材。

8. 块

8~12mm^3 的立方块。

要点三　各饮片类型的适用药物

1. 极薄片

如羚羊角、鹿角、松节、苏木、降香等。

2. 薄片

如白芍、乌药、槟榔、当归、木通、天麻、三棱等。

3. 厚片

如茯苓、山药、天花粉、泽泻、丹参、升麻、南沙参等。

4. 斜片

瓜子片为倾斜度小者，如桂枝、桑枝等；马蹄片为倾斜度稍大而粗者，如大黄；柳叶片为倾斜度更大而药材较细者，如甘草、黄芪、川牛膝、银柴胡、漏芦、苏梗、鸡血藤、木香等。

5. 直片（顺片）

如大黄、天花粉、白术、附子、何首乌、防己、升麻等。

6. 丝（分细丝和宽丝）

如黄柏、厚朴、桑白皮、青皮、合欢皮、陈皮等均切细丝；荷叶、枇杷叶、淫羊藿、冬瓜皮、瓜蒌皮等均切宽丝。

7. 段（咀、节）

如薄荷、荆芥、香薷、益母草、党参、青蒿、佩兰、瞿麦、怀牛膝、北沙参、白茅根、藿香、木贼、石斛、芦根、麻黄、忍冬藤、谷精草、大蓟、小蓟等。

8. 块

如阿胶丁、葛根、茯苓等。

（卜训生　孔祥青）

第三单元　炮制方法各论及其主要药物

细目一　炒法

炒法是指将净选或切制后的药物，筛去灰屑，大小分档，置炒制容器内，加辅料或不加辅料，用不同火力连续加热，并不断搅拌翻动或转动至一定程度的炮制方法。

炒法根据炮制过程中是否加入辅料分为清炒法和加固体辅料炒法两类。其中清炒法可根据加热程度不同分为炒黄、炒焦、炒炭等法；加固体辅料炒法可根据所加辅料的种类的不同分为麸炒、米炒、土炒、砂炒、蛤粉炒、滑石粉炒等法。

要点一　目的

（一）炒黄法的目的

1. 利于药物有效成分的溶出，增强疗效。一般种皮坚硬的种子类药材如决明子、牵牛子、王不留行等，经炒黄后可使质地疏松，种皮鼓起或爆裂，利于有效成分的溶出而增强疗效。

2. 缓和药性。通过加热，可使某些药物性能有所缓和。

3. 破酶保苷，保存药效。某些含苷类成分的药物，通过炒黄，能破坏其中共存的分解酶，以保存苷类成分。另外，也可以防止种子萌发幼芽，利于贮存。

4. 降低毒性。如苍耳子、牵牛子生用有小毒，炒黄后毒性降低。

5. 除去药材中部分水分，防止其发霉、变质。

（二）炒焦法的目的

1. 增加某些药物的消食健脾作用。如山楂、神曲等。

2. 减少药物的刺激性。如山楂炒焦使有机酸含量降低，酸味缓和，刺激性减小。

3. 缓和药性。一些药性过偏的药物炒焦后可缓和药性，如栀子炒焦缓和苦寒之性；山楂炒焦缓和酸性；苍术炒焦缓和辛燥之性；槟榔炒焦缓和克伐伤正之性等。

（三）炒炭法的目的

药物炒炭主要是使其增强或产生止血等作用。如大蓟、白茅根炒炭增强止血的功效；荆芥炒炭产生了止血作用。

（四）麸炒法的目的

1. 增强疗效。如白术、山药等经麸炒后，可增强补脾的作用。

2. 缓和药性。如枳实具强烈的破气作用、苍术药性燥烈，经麸炒后药性缓和，不致耗气伤阴。

3. 矫臭矫味，清洁药物。如昆虫类药物僵蚕，生品气味腥臭，还带有菌丝、分泌物等，麸炒后能矫正其气味，并能清洁药物。

（五）米炒法的目的

1. 增强药物的健脾止泻作用，如党参。
2. 降低药物的毒性，矫正不良气味，如红娘子、斑蝥。
3. 矫正不良气味，如昆虫类药物有腥臭味，经米炒后能矫臭矫味。

（六）土炒法的目的

增强药物补脾止泻的功能。如山药。

（七）砂炒法的目的

1. 增强疗效，便于调剂和制剂

质地坚硬的药物，经砂炒，质变酥脆，易于粉碎，易于煎出有效成分，可以提高疗效。如狗脊、穿山甲等。

2. 降低毒性

砂炒温度较高，使某些药物的毒性成分结构改变或破坏，可降低其毒性。如马钱子等。

3. 便于去毛

有些药物表面长有绒毛，属非药用部分，经砂炒后，容易除去，可以提高药物的纯度。如骨碎补等。

4. 矫臭矫味

某些药物有腥臭气味，经砂炒后可矫正其腥臭味。如鸡内金、脐带等。

（八）蛤粉炒法的目的

1. 使药物质地酥脆，便于制剂和调剂。
2. 降低药物的滋腻之性，矫正不良气味。
3. 可增强某些药物清热化痰的功效。

（九）滑石粉炒法的目的

1. 使药物质地酥脆，便于粉碎和煎煮，如象皮、黄狗肾。
2. 降低毒性及矫正不良气味，以利于用药安全和服用方便，如刺猬皮、水蛭等。

要点二　操作方法

（一）炒黄的操作方法

将净制或切制后的药物，置热锅内，用文火（或中火）炒至药物较原色加深，鼓起，有爆裂声，并有香气逸出时，取出放凉。

（二）炒焦的操作方法

取净制或切制后的药物，置热锅内，用中火加热，炒至药物表面焦黄色或焦褐色，有焦香气逸出时，出锅，摊开晾凉。

（三）炒炭的操作方法

取净制或切制后的药物，置热锅内，用武火或中火炒至药物表面焦黑色，内部呈焦黄色或至规定程度时，喷淋少许清水，熄灭火星，取出，摊开晾凉。

（四）麸炒的操作方法

先用中火或武火将锅烧热，再将麦麸均匀撒入锅内，至起烟时投入大小分档的药物，快速均匀翻动并适当控制火力，炒至药物表面呈黄色或深黄色时取出，筛去麦麸，放凉。

（五）米炒的操作方法

1. 米拌炒法

先将锅烧热，加入定量的米用中火炒至冒烟时，投入药物，拌炒至一定程度，取出筛去米，放凉。

2. 米上炒法

先将锅烧热，撒上浸湿的米，使其平贴锅上，用中火加热炒至米冒烟时投入药物，轻轻翻动米上的药物，至所需程度取出，筛去米，放凉。

（六）土炒的操作方法

将灶心土研成细粉，置于锅内，用中火加热，炒至土呈灵活状态时投入净药物，翻炒至药物表面均匀挂上一层土粉，并透出香气时，取出，筛去土粉，放凉。

（七）砂炒的操作方法

1. 普通砂炒

取河砂置锅内武火加热至灵活状态，投入药物，不断翻埋至质地酥脆或膨胀鼓起，或边缘卷曲，外表黄色或加深时取出，筛去砂，放凉；或趁热将药物投入醋液中略浸，取出，干燥。

2. 油砂拌炒

取河砂筛去粗砂粒及杂质等，用清水洗净泥土，置锅内用武火加热，并加入1% ~2%的食用植物油拌炒，至油烟散尽，砂的色泽均匀加深，翻动灵活时，加入药物，不断翻炒至质地酥脆或鼓起，外表呈黄色或较原色加深时取出，筛去砂放凉，或趁热投入醋中略浸，取出干燥。

（八）蛤粉炒的操作方法

将研细过筛后的蛤粉置热锅内，中火加热至蛤粉滑利易翻动时减小火力，投入经加工处理后的药物，不断沿锅底轻翻烫炒至膨胀鼓起，内部疏松时取出，筛去蛤粉，放凉。

（九）滑石粉炒的操作方法

将滑石粉置热锅内，用中火加热至灵活状态时，投入经加工处理后的药物，不断翻动，至药物质酥或鼓起或颜色加深时取出，筛去滑石粉，放凉。

要点三　辅料用量

（一）麸炒法

麸炒时，每100kg药物，用麦麸10～15kg。

（二）米炒法

米炒时，每100kg药物，用米20kg。

（三）土炒法

土炒时，每100kg药物，用灶心土25～30kg。

（四）砂炒法

砂炒时，砂的用量以能掩盖所加药物为度。

（五）蛤粉炒法

蛤粉炒时，每100kg药物，用蛤粉30～50kg。

（六）滑石粉炒法

滑石粉炒时，每100kg药物，用滑石粉40～50kg。

要点四　注意事项

（一）炒黄的注意事项

1. 热锅炒药。炒制前应将容器刷洗干净，并将炒制容器预热到一定程度，才能投入药物，便于药物受热均匀。

2. 投药前药物大小分档，分别炒制。

3. 控制好锅温与火力，是炒制技术的关键。温度太高，受热太急，药物易焦化，受热不均匀。温度太低，受热时间长，药物发泡膨胀爆裂效果差，影响质量。一般药物炒黄多用文火，少数药物如王不留行、水红花子、苍耳子等宜选用中火。

4. 均匀翻炒，注意亮锅底，炒黄时防止局部温度过高，使药物炒焦。

5. 药物出锅后及时摊开晾凉，然后入库，防止热药吸湿回潮。

（二）炒焦的注意事项

1. 热锅炒药。锅预热，便于药物受热均匀。

2. 投药前药物大小分档，分别炒制。

3. 控制好锅温与火力，是炒制技术的关键。温度太高，受热太急，药物易焦化，受热不均匀。温度太低，受热时间长，药物发泡膨胀爆裂效果差，影响质量。炒焦多用中火。

4. 均匀翻炒，注意亮锅底，炒焦时防止局部过热炭化。

5. 药物出锅后及时摊开晾凉，然后入库，防止热药吸湿回潮。

（三）炒炭的注意事项

1. 炒炭时要控制火力。一般质地坚实的根、根茎、厚片类药物，宜用武火炒至表面焦黑色，内部棕褐色；质地疏松轻薄的花、花粉、叶、全草、薄片类药物，宜用中火炒至表面黑褐色或棕黄色。

2. 炒炭存性。即药物在炒炭时只能使其部分炭化，更不能灰化，未炭化部分仍应保存药物的固有气味，且炒炭的药物应保持其原形。

3. 喷淋清水灭火星。在炒炭过程中，因温度过高，植物类药物易出现火星迸起现象，为防止燃烧，宜喷淋适量清水熄灭锅中的火星，防止燃烧灰化或酿成火灾。但注意喷水量不宜过多，且要炒干后出锅，防止饮片的含水量过大。

4. 炭药出锅后必须摊开冷透，或置于密闭容器中隔氧冷却，并加以核查，待充分冷却后再入库收贮，以免复燃。

（四）麸炒的注意事项

1. 辅料用量要适当。麦麸量少则烟气不足，达不到熏炒要求；麦麸量多则造成浪费。

2. 火力适当。麸炒一般用中火；锅预热程度以“麸下烟起”为度。

3. 麦麸要均匀撒布热锅中，待起烟投药，使药物受热均匀。

4. 麸炒药物要求干燥，以免药物黏附焦化麦麸。

5. 麸炒药物到火候时，要求迅速出锅，防止出现焦斑。

（五）米炒的注意事项

1. 炮制昆虫类药物时，以米的色泽变化观察火候，炒至米变焦黄或焦褐色为度。

2. 炮制植物类药物时，观察药物色泽变化，炒至黄色为度。也可结合观察米的色泽变化。

3. 如用米上炒法，尽量使浸湿的米平贴炒制容器上，成为“锅巴”，轻轻翻动米上的药物，让药物隔着米加热。

（六）土炒的注意事项

1. 灶心土在使用前需碾细过筛，土块过大则传热不均匀。

2. 药物需大小分档，分别炒制。

3. 灶心土预先加热至灵活状态，保证土温均匀一致，使药物内部的水分和汁液外渗，与土接触，在药物表面均匀挂一层土粉。若温度较低，则水分和汁液渗出较少，挂不住土粉或过筛即掉。灵活状态的判断：新土可观察加热时有小气泡逸出，旧土则观察翻动时土的流动性，也可用试投法。

4. 药物投入锅中后应适当调节火力，以防止药物烫焦。

5. 土炒同种药物，土可以反复使用，若土色变深时，应及时更换新土。

（七）砂炒的注意事项

1. 大小分档，分别炒制。

2. 用过的河砂可反复使用，炒过毒性药物的砂不可再炒其他药物。

3. 油砂若反复使用时，每次用前均需添加适量食用植物油拌炒。

4. 砂炒温度要适中。温度过高时可添加冷砂或减小火力等方法调节。

5. 砂量应适宜，量过大易产生积热使沙温过高；反之砂量过少，药物受热不均匀，也会影响炮制品质量。

6. 砂炒火力一般为武火，温度高，操作时翻动要勤，成品出锅要快，并立即筛去热砂。有需醋浸淬的药物，砂炒后应趁热浸淬、干燥。

（八）蛤粉炒的注意事项

1. 胶块切成立方丁，大小分档，分别炒制。

2. 炒制时火力不宜过大，以防药物黏结、焦糊或“烫僵”。如温度过高可酌加冷蛤粉。

3. 胶丁下锅翻炒要速度快而均匀，避免互相粘连，造成不圆整而影响外观。

4. 蛤粉烫炒同种药物可连续使用，但颜色加深后需及时更换。

5. 贵重、细料药物如阿胶之类，在大批炒制前最好先采取试投的方法，以便掌握火力，保证炒制质量。

（九）滑石粉炒的注意事项

1. 一般用中火，炒至滑石粉呈灵活状态时投药。

2. 适当调节火力，防止药物生熟不均或焦化。滑石粉如温度过高时，可酌加冷滑石粉调节。

3. 滑石粉可反复使用，色泽变灰暗时，需及时更换，以免影响成品外观色泽。

要点五　适用药物

（一）炒黄法

适用于炒黄的药物多为种子类药物，如槐花、芥子、白果、决明子、莱菔子、牛蒡子、牵牛子、苍耳子、王不留行、酸枣仁、薏苡仁等。

（二）炒焦法

适用于炒焦的药物有山楂、栀子、川楝子、槟榔等。

（三）炒炭法

适用于炒炭的药物有大蓟、小蓟、侧柏叶、乌梅、白茅根、牡丹皮、干姜、蒲黄、荆芥、地榆等。

（四）麸炒法

适用于麸炒的药物多为补脾胃或作用强烈及有腥味的药物，如苍术、枳壳、僵蚕等。

（五）米炒法

适用于米炒的药物有两类：补脾益胃药，如党参；昆虫类有毒的药物，如斑蝥、红娘子等。

（六）土炒法

适用于土炒的多为补脾止泻的药物，如山药、白术等。

（七）砂炒法

适用于砂炒的是质地坚硬的植物药和动物药，如骨碎补、狗脊、马钱子、鳖甲、龟甲、鸡内金、穿山甲等。

（八）蛤粉炒法

适用于蛤粉炒的是胶类药物，如阿胶、鹿角胶等。

（九）滑石粉炒法

适用于滑石粉炒的是韧性较大的动物类药物，如刺猬皮、水蛭、黄狗肾等。

细目二　炙法

将净选或切制后的药物，加入一定量的液体辅料拌炒，使辅料逐渐渗入药物组织内部的炮制方法称为炙法。根据所用辅料不同，可分为酒炙、醋炙、盐炙、姜炙、蜜炙、油炙等法。

要点一　目的

（一）酒炙法的目的

1. 改变药性，引药上行

临床上常用的一些苦寒药，性本沉降下行，多用于清中、下焦湿热。酒炙后不但能缓和寒性，免伤脾胃阳气，并可借酒之升提之力引药上行，而清上焦邪热。如大黄、黄连、黄柏等。

2. 增强活血通络作用

临床常用的一些活血祛瘀、祛风通络药多用酒炙，酒与药物起协同作用，而且使药物有效成分易于煎出而增强疗效。如当归、川芎等。

3. 矫臭矫味

具有腥气的药物如乌梢蛇、蕲蛇等，经酒炙后可除去或减弱腥气。

（二）醋炙法的目的

1. 引药入肝，增强活血止痛作用

如乳香、没药、三棱等，醋炙可增强活血祛瘀的功效；柴胡、香附、青皮、玄胡索等醋炙后可增强疏肝止痛的作用。

2. 缓和药性，减少毒副作用

如大戟、芫花、甘遂、商陆等醋炙可降低毒性，缓和泻下作用。

3. 矫臭矫味

如五灵脂、乳香、没药等，醋炙后不仅可增强疗效，而且还能减少不良气味，便于服用。

（三）盐炙法的目的

1. 引药下行，增强疗效

一般补肾药如杜仲、巴戟天、韭菜子等盐炙后能增强补肝肾的作用；小茴香、橘核、荔枝核等药，盐炙后可增强疗疝止痛的功效；车前子等药，盐炙后可增强泄热利尿的作用；益智仁等药，盐炙后则可增强缩小便和固精的作用。

2. 增强滋阴降火作用

如知母、黄柏等药，用盐炙可起协同作用，增强滋阴降火、清热凉血的功效。

3. 缓和药物辛燥之性

如补骨脂、益智仁等药辛温而燥，容易伤阴，盐炙后可拮抗辛燥之性，并能增强补肾固精的功效。

（四）姜炙法的目的

1. 制其寒性，增强和胃止呕作用

如黄连姜炙可制其过于苦寒之性，免伤脾阳，并增强止呕作用。姜炙竹茹则可增强其降逆止呕的功效。

2. 缓和副作用，增强疗效

如厚朴对咽喉有一定的刺激性，姜炙可缓和其刺激性，并能增强温中化湿除胀的功效。

（五）蜜炙法的目的

1. 增强润肺止咳作用

如枇杷叶、款冬花、紫菀等药，蜜炙后能增强润肺止咳的作用，故有“蜜炙甘缓而润肺”之说。

2. 增强补脾益气作用

如甘草、黄芪、党参等药，蜜炙能起协同作用，增强其补中益气的功效。

3. 缓和药性

如麻黄发汗作用较猛，蜜炙后能缓和其发汗之力，并可增强其止咳平喘的功效。

4. 矫味和消除副作用

如马兜铃，其味苦劣，对胃有一定刺激性。蜜炙后除能增强本身的止咳作用外，还能矫味，以免引起呕吐。

（六）油炙法的目的

1. 增强疗效

如淫羊藿，用羊脂油炙后能增强温肾助阳作用。

2. 利于粉碎，便于制剂和服用

如豹骨、三七、蛤蚧，经油炸或涂酥后，能使其质地酥脆，易于粉碎，并可矫正其不良气味。

要点二　操作方法

（一）酒炙的操作方法

1. 先拌酒后炒药

将净选或切制后的药物与一定量的酒拌匀，稍闷润，待酒被吸尽后，置炒制容器内，用文火炒干，取出晾凉。此法适用于质地较坚实的根及根茎类药物，如黄连、川芎、白芍等。

2. 先炒药后加酒

先将净选或切制后的药物，置炒制容器内，加热炒至一定程度，再喷洒一定量的酒炒干，取出晾凉。此法多用于质地疏松的药物，如五灵脂。

酒炙法的操作方法，一般多采用第一种方法，因第二种方法不易使酒渗入药物内部，加热翻炒时，酒易迅速挥发，所以一般少用，只有个别药物用此法。

（二）醋炙的操作方法

1. 先拌醋后炒药

将净选或切制后的药物，加入一定量的米醋拌匀，稍闷润，待醋被吸尽后，置炒制容器内，用文火炒至一定程度，取出晾凉，即得。此法适用于大多数植物类药材。

2. 先炒药后加醋

先将净选后的药物，置炒制容器内，炒至表面熔化发亮（树脂类），或炒至表面颜色改变，有腥气溢出时，喷洒一定量米醋，炒至微干，出锅后继续翻动，摊开晾干。此法多用于树脂类、动物粪便类药物，如五灵脂、乳香、没药。

（三）盐炙的操作方法

1. 先拌盐水后炒

将食盐加适量清水溶化，与药物拌匀，放置闷润，待盐水被吸尽后，置炒制容器内，用文火炒至一定程度，取出晾凉。

2. 先炒药后加盐水

先将药物置炒制容器内，用文火炒至一定程度，再喷淋盐水，炒干，取出晾凉。含黏液质较多的药物（如知母、车前子）一般均用此法。

（四）姜炙的操作方法

1. 姜汁炙

将药物与一定量的姜汁拌匀，放置闷润，使姜汁逐渐渗入药物内部，然后再置炒药锅内，用文火炒至一定程度，取出放凉。或将药物与姜汁拌匀，待姜汁被吸尽后，进行干燥。

2. 姜汤煮

将生姜切片煎汤，加入药物煮约 2 小时，待姜汤基本吸尽时，取出干燥。

（五）蜜炙的操作方法

1. 先拌蜜后炒药

先取一定量的炼蜜，加适量开水稀释，与药物拌匀，放置闷润，使蜜逐渐渗入药物组织内部，然后置炒制容器内，用文火炒至颜色加深、不粘手时，取出摊晾，凉后及时收贮。此法一般药物均可采用。

2. 先炒药后加蜜

先将药物置炒制容器内，用文火炒至颜色加深时，再加入一定量的炼蜜，迅速翻动，使蜜与药物拌匀，继续炒至不粘手时，取出摊晾，凉后及时收贮。此法适用于质地致密，蜜不易被吸收的药物。其目的是先除去一部分水分，使药物质地略变疏脆，使蜜易被吸收。

蜜炙法所用的蜂蜜都需先加热炼过。炼蜜的方法是：将蜂蜜置锅内，加热至徐徐沸腾后，改用文火，保持微沸，并除去泡沫及上浮蜡质，然后用罗筛或纱布滤去死蜂、杂质，再倾入锅内，加热至116℃～118℃，满锅起鱼眼泡，用手捻之有黏性，两指间尚无长白丝出现时，迅速出锅。炼蜜的含水量控制在10%～13%为宜。加热时应注意蜂蜜沸腾外溢或焦化，当蜜液微沸时，及时用勺上下搅动，防止外溢。

（六）油炙的操作方法

1. 油炒

先将羊脂切碎，置锅内加热，炼油去渣，然后取药物与羊脂油拌匀，用文火炒至油被吸尽，药物表面呈油亮时取出，摊开晾凉。

2. 油炸

取植物油，倒入锅内加热，至沸腾时，倾入药物，用文火炸至一定程度，取出沥去油，粉碎。

3. 油脂涂酥烘烤

动物类药物锯成短节，放炉上烤热，用酥油涂布，加热烘烤，待酥油渗入药内后，再涂再烤，反复操作，直至药物质地酥脆，晾凉，粉碎。

要点三　辅料用量

（一）酒炙法

酒炙时，每100kg药物，用黄酒10～20kg；所用的酒以黄酒为主。

（二）醋炙法

醋炙时，每100kg药物，用米醋20～30kg，最多不超过50kg；常用的是米醋，以存放陈久者为好。

（三）盐炙法

盐炙时，每100kg药物，用食盐2kg。

(四) 姜炙法

姜炙时，每100kg药物用10kg生姜。若无生姜，可用干姜代替，用量为生姜的1/3。

姜汁制备：

1. 榨汁

将生姜洗净切碎，置适宜容器内捣烂，加适量水，压榨取汁，残渣再加水共捣，压榨取汁，如此反复2~3次，合并姜汁，备用。

2. 煮汁

取净生姜片，置锅内，加适量水煮，过滤，残渣再加水煮，又过滤，合并两次滤液，适当浓缩，取出备用。

(五) 蜜炙法

蜜炙时，通常为每100kg药物，用炼蜜20~25kg。用蜜量视药物的性质而定，一般质地疏松、纤维多的药物用蜜量稍多；质地坚实、黏性较强、油分较重的药物用蜜量稍少。

要点四　注意事项

(一) 酒炙的注意事项

1. 用酒闷润药物的过程中，容器上面应加盖，以免酒迅速挥发。

2. 若酒的用量较小，不宜与药物拌匀时，可先将酒加水适量稀释后，再与药物拌润。

3. 药物加热炒制时，火力不可过大，一般用文火，勤加翻动，一般炒至近干，颜色加深时，即可取出，晾凉。

(二) 醋炙的注意事项

1. 醋炙前药材应大小分档。

2. 若醋的用量较少，不易与药材拌匀时，可加适量水稀释后，再与药材拌匀。

3. 应文火炒制，勤加翻动，使受热均匀，炒至规定的程度。

4. 树脂类、动物粪便类药材必须用先炒药后喷醋的方法；且出锅要快，防溶化粘锅，摊晾时宜勤翻动，以免相互黏结成团块。

(三) 盐炙的注意事项

1. 加水溶化食盐时，要控制好水量。水的用量应视药物的吸水情况而定，一般以食盐的4~5倍为宜。若加水过多，则盐水不能被药物吸尽，或过湿不易炒干；水量过少，又不易与药物拌匀。

2. 车前子、知母等含黏液质多的药物，不宜先与盐水拌润，因这类药遇水容易发黏，食盐水不易渗入，炒时又易粘锅。故需先炒药，将药物加热除去部分水分，并使药物质地变疏松，再喷淋盐水，以利盐水渗入。

3. 盐炙时的火力宜小，尤其是采用先炒药后加盐水的方法更应控制火力，否则，火力过大，加入盐水后，水分迅速蒸发，食盐即黏附在锅上，达不到盐制的目的。

(四) 姜炙的注意事项

1. 药物与姜汁拌匀后，需充分闷润，待姜汁被完全吸尽后，再用文火炒干，否则，达不到姜炙的目的。

2. 制备姜汁时，用水量不宜过多，一般以最后所得姜汁与生姜的比例为1∶1为宜。

（五）蜜炙的注意事项

1. 炼蜜时，火力不宜过大，以免溢出锅外或焦化。此外，若蜂蜜过于浓稠，可加适量开水稀释。

2. 蜜炙药物所用的炼蜜不宜过多、过老，否则黏性太强，不易与药物拌匀。

3. 炼蜜用开水稀释时，要严格控制水量（约炼蜜量的1/3～1/2），以蜜汁与药物拌匀而又无剩余的蜜液为宜。若加水量过多，则药物过湿，不易炒干，成品容易发霉。

4. 蜜炙时，火力一定要小，以免焦化。炙的时间可稍长，要尽量将水分除去，避免发霉。

5. 蜜炙药物须凉后密闭贮存，以免吸潮发黏或发酵变质；贮存的环境除应通风干燥外，还应置阴凉处，不宜受日光直接照射。

（六）油炙的注意事项

1. 油炸药物因温度较高，一定要控制好温度和时间，否则，易将药物炸焦，致使药效降低或者丧失药效。

2. 油炸、油脂涂酥，均应控制好火力和温度，以免药物炒焦或烤焦，使有效成分被破坏而降低疗效；油脂涂酥药物时，需反复操作至酥脆为度。

要点五　适用药物

（一）酒炙法

适用于活血散瘀、祛风通络药物及动物类药物的炮制。如黄连、大黄、常山、乌梢蛇、蕲蛇、蟾酥、丹参、当归、川芎、续断、白芍、桑枝等。

（二）醋炙法

适用于疏肝解郁、散瘀止痛、攻下逐水类药物的炮制。如延胡索、香附、柴胡、青皮、艾叶、乳香、莪术、三棱、芫花、甘遂、京大戟、郁金、五灵脂等。

（三）盐炙法

适用于补肾固精、疗疝、利尿、泻相火药物的炮制。如知母、泽泻、巴戟天、小茴香、益智、杜仲、补骨脂、黄柏、沙苑子、车前子等。

（四）姜炙法

适用于祛痰止咳、降逆止呕药物的炮制。如厚朴、竹茹、草果等。

（五）蜜炙法

适用于止咳平喘、补脾益气药物的炮制。如甘草、黄芪、紫菀、马兜铃、百部、白前、枇杷叶、款冬花、旋覆花、桑白皮、百合、麻黄、桑叶、白薇、瓜蒌皮、瓜蒌、桂枝等。

（六）油炙法

适用于该法炮制的药物有淫羊藿、蛤蚧、三七等。

细目三 煅法

将药物直接放于无烟炉火中或适当的耐火容器内煅烧的一种方法，称为煅法。有些药物煅红后，还要趁炽热投入规定的液体辅料中淬之，称“煅淬”法。

依据操作方法和要求的不同，煅法分为明煅法、煅淬法、闷煅法（又称密闭煅、暗煅、扣锅煅）。

要点一 目的

药物经过高温煅烧，有利于药物质地、药性、功效发生变化，使药物质地疏松，利于粉碎和使有效成分易于溶出，减少或消除副作用，从而提高疗效或产生新的药效。

（一）明煅法的目的

1. 使药物质地酥脆

明煅法能使部分硫、砷等物质挥发，还可产生氧化分解等变化，这些变化必然导致分子结构发生改变而使质地发生变化。煅法还使药物受热后不同药物组分在不同方向胀缩的比例产生差异，致使药粒间出现孔隙，质地变得酥脆。

2. 除去结晶水

为了临床需要有些药物需除去结晶水增强收敛等作用，如白矾、硼砂等。

3. 使药物有效成分易于煎出

由于煅制温度高，使药物发生了化学变化，如含碳酸钙类的药物钟乳石、花蕊石、蛤壳等煅后生成氧化钙，从而改变了钙的赋存状态，使药物中的钙成分更易溶出。

（二）煅淬法的目的

1. 使药物质地酥脆，易于粉碎，利于有效成分的煎出。煅淬法除有煅法的作用外，它的独到之处是药材经过高温煅至红透，突然转入淬液中，使矿物药中各种不同成分的胀缩比例发生较大变化，从面产生裂隙，使质地变得酥脆。如代赭石、磁石。

2. 改变药物的理化性质，减少副作用，增强疗效。一些矿物药煅、淬前后，矿物组分或化学成分发生变化是多方面的。既有单纯的晶体结构变化，也有晶体结构、化学成分都有改变的，如自然铜中黄铁矿中的二硫化铁转化为硫化铁；更常见的则是煅淬中局部成分的氧化，醋淬中的醋酸化等变化。如含铁矿物药煅后醋淬有醋酸铁生成。

3. 清除药物中夹杂的杂质，洁净药物。如炉甘石煅淬后可提高药物质量。

（三）扣锅煅法的目的

1. 改变药物性能，产生新的疗效，增强止血作用。如血余炭、棕榈炭等。

2. 降低毒性。如干漆等。

要点二 操作方法

（一）明煅法的操作方法

1. 敞锅煅

将药物直接放入煅锅内，用武火加热的煅制方法。此法适用于含结晶水的易熔矿物类药。如白矾等。

2. 炉膛煅

质地坚硬的矿物药，直接放于炉火上煅至红透，取出放凉。煅后易碎或煅时爆裂的药物需装入耐火容器或适宜容器内煅透，放凉。

3. 平炉煅

将药物置炉膛内，武火加热并用鼓风机促使温度迅速升高和升温均匀。在煅制过程中，可根据要求适当翻动，使药材受热均匀，煅至药材发红或红透（通过观察孔可见炉膛发红或红亮）时停止加热，取出放凉或进一步加工。此法煅制效率较高，适用于大量生产。本法适用范围与炉膛煅相同。

4. 反射炉煅

将燃料投入炉内点燃，并用鼓风机吹旺，然后将燃料口密闭。从投料口内投入药材，再将投料口密闭，鼓风燃至指定时间，适当翻动，使药材受热均匀，煅红后停止鼓风，继续保温煅烧，稍后取出放凉或进一步加工。此法煅制效率较高，适用于大量生产。其适用范围与炉膛煅相同。

（二）煅淬法的操作方法

将药物按明煅法煅烧至红透后，趁热投入一定量的淬液或冷水中短时间浸泡，使之疏脆。

（三）扣锅煅法的操作方法

将药物置于锅中，上盖一较小的锅，两锅结合处用盐泥封严，扣锅上压一重物，防止锅内气体膨胀而冲开扣锅。扣锅底部贴一白纸条或放几粒大米，用武火加热，煅至白纸或大米呈深黄色，药物全部炭化为度。亦有在两锅盐泥封闭处留一小孔，用筷子塞住，时时观察小孔处的烟雾，当有白烟至黄烟转呈青烟减少时，降低火力，煅至基本无烟时，离火，待完全冷却后，取出药物。

要点三 辅料用量

煅淬法常用的淬液有醋、酒、药汁等，按临床需要而选用。用醋作淬液时，通常为每100kg 药物，用醋 30kg。

要点四 注意事项

（一）明煅法的注意事项

1. 将药物大小分档，以免煅制时生熟不均。

2. 煅制过程中宜一次煅透，中途不得停火，以免出现夹生现象。

3. 煅制温度、时间应适度，要根据药材的性质而定。如主含云母类、石棉类、石英类矿物药，煅时温度应高，时间应长。对这类矿物药来说，短时间煅烧即使达到“红透”，其理化性质也很难改变。而对主含硫化物类和硫酸盐类药物，煅时温度不一定太高，后者时间需稍长，以使结晶水挥发彻底和达到理化性质应有的变化。

4. 有些药物在煅烧时产生爆溅，可在容器上加盖（但不密闭）以防爆溅。

（二）煅淬法的注意事项

煅淬要反复进行几次，以淬液吸尽、药物酥脆为度，避免生熟不均。所用的淬液种类和用量由各药物的性质和煅淬目的要求而定。

（三）扣锅煅法的注意事项

1. 煅烧过程中，由于药物受热炭化，有大量气体及浓烟从锅缝中喷出，应随时用湿泥堵封，以防空气进入，使药物灰化。

2. 药材煅透后应放置冷却再开锅，以免药材遇空气后燃烧灰化。

3. 煅锅内药料不宜放得过多，过紧，以免煅制不透，影响煅炭质量。

4. 判断药是否煅透的方法，除观察米和纸的颜色外，还可滴水于盖锅底部即沸的方法来判断。

要点五　适用药物

（一）明煅法

适用于矿物类、贝壳类及化石类药物的炮制。如白矾、寒水石、龙骨、龙齿、瓦楞子、石膏、石决明、牡蛎、蛤壳、花蕊石、钟乳石、阳起石、金精石、云母石、海浮石、珍珠母等。

（二）煅淬法

适用于质地坚硬，经过高温仍不能疏松的矿物药，以及临床上因特殊需要而必须煅淬的药物。如自然铜、代赭石、炉甘石、磁石、紫石英、阳起石、皂矾、礞石等。

（三）扣锅煅法

适用于煅制质地疏松、炒炭易灰化的药物。如血余炭、灯心、荷叶、棕榈、干漆、露蜂房、丝瓜络等。

细目四　蒸、煮、燀法

蒸、煮、燀法为一类“水火共制”法。这里的“水”可以是清水，也可以是酒或药汁（如甘草汁、黑豆汁）。个别药物虽用固体辅料，如珍珠、藤黄、硫黄煮制时使用豆腐，但操作时仍需用水来进行蒸煮。

要点一　蒸法的目的

蒸法是将净选后的药物加辅料（酒、醋等）或不加辅料（清蒸）装入蒸制容器内隔水加热至一定程度的一种炮制方法。其中不加辅料者为清蒸，加辅料者为加辅料蒸。药物在密闭条件下隔水蒸者称为“炖法”。

蒸法的主要目的是：

1. 改变药物性能，扩大用药范围。如地黄、何首乌等。
2. 减少副作用。如黄精、大黄等。
3. 保存药效。如黄芩、桑螵蛸等。
4. 便于软化切片。如木瓜、玄参、黄芩等。

要点二　蒸法的操作方法

蒸制按加辅料与否分成清蒸和加辅料蒸（酒蒸、醋蒸、黑豆汁蒸等）。由于药物性质和所用辅料不同，辅料用量也不一致。

将药物漂洗干净，大小分开，质地坚硬者可先用水浸润 1～2 小时以提高蒸的效果。用液体辅料同蒸者，可利用该辅料润透药物。然后将洗净润透或拌匀辅料后润透的药物，置笼屉或铜罐等蒸制容器内，隔水加热至所需程度取出。蒸制时间一般视药物性质和炮制要求而有所不同，短者 0.5～2 小时，长者数十小时，有的要求反复蒸制。

要点三　蒸法的辅料用量

1. 酒蒸法，如酒蒸地黄、肉苁蓉，每净生药材 100kg，用黄酒 30kg；酒蒸黄精、山茱萸、女贞子，每净药材 100kg，用黄酒 20kg。
2. 醋蒸法，如醋蒸五味子，每净药材 100kg，用醋 20kg。
3. 豆腐蒸法，如豆腐蒸藤黄，每净藤黄 100kg，用豆腐 400～500kg。

辅料用量具体参见单味药。

要点四　蒸法的注意事项

1. 需用液体辅料拌蒸的药物应待辅料被吸尽后再蒸，如是密闭隔水炖的药物，应炖透或炖至辅料完全吸尽。
2. 蒸制过程中一般先用武火，待“圆汽”后改为文火，保持锅内有足够的蒸汽即可；而在非密闭容器内酒蒸时，要先用文火，以防酒迅速挥发，达不到酒蒸的目的。
3. 蒸制时要注意火候、时间，若时间太短则达不到目的，过久则影响药效。有的药物可能“上水”，难于干燥。
4. 需长时间蒸制的药物宜不断添加开水，以免蒸气中断，特别注意不要将水煮干，影响药物质量，需日夜连续蒸制者应有专人值班，以保安全。
5. 加辅料蒸制完毕后，若容器内有剩余的液体辅料，应拌入药物后再进行干燥。

要点五　蒸法的适用药物

地黄、黄芩、何首乌、女贞子、五味子、木瓜、黄精、桑螵蛸、肉苁蓉、山茱萸、人参、天麻、玄参等。

要点六　煮法的目的

煮法是将药物加辅料或不加辅料置锅内（固体辅料需先捣碎或切制），加适量清水同煮的一种炮制方法。

煮法的主要目的：

1. 消除或降低药物的毒性。降低毒性，以煮法最为理想，有“水煮三沸，百毒俱消”之说。如川乌生品有毒，经煮制后毒性显著降低。

2. 改变药性、增强药效。如远志与甘草汁液同煮后能减其燥性，并增强补脾益气、安神益智的作用。

3. 清洁药物。如豆腐煮珍珠等。

要点七　煮法的操作方法

煮制的操作方法因各药物的性质、辅料来源及炮制要求不同而异，分为以下三种方法。

1. 清水煮

药物浸泡至内无干心，置适宜容器内，加水没过药面，武火煮沸，改用文火煮至内无白心，取出，切片，如乌头。或加水武火煮沸，投入净药材，煮至一定程度，取出，闷润至内外湿度一致，切片，如黄芩。

2. 药汁煮或醋煮

净药材加药汁或醋拌匀，加水平药面，武火煮沸，改用文火煮至药透汁尽，取出，切片，干燥。如醋莪术，甘草水煮远志。

3. 豆腐煮

将药物置豆腐中，放置于适宜容器，加水没过豆腐，煮至规定程度，取出放凉，除去豆腐。

一般应先将待煮药物大小分开，淘洗干净后备用。再将药物放入锅中，加水加热共煮，用辅料者可同时加入（或稍后加入），通常要求在100℃的温度条件下较长时间的加热，可以先用武火后用文火。

要点八　煮法的辅料用量

甘草汁煮法，如甘草汁煮巴戟天、远志、吴茱萸，每净生药材100kg，用甘草6kg。辅料用量具体参见各单味药。

要点九　煮法的注意事项

1. 煮制时间的长短，需根据各药物的性质而定，清水煮一般煮至中心无白心，刚透心为度。若用辅料起协同作用，则辅料汁液应被药物吸尽。

2. 水量适中，不宜过多或过少。若过少，则药物不易煮透；而过多，则药物已煮透，但遗留的浓汁不能为药物所吸干，易造成有效成分的损失。

3. 药物煮好后应及时出锅晒干或烘干，如需切片则可趁湿润时先切成饮片再进行干燥。

4. 毒性药物必须煮至切开无白心，口尝仅微有麻舌感为度，否则易中毒。

要点十 煮法的适用药物

适用于煮法的药物有珍珠、藤黄、川乌、草乌、远志、附子、硫黄、吴茱萸等。

要点十一 燀法的目的

燀法是将药物置沸水中浸煮短暂时间，取出分离种皮的一种炮制方法。

燀法的主要目的是：

1. 保存有效成分或利于有效成分的溶出。如杏仁、桃仁燀制后可杀酶保苷，且去皮后有效成分易于溶出。

2. 分离不同的药用部位或除去非药用部位，如桃仁、白扁豆等。

要点十二 燀法的操作方法

先将多量水煮沸，再将药物连同其空盛器，一齐投入沸水中，加热烫至种皮由皱缩到膨胀易于挤脱时，立即取出，浸漂于冷水中片刻，捞起搓开种皮与仁，晒干簸去或筛去种皮。

要点十三 燀法的注意事项

1. 待水沸后投药，加热时间以5～10分钟为宜。以免水烫时间过长，成分流失。

2. 水量要大，以保证水温。一般为药量的10倍以上。

3. 燀去皮后，宜当天晒干或低温烘干。否则易泛油，色变黄，影响成品质量。

要点十四 燀法的适用药物

适用于燀法的药物有杏仁、桃仁、白扁豆等。

细目五 主要药物的炮制

槐花

【炮制方法】

1. 槐花 取原药材，除去杂质及枝梗，筛去灰屑。

2. 炒槐花 取净槐花，置预热炒制容器内，用文火加热，炒至深黄色，取出晾凉。

3. 槐花炭 取净槐花，置预热炒制容器内，用中火加热，炒至焦褐色，喷洒少许清水，灭尽火星，炒干，取出凉透。

【炮制作用】

槐花味苦，性微寒。归肝、大肠经。具凉血止血、清肝泻火的功能。生槐花苦寒之性较强，长于清肝泻火，清热凉血。炒槐花苦寒之性缓和，并破坏了酶的活性，利于保存有效成分。槐花炭清热凉血作用极弱，收涩之性增强，偏于止血。

芥子

【炮制方法】

1. 芥子 取原药材，去净杂质。用时捣碎。

2. 炒芥子　取净芥子，置预热炒制容器内，用文火加热，炒至深黄色，有爆裂声，内部浅黄色并逸出香气时，取出晾凉。用时捣碎。

【炮制作用】

芥子味辛，性温。归肺经。具有温肺豁痰、利气散结、通络止痛的功能。生芥子力猛，辛散作用强，善于通络止痛。炒后可缓和辛散走窜之性，以免耗气伤阴，同时种皮破裂，质地酥脆，芥子酶受到破坏，易于粉碎和煎出药效成分，利于苷类成分的保存，善于顺气豁痰，常用于寒痰咳嗽。

白果

【炮制方法】

1. 白果仁　取原药材，除去杂质，去壳取仁。用时捣碎。

2. 炒白果仁　取净白果仁，置预热炒制容器内，用文火加热，炒至深黄色，有香气，取出晾凉。用时捣碎。

【炮制作用】

白果仁味甘、苦、涩，性平，有毒。归肺经。具有敛肺定喘、止带、缩尿的功能。生白果有小毒，内服用量宜小，能降浊痰，杀虫。用于疥癣、酒皶、阴虱。炒白果皮炒后可降低毒性，增强收涩之性，长于温肺定喘、缩尿、止带。用于气逆咳喘或久嗽，带下白浊，尿频，小儿腹泻。

决明子

【炮制方法】

1. 决明子　取原药材，除去杂质，洗净，干燥。用时捣碎。

2. 炒决明子　取净决明子，置预热炒制容器内，用文火加热，炒至微有爆裂声，微鼓起，内部黄色，并逸出香气时，取出晾凉。用时捣碎。

【炮制作用】

决明子味甘、咸、苦，性微寒。归肝、大肠经。具清热明目、润肠通便的功能。生决明子长于清肝热，润肠燥。用于目赤肿痛，大便秘结。炒决明子寒泻之性缓和，有平肝养肾的功效。可用于头痛、头晕、青盲内障。且炒后质地酥脆，易于粉碎和煎出有效成分。

莱菔子

【炮制方法】

1. 莱菔子　取原药材，除去杂质，洗净，干燥。用时捣碎。

2. 炒莱菔子　取净莱菔子，置预热炒制容器内，用文火加热，炒至鼓起，有爆裂声，外表色泽加深，内部黄色，并有香气逸出时，取出晾凉。用时捣碎。

【炮制作用】

莱菔子味甘、辛，性平。归肺、脾、胃经。具消食除胀、降气化痰的功效。生莱菔子能生能散，长于涌吐风痰。炒后性降，药性缓和，有香气，同时炒后质地酥脆，易于粉碎和煎出药效成分。可避免生品服后恶心的副作用，并长于消食除胀，降气化痰。

牛蒡子

【炮制方法】

1. 牛蒡子　取原药材，除去杂质，洗净，干燥。用时捣碎。

2. 炒牛蒡子　取净牛蒡子，置炒制容器内，用文火加热，炒至有爆裂声，鼓起，颜色加深，取出晾凉。用时捣碎

【炮制作用】

牛蒡子生品长于逐水消肿，杀虫。用于水肿胀满，二便闭涩，虫积腹痛。炒后可降低毒性，药性缓和，免伤正气，以涤痰饮、消积滞见长，且炒后气香，消积之中略寓健脾作用。可用于痰喘咳逆，饮食积滞。如治气逆痰壅，咳嗽喘息。

牵牛子

【炮制方法】

1. 牵牛子　取净药材，除去杂质，洗净，干燥。用时捣碎。

2. 炒牵牛子　取净牵牛子，置预热炒制容器内，用文火加热，炒至有爆裂声，稍鼓起，颜色加深，微有香气，断面黄色，取出晾凉。用时捣碎。

【炮制作用】

牵牛子味苦，性寒，有毒。归肺、肾、大肠经。具有泻水通便、消痰涤饮、杀虫除积的功能。生牵牛子长于逐水消肿，杀虫。用于水肿胀满，二便不通，虫积腹泻。

炒牵牛子炒后降低毒性，药性缓和，免伤正气，以涤痰饮、消积滞见长，且炒后气香，消积之中略有健脾作用。可用于痰盛喘咳，饮食积滞。同时外壳破裂，质地酥脆，酶被破坏，易于粉碎和煎出有效成分，利于苷类成分保存（杀酶保苷）。

苍耳子

【炮制方法】

1. 苍耳子　取原药材，除去杂质。用时捣碎。

2. 炒苍耳子　取苍耳子，置预热炒制容器内，用中火加热，炒至表面深黄色刺焦，内部浅黄色时取出，晾凉，碾去刺，筛净。用时捣碎。

【炮制作用】

苍耳子味辛、苦，性温，有毒。归肺经。具有散风除湿、通窍止痛的功能。生苍耳子以消风止痒力强，常用于皮肤痒疹及其他皮肤病。炒后质酥刺焦，易于去刺和煎出有效成分。

王不留行

【炮制方法】

1. 王不留行　取原药材，除去杂质，洗净，干燥。

2. 炒王不留行　取净王不留行，置炒制容器内，用中火加热，炒至大部爆成白花，取出晾凉。

【炮制作用】

王不留行生品长于消痈肿，用于乳痈或其他疮痈肿痛。炒后体泡，易于煎出有效成分，且走散力较强，长于活血通经，下乳，通淋。常用于产后乳汁不下，经闭，通经，石淋，小便不利。

酸枣仁

【炮制方法】

1. 酸枣仁　取原药材，除去杂质。用时捣碎。

2. 炒酸枣仁　取净枣仁，置预热炒制容器内，用文火加热，炒至鼓起，有爆裂声，

色微变深，内部黄色，有香气时，取出晾凉。用时捣碎。

【炮制作用】

酸枣仁味甘、酸，性平。归肝、胆、心经。具有养心益肝、安神敛汗的功能。生品性平，宜入清剂中，长于养心安神、益肝肾。酸枣仁炒后质酥脆，起到杀酶保苷的作用，有利于粉碎和煎出有效成分，提高疗效。宜入温剂，长于养心敛汗。

薏苡仁

【炮制方法】

1. 薏苡仁　取原药材，除去皮壳及杂质，筛去灰屑。

2. 炒薏苡仁　取净薏苡仁，置预热炒制容器内，用文火加热，炒至表面微黄色，略鼓起，具香气时，取出晾凉。

3. 麸炒薏苡仁　取麦麸撒于热锅内，用中火加热至冒烟时，倒入净薏苡仁，炒至表面黄色，微鼓起，取出，筛去麦麸，晾凉。每100kg薏苡仁，用麦麸15kg。

【炮制作用】

薏苡仁味甘淡，性凉。归脾、胃、肺经。具有健脾渗湿、清热排脓、除痹、利水的功能。生薏苡仁性偏寒凉，长于利水渗湿，清热排脓，除痹止痛。炒薏苡仁和麸炒薏苡仁性偏平和，两者功用相似，长于健脾止泻，但炒薏苡仁除湿作用稍强，麸炒薏苡仁健脾作用略胜。常用于脾虚泄泻，纳少、脘腹作胀。

山楂

【炮制方法】

1. 山楂　取原药材，除去杂质及脱落的核及果柄，筛去碎屑。

2. 炒山楂　取净山楂，置炒制容器内，用中火加热，炒至颜色加深，取出晾凉，筛去碎屑。

3. 焦山楂　取净山楂，置炒制容器内，用中火加热，炒至外表焦褐色，内部焦黄色，取出晾凉，筛去碎屑。

4. 山楂炭　取净山楂，置炒制容器内，用武火加热，炒至表面焦黑色，内部焦褐色，取出晾凉，筛去碎屑。

【炮制作用】

山楂味酸、甘，性微温。归脾、胃、肝经。具有消食健胃、行气散瘀的功能。生山楂长于活血化瘀，常用于血瘀经闭，产后瘀阻，心腹刺痛，疝气疼痛，以及高脂血症、高血压病、冠心病。山楂炒后酸味减弱，可缓和对胃的刺激性，善于消食化积，用于脾虚食滞，食欲不振，神倦乏力。焦山楂不仅酸味减弱，且增加苦味，消食作用最强。山楂炭其性收涩，具有止血、止泻的功效，可用于胃肠出血或脾虚腹泻兼食滞者。

栀子

【炮制方法】

1. 栀子　取原药材，除去杂质，碾碎。

2. 炒栀子　取栀子碎块，置炒制容器内，用文火加热，炒至深黄色，取出晾凉。

3. 焦栀子　取栀子碎块，置炒制容器内，用中火加热，炒至焦黄色，取出晾凉。

4. 栀子炭　取栀子碎块，置炒制容器内，用武火加热，炒至黑褐色，喷淋少许清水熄灭火星，取出晾干。

【炮制作用】

栀子味苦，性寒，归心、肺、胃、三焦经。有泻火除烦、清热利湿、凉血解毒等作用。生品苦寒降泄，易伤中气，且对胃有刺激性，脾胃较弱者服后易吐。炒黄或炒焦后缓和了苦寒之性，避免伤胃。均有清热除烦的作用，多用于治疗热郁心烦、肝热目赤等。炒炭长于凉血止血，多治疗吐血、咯血、咳血、衄血、尿血、崩漏下血等。

槟榔

【炮制方法】

1. 槟榔　取原药材，除去杂质，用水浸泡3～5天，捞出，置容器内，经常淋水，润透，切薄片，干燥，筛去碎屑。

2. 炒槟榔　取槟榔片，置炒制容器内，用文火加热，炒至微黄色，取出晾凉，筛去碎屑。

3. 焦槟榔　取槟榔片，置炒制容器内，用中火加热，炒至焦黄色，取出晾凉，筛去碎屑。

【炮制作用】

槟榔味苦、辛，性温。归胃、大肠经。具有杀虫，消积，降气，行水，截疟的功能。生用消积下气之力较强。炒后药性较缓和，避免克伐太过耗损正气。同时减少恶心、腹泻等副作用。炒焦后药性更缓。

干姜

【炮制方法】

1. 干姜　取原药材，除去杂质，略泡，洗净，润透，切厚片或块，干燥，筛去碎屑。

2. 炮姜　先将净河砂置炒制容器内，用武火炒热，再加入干姜片或块，不断翻动，炒至鼓起，表面棕褐色，取出，筛去砂，晾凉。

3. 姜炭　取干姜块，置炒制容器内，用武火加热，炒至表面焦黑色，内部棕褐色，喷淋少许清水，灭尽火星，略炒，取出晾干，筛去碎屑。

【炮制作用】

干姜味辛，性热。具有温中散寒、回阳通脉、燥湿消痰、回阳救逆的功能。炮姜缓和了干姜辛燥之性，温里作用缓和持久。长于温中止痛、止泻和温经止血。姜炭则偏于止血，用于各种虚寒性出血，且出血较急，出血量较多者。

小蓟

【炮制方法】

1. 小蓟　除去杂质，洗净，稍润，切段，干燥。

2. 小蓟炭　取净小蓟段放锅内，炒至棕黑色，注意存性，喷洒少许清水，取出晾干。

【炮制作用】

小蓟味甘、苦，性凉。归心、肝经。具有凉血止血、祛瘀消肿的功能。生品凉血、祛瘀、消肿，用于血热出血，痈肿疮毒。炒炭后，凉性减弱，收敛止血作用增强，用于吐血、呕血、咯血、咳血等出血较急者。

蒲黄

【炮制方法】

1. 生蒲黄　揉碎结块，过筛，除去杂质。

2. 蒲黄炭　取净蒲黄粉末，置锅内用武火炒至全部黑褐色，但须存性，喷淋清水，将结块揉碎，过筛。(本品易复燃，须放凉1～2日，仔细检查后方能贮存)

【炮制作用】

蒲黄性味甘、平。归肝、心包经。具有止血、祛瘀、利尿的功效。生品性滑，偏于活血化瘀，利尿通淋。炒炭后性涩，偏于止血，用于吐血、咯血、崩漏，外伤出血。

荆芥

【炮制方法】

1. 荆芥　取原药材，除去杂质，抢水洗净，稍润，切断，干燥，筛去碎屑。

2. 炒荆芥　取荆芥段，置炒药锅内，用文火加热，炒至微黄色，取出，放凉。

3. 荆芥炭　取荆芥段，置炒药锅内，用武火加热，炒至表面黑褐色，内部焦褐色时，喷淋少量清水，灭尽火星。取出，晾干凉透。

【炮制作用】

荆芥味辛，性微温。归肺、肝经。具有解表散风的功能。一般多生用。炒炭后辛散之性减弱，产生了明显的止血作用。可用于便血、崩漏等症。

侧柏叶

【炮制方法】

1. 侧柏叶　拣净杂质，揉碎去梗，筛净灰屑。

2. 侧柏炭　取净侧柏叶，置锅内用武火炒至焦褐色，存性，喷洒清水，取出，晒干。

【炮制作用】

侧柏叶味苦、涩，性寒。归肺、肝、脾经。具有凉血止血、生发乌发的功效。生品凉血力强，生发乌发。炒炭后寒性缓和，长于收涩止血。

乌梅

【炮制方法】

1. 净制　拣净杂质，筛去灰屑，洗净，晒干。

2. 乌梅肉　取净乌梅微淋清水湿润，使肉绵软，略晾，敲碎，剥取净肉即成。

3. 乌梅炭　取净乌梅用武火炒至皮肉鼓起，出现焦枯斑点为度，喷水焙干，取出放凉。

4. 醋制　取净乌梅或乌梅肉，用醋拌匀，闷润至醋被吸尽时，置适宜的容器内密闭，隔水或用蒸汽加热2～4小时，取出干燥。

【炮制作用】

乌梅味酸、涩，性平。归肝、脾、肺、大肠经。具有敛肺、涩肠、生津、安蛔的功效。生品长于敛肺止咳、生津止渴，乌梅炭长于涩肠止泻、止血。用于久泄、久痢、便血等。醋乌梅与生品相似，但收敛固涩作用更强。

白茅根

【炮制方法】

1. 干茅根　拣净杂质，洗净，微润，切段，晒干，簸净碎屑。

2. 茅根炭　取茅根段，置锅内用武火炒至黑色，喷洒清水，取出，晒干。

【炮制作用】

白茅根性味甘、寒。归肺、胃、膀胱经。具有凉血止血，清热利尿，生品长于凉血、清热利尿。用于血热吐血，衄血，尿血，热病烦渴等。炒炭后寒性减弱，味涩，收敛止血作用增强。

苍术

【炮制方法】

1. 苍术　取原药材，除去杂质，用水浸泡，洗净，润透，切厚片，干燥，筛去碎屑。

2. 麸炒苍术　先将锅烧热，撒入麦麸，用中火加热，待冒烟时投入苍术片，不断翻炒，炒至深黄色时取出，筛去麦麸，放凉。每100kg苍术片，用麦麸10kg。

3. 焦苍术　取苍术片置热锅内，用中火炒至褐色时，喷淋少许清水，再文火炒干，取出放凉，筛去碎屑。

【炮制作用】

苍术味辛、苦，性温。归脾、胃、肝经。具有燥湿健脾、祛风、散寒、明目的功能。生苍术温燥而辛烈，燥湿，祛风，散寒力强。用于风湿痹痛，肌肤麻木不仁，脚膝疼痛，风寒感冒，肢体疼痛，湿温发热，肢节酸痛。麸炒后可缓和燥性，且气变芳香，增强了健脾燥湿作用。长于燥湿健脾。炒焦后辛燥之性大减，可用于固肠止泻。多用于脾虚泄泻，久痢，或妇女的淋带白浊。

枳壳

【炮制方法】

1. 枳壳　取原药材，除去杂质，洗净，闷润，去瓤，切薄片，干燥，筛去脱落的瓤核。

2. 麸炒枳壳　先将锅烧热，均匀撒入定量麦麸，用中火加热，待烟起投入枳壳片，不断翻动，炒至淡黄色时取出，筛去麦麸，放凉。每100kg枳壳片，用麦麸10kg。

【炮制作用】

枳壳苦、辛，微寒。归脾、胃、大肠经。有行气宽中除胀等作用。枳壳麸炒后能缓和其峻烈之性，同时增强了健胃消胀作用。

党参

【炮制方法】

1. 党参　取原药材，除去杂质，洗净，润透，切厚片，干燥。

2. 米炒党参　将大米置热的炒药锅内，用中火加热至冒烟时，投入党参片拌炒，至党参呈黄色时取出，筛去米，放凉。每100kg党参片，用米20kg。

3. 蜜炙党参　取炼蜜用适量开水稀释后，与党参片拌匀，闷透，置热炒药锅内，用文火加热，不断翻炒至黄棕色，不粘手时取出，放凉。每100kg党参片，用炼蜜20kg。

【炮制作用】

党参味甘，性平。归脾、肺经。具补中益气、健脾益肺功能。生党参益气生津力胜。米炒党参经炮制后偏于止泻，多用于脾胃虚弱，食少，便溏。蜜炙后增强了补中益气的作用。用于气血两虚之证。

斑蝥

【炮制方法】

1. 斑蝥　取原药材，除去头、足、翅及杂质。

2. 米炒斑蝥　将米置热锅中，用中火加热至冒烟，投入斑蝥拌炒，至米呈黄棕色，取出，筛去米，除去头、足、翘，摊凉。每100kg斑蝥，用米20kg。

注意事项：斑蝥在炮制时和研粉加工时，操作人员宜戴眼罩或防毒面具进行操作，以保护眼、鼻黏膜免受其损伤，炮制后的米要妥善处理，以免伤害人畜，发生意外事故。

【炮制作用】

斑蝥味辛，性热；有大毒。归肝、胃、肾经。具有破血消癥，攻毒蚀疮的功能。生斑蝥多外用，毒性较大，以攻毒蚀疮为主。米炒能降低其毒性及矫正其臭味。可内服，以通经，破癥散结为主。用于经闭癥瘕，狂犬咬伤，瘰疬，肝癌，胃癌。

白术

【炮制方法】

1. 生白术　拣净杂质，用水浸泡，浸泡时间应根据季节、气候变化及白术大小适当掌握，泡后捞出，润透，切片，晒干。

2. 麸炒白术　先将麦麸撒于热锅内，待冒烟时，将白术片倒入微炒至淡黄色，取出，筛去麦麸，放凉。每100kg净白术，用麦麸10kg。

3. 土炒白术　取灶心土细粉，置锅内炒热，加入白术片，炒至外面挂有土色时取出，筛去泥土，放凉。每白术片100kg，用灶心土粉25kg。

【炮制作用】

白术性味苦、甘、温。归脾、胃经。具健脾益气，燥湿利水，止汗，安胎功能。生白术长于健脾、利水消肿。麸炒白术可缓和燥性，增强健脾和胃作用。土炒白术缓和燥性，增强补脾止泻作用。

山药

【炮制方法】

1. 山药　拣去杂质，用水浸泡至山药中心部软化为度，捞出稍晾，切片晒干或烘干

2. 土炒山药　取灶心土细粉，置锅内炒热，加入山药片，炒至外面挂有土色时取出，筛去泥土，放凉。每100kg山药片，用灶心土粉30kg。

3. 麸炒山药　先将麦麸均匀撒布于热锅内，俟烟起，加入山药片拌炒至淡黄色为度，取出，筛去麦麸，放凉。每山药片100kg，用麦麸10kg。

【炮制作用】

山药性味甘、平。归脾、肺、肾经。具有补脾、养胃、补肺、益肾的功能。生品以补肾生精、益脾肺之阴为主。土炒后以补脾止泻为主。麸炒后以补脾健胃为主。

鳖甲

【炮制方法】

1. 生鳖甲　放入缸内或池中，用水浸泡，夏季约泡 20 天至皮骨分离，取出洗净晒干即成。或置于蒸锅内，沸水蒸 45 分钟，取出，放入热水中，立即用硬刷除去皮肉，洗净，干燥。

2. 制鳖甲　将砂子置锅内用武火加热，至砂子呈灵活状态时，放入净鳖甲炒至表皮微黄色，取出筛去砂子，放入醋盆内稍浸，取出晒干即成。每 100kg 净鳖甲，用醋 30kg。

【炮制作用】

鳖甲味咸，性微寒。归肝、肾经。具有滋阴潜阳、软坚散结的功能。生品质地坚硬，有腥臭气，长于养阴清热，潜阳熄风。砂烫醋淬后，质变酥脆，易于粉碎和煎出有效成分，并矫臭矫味，醋淬增强如肝消积的作用。

鸡内金

【炮制方法】

1. 鸡内金　除杂，洗净，干燥，捣碎。

2. 砂炒鸡内金　取净砂置于锅内，用中火加热待砂呈灵活状态时，投入鸡内金，翻炒至发泡卷曲，取出，筛去砂，放凉。

3. 醋内金　将鸡内金置热锅内用文火加热，炒至鼓起，喷醋，取出，干燥。每 100kg 净鸡内金，用醋 15kg。

【炮制作用】

鸡内金味甘性平，入脾胃膀胱经，具有健胃消食、化积排石、固摄缩尿等作用。生品长于攻积。炒后质地酥脆，便于粉碎，并能增强健脾消积的作用。醋内金质酥易碎，且矫正了不良气味，并增强了疏肝助脾的作用。

马钱子

【炮制方法】

1. 马钱子　取原药材，除去杂质。

2. 制马钱子

（1）砂烫：将砂置热锅内，用武火加热至灵活状态时，加入大小一致的马钱子，不断翻动，至表面呈棕褐色，鼓起，内部红褐色，并起小泡时，取出，筛去砂，放凉，除去绒毛。

（2）油炸：取麻油适量置锅内，加热至 230℃左右，投入马钱子，炸至老黄色，立即取出，沥去油，放凉。用时研粉。

3. 马钱子粉　取砂烫马钱子，粉碎成细粉，测定士的宁含量后，加适量淀粉，使含量符合规定，混匀，即得。

【炮制作用】

马钱子味苦，性温；有大毒。归肝、脾经。具有通络止痛、散结消肿的功能。生品毒性剧烈，而且质地坚硬，仅供外用。砂炒后可降低毒性，并使其质地酥脆，便于粉碎及除去绒毛，可供内服。

骨碎补

【炮制方法】

1. 骨碎补　去净泥沙杂质，洗净，稍浸泡，润透，切片，晒干。

2. 砂烫骨碎补　取砂子置锅内炒热，加入拣净的骨碎补，烫炒至鼓起，毛呈焦黄色，迅速取出，筛去砂，放凉后撞去毛即成。

【炮制作用】

骨碎补性温，味苦。归肾、肝经。具有补肾强骨、续伤止痛的功能。生品密被绒毛，质地坚硬，不利于粉碎。砂烫后易于除去绒毛，质地酥脆，易于粉碎和煎出有效成分。

狗脊

【炮制方法】

1. 狗脊　刮去毛洗净，润透，切厚片，干燥。

2. 砂烫狗脊　取砂子置锅内炒热，待砂呈灵活状态时，加入净狗脊，烫炒至鼓起，毛呈焦褐色，迅速取出，筛去砂，放凉后去毛即成。

【炮制作用】

狗脊味苦、甘，性温。归肝、肾经。具有祛风湿、补肝肾、强腰膝的功能。生品以祛风湿、利关节为主。砂烫后以补肝肾、强筋骨为主，且质地酥脆，利于粉碎和煎出有效成分。

阿胶

【炮制方法】

1. 阿胶丁　取阿胶块，置文火上烘软，切成小方块。(以 0.6 ~ 1cm 左右为宜)

2. 蛤粉炒阿胶　取蛤粉适量置热锅内，用中火加热炒至灵活状态时，投入阿胶丁，不断翻动，炒至鼓起呈圆球形，内无溏心时取出，筛去蛤粉，放凉。每 100kg 阿胶丁，用蛤粉 30 ~ 50kg。

3. 蒲黄炒阿胶　将蒲黄置热锅内，用中火加热炒至稍微变色，投入阿胶丁，不断翻动，炒至鼓起呈圆形，内无溏心时取出，筛去蒲黄，放凉。

【炮制作用】

阿胶味甘，性平。归肺、肝、肾经。有补血滋阴、润燥、止血等作用。生用，多入汤剂烊化服用，长于滋阴补血。蛤粉炒成珠后，降低了滋腻之性，便于粉碎，增强了养阴润肺作用，矫正了其不良气味。蒲黄粉炒的作用基本同蛤粉炒，但偏于止血安络的作用。

刺猬皮

【炮制方法】

1. 刺猬皮　碱水洗净油污，清水漂净，润透，剁成小方块（约 1 ~ 2 寸见方），干燥。

2. 滑石粉炒刺猬皮　将滑石粉置于锅内，用中火加热呈灵活状态时，投入净刺猬皮，炒至刺尖卷曲焦黄，质地发泡。每 100kg 刺猬皮，用滑石粉 40kg。

3. 砂炒刺猬皮：砂炒至刺尖卷曲焦黄，质地发泡，或趁热醋淬。每 100kg 净刺猬皮，用醋 10kg。

【炮制作用】

刺猬皮味苦、涩，性平。归胃、大肠、肾经。具有化瘀止痛、收敛止血、涩精缩尿的功能。生品腥臭味较浓，一般不生用。刺猬皮炒后可降低毒性，质地松泡酥脆，便于煎煮和粉碎，醋淬尤能矫臭矫味。

水蛭

【炮制方法】

1. 水蛭 取原药材，洗净、闷软，切段、晒干。

2. 炒水蛭 取滑石粉入锅内炒热，用中火加热，至翻动呈灵活状态时，放入切段的水蛭，炒至微微鼓起，取出，筛去滑石粉，放凉。每100kg水蛭，用滑石粉40kg。

【炮制作用】

水蛭味咸、苦，性平。归肝、膀胱经。具有破血、逐瘀、通经的功能。生品有毒，以破血逐瘀为主。烫后毒性降低，质地酥脆，利于粉碎，还能矫臭。用于跌打损伤，心腹疼痛，大便不通等。

黄连

【炮制方法】

1. 黄连 取原药材，除去杂质，抢水洗净，润透，切薄片，干燥，筛去碎屑；或用时捣碎。

2. 酒黄连 取净黄连片，加入定量黄酒拌匀，稍闷润，待酒被吸尽后，置炒制容器内，用文火加热，炒干，取出晾凉，筛去碎屑。每100kg黄连片，用12.5kg黄酒。

3. 姜黄连 取净黄连片，用姜汁拌匀，稍闷润，待姜汁被吸尽后，置炒制容器内，用文火加热，炒干，取出晾凉，筛去碎屑。每100kg黄连片，用生姜12.5kg或干姜4kg，绞汁或煎汁。

4. 萸黄连 取吴茱萸加适量水煎煮，取汁去渣，煎液与净黄连片拌匀，稍闷润，待吴茱萸药液被吸尽后，置炒制容器内，用文火加热，炒干，取出晾凉，筛去碎屑。每100kg黄连片，用吴茱萸10kg。

【炮制作用】

黄连味苦，性寒。归心、肝、胃、大肠经。具有泻火解毒、清热燥湿的功能。生品苦寒之性较强，以泻火解毒、清热燥湿为主。酒炙黄连能引药上行，缓其寒性，清心除烦，善清头目之火。姜炙黄连可缓和其苦寒之性，止呕作用增强。吴茱萸炙黄连抑制其苦寒之性，使黄连寒而不滞，以清气分湿热、散肝胆郁火为主。

大黄

【炮制方法】

1. 大黄 取原药材，除去杂质，大小分开，洗净，捞出，淋润至软后，切厚片或小方块，晾干或低温干燥，筛去碎屑。

2. 酒大黄 取大黄片或块，用黄酒喷淋拌匀，稍闷润，待酒被吸尽后，置炒制容器内，用文火炒干，色泽加深，取出晾凉，筛去碎屑。每100kg大黄片或块，用黄酒10kg。

3. 熟大黄

(1) 取大黄片或块，置木甑、笼屉或其他容器内，隔水蒸至大黄内外呈黑色为度，取出，干燥。

(2) 取大黄片或块，用黄酒拌匀，闷约1~2小时至酒被吸尽，装入炖药罐内或适宜容器内，密闭，隔水炖约 24 ~ 32 小时至大黄内外均呈黑色时，取出，干燥。每 100kg 大黄片或块，用黄酒 30kg。

4. 大黄炭　取大黄片或块，置炒制容器内，用武火加热，炒至外表呈焦黑色时，取出，晾凉。

5. 醋大黄　取大黄片或块，用米醋拌匀，稍闷润，待醋被吸尽后，置炒制容器内，用文火加热，炒干，取出，晾凉，筛去碎屑。大黄片或块每 100kg，用米醋 15kg。

6. 清宁片　取大黄片或块，置煮制容器内，加水没过药面，用武火加热，煮烂时，加入黄酒（100∶30）搅拌，再煮成泥状，取出晒干，粉碎，过 100 目筛。取细粉，再与黄酒、炼蜜混合成团块状，置笼屉内蒸至透，取出揉匀，搓成直径约 14mm 圆条，于 50℃ ~ 55℃温度干燥，烘至七成干时，装入容器内，闷约 10 天至内外湿度一致，手摸有挺劲，取出，切厚片，晾干，筛去碎屑。每 100kg 大黄片或块，用黄酒 75kg，炼蜜 40kg。

【炮制作用】

大黄苦，寒。归脾、胃、大肠、肝、心经。有泻下攻积、清热泻火、解毒、活血祛瘀等作用。生品大黄苦寒沉降，气味重浊，走而不守，直达下焦，泻下作用峻烈，长于攻积导滞、泻火解毒。酒炙后，其泻下作用稍缓，并借酒升提之性，引药上行，清上焦实热。酒蒸熟大黄后，泻下作用缓和，减轻了腹痛等副作用，并增强了活血祛瘀效果。炒炭后泻下作用极弱，并有凉血化瘀止血作用；醋炙后泻下作用稍缓，增强了消积化瘀作用。清宁片泻下作用缓和而不伤气，逐瘀而不败正，适用于年老体弱患者。

蕲蛇

【炮制方法】

1. 蕲蛇　取原药材，除去头、鳞，切成寸段，筛去碎屑。

2. 蕲蛇肉　取蕲蛇，去头，用定量黄酒润透后，除去鳞、骨，取净肉，切成小段，干燥，筛去碎屑。每 100kg 蕲蛇肉，用黄酒 20kg。

3. 酒蕲蛇　取蕲蛇段，加入定量黄酒拌匀，稍闷润，待酒被吸尽后，置炒制容器内，用文火加热，炒至黄色，取出晾凉，筛去碎屑。每 100kg 蕲蛇肉，用黄酒 20kg。

【炮制作用】

蕲蛇甘、咸，温，有毒。归肝经。有祛风通络、止痉等作用。蕲蛇除去头、鳞，可除去毒性。生品气腥，不利于服用和粉碎，临床较少应用。酒炙后，能增强祛风、通络、止痉的作用，并可矫味，减少腥气，便于粉碎和制剂，临床多用酒炙品。

当归

【炮制方法】

1. 当归　取原药材，除去杂质，洗净，稍润，切薄片，晒干或低温干燥。筛去碎屑。

2. 酒当归　取净当归片，加入定量黄酒拌匀，稍闷润，待酒被吸尽后，置炒制容器内，用文火加热，炒至深黄色，取出，晾凉。每 100kg 当归片，用黄酒 10kg。

3. 土炒当归　将灶心土粉置炒制容器内，用中火加热，炒至土呈灵活状态时，投入净当归片，炒至当归片上粘满细土时（俗称挂土），取出，筛去土，放凉。每 100kg 当归片，用灶心土粉 30kg。

4. 当归炭　取净当归片，置炒制容器内，用中火加热，炒至外表微黑色，取出晾凉。

【炮制作用】

当归味甘、辛，性温。归肝、心、脾经。具有补血、调经、润肠通便的作用。生品质润，具有补血、调经、润肠通便的功能。传统习惯止血用当归头，补血用当归身，破血用当归尾，补血活血用全当归。酒炙后，活血通经、祛瘀止痛的作用增强。土炒后，能增强入脾补血作用，又能缓和油润而不致滑肠。当归炒炭后，以止血补血为主。

川芎

【炮制方法】

1. 川芎　取原药材，拣去杂质，分开大小个，用水浸泡，晒晾，闷润后切片，干燥。

2. 酒川芎　取净川芎片，加入定量黄酒拌匀，稍闷润，待酒被吸尽后，置炒制容器内，用文火加热，炒至棕黄色时，取出晾凉。筛去碎屑。每100kg川芎片，用黄酒10kg。

【炮制作用】

川芎味辛，性温。归肝、胆、心包经。具活血行气、祛风止痛的作用。生品气厚味薄，辛温走窜，能升能散，上行头目，旁达四肢，下行血海。酒炙后，能引药上行，增强活血行气止痛的作用。

续断

【炮制方法】

1. 续断　取原药材，除去芦头等杂质，洗净，润透，切薄片，干燥。

2. 酒续断　取净续断片，用黄酒拌匀，稍闷润至透，置锅内用文火加热，炒至微带黑色时，取出，放凉。每100kg续断片，用黄酒10kg。

3. 盐续断片，用盐水拌匀，润透，置锅内用文火加热，炒干，取出，放凉。每100kg续断片，用食盐2kg。

【炮制作用】

续断味苦、辛，性微温。归肝、肾经。具有补肝肾、壮筋骨、调血脉的功能。生品以补肝肾、通血脉为主。酒续断通血脉、强筋骨作用增强。盐续断引药下行，增强补肝肾、强腰膝作用。

白芍

【炮制方法】

1. 白芍　取原材，拣去杂质，分开大小个，用水浸泡至八成透，捞出，晒晾，润至内外湿度均匀，切片，干燥。

2. 酒白芍　取白芍片，用黄酒喷淋均匀，稍润，置锅内用文火微炒，取出，放凉。每100kg白芍片，用黄酒10kg。

3. 炒白芍　取白芍片，置锅内用文火炒至微黄色，取出，放凉。

4. 土炒白芍　取灶心土细粉，置锅内炒热，加入白芍片，炒至外面挂有土色，取出，筛去土，放凉。每白芍片100kg，用灶心土细粉20kg。

5. 醋白芍　取净白芍片，用定量的米醋拌匀，闷润至醋被吸尽后，置于锅内，用文火炒干，取出，放凉。每100kg白芍片，用米醋15kg。

【炮制作用】

白芍味苦、酸，性微寒。归肝、脾经。具有养血柔肝、缓中止痛、敛阴收汗的功能。

生品长于养血敛阴，平抑肝阳。酒白芍酸寒之性降低，长于和中缓急、止痛。醋白芍引药入肝，增强敛血、疏肝解郁的功能。土炒白芍借土气入脾，增强柔肝和脾、止泻的作用。

桑枝

【炮制方法】

1. 桑枝　取原药材，洗净，润透，切厚片，晒干。

2. 炒桑枝　取桑枝片，置锅内，用文火炒至微黄色，取出，放凉。

3. 酒炒桑枝　取净桑枝，用定量的黄酒拌匀，微闷，待吸干，再用文火炒至微黄色，取出，放凉。每 100kg 桑枝片，用黄酒 12kg。

【炮制作用】

桑枝生品以祛风行水为主，用于肩背关节酸痛麻木等。酒制后，祛风除湿、通络止痛作用增强。

丹参

【炮制方法】

1. 丹参　取原药材，拣去杂质，洗净，润透，切厚片，干燥。

2. 酒丹参　取净丹参片，用黄酒喷淋拌匀，稍闷润，待酒被吸尽后，置炒制容器内，用文火炒干，取出晾凉。每 100kg 丹参片，用黄酒 10kg。

【炮制作用】

丹参味苦，性微寒。归心、肝经。具有祛瘀止痛、活血通经、清心除烦的功能。生品性味偏寒凉，长于祛风止痛、清心除烦。酒丹参可缓和寒凉之性，增强活血祛瘀、调经作用。

柴胡

【炮制方法】

1. 柴胡　取原药材，除去杂质及残茎，洗净，润透，切厚片，干燥。

2. 醋柴胡　取柴胡片，闷润至醋被吸尽，置炒制容器内，用文火加热，炒干，取出晾凉。每 100kg 柴胡片，用米醋 20kg。

3. 鳖血柴胡

（1）取柴胡片，加入洁净新鲜的鳖血、冷开水适量拌匀，闷润至血液被吸尽，置炒制容器内，用文火加热，炒干，取出晾凉。

（2）取柴胡片，加入洁净的新鲜鳖血、黄酒拌匀，闷润至鳖血和酒液被吸尽，用文火加热，炒干，取出晾凉。

每 100kg 柴胡片，用新鲜鳖血 13kg、黄酒 25kg。

【炮制作用】

柴胡苦，微寒。归肝经。具有和解表里、疏肝、升阳的功能。柴胡生用升散力强，多用于解表退热。醋炙后缓和其升散之性，增强疏肝止痛的作用。鳖血炙后能填阴滋血，抑制其浮阳之性，增强清肝退热的作用。

延胡索

【炮制方法】

1. 延胡索　取原药材，除去杂质，大小分开，洗净，稍浸，切薄片，干燥，筛去碎屑，或洗净干燥后捣碎。

2. 醋延胡索

（1）取净延胡索或延胡索片，加入定量米醋拌匀，稍闷润，待醋被吸尽后，置炒制容器内，用文火加热，炒干，取出晾凉，筛去碎屑。

（2）取净延胡索，加入定量米醋与适量清水（以平药面为宜），置煮制容器内，用文火加热，共煮至透心。醋液被吸尽时取出，晾至6成干，切薄片，晒干，筛去碎屑，或晒干捣碎。每100kg延胡索片，用米醋20kg。

3. 酒延胡索　取延胡索片，加入定量黄酒拌匀，闷润至酒被吸尽后，置炒制容器内，用文火加热，炒干，取出晾凉。筛去碎屑。每100kg延胡索片，用黄酒15kg。

【炮制作用】

延胡索辛、苦，温。归肝、脾经。具有活血、利气、止痛的功能。生品止痛有效成分不易煎出，临床多用醋制品。醋延胡索行气止痛作用增强。酒延胡索以活血、祛瘀、止痛为主。

香附

【炮制方法】

1. 香附　取原药材，除去毛须及杂质，碾成绿豆大颗粒，或润透，切薄片，干燥。筛去碎屑。

2. 醋香附

（1）取净香附颗粒或片，加入定量米醋拌匀，闷润至醋被吸尽后，置炒制容器内，用文火加热炒干，取出晾凉。筛去碎屑。

（2）取净香附颗粒或片，加入定量的米醋和水，共煮至醋液基本吸尽，再蒸5小时，闷片刻，取出微凉，切薄片，干燥。筛去碎屑；或取出干燥后，碾成绿豆大颗粒。

每100kg净香附片，用米醋20kg。

3. 四制香附　取净香附颗粒或片，加入定量的生姜汁、米醋、黄酒、食盐水，拌匀，闷润至汁液被吸尽后，用文火加热炒干，取出晾凉。筛去碎屑。

每100kg净香附片，用生姜5kg（取汁）、米醋10kg、黄酒10kg、食盐2kg（清水溶化）。

4. 酒香附　取净香附颗粒或片，加入定量黄酒拌匀，闷润至黄酒被吸尽，用文火加热炒干，取出晾凉。筛去碎屑。每100kg净香附颗粒或片，加入黄酒20kg。

5. 香附炭　取净香附，大小分档，置炒制容器内，用中火加热，炒至表面焦黑色，内部焦褐色，喷淋清水少许，灭尽火星，取出晾干，凉透。筛去碎屑。

【炮制作用】

香附辛、微苦、微甘，平。归肝、脾、三焦经。具有行气解郁、调经止痛的功能。生品多入解表剂中，以理气解郁为主。醋香附，专入肝经，增强疏肝止痛作用，并能消积化滞。酒香附，能通经脉，散结滞。四制香附，以行气解郁、调经散结为主。香附炭性味苦涩，多用治妇女崩漏不止等证。

乳香

【炮制方法】

1. 乳香　取原药材，砸成小块，除去杂质。

2. 醋乳香　取净乳香块，置炒制容器内，用文火加热，炒至冒烟，表面微熔，喷淋定量米醋，边喷边炒，炒至表面显油亮光泽时，迅速出锅，摊开放凉。每100kg乳香，用米醋10kg。

3. 炒乳香　取净乳香块，置炒制容器内，用文火加热，炒至冒烟，表面显油亮光泽时，迅速取出，摊开放凉。

【炮制作用】

乳香辛、苦，温。归心、肝、脾经。有活血止痛、消肿生肌等作用。生品气味浓烈，入煎剂对胃有一定的刺激性，易引起呕吐，入丸散剂难以粉碎。醋炙后能矫臭矫味，缓和刺激性，利于服用和粉碎，并能增强活血止痛、收敛生肌作用。炒后能缓解刺激性，利于粉碎，易于服用。

莪术

【炮制方法】

1. 莪术　取原药材，除去杂质，洗净，浸泡2~4小时，润透，切薄片，干燥。

2. 醋莪术　取净莪术片，加入定量米醋拌匀，闷润至醋被吸尽后，置炒制容器内，用文火加热炒干，取出晾凉。每100kg莪术，用米醋20kg。

【炮制作用】

莪术味辛、苦，性温。归肝、脾经。具有行气破血、消积止痛的功能。生品长于行气止痛，破血祛瘀。醋莪术主入肝经血分，增强破血消癥作用。

三棱

【炮制方法】

1. 三棱　取原药材，除去杂质，洗净，浸泡，润透，切薄片，干燥。

2. 醋三棱　取净三棱片，加入定量米醋拌匀，闷润至醋被吸尽后，置炒制容器内，用文火加热炒干，取出晾凉。每100kg净三棱片，用米醋15kg。

【炮制作用】

三棱味辛、苦，性平。归肝、脾经。具有行气破血、消积止痛的功能。生品为血中气药，长于破血行气，消积止痛。醋三棱主入血分，增强破瘀散结、止痛作用。

芫花

【炮制方法】

1. 生芫花　取原药材，除去杂质及梗、叶，筛去灰屑。

2. 醋芫花

（1）醋炒芫花：取净芫花，加入米醋拌匀，闷润至醋被吸尽，置炒制容器内，用文火加热，炒至微干，取出干燥。

（2）醋煮芫花：将净芫花置锅内，倒入兑入适量清水的醋，文火煮透，吸尽醋液，再炒至微干，表面显火色时，取出，摊开晾凉，干燥，除净药屑。

每100kg净芫花，用米醋30kg。

【炮制作用】

芫花味苦、辛，性温；有毒。归肺、脾、肾经。具有泻水逐饮、解毒杀虫的功效。生芫花毒性强，峻泻逐水，力较猛，较少内服，多外用。醋芫花毒性降低。

甘遂

【炮制方法】

1. 生甘遂　取原药材，除去杂质，洗净，晒干，除净药屑。

2. 醋甘遂

（1）醋炒甘遂：取净甘遂，加入米醋拌匀，闷润至透，置炒制容器内，用文火加热，炒至带火色时，取出，放凉，除净药屑。

（2）醋煮甘遂：将净甘遂置锅内，倒入兑入适量清水的醋，文火煮透，吸尽醋液，切开内无白心时，取出，干燥，除净药屑。

每100kg净甘遂，用米醋30kg。

【炮制作用】

甘遂味苦，性寒；有毒。归肺、脾、肾经。具有泻水逐饮的功效。生甘遂有毒，泻水逐饮力峻。醋甘遂毒性降低，泻下作用较缓，多内服。

京大戟

【炮制方法】

1. 生大戟　取原药材，除去杂质，洗净，润透，切厚片，晒干，筛去碎屑。

2. 醋大戟

（1）醋炒京大戟：取净大戟片，加入米醋拌匀，闷润至醋被吸尽后，置炒制容器内，用文火加热，炒干，取出晾凉，筛去碎屑。

（2）醋煮京大戟：取净大戟片，置煮制容器内，加入定量的米醋与适量水，浸润约1~2小时，用文火加热，煮至醋液被吸尽，内无白心时，取出，晾至6~7成干时，切厚片，干燥，筛去碎屑。

每100kg净大戟片，用米醋30kg。

【炮制作用】

大戟味苦，性寒；有毒。归肺、脾、肾经。具有泻水逐饮的功能。生品有毒，泻下力猛，多外用。如治疗蛇虫咬伤，热毒痈肿疮毒。醋大戟能降低毒性，缓和峻泻作用。用于水饮泛溢所致的水肿喘满，胸腹积水及痰饮积聚等证。

知母

【炮制方法】

1. 知母　取原药材，除去毛状物及杂质，洗净，润透，切厚片，干燥，筛去毛屑。

2. 盐知母　取净知母片，置炒制容器内，用文火加热，炒至变色，喷淋盐水，炒干，取出晾凉，筛去碎屑。每100kg知母片，用食盐2kg。

【炮制作用】

知母苦、甘，寒。归肺、胃、肾经。有清热泻火、生津润燥的作用。生品苦寒滑利，长于清热泻火、生津润燥，尤擅泻肺胃之火。盐炙品长于滋阴降火。

杜仲

【炮制方法】

1. 杜仲　取原药材，刮去粗皮，洗净，润透，切丝或块，干燥，筛去碎屑。

2. 盐杜仲　取杜仲丝或块，加定量的食盐水拌匀，稍闷，待盐水被吸尽后，置炒制容器内，用中火炒至颜色加深，有焦斑，丝易断时，取出晾凉，筛去碎屑。每100kg杜仲丝或块，用食盐2kg。

【炮制作用】

杜仲味甘，性温。归肝、肾经。具有补肝肾、强筋骨、安胎的功能。生杜仲性温偏燥，能温补肝肾，强筋骨。一般用于浸酒。盐炙后可引药下行，长于补肝肾、强筋骨、安胎。

黄柏

【炮制方法】

1. 黄柏　取原药材，除去杂质，刮去残留的粗皮，洗净，润透，切丝或块，干燥，筛去碎屑。

2. 盐黄柏　取黄柏丝或块，用定量盐水拌匀，稍闷，待盐水被吸尽后，置炒制容器内，用文火加热，炒干，取出晾凉，筛去碎屑。每100kg黄柏丝或块，用食盐2kg。

3. 酒黄柏　取黄柏丝或块，用定量黄酒拌匀，稍闷，待酒被吸尽后，置炒制容器内，用文火加热，炒干，取出晾凉，筛去碎屑。每100kg黄柏丝或块，用黄酒10kg。

4. 黄柏炭　取黄柏丝或块，置炒制容器内，用武火加热，炒至表面焦黑色，内部深褐色，喷淋少许清水灭尽火星，取出晾干，筛去碎屑。

黄柏在切制前，水处理时要掌握好“水头”，若吸水过多，容易发黏，不易切片。

【炮制作用】

黄柏味苦，性寒。归肾、膀胱经。有清热燥湿、泻火解毒、清虚热等作用。生黄柏长于泻火解毒、清热燥湿。盐炙黄柏长于滋阴降火，退虚热。酒炙黄柏长于清湿热，利关节，清上焦之热。黄柏炭长于清热止血，多用于崩漏、便血、尿血等。

泽泻

【炮制方法】

1. 泽泻　取原药材，除去杂质，大小分档，浸泡，润透，切厚片，干燥，除净药屑。

2. 盐泽泻　取净泽泻片，加盐拌匀，闷透，置锅内，文火炒至黄色，微带焦斑时，取出，放凉，除净药屑。每100kg净泽泻片，用食盐2kg，适量水溶解后，滤过用。

【炮制作用】

泽泻味甘，性寒。归肾、膀胱经。能利小便，清湿热。生泽泻利小便，清湿热。盐泽泻引药下行，增强泻热、利水作用。

橘核

【炮制方法】

1. 橘核　取原药材，除去杂质，洗净，干燥。

2. 盐橘核　取净橘核，用盐水拌匀，闷透，置锅内用文火加热炒干，取出，放凉，用时捣碎。每100kg橘核，用盐2kg。

【炮制作用】

橘核味苦，性平。归肝、肾经。具有理气、散结、止痛的功效。生品理气散结作用较强，用于乳痈。盐制能引药下行，增强疗疝止痛功效，用于疝气疼痛，睾丸肿痛。

砂仁

【炮制方法】

1. 砂仁　取原药材，除去杂质，去外壳，取净仁，用时捣碎。

2. 盐砂仁　取净砂仁，用盐水拌匀，闷透，置锅内，文火炒至带火色时，取出，放凉，除净药屑。每100kg净砂仁，用食盐2kg（适量水溶解后，滤过用）。

【炮制作用】

砂仁味辛，性温。归脾、胃、肾经。能化湿开胃，温脾止泻，理气安胎。生砂仁擅于化湿开胃，温脾止泻。盐砂仁入肾，温肾散寒，理气安胎，并缓其温燥之性。

车前子

【炮制方法】

1. 车前子　取原药材，除去杂质，筛去灰屑。

2. 盐车前子　取净车前子，置锅内，文火炒至鼓起，有爆裂声，均匀喷洒盐水，炒至微干，取出，放凉，除净药屑。每100kg净车前子，用食盐2kg（适量水溶解后，滤过用）。

【炮制作用】

车前子味甘，性微寒。归肝、肺、肾、小肠经。能清热利尿，渗湿通淋，明目，祛痰。生车前利尿通淋，明目，祛痰。盐车前子入肾，增强补肝肾、明目之功。还能降低煎液黏度，易于煎出有效成分。

菟丝子

【炮制方法】

1. 菟丝子　取原药材，除去杂质，淘净，干燥。

2. 盐菟丝子　取净菟丝子，加盐水拌匀，闷润，待盐水被吸尽后，置炒制容器内，用文火加热，炒至略鼓起，微有爆裂声，并有香气逸出时，取出晾凉。每100kg菟丝子，用食盐2kg。

3. 酒菟丝子　饼取净菟丝子，加适量水煮至开裂，不断搅拌，待水液被吸尽，全部显黏丝稠粥状时，加入黄酒和白面拌匀，取出，压成饼，切成小方块，干燥。每100kg菟丝子，用黄酒15kg，白面15kg。

4. 炒菟丝子　取菟丝子，置炒制容器内，用文火加热，炒至微黄色，有爆裂声，取出晾凉。

【炮制作用】

菟丝子味甘，性温。归肝、肾经。具有益肾固精、安胎、养肝明目、止泻的功能。酒制可增加温肾壮阳固精的作用，并可提高煎出效果，便于粉碎，为较常用的炮制方法。炒菟丝子其功用与生品相似，但炒后可提高煎出率，便于粉碎，利于制剂，多入丸散剂。

竹茹

【炮制方法】

1. 竹茹　取原药材，除去杂质和硬皮，切段或揉成小团。

2. 姜竹茹　取竹茹段或团，加姜汁拌匀，稍润，待姜汁被吸尽后，置炒制容器内，用文火加热，如烙饼法将两面烙至微黄色，取出晾凉。每100kg竹茹，用生姜10kg。

【炮制作用】

竹茹甘，微寒。归肺、胃经。有清热化痰、除烦止呕等作用。生品长于清热化痰，除烦。姜炙品长于降逆止呕。

厚朴

【炮制方法】

1. 厚朴　取原药材，刮去粗皮，洗净，润透，切细丝，干燥，除净药屑。

2. 姜厚朴

（1）姜炒厚朴：取净厚朴丝，用姜汁拌匀，闷润，置锅内，文火炒至带火色时，取出，放凉，除净药屑。

（2）姜煮厚朴：将厚朴段置锅内，放定量的生姜片，加适量清水，文火煮至锅内汁液剩余很少时，用弯曲法检视厚朴段，能弯曲但又显得柔韧时，取出，趁热切细丝，干燥后，将剩余汁液拌入，再干燥，除净药屑。每100kg净厚朴丝或段，用生姜10kg或干姜3kg。

【炮制作用】

厚朴味苦、辛，性温。归脾、胃、肺、大肠经。能燥湿消痰，下气除满。生厚朴刺激咽喉，不宜生用，姜厚朴消除刺激性，燥湿消痰，下气除满。

草果

【炮制方法】

1. 草果仁　取原药材，除去杂质，置锅内，中火炒至果皮鼓起、呈焦黄色时，取出，凉后，搓破果皮，簸去果皮、隔膜及碎屑，取净仁。用时捣碎。

2. 姜草果仁　取净草果仁，用姜汁拌匀，闷润至透，置锅内，文火炒至形体饱满，色泽加深，带焦斑时，取出，放凉，簸净药屑。用时捣碎。每100kg净草果，用生姜10kg。

【炮制作用】

草果味辛，性温。归脾、胃经。能燥湿温中，除痰截疟。生草果辛香燥烈，燥湿温中。姜草果缓其燥烈之性，除痰截疟，温胃止呕。

甘草

【炮制方法】

1. 甘草　取原药材，除去杂质，洗净，润透，切厚片，筛去碎屑。

2. 蜜甘草　取炼蜜，加适量开水稀释后，淋入净甘草片中拌匀，闷润，置炒制容器内，用文火加热，炒至老黄色、不粘手时，取出晾凉。每100kg甘草片，用炼蜜25kg。

【炮制作用】

甘草甘，平。归心、肺、脾、胃经。具补脾益气、清热解毒、祛痰止咳、缓急止痛等作用。生品味甘偏凉，长于清热解毒、化痰止咳。蜜炙品味甘偏温，长于补脾和胃、益气复脉、缓急止痛。

麻黄

【炮制方法】

1. 麻黄　取原药材，除去木质茎、残根及杂质，抖净灰屑，切段；或洗净后稍润，切段，干燥。

2. 蜜麻黄　取炼蜜，加适量开水稀释，淋入麻黄段中拌匀，闷润，置炒制容器内，用文火加热，炒至深黄色、不粘手时，取出晾凉。每100kg麻黄段，用炼蜜20kg。

3. 麻黄绒　取麻黄段，碾绒，筛去粉末。

4. 蜜麻黄绒　取炼蜜，加适量开水稀释，淋入麻黄绒内拌匀，闷润，置炒制容器内，用文火加热，炒至深黄色、不粘手时，取出晾凉。每100kg麻黄绒，用炼蜜25kg。

【炮制作用】

麻黄味辛、微苦，性温。归肺、膀胱经。有发汗散寒、宣肺平喘、利水消肿等作用。生品长于发汗解表，利水消肿。蜜麻黄长于宣肺平喘。麻黄绒功似麻黄而力稍逊，多用于老人、幼儿及体虚患者的风寒感冒。蜜麻黄绒功似蜜炙麻黄，但作用更缓和，适于表证已解而咳喘未愈的老人、幼儿及体虚患者。

黄芪

【炮制方法】

1. 黄芪　取原药材，除去杂质，洗净润透，切厚片，干燥，除净药屑。

2. 蜜黄芪　取炼蜜，加适量开水稀释，淋入净黄芪片内拌匀，稍闷，置锅内，文火炒至深黄色，符合“手握法”检视质量标准时，再出锅，放凉，干燥后，及时收藏。每100kg净黄芪，用炼蜜25kg。

【炮制作用】

黄芪味甘，性温。归肺、脾经。能补气固表，利尿托毒，排脓，敛疮生肌。生黄芪擅于固表止汗，托毒生肌，利水消肿。蜜黄芪质偏润，补气生血。

紫菀

【炮制方法】

1. 紫菀　取原药材，除去残茎及杂质，洗净，稍润，切厚片，干燥，除净药屑。

2. 蜜紫菀　取炼蜜，加适量开水稀释，淋入净紫菀片内拌匀，稍闷，置锅内，文火炒至棕褐色，符合“手握法”检视质量标准时，再出锅，放凉，干燥后，及时收藏。每100kg净紫菀，用炼蜜25kg。

【炮制作用】

紫菀味辛、苦，性温。归肺经。能润肺下气，消痰止咳。生紫菀下气消痰之力较强。蜜紫菀润肺止咳。

枇杷叶

【炮制方法】

1. 枇杷叶　取原药材，除去绒毛，用水喷润，切宽丝，干燥，除净药屑。

2. 蜜枇杷叶　取炼蜜，加适量开水稀释，淋入净枇杷叶内拌匀，稍闷，置锅内，文火炒至微黄色，符合“手握法”检视质量标准时，取出，放凉，干燥后，及时收藏。每100kg净枇杷叶，用炼蜜20kg。

【炮制作用】

枇杷叶味苦，性微寒。归肺、胃经。能清肺止咳，降逆止呕。生枇杷叶清肺止咳，降逆止呕。蜜枇杷叶润肺止咳。

百合

【炮制方法】

1. 百合　取原药材，除去杂质，筛净灰屑。

2. 蜜百合　取净百合置锅内，文火炒至微黄色，透出百合香气时，均匀淋入老蜜，迅速翻搅，使蜜液尽快均匀黏附于百合表面，炒至呈深黄色、油亮，不粘手时，取出，放凉，干燥后及时收藏。每100kg净百合，用炼蜜5kg。

【炮制作用】

百合味甘，性寒。归心、肺经。能养阴润肺，清心安神。生百合擅于清心安神。蜜百合擅于润肺止咳。

百部

【炮制方法】

1. 百部　取原药材，除去杂质，洗净，润透，切厚片，干燥，除净药屑。

2. 蜜百部　取炼蜜，加适量开水稀释，淋入净百部内拌匀，稍闷，置锅内，文火炒至表面棕黄色，符合“手握法”检视质量标准时，取出，放凉，干燥后，及时收藏。每100kg净百部，用炼蜜12.5kg。

【炮制作用】

百部味甘、苦，性微温。归肺经。能润肺，下气止咳，杀虫。生百部下气止咳，杀虫灭虱。蜜百部润肺止咳。

白前

【炮制方法】

1. 白前　取原药材，除去杂质，洗净，润透，切段，干燥，除净药屑。

2. 蜜白前　取炼蜜，加适量开水稀释，淋入净白前段内拌匀，稍闷，置锅内，文火炒至深黄色，符合“手握法”检视质量标准时，取出，放凉，干燥后，及时收藏。每100kg净白前，用炼蜜25kg。

【炮制作用】

白前味辛、苦，性微温。归肺经。能降气，消痰，止咳。生白前擅于宣肺解表，化痰止咳。蜜白前缓和对胃的刺激性，增强润肺止咳作用。

款冬花

【炮制方法】

1. 款冬花　取原药材，除去杂质及残梗，筛去灰屑。

2. 蜜款冬花　取炼蜜，加适量开水稀释，淋入净款冬花内拌匀，稍闷，置锅内，文火炒至微黄色，符合“手握法”检视质量标准时，取出，放凉，干燥后，及时收藏。每100kg净款冬花，用炼蜜25kg。

【炮制作用】

款冬花味辛、微苦，性温。归肺经。能润肺下气，止咳化痰。生款冬花偏于化痰止咳。蜜款冬花缓其辛散之性，擅于润肺止咳。

旋覆花

【炮制方法】

1. 旋覆花　取原药材，除去杂质及残叶、梗，筛去灰屑。

2. 蜜旋覆花　取炼蜜，加适量开水稀释，淋入净旋覆花内拌匀，稍闷，置锅内，文火炒至深黄色，符合“手握法”检视质量标准时，取出，放凉，干燥后，及时收藏。每100kg净旋覆花，用炼蜜25kg。

【炮制作用】

旋覆花味苦、辛、咸，性微温。归肺、脾、胃、大肠经。能降气，消痰，行气，止呕。生旋覆花降气，消痰，行气，止呕。蜜旋覆花增强润肺止咳作用。

桑白皮

【炮制方法】

1. 桑白皮　取原药材，除去杂质，刮净粗皮，洗净，稍润，切细丝，干燥，除净药屑。

2. 蜜桑白皮　取炼蜜，加适量开水稀释，淋入净桑白皮丝内拌匀，稍闷，置锅内，文火炒至深黄色，符合“手握法”检视质量标准时，取出，放凉，干燥后，及时收藏。每100kg净桑白皮，用炼蜜25kg。

【炮制作用】

旋覆花味甘，性寒。归肺经。能泻肺平喘，利水消肿。生桑白皮泻肺行水。蜜桑白皮缓其寒泻之性，善于润肺止咳。

淫羊藿

【炮制方法】

1. 淫羊藿　取原药材，摘取叶片，喷淋清水，稍润，切丝，干燥。

2. 炙淫羊藿　取羊脂油置锅内加热熔化，加入淫羊藿丝，用文火加热，炒至微黄色，取出晾凉。每100kg淫羊藿叶片，用羊脂油（炼油）20kg。

【炮制作用】

淫羊藿辛、甘，温。归肝、肾经。有补肝肾、强筋骨、祛风湿作用。生品长于祛风湿，坚筋骨。油炙品长于温肾助阳。

白矾

【炮制方法】

1. 白矾　取原药材，除去杂质，捣碎或研细。

2. 枯矾　取净白矾，敲成小块，置煅锅内，用武火加热至熔化，继续煅至膨胀松泡呈白色蜂窝状固体，完全干燥，停火，放凉后取出，研成细粉。

煅制白矾时应一次性煅透，中途不得停火，不要搅拌。制枯矾时常出现煅制不透的现象，以致形成凉后的“僵块”。

【炮制作用】

白矾味酸、涩，性寒。归肺、大肠、肝经。外用解毒，杀虫，止痒；内服化痰，止血，止泻。白矾长于解毒杀虫，清热消痰，燥湿止痒。外用可解毒止痒，常制成散剂、洗剂、含漱剂使用，高浓度具有腐蚀性，用于胬肉，痔疮，脱肛。内服有清热消痰作用。枯矾收湿敛疮，止血化腐。

石膏

【炮制方法】

1. 生石膏　取原药材，洗净，晒干，敲成小块，除去夹石，碾成细粉。

2. 煅石膏　取净石膏块，置无烟炉火或耐火容器内，用武火加热，煅至红透，取出，凉后碾碎。

【炮制作用】

石膏味辛、甘，性大寒。归肺、胃经。具有清热泻火、除烦止渴的功能。煅石膏味辛、甘、涩，性寒。归肺、胃经。具收湿、生肌、敛疮、止血的功能。

石决明

【炮制方法】

1. 石决明　取原药材洗净，干燥，碾碎或碾粉。

2. 煅石决明　取净石决明，置耐火容器内或置于无烟炉火上，用武火加热，煅至灰白色或青灰色，易碎时，取出放凉，碾碎。

【炮制作用】

石决明味咸，性寒。归肝经。具有平肝潜阳、清肝明目的功能。石决明偏于平肝潜阳。煅石决明增强了固涩收敛、明目制酸作用。

珍珠母

【炮制方法】

1. 珍珠母　取原药材，除去杂质及灰屑，碾碎。

2. 煅珍珠母　取净珍珠母，置耐火容器内，用武火加热，煅至酥脆，取出放凉，打碎或碾粉。

【炮制作用】

珍珠母味咸，性寒。归肝、心经。珍珠母具有平肝潜阳、定惊明目的功能。煅后细研吞服，能治胃酸过多。

牡蛎

【炮制方法】

1. 牡蛎　取原药材，洗净，晒干，碾碎。

2. 煅牡蛎　取净牡蛎，置耐火容器内或无烟炉火上，用武火加热，煅至酥脆时取出，放凉，碾碎。

【炮制作用】

牡蛎味咸，性微寒。归肝、肾经。牡蛎具有重镇安神、潜阳补阴、软坚散结的功能。煅后增强了收敛固涩作用。

自然铜

【炮制方法】

1. 自然铜　取原药材，除去杂质，洗净，干燥，砸碎。

2. 煅自然铜　取净自然铜，置耐火容器内，用武火加热，煅至红透立即取出，投入醋液中淬制，待凉后取出，继续煅烧醋淬至黑褐色，外表脆裂，光泽消失，质地酥脆，取出，摊晾，干燥后碾碎。每100kg自然铜，用30kg米醋。

【炮制作用】

自然铜味辛，性平。有散瘀、接骨、止痛作用。临床上多煅用，用于跌仆肿痛、筋骨折伤等。

炉甘石

【炮制方法】

1. 炉甘石　取原药材，除去杂质，打碎。

2. 煅炉甘石　取净炉甘石，置耐火容器内，用武火加热，煅至红透，取出，立即倒入水中浸淬，搅拌，倾取上层混悬液，残渣继续煅淬3～4次，至不能混悬为度，合并混悬液，静置，待澄清后倾去上层清水，干燥。

【炮制作用】

炉甘石味甘，性平。归肝、心经。具有解毒明目退翳、收湿止痒敛疮的功能。炉甘石一般不生用，也不作内服，多作外敷剂使用，经煅淬水飞后，质地纯洁细腻，消除了对创面的刺激，增强了收敛吸湿作用。

血余炭

【炮制方法】

取头发，除去杂质，反复用稀碱水洗去油垢，清水漂净，晒干，装于锅内，上扣一个口径较小的锅，两锅结合处用盐泥或黄泥封固，上压重物，扣锅底部贴一白纸条，或放几粒大米，用武火加热，煅至白纸或大米呈深黄色为度，离火，待凉后取出，剁成小块。

【炮制作用】

血余炭味苦，性平。归肝、胃经。血余不生用，入药必须煅炭，煅炭后才具有止血、化瘀的功能。

棕榈

【炮制方法】

1. 棕榈　取原药材，除去杂质，洗净，切段，干燥，筛去灰屑。

2. 棕榈炭

（1）煅炭：取净棕榈段或棕板块置锅内，上扣一较小锅，两锅结合处用盐泥封固，上压重物，并贴一块白纸条或放大米数粒，用文武火加热，煅至白纸或大米呈深黄色时，停火，待锅凉后，取出。

（2）炒炭：取净棕板，切成小块，用武火炒至黑棕色，喷淋少量清水，取出干燥。

【炮制作用】

棕榈炭味苦、涩，性平。归肺、肝、大肠经。具有收涩止血的功能。生棕榈不入药，经煅后具有止血作用。

灯心草

【炮制方法】

1. 灯心草　取原药材，拣净杂质，剪成段。

2. 灯心草炭　取净灯心草，扎成小把，置煅锅内，上扣一口径较小的锅，接合处用盐泥封固，在扣锅上压以重物，并贴一条白纸或放数粒大米，用文武火加热，煅至纸条或大米呈深黄色时停火，待锅凉后，取出。

【炮制作用】

灯心草味甘、淡，性微寒。归心、肺、小肠经。具有清心火、利小便的功能。灯心草长于利水通淋。灯心草炭凉血止血，清热敛疮（外用）。

何首乌

【炮制方法】

1. 何首乌　除去杂质，洗净，稍润，切厚片或块，干燥。

2. 制首乌　取生首乌片或块，用黑豆汁拌匀，润湿，置非铁质蒸制容器内，密闭，蒸至液汁被吸净，药物呈棕褐色时，取出，干燥。每100kg何首乌，用黑豆10kg。

黑豆汁制法　取黑豆10kg，加水适量，约煮4小时，熬汁约15kg；黑豆渣再加水煮3小时，熬汁约10kg，合并得黑豆汁约25kg。

【炮制作用】

何首乌性苦、甘、涩，味温。归肝、心、肾经。具解毒、消痈、润肠通便的功能。制首乌味甘而厚，入阴，增强了补肝肾、益精血、乌须发、强筋骨的作用。

黄芩

【炮制方法】

1. 黄芩　取原药材，除去杂质，洗净。大小分档，置蒸制容器内隔水加热，蒸至“圆汽”后半小时，候质地软化，取出，趁热切薄片，干燥。或将净黄芩置沸水中煮10分钟，取出，闷约8～12小时，至内外湿度一致时，切薄片，干燥。

2. 酒黄芩　取黄芩片，加黄酒拌匀，稍闷，待酒被吸尽后，用文火炒至药物表面微干，深黄色，嗅到药物与辅料的固有香气，取出，晾凉。每100kg黄芩片，用黄酒10kg。

3. 黄芩炭　取黄芩片，置热锅内，用武火加热，炒至药物外面黑褐色，里面深黄色，取出。

【炮制作用】

黄芩味苦，性寒。归肺、胆、脾、大肠、小肠经。具清热燥湿、泻火解毒、止血、安胎的功能。酒黄芩用于上焦肺热及四肢肌表之湿热。黄芩炭清热止血。

地黄

【炮制方法】

1. 鲜地黄　取鲜药材洗净泥土，除去杂质，用时切厚片或绞汁。

2. 生地黄　取干药材，除去杂质，用水稍泡，洗净，闷润，切厚片。

3. 熟地黄

（1）取净生地，加黄酒拌匀，隔水蒸至酒吸尽，显乌黑色光泽，味转甜，取出，晒至外皮黏液稍干，切厚片，干燥。每100kg生地黄，用黄酒30～50kg。

（2）取净生地，蒸至黑润，取出，晒至八成干，切厚片，干燥。

4. 生地炭　取生地片，武火炒至焦黑色，发泡，鼓起时，取出放凉。或用闷煅法煅炭。

5. 熟地炭　取熟地片，武火炒至外皮焦褐色为度，取出放凉，或用闷煅法煅炭。

【炮制作用】

鲜地黄味甘、苦，性寒。归心、肝、肾经。具有清热、生津、凉血、止血的功能。生地黄性味甘、寒，归心、肝、肾经。为清热凉血之品，具有清热凉血、养阴、生津的功能。熟地黄性味甘、微温，归肝、肾经，具有滋阴补血、益精填髓的作用。生地炭入血分凉血止血。熟地炭以补血止血为主。

黄精

【炮制方法】

1. 黄精　取原药材，除去杂质，洗净，略润，切厚片，干燥。

2. 酒黄精　取原药材，除去杂质，洗净，加黄酒拌匀，密闭，隔水蒸至酒被吸尽，色泽黑润，口尝无麻味时，取出，稍晾，切厚片，干燥。每100kg黄精，用黄酒20kg。

3. 蒸黄精　取原药材，除去杂质，洗净，反复蒸至内外呈滋润黑色，切厚片，干燥。

【炮制作用】

黄精味甘，性平。归脾、肺、肾经。具有补气养阴、健脾、润肺、益肾的功能。生黄精具麻味，刺人咽喉。蒸后补脾润肺益肾的功能增强，并可除去麻味，以免刺激咽喉。酒制能助其药势，使之滋而不腻，更好地发挥补益作用。

女贞子

【炮制方法】

1. 女贞子　取原材，除去梗叶杂质，洗净，干燥。

2. 酒女贞子　取净女贞子，用黄酒拌匀，稍闷后置罐内（或其他密闭蒸制容器内），密闭后置水中炖，或直接通入蒸汽蒸至酒完全吸尽，女贞子黑润时，取出，干燥。每100kg净女贞子，用黄酒20kg。

【炮制作用】

女贞子味甘、苦，性凉。归肝、肾经。具有滋补肝肾、明目乌发的功能。生用以清肝明目、滋阴润燥为主。酒制后补肝肾作用增强。

五味子

【炮制方法】

1. 五味子　取原材，除去杂质，用时捣碎。

2. 醋五味子　取净五味子，加醋拌匀，稍闷，蒸至醋被吸尽，表面显紫黑色，取出，干燥。每100kg净五味子，用醋15kg。

3. 酒五味子　取净五味子，加酒拌匀，稍闷，蒸至酒尽转黑色，取出，晒干。每100kg净五味子，用黄酒20kg。

4. 蜜五味子　取炼蜜用适量开水稀释后，加入净五味子，拌匀，闷透，置锅内，用文火加热，炒至不粘手时，取出，放凉。每100kg净五味子，用炼蜜10kg。

【炮制作用】

五味子味酸、甘，性温。归肺、心、肾经。具有收敛固涩、益气生津、补肾宁心的功能。五味子生品以敛肺止咳止汗为主。醋制后酸涩收敛之性增强，涩精止泻作用更强。酒制后益肾固精作用增强。蜜炙后补益肺肾作用增强。

山茱萸

【炮制方法】

1. 山萸肉　取原药材，洗净，除去杂质及果核。

2. 酒山萸肉　取山萸肉，用黄酒拌匀，置适宜容器内，密闭，隔水加热，炖至酒被吸尽，色变黑润，取出，干燥。每100kg山萸肉，用黄酒20kg。

3. 蒸山茱萸　取山萸肉，置笼屉或适宜的蒸器内，先用武火，待“圆汽”改用文火蒸至外皮呈紫黑色，熄火后闷过夜，取出，干燥。

【炮制作用】

山茱萸味酸、涩，性微温。归肝、肾经。具有补益肝肾、涩精固脱的功能。山茱萸生品敛阴止汗力强。蒸制后补肾涩精、固精缩尿力胜，酒制后借酒力温通，助药势，降低其酸性，滋补作用强于清蒸品。

川乌

【炮制方法】

1. 生川乌　取原药材，拣净杂质，洗净灰屑，晒干。

2. 制川乌　取净川乌，用水浸泡至内无干心，取出，加水煮沸4~6小时，或蒸6~8小时，至取个大及实心者切开无白心，口尝微有麻舌感时，取出晾至六成干，切厚片，干燥。

【炮制作用】

川乌味辛、苦，性热；有大毒。归心、肝、脾、肾经。具有祛风除湿、温经止痛的功效。多作外用。生川乌有大毒，多作外用。供内服时一般炮制后用，制后毒性降低。制川乌味辛、苦，性热，有毒，归心、肝、脾、肾经，功用同川乌，可内服。

草乌

【炮制方法】

1. 生草乌　取原药材，除去杂质，洗净，干燥。

2. 制草乌　取净草乌，大小个分开，用水浸泡至内无干心，取出，加水煮沸至取大个及实心者切开内无白心，口尝微有麻舌感时，取出，晾至六成干，切薄片，干燥。

【炮制作用】

草乌味辛，苦，性热；有大毒。归心、肝、脾、肾经。具有祛风除湿、温经止痛的功效。多作外用。生草乌有大毒，多作外用。供内服时一般炮制后用，制后毒性降低。制草乌味辛、苦，性热，有毒，归心、肝、脾、肾经，功用同草乌，可内服。

附子

【炮制方法】

1. 炮附片　取砂置锅内，用武火炒热，加入净附片，拌炒至鼓起并微变色，取出，筛去砂，放凉。

2. 淡附片　取净盐附子，用清水浸漂，每日换水2～3次，至盐分漂尽，与甘草、黑豆加水共煮至透心，切开后口尝无麻舌感时，取出，除去甘草、黑豆，切薄片，干燥。每100kg盐附子，用甘草5kg，黑豆10kg。

【炮制作用】

附子味辛、甘，性大热；有毒。归心、肾、脾经。具有回阳救逆、补火助阳、逐风寒湿邪的功能。生附子有毒，加工炮制后毒性降低，便于内服。产地加工成盐附子的目的是防止药物腐烂，利于贮存。加工成黑顺片、白附片后毒性降低，可直接入药。炮附片以温肾暖脾为主，用于心腹冷痛，虚寒吐泻。淡附片长于回阳救逆，散寒止痛。

远志

【炮制方法】

1. 远志　取原药材，除去杂质，略洗，润透，切段，干燥。

2. 制远志　取甘草，加适量水煎煮两次，合并煎液浓缩至甘草量的10倍，再加入净远志，用文火煮至汤被吸尽，取出，干燥。每100kg远志段，用甘草6kg。

3. 蜜远志　取炼蜜，加入少许开水稀释后，淋于制远志段中，稍闷，用文火炒至蜜被吸尽，药色深黄，略带焦斑，疏散不粘手为度，取出，放凉。每100kg远志段，用炼蜜20kg。

【炮制作用】

远志味苦、辛，性温。归心、肾、肺经。具有安神益智、祛痰、消肿的功能。远志生品“戟人咽喉”，多外用涂敷。甘草水制，既能缓和燥性，又能消除麻味，防止刺喉，以安神益智为主。蜜炙后能增强化痰止咳的作用。

吴茱萸

【炮制方法】

1. 吴茱萸　取原药材，除去杂质，洗净，干燥。

2. 制吴茱萸　取甘草片或碎块，加适量水，煎汤去渣，加入净吴茱萸，闷润吸尽后置热锅内，用文火炒至微干，取出，晒干。每100kg净吴茱萸，用甘草6kg。

3. 盐吴茱萸　取净吴茱萸，置于适宜容器内，加入盐水拌匀，置锅内用文火加热，炒至裂开，稍鼓起时，取出放凉。泡至裂开或煮沸至透，汤液被吸尽，再用文火炒至微干，取出，晒干。每100kg净吴茱萸，用食盐3kg。

【炮制作用】

吴茱萸味辛、苦，性热；有小毒。归肝、脾、胃、肾经。具有散寒止痛、降逆止呕、助阳止泻的功能。生品有小毒，多外用。经炮制后，能降低毒性，缓和燥性。

苦杏仁

【炮制方法】

1. 苦杏仁　取原药材，筛去皮屑杂质，拣净残留的核壳及褐色油粒。用时捣碎。

2. 烊杏仁　取净杏仁置10倍量沸水中略煮，加热约5分钟，至种皮微膨起即捞起，用凉水浸泡，取出，搓开种皮与种仁，干燥，筛去种皮。用时捣碎。

3. 炒杏仁　取烊杏仁，置锅内用文火炒至微黄色，略带焦斑，有香气，取出放凉。用时捣碎。

注意：焯制杏仁时，锅中水量要多，水沸后加药，药量要少，使水始终接近100℃沸水。否则破坏酶的效果不好。

【炮制作用】

苦杏仁味苦，性微温；有小毒。归肺、大肠经。具有降气止咳平喘、润肠通便的功能。生用有小毒，制后可降低毒性。焯苦杏仁可去除非药用部位，便于有效成分的煎出，提高疗效，又可杀酶保苷。炒后也可杀酶保苷并降毒。

桃仁

【炮制方法】

1. 桃仁　取原药材，筛去灰屑杂质，拣净残留的壳及泛油的黑褐色种子。用时捣碎。

2. 焯桃仁　取净桃仁置沸水中，加热烫至种皮微膨起即捞出，在凉水中稍泡，捞起，搓开种皮与种仁，干燥，筛去种皮。用时捣碎。

3. 炒桃仁　取桃仁，置锅内用文火炒至黄色，略带焦斑，取出放凉。用时捣碎。

【炮制作用】

桃仁味苦、甘，性平。归心、肝、大肠经。具有活血化瘀、润肠通便的功能。生用行血祛瘀力强。焯制后易去皮，可除去非药用部位，使有效成分易于煎出，提高药效。炒后偏于润燥和血。

白扁豆

【炮制方法】

1. 白扁豆　取原药材，除去杂质，用时捣碎。

2. 扁豆衣　取净扁豆置沸水中，稍煮至皮软后，取出放凉水中稍泡，取出，搓开种皮与种仁，干燥，筛取种皮（其仁亦药用）。

3. 炒扁豆　取净扁豆或仁，置热锅内，用文火炒至表面微黄，略有焦斑时，取出放凉。

【炮制作用】

白扁豆味甘，性微温。归脾、胃经。具有健脾化湿、和中消暑的功能。扁豆生用清暑、化湿力强。扁豆衣气味俱弱，健脾作用较弱，偏于祛暑化湿。炒扁豆性微温，偏于健脾止泻。

（卜训生　孔祥青　王妍）

中药鉴定学

第一单元 中药鉴定总论

中药鉴定又叫“中药鉴别”或“中药检验”，是对中药的品种、纯度进行辨认的方法。具体的鉴定方法有多种，业内分为性状鉴定、显微鉴定、理化鉴定和来源鉴定四类，习称“四大鉴定”。

中药鉴定的目的主要是确定中药的真伪优劣。确定真伪主要是解决品种问题，属于定性鉴定，确定优劣主要是解决纯度问题，属于定量鉴定。假劣中药产生的原因：

（1）误采误收：由于缺乏鉴定知识，在采收、收购时误将非药品当成正品，使假药进入商品行列。

（2）故意作假：故意用非药用物质冒充正品药材或用价值低的药材冒充价值高的药材出售，这是假药产生的主要原因。有些假药经过加工，形状特征酷似正品，鉴定时尤需注意。

（3）未入标准：有些药材虽有使用习惯，但其疗效是否确实，使用是否安全，尚未得到科学验证，因此暂时未被载入药品标准。将来一旦肯定其药用价值并载入药品标准，便进入正品的行列。还有些药材在此地标准收载而他地标准未载，则常在此地为正品而在他地则认为是假药。可见有些假药的“假”是相对的、暂时的或有地方性的。

（4）变质失效：由于采收、加工、炮制、储存不当，使正品药材的性质发生变化，不再符合药品标准规定的质量指标，成为假药、劣药。

细目一 中药鉴定的依据

要点 中药鉴定的依据

药品管理法第32条规定：“药品必须符合国家药品标准”；“国务院药品监督管理部门颁布的《中华人民共和国药典》和药品标准为国家药品标准”。第10条规定：“中药饮片必须按照国家药品标准炮制，国家药品标准没有规定的，必须按照省、自治区、直辖市人民政府药品监督管理部门制定的炮制规范炮制。”下面简介常用的药品标准。

（一）国家标准

1.《中华人民共和国药典》（2010版）一部 《中华人民共和国药典》简称《中国药典》，是国家药品的法典。全国的药品生产、供应、使用、检验和管理部门等单位都必须遵照执行。1949年以后，我国先后颁布了9版药典，即1953年版、1963年版、1977年版、1985年版、1990年版、1995年版、2000年版、2005年版、2010年版。一般新版药典正式颁布使用后，旧版药典即停止使用。《中国药典》2010年版分为三部，其中一部是中药标准，也是编写本书的最主要依据。

2. 局颁标准与部颁标准

（1）《中华人民共和国卫生部药品标准》（中药材） 简称《中药材部颁标准》。收载了 101 种药材，于 1991 年 12 月 10 日颁布执行。

（2）国家食品药品监督管理局于 2004 年 5 月 8 日，以“国食药监注［2004］144 号”文件颁布了儿茶等 43 中进口药材质量标准。遇进口药材时可以据此鉴定。

（3）卫生部药品标准藏药分册（1995 年版）、蒙药分册（1998 年版）、维吾尔药分册（1999 年版）及一些散标准（专为单个品种颁布的标准），如甜菊苣、山羊角、黄羊角、鹅喉羚羊角等。国家食品药品监督管理局也颁布过一些散标准，如赛龙骨、龙血竭等。都属于国家药品标准。

（二）地方药材标准

目前已有 21 个省、自治区、直辖市颁布了本地的药材标准，收载国家药品标准未载的品种，在当地有法定约束力。其中有些品种后来已被国家药品标准记载，应以国家药品标准为准。尚无地方药材标准的省、自治区、直辖市，其当地药监部门颁布的《中药材炮制规范》中涉及的鉴别内容，也可视为地方标准。

细目二 中药鉴定的一般程序

要点一 中药鉴定的一般程序

中药鉴定一般程序是：取样→观察检验→核对文献或请教专家→做出结论→记录留样→将鉴定结果通知相关部门。

（一）取样

取样是指从一批中药商品中抽取供检验用的样品。抽取的样品应具有代表性，即必须保证抽取的样品能准确反映被验收药品的总体质量状况。《中国药典》对药材和饮片的取样法做了详细规定，现结合实践经验介绍如下。

1. 取样准备

（1）洁净的采样工具：不锈钢勺、不锈钢铲、不锈钢镊子、夹子、探子等。

（2）样品盛装容器：具封口装置的无毒塑料袋等。

（3）其他用品：手套、样品盒、剪刀、放大镜、纸、笔、请验文件（请验报告或入库质量验收通知单、到货药品随货同行凭证、取样记录表、取样证等）。

（4）罂粟壳等特殊管理的药品应双人取样。

2. 货物外观检查

（1）核对请验文件内容与实物是否相符，注意同一品种各包件的品名、产地、规格及包件式样是否一致。异常者应逐件抽出，单独检验。

（2）检查货物包装的完整性，清洁程度以及有无水迹、霉变或其他物质污染等情况，详细记录。凡有外观异常情况的包件，应逐件抽出，加倍抽样，单独检验。

3. 抽取样品包件 从货物堆码层次中按“前上、中侧、后下”的相应位置随机抽取整件样品。取样时均应符合下列有关规定。

抽取样品前，应核对品名、产地、规格等级及包装式样，检查包装的完整性、清洁程度以及有无水迹、霉变或其他物质污染等情况，详细记录。凡有异常情况的包件，应单独检验并拍照。

抽取样品放在塑料袋内，封口，做好标记（品名、批号、取样日期、取样人等）。

取样后的工作：

（1）封好开启的样品包件，加贴封口标记（封口人签章），在取样包件上粘贴取样证。

（2）填写取样记录。

（3）清洁取样器具，妥善保存。

（二）观察检验

对抽取的样品，首先观察性状，经验丰富者即可做出鉴定结果，经验不足者也能大致确定应查文献的范围。必要时再用显微、理化方法鉴定。

（三）核对文献

将样品性状与药品标准记载逐一对照，完全一致者可判断为正品。若标准不载或所述不详，可参阅权威性较强的文献如《新编中药志》、《常用中药材品种整理和质量研究》、《中药大辞典》、《中药鉴别手册》等以及各种由药检单位、科研单位编写的中药真伪鉴别专著。必要时请教有关专家（主要是药检所专职从事药材检验的人员）。如条件允许，最好能到样品产地调查，取得完整的原植物，进行来源鉴定。

（四）做出结论

结论一般应包括样品的正名（即药品标准记载的名称）、鉴定依据、处理意见（可收或退货等）、鉴定人签名。

（五）记录、留样

鉴定后记录本次鉴定药品的来源、产地、鉴定过程、鉴定依据、鉴定日期及鉴定人，并留下足够的样品。妥善保管这些资料，以备日后复核或再次鉴定同一品种时参考。

（六）通知相关部门

将鉴定结论和处理意见用书面文件送达采购、质管、供货单位等相关部门。

要点二　中药鉴定的取样原则与方法

1. 从同批药材和饮片包件中抽取供检验用样品的原则　总包件数不足5件的，逐件取样；5～99件，随机抽5件取样；100～1000件，按5%比例取样；超过1000件的，超过部分按1%比例取样；贵重药材和饮片，不论包件多少均逐件取样。

每一包件至少在2～3个不同部位各取样品1份；包件大的应从10cm以下的深处在不同部位分别抽取；对破碎的、粉末状的或大小在1cm以下的药材和饮片，可用采样器（探子）抽取样品。对包件较大或个体较大的药材，可根据实际情况抽取有代表性的样品。

2. 每一包件的取样量

（1）一般药材和饮片抽取100～500g；粉末状药材和饮片抽取25～50g；贵重药材和饮片抽取5～10g。

（2）将抽取的样品混匀，即为抽取样品总量。若抽取样品总量超过检验用量数倍时，可按四分法再取样，即将所有样品摊成正方形，依对角线划“×”，使分为四等份，取用对角两份；再如上操作，反复数次，直至最后剩余量能满足供检验用样品量。

（3）最终抽取的供检验用样品量，一般不得少于检验所需用量的3倍，即1/3供实验室分析用，另1/3复核用，其余1/3留样保存。

细目三　中药鉴定方法

要点一　常用鉴定方法

常用的鉴定方法有：来源（原植物、动物和矿物）鉴定、性状鉴定、显微鉴定和理化鉴定等方法。各种方法有其特点和适用对象，有时还需要几种方法配合使用，这要根据检品的具体情况和要求灵活掌握。

要点二　来源鉴定

来源鉴定又叫“基原鉴定”，是以确认药材源物质（原植物、原动物、原矿物等）为目的的鉴定方法。它也是按取样→观察或实验→核对文献或标准样品→下结论的步骤进行。与其他三种鉴定法不同的是：

1. 来源鉴定的样品必须是完整的药材原物质，其中原植物样品必须有完整的花和果实，否则就无法进行鉴定。

2. 各种药品标准均不详述原物质特征，因此来源鉴定主要是以权威性较强的植物（动物、矿物）学文献为主要依据。核对文献时首先查阅《中国植物志》、《中国高等植物图鉴》、《中国药用植物志》、《中国动物志》、《中国药用动物志》等专著，其次再查阅《新编中药志》、《中药大辞典》、《中药鉴定学》等记载药材原物质特征的中药学著作。

3. 来源鉴定的结论必须写出样品准确的拉丁文学名，也就是说要鉴定到“种”。否则就不是成功的来源鉴定。

4. 来源鉴定综合运用形状鉴定、显微鉴定、理化鉴定的方法，因此从鉴定手段的角度看，来源鉴定不能算是独立的鉴定方法。之所以被列为“四大鉴定”之一，主要是因为其鉴定对象的特殊性。

5. 来源鉴定一般只能定真伪，不能定优劣。

要点三　性状鉴定

1. 性状鉴定　“性状”系指药材和饮片的形状、大小、色泽、表面、质地、断面（包括折断面或切断面）及气味等特征。性状鉴定又叫“性状鉴别”或“感官鉴定”，俗称“认药”，是用眼、手、鼻、口等感官直接体验解药材性状，确定其真伪优劣的鉴定方法。

2. 性状鉴定的优缺点　性状鉴定法的优点是简便、快速，不需要复杂的仪器设备，可以在短时间内鉴定大批量药材，尤其是有掺混的药材。几千年来，中药行业应用性状鉴定来保障中药的质量，积累了丰富的经验。目前在鉴定一种药材时，第一步仍然是做性状鉴定。

性状鉴定的不足之处是：多数药材不易鉴定到种，很难确定原物质学名；不易准确区别粉末状药材和某些性状极其相似的品种。此外，由于鉴定者在感官灵敏程度和鉴定经验方面的差异，某些鉴定结果带有主观性。

3. 观察性状的顺序 总的原则是：先整体后局部。局部则先上后下，先外后内。具体说明如下。

（1）看形状：形状是指药材和饮片的外形。观察时一般不需要预处理，如观察很皱缩的全草、叶或花类时，可先浸湿使软化后，展平，观察。观察某些果实种子类时，如有必要可浸软后，取下果皮或种皮，以观察内部特征。

（2）量大小：大小是药材和饮片的长短、粗细（直径）和厚薄。一般应测量较多的供试品，可允许有少量高于或低于规定的数值。测量时应用毫米刻度尺，对细小的种子或果实类，可将每10粒种子紧密排成一行，以毫米刻度尺测量后求其平均值。

（3）看表面：表面是指药材的最外层，在饮片是指未经刀切的部分。按颜色、光泽、纹理、表面附属物（从上到下或从一端到另一端）的顺序察看。细微特征可借助放大镜或解剖镜观察。某些药材如叶类、皮类有两个表面，按先上后下或先外后内的顺序察看。看表面有时要刷（洗）去灰尘、泥土，并在光线较强处察看。

（4）验质地：质地是指药材的软硬、虚实。一般用手折（或捏、压）的方法使其断裂、弯曲，体会断裂的难易程度，观察断裂时的变化如声音及粉尘飞出等。特别坚硬者可用锤、钳等工具加压至碎断，体会其机械强度及干燥程度。

（5）看断面：断面包括折断面、切断面（横切面和纵切面）、破碎面，饮片经刀切过的部分称“切面”。看断面时由外向内逐层观察各部分的颜色、纹理等特征有无不同；折断面、碎断面还要注意断处是否整齐。如折断面不易看清纹理，可削平后进行观察。

（6）嗅气尝味：嗅气时可直接嗅闻或在折断、揉搓后立即进行。有时可用热水湿润后嗅气。

检查味感时，可取少量直接口尝，或加热水浸泡后尝浸出液。有毒的药材如需尝味时，应注意防止中毒。无毒的样品最好咽下，因为有些滋味须用舌后部才能体验到。尝完一种药材后要用清水漱口，再尝试另一种药材，避免串味。尝味不要在饮酒、吸烟或刚进食刺激性食物后进行，否则味觉不灵敏。

（7）水试、火试：只有少数药材须用此法鉴定。水试是将样品用凉水或热水浸泡（有时还要加入醋、食用碱等），观察溶液的颜色、荧光等有何变化。火试是用火直接或间接灼烤样品，观察有无特殊的响声及形、色、气、质的改变。

除来源鉴定和性状鉴定外，显微鉴定和理化鉴定也是重要的鉴定方法，但在初级鉴定工作中比较少用，因此本书仅作简单介绍。显微鉴定：是应用显微镜观察药材组织结构及细胞内含物，进而确认药材质量的方法。显微鉴定能解决性状鉴定的难题，如粉末状药材、性状不全的药材、饮片中有掺假物从性状不易察觉等，有时甚至能大体判断有效成分或杂质的含量。与理化鉴别相比，显微鉴定具有设备、操作较简单，鉴定过程短等优点。其不足之处是：不能准确定量，不适于单独检验大批量药材，另外，目前许多药材尤其是伪品尚未经显微观察，文献资料有限，也制约着显微鉴定的使用范围。理化鉴定：是用物理、化学试验检查药材中某种化学成分是否存在、含量多少，据此认定药材的真伪优劣的方法。比较其他鉴定方法，理化鉴定的结论能更直接、更准确地说明药材质量，既能定性，也能定量。其中显色反应和荧光反应是比较常用的定性方法。显色反应是将化学试剂直接滴加到药材和饮片上，发生颜色改变。荧光反应是将药材放在荧光灯下，观察各种颜色的荧光。这些都属于简单的理化鉴定方法，因此常与各种性状鉴定方法结合应用。目前提倡的“中药指纹图谱”，多数是用理化鉴定做的。不足之处是：理化鉴定需要各种仪器，鉴定过程长，对环境要求较严，价格较昂贵。再有，理化鉴定毕竟开展时间较短，多数药材尚无成熟的理化鉴定资料，有待进一步提高、完善。

（王满恩）

第二单元　根及根茎类中药

根和根茎类中药是以植物的根或根茎入药，根及根茎是植物的两种不同器官，具有不同的外形和内部构造，但两者又互有联系，多数中药同时具有根和根茎两部分，因此，并入同一单元叙述。

细目一　根类中药的概述

要点一　性状鉴别

根类中药包括以根或以根为主带有部分根茎入药的药材。根无节和节间之分，一般无芽和叶。

1. 双子叶植物根　一般为直根系，主根发达，侧根较小，主根常为圆柱形、长圆锥形，如甘草、防风、桔梗、白芷等；有的根膨大成块根，呈纺锤形，如何首乌；少数双子叶植物的主根不发达，为须根系；多数细长的须根簇生于根茎上，如威灵仙、龙胆等。双子叶植物根外表常有栓皮，较粗糙。表面常有纹横纹或纵纹，有的可见皮孔。根的顶端有时带有根茎或茎基，根茎俗称“芦头”，上有茎痕，俗称“芦碗”，如人参等。根的质地和断面常因品种而异，有的质重坚实，有的体轻松泡；折断面呈粉性或呈纤维性、角质状等。一般说来，双子叶植物根的横断面，有一圈形成层的环纹，环内的木质部范围较环外的皮部大；中央无髓部，自中心向外有放射状纹理，木部尤为明显；其次，应注意根的断面组织中有无分泌物散布，如苍术断面有油点。有无异型构造，如何首乌的云锦花纹、商陆的罗盘纹等。

2. 单子叶植物根　一般为须根系，须根的前部或中部常膨大成块根，呈纺锤形，如麦冬、郁金等。单子叶植物根的外表无木栓层，有的具较薄的栓化组织。单子叶植物根有一圈内皮层的环纹，皮部宽广，中柱一般较皮部为小；中央有髓部，自中心向外无放射状纹理。

要点二　显微鉴别

1. 双子叶植物根　一般均具次生构造。最外层大多为周皮，由木栓层、木栓形成层及栓内层组成。少数根类中药的次生构造不发达，无周皮而有表皮，如龙胆、威灵仙等；或为“后生表皮”，如细辛；或为“后生皮层”，如川乌。

维管束一般为无限外韧型，初生韧皮部遭受挤压而被破坏，细胞大多颓废，次生韧皮部包括筛管、伴胞、韧皮薄壁细胞、韧皮纤维等，并有韧皮射线；形成层连续成环，或束间形成层不明显；次生木质部占根的大部分，有导管、管胞、木薄壁细胞或木纤维组成，木射线较明显；初生木质部位于中央，分为几束，呈星角状，其束的数目随植物种类而不同，一般双子叶植物的束较少，为二至六束，又称二至六原型。双子叶植物根一般无髓，少数次生构造不发达的根中央为薄壁组织区域，形成明显的髓部，如龙胆、川乌等。

双子叶植物根除上述正常构造外，还可形成异常构造，主要有下列几种类型：①多环性同心环维管束，如牛膝、商陆等。次生维管柱的外围形成多轮同心环状排列的异常维管组织。②附加维管柱，在维管柱外围的薄壁组织中能产生新的附加维管柱，如何首乌。③内涵韧皮部，又称木间韧皮部，就是在次生木质部中包埋有次生韧皮部。如茄科植物华山参等。④木间木栓，在次生木质部内形成木栓带。如黄芩的老根中央可见木栓环。有的根中的木间木栓环包围一部分韧皮部和木质部，把维管柱分隔成几个束，如秦艽。

其次应注意根中有无分泌组织存在，如油室、树脂道、乳管等；有无碳酸钙或草酸钙结晶，如簇晶、方晶、砂晶、针晶等。有的根含有多量淀粉粒，有的根含有菊糖。还应注意有无厚壁组织，如石细胞、韧皮纤维或木纤维等。

2. 单子叶植物根 与双子叶植物根的显微鉴别类似，其不同点为：单子叶植物根一般均具初生构造。最外层通常为一列表皮细胞，无木栓层，有的细胞分化为根毛，细胞外壁一般无角质层。少数根的表皮细胞分裂为多层细胞，细胞壁木栓化，形成根被，如麦冬。单子叶植物根的皮层宽厚，占根的大部分，皮层通常可分为外皮层、皮层薄壁组织和内皮层。外皮层为一层排列紧密整齐的细胞；皮层细胞排列疏松；内皮层为一层细胞，排列紧密整齐，有的可见凯氏带，有的可见凯氏点。有的内皮层细胞壁全部增厚木化，少数不增厚的内皮层细胞称“通道细胞”，如麦冬。有的内皮层细胞只有内切向壁不增厚，其余壁均增厚，横切面观时，其增厚部分呈马蹄型。中柱直径较小，最外为中柱鞘，维管束为辐射型，韧皮部与木质部相间排列，呈辐射状，无形成层。髓部通常明显。

细目二　根茎类中药的概述

要点一　性状鉴别

根茎类中药系指以地下茎或带有少许根部的地下茎入药的药材，根茎类中药包括根状茎、块茎、球茎及鳞茎等，是一类地下茎的变态。

1. 双子叶植物 多为根状茎，形状呈结节状圆柱形，常具分枝，或不规则团块状或拳形团块。表面节和节间明显，节上常有退化的鳞片状或膜质状小叶或叶痕，有顶芽和腋芽或芽痕；根茎上面或顶端常残存茎基或茎痕，侧面和下面有细长的不定根或根痕。根状茎的形态和节间长短随植物种类而异，如苍术、川芎等。

双子叶植物根茎横断面中央有明显的髓部，可见形成层环，木部有明显的放射状纹理。其次，应注意根茎断面有无分泌物散布和异常构造，如大黄星点。

2. 单子叶植物 根茎类中药包括根状茎、块茎、球茎及鳞茎等，单子叶植物根状茎表面节和节间尤为明显，如石菖蒲、黄精等，这是与双子叶植物根的区别点。

块茎呈不规则块状或类球形，肉质肥大。表面有短的节间，节上具芽及退化的鳞片状叶或已脱落，如半夏。球茎呈球形或扁球形，肉质肥大。表面具明显的节和缩短的节间，节上有较大的膜质鳞叶，顶芽发达，基部具不定根，如荸荠。鳞茎呈球形或扁球形，下面有鳞茎盘，上面有肉质肥厚的鳞叶和顶芽，基部有不定根或不定根痕，如川贝母。有的兰科植物的茎的下部膨大称假鳞茎。

单子叶植物根茎横断面通常可见内皮层环，无形成层环，皮层及中柱均有维管束小点散布，髓部不明显。

3. 蕨类植物 根茎常有鳞片或密生棕黄色鳞毛，根茎的形状不一，有圆柱形、纺锤形、或不规则块状等。注意断面的维管束小点的数目和排列方式。

要点二 显微鉴别

1. 双子叶植物根茎 一般均具次生构造，与地上茎相似。外表常有木栓层，少数有表皮或鳞叶。皮层中有根迹维管束或叶迹维管束，皮层内侧有时具纤维或石细胞，内皮层多不明显。维管束为外韧形，成环状排列，束间为髓射线。有的中柱外方部位具厚壁组织，如初生韧皮纤维和石细胞群（或称中柱鞘纤维），常排成不连续的环。中央有髓部。根茎横切面常见分泌组织存在，如苍术有油室；草酸钙结晶及厚壁组织也常存在，有的含有菊糖而无淀粉粒。

双子叶植物根茎还可形成异常构造，常见的有下列几种类型：①髓维管束，位于根茎髓部的维管束，如大黄。②内生韧皮部（internal phloem），是位于木质部里端的韧皮部，有的与木质部里端密切接触，构成正常的双韧型维管束；有的在髓部的周围形成韧皮部束。③木内木栓，在次生木质部内形成木栓环带，如甘松，木内木栓环把维管柱分隔成数个束。

2. 单子叶植物根茎 一般均具初生构造。外表通常为一列表皮细胞，少数根茎为后生皮层，如藜芦；有的皮层外侧细胞形成木栓组织，如生姜。皮层宽广，常有叶迹维管束散在；内皮层大多明显，常具凯氏带。中柱中有多数维管束散布，维管束多为有限外韧型，也有周木型。髓部不明显。根茎横切面常见分泌组织和草酸钙针晶或针晶束存在。

鳞茎的鳞叶横切面构造与单子叶植物的叶大体相似，表皮一般有气孔。

3. 蕨类植物根茎 外表通常为一列表皮，表皮下面有下皮层（hypodermis），为数列厚壁细胞，内部为薄壁细胞组成的基本组织。一般具网状中柱（dictyostele），横切面观可见断续环状排列的周韧型分体中柱（meristele），其外围有内皮层。分体中柱的形状、数目和排列方式是鉴定品种的重要依据。在环列的分体中柱的外方，有叶迹维管束。有的根茎具双韧管状中柱。木质部排成环圈，其内外两侧均有韧皮部及内皮层环，中央有髓部，如狗脊。蕨类植物根茎的木质部一般无导管而有管胞，管胞大多为梯纹。在基本组织的细胞间隙中，有的具间隙腺毛，如绵马贯众。

细目三 常用根及根茎类中药鉴定

要点一 来源

1. **狗脊** 为蚌壳蕨科植物金毛狗脊 *Cibotium barometz*（L.）J. Sm. 的干燥根茎。

2. **绵马贯众** 为鳞毛蕨科植物粗茎鳞毛蕨 *Dryopteris crassirhizoma* Nakai 的干燥根茎及叶柄残基。

3. **细辛** 为马兜铃科植物北细辛 *Asarum heterotropoides* Fr. Schmidt var. *mandshuricum*（Maxim.）Kitag.、汉城细辛 *Asarum sieboldii* Miq. var. *seoulense* Nakai 或华细辛 *Asarum sieboldii* Miq. 的干燥根和根茎。前二种习称“辽细辛”。

4. **大黄** 为蓼科植物掌叶大黄 *Rheum palmatum* L.、唐古特大黄 *Rheum tanguticum* Maxim. ex Balf. 或药用大黄 *Rheum officinale* Baill. 的干燥根及根茎。

5. **何首乌** 为蓼科植物何首乌 *Polygonum multiflorum* Thunb. 的干燥块根。

6. **牛膝** 为苋科植物牛膝 *Achyranthes bidentata* Bl. 的干燥根。

7. **川牛膝** 为苋科植物川牛膝 *Cyathula officinalis* Kuan 的干燥根。

8. **商陆** 为商陆科植物商陆 *Phytolacca acinosa* Roxb. 及垂序商陆 *Phytolacca americana* L. 的干燥根。

9. **银柴胡** 为石竹科植物银柴胡 *Stellaria dichotoma* L. var. *lanceolata* Bge. 的干燥根。

10. **威灵仙** 为毛茛科植物威灵仙 *Clematis chinensis* Osbeck、棉团铁线莲 *Clematis hexapetala* Pall. 或东北铁线莲 *Clematis manshurica* Rupr. 的干燥根和根茎。

11. **川乌** 为毛茛科植物乌头 *Aconitum carmichaeli* Debx. 的干燥母根。

12. **附子** 为毛茛科植物乌头 *Aconitum carmichaeli* Debx. 的子根的加工品。其商品规格分别为盐附子、黑顺片和白附片。

13. **白芍** 为毛茛科植物芍药 *Paeonia lactiflora* Pall. 的干燥根。

14. **赤芍** 为毛茛科植物芍药 *Paeonia lactiflora* Pall. 及川赤芍 *Paeonia veitchii* Lynch 的干燥根。

15. **黄连** 为毛茛科植物黄连 *Coptis chinensis* Franch.、三角叶黄连 *Coptis deltoidea* C. Y. Cheng et Hsiao 或云连 *Coptis teeta* Wall. 的干燥根茎。以上三种分别习称“味连”、“雅连”、“云连”。

16. **防己** 为防己科植物粉防己 *Stephania tetrandra* S. Moore 的干燥根。

17. **延胡索** 为罂粟科植物延胡索 *Corydalis yanhusuo* W. T. Wang 的干燥块茎。

18. **板蓝根** 为十字花科植物菘蓝 *Isatis indigotica* Fort. 的干燥根。

19. **苦参** 为豆科植物苦参 *Sophora flavescens* Ait. 的干燥根。

20. **葛根** 为豆科植物野葛 *Pueraria lobata*（Willd.）Ohwi 的干燥根，习称野葛。

21. **粉葛** 为豆科植物甘葛藤 *Pueraria thomsonii* Benth. 的干燥根。

22. **甘草** 为豆科植物甘草 *Glycyrrhiza uralensis* Fisch.、胀果甘草 *Glycyrrhiza inflata* Bat. 或光果甘草 *Glycyrrhiza glabra* L. 的干燥根和根茎。

23. **黄芪** 为豆科植物蒙古黄芪 *Astragalus membranaceus*（Fisch.）Bge. var. *mongholi-*

cus（Bge.）Hsiao 或膜荚黄芪 *Astragalus membranaceus*（Fisch.）Bge. 的干燥根。

24. 人参 为五加科植物人参 *Panax ginseng* C. A. Mey. 的干燥根和根茎。栽培者为"园参"，播种在山林野生状态下自然生长的又称"林下山参"，习称"籽海"。

25. 红参 为五加科植物人参 *Panax ginseng* C. A. Mey. 的栽培品经蒸制后的干燥根和根茎。

26. 西洋参 为五加科植物西洋参 *Panax quinquefolium* L. 的干燥根。均系栽培品。

27. 三七 为五加科植物三七 *Panax notoginseng*（Burk.）F. H. Chen 的干燥根和根茎。支根习称"筋条"，根茎习称"剪口"。

28. 白芷 为伞形科植物白芷 *Angelica dahurica*（Fisch. ex Hoffm.）Benth. et Hook. f. 或杭白芷 *Angelica dahurica*（Fisch. ex Hoffm.）Benth. et Hook. f. var. *formosana*（Boiss.）Shan et Yuan 的干燥根。

29. 当归 为伞形科植物当归 *Angelica sinensis*（Oliv.）Diels 的干燥根。

30. 独活 为伞形科植物重齿毛当归 *Angelica pubescens* Maxim. f. *biserrata* Shan et Yuan 的干燥根。习称"川独活"。

31. 羌活 为伞形科植物羌活 *Notopterygium incisum* Ting ex H. T. Chang 或宽叶羌活 *Notopterygium forbesii* Boiss. 的干燥根茎和根。

32. 前胡 为伞形科植物白花前胡 *Peucedanum praeruptorum* Dunn 的干燥根。

33. 川芎 为伞形科植物川芎 *Ligusticum chuanxiong* Hort. 的干燥根茎。

34. 防风 为伞形科植物防风 *Saposhnikovia divaricata*（Turcz.）Schischk. 的干燥根。

35. 柴胡 为伞形科植物柴胡 *Bupleurum chinense* DC. 或狭叶柴胡 *Bupleurum scorzonerifolium* Willd. 的干燥根。按性状不同，分别习称"北柴胡"和"南柴胡"。

36. 北沙参 为伞形科植物珊瑚菜 *Glehnia littoralis* Fr. Schmidt ex Miq. 的干燥根。

37. 龙胆 为龙胆科植物条叶龙胆 *Gentiana manshurica* Kitag.、龙胆 *Gentiana scabra* Bge.、三花龙胆 *Gentiana triflora* Pall. 或滇龙胆 *Gentiana rigescens* Franch. 的干燥根及根茎。前三种习称"龙胆"，后一种习称"坚龙胆"。

38. 紫草 为紫草科植物新疆紫草 *Arnebia euchroma*（Royle）Johnst. 或内蒙紫草 *Arnebia guttata* Bunge 的干燥根。

39. 丹参 为唇形科植物丹参 *Salvia miltiorrhiza* Bge. 的干燥根和根茎。

40. 黄芩 为唇形科植物黄芩 *Scutellaria baicalensis* Georgi 的干燥根。

41. 玄参 为玄参科植物玄参 *Scrophularia ningpoensis* Hemsl. 的干燥根。

42. 地黄 为玄参科植物地黄 *Rehmannia glutinosa* Libosch. 的新鲜或干燥块根。

43. 胡黄连 玄参科植物胡黄连 *Picrorhiza scrophulariiflora* Pennell 的干燥根茎。

44. 巴戟天 为茜草科植物巴戟天 *Morinda officinalis* How 的干燥根。

45. 天花粉 为葫芦科植物栝楼 *Trichosanthes kirilowii* Maxim. 或双边栝楼 *Trichosanthes rosthornii* Harms 的干燥根。

46. 桔梗 为桔梗科植物桔梗 *Platycodon grandiflorum*（Jacq.）A. DC. 的干燥根。

47. 党参 为桔梗科植物党参 *Codonopsis pilosula*（Franch.）Nannf.、素花党参 *Codonopsis pilosula* Nannf. var. *modesta*（Nannf.）L. T. Shen 或川党参 *Codonopsis tangshen* Oliv. 的干燥根。

48. 南沙参 为桔梗科植物轮叶沙参 *Adenophora tetraphylla*（Thunb.）Fisch. 或沙参 *Adenophora stricta* Miq. 的干燥根。

49. 木香 为菊科植物木香 *Aucklandia lappa* Decne. 的干燥根。

50. 川木香 为菊科植物川木香 *Vladimiria souliei*（Franch.）Ling 或灰毛川木香 *Vladimiria souliei*（Franch.）Ling var. *cinerea* Ling 的干燥根。

51. 白术 为菊科植物白术 *Atractylodes macrocephala* Koidz. 的干燥根茎。

52. 苍术 为菊科植物茅苍术 *Atractylodes lancea*（Thunb.）DC. 或北苍术 *Atractylodes chinensis*（DC.）Koidz. 的干燥根茎。

53. 泽泻 为泽泻科植物泽泻 *Alisma orientalis*（Sam.）Juzep. 的干燥块茎。

54. 半夏 为天南星科植物半夏 *Pinellia ternata*（Thunb.）Breit. 的干燥块茎。

55. 石菖蒲 为天南星科植物石菖蒲 *Acorus tatarinowii* Schott. 的干燥根茎。

56. 百部 为百部科植物直立百部 *Stemona sessilifolia*（Miq.）Miq.、蔓生百部 *Stemona japonica*（B1.）Miq. 或对叶百部 *Stemona tuberosa* Lour. 的干燥块根。

57. 川贝母 为百合科植物川贝母 *Fritillaria cirrhosa* D. Don、暗紫贝母 *Fritillaria unibracteata* Hsiao et K. C. Hsia、甘肃贝母 *Fritillaria przewalskii* Maxim.、梭砂贝母 *Fritillaria delavayi* Franch. 太白贝母 *Fritillaria taipaiensis* P. Y Li. 或瓦布贝母 *Fritillaria unibracteata* Hsiao et K. C. Hsia var. *wabuensis*（S. Y. Tang et S. C. Yue）Z. D. Liu，S. Wang et S. C. Chen. 的干燥鳞茎。按药材性状的不同分别习称“松贝”、“青贝”、“炉贝”和“栽培品”。

58. 浙贝母 为百合科植物浙贝母 *Fritillaria thunbergii* Miq. 的干燥鳞茎。

59. 天冬 为百合科植物天冬 *Asparagus cochinchinensis*（Lour.）Merr. 的干燥块根。

60. 麦冬 为百合科植物麦冬 *Ophiopogon japonicus*（Thunb.）Ker－Gawl. 的干燥块根。

61. 知母 为百合科植物知母 *Anemarrhena asphodeloides* Bge. 的干燥根茎。

62. 射干 为鸢尾科植物射干 *Belamcanda chinensis*（L.）DC. 的干燥根茎。

63. 天麻 为兰科植物天麻 *Gastrodia elata* Bl. 的干燥块茎。

要点二 主产地

1. 绵马贯众 主产于黑龙江、吉林、辽宁等省。

2. 大黄 掌叶大黄主产于甘肃、青海、西藏、四川等地，多为栽培，产量占大黄的大部分。唐古特大黄主产于青海、甘肃、西藏等地，野生或栽培。药用大黄主产于四川、贵州、云南、湖北等省，栽培或野生，产量较少。

3. 牛膝 主产于河南。河北、山西、山东等省亦产。为栽培品。

4. 附子 四川、陕西等省为主要栽培产区。

5. 白芍 主产于浙江、安徽、四川、山东等省，均系栽培。

6. 黄连 味连主产于四川石柱县，主为栽培品，为黄连的主要来源。雅连主产于四川洪雅、峨嵋等地。云连主产于云南德钦、碧江及西藏地区。

7. 延胡索 主产于浙江东阳、磐安。湖北、湖南、江苏等省亦产，多为栽培。

8. 甘草 主产于内蒙古、甘肃、新疆。光果甘草及胀果甘草主产于新疆、甘肃等省区。

9. 黄芪 主产于山西、黑龙江、内蒙古等省区。以栽培的蒙古黄芪质量为佳。

10. 人参 主产于吉林、辽宁、黑龙江等省。

11. 三七 主产于广西田阳、靖西、百色及云南文山等地。多系栽培。

12. 白芷 产于河南长葛、禹县者习称“禹白芷”；产于河北安国者习称“祁白芷”。杭白芷产于浙江、四川等省，习称“杭白芷”和“川白芷”。

13. 当归 主产于甘肃岷县、武都等地。主为栽培。

14. 地黄 主产于河南省温县、博爱、武陟、孟县等地。

15. 党参 党参主产于山西、陕西、甘肃、四川等省及东北各地。素花党参主产甘肃、四川等省。川党参主产于四川、湖北及与陕西接壤地区。

16. 木香 主产于云南省，四川、西藏亦产。为栽培品。

17. 麦冬 主产于浙江及江苏者称杭麦冬，主产于四川绵阳地区者称川麦冬。

18. 天麻 主产于四川、云南、贵州等省。东北及华北各地亦产。

要点三 性状鉴别

1. 狗脊

（1）狗脊：呈不规则的长块状，长10～30cm，直径2～10cm。表面深棕色，残留金黄色茸毛，上部有数个红棕色木质叶柄，下部有黑色细根。质坚硬。无臭，味淡、微涩。

（2）生狗脊片：呈不规则长条形或圆形纵片，周边不整齐，偶有未去尽的金黄色茸毛，外表深棕色；切面浅棕色，近边缘处有一条棕黄色隆起的木质部环纹或条纹。质坚脆，易折断，有粉性。

（3）熟狗脊片：全体呈黑棕色，质坚硬。

2. 绵马贯众 呈倒卵形而稍弯曲，上端钝圆或截形，下端较尖，有的纵剖为两半，长7～20cm，直径4～8cm。外表黄棕色至黑棕色，密被排列整齐的叶柄残基及鳞片，并有弯曲的须根。叶柄残基呈扁圆柱形，表面有纵棱线，断面棕色，有黄白色维管束小点5～13个，排列成环；根茎的断面呈深绿色至棕色，有黄白色维管束小点5～13个，环列，其外散有较多的叶迹维管束。气特殊，味初淡而微涩，渐苦而辛。

3. 细辛

（1）北细辛：常卷缩成团。根茎横生呈不规则圆柱状，具短分枝，长1～10cm，直径0.2～0.4cm；表面灰棕色，粗糙，有环形的节，节间长0.2～0.3cm，分枝顶端有碗状的茎痕。根细长，密生节上，长10～20cm，直径0.1cm；表面灰黄色，平滑或具纵皱纹，有须根及须根痕；质脆，易折断，断面平坦，黄白色或白色。气辛香，味辛辣、麻舌。

（2）汉城细辛：根直径0.1～0.5cm，节间长0.1～1cm。

（3）华细辛：根茎长5～20cm，直径0.1～0.2cm，节间长0.2～1cm。气味较弱。

4. 大黄 呈类圆柱形、圆锥形、卵圆形或不规则块状，长3～17cm，直径3～10cm。表面有部分棕褐色栓皮残留，除尽外皮者表面黄棕色至红棕色，有的可见类白色网状纹理及星点（异型维管束）散在。质坚实，有的中心稍松软，断面淡红棕色或黄棕色，颗粒性。根茎髓部较大，有“星点”环列或散在；根形成层环明显，根木质部发达，具放射状纹理，无星点。气清香，味苦而微涩，嚼之粘牙，有沙粒感，唾液染成黄色。

5. 何首乌 呈团块状或不规则纺锤形，长6～15cm，直径4～12cm。表面红棕色或红褐色，皱缩不平，有浅沟，并有横长皮孔样突起和细根痕。质坚实体重，不易折断。切断面黄棕色或浅红棕色，有粉性，皮部有 4 ~ 11 个类圆形异型维管束环列，形成云锦状花纹，中央木部较大，有的呈木心。气微，味微苦而甘涩。

6. 牛膝 呈细长圆柱形，挺直或稍弯曲，长 15 ~ 70cm。直径 0.4 ~ 1cm。表面灰黄色或淡棕色，有扭曲细纵皱纹、排列稀疏的侧根痕和横长皮孔样的突起。质硬脆，受潮则变柔软。断面平坦，淡棕色，微呈角质样而油润，中心维管束木部较大，黄白色，其外围散有多数点状维管束，排列成 2 ~ 4 轮。气微，味微甜而稍苦涩。

7. 川牛膝 根呈近圆柱形，微扭曲，向下略细或有少数分枝，长 30 ~ 60cm，直径 0.5 ~ 3cm。表面黄棕色或灰褐色，有纵皱纹支根痕和多数横长的皮孔样突起。质坚韧，不易折断，断面有浅黄白色点状维管束，排列成数轮同心环。气微，味甜。

8. 商陆 为横切或纵切的不规则块片，厚薄不等。外皮灰黄色或灰棕色。横切片弯曲不平，边缘皱缩，直径 2 ~ 8cm。切面浅黄棕色或黄白色，木部隆起，形成数个突起的同心性环纹（异常维管束），俗称“罗盘纹”。纵切片弯曲或卷曲，长 5 ~ 8cm，宽 1 ~ 2cm，木部呈平行条状突起。质硬。气微，味甘淡，久嚼麻舌。

9. 银柴胡 呈类圆柱形，偶有分枝，长 15 ~ 40cm，直径 0.5 ~ 2.5cm，表面浅棕黄色至浅棕色，有扭曲的纵皱纹及支根痕，多具孔穴状或盘状凹陷，习称“砂眼”，从砂眼处折断可见棕色裂隙中有细砂散出。根头部略膨大，有密集的呈疣状突起的芽孢、茎或根茎的残基，习称“珍珠盘”。质硬而脆，易折断，断面不平坦，较疏松，有裂隙，皮部甚薄，木质部有黄白相间的放射状纹理。气微，味甘。

10. 威灵仙

（1）威灵仙：根茎呈柱状，长 1.5 ~ 3.5cm，直径 0.3 ~ 1.5cm。表面淡棕黄色，上端残留茎基；质坚韧，断面纤维性；下侧着生多数细根。根呈细长圆柱形，稍弯曲，长 7 ~ 15cm，直径 0.1 ~ 0.3cm；表面黑褐色，有细纵纹，有的皮部脱落，露出黄白色木部。根茎质较坚韧，断面纤维性；质硬脆，易折断，断面皮部较广，木部淡黄色，略呈方形，皮部与木部间常有裂隙。气微，味淡。

（2）棉团铁线莲：根茎呈短柱状，长 1 ~ 4cm，直径 0.5 ~ 1cm。根长 4 ~ 20cm，直径 0.1 ~ 0.2cm，表面棕褐色至棕黑色；断面木部圆形。味咸。

（3）东北铁线莲：根茎呈柱状，长 1 ~ 4cm，直径 0.5 ~ 2.5cm。根较密集，长 5 ~ 23cm，直径 0.1 ~ 0.44cm，表面棕黑色，断面木部近圆形。味辛辣。

11. 川乌 呈不规则圆锥形，稍弯曲，顶端常有残茎，中部多向一侧膨大，长 2 ~ 7.5cm，直径 1.2 ~ 2.5cm。外表棕褐色或灰棕色，皱缩，有小瘤状侧根及除去子根后的痕迹。质坚实，断面类白色或浅灰黄色，形成层环纹多角形。气微，味辛辣而麻舌，有毒。

12. 附子

（1）盐附子：呈圆锥形，长 4 ~ 7cm，直径 3 ~ 5cm。表面灰黑色，被盐霜。顶端宽大，中央有凹陷的芽痕，周围有瘤状突起的支根或支根痕。质重而坚硬，难折断，受潮则变软。横切面灰褐色，可见充满盐霜的小空隙，形成层环纹多角形，环纹内侧导管束小点排列不整齐。气微，味咸而麻，刺舌。

（2）黑顺片：为不规则的纵切片，上宽下窄，长 1.7 ~ 5cm，宽 0.9 ~ 3cm。外皮黑褐色，切面暗黄色，油润具光泽，半透明状，并有纵向导管束。质硬而脆，断面角质样。气微，味淡。

(3) 白附片：形状、气味与黑顺片相同，但无外皮，全体黄白色，半透明，厚约3mm。

13. 白芍 呈圆柱形，平直或稍弯曲，两端平截，长5~18cm，直径1~2.5cm。表面类白色或淡棕红色，光洁或有纵皱纹及细根痕，偶有残留的棕褐色外皮。质坚实，不易折断，断面较平坦，类白色或微带棕红色，形成层环明显，木部有放射状纹理。气微，味微苦、酸。

14. 赤芍 呈圆柱形，稍弯曲，长5~40cm，直径0.5~3cm。表面棕褐色，粗糙，有纵沟和皱纹，并有须根痕和横长的皮孔样突起，有的外皮易脱落。质硬而脆，易折断，断面粉白色或粉红色，皮部窄，木部放射状纹理明显，有的有裂隙。气微香，味微苦、酸涩。

15. 黄连

(1) 味连：多集聚成簇，常弯曲，形如鸡爪，单枝根茎长3~6cm，直径0.3~0.8cm。表面灰黄色或黄褐色，有不规则结节状隆起、须根及须根残基，有的节间表面平滑如茎杆，习称“过桥”。上部多残留褐色鳞叶，顶端常留有残余的茎或叶柄。质硬，断面不整齐，皮部橙红色或暗棕色，木部鲜黄色或橙黄色，呈放射状排列，髓部有的中空。气微，味极苦。

(2) 雅连：多为单枝，略呈圆柱形，微弯曲，长4~8cm，直径0.5~1cm。“过桥”较长。顶端有少许残茎。

(3) 云连：多为单枝，弯曲呈钩状，较细小。

16. 防己 呈不规则圆柱形、半圆柱形或块块状，多弯曲，长5~10cm，直径1~5cm。表面淡灰黄色，在弯曲处常有深陷横沟而成结节状的瘤块样。质坚实而重，断面平坦，灰白色，富粉性，有排列较稀疏的放射状纹理，习称车轮纹。气微，味苦。

17. 延胡索 呈不规则扁球形，直径0.5~1.5cm。表面黄色或黄褐色，有不规则网状皱纹，顶端有略凹陷的茎痕，底部常有疙瘩状凸起。质硬而脆，断面黄色，角质样，有蜡样光泽。气微，味苦。

18. 板蓝根 呈圆柱形，稍扭曲，长10~20cm，直径0.5~1cm。表面淡灰黄色或淡棕黄色，有纵皱纹、横长皮孔样突起及支根痕。根头部略膨大，可见暗绿色或暗棕色轮状排列的叶柄残基和密集的疣状突起。体实，质略软，断面皮部黄白色，木部黄色。气微，味微甜而后苦涩。

19. 苦参 呈长圆柱形，下部常有分枝。表面灰棕色或棕黄色，有明显纵皱纹及横长皮孔样突起，外皮薄，多破裂反卷，易剥落，剥落处显黄色，光滑。质硬，难折断，折断面纤维性；切面黄白色；具放射状纹理及裂隙，有的具异型维管束呈同心环列或不规则散在。气微，味极苦。

20. 葛根 呈纵切的长方形厚片或小方块，长5~35cm。外皮淡棕色，有纵皱，粗糙。切面黄白色，纹理不明显。质韧，纤维性强。无臭，味微甜。

21. 粉葛 呈圆柱形、类纺锤形或半圆柱形，长12~15cm，直径4~8cm；有的为纵切或斜切的厚片，大小不一。表面黄白色或淡棕色，未去外皮的呈灰棕色。体重，质硬，富粉性，横切面可见由纤维形成的浅棕色同心性环纹，纵切面可见由纤维形成的数条纵纹。气微，味微甜。

22. 甘草

(1) 甘草：根呈圆柱形，长25~100cm，直径0.6~3cm。外皮松紧不一。表面红棕色或灰棕色，有明显的纵皱纹、沟纹、皮孔及稀疏的细根痕。质坚实，断面略显纤维性，黄白色，粉性，形成层环明显，射线放射状，有的有裂隙。根茎呈圆柱形，表面有芽痕，横切面中央有髓。气微，味甜而特殊。

（2）胀果甘草：根和根茎木质粗壮，有的分枝，外皮粗糙，多灰棕色或灰褐色。质坚硬，木质纤维多，粉性小。根茎不定芽多而粗大。

（3）光果甘草：根及根茎质地较坚实，有的分枝，外皮不粗糙，多灰棕色，皮孔细而不明显。

23. 黄芪 呈圆柱形，有的有分枝，上粗下细，长 30 ~ 90cm，直径 1 ~ 3.5cm。表面灰黄色或淡褐色，有不整齐的纵皱纹或纵沟。质硬而韧，不易折断，断面纤维性强，并显粉性，皮部黄白色，木部淡黄色，具放射状纹理及裂隙，老根中心偶呈枯朽状，黑褐色或呈空洞。气微，味微甜，嚼之有豆腥味。

24. 人参 主根呈纺锤形或圆柱形，长 3 ~ 15cm，直径 1 ~ 2cm。表面灰黄色，上部或全体有疏浅断续的粗横纹及明显的纵皱纹，下部有支根 2 ~ 3 条，并着生多数细长的须根，须根上常有不明显的细小疣状突起。根茎（芦头）长 1 ~ 4cm，直径 0.3 ~ 1.5cm，多拘挛而弯曲，具不定根（艼）和稀疏的凹窝状茎痕（芦碗）。质较硬，断面淡黄白色，显粉性，形成层环纹棕黄色，皮部有黄棕色的点状树脂道及放射状裂隙。香气持异，味微苦、甘。

或主根多与根茎近等长或较短，呈人字形、菱形或圆柱形，长 1 ~ 6cm。表面灰黄色，具纵皱纹，上部或中下部有环纹。支根多为 2 ~ 3 条，须根少而细长，清晰不乱，有较明显的疣状突起。根茎细长，少数粗短，中上部具稀疏或密集而深陷的茎痕。不定根较细，多下垂。

25. 红参 主根呈纺锤形、圆柱形或扁方柱形，长 3 ~ 10cm，直径 1 ~ 2cm。表面半透明，红棕色，偶有不透明的暗黄褐色斑块，具纵沟、皱纹及细根痕；上部有时具断续的不明显环纹；下部有 2 ~ 3 条扭曲交叉的支根，并带弯曲的须根或仅具须根残迹。根茎（芦头）长 1 ~ 2cm，上有数个凹窝状茎痕（芦碗），有的带有 1 ~ 2 条完整或折断的不定根（艼）。质硬而脆，断面平坦，角质样。气微香而特异，味甘、微苦。

26. 西洋参 呈纺锤形、圆柱形或圆锥形，长 3 ~ 12cm，直径 0.8 ~ 2cm。表面浅黄褐色或黄白色，有横向环纹及线形皮孔状突起，并有细密纵皱纹及须根痕。主根中下部有一至数条侧根，多以折断；有的上端有根茎（芦头），环节明显，茎痕（芦碗）圆形或半圆形，具不定根（艼）或已折断。体重，质坚实，不易折断，断面平坦，浅黄白色，略显粉性，皮部可见黄棕色或红棕色点状树脂道，形成层环纹棕黄色，木部略呈放射状纹理。气微而特异，味微甘、苦。

27. 三七 主根呈类圆锥形或圆柱形，长 1 ~ 6cm，直径 1 ~ 4cm。表面灰褐色或灰黄色，有断续的纵皱纹和支根痕，顶端有茎痕，周围有瘤状突起。体重，质坚实，断面灰绿、黄绿或灰白色，木部微呈放射状排列。气微，味苦回甜。

筋条呈圆柱形或圆锥形，长 2 ~ 6cm，上端直径约 0.8cm，下端直径约 0.3cm。

剪口呈不规则的皱缩块状及条状，表面有数个明显的茎痕及环纹，断面中心灰绿色或白色，边缘深绿色或灰色。

28. 白芷 呈长圆锥形，长 10 ~ 25cm，直径 1.5 ~ 2.5cm。表面灰黄色或黄棕色，根头部钝四棱形或近圆形，具有纵皱纹、支根痕及皮孔样横向突起，有的排列呈四纵行。顶端凹陷的茎痕。质坚实，断面白色或灰白色，粉性，皮部散有多数棕色油点，形成层环圆形。气芳香，味辛、微苦。

29. 当归　根略呈圆柱形，下部有支根3~5条或更多，长15~25cm。表面黄棕色至棕褐色，有纵皱纹及横长皮孔样突起。根头（归头）直径1.5~4cm，具环纹，上端圆钝，或具有数个明显突出的根茎痕，有紫色或黄绿色的茎和叶鞘的残基；主根（归身）表面凹凸不平；支根（归尾）直径0.3~1cm，上粗下细，多扭曲，有少数须根痕。质柔韧，断面黄白色或淡黄棕色，皮部厚，有裂隙及多数棕色点状分泌腔，形成层呈黄棕色环状，木质部色较淡。香气浓郁，味甘、辛、微苦。

柴性大、干枯无油或断面呈绿褐色者不可供药用。

30. 独活　根略呈圆柱形，下部2~3分枝或更多，长10~30cm。根头膨大，圆锥形，多横皱纹，直径1.5~3cm，顶端有茎、叶的残痕或凹陷，表面灰褐色或棕褐色，具深纵皱纹，有横长皮孔样突起及稍突起的细根痕。质较硬，受潮则变软，断面皮部灰白色，有多数散在的棕色油室，形成层环棕色，木质部灰黄色至黄棕色。香气特异，味苦辛、微麻舌。

31. 羌活

（1）羌活：为圆柱状略弯曲的根茎，长4~13cm，直径0.6~2.5cm，顶端具茎痕。表面棕褐色至黑褐色，外皮脱落处呈黄色。节间缩短，呈紧密隆起的环状，形似蚕，习称"蚕羌"；节间延长，形如竹节状，习称"竹节羌"。节上有多数点状或瘤状突起的根痕及棕色破碎鳞片。体轻，质脆，易折断，断面不平整，有多数裂隙，皮部棕黄色至暗棕色，油润有棕色油点，木质部黄白色，射线明显，髓部黄色至黄棕色。气香，味微苦而辛。

（2）宽叶羌活：为根茎及根，根茎呈类圆柱形，顶端具茎和叶鞘残基，根类圆锥形，有纵皱纹和皮孔；表面棕褐色，近根茎处有较密的环纹，长8~15cm，直径1~3cm，习称"条羌"。有的根茎粗大，不规则结节状，顶部有数个茎基，根较细，习称"大头羌"。质松脆，易折断，断面略平坦，皮部浅棕色，木部黄白色。气味较淡。

32. 前胡　呈不规则圆锥形、圆柱形或纺锤形，稍扭曲，下部常有分枝，长3~15cm，直径1~2cm。表面黑褐色或灰黄色，根头部多有茎痕及纤维状叶鞘残基，上端有密集的细环纹，下部有纵沟、纵皱纹及横向皮孔样突起。质较柔软，干者质硬，可折断，断面不整齐，淡黄白色，皮部散有多数棕黄色小油点，形成层环纹棕色，射线放射状。气芳香，味先甜后微苦辛。

33. 川芎　为不规则结节状拳形团块，直径2~7cm。表面黄褐色，粗糙皱缩，有多数平行隆起的轮节；顶端有凹陷的类圆形茎痕，下侧及轮节上有多数小瘤状根痕。质坚实，不易折断，断面黄白色或灰黄色，散有黄棕色油室，形成层环呈波状。气浓香，味苦、辛、稍有麻舌感，微回甜。

34. 防风　呈长圆锥形或长圆柱形，下部渐细，有的略弯曲，长15~30cm，直径0.5~2cm。表面灰棕色，粗糙，有纵皱纹、多数横长皮孔样突起及点状的细根痕。根头部有明显密集的环纹，习称"蚯蚓头"，有的环纹上残存棕褐色毛状叶基。体轻，质松，易折断，断面不平坦，皮部浅棕色，有裂隙，木质部浅黄色。气特异，味微甘。

35. 柴胡

（1）北柴胡：呈圆柱形或长圆锥形，长6~15cm，直径0.3~0.8cm。根头膨大，顶端残留3~15个茎基或短纤维状叶基，下部常分枝。表面黑褐色或浅棕色，具纵皱纹、支根痕及皮孔。质硬而韧，不易折断，断面显纤维性，皮部浅棕色，木部黄白色。气微香，味微苦。

（2）南柴胡：根较细，圆锥形，顶端有多数细毛状枯叶纤维，下部多不分枝或稍分枝。表面红棕色或黑棕色，靠近根头处多具细密环纹。质稍软，易折断，断面略平坦，不显纤维性。具败油气。

36. 北沙参 呈细长圆柱形，偶有分枝，长 15～45cm，直径 0.4～1.2cm。表面淡黄白色，略粗糙，偶有残存外皮，不去外皮的表面黄棕色。全体有细纵皱纹及纵沟，并有棕黄色点状细根痕。顶端常留有黄棕色根茎残基；上端稍细，中部略粗，下部渐细。质脆，易折断，断面皮部浅黄白色，木部黄色。气特异，味微甜。

37. 龙胆

（1）龙胆：根茎呈不规则块状，长 1～3cm，直径 0.3～1cm。表面暗灰棕色或深棕色，上端有茎痕或残留茎基，周围和下端着生多数细长的根。根圆柱形，略扭曲，长 10～20cm，直径 0.2～0.5cm。表面淡黄色或黄棕色，上部多有显著的横皱纹，下部较细，有纵皱纹及支根痕。质脆，易折断，断面略平坦，皮部黄白色或淡黄棕色，木质部色较淡，呈点状环列。气微，味甚苦。

（2）坚龙胆：表面无横皱纹，外皮膜质，易脱落，木部黄白色，易与皮部分离。

38. 紫草

（1）新疆紫草（软紫草）：呈不规则的长圆柱形，多扭曲，长 7～20cm，直径 1～2.5cm。表面紫红色或紫褐色，皮部疏松，呈条形片状，常 10 余层重叠，易剥落。顶端有时可见分歧的茎残基。体轻，质松软，易折断，断面不整齐，木部较小，黄白色或黄色。气特异，味微苦、涩。

（2）内蒙紫草：呈圆锥形或圆柱形，扭曲，长 6～20cm，直径 0.5～4cm。根头部略粗大，顶端有残茎 1 个或多个，被短硬毛。表面紫红色或暗紫色，皮部略薄，常数层相叠，易剥离。质硬而脆，易折断，断面较整齐，皮部紫红色，木部较小，黄白色。气特异，味涩。

39. 丹参 根茎短粗，顶端有时残留茎基。根数条，长圆柱形，略弯曲，有的分枝并具有须状细根，长 10～20cm，直径 0.3～1cm。表面棕红色或暗棕红色，粗糙，具纵皱纹。老根外皮疏松，多显紫棕色，常呈鳞片状剥落。质硬而脆，断面疏松，有裂隙或略平整而致密，皮部棕红色，木部灰黄色或紫褐色，可见黄白色导管束放射状排列。气微，味微苦涩。

栽培品较粗壮，直径 0.5～1.5cm。表面红棕色，具纵皱纹，外皮紧贴不易剥落。质坚实，断面较平整，略呈角质样。

40. 黄芩 呈圆锥形，扭曲，长 8～25cm，直径 1～3cm。表面棕黄色或深黄色，有稀疏的疣状细根痕，上部较粗糙，有扭曲的纵皱或不规则的网纹。质硬而脆。断面黄色，中心红棕色；老根中间呈暗棕色或棕黑色，枯朽状或中空，暗棕色或棕黑色。气弱，味苦。

栽培品较细长，多有分枝。表面浅黄棕色，外皮紧贴，纵皱纹较细腻。断面黄色或浅黄色，略呈角质样。味微苦。

41. 玄参 呈类圆柱形，中间略粗或上粗下细，有的微弯曲，长 6～20cm，直径 1～3cm。表面灰黄色或灰褐色，有不规则的纵沟、横长皮孔样突起和稀疏的横裂纹和须根痕。质坚实，不易折断，断面乌黑色，微有光泽。气特异似焦糖，味甘、微苦。

42. 地黄

（1）鲜地黄：呈纺锤形或条状，长 8～24cm，直径 2～9cm。外皮薄，表面浅红黄色，具弯曲的皱纹、芽痕、横长皮孔样突起以及不规则疤痕。肉质，易断，断面皮部淡黄白色，可见橘红色油点，木部黄白色，导管呈放射状排列。气微，味微甜、微苦。

（2）生地黄：多呈不规则的团块或长圆形，中间膨大，两端稍细，有的细小，长条状，稍扁而扭曲。长 6 ~ 12cm，直径 2 ~ 6cm。表面棕黑色或棕灰色，极皱缩，具不规则横曲纹。体重，质较软而韧，不易折断，断面棕黑色或乌黑色，有光泽，具黏性。气微，味微甜。

43. 胡黄连 呈圆柱形，略弯曲，偶有分支，长 3 ~ 12cm，直径 0.3 ~ 1cm。表面灰棕色至暗棕色，粗糙，有较密的环状节，具稍隆起的芽痕或根痕。上端常密被暗棕色鳞片状的叶柄残基。体轻，质硬而脆，易折断，断面略平坦，淡棕色至暗棕色，木部有 4 ~ 10 个类白色点状维管束排列成环。气微，味极苦。

44. 巴戟天 呈扁圆柱形，略弯曲，长短不等，直径 0.5 ~ 2cm。表面灰黄色或暗灰色，具纵纹和横裂纹，有的皮部横向断裂而露出木部；质韧，断面皮部厚，紫色或淡紫色，易与木部剥离；木部黄棕色或黄白色，直径 1 ~ 5mm。气微，味甘而微涩。

45. 天花粉 呈不规则圆柱形、纺锤形或瓣块状，长 8 ~ 16cm，直径 1.5 ~ 5.5cm。表面黄白色或淡棕黄色，有纵皱纹、细根痕及略凹陷的横长皮孔，有的有黄棕色外皮残留。质坚实，断面白色或淡黄色，富粉性，横切面可见黄色木质部，略呈放射状排列，纵切面可见黄色条纹状木质部。气微，味微苦。

46. 桔梗 呈圆柱形或略呈纺锤形，下部渐细，有的具分枝，略扭曲，长 7 ~ 20cm，直径 0.7 ~ 2cm。表面类白色或淡黄色，不去外皮者表面黄棕色至灰棕色，具纵扭皱沟，并有横向皮孔样的斑痕及支根痕，上部有横纹。有的顶端有较短的根茎或不明显，其上有数个半月形的茎痕。质脆，断面不平坦，有裂隙，皮部类白色，形成层环棕色，木部淡黄白色。气微，味微甜后苦。

47. 党参

（1）党参：呈长圆柱形，稍弯曲，长 10 ~ 35cm，直径 0.4 ~ 2cm。表面黄棕色至灰棕色，根头部有多数疣状突起的茎痕及芽，每个茎痕的顶端呈凹下的圆点状，习称“狮子盘头”；根头下有致密的环状横纹，向下渐稀疏，有的达全长的一半，栽培品环状横纹少或无；全体有纵皱纹及散在的横长皮孔样突起，支根断落处常有黑褐色胶状物。质稍硬或略带韧性，断面稍平坦，有裂隙或放射状纹理，皮部淡黄白色至淡棕色，木质部淡黄色。有特殊香气，味微甜。

（2）素花党参（西党参）：长 10 ~ 35cm，直径 0.5 ~ 2.5cm。表面黄白色至灰黄色，根头下致密的环状横纹常达全长的一半以上。断面裂隙较多。皮部灰白色至淡棕色。

（3）川党参：长 10 ~ 45cm，直径 0.5 ~ 2cm。表面灰黄色至黄棕色，有明显不规则的纵沟，质较软而结实，断面裂隙较少，皮部黄白色。

48. 南沙参 呈圆锥形或圆柱形，略弯曲，长 7 ~ 27cm，直径 0.8 ~ 3cm。表面黄白色或淡棕黄色，凹陷处常有残留粗皮，上部多有深陷横纹，呈断续的环状，下部有纵纹及纵沟。顶端具有 1 或 2 个根茎。体轻，质松泡，易折断，断面不平坦，黄白色，多裂隙。气微，味微甘。

49. 木香 呈圆柱形或半圆柱形，长约 5 ~ 10cm，直径 0.5 ~ 5cm。表面黄棕色至灰褐色，有显著的皱纹、纵沟及侧根痕。质坚，不易折断，断面灰褐色至暗褐色，周边灰黄色或浅棕黄色，形成层环棕色，有放射状纹理及散在的褐色点状油室。气香特异，味微苦。

50. 川木香 呈圆柱形或有纵槽的半圆柱形，稍弯曲，长10～30cm，直径1～3cm。表面黄褐色或棕褐色，具纵皱纹，外皮脱落处可见丝瓜络状细筋脉；根头偶有黑色发黏的胶状物，习称“油头”。体较轻，质硬脆，易折断，断面黄白色或黄色，有深黄色稀疏油点及裂隙，木部宽广，有放射状纹理；有的中心呈枯朽状。气微香，味苦，嚼之粘牙。

51. 白术 为不规则肥厚团块，长3～13cm，直径1.5～7cm。表面灰黄色或灰棕色，有瘤状突起及断续的纵皱和沟纹，并有须根痕，顶端有残留茎基和芽痕。质坚硬，不易折断，断面不平坦，黄白色至淡棕色，有棕黄色的点状油室散在；烘干者断面角质样，色较深或有裂隙。气清香，味甜微辛，嚼之略带黏性。

52. 苍术

（1）茅苍术：呈不规则连珠状或结节状圆柱形，略弯曲，偶有分枝，长3～10cm，直径1～2cm。表面灰棕色，有皱纹、横曲纹及残留的须根，顶端具茎痕或残留的茎基。质坚实，断面黄白色或灰白色，散有多数橙黄色或棕红色油室，习称“朱砂点”，暴露稍久，常可析出白色细针状结晶，习称“起霜”。气香特异，味辛、苦。

（2）北苍术：呈疙瘩块状或结节状圆柱形，长4～9cm，直径1～4cm。表面黑棕色，除去外皮者黄棕色。质较疏松，断面散有黄棕色油室。香气较淡，味辛、苦。

53. 泽泻 呈类球形、椭圆形或卵圆形，长2～7 cm，直径2～6cm，表面黄白色或淡黄棕色，有不规则横向环状浅沟纹及多数细小突起的须根痕，底部有的有瘤状芽痕。质坚实，破断面黄白色，粉性，有多数细孔。气微，味微苦。

54. 半夏 呈类球形，有的稍偏斜，直径1～1.5cm。表面白色或浅黄色，顶端有凹陷的茎痕，周围密布麻点状根痕；下面钝圆，较光滑。质坚实，断面洁白，富粉性。气微，味辛辣、麻舌而刺喉。

55. 石菖蒲 呈扁圆柱形，多弯曲，常有分枝，长3～20cm，直径0.3～1cm。表面棕褐色或灰棕色，粗糙，有疏密不均的环节，节间长0.2～0.8cm，具细纵纹，一面残留须根或圆点状根痕；叶痕三角形，左右交互排列，有的其上有毛鳞状的叶基残余。质硬，断面纤维性，类白色或微红色，内皮层环明显，可见多数维管束小点及棕色的油细胞。气芳香，味苦、微辛。

56. 百部

（1）直立百部：呈纺锤形，上端较细长，皱缩弯曲，长5～12cm，直径0.5～1cm。表面黄白色或淡棕黄色，有不规则的深纵沟，间或有横皱纹。质脆，易折断，断面平坦，角质样，淡黄棕色或黄白色，皮部较宽，中柱扁缩。气微，味甘、苦。

（2）蔓生百部：两端稍狭细，表面多不规则皱褶及横皱纹。

（3）对叶百部：呈长纺锤形或长条形，长8～24cm，直径0.8～2cm。表面浅黄棕色至灰棕色，具纵皱纹或不规则纵槽。质坚实，断面黄白色至暗棕色，中柱较大，髓部类白色。

57. 川贝母

（1）松贝：呈类圆锥形或近球形，高0.3～0.8cm，直径0.3～0.9cm。表面类白色。外层鳞叶2瓣，大小悬殊，大瓣紧抱小瓣，未抱部分呈新月形，习称“怀中抱月”；顶部闭合，内有类圆柱形、顶端稍尖心芽和小鳞叶1～2枚；先端钝圆或稍尖，底部平，中心有1灰褐色的鳞茎盘，偶有残存须根。质硬而脆，断面白色，富粉性。气微，味微苦。

（2）青贝：呈类扁球形，高0.4～1.4cm，直径0.4～1.6cm。外层鳞叶2瓣，大小相近，相对抱合，顶端开裂，内有心芽和小鳞叶 2 ~3 枚及细圆柱形的残茎。

（3）炉贝：呈长圆锥形，高 0.7 ~2.5cm，直径 0.5 ~2.5cm，表面类白色或浅棕黄色，有的具棕色斑点。外层鳞叶 2 瓣大小相近，顶端开裂而略尖，基部稍尖或较钝。

（4）栽培品：呈类圆锥形，高 0.5 ~2cm，直径 1 ~2.5cm。表面类白色或浅黄棕色，稍粗糙，有的具有黄色斑点，外层鳞叶 2 瓣，大小相近，顶部多开裂而较平。

58. 浙贝母

（1）大贝：为鳞茎外层单瓣鳞叶，略呈新月形，高 1 ~2cm，直径 2 ~3.5cm。外表面类白色至淡黄色，内表面白色或淡棕色，被白色粉末。质硬而脆，易折断，断面白色至黄白色，富粉性。气微，味微苦。

（2）珠贝：为完整的鳞茎，呈扁圆形，高 1 ~1.5cm，直径 1 ~2.5cm。表面类白色，外层鳞叶 2 瓣，肥厚，略似肾形，互相抱合，内有小鳞叶 2 ~3 枚及干缩的残茎。

（3）浙贝片：为鳞茎外层的单瓣鳞叶切成的片。椭圆形或类圆形，直径 1 ~2cm，边缘表面淡黄色，切面平坦，粉白色。质脆，易折断，断面粉白色，富粉性。

59. 天冬 呈长纺锤形，略弯曲，长 5 ~18cm，直径 0.5 ~2cm。表面黄白色至淡黄棕色，半透明，光滑或具深浅不等的纵皱纹，偶有残存的灰棕色外皮。质硬或柔润，有黏性，断面角质样，中柱黄白色。气微，味甜、微苦。

60. 麦冬 呈纺锤形，两端略尖，长 1.5 ~3cm，直径 0.3 ~0.6cm。表面黄白色或淡黄色，具细纵纹。质柔韧，断面黄白色，半透明，中柱细小。气微，味甘、微苦。

61. 知母 呈长条状，微弯曲，略扁，偶有分枝，长 3 ~15cm，直径 0.8 ~1.5cm。一端有浅黄色的茎叶残痕。表面黄棕色至棕色，上面有一凹沟，具紧密排列的环状节，节上密生黄棕色的残存叶基，由两侧向根茎上方生长；下面隆起而略皱缩，有凹陷或突起的点状根痕。质硬，易折断，断面黄白色。气微，味微甜、略苦，嚼之带黏性。

62. 射干 呈不规则结节状，长 3 ~10cm，直径 1 ~2cm。表面黄褐色、棕褐色或黑褐色，皱缩，有较密环纹。上面有数个圆盘状凹陷的茎痕，偶有茎基的残存；下面有残留的细根及根痕。质硬，断面黄色，颗粒性。气微，味苦、微辛。

63. 莪术

（1）蓬莪术：呈卵圆形、长卵形、圆锥形或长纺锤形，顶端多钝尖，基部钝圆，长 2 ~8cm，直径 1.5 ~4cm。表面灰黄色至灰棕色，上部环节凸起，有圆形微凹的须根痕或残留的须根，有的可见刀削痕。体重，质坚实，断面灰褐色至蓝褐色，蜡样，常附有灰棕色粉末，皮层与中柱易分离，内皮层环纹棕褐色。气微香，味微苦而辛。

（2）广西莪术：环节稍突起，断面黄棕色至棕色，常附有淡黄色粉末，内皮层环纹黄白色。

（3）温莪术：断面黄棕色至棕褐色，常附有淡黄色至黄棕色粉末，气香或微香。

64. 郁金

（1）温郁金：呈长圆形或卵圆形，稍扁，有的微弯曲，两端渐尖，长3.5 ~7cm，直径 1.2 ~2.5cm。表面灰褐色或灰棕色，具不规则的纵皱纹，纵纹隆起处色较浅。质坚实，断面灰棕色，角质样；内皮层环明显。气微香，味微苦。

（2）黄丝郁金：呈纺锤形，有的一端细长，长 2.5 ~4.5cm，直径 2.4 ~4.5cm。表面棕灰色或灰黄色，具细皱纹。断面橙黄色，外周棕黄色至棕红色。气芳香，味辛辣。

（3）桂郁金：呈长圆锥形或长圆形，长2～6.5cm，直径1～1.8cm。表面具疏浅纵纹或较粗糙网状皱纹。气微，味微辛苦。

（4）绿丝郁金：呈长椭圆形，较粗壮，长1.5～3.5cm，直径1～1.2cm。气微，味淡。

65. 天麻 呈椭圆形或长条形，略扁，皱缩而稍弯曲，长3～15cm，宽1.5～6cm，厚0.5～2cm。表面黄白色至淡黄棕色，有纵皱纹及由潜伏芽排列而成的横环纹多轮，有时可见棕褐色菌索。顶端有红棕色至深棕色鹦嘴状的芽，习称“鹦哥嘴”或“红小瓣”；或为残留茎基。另端有圆脐形疤痕。质坚硬，不易折断。断面较平坦，黄白色至淡棕色，角质样。气微，味甘。

（张习中）

第三单元 茎木类中药

细目一 茎木类中药的概述

茎类中药，主要指木本植物的茎，以及少数草本植物的茎。包括木本植物的茎藤、茎枝、茎刺、茎髓、茎的翅状附属物等，大部分草本植物茎列入全草类中药。

木类中药，指木本植物茎形成层以内的部分，通称木材。木材又分边材和心材，边材形成较晚，含水分较多，颜色较浅，亦称液材；心材形成较早，位于木质部内方，蓄积了较多的物质，颜色较深，质地较致密。木类中药多采用心材部分，如沉香、苏木等。

要点 茎木类中药的性状鉴别

茎木类中药的性状鉴别一般应注意其形状、大小、粗细、表面、颜色、质地、折断面及气味。

木质藤茎和茎枝多呈圆柱形或扁圆柱形，有的扭曲不直，粗细大小不一。外表粗糙，可见裂纹及气孔，节膨大，具叶痕及枝痕。质地坚实。断面纤维性或裂片状，木部占大部分，呈放射状排列；有的小孔明显可见，气味常可以帮助鉴别。

草质藤茎较细长，表面多呈浅黄绿色，节和节间、叶痕均较明显。质脆，易折断。断面可见明显的髓部，类白色，疏松，有的呈空洞状。

木类中药多呈不规则的块状、厚片状或长条状。表面颜色不一，有的具有棕褐色树脂状条纹或斑块；有的具年轮。质地和气味常可以帮助鉴别。

细目二 常用茎木类中药鉴定

要点一 来源

1. 川木通 为毛茛科植物绣球藤 *Clematis montana* Buch. – Ham. 或小木通 *Clematis armandii* Franch. 的干燥藤茎。

2. **大血藤**　为木通科植物大血藤 *Sargentodoxa cuneata*（Oliv.）Rehd. et Wils. 的干燥藤茎。

3. **苏木**　为豆科植物苏木 *Caesalpinia sappan* L. 的干燥心材。

4. **鸡血藤**　为豆科植物密花豆 *Spatholobus suberectus* Dunn 的干燥藤茎。

5. **沉香**　为瑞香科植物白木香 *Aquilaria sinensis*（Lour.）Gilg 含有树脂的木材。

6. **钩藤**　为茜草科植物钩藤 *Uncaria rhynchophylla*（Miq.）Jacks.、大叶钩藤 *Uncaria macrophylla* Wall.、毛钩藤 *Uncaria hirsuta* Havil.、华钩藤 *Uncaria sinensis*（Oliv.）Havil.、无柄果钩藤 *Uncaria sessilifructus* Roxb. 的干燥带钩茎枝。

要点二　主产地

1. **苏木**　主产台湾、广东、广西、贵州等省区。

2. **沉香**　主产于广东、海南、广西、福建等省区。

3. **钩藤**　主产于广西、广东、湖北、湖南等省区。其他四种钩藤主产广西、广东等省区。

要点三　性状鉴别

1. **川木通**　呈长圆柱形，略扭曲，长 50～100cm，直径 2～3.5cm。表面黄棕色或黄褐色，有纵向凹沟及棱线；节膨大，有叶痕及侧枝痕。残存皮部易撕裂。质坚硬，不易折断。切片厚 2～4mm，边缘不整齐，残存皮部黄棕色，木部浅黄棕色或浅黄色，有黄白色放射状纹理及裂隙，其间布满导管孔，髓部较小，类白色或黄棕色，偶有空腔。气微，味淡。

2. **大血藤**　呈圆柱形，略弯曲，长 30～60cm，直径 1～3cm。表面灰棕色，粗糙，外皮常呈鳞片状剥落，剥落处暗红棕色，有的可见膨大的节及略凹陷的枝痕或叶痕。质硬，断面皮部呈红棕色，有数处向内嵌入木部，木部黄白色，有多数细孔状导管，射线呈放射状排列。气微，味微涩。

3. **苏木**　呈圆柱形或对剖半圆柱形，长 10～100cm，直径 3～12cm。表面黄红色至棕红色，具刀削痕，常见纵向裂缝。质坚硬。断面略具光泽，年轮明显，有的可见暗棕色、质松、带亮星的髓部。气微，味微涩。

4. **鸡血藤**　为椭圆形、长矩圆形或不规则的斜切片，厚 0.3～1cm。栓皮灰棕色，有的可见灰白色斑，栓皮脱落处呈红棕色。质坚硬。切面木部红棕色或棕色，导管孔多数；韧皮部有树脂状分泌物呈红棕色至黑棕色，与木部相间排列呈数个同心性椭圆形环或偏心性半圆形的环；髓部偏向一侧。气微，味涩。

5. **沉香**　呈不规则块、片状或盔帽状，有的为小碎块。表面凹凸不平，有刀痕，偶有孔洞，可见黑褐色树脂和黄白色木部相间的斑纹，孔洞及凹窝表面多呈朽木状。质较坚实，断面刺状。气芳香，味苦。

6. **钩藤**　茎枝呈圆柱形或类方柱形，长 2～3cm，直径 0.2～0.5cm；表面红棕色至紫红色者具细纵纹，光滑无毛；黄绿色至灰褐色者有的可见白色点状皮孔，被黄褐色柔毛。多数枝节上对生两个向下弯曲的钩，或仅一侧有钩，另一侧为凸起的疤痕；钩略扁或稍圆，先端细尖，基部较阔；钩基部的枝上可见叶柄脱落后的窝点状痕迹和环状托叶痕。质坚韧，断面断面黄棕色，皮部纤维性，髓部黄白色或中空。气微，味淡。

（张习中）

第四单元 皮类中药

细目一 皮类中药概述

皮类中药通常是指来源于被子植物（主要是双子叶植物）和裸子植物的茎干、枝和根的形成层以外部分的药材。它由外向内依次为周皮、皮层、初生和次生韧皮部等部分。其中大多为木本植物茎干的皮，少数为根皮或枝皮。

要点 皮类中药的性状鉴别

皮类中药因植物来源、取皮部位、采集和加工干燥不同，形成性状上的不同。主要有以下几个方面：

1. 形状 由粗大老树上剥的皮，大多粗大而厚，呈长条状或板片状；枝皮则呈细条状或卷筒状；根皮多数呈短片状或短小筒状。一般描述术语有：平坦状、板片状、较平整、弯曲状等。皮片多向内弯曲，由于弯曲的程度不同，又分反曲状、槽状或半管状、管状或筒状、单卷筒状、双卷筒状、复卷筒状等。

2. 外表面 多为灰黑色、灰褐色、棕褐色或棕黄色等，有的树干皮外表面常有斑片状的地衣、苔藓等物附生。有的常有片状剥离的落皮层和纵横深浅不同的裂纹，多数树皮尚可见到皮孔，皮孔的形状、颜色、分布的密度，常是鉴别皮类中药的特征之一。少数有刺毛，或有钉状物。部分皮类中药，木栓层已除去。

3. 内表面 颜色各不相同，有些含挥发油的皮类中药，经刻划出现油痕，可根据油痕的情况结合气味等，判断该药材的质量。内表面一般较平滑或具粗细不同的纵向皱纹，有的显网状纹理，如椿白皮。

4. 折断面 皮类中药横向折断面的特征和皮的各组织的组成和排列方式有密切关系，折断面的性状主要有：平坦状，组织中富有薄壁细胞；颗粒状，富有石细胞群；纤维状，富含纤维；层状，组织构造中的纤维束和薄壁组织间隔排列。

有些皮的断面外层较平坦或颗粒状，内层显纤维状，说明纤维主要存在于韧皮部，有的皮类中药在折断时有胶质丝状物相连，亦有些皮在折断时有粉尘出现。

5. 气味 各种皮的外形有时很相似，气味却完全不同，可以气味鉴别。

细目二 常用皮类中药的鉴定

要点一 来源

1. 牡丹皮 为毛茛科植物牡丹 *Paeonia suffruticosa* Andr. 的干燥根皮。根据加工方法不同，分为连丹皮和刮丹皮。

2. 厚朴 为木兰科植物厚朴 *Magnolia officinalis* Rehd. et Wils. 及凹叶厚朴 *Magnolia* officinalis Rehd. et Wils. var. *biloba* Rehd. et Wils. 的干燥干皮、枝皮和根皮。

3. 肉桂 为樟科植物肉桂 *Cinnamomum cassia* Presl 的干燥树皮。

4. 杜仲 为杜仲科植物杜仲 *Eucommia ulmoides* Oliv. 干燥树皮。

5. 黄柏 为芸香科植物黄皮树 *Phellodendron chinense* Schneid. 的干燥树皮。

6. 关黄柏 为芸香科植物黄檗 *Phellodendron amurense* Rupr. 的干燥树皮。

7. 秦皮 为木犀科植物苦枥白蜡树 *Fraxinus rhynchophylla* Hance、白蜡树 *Fraxinus chinensis* Roxb、尖叶白蜡树 *Fraxinus szaboana* Lingelsh.、宿柱白蜡树 *Fraxinus stylosa* Lingelsh. 的干燥枝皮或干皮。

8. 香加皮 为萝藦科植物杠柳 *Periploca sepium* Bge. 的干燥根皮。

要点二 主产地

1. 厚朴 主产于四川、湖北、浙江、江西等省，陕西、甘肃、贵州、云南等省亦产，多为栽培。

2. 肉桂 主产于广东、广西等省区。云南、福建等省亦产。多为栽培。

3. 黄柏 主产于四川、贵州等省。

要点三 性状鉴别

1. 牡丹皮

（1）连丹皮：呈筒状或半筒状，有纵剖开的裂缝，略向内卷曲或张开，长 5～20cm，直径 0.5～1.2cm，厚 0.1～0.4cm。外表面灰褐色或黄褐色，有多数横长皮孔样突起及细根痕，栓皮脱落处粉红色；内表面淡灰黄色或浅棕色，有明显的细纵纹理，常见发亮的结晶（丹皮酚）。质硬脆，易折断，断面较平坦，淡粉红色，粉性。气芳香，味微苦而涩。

（2）刮丹皮：外表面有刮刀削痕，外表面红棕色或淡灰黄色，有时可见灰褐色斑点状残存外皮。

2. 厚朴

（1）干皮：呈卷筒状或双卷筒状，长 30～35cm，厚 0.2～0.7cm，习称“筒朴”；近根部干皮一端展开如喇叭口，长 13～25cm，厚 0.3～0.8cm，习称“靴筒朴”。外表面灰棕色或灰褐色，粗糙，有时呈鳞片状，较易剥落，有明显椭圆形皮孔或纵皱纹，刮去粗皮者显黄棕色。内表面紫棕色或深紫褐色，较平滑，具细密纵纹，划之显油痕。质坚硬，不易折断。断面颗粒性，外部灰棕色，内部紫褐色或棕色，富油性，有时可见多数小亮星（厚朴酚、和厚朴酚）。气香，味辛辣、微苦。

（2）根皮（根朴）：呈单筒状或不规则块片，有的弯曲似鸡肠，习称“鸡肠朴”。质硬，易折断，断面纤维性。

（3）枝皮（枝朴）：呈单筒状，长 10～20cm，厚 0.1～0.2cm。质脆，易折断，断面纤维性。

以皮厚、肉细、油性足、内表面紫棕色具有发亮结晶物、香气浓者为佳。

3. 肉桂 呈槽状或卷筒状，长 30～40cm，宽或直径为 3～10cm，厚约 0.2～0.8cm。外表面灰棕色，稍粗糙，有不规则的细皱纹及横向突起的皮孔，有时可见灰白色的斑纹；内表面红棕色，略平坦，有细纵纹，划之显油痕。质硬而脆，易折断。断面不平坦，外层呈棕色而较粗糙，内层红棕色而油润，两层间有 1 条黄棕色的线纹。气香浓烈，味甜、辣。

以不破碎、体重、外皮细、肉厚、断面色紫、油性大、香气浓厚、味甜辣，嚼之渣少者为佳。

4. 杜仲 呈板片状或两边稍向内卷，大小不一，厚3～7mm。外表面淡灰棕色或灰褐色，有明显的皱纹或纵裂槽纹，有的树皮较薄，未刮净粗皮者可见明显的皮孔。内表面暗紫，光滑。质脆，易折断。断面有细密、银白色、富弹性的橡胶丝相连。气微，味稍苦。

5. 黄柏 呈板片状或浅槽状，长宽不等，厚1～6mm。外表面黄褐色或黄棕色，较平坦或具纵沟纹，有的可见皮孔痕及残存的灰褐色粗皮；内表面暗黄色或淡棕色，具细密的纵棱纹。体轻，质较硬。断面纤维性，裂片状分层，深黄色。气微，味极苦，嚼之有黏性。

6. 关黄柏 呈板片状或浅槽状，长宽不一，厚2～4mm。外表面黄绿色或淡棕黄色，较平坦，有不规则的纵裂纹，皮孔痕小而少见，偶有灰白色的粗皮残留；内表面黄色或黄棕色。体轻，质较硬，断面纤维性，有的呈裂片状分层，鲜黄色或黄绿色。气微，味极苦，嚼之有黏性。

7. 秦皮 枝皮卷筒状或槽状，长10～60cm，厚1.5～3mm。外表面灰白色、灰棕色至黑棕色或相间呈斑状，平坦或稍粗糙，并有灰白色圆点状皮孔及细斜皱纹，有的具分枝痕；内表面黄白色或棕色，平滑。质硬而脆，折断面纤维性，黄白色。气微，味苦。

干皮为长条状块片，厚3～6mm。外表面灰棕色，具龟裂状沟纹及红棕色圆形或横长的皮孔。质坚硬，断面纤维性较强。

8. 香加皮 呈卷筒状或槽状，少数呈不规则片状，长3～10cm，直径1～2cm，厚0.1～0.4cm。外表面灰棕色或黄棕色，栓皮松软常呈鳞片状，易脱落。内表面淡黄色或淡黄棕色，较平滑，有细纵纹。体轻，质脆，易折断。断面不整齐，黄白色。有特异香气，味苦。

（刘淑娟）

第五单元 叶类中药

细目一 叶类中药概述

叶类中药一般多用完整而已长成的干燥叶，也有只用嫩叶的，如苦竹叶。大多为单叶，仅少数是用复叶的小叶，如番泻叶。有时尚带有部分嫩枝，如侧柏叶等。

要点 叶类中药的性状鉴别

首先应观察大量叶片的颜色和状态，是平坦的还是皱缩的，是单叶或是复叶的小叶片，在鉴定时要选择具有代表性的样品来观察。观察时常将其浸泡在水中展开后再识别。一般应注意叶的形状、大小、长度及宽度；叶端、叶缘及叶基的情况；叶片上下表面的色泽及有无毛茸和腺点；叶脉的类型、凹凸和分布情况；叶片的质地；叶柄的有无及长短；

叶翼、叶轴、叶鞘、托叶及茎枝的有无；及气味等。在观察叶的表面特征时，可借助解剖镜或放大镜仔细观察，或对光透视。

细目二　常用叶类中药鉴定

要点一　来源

1. **蓼大青叶**　为蓼科植物蓼蓝 *Polygonum tinctorium* Ait. 的干燥叶。

2. **大青叶**　为十字花科植物菘蓝 *Isatis indigotica* Fort. 的干燥叶。

3. **枇杷叶**　为蔷薇科植物枇杷 *Eriobotrya japonica*（Thunb.）Lindl. 的干燥叶。

4. **番泻叶**　为豆科植物狭叶番泻 *Cassia angustifolia* Vahl 或尖叶番泻 *Cassia acutifolia* Delile 的干燥小叶。

要点二　主产地

1. **大青叶**　主产于河北、陕西、江苏、安徽等省。大多为栽培品。

2. **番泻叶**　狭叶番泻主产于红海以东至印度一带，现盛栽于印度南端丁内未利，故商品又名印度番泻叶或丁内未利番泻叶，现埃及和苏丹亦产。尖叶番泻主产于埃及的尼罗河中上游，由亚历山大港输出，故商品又称埃及番泻叶或亚历山大番泻叶；现我国广东省、海南省及云南西双版纳等地均有栽培。

要点三　性状鉴别

1. **蓼大青叶**　多皱缩、破碎。完整叶展平后呈椭圆形或卵圆形，长 3～8cm，宽 2～5cm。蓝绿色或黑蓝色，先端钝，基部渐狭，全缘。叶脉浅黄棕色，于下表面略突起。叶柄扁平，偶带膜质托叶鞘。质脆。气微，味微涩而稍苦。

2. **大青叶**　多皱缩卷曲，有的破碎。完整叶片展平后呈长椭圆形至长圆状倒披针形，长 5～20cm，宽 2～6cm。上表面暗灰绿色，有的可见色较深稍突起的小点；先端钝，全缘或微波状，基部渐狭下延至叶柄成翼状；叶柄长 4～10cm，淡棕黄色。质脆。气微，味微酸、苦、涩。

3. **枇杷叶**　呈长椭圆形或倒卵形，长 12～30cm，宽 4～9cm。先端尖，基部楔形，边缘有疏锯齿，近基部全缘。上表面灰绿色、黄棕色或红棕色，较光滑；下表面密被黄色绒毛，主脉于下表面显著突起，侧脉羽状；叶柄极短，被棕黄色绒毛。革质而脆，易折断。气微，味微苦。

4. **番泻叶**

（1）狭叶番泻：呈长卵形或卵状披针形，长 1.5～5cm，宽 0.4～2cm，叶端急尖，叶基稍不对称，全缘。上表面黄绿色，下表面浅黄绿色，无毛或近无毛，叶脉稍隆起。革质。气微弱而特异，味微苦，稍有黏性。

（2）尖叶番泻：呈披针形或长卵形；略卷曲，叶端短尖或微突，叶基不对称，两面均有细短毛茸。

（刘淑娟）

第六单元　花类中药

细目一　花类中药概述

花类中药通常包括完整的花、花序或花的某一部分。完整的花分为已开放的花，如洋金花；未开放的花蕾如辛夷、丁香、金银花；花序亦有用未开放的如头状花序款冬花和已开放的如菊花；花的某一部分，雄蕊如莲须，花柱如玉米须，柱头如番红花，花粉粒如松花粉和蒲黄等。

要点　花类中药的性状鉴别

花类中药由于经过采制、干燥，其性状较新鲜时有所改变。完整者常见的有圆锥状、棒状、团簇状、丝状、粉末状等；颜色较新鲜时稍暗淡；气味较新鲜时淡。鉴别时，以花朵入药者，应注意观察花托、萼片、花瓣、雄蕊和雌蕊的数目及其着生位置、形状、颜色、被毛与否、气味等；如以花序入药，除单朵花的观察外，需注意花序类别、总苞片或苞片的性状等。菊科植物还需观察花序托的形状，有无被毛等。如果花序或花很小，可借助于放大镜、解剖镜观察。

细目二　常用花类中药鉴定

要点一　来源

1. 辛夷　为木兰科植物望春花 *Magnolia biondii* Pamp.、武当玉兰 *Magnolia sprengeri* Pamp. 或玉兰 *Magnolia denudata* Desr. 的干燥花蕾。

2. 丁香　为桃金娘科植物丁香 *Eugenia caryophyllata* Thunb. 的干燥花蕾。

3. 洋金花　为茄科植物白花曼陀罗 *Datura metel* L. 的干燥花。

4. 金银花　为忍冬科植物忍冬 *Lonicera japonica* Thunb. 的干燥花蕾或带初开的花。

5. 款冬花　为菊科植物款冬 *Tussilago farfara* L. 的干燥花蕾。

6. 红花　为菊科植物红花 *Carthamus tinctorius* L. 的干燥花

7. 西红花　为鸢尾科植物番红花 *Crocus sativus* L. 的干燥柱头。

要点二　主产地

1. 丁香　主产于坦桑尼亚的桑给巴尔岛以及马来西亚，印度尼西亚等国家。现我国海南省、广东省有引种栽培。

2. 金银花　主产于山东、河南。全国大部分地区均产。

3. 西红花　主产于西班牙、希腊、法国及原苏联中亚西亚一带。我国浙江、江苏、北京等地有少量栽培。

要点三 性状鉴别

1. 辛夷

(1) 望春花：呈长卵形，似毛笔头，长1.2~2.5cm，直径0.8~1.5cm。基部常具短梗，长约5mm，梗上有类白色点状皮孔。苞片2~3层，每层2片，两层苞片间有小鳞芽，苞片外表面密被灰白色或灰绿色茸毛，内表面类棕色，无毛。花被片9，棕色，外轮花被片3，条形，约为内两轮长的1/4，呈萼片状，内两轮花被片6，每轮3，轮状排列。有雄蕊和雌蕊多数，呈螺旋状排列。体轻，质脆。气芳香，味辛凉而稍苦。

(2) 玉兰：长1.5~3cm，直径1~1.5cm。基部枝梗较粗壮，皮孔浅棕色。苞片外表面密被灰白色或灰绿色茸毛。花被片9，内外轮同型。

(3) 武当玉兰：长2~4cm，直径1~2cm。基部枝梗较粗壮，皮孔红棕色。苞片外表面密被淡黄色或淡黄绿色茸毛，有的最外层苞片茸毛已脱落而呈黑褐色。花被片10~12(15)，内外轮无显著差异。

2. 丁香 略呈研棒状，长1~2cm。花冠圆球形，直径0.3~0.5cm，花瓣4，覆瓦状抱合，棕褐色或褐黄色，花瓣内为雄蕊和花柱，搓碎后可见众多黄色细粒状的花药。萼筒圆柱状，略扁，有的稍弯曲，长0.7~1.4cm，直径0.3~0.6cm，红棕色或棕褐色，上部有4枚三角状的萼片，十字状分开。质坚实，富油性。气芳香浓烈，味辛辣，微有麻舌感。

以完整，个大，油性足，颜色深红、香气浓郁、入水下沉者为佳。

3. 洋金花 多皱缩成条状。完整者长9~15cm，花萼呈筒状，长为花冠的2/5，灰绿色或灰黄色，先端5裂，基部具纵脉纹5条，表面微有茸毛；花冠呈喇叭状，淡黄色或黄棕色，先端5浅裂，裂片有短尖，短尖下有明显的纵脉纹3条，两裂片之间微凹；雄蕊5，花丝贴生于花冠筒内，长为花冠的3/4；雌蕊1，柱头棒状。烘干品质柔韧，气特异；晒干品质脆，气微，味微苦。

4. 金银花 呈棒状，上粗下细，略弯曲，长2~3cm，上部直径约3mm，下部直径约1.5mm。表面黄白色或绿白色（贮久色渐深），密被短柔毛。偶见叶状苞片。花萼绿色，先端5裂，裂片有毛，长约2mm。开放者花冠筒状，先端二唇形；雄蕊5，附于筒壁，黄色；雌蕊1，子房无毛。气清香，味淡、微苦。

5. 款冬花 呈长圆棒状。单生或2~3个基部连生，长1~2.5cm，直径0.5~1cm。上端较粗，下端渐细或带有短梗，外面被有多数鱼鳞状苞片。苞片外表面紫红色或淡红色，内表面密被白色絮状茸毛。体轻，撕开后可见白色茸毛。气香，味微苦而辛。

6. 红花 为不带子房的管状花。长1~2cm。表面红黄色或红色。花冠筒细长，先端5裂，裂片狭条形，长5~8mm；雄蕊5，花药聚合成筒状，黄白色；柱头长圆柱形，顶端微分叉。质柔软。气微香，味微苦。

以花冠色红而鲜艳、无枝刺、质柔润、手握软如茸毛者为佳。

7. 西红花 呈线形，三分枝，长约3cm。暗红色，上部较宽而略扁平，顶端边缘显不整齐的齿状，内侧有一短裂隙，下端有时残留一小段黄色花柱。体轻，质松软，无油润光泽，干燥后质脆易断。气特异，微有刺激性，味微苦。

取本品浸水中，可见橙黄色物质成直线下降，并逐渐扩散，水被染成黄色，无沉淀。

柱头膨大呈喇叭状，完整者，三分枝，顶端近缘显不整齐齿状，内侧有一短缝，下部有一段黄色花柱，在短时间内，用针拨之不破碎。

以柱头色棕红、黄色花柱少者为佳。

（刘淑娟）

第七单元 果实及种子类中药

果实及种子类中药是指以果实或种子为药用部位的一类药材。在商品药材中二者并未严格区分，大多数是果实、种子一起入药，如乌梅、枸杞等；少数药材以果实的形式贮存、销售，临用时再剥去果皮，药用种子如巴豆等。这两类中药材关系密切，且外形和组织构造又有区别，故列入一单元，并分别加以概述。

细目一 果实类中药概述

果实类中药包括完整的果实或果实的一部分，如陈皮（果皮）；甜瓜蒂（果柄）；柿蒂（宿萼）；橘络（维管束组织）；整个果穗，如桑椹等。有成熟的如五味子；未成熟的如枳壳，少数为幼果如枳实。

要点 果实类中药的性状鉴别

应注意其形状、大小、颜色、顶端、基部、表面、质地、破断面及气味等。果实类药材形状各异。表面多带有附属物，如顶端有花柱基，下部有果柄，或有果柄脱落的痕迹，如枳实，香橼；有的带有宿存的花被，如地肤子；表面有的皱缩（肉质果），有的具茸毛；有的可见凹下的油点，如陈皮、吴茱萸。一些伞形科植物的果实，表面具有隆起的肋线，如茴香、蛇床子。有的果实具有纵直棱角，如使君子。对于完整的果实，还应观察种子数目和生长的部位（胎座）。气味也是鉴定的重要依据，如宁夏枸杞子味甜，鸦胆子味极苦，五味子有酸、甜、辛、苦、咸等味，枳壳、小茴香有香气。

细目二 种子类中药概述

种子类中药大多采用成熟的种子。种子包括种皮、种仁。种仁包括胚乳、胚。胚包括胚根、胚茎、胚芽、子叶。

种子类中药的药用部位包括：完整的成熟种子，如马钱子；种子的一部分，如种皮（绿豆衣）、假种皮（肉豆蔻衣）、种仁（肉豆蔻）、胚（莲子心）等；发了芽的种子，如大豆黄卷；发酵的加工品，如淡豆豉等。

要点 种子类中药的性状鉴别

注意观察种子的形状、大小、颜色、表面纹理、种脐、合点和种脊的位置及形态，以及质地、纵横剖面、气与味等。形状大多呈不规则圆球形、类圆球形或扁圆球形，少数种子呈线形、纺锤形或心形。种皮的表面常有各种纹理，如王不留行具颗粒状突起、蓖麻子带有色泽鲜艳的花纹，也有具毛茸，如番木鳖。表面除常有的种脐、合点和种脊外，少数种子有种阜存在，如蓖麻子、巴豆、千金子等。剥去种皮可见种仁部分，有的种子具发达的胚乳，如番木鳖；无胚乳的种子，则子叶常特别肥厚，如杏仁。胚大多直立，少数弯曲，如王不留行、青葙子等。有的种子浸入水中显黏性，如车前子、葶苈子。有的种子水浸后种皮呈龟裂状，如牵牛子等。

细目三　常用果实种子类中药鉴定

要点一　来源

1. **五味子**　为木兰科植物五味子 *Schisandra chinensis* (Turcz.) Baill. 的干燥成熟果实。习称“北五味子”。

2. **葶苈子**　为十字花科植物播娘蒿 *Descurainia sophia* (L.) Webb ex Prantl 或独行菜 *Lepidium apetalum* Willd. 的干燥成熟种子。前者习称“南葶苈子”，后者习称“北葶苈子”。

3. **木瓜**　为蔷薇科植物贴梗海棠 *Chaenomeles speciosa* (Sweet) Nakai 的干燥近成熟果实。

4. **金樱子**　为蔷薇科植物金樱子 *Rosa laevigata* Michx. 的干燥成熟果实。

5. **决明子**　为豆科植物决明 *Cassia obtusifolia* L. 或小决明 *Cassia tora* L. 的干燥成熟种子。

6. **补骨脂**　为豆科植物补骨脂 *Psoralea corylifolia* L. 的干燥成熟果实。

7. **枳壳**　为芸香科植物酸橙 *Citrus aurantium* L. 及其栽培变种的干燥未成熟果实。

8. **吴茱萸**　为芸香科植物吴茱萸 *Evodia rutaecarpa* (Juss.) Benth.、石虎 *Evodia rutaecarpa* (Juss.) Benth. var. *officinalis* (Dode) Huang 或疏毛吴茱萸 *Evodia rutaecarpa* (Juss.) Benth. var. *bodinieri* (Dode) Huang 的干燥近成熟的果实。

9. **川楝子**　为楝科植物川楝 *Melia toosendan* Sieb. et Zucc. 的干燥成熟果实。

10. **巴豆**　为大戟科植物巴豆 *Croton tiglium* L. 的干燥成熟果实。

11. **酸枣仁**　为鼠李科植物酸枣 *Ziziphus jujuba* Mill. var. *spinosa* (Bunge) Hu ex H. F. Chou 的干燥成熟种子。

12. **小茴香**　为伞形科植物茴香 *Foeniculum vulgare* Mill. 干燥成熟果实。

13. **山茱萸**　为山茱萸科植物山茱萸 *Cornus officinalis* Sieb. et Zucc. 的干燥成熟果肉。

14. **连翘**　为木犀科植物连翘 *Forsythia suspensa* (Thunb.) Vahl 的干燥果实。

15. **马钱子**　为马钱科植物马钱 *Strychnos nux-vomica* L. 的干燥成熟种子。

16. **枸杞子**　为茄科植物宁夏枸杞 *Lycium barbarum* L. 的干燥成熟果实。

17. **栀子**　为茜草科植物栀子 *Gardenia jasminoides* Ellis 的干燥成熟果实。

18. **槟榔**　为棕榈科植物槟榔 *Areca catechu* L. 的干燥成熟种子。

19. **砂仁**　为姜科植物阳春砂 *Amomum villosum* Lour.、绿壳砂 *Amomum villosum* Lour.

var. *xanthioides* T. L. Wu et Senjen 或海南砂 *Amomum longiligulare* T. L. Wu 的干燥成熟果实。

20. 豆蔻 为姜科植物白豆蔻 *Amomum kravanh* Pierre ex Gagnep. 或爪哇白豆蔻 *Amomum compactum* Soland ex Maton 的干燥成熟果实。按产地不同分为“原豆蔻”和“印尼白蔻”。

要点二 主产地

1. 五味子 主产于吉林、辽宁、黑龙江等省，河北亦产。

2. 枳壳 主产于江西、四川、湖北、贵州等省。以江西清江、新干所产最为闻名，商品习称“江枳壳”。

3. 槟榔 主产于海南、云南、广东等省。福建、广西、台湾南部亦有栽培。国外以印度尼西亚、印度、菲律宾等地产量大。

4. 砂仁 阳春砂主产于广东省，以阳春、阳江产最著名。广西亦产，多为栽培。绿壳砂主产于云南南部临沧、文山、景洪等地。海南砂主产于海南等省。

要点三 性状鉴别

1. 五味子 呈不规则的圆球形或扁球形，直径 5~8mm。表面红色、紫红色或暗红色，皱缩，显油润，有的表面呈黑红色或出现“白霜”。果肉柔软，种子 1~2，肾形，表面棕黄色，有光泽，种皮薄而脆。果肉气弱，味酸；种子破碎后，有香气，味辛、微苦。

2. 葶苈子

（1）南葶苈子：呈长圆形而略扁，长约 1mm，宽约 0.5mm。外表黄棕色，具细密网纹。一端钝圆，一端近截形，两面常不对称。气微，味微辛、苦，略带黏性。

（2）北葶苈子：呈扁卵形，长 1~1.5mm，宽 0.5~1mm。一端钝圆；另一端渐尖而微凹，凹处现白色点（种脐）。表面棕色或红棕色，具多数细微颗粒状突起，可见 2 条纵列的浅槽。味微辛，遇水黏滑性较强。

3. 木瓜 长圆形，多纵剖成两半，长 4~9cm，宽 2~5cm，厚 1~2.5cm。外表面紫红色或红棕色，有多数不规则的深皱纹；剖面周边均向内卷曲，果肉红棕色，中心部分凹陷，棕黄色；种子扁长三角形，多脱落。质坚实。气微清香，味酸。

4. 金樱子 为花托发育而成的假果，呈倒卵形，长 2~3.5cm，直径 1~2cm。表面红黄色或红棕色，有突起的棕色小点，系毛刺脱落后的残基。顶端有盘状的花萼残基，中央有黄色柱基，下部渐尖。质硬。切开后，花托壁厚 1~2mm，内有多数坚硬的小瘦果，内壁及瘦果均有淡黄色绒毛。气微，味甘、微涩。

5. 决明子

（1）决明：略呈菱方形或短圆柱形，两端平行倾斜，长 3~7mm，宽 2~4mm。表面绿棕色或暗棕色，平滑有光泽，一端较平坦，另端斜尖。背腹面各有一条突起的棱线，棱线两侧各有 1 条斜向对称而色较浅的线形凹纹。质坚硬，不易破碎。种皮薄，子叶 2，黄色，呈“S”形折曲并重叠。气微，味微苦。

（2）小决明：呈短圆柱形，较小，长 3~5mm，宽 2~3mm。表面棱线两侧各有 1 条宽广的浅黄棕色带。

6. 补骨脂　呈肾形，略扁。长3～5mm，宽2～4mm，厚约1.5mm。表面黑色、黑褐色或灰褐色，具细微网状皱纹。顶端钝圆，有一小突起，凹侧有果梗痕。质硬，果皮薄，与种子不易分离；种子1枚，子叶2，黄白色，有油性。气香，味辛、微苦。

7. 枳壳　为半圆球形，长3～5cm。外果皮棕褐色至褐色，有颗粒状突起，突起的顶端有凹点状油室；有明显的花柱残基或果梗痕。切面中果皮黄白色，光滑而稍隆起，厚0.4～1.3cm，边缘散有1～2列油室，瓤囊7～12瓣，少数至15瓣，汁囊干缩呈棕色至棕褐色，内藏种子。质坚硬，不易折断。气清香，味苦、微酸。

8. 吴茱萸　呈球形或略呈五角状扁球形，直径2～5mm。表面暗黄绿色至褐色，粗糙，有多数点状突起或凹下的油点。顶端有五角星状的裂隙，基部残留被有黄色茸毛的果梗。质硬而脆，横切面可见子房5室，每室有淡黄色种子1粒。气芳香浓郁，味辛辣而苦。

9. 川楝子　呈类球形，直径2～3.2cm。表面金黄色至棕黄色，微有光泽，少数凹陷或皱缩，具深棕色小点。顶端有花柱残痕，基部凹陷，有果柄痕。外果皮革质，与果肉间常成空隙，果肉松软，淡黄色，遇水润湿显黏性。果核球形或卵圆形，质坚硬，两端平截，有6～8条纵棱，内分6～8室，每室含黑棕色长圆形的种子1粒。气特异，味酸、苦。

10. 巴豆　呈卵圆形，一般具三棱，长1.8～2.2cm，直径1.4～2cm。表面灰黄色或稍深，粗糙，有纵线6条，顶端平截，基部有果梗痕。破开果壳，可见3室，每室含种子1粒。种子呈略扁的椭圆形，长1.2～1.5cm，直径0.7～0.9cm，表面棕色或灰棕色，一端有小点状的种脐和种阜的疤痕，另端有微凹的合点，其间有隆起的种脊；外种皮薄而脆，内种皮呈白色膜状；种仁黄白色，油质。气微，味辛辣。

11. 酸枣仁　呈扁圆形或扁椭圆形，长5～9mm，宽5～7mm，厚约3mm。表面紫红色或紫褐色，平滑有光泽，有的有裂纹。有的两面均呈圆隆状突起；有的一面较平坦，中间或有1条隆起的纵线纹；另一面稍突起，一端凹陷，可见线形种脐；另端有细小突起的合点。种皮较脆，胚乳白色，子叶2，浅黄色，富油性。气微，味淡。

12. 小茴香　为双悬果，呈圆柱形，有的稍弯曲，长4～8mm，直径1.5～2.5mm。表面黄绿色或淡黄色，两端略尖，顶端残留有黄棕色突起的柱基，基部有时有细小的果柄。分果呈长椭圆形，背面有纵棱5条，接合面平坦而较宽。横切面略呈五边形，背面的四边约等长。有特异香气，味微甜、辛。

13. 山茱萸　呈不规则的片状或囊状，长1～1.5cm，宽0.5～1cm。表面紫红色至紫黑色，皱缩，有光泽。顶端有的有圆形宿萼痕，基部有果梗痕。质柔软。气微，味酸、涩、微苦。

14. 连翘　呈长卵形至卵形，稍扁，长1.5～2.5cm，直径0.5～1.3cm。表面有不规则的纵皱纹及多数突起的小斑点，两面各有1条明显的纵沟。顶端锐尖，基部有小果梗或已脱落。青翘多不开裂，表面绿褐色，突起的灰白色小斑点较少；质硬；种子多数，黄绿色，细长，一侧有翅。老翘自顶端开裂或裂成两瓣，表面黄棕色或红棕色，内表面多为浅黄棕色，平滑，具一纵隔；质脆；种子棕色，多已脱落。气微香，味苦。

15. 马钱子　呈纽扣状扁圆板形，常一面隆起，另一面稍凹下，直径1.5～3cm，厚0.3～0.6cm。表面密被灰棕或灰绿色绢状茸毛，自中间向四周呈辐射状排列，有丝样光泽。边缘稍隆起，较厚，有突起的珠孔，底面中心有突起的圆点状种脐。质坚硬，平行剖面可见淡黄白色胚乳，角质状，子叶心形，叶脉5～7。无臭，味极苦。

16. 枸杞子 呈类纺锤形或椭圆形，长 6 ~ 20mm，直径 3 ~ 10mm。表面红色或暗红色，顶端有小突起状的花柱痕，基部有白色的果梗痕。果皮柔韧，皱缩；果肉肉质，柔润。种子 20 ~ 50 粒，类肾形，扁而翘，长 1.5 ~ 1.9mm，宽 1 ~ 1.7mm，表面浅黄色或棕黄色。气微，味甜。

17. 栀子 呈长卵圆形或椭圆形，长 1.5 ~ 3.5cm，直径 1 ~ 1.5cm。表面红黄色或棕红色，具 6 条翅状纵棱，棱间常有 1 条明显的纵脉纹，并有分枝。顶端残存萼片，基部稍尖，有残留果梗。果皮薄而脆，略有光泽；内表面色较浅，有光泽，具 2 ~ 3 条隆起的假隔膜。种子多数，扁卵圆形，集结成团，深红色或红黄色，表面密具细小疣状突起。气微，味微酸而苦。

18. 槟榔 呈扁球形或圆锥形，高 1.5 ~ 3.5cm，底部直径 1.5 ~ 3cm。表面淡黄棕色或淡红棕色，具稍凹下的网状浅沟纹。底部中心有圆形凹陷的珠孔，其旁有 1 明显疤痕状种脐。质坚硬，不易破碎，断面可见棕色种皮与白色胚乳相间的大理石样花纹。气微，味涩、微苦。

19. 砂仁

（1）阳春砂、绿壳砂：呈椭圆形或卵圆形，具不明显的三棱，长 1.5 ~ 2cm，直径 1 ~ 1.5cm。表面棕褐色，密生刺状突起，顶端有花被残基，基部常带果梗。果皮薄而软。种子集结成团，具三钝棱，中有白色隔膜，将种子团分成 3 瓣，每瓣有种子 5 ~ 26 粒。种子为不规则多面体，直径 2 ~ 3mm；表面棕红色或暗褐色，有细皱纹，外被淡棕色膜质假种皮；质硬，胚乳灰白色。气芳香而浓烈，味辛凉、微苦。

（2）海南砂：呈长椭圆形或卵圆形，具明显的三棱，长 1.5 ~ 2cm，直径 0.8 ~ 1.2cm。表面被片状、分枝状的软刺，基部具果梗痕。果皮厚而硬。种子团较小，每瓣有种子 3 ~ 24 粒；种子直径 1.5 ~ 2mm。气味稍淡。

20. 豆蔻

（1）原豆蔻：呈类球形，直径 1.2 ~ 1.8cm。表面黄白色至淡黄棕色，有 3 条较深的纵向槽纹，顶端有突起的柱基，基部有凹下的果柄痕，两端均具浅棕色绒毛。果皮体轻，质脆，易纵向裂开，内分 3 室，每室含种子约 10 粒；种子呈不规则多面体，背面略隆起，直径 3 ~ 4mm，表面暗棕色，有皱缩，并被有残留的假种皮。气芳香，味辛凉略似樟脑。

（2）印尼白蔻：个略小。表面黄白色，有的微显紫棕色。果皮较薄。种子瘦瘪。气味较弱。

（刘淑娟）

第八单元 全草类中药

全草类中药，大多为干燥的草本植物的地上部分，如广藿香、淫羊藿等；少数为小灌木的草质茎，如麻黄等；或常绿寄生小灌木，如槲寄生等。

全草类药材的鉴定，应按所包括的器官，如根、茎、叶、花、果实、种子等分别处理，这些器官的性状鉴别已在前面各单元中分别进行了论述，这里不再重复。这类药材主要是由草本植物的全株或地上的某些器官直接干燥而成的，因此，依靠原植物分类的鉴定更为重要，原植物的特征一般反映了药材性状的特征。

细目 常用全草类中药鉴定

要点一 来源

1. **麻黄** 为麻黄科植物草麻黄 *Ephedra sinica* Stapf、中麻黄 *Ephedra intermedia* Schrenk et C. A. Mey. 或木贼麻黄 *Ephedra equisetina* Bge. 的干燥草质茎。

2. **桑寄生** 为桑寄生科植物桑寄生 *Taxillus chinensis*（DC.）Danser 的干燥带叶茎枝。

3. **槲寄生** 为桑寄生科植物槲寄生 *Viscum coloratum*（Komar.）Nakai 的干燥带叶茎枝。

4. **淫羊藿** 为小檗科植物淫羊藿 *Epimedium brevicornum* Maxim.、箭叶淫羊藿 *Epimedium sagittatum*（Sieb. et Zucc.）Maxim.、柔毛淫羊藿 *Epimedium pubescens* Maxim. 或朝鲜淫羊藿 *Epimedium koreanum* Nakai 的干燥叶。

5. **紫花地丁** 为堇菜科植物紫花地丁 *Viola yedoensis* Makino 的干燥全草。

6. **金钱草** 为报春花科植物过路黄 *Lysimachia christinae* Hance 的干燥全草。

7. **广藿香** 为唇形科植物广藿香 *Pogostemon cablin*（Blanco）Benth. 的干燥地上部分。按产地不同分为石牌广藿香及海南广藿香。

8. **荆芥** 为唇形科植物荆芥 *Schizonepeta tenuifolia* Briq. 的干燥地上部分。

9. **益母草** 为唇形科植物益母草 *Leonurus japonicus* Houtt. 的新鲜或干燥地上部分。

10. **薄荷** 为唇形科植物薄荷 *Mentha haplocalyx* Briq. 的干燥地上部分。

11. **肉苁蓉** 为列当科植物肉苁蓉 *Cistanche deserticola* Y. C. Ma 或管花肉苁蓉 *Cistanche tubulosa*（Schrenk）Wight 的干燥带鳞叶的肉质茎。

12. **穿心莲** 为爵床科植物穿心莲 *Andrographis paniculata*（Burm. f.）Nees 的干燥地上部分。

13. **青蒿** 为菊科植物黄花蒿 *Artemisia annua* L. 的干燥地上部分。

14. **淡竹叶** 为禾本科植物淡竹叶 *Lophatherum gracile* Brongn. 的干燥茎叶。

15. **石斛** 为兰科植物金钗石斛 *Dendrobium nobile* Lindl.、鼓槌石斛 *Dendrobium chrysotoxum* Lindl. 或流苏石斛 *Dendrobium fimbriatum* Hook. 的栽培品及其同属植物近似种的新鲜或干燥茎。

要点二 主产地

1. **麻黄** 主产于内蒙古、山西、陕西、宁夏等省区。

2. **广藿香** 主产于广东省广州市的石牌，海南、台湾、广西、云南等省区有栽培。

3. **穿心莲** 主要栽培于广东、广西、福建等省区。现云南、四川、江西、江苏等省也有栽培。

4. **石斛** 主产于广西、贵州、广东、云南等地。

要点三　性状鉴别

1. 麻黄

（1）草麻黄：呈细长圆柱形，少分枝，直径1～2mm。有的带少量棕色木质茎。表面淡绿色至黄绿色，有细纵脊线，触之微有粗糙感。节明显，节间长2～6cm。节上有膜质鳞叶，长3～4mm；裂片2（稀3），锐三角形，先端灰白色，反曲，基部联合成筒状，红棕色。体轻，质脆，易折断，断面略呈纤维性，周边黄绿色，髓部红棕色，近圆形。气微香，味涩、微苦。

（2）中麻黄：多分枝，直径1.5～3mm。有粗糙感。节上膜质鳞叶长2～3mm，裂片3（稀2），先端锐尖。断面髓部呈三角状圆形。

（3）木贼麻黄：较多分枝，直径1～1.5mm。无粗糙感。节间长1.5～3cm，膜质鳞叶长1～2mm；裂片2（稀3），上部为短三角形，灰白色，先端多不反曲，基部棕红色至棕黑色。

均以干燥、茎粗、淡绿色、内心充实、味苦涩者为佳。

2. 桑寄生　茎枝呈圆柱形，长3～4cm，直径0.2～1cm。表面红褐色或灰褐色，具细纵纹，并有多数细小突起的棕色皮孔，嫩枝有的可见棕褐色茸毛；质坚硬，断面不整齐，皮部红棕色，木部颜色较浅。叶多卷曲，具短柄；叶片展平后呈卵形或椭圆形，长3～8cm，宽2～5cm；表面黄褐色，幼叶被细茸毛，先端钝圆，基部圆形或宽楔形，全缘；革质；气微，味涩。

3. 槲寄生　茎枝呈圆柱形，2～5叉状分枝。长约30cm，直径0.3～1cm；表面黄绿色、金黄色或黄棕色，有纵皱纹；节膨大，节上有分枝或枝痕；体轻，质脆，易折断，断面不平坦，皮部黄色，木部色较浅，射线放射状，髓部常偏向一边。叶对生于枝梢，易脱落，无柄；叶片呈长椭圆状披针形，长2～7cm，宽0.5～1.5cm；先端钝圆，基部楔形，全缘；表面黄绿色，有细皱纹，主脉5出，中间3条明显；革质。气微，味微苦，嚼之有黏性。

4. 淫羊藿

（1）淫羊藿：三出复叶；小叶片卵圆形，长3～8cm，宽2～6cm；先端微尖，顶生小叶基部心形，两侧小叶较小，偏心形，外侧较大，呈耳状，边缘具黄色刺毛状细锯齿；上表面黄绿色，下表面灰绿色，主脉7～9条，基部有稀疏细长毛，细脉两面突起，网脉明显；小叶柄长1～5cm。叶片近革质。气微，味微苦。

（2）箭叶淫羊藿：三出复叶，小叶片长卵形至卵状披针形，长4～12cm，宽2.5～5cm；先端渐尖，两侧小叶基部明显偏斜，外侧呈箭形。下表面疏被粗短伏毛或近无毛。叶片革质。

（3）柔毛淫羊藿：叶下表面及叶柄密被绒毛状柔毛。

（4）朝鲜淫羊藿：小叶较大，长4～10cm，宽3.5～7cm，先端长尖。叶片较薄。

以色青绿、无枝梗、叶整齐不碎者为佳。

5. 紫花地丁　多皱缩成团。主根长圆锥形，直径1～3mm；淡黄棕色，有细纵皱纹。叶基生，灰绿色，展平后叶片呈披针形或卵状披针形，长1.5～6cm，宽1～2cm；先端钝，基部截形或稍心形，边缘具钝锯齿，两面有毛；叶柄细，长2～6cm，上部具明显狭翅。花茎纤细；花瓣5，紫堇色或淡棕色；花距细管状，蒴果椭圆形或3裂。种子多数；淡棕色。气微，味微苦而稍黏。

以根、花、叶、果齐全，叶灰绿色，花紫色，根黄，味微苦者为佳。

6. 金钱草　常缠结成团，无毛或被疏柔毛。茎扭曲，表面棕色或暗棕红色，有纵纹，下部茎节上有时具须根，断面实心。叶对生，多皱缩，展平后呈宽卵形或心形，长1～4cm，宽1～5cm，基部微凹，全缘；上表面灰绿色或棕褐色，下表面色较浅，主脉明显突起，用水浸后，对光透视可见黑色或褐色条纹；叶柄长1～4cm。有的带花，花黄色，单生叶腋，具长梗。蒴果球形。气微，味淡。

7. 广藿香　茎略呈方柱形，多分枝，枝条稍曲折，长30～60cm，直径0.2～0.7cm；表面被柔毛；质脆，易折断，断面中部有髓；老茎类圆柱形，直径1～1.2cm，被灰褐色栓皮。叶对生，皱缩成团，展平后叶片呈卵形或椭圆形，长4～9cm，宽3～7cm；两面均被灰白色绒毛；先端短尖或钝圆。基部楔形或钝圆，边缘具大小不规则的钝齿；叶柄细，长2～5cm，被柔毛。气香特异，味微苦。

均以茎叶粗壮，不带须根，香气浓郁者为佳。

8. 荆芥　茎呈方柱形，上部有分枝，长50～80cm，直径0.2～0.4cm；表面淡黄绿色或淡紫红色，被短柔毛；体轻，质脆，断面类白色。叶对生，多已脱落，叶片3～5羽状分裂，裂片细长。穗状轮伞花序顶生，长2～9cm，直径约0.7cm，花冠多脱落，宿萼钟状，先端5齿裂，淡棕色或黄绿色，被短柔毛；小坚果棕黑色。气芳香，味微涩而辛凉。

以色淡黄绿、穗长而密、香气浓者为佳。

9. 益母草

（1）鲜益母草：幼苗期无茎，基生叶圆心形，5～9浅裂，每裂片有2～3钝齿。花前期茎呈方柱形，上部多分枝，四面凹下成纵沟，长30～60cm，直径0.2～0.5cm；表面青绿色，质鲜嫩，断面中部有髓。叶交互对生，有柄，叶片青绿色，质鲜嫩，揉之有汁；下部茎生叶掌状3裂，上部叶羽状深裂或浅裂成3片，裂片全缘或具少数锯齿。气微，味微苦。

（2）干益母草：茎表面灰绿色或黄绿色；体轻，质韧，断面中部有髓。叶片灰绿色，多皱缩，破碎，易脱落。轮伞花序腋生，小花淡紫色，花萼筒状，花冠二唇形。切段者长约2cm。

以质嫩、叶多、色灰绿者为佳；质老、枯黄、无叶者不可供药用。

10. 薄荷　茎呈方柱形，有对生分枝，长15～40cm，直径0.2～0.4cm；表面紫棕色或淡绿色，棱角处具茸毛；节间长2～5cm；质脆，断面白色，髓部中空。叶对生，有短柄；叶片皱缩卷曲，完整者展平后呈宽披针形、长椭圆形或卵形，长2～7cm，宽1～3cm；；上表面深绿色，下表面灰绿色，稀被茸毛，有凹点状腺鳞。轮伞花序腋生，花萼钟状，先端5齿裂，花冠淡紫色。揉搓后有特殊清凉香气，味辛凉。

11. 肉苁蓉

（1）肉苁蓉：呈扁圆柱形，稍弯曲，长3～15cm，直径2～8cm。表面棕褐色或灰棕色，密被覆瓦状排列的肉质鳞片，通常鳞片先端已断。体重，质硬，微有柔性，不易折断，断面棕褐色，有淡棕色点状维管束，排列成波状环纹。气微，味甜、微苦。

（2）管花肉苁蓉：呈类纺锤形、扁纺锤形或扁柱形，稍弯曲，长5～25cm，直径2.5～9cm，表面棕褐色至黑褐色。断面颗粒状，灰棕色至灰褐色，散生点状维管束。

以条粗壮，密被鳞片，色棕褐，质柔润者为佳。

12. 穿心莲　茎呈方柱形，多分枝，长50～70cm，节稍膨大；质脆，易折断。单叶对生，叶柄短或近无柄；叶片皱缩、易碎，完整者展开后呈披针形或卵状披针形，长3～12cm，宽2～5cm；先端渐尖，基部楔形下延，全缘或波状；上表面绿色，下表面灰绿色，两面光滑。气微，味极苦。

以色绿、叶多者为佳。

13. 青蒿 茎呈圆柱形，上部多分枝，长30～80cm，直径0.2～0.6cm；表面黄绿色或棕黄色，具纵棱线；质略硬，易折断，折断面中部有髓。叶互生，暗绿色或棕绿色，卷缩易碎，完整者展平后为三回羽状深裂，裂片及小裂片矩圆形或长椭圆形，两面被短毛。气香特异，味微苦。

以色绿叶多、香气浓者为佳。

14. 淡竹叶 长25～75cm。茎呈圆柱形，有节，表面淡黄绿色，断面中空。叶鞘开裂。叶片披针形，有的皱缩卷曲，长5～20cm，宽1～3.5cm；表面浅绿色或黄绿色。叶脉平行，具横行小脉，形成长方形的网格状，下表面尤为明显。体轻，质柔韧。气微，味淡。

以叶多、长大、质软、色青绿、不带根及花穗者为佳。

15. 石斛

（1）鲜石斛：呈圆柱形或扁圆柱形，长约30cm，直径0.4～1.2cm。表面黄绿色，光滑或有纵纹，节明显，色较深，节上有膜质叶鞘。肉质多汁，易折断。气微，味微苦而回甜，嚼之有黏性。

（2）金钗石斛：呈扁圆柱形，长20～40cm，直径0.4～0.6cm，节间长2.5～3cm。表面金黄色或黄中带绿色，有深纵沟。质硬而脆，断面较平坦而疏松。气微，味苦。

（3）鼓槌石斛：呈粗纺锤形，中部直径1～3cm，具3～7节。表面光滑，金黄色，有明显凸起的棱。质轻而松脆，断面海绵状。气微，味淡，嚼之有黏性。

（4）流苏石斛等：呈长圆柱形，长20～150cm，直径0.4～1.2cm，节明显，节间长2～6cm。表面黄色至暗黄色，有深纵槽。质疏松，断面平坦或呈纤维性。味淡或微苦，嚼之有黏性。

干品以色金黄、有光泽、质柔韧者为佳。

（刘淑娟）

第九单元　藻、菌、地衣类中药

细目一　藻、菌、地衣类中药的概述

藻类、菌类和地衣类合称为低等植物或无胚植物。它们的共同特征是：在形态上无根、茎、叶的分化，是单细胞或多细胞的叶状体或菌丝体，在构造上一般无组织分化，无中柱和胚胎。

要点一　藻类

藻类植物是植物界中一群最原始的低等类群，藻类植物的细胞内含有叶绿素、胡萝卜素、叶黄素及藻蓝素、藻红素、藻褐素等色素，能进行光合作用，是能独立生活的一类自养原植体植物。不同藻类含不同的色素，藻体显不同的颜色。藻类常含多聚糖、糖醇及糖醛酸、氨基酸及其衍生物、胆碱、蛋白质、甾醇、叶绿素、胡萝卜素以及碘、钾、钙、铁等无机元素。

藻类植物主要生长在水中。一般分为八个门，与药用关系密切的藻类主要在褐藻门、红藻门，少数在绿藻门。

绿藻多数生活在淡水中，极少数在海水中。植物体蓝绿色。贮存的养分主要是淀粉，其次是油类。如石莼、孔石莼等。

红藻绝大多数生长在海水中。多数种类呈红色至紫色。贮存的养分通常为红藻淀粉，有的为可溶性红藻糖。如鹧鸪菜、海人草等。

褐藻是藻类中比较高级的一大类群，绝大多数生活在海水中。植物体常呈褐色，贮存的养分主要是可溶性的褐藻淀粉和甘露醇，还有油类和还原糖，细胞中常含碘。如海藻、昆布等。

要点二　菌类

菌类植物一般不含光合色素，不能进行光合作用和独立生活，是一类异养原植体植物。与药用关系密切的是细菌门和真菌门。

细菌是单细胞有机体，有细胞壁，无细胞核。放线菌是抗生素的主要产生菌，如氯霉素、链霉素、金霉素等。

真菌是有细胞核、细胞壁的典型异养植物。一般都是由多数菌丝交织在一起，组成菌丝体。储藏的营养物质是肝糖、油脂和菌蛋白，不含淀粉粒。

真菌是生物界中很大的一个类群，分为藻菌纲、子囊菌纲、担子菌纲、半知菌纲四纲。真菌类中药又以子囊菌纲和担子菌纲为最多。

子囊菌的主要特征是有性生殖产生子囊，子囊中形成子囊孢子，绝大多数子囊包于子实体内。如冬虫夏草。

担子菌的主要特征是不形成子囊，而依靠担子形成担孢子来繁殖。药用部分主要是子实体（如马勃、灵芝等）和菌核（如猪苓、茯苓、雷丸等）。

菌类中药常见的名词术语有：

1. 菌丝　组成真菌的每一根细丝或一个分枝叫菌丝。

2. 菌丝体　组成一个真菌菌体的菌丝总称菌丝体。

3. 菌索　有些菌丝平行密结成绳索状称为菌索。

4. 菌核　菌丝密结成的颜色深、质地坚硬的核状体，是菌丝抵抗外界不良环境的休眠体，当条件良好时能萌发产生子实体，如茯苓。

5. 子实体　真菌（多是高等真菌）在生殖时期，形成一定形状和结构，能产生孢子的菌丝体结构，如灵芝。

6. 子座　容纳子实体的褥座，是从营养阶段到繁殖阶段的一种过渡的菌丝组织体。子座形成后，常在其上或其内产生子实体。

真菌类常含多糖、氨基酸、生物碱、蛋白质、蛋白酶、甾醇和抗生素等成分。其中多糖类有增强免疫及抗肿瘤作用。

要点三 地衣类

地衣是由一种藻类和一种真菌高度结合的共生复合体，它们在形态、构造、生理和遗传上都已经形成了一类单独的生物类型。

地衣类按形态可分为壳状地衣、叶状地衣、枝状地衣三种类型。地衣的解剖面构造可分为：上、下皮层，由致密交织的菌丝构成；髓层，界于上、下皮层之间，由疏松的菌丝和藻类细胞构成。

地衣类含特有的地衣酸、地衣色素、地衣多糖、地衣淀粉，以及蒽醌类等。最特殊的是地衣酸类，大约有50%的地衣类含有抗菌活性物质，如松萝含抗菌消炎的松萝酸。

细目二 常用藻、菌、地衣类中药的鉴定

要点一 来源

1. 海藻 为马尾藻科植物羊栖菜 *Sargassum fusiforme*（Harv.）Setch. 或海蒿子 *Sargassum pallidum*（Turn.）C. Ag. 的干燥藻体。前者习称“小叶海藻”，后者习称“大叶海藻”。

2. 冬虫夏草 为麦角菌科真菌冬虫夏草菌 *Cordyceps sinensis*（Berk.）Sacc. 寄生在蝙蝠蛾科昆虫幼虫上的子座及幼虫尸体的干燥复合体。

3. 灵芝 为多孔菌科真菌赤芝 *Ganoderma lucidum*（Leyss. ex Fr.）Karst. 或紫芝 *Ganoderma sinense* Zhao，Xu et Zhang 的干燥子实体。

4. 茯苓 为多孔菌科真菌茯苓 *Poria cocos*（Schw.）Wolf 的干燥菌核。

5. 猪苓 为多孔菌科真菌猪苓 *Polyporus umbellatus*（Pers.）Fries 的干菌核。

要点二 主产地

1. 冬虫夏草 主产于四川、青海、西藏等省区。

2. 茯苓 主产于安徽、云南、湖北、贵州等省。栽培或野生，栽培者以湖北、安徽产量大，野生者以云南产者质优，称“云苓”。

要点三 性状鉴别

1. 海藻

（1）大叶海藻：皱缩卷曲，黑褐色，有的表面被白霜，长30～60cm。主干呈圆柱状，具圆锥形突起，主枝自主干两侧生出，侧枝由主枝叶腋生出，具细小的刺状突起。初生叶披针形或倒卵形，长5～7cm，宽约1cm，全缘或具粗锯齿；次生叶条形或披针形，叶腋间有着生条状叶的小枝。气囊黑褐色，球形或卵球形，有的有柄，顶端钝圆，有的具细短尖。质脆，潮润时柔软；水浸后膨胀，肉质，黏滑。气腥，味微咸。

（2）小叶海藻：较小，长15～40cm。分枝互生，无刺状突起。叶条形或细匙状，先端稍膨大、中空。气囊腋生，球形或纺锤形，囊柄较长。质较硬。

2. 冬虫夏草 由虫体与从虫头部长出的真菌子座相连而成。虫体似蚕，长3～5cm，粗3～8mm。外表深黄色至黄棕色，有环纹20～30条，近头部环纹较细。足8对，近头部

3对，中部4对，近尾部1对，中部4对明显。头部黄红色，尾如蚕尾。质脆，易折断，断面略平坦，淡黄白色。子座细长圆柱形，长4~7cm，直径约3mm；表面深棕色至棕褐色，有细纵皱纹，上部稍膨大，尖端有一段光滑的不育顶端。质柔韧，断面纤维状，类白色。气微腥，味微苦。

3. 灵芝

（1）赤芝：外形似伞状，菌盖肾形、半圆形或近圆形，直径10~18cm，厚1~2cm。皮壳硬坚，黄褐色至红褐色，有光泽，具环状棱纹及辐射状皱纹，边缘薄而平截，常稍内卷。菌肉白色至淡棕色。菌柄圆柱形，侧生，少偏生，长7~15cm，直径1~3.5cm，红褐色至紫褐色，光亮。孢子细小，黄褐色。气微香，味苦涩。

（2）紫芝：皮壳紫黑色，有漆样光泽。菌肉锈褐色。菌柄长17~23cm。

（3）栽培灵芝：子实体较粗壮、肥厚，直径12~22cm，厚1.5~4cm。皮壳外常被有大量粉尘样的黄褐色孢子。

4. 茯苓

（1）茯苓个：呈类球形、椭圆形、扁圆形或不规则团块，大小不一。外皮薄而粗糙，棕褐色至黑褐色，有明显隆起的皱纹。体重，质坚实，断面颗粒性，外层淡棕色，内部白色，少数淡红色，有的中间抱有松根。气微，味淡，嚼之粘牙。

（2）茯苓皮：为削下的茯苓外皮。呈长条形或不规则块片，大小不一。外表面棕褐色至黑褐色，有疣状突起，内面淡棕色并常带有白色或淡红色的皮下部分。质软质松，略具弹性。

（3）茯苓块：为去皮后切制的茯苓，呈立方块或方块状厚片，大小不一。白色、淡红色或淡棕色。

（4）茯神：呈方块状，附有切断的一块茯神木，质坚实，白色。

5. 猪苓 呈不规则的条块状、类圆形或扁块状，有的有分枝，长5~25cm，直径2~6cm。表面黑色、灰黑色或棕黑色，皱缩或有瘤状突起。体轻，质硬，能浮于水面，断面类白色或黄白色，细腻，略呈颗粒状。气微，味淡。

（陈丹）

第十单元 树脂类中药

细目一 树脂类中药的概述

树脂类中药均属天然产物，系指从植物体内得到的正常代谢产物或割伤后的分泌产物。一般认为树脂是由植物体内的挥发油成分如萜类，经过复杂的化学变化如氧化、聚合、缩合等作用形成的，树脂在植物中被认为是植物组织的正常代谢产物或分泌产物，它亦可因植物受机械损伤如割伤后分泌物逐渐增加，有些植物原来并无分泌组织，只有损伤后才产生新的木质部或韧皮部，并形成分泌组织或树脂道而渗出树脂，如安息香树、苏合香树等。

树脂广泛存在于植物界，特别是种子植物。如松科（松油脂、松香）、豆科（秘鲁香）、金缕梅科（苏合香、枫香脂）、橄榄科（乳香、没药）、漆树科（洋乳香）、伞形科（阿魏）、安息香科（安息香）、藤黄科（藤黄）、棕榈科（血竭）等。

要点一 化学组成

树脂是由多种化学成分混合而成，多数是二萜烯和三萜烯的衍生物。根据其主要组成，分以下四类：

1. 树脂酸 为二萜烯酸或三萜烯酸类，常具有1个或几个羟基及羧基。

2. 树脂醇 可分为树脂醇和树脂鞣醇二类。树脂醇是无色物质，含醇性羟基；树脂鞣醇分子量较大，含酚性羟基。

3. 树脂酯 是树脂醇或鞣醇与树脂酸或芳香酸化合而成的酯。

4. 树脂烃 是一类化学性质比较稳定，不溶于碱，不被水解和氧化，不导电的物质，是一类更高分子的环状化合物。

要点二 通性

树脂是由树脂烃、树脂酸、高级醇及酯等多种成分所组成的混合物。大多为无定形的固体或半固体，极少数是液体。表面微有光泽，质硬而脆。不溶于水，也不吸水膨胀，易溶于醇、乙醚、氯仿等大多数有机溶剂中，在碱液中能部分或完全溶解，加酸酸化后又产生沉淀。加热后则软化，最后熔融，冷却后又变硬。燃烧时有浓烟，并有特殊的香气或臭气。将树脂的乙醇液蒸干，则形成薄膜状物质。

要点三 分类

树脂中常混有挥发油、树胶及游离的芳香酸等成分。根据其中所含的主要化学成分分为以下几类：

1. 单树脂类 一般不含或很少含挥发油及树胶的树脂。通常又可分为：

（1）酸树脂：主成分为树脂酸，如松香。

（2）酯树脂：主成分为树脂酯，如枫香脂、血竭等。

（3）混合树脂：无明显的主成分，如洋乳香。

2. 胶树脂类 主要组成为树脂和树胶，如藤黄。

3. 油胶树脂 为胶树脂中含有较多挥发油者，如乳香、没药、阿魏等。

4. 油树脂 主要组成为树脂与挥发油，如松油脂、加拿大油树脂等。

5. 香树脂 油树脂中含有多量的游离芳香酸，如苏合香、安息香等。

要点四 鉴定

商品树脂中常混有杂质，如树皮、泥土、砂石、色素以及无机物等。因此，除了依靠树脂的性状鉴别和化学定性反应来鉴定其真实性外，常采用物理的、化学的测定方法判断其品质的优良度并测定树脂的酸价、皂化价、碘价、醇不溶物及挥发油、香脂酸的含量等。其中酸价对于树脂的真伪和掺假具有一定的鉴定意义。

细目二　常用树脂类中药鉴定

要点一　来源

1. 乳香　为橄榄科植物乳香树 *Boswellia carterii* Birdw. 及同属植物 *Boswellia bhawdajiana* Birdw. 树皮渗出的树脂。分为索马里乳香和埃塞俄比亚乳香，每种乳香又分为乳香珠和原乳香。

2. 没药　为橄榄科植物地丁树 *Commiphora myrrha* Engl.（*C. molmol* Engler）或哈地丁树 *Commiphora molmol* Engl. 的干燥树脂。分为天然没药和胶质没药。

3. 血竭　为棕榈科植物麒麟竭 *Daemonorops draco* Bl. 果实渗出的树脂经加工制成。

要点二　主产地

1. 乳香　主产于索马里、埃塞俄比亚及阿拉伯半岛南部。

2. 没药　主产于非洲东北部的索马里、埃塞俄比亚、阿拉伯半岛南部及印度等地。

3. 血竭　主产于印度尼西亚的加里曼丹和苏门答腊及印度、马来西亚等地。

要点三　性状鉴别

1. 乳香　呈长卵形滴乳状、类圆形颗粒或黏合成大小不等的不规则块状物。大者长达2cm（乳香珠）或5cm（原乳香）。表面黄白色，半透明，被有黄白色粉末，久存则颜色加深。质脆，遇热软化。破碎面有玻璃样或蜡样光泽。具特异香气，味微苦，嚼之初散成砂粒块，但无砂石感，迅即软化成胶块样，黏附牙齿，唾液成乳白色，并微有香辣感。

2. 没药

（1）天然没药：呈不规则颗粒状团块，大小不一，大者直径长达6cm以上。表面红棕色或黄棕色，近半透明部分呈棕黑色，被有黄色粉尘。质坚脆，破碎面不整齐，无光泽。有特异香气，味苦而微辛。

（2）胶质没药：呈不规则块状和颗粒，多黏结成大小不等的团块，大者直径长达6cm以上。表面黄棕色至棕褐色，不透明，质坚实或疏松，有特异香气，味苦而有黏性。

3. 血竭　呈类圆四方形或方砖形。表面暗红，有光泽，附有因摩擦而产生的红粉。质硬而脆，破碎面红色，研成粉为砖红色。气微，味淡。

本品不溶于水，在热水中软化，易溶于乙醇、二硫化碳、氯仿及碱液中。均以外色黑似铁，研粉后红似血，火燃呛鼻、有苯甲酸样香气者为佳。

（陈丹）

第十一单元　其他类中药

其他类中药是指上述各单元中未能收载的中药。包括：植物体的加工品、蕨类植物的成熟孢子、虫瘿等。其他类中药一般以性状鉴别法，理化鉴别法较为常用，少数中药可采用显微鉴别法。可依据其主要成分或有效成分的性质进行定性鉴别和质量评价。

细目 其他类中药的鉴定

要点一 来源

1. 海金沙 为海金沙科植物海金沙 *Lygodium japonicum*（Thunb.）Sw. 的干燥成熟孢子。

2. 儿茶 为豆科植物儿茶 *Acacia catechu*（L. f.）Willd. 的去皮枝、干的干燥煎膏。

3. 五倍子 为漆树科植物盐肤木 *Rhus chinensis* Mill.、青麸杨 *Rhus potaninii* Maxim. 或红麸杨 *Rhus punjabensis* Stew. var. *sinica*（Diels）Rehd. et Wils. 叶上的虫瘿，主要由五倍子蚜 *Melaphis chinensis*（Bell）Baker 寄生而形成。按外形不同，分为“肚倍”和“角倍”。

4. 芦荟 为百合科植物库拉索芦荟 *Aloe barbadensis* Miller 叶的汁液浓缩干燥物。习称“老芦荟”。

要点二 主产地

1. 儿茶 主产于云南西双版纳傣族自治州一带；广东、广西、福建、海南等省区亦产。

2. 五倍子 主产于四川、贵州、云南、陕西等省。

要点三 性状鉴别

1. 海金沙 呈粉末状，棕黄色或浅棕黄色。体轻，手捻有光滑感，置手中易由指缝滑落。撒入水中浮于水面，加热后则逐渐下沉；撒于火上易燃烧，发出轻微爆鸣及明亮的火焰，无灰渣残留。气微，味淡。

2. 儿茶 呈类方形块状或不规则块状，大小不一。表面棕褐色或黑褐色，光滑而稍具光泽。质硬，易碎，断面不整齐，具光泽，有细孔，遇潮有黏性。无臭，味涩、苦、略回甜。

3. 五倍子 肚倍 呈长圆形或纺锤形囊状，长2.5～9cm，直径1.5～4cm。表面灰褐色或灰棕色，微有柔毛。质硬脆，易破碎，断面角质状，有光泽，壁厚2～3mm，内壁平滑，有黑褐色死蚜虫及灰色粉末状排泄物。气特异，味涩。

角倍 呈菱形，具不规则的角状分枝。柔毛较明显，壁较薄。

4. 芦荟 呈不规则块状，常破裂为多角形，大小不一。表面呈暗红褐色或深褐色，无光泽。体轻，质硬，不易破碎，断面粗糙或显麻纹。富吸湿性。有特殊臭气，味极苦。

（陈丹）

第十二单元　动物类中药

细目一　动物类中药概述

动物类中药是指用动物的整体或动物体的某一部分、动物体的生理或病理产物、动物体的加工品等供药用的一类中药。

动物类中药在我国的应用历史悠久，历代本草均有记载。早在四千年前甲骨文就记载了麝、犀、牛、蛇等40余种药用动物。据统计，历代本草共计载有动物药600余种。

新中国成立以来，我国在开展全国性和大规模区域性的药用动物资源普查的基础上编写的《中国药用动物志》收载药用动物共1257种，《中国中药资源志要》记载的中国药用动物有1581种。《中国药典》2010年版一部收载动物药96种。

动物药具有显著的生理活性。如牛黄、麝香、鹿茸等均有独特的疗效。近年来从药用动物中发现了一些疗效显著的物质。如斑蝥中的斑蝥素有治疗原发性肝癌和病毒性肝炎的作用；僵蚕中的过氧麦角甾醇及7β－羟基胆甾醇有体外抗癌活性；刺参中的刺参素A、B、C能抑制癌细胞生长，并有抗菌、增强白细胞吞噬功能等作用；鹿茸中的多胺类化合物是刺激核酸和蛋白质合成的有效成分；麝香中的多肽类成分有明显的抗凝血、抗肿瘤、抗炎、抗氧化、抗真菌、强心等生理活性；乌贼墨中的黑色素有止血作用。动物药的进一步研究与开发已成为世人关注的热点。

海洋生物资源极其丰富，从某些海洋动物中提取的多糖类、多肽类、皂苷类成分有明显的抗凝血、抗肿瘤、抗氧化、抗真菌、强心等生理活性。目前海洋动物药的开发与研究受到广泛重视。

随着科技的发展，新技术、新方法的应用，在珍稀药用动物和濒危药用动物的野生变家养和人工繁殖以及寻找和扩大新药源方面均取得了可喜的成果。如人工养麝，活体取香，人工麝香的合成，体外培植牛黄及人工合成牛黄的生产等。

要点一　动物类中药的分类

在古代，动物药的分类是根据动物的不同类别或药用部位，动物的习性或药材特征来进行分类的，如《本草纲目》将动物药分为虫、鳞、介、禽、兽、人六部，每部之中又再进一步细分。

现代动物药的分类方法较多。有的根据药用动物在自然界的分类地位，按动物类中药在各门中的分布情况，由低等动物到高等动物进行分类；有的按药用部位进行分类；有的按动物药所含化学成分进行分类；有的按药理作用或功效进行分类等。

按药用部位分类：

1. **动物的干燥全体**　如水蛭、全蝎、蜈蚣、斑蝥等。
2. **除去内脏的动物体**　如蚯蚓、蛤蚧、乌梢蛇、蕲蛇、金钱白花蛇等。
3. **动物体的某一部分**　如角类（羚羊角）、鳞甲类（穿山甲、龟甲）、骨类（豹骨）、贝壳类（石决明）、脏器类（鸡内金）等。

4. **动物的生理产物** 如分泌物（麝香）、排泄物（五灵脂）、生理产物（蝉蜕）等。

5. **动物的病理产物** 如珍珠、牛黄、马宝等。

6. **动物体某一部分的加工品** 如阿胶、鹿角胶、龟甲胶等。

要点二 动物类中药的性状鉴别

鉴定动物类中药，其方法与植物药和矿物药一样。在对动物类中药进行鉴别时，应根据具体情况选用一种或多种方法配合进行，方可得到准确结果。性状鉴定是使用最多的方法。

性状鉴定可通过观、摸（手试）、嗅、尝、试（水试、火试）等方法识别药材。因动物类中药具有不同于其他类别中药的特殊性，特别要注意观察其专属性的特征，如形状；表面特征：纹理、突起、附属物、裂缝等；颜色：表面和断面的颜色；气：如麝香的特异香气；味：如蜂蜜的纯正甜味，熊胆味苦回甜有清凉感等。此外，一些传统经验鉴别方法仍是鉴定动物类中药的有效而重要的手段。手试法：如毛壳麝香手捏有弹性；麝香仁以水润湿，手搓能成团，轻揉即散，不应粘手、染手、顶指或结块。水试法：如蛤蟆油以水浸泡可膨胀10~15倍，而伪品在7倍以下；熊胆仁投于水杯中，即在水面旋转并呈现黄线下沉而不扩散；牛黄水液可使指甲染黄，习称“挂甲”。火试法：如麝香仁撒于炽热坩埚中灼烧，初则迸裂，随即熔化膨胀起泡，浓香四溢，灰化后呈白色灰烬，无毛、肉焦臭，无火焰或火星。

细目二 常用动物类中药鉴定

要点一 来源

1. **地龙** 为钜蚓科动物参环毛蚓 *Pheretima aspergillum*（E. Perrier）、通俗环毛蚓 *Pheretima vulgaris* Chen、威廉环毛蚓 *Pheretima guillelmi*（Michaelsen）或栉盲环毛蚓 *Pheretima pectinifera* Michaelsen 的干燥体。前一种习称“广地龙”，后三种习称“沪地龙”。

2. **珍珠** 为珍珠贝科动物马氏珍珠贝 *Pteria martensii*（Dunker）或蚌科动物三角帆蚌 *Hyriopsis cumingii*（Lea）、褶纹冠蚌 *Cristaria plicata*（Leach）等双壳类动物受刺激而形成的珍珠。

3. **全蝎** 为钳蝎科动物东亚钳蝎 *Buthus martensii* Karsch 的干燥体。

4. **斑蝥** 为芫青科昆虫南方大斑蝥 *Mylabris phalerata* Pallas 或黄黑小斑蝥 Mylabris cichorii Linnaeus 的干燥体。

5. **蛤蚧** 为壁虎科动物蛤蚧 *Gekko gecko* Linnaeus 的干燥体。

6. **金钱白花蛇** 为眼镜蛇科动物银环蛇 *Bungarus multicinctus* multicinctus Blyth 的幼蛇干燥体。

7. **蕲蛇** 为蝰科动物五步蛇 *Agkistrodon acutus*（Guenther）的干燥体。

8. **乌梢蛇** 为游蛇科动物乌梢蛇 *Zaocys dhumnades*（Cantor）的干燥体。

9. **麝香** 为鹿科动物林麝 *Moschus berezovskii* Flerov、马麝 *Moschus sifanicus* Przewalski

或原麝 *Moschus moschiferus* Linnaeus 成熟雄体香囊中的干燥分泌物。

10. 鹿茸　为鹿科动物梅花鹿 *Cervus nippon* Temminck 或马鹿 *Cervus elaphus* Linnaeus 的雄鹿未骨化密生茸毛的幼角。前者习称“花鹿茸（黄毛茸）”，后者习称“马鹿茸（青毛茸）”。

11. 牛黄　为牛科动物牛 *Bos taurus domesticus* Gmelin 干燥的胆结石。

12. 羚羊角　为牛科动物赛加羚羊 *Saiga tatarica* Linnaeus 的角。

要点二　主产地

1. 蛤蚧　主产于广西龙津、大新等县。进口蛤蚧产于越南、泰国、柬埔寨、印度尼西亚。

2. 蕲蛇　主产于浙江温州、丽水。

3. 麝香　主产于西藏、四川、云南等地。四川省马尔康、都江堰市，陕西省镇平、安徽省佛子岭等养麝场均已进行家养繁殖。

要点三　性状鉴别

1. 地龙

（1）广地龙：呈长条状薄片，弯曲，边缘略卷，长 15～20cm，宽 1～2cm。全体具环节，背部棕褐色至紫灰色，腹部浅黄棕色；第 14～16 环节为生殖带，习称“白颈”，较光亮。体前端稍尖，尾端钝圆，刚毛圈粗糙而硬，色稍浅。雄性生殖孔在第 18 节腹侧刚毛圈一小孔突上，外缘有数个环绕的浅皮褶，内侧刚毛圈隆起，前面两边有横排（一排或二排）小乳突，每边 10～20 个不等。受精囊孔 2 对，位于 7/8～8/9 节间一椭圆形突起上，约占节周 5/11。体轻，略呈革质，不易折断。气腥，味微咸。

（2）沪地龙：长 8～15cm，宽 0.5～1.5cm。全体具环节，背部棕褐色至黄褐色，腹部浅黄棕色；第 14～16 节为生殖带，较光亮。第 18 节有一对雄生殖孔。通俗环毛蚓的雄交配腔能全部翻出，呈花菜状或阴茎状；威廉环毛蚓的雄交配腔孔呈纵向裂缝状；栉盲环毛蚓的雄生殖孔内侧有 1 或多个小乳突。受精囊孔 3 对，在 6/7～8/9 环节间。

2. 珍珠　呈类球形、卵圆形、长圆形或棒形，直径 1.5～8mm。表面类白色、浅粉红色、浅黄绿色或浅蓝色，半透明，平滑或微有凹凸，具特有的彩色光泽。质坚硬，破碎面显层纹。气微，味淡。

3. 全蝎　头胸与前腹部呈扁平长椭圆形，后腹部呈尾状，皱缩弯曲，完整者体长约 6cm。头胸部成绿褐色，前面有 1 对短小的螯肢及 1 对较长大的钳状脚须，形似蟹螯，背面覆有梯形背甲，腹面有足 4 对，均为 7 节，末端各具 2 爪钩；前腹部由 7 节组成，第 7 节色较深，背甲上有 5 条隆脊线。背面绿褐色，后腹部棕黄色，6 节，节上均有纵沟，末节有锐钩状毒刺，毒刺下方无距。气微腥，味咸。

4. 斑蝥

（1）南方大斑蝥：呈长圆形，长 1.5～2.5cm，宽 0.5～1cm。头及口器向下垂，有较大的复眼及触角各 1 对，触角多已脱落。背部具革质鞘翅 1 对，黑色，有 3 条黄色或棕黄色的横纹；鞘翅下面有棕褐色薄膜状透明的内翅 2 片。胸腹部乌黑色，胸部有足 3 对。有特殊的臭气，刺激性强，不宜口尝。

（2）黄黑小斑蝥：体型较小，长1～1.5cm。

5. 蛤蚧 全体呈扁片状，头颈部及躯干部长9～18cm，头颈部约占1/3，腹背部宽6～11cm，尾长6～14cm。头稍扁，略呈三角形，两眼多凹陷成窟窿，无眼睑，口内有细齿密生于颚的边缘，无异型大齿。吻部半圆形，吻鳞不切鼻孔，与鼻鳞相连，上鼻鳞左右各1片，上唇鳞12～14对，下唇鳞（包括颏鳞）21片。腹背部呈椭圆形。背部灰黑色或银灰色，有黄白色、灰绿色或橙红色斑点散在或密集呈不显著的斑纹，脊椎骨及两侧肋骨突起。四足均具5趾；趾间仅具蹼迹，足趾底有吸盘。尾细而坚实，微显骨节，与背部颜色相同，有6～7个明显的银灰色环带，有的再生尾较原生尾短，且银灰色环带不明显。全身密被圆形或多角形微有光泽的细鳞。质坚韧。气腥，味微咸。

6. 金钱白花蛇 呈圆盘状，盘径3～6cm，蛇体直径0.2～0.4cm。头盘在中间，尾细，常纳口内，口腔内上颌骨前端有毒沟牙1对，鼻间鳞2片，无颊鳞，上下唇鳞通常各为7片。背部黑色或灰黑色，有白色环纹45～58个，黑白相间，白环纹在背部宽1～2行鳞片，向腹面渐增宽，黑环纹宽3～5行鳞片，背正中明显突起一条脊棱，脊鳞扩大呈六角形，背鳞细密，通身15行，尾下鳞单行。气微腥，味微咸。

7. 蕲蛇 呈圆盘形，盘径17～34cm，体长可达2m。头在中间稍向上，呈三角形而扁平，吻端向上，习称“翘鼻头”。上腭有管状毒牙，中空尖锐。背部两侧各有黑褐色与浅棕色组成的“V”形斑纹17～25块，其“V”形的顶端在背中线上相接，习称“方胜纹”，有的左右不相接，呈交错排列。腹部撑开或不撑开，灰白色，鳞片较大，有黑色圆形的斑点，习称“连珠斑”；腹内壁黄白色，脊椎骨的棘突较高，呈刀片状上突，前后椎体下突基本同形，多为弯刀状，向后倾斜，尖端明显超过椎体后隆面。尾部骤细，末端有三角形深灰色的角质鳞片1枚，习称“佛指甲”。气腥，味微咸。

8. 乌梢蛇 呈圆盘状，盘径约16cm。表面黑褐色或绿黑色，密被菱形鳞片；背鳞行数成双，背中央2～4行鳞片强烈起棱，形成两条纵贯全体的黑线。头盘在中间，扁圆形，眼大而下凹陷，有光泽。上唇鳞8枚，第4、5枚入眶，颊鳞1枚，眼前下鳞1枚，较小，眼后鳞2枚。脊部高耸成屋脊状。腹部剖开边缘向内卷曲，脊肌肉厚，黄白色或淡棕色，可见排列整齐的肋骨。尾部渐细而长，尾下鳞双行。剥皮者仅留头尾之皮鳞，中段较光滑。气腥，味淡。

9. 麝香

（1）毛壳麝香（完整香囊）：为扁圆形或类椭圆形的囊状体，直径3～7cm，厚2～4cm。开口面的皮革质，棕褐色，略平，密生白色或灰棕色短毛，从两侧围绕中心排列，中间有1小囊孔。另一面为棕褐色略带紫的皮膜，微皱缩，偶显肌肉纤维，略有弹性，剖开后可见中层皮膜呈棕褐色或灰褐色，半透明，内层皮膜呈棕色，内含颗粒状、粉末状的麝香仁和少量细毛及脱落的内层皮膜（习称“银皮”）。取毛壳麝香，用特制槽针从囊孔插入，转动槽针，撮取麝香仁，立即检视，槽内的麝香仁应有逐渐膨胀高出槽面的现象，习称“冒槽”。麝香仁油润，颗粒疏松，无锐角，香气浓烈。不应有纤维等异物或异常气味。

（2）麝香仁（香囊内分泌物）：野生者质柔，油润，疏松；其中不规则圆球形或颗粒状者习称“当门子”，表面多呈紫黑色，油润光亮，微有麻纹，断面深棕色或黄棕色；粉末者多呈棕褐色或黄棕色，并有少量脱落的内层皮膜和细毛。饲养者呈颗粒状、短条状或不规则的团块；表面不平，紫黑色或深棕色，显油性，微有光泽，并有少量毛和脱落的内层皮膜。气香浓烈而特异，味微辣、微苦带咸。取麝香仁粉末少量，置手掌中，加水润湿，手搓之能成团，再用手指轻揉即散，不应沾手、染手、顶指或结块。取麝香仁少量，撒于炽热坩埚中灼烧，初则迸裂，随即熔化膨胀起泡似珠，香气浓烈四溢，灰化后呈白色或灰白色残渣，应无毛、肉焦臭；无火焰或火星出现。

10. 鹿茸

(1) 花鹿茸：呈圆柱状分枝，具一个分枝者习称“二杠”，主枝习称“大挺”，长17～20cm，锯口直径4～5cm，离锯口约1cm处分出侧枝，习称“门庄”，长9～15cm，直径较大挺略细。外皮红棕色或棕色，多光润，表面密生红黄色或棕黄色细茸毛，上端较密，下端较疏；分岔间具1条灰黑色筋脉，皮茸紧贴。锯口黄白色，外围无骨质，中部密布细孔。具二个分枝者，习称“三岔”，大挺长23～33cm，直径较二杠细，略呈弓形，微扁，枝端略尖，下部多有纵棱筋及突起疙瘩；皮红黄色，茸毛较稀而粗。体轻。气微腥，味微咸。

二茬茸：与头茬茸相似，但挺长而不圆或下粗而上细，下部有纵棱筋。皮灰黄色，茸毛较粗糙，锯口外围多已骨化。体较重。无腥气。

(2) 马鹿茸：较花鹿茸粗大，分枝较多，侧枝一个者习称“单门”，二个者习称“莲花”，三个者习称“三岔”，四个者习称“四岔”或更多。按产地分为“东马鹿茸”和“西马鹿茸”。①东马鹿茸：“单门”大挺长25～27cm，直径约3cm。外皮灰黑色，茸毛灰褐色或灰黄色，锯口面外皮较厚，灰黑色，中部密布细孔，质嫩；“莲花”大挺长可达33cm，下部有棱筋，锯口面蜂窝状小孔稍大；“三岔”皮色深，质较老；“四岔”茸毛粗而稀，大挺下部具棱筋及疙瘩，分枝顶端多无毛，习称“捻头”。②西马鹿茸：大挺多不圆，顶端圆扁不一，长30～100cm。表面有棱，多抽缩干瘪，分枝较长且弯曲，茸毛粗长，灰色或黑灰色。锯口色较深，常见骨质。气腥臭，味咸。

11. 牛黄 多呈卵形、类球形、四面体形或三角形，大小不一，直径0.6～3（4.5）cm，少数呈管状或碎片。表面黄红色或棕黄色，有的表面挂有一层黑色光亮的薄膜，习称“乌金衣”，有的粗糙，具疣状突起，有的具龟裂纹。体轻，质酥脆，易分层剥离，断面金黄色，可见细密的同心层纹，有的夹有白心。气清香，味苦而后甜，有清香凉感，嚼之易碎，不粘牙。取本品少量，加清水调和，涂于指甲上，能将指甲染成黄色，习称“挂甲”。

12. 羚羊角 呈长圆锥形，略呈弓形弯曲，长15～33cm。类白色或黄白色，基部稍呈青灰色。嫩枝透视有“血丝”或紫黑色斑纹，光润如玉，无裂纹，老枝则有细纵裂纹。除尖端部分外，有10～16个隆起环脊，间距约2cm，用手握之，四指正好嵌入凹处。角的基部横截面圆形，直径3～4cm，内有坚硬质重的角柱，习称“骨塞”，骨塞长约占全角的1/2或1/3，表面有突起的纵棱与其外面角鞘内的凹沟紧密嵌合，从横断面观，其结合部呈锯齿状。除去“骨塞”后，角的下半段成空洞，全角呈半透明，对光透视，上半段中央有1条隐约可辨的细孔道直通角尖，习称“通天眼”。质坚硬。气微，味淡。

（陈丹）

第十三单元　矿物类中药

细目一　矿物类中药概述

矿物是由地质作用而形成的天然单质或化合物。矿物类中药包括可供药用的天然矿物（朱砂、炉甘石、自然铜等）、矿物原料的加工品（轻粉、芒硝等）、动物或其骨骼的化石（龙骨、龙齿等）。

矿物药的应用有着悠久的历史，公元前2世纪已能从丹砂中制炼出水银；从《神农本草经》起，历代本草均有矿物药记载，我国古代使用矿物药近200种。我国现在药用的矿物约80种。矿物药的医疗价值也十分重要。如石膏为清解气分实热之要药，朱砂清心镇惊、安神解毒等。

要点一　矿物的性质

矿物除少数是自然元素外，绝大多数是自然化合物，它们大多数是固体，少数是液体，如水银（Hg），或气体，如硫化氢（H_2S）。每一种固体矿物具有一定的物理和化学性质，利用这些性质进行矿物的鉴别。

1. 结晶形状　由结晶质（晶体）组成的矿物都具有固定的结晶形状。晶体外表的几何形态和绝大部分物理化学性质都和它内部质点的规律排列有关。

矿物中单晶体很少，常常是以许多单晶体聚集成为集合体。集合体的形态多种多样，如颗粒状、晶簇状、放射状、结核体状等。

2. 结晶习性　水在矿物中存在的形式，直接影响到矿物的性质。矿物中的水，按其存在形式分为三大类：①吸附水或自由水（不加入晶格）；②结晶水（加入晶格组成）；③结构水，结构水是矿物中结合最牢的一种水。含水矿物有一系列特征，如比重小、硬度低等。

3. 透明度　矿物透光能力的大小称为透明度。矿物磨成0.03mm标准厚度时，比较其透明度，可分为3类：透明矿物、半透明矿物、不透明矿物。透明度是鉴定矿物的特征之一。

4. 颜色　矿物的颜色主要是矿物对光线中不同波长的光波均匀吸收或选择吸收所表现的性质。根据颜色发生原因的不同分三类：①本色，矿物的成分和内部构造所决定的颜色。②外色，由混入的有色物质污染等原因形成的颜色。③假色，光波的干涉作用而产生的颜色，变彩现象。

条痕及条痕色：矿物在白色毛瓷板上划过后所留下的粉末痕迹称条痕，粉末的颜色称为条痕色。条痕色比矿物表面的颜色更为固定，更能反映矿物的本色，因而更具有鉴定意义。

5. 光泽　矿物表面对于投射光线的反射能力称为光泽。矿物的光泽由强至弱分为：金属光泽、半金属光泽、金刚光泽、玻璃光泽等，有时可形成一些特殊的光泽。主要有油脂光泽、绢丝光泽、珍珠光泽、土状光泽等。

6. 比重 为在温度4℃时矿物与同体积水的重量比。

7. 硬度 矿物抵抗外来机械作用的能力。分为相对硬度和绝对硬度。一般采用相对硬度表示，相对硬度分为十级。

8. 解理、断口 矿物受力后沿一定结晶方向裂开成光滑平面的性能称为解理。矿物受力后不是沿一定结晶方向断裂，断裂面是不规则和不平整的，这种断裂面称为断口。断口面下列几种：平坦状断口、贝壳状断口、参差状断口等。

9. 力学性质 矿物受压轧、锤击、弯曲或拉引等力作用时所呈现的力学性质有下列几种：脆性、延展性、挠性、弹性、柔性等。

10. 磁性 指矿物可以被磁铁或电磁吸引或其本身能够吸引物体的性质。

11. 气味 有些矿物具有特殊的气味，如雄黄灼烧有砷的蒜臭。

12. 发光性 有些矿物受外界能量的激发，呈现发光现象，称发光性。

13. 其他 少数矿物药材具有吸水分的能力，它可以吸粘舌头或润湿双唇，有助于鉴别。

要点二 矿物类中药的分类与鉴别方法

1. 矿物类中药的分类 以矿物中所含的主要成分为根据进行分类。通常是根据矿物所含主要成分的阴离子或阳离子的种类进行分类。

（1）按阳离子种类分类：因为阳离子通常是对药效起着较重要的作用。一般分汞化合物类：如朱砂、轻粉等；铁化合物类：如自然铜、赭石等；铅化合物类：如密陀僧、铅丹等；铜化合物类：如胆矾、铜绿等；铝化合物类：如白矾、赤石脂等；砷化合物类：如雄黄、信石等；矽化合物类：如白石英、玛瑙等；镁化合物类：如滑石等；钙化合物类：如石膏、寒水石等；钠化合物类：如硼砂等；其他类：如炉甘石、硫黄等。

（2）按阴离子种类分类：矿物学通常是以阴离子为依据进行分类的。硫化合物类：朱砂、雄黄、自然铜等；硫酸盐类：石膏、芒硝、白矾等；氧化物类：磁石、赭石、信石等；碳酸盐类：炉甘石、鹅管石等；卤化物类：轻粉等。

《中国药典》（2010年版）对矿物药采用了阴离子种类分类法，本教材也是以阴离子进行分类编排矿物药的。

2. 矿物类中药鉴定方法 矿物药的鉴定，在我国许多本草里都有记载，特别是宋代出现了多种鉴定方法。目前，矿物药的鉴定，一般采用以下方法：

（1）性状鉴定：外形明显的中药，首先应根据矿物的基本性质进行鉴定，除外形、颜色、条痕、质地、气味外，还应检测其硬度、解理、断口、磁性及比重等。

（2）显微鉴定：在矿物的显微鉴别中，利用透射偏光显微镜或反射偏光显微镜观察透明的或不透明的药用矿物的光学性质。这两种显微镜都要求矿物磨片后才能观察。

利用偏光显微镜的不同组合观察和测定矿物药折射率，单偏光镜下观察，主要特征有形态、解理、颜色、多色性、突起、糙面等。

正交偏光镜下观察，主要特征有消光及消光位、消光角、干涉色及级序等。

锥光镜下观察，主要特征有干涉图，确定矿物的轴性、光性正负等。

3. 理化鉴别 目前仍沿用一般的物理、化学分析方法对矿物药的成分进行定性和定量分析。矿物药鉴定的新技术，主要有以下方法：X射线衍射分析法，热分析法，原子发射光谱分析法，荧光分析法，极谱分析法等。

细目二　常用矿物类中药鉴定

要点一　来源

1. **朱砂**　为汞化合物类矿物辰砂族辰砂。

2. **雄黄**　为硫化物类矿物雄黄族雄黄。

3. **自然铜**　为硫化物类矿物黄铁矿族黄铁矿。

4. **赭石**　为氧化物类矿物刚玉族赤铁矿。

5. **滑石**　为硅酸盐类矿物滑石族滑石。习称“硬滑石”。

6. **石膏**　为硫酸盐类矿物硬石膏族石膏。

7. **芒硝**　为硫酸盐类矿物芒硝族芒硝，经加工精制而成。

8. **龙骨**　为古代哺乳动物如三趾马、犀类、鹿类、牛类、象类等的骨骼化石或象类门齿的化石。前者习称“龙骨”，后者习称“五花龙骨”。

要点二　主产地

1. **朱砂**　主产于湖南、贵州、四川等省区。

2. **自然铜**　主产于四川、广东、云南等省。

3. **石膏**　主产于湖北省应城。

要点三　性状鉴别

1. **朱砂**　为粒状或块状集合体。呈颗粒状或块片状。鲜红色或暗红色，条痕红色至褐红色，具光泽。体重，质脆，片状者易破碎，粉末状者有闪烁的光泽。气微，无味。

2. **雄黄**　为块状或粒状集合体。呈不规则的块状。深红色或橙红色，条痕橙黄色。晶面有金刚石样光泽。质脆，易碎，断面具树脂光泽。微有特异臭气，味淡。精矿粉为粉末状或粉末集合体，质松脆，手捏即成粉，橙黄色，无光泽。燃之易熔融成红紫色液体，火焰为蓝色，并生成黄白色烟，有强烈蒜臭气。

3. **自然铜**　晶形多为立方体，集合体呈致密块状。表面亮淡黄色，有金属光泽，有的表面显黄棕色或棕褐色（系氧化成氧化铁所致），无金属光泽。立方体相邻晶面上条纹相互垂直，是其重要特征。条痕棕黑色或棕红色。体重，质坚硬或稍脆，易砸碎，断面黄白色，有金属光泽；或断面棕褐色，可见银白色亮星。

4. **赭石**　为鲕状、豆状、肾状集合体。多呈不规则的扁平块状。暗棕红色或灰黑色，条痕樱红色或红棕色，有的有金属光泽。一面多有圆形突起，习称“钉头”，另一面与突起相对应处有同样大小的凹窝。体重，质硬，砸碎后断面显层叠状。气微，味淡。

以色棕红、断面层次明显、有“钉头”、无杂石者为佳。

5. **滑石**　多为块状集合体，呈不规则块状。白色、黄白色或淡蓝灰色，有蜡样光泽，条痕白色。质软，细腻，用指甲可以刮下白粉，触之有滑润感，无吸湿性，置水中不崩散。气微，味淡。

6. 石膏　为纤维状的集合体。呈长块状、板块状或不规则块状。全体白色、灰白色或浅黄色，有的半透明，条痕白色。体重，质软，指甲可刻划成痕。易纵向断裂，纵断面具纤维状纹理，显绢丝光泽。气微，味淡。

7. 芒硝　呈棱柱状、长方形或不规则块状及颗粒状结晶。无色透明或类白色半透明，质脆，易碎，断面具玻璃样光泽。条痕白色。气微，味咸。

8. 龙骨

（1）龙骨：呈骨骼状或已破碎呈不规则块状。表面白色、灰白色或浅棕色，多较光滑，有的具纵纹裂隙或棕色条纹和斑点。质硬，不易破碎，断面不平坦，色白或色黄，有的中空，摸之细腻如粉质，在关节处有多数蜂窝状小孔。吸湿性强，舔之粘舌。无臭，无味。

（2）五花龙骨：呈不规则块状，偶可见圆柱状或破开的圆柱状，长短不一，直径6～25cm。全体呈淡灰白色或淡黄棕色，夹有红、白、黄、蓝、棕、黑或深浅粗细不同的纹理。表面光滑，略有光泽，有的有小裂隙。质硬，较酥脆，易片状剥落，吸湿性强，舔之粘舌。无臭，无味。

要点四　主成分

1. 朱砂　主含硫化汞（HgS）。

2. 雄黄　主含二硫化二砷（As_2S_2）。

3. 自然铜　主含二硫化铁（FeS_2）。

4. 赭石　主含三氧化二铁（Fe_2O_3）。

5. 滑石　主含水合硅酸镁［$Mg_3(Si_4O_{10})(OH)_2$］。

6. 石膏　主要为含水硫酸钙（$CaSO_4 \cdot 2H_2O$）。

7. 芒硝　主含含水硫酸钠（$Na_2SO_4 \cdot 10H_2O$）。

（陈丹）

中药药剂学

第一单元　绪论

细目一　中药药剂学性质与常用术语

要点一　中药药剂学的性质

中药药剂学是以中医药理论为指导，运用现代科学技术，研究中药药剂的配制理论、生产技术、质量控制与合理应用等内容的一门综合性应用技术科学。其内容不但与本专业的课程及其他专业学科有衔接与联系，而且与工业化生产实践和医疗用药实践密切相关，是连接中医与中药的纽带。

要点二　剂型选择的基本原则

1. 根据防治疾病的需要选择剂型

由于病有缓急，证有表里，故须因病施治，对症下药。如急症患者，要求药效迅速，宜用注射剂、气雾剂、舌下片、滴丸等速效剂型；而慢性病患者，用药宜缓和、持久，常选用丸剂、片剂、膏药及长效缓释制剂等；皮肤疾患一般可用软膏剂、膏药、涂膜剂等剂型；而某些腔道病变，可选用栓剂、膜剂等。

2. 根据药物本身的性质特点选择剂型

在选择药物剂型时，应掌握处方中活性成分的溶解性、稳定性和刺激性等。一般而言，含难溶性或水中不稳定成分的药物、丰含挥发油或有异臭的药物不宜制成口服液等。而药物成分易为胃肠道破坏或不被其吸收，对胃肠道有刺激性，或因肝脏首过作用易失效的药物均不宜设计为口服剂型。如胰酶遇胃酸易失效，制成肠溶胶囊或肠溶衣片服用使其在肠内发挥消化淀粉、蛋白质和脂肪的效用。

3. 根据“三效”、“三小”、“五方便”的要求选择剂型

“三效”是指高效、速效和长效；“三小”是指剂量小、毒性小和副作用小；“五方便”是指服用方便、携带方便、贮藏方便、生产方便和运输方便。就携带运输而言，量小而质量稳定的固体剂型应优于液体剂型。服用方便除考虑剂量、物态等因素外，疾病性质也很重要。同时剂型设计还要结合生产条件考虑。例如：汤剂味苦量大，服用不便，将部分汤剂处方改制成颗粒剂、口服液、胶囊剂等。

4. 提高某些药物的生物利用度和疗效选择剂型

部分药物可以通过改变加工方法或变换剂型来提高生物利用度和疗效。如苏冰滴丸通过固体分散法制的，具有疗效高、作用快、剂量小等特点；某些药物由片剂、丸剂改成胶囊剂，可加快释放、增加药物吸收、提高其生物利用度。

要点三　中药药剂的常用术语

1. 药物与药品

凡用于治疗、预防及诊断疾病的物质总称为药物，包括原料药和药品。药品则是指原料药物经过加工制成可直接应用的成品。

2. 剂型

将原料药加工制成适合于医疗或预防应用的形式，称为剂型。剂型是药物各种应用形式的统称，目前常用的中药剂型有散剂、颗粒剂、丸剂、片剂、胶囊剂、软膏剂、注射剂、气雾剂等40多种。

3. 制剂和中药制剂

根据药典、部颁标准或其他规定的处方，将原料药物加工制成具有一定规格，可直接用于临床的药品，称为制剂。以中药材为原料的制剂称为中药制剂。制剂的生产一般在药厂或医院制剂室中进行。

4. 调剂

调剂系指按医师处方专为某一病人配制的，并注明其用法、用量的药剂的调配操作，此过程一般都在药房的调剂室中进行。研究药剂调配和服用等有关理论与技术的科学称为调剂学。

5. 成药和中成药

成药系指根据疗效确切、应用广泛的处方大量生产的药品。以中药材为原料制成的成药称为中成药。

6. 非处方药（over the counter，简称OTC）

非处方药指无需医生处方，消费者可自行判断、购买和使用的药品。具有应用安全、疗效确切、质量稳定、使用方便等特点。非处方药有其专有标识，为椭圆形背景下的OTC三个英文字母。

7. 新药

新药系指未曾在中国境内上市销售的药品。或已上市，改变剂型、改变用药途径，也按新药处理。

8.《药品生产质量管理规范》（GMP）

GMP（good manufacturing practice，简称GMP）系指在药品生产过程中，运用科学、合理、规范化的条件和方法保证生产优质药品的一整套规范化的管理方法。

细目二　药物剂型的分类

要点一　按物态分类

1. 液体剂型，如汤剂、酒剂、露剂、注射剂等。

2. 半固体剂型，如软膏剂、糊剂等。
3. 固体剂型，如颗粒剂、片剂、栓剂、膜剂等。
4. 气体剂型，如气雾剂、吸入剂等。

要点二　按制法分类

1. 浸出药剂，如用浸出方法制备的汤剂、合剂、酊剂、酒剂、流浸膏剂与浸膏剂等。
2. 无菌制剂，如采用灭菌方法或无菌操作法制备的注射剂、滴眼剂等。

要点三　按分散系统分类

1. 真溶液类剂型，如芳香水剂、溶液剂、甘油剂等。
2. 胶体溶液类剂型，如胶浆剂、涂膜剂等。
3. 乳浊液类剂型，如乳剂等。
4. 混悬液类剂型，如合剂、洗剂、混悬剂等。
5. 气体分散体剂型，如气雾剂。
6. 固体分散体剂型，如散剂、丸剂、片剂等。

要点四　按给药途径与方法分类

1. 经胃肠道给药的剂型

（1）口服给药的剂型，如合剂、糖浆剂、颗粒剂、丸剂、片剂等。
（2）经直肠给药的剂型，如灌肠剂、栓剂等。

2. 非胃肠道给药的剂型

（1）注射给药的剂型，如注射剂（包括静脉、肌内、皮下、皮内及穴位注射）。
（2）呼吸道给药的剂型，如气雾剂、吸入剂等。
（3）皮肤给药的剂型，如洗剂、搽剂、软膏剂、糊剂、涂膜剂、透皮贴膏等。
（4）黏膜给药的剂型，如滴眼剂、滴鼻剂、口腔膜剂、舌下片剂、含漱剂等。

细目三　中药药剂工作的依据

要点一　药典的性质

药典是一个国家药品质量规格标准的法典。由国家组织药典委员会编纂，并由政府颁布施行，具有法律的约束力。药典中收载疗效确切、毒副作用小、质量稳定的常用药物及其制剂，规定其质量标准、制备要求、鉴别、杂质检查、含量测定、功能主治及用法用量等，作为药物生产、检验、供应与使用的依据。药典在一定程度上反映了该国家药物生产、医疗和科技的水平，也体现出医药卫生工作的特点和服务方向。

要点二　中药药典的版次

唐代的《新修本草》又称《唐新修本草》或《唐本草》是我国由政府颁布的第一部

药典，也是世界上最早的一部国家药典。它比欧洲1498年出版的地方性药典《佛洛伦斯药典》早800多年，比欧洲第一部国家药典《法国药典》早1100多年。《太平惠民和剂局方》（公元1151年），为宋代“太平惠民和剂局”用的药方，堪称我国第一本官方颁布的制剂规范，也具有药典的性质。

新中国建立以来，已颁布施行的《中华人民共和国药典》（简称《中国药典》）有1953、1963、1977、1985、1990、1995、2000、2005以及2010年版。其中除1953年版为一部外，1963年版至2000年版均分为一、二两部。一部收载中药材和中药成方及单方制剂，二部收载化学药、生化药、抗生素、放射性药品、生物制品等各类制剂。2005与2010年版药典分为三部，分别为药典一部，收载药材及饮片、植物油脂或提取物、成方制剂和单味制剂等；药典二部，收载化学药品、抗生素、生化药品、放射性药品以及药用辅料等；药典三部，收载生物制品。为使药典适应发展，每隔几年修订一次（自1985版后每隔5年修订一次）。《中国药典》每部各由凡例、正文、附录和索引组成。

要点三　局颁药品标准

为了促进药品生产，提高药品质量和保证用药安全，除《中国药典》规定了全国药品标准外，尚有《中华人民共和国卫生部药品标准》（简称《部颁药品标准》）、《国家食品药品监督管理局国家药品标准》（简称《局颁药品标准》），也收载了国内已生产、疗效较好，需要统一标准但尚未载入药典的品种。上述标准，其性质与《中国药典》相似，亦具有法律的约束力，可作为药品生产、供应、使用、监督等部门检验药品质量的法定依据。

（刘德波）

第二单元　制药卫生

细目一　制药卫生标准

要点一　制药卫生标准

药品的微生物限度标准是基于药品的给药途径和对患者健康潜在的危害以及中药的特殊性而制定的。《中国药典》2010版一部附录规定了中药药品的微生物标准。

1. 口服给药制剂

（1）不含药材原粉的制剂：①细菌数：每1g不得过1000cfu（cfu为菌落数）。每1ml不得过100cfu。②霉菌和酵母菌数：每1g或1ml不得过100cfu。③大肠埃希菌：每1g或1ml不得检出。

（2）含药材原粉的制剂：①细菌数：每1g不得过10000cfu（丸剂每1g不得过30000cfu）。每1ml不得过500cfu。②霉菌和酵母菌数：每1g或1ml不得过100cfu。③大肠埃希菌：每1g或1ml不得检出。④大肠菌群：每1g应小于100个。每1ml应小于10个。

（3）含豆豉、神曲等发酵原粉的制剂：①细菌数：每1g不得过100000cfu。每1ml不得过1000cfu。②霉菌和酵母菌数：每1g不得过500cfu。每1ml不得过100cfu。③大肠埃希菌：每1g或1ml不得检出。④大肠菌群：每1g应小于100个。每1ml应小于10个。

2. 局部给药制剂

（1）用于手术、烧伤或严重创伤的局部给药制剂：应符合无菌检查法规定。

（2）用于表皮或黏膜不完整的含药材原粉的局部给药制剂：①细菌数：每1g或$10cm^2$不得过1000cfu。每1ml不得过100cfu。②霉菌和酵母菌数：每1g、1ml或$10cm^2$不得过100cfu。③金黄色葡萄球菌、铜绿假单胞菌：每1g、1ml或$10cm^2$不得检出。

（3）用于表皮或黏膜完整的含药材原粉的局部给药制剂：①细菌数：每1g或$10cm^2$不得过10000cfu。每1ml不得过100cfu。②霉菌和酵母菌数：每1g、1ml或$10cm^2$不得过100cfu。③金黄色葡萄球菌、铜绿假单胞菌：每1g、1ml或$10cm^2$不得检出。

（4）耳、鼻及呼吸道吸入给药制剂：①细菌数：每1g、1ml或$10cm^2$不得过100cfu。②霉菌和酵母菌数：每1g、1ml或$10cm^2$不得过10cfu。③金黄色葡萄球菌、铜绿假单胞菌：每1g、1ml或$10cm^2$不得检出。④大肠埃希菌：鼻及呼吸道给药的制剂，每1g、1ml或$10cm^2$不得检出。

（5）阴道、尿道给药制剂：①细菌数：每1g、1ml或$10cm^2$不得过100cfu。②霉菌和酵母菌数：每1g、1ml或$10cm^2$应小于10cfu。③金黄色葡萄球菌、铜绿假单胞菌、梭菌、白色念珠菌：每1g、1ml或$10cm^2$不得检出。

（6）直肠给药制剂：①细菌数：每1g不得过1000cfu。每1ml不得过100cfu。②霉菌和酵母菌数：每1g或1ml不得过100cfu。③金黄色葡萄球菌、铜绿假单胞菌：每1g或1ml不得检出。

（7）其他局部给药制剂：①细菌数：每1g、1ml或$10cm^2$不得过100cfu。②霉菌和酵母菌数：每1g、1ml或$10cm^2$不得过100cfu。③金黄色葡萄球菌、铜绿假单胞菌：每1g、1ml或$10cm^2$不得检出。

3. 含动物组织（包括脏器提取物）及动物类原药材（蜂蜜、王浆、动物角、阿胶除外）的口服给药制剂

每10g或10ml不得检出沙门菌。

4. 有兼用途径的制剂

有兼用途径的制剂应符合各给药途径的标准。

5. 霉变、长螨者

有霉变、长螨者以不合格论。

6. 中药提取物及辅料

中药提取物及辅料参照相应制剂的微生物限度标准执行。

要点二　中药制药过程的污染途径

1. 原料药材

主要指植物类和动物类药材，直接携带多种微生物和螨，且很多药材（如含糖量较高的根茎类药材和脂肪较多的动物类药材）有利于微生物和螨的生长繁殖。

2. 辅料

如水、蜂蜜、淀粉等常用辅料均存在一定数量的微生物。

3. 制药设备

如粉碎机、混合机、制丸机、压片机及各种盛装物料的料桶和器具等均有可能带入微生物。

4. 环境空气

空气中有多种微生物存在。

5. 操作人员

工人的手、外表皮肤、毛发及穿戴的鞋、帽和衣服上都带有微生物。

6. 包装材料

玻璃瓶、塑料袋、包装纸等可能带入微生物。

细目二　制药环境的卫生管理

要点　洁净区的等级及适用范围

1. 洁净区的等级

我国《药品生产质量管理规范（2010 年修订）》将洁净区划分为四个级别：

A 级：高风险操作区，如灌装区、放置胶塞桶和与无菌制剂直接接触的敞口包装容器的区域及无菌装配或连接操作的区域。

B 级：指无菌配制和灌装等高风险操作 A 级洁净区所处的背景区域。

C 级和 D 级：指无菌药品生产过程中重要程度较低操作步骤的洁净区。

以上各级别空气悬浮粒子的标准及检测微生物检测的动态标准规定见表 2－1，2－2。

表 2－1　洁净区空气悬浮粒子的标准

洁净度级别	悬浮粒子最大允许数/立方米			
	静态		动态	
	≥0.5μm	≥5.0μm	≥0.5μm	≥5.0μm
A 级	3520	20	3520	20
B 级	3520	29	352000	2900
C 级	352000	2900	3520000	29000
D 级	3520000	29000	不作规定	不作规定

表 2－2 洁净区微生物监测的动态标准

洁净度级别	浮游菌 cfu/m³	沉降菌（f 90mm） cfu/4 小时	表面微生物	
			接触（f 55mm） cfu/碟	5 指手套 cfu/手套
A 级	<1	<1	<1	<1
B 级	10	5	5	5
C 级	100	50	25	–
D 级	200	100	50	–

2. 洁净区各等级的适用范围

（1）无菌药品：按生产工艺可分为最终灭菌产品和非最终灭菌产品。

①最终灭菌产品：即采用最终灭菌工艺，其生产操作环境可参照表格中的示例进行选择。

表 2－3 最终灭菌产品操作示例

洁净度级别	最终灭菌产品生产操作示例
C 级背景下的局部 A 级	产品容易长菌、灌装速度慢、灌装用容器为广口瓶、容器须暴露数秒后方可密封等状况下的产品灌装（或灌封）
C 级	1. 产品灌装（或灌封） 2. 产品容易长菌、配制后需等待较长时间方可灭菌或不在密闭系统中配制等状况下产品的配制和过滤 3. 眼用制剂、无菌软膏剂、无菌混悬剂等的配制、灌装（或灌封） 4. 直接接触药品的包装材料和器具最终清洗后的处理
D 级	1. 轧盖 2. 灌装前物料的准备 3. 产品配制（指浓配或采用密闭系统的配制）和过滤 4. 直接接触药品的包装材料和器具的最终清洗

②非最终灭菌产品：即部分或全部工序采用无菌生产工艺，其生产操作环境可参照表格中的示例进行选择。

表2-4 非最终灭菌产品的无菌生产操作示例

洁净度级别	非最终灭菌产品的无菌生产操作示例
B级背景下的A级	1. 处于未完全密封状态下产品的操作和转运，如产品灌装（或灌封）、分装、压塞、轧盖等 2. 灌装前无法除菌过滤的药液或产品的配制 3. 直接接触药品的包装材料、器具灭菌后的装配以及处于未完全密封状态下的转运和存放 4. 无菌原料药的粉碎、过筛、混合、分装
B级	1. 处于未完全密封状态下的产品置于完全密封容器内的转运 2. 直接接触药品的包装材料、器具灭菌后处于密闭容器内的转运和存放
C级	1. 灌装前可除菌过滤的药液或产品的配制 2. 产品的过滤
D级	直接接触药品的包装材料、器具的最终清洗、装配或包装、灭菌

（2）非无菌制剂：如口服液体和固体制剂、腔道用药（含直肠用药）、表皮外用药品等生产的暴露工序区域及其直接接触药品的包装材料最终处理的暴露工序区域，应当参照D级洁净区的要求设置，企业可根据产品的标准和特性对该区域采取适当的微生物监控措施。

细目三　灭菌方法及无菌操作

灭菌法是指杀死或除去所有微生物及其芽胞的方法，是药剂制备中一项重要的操作。药剂学中的灭菌与微生物学上的灭菌含义不尽相同，不但要求达到灭菌目的，还要保证药剂的稳定和有效。常用术语如下。

无菌：系指物体或任一特定的介质中，没有任何活微生物存在。

灭菌：系指采用物理或化学等方法把物体上或介质中所有细菌及其芽胞全部杀死。

消毒：系指用物理或化学等方法杀灭物体上或介质中的病原性微生物。

防腐：系指用物理或化学等方法抑制微生物的生长、繁殖，亦称抑菌。

要点一　物理灭菌法

物理灭菌法系指采用物理因素如温度、声波、辐射等达到灭菌目的的方法。加热可破坏微生物中酶、蛋白质和核酸，导致微生物死亡。加热灭菌又分干热灭菌法和湿热灭菌法。在同一温度下，湿热灭菌的效果比干热灭菌好，是因为：①湿热灭菌时，有水分存在，蛋白质易变性；②湿热的穿透力比干热大；③湿热有潜热（气化热）。

1. 干热灭菌法

常用的有火焰灭菌法与干热空气灭菌法两种。

（1）火焰灭菌法：系指用火焰直接烧灼以达到灭菌的方法。将手术刀、镊子、药刀等通过火焰几秒钟即可。

适用于经火焰灼烧不受损的瓷器、玻璃或金属制品。

（2）干热空气灭菌法：系指利用高温干热空气达到灭菌的方法。一般需160℃～170℃维持2小时以上。

适用于耐高温的玻璃器皿、搪瓷容器、金属等用具以及应用湿热灭菌无效的非水性物质或极黏稠的液体如液体石蜡、油类、脂肪类、滑石粉、活性炭等。不适用于橡胶、塑料制品以及其他大部分药物。

2. 湿热灭菌法

本法是利用饱和水蒸气或沸水进行杀灭菌的方法。

（1）热压灭菌法：系在热压灭菌器内，利用高压饱和水蒸气杀灭微生物的方法。该法是最可靠的灭菌方法。热压灭菌法所需的温度及与温度相当的压力和时间，见表2－5。

表2－5 热压灭菌温度、压力与时间

温度（℃）	表压（kPa）	灭菌时间（min）
115	68.6	30
121.5	98.0	20
126.5	137.2	15

热压灭菌法适用于耐热药物及其水溶液、手术器械及用具等物品的灭菌。

（2）流通蒸气灭菌法和煮沸灭菌法：系指在常压下用100℃的水蒸气或用水煮沸以杀灭微生物的方法。灭菌时间一般为30～60分钟，可杀灭繁殖型细菌，但不一定能完全杀灭芽胞。

适于含有抑菌剂药液的灭菌，1～2ml的注射剂及耐热品种的灭菌。

（3）低温间歇灭菌法：系指将待灭菌的物品先用60℃～80℃加热1小时以杀死细菌繁殖体。然后再室温或孵箱保温24小时，以使芽孢发育成繁殖体，再进行加热将其杀灭。如此操作三次以上，至全部灭菌。

适用于必须采用加热灭菌但又不耐高温的药品。

3. 紫外线灭菌法

紫外灯产生紫外线，其中波长254nm的紫外线杀菌力最强。紫外线可使微生物核酸蛋白变性死亡，同时空气受紫外线辐射后产生微量臭氧也起灭菌作用。

紫外线灭菌法仅适于表面和空气的灭菌。紫外线灭菌的适宜温度在10℃～55℃，相对湿度为45%～60%。

4. 辐射灭菌法

辐射灭菌是应用γ射线、β射线杀灭细菌的方法。其最大的特点是灭菌过程中被灭菌物体温度变化小（约3℃）。

适用于某些热敏性药物的灭菌。

5. 微波灭菌法

微波通常是指频率在300MHz到300kMHz之间的电磁波。由于微波能穿透介质的深部，因而热的产生来自于被加热物质的内部，具有升温迅速、均匀的特点，灭菌效果可靠，灭菌时间也仅需要几秒钟至数分钟。

要点二　滤过除菌法

滤过除菌法系指使药液通过除菌滤器中的适宜滤材，以物理阻留的方法滤除活的或死的细菌，达到除菌目的方法。一般繁殖型微生物大小约 1μm，芽胞约为 0.5μm。一般滤材孔径在 0.2μm 以下，才可有效地阻挡微生物及芽胞的通过。常用的滤器有垂熔玻璃滤器和微孔滤膜滤器。一般药液先经粗滤、精滤（砂滤棒，多孔聚乙烯、聚氯乙烯滤器，白陶土滤器，G_4、G_5 垂熔玻璃滤器，0.45μm 左右的微孔滤膜）后，在无菌环境下，再用已灭菌的 G_6 垂熔玻璃滤器或 0.22μm 以下微孔滤膜滤除细菌。

滤过除菌法适于不耐热的低黏度药物溶液，尤其是一些生化制剂。

要点三　化学灭菌法

化学灭菌法系指用化学药品来杀灭微生物的方法。同一种化学药品在低浓度时呈现抑菌作用，而在高浓度时则能起杀菌作用。其杀菌机理可能是：能使微生物蛋白质变性死亡，或与酶系统结合影响代谢，或改变膜壁通透性使微生物死亡等。常用的方法有消毒剂消毒法和化学气体灭菌法等。

1. 浸泡和表面消毒法

以化学药品作为消毒剂，配成适宜浓度，采用喷淋、涂擦或浸泡等方法对物料、环境、器具等进行消毒。常用的化学消毒剂有 0.1% ~0.2% 洁尔灭、新洁尔灭溶液、2% ~5% 的酚或煤酚皂溶液、75% 乙醇等。常用于物体表面灭菌。但要注意其浓度不要过高，以防止化学腐蚀作用。

2. 气体灭菌法

气体灭菌法系指用化学药品的气体或蒸汽对药品或材料进行灭菌的方法。

（1）环氧乙烷灭菌法：环氧乙烷分子易穿透塑料、纸板或固体粉末，因此可用于塑料包装的原料粉末、散剂、颗粒等固体药料及其他固体器具的灭菌。

（2）蒸气熏蒸灭菌法：采用甲醛、丙二醇或乳酸等化学品，通过加热产生蒸气进行空气环境灭菌。

要点四　无菌操作法的要点与注意事项

1. 无菌操作法

无菌操作法系指药剂生产的整个过程均控制在无菌条件下进行的操作方法。某些药物若采用加热等方法灭菌则导致成分分解失效，为保证注射剂灭菌效果，避免污染，应采用无菌操作。

2. 无菌操作法的要点与注意事项

（1）严密控制操作环境的洁净度。

（2）相关设备、包装容器、塞子等应采用适当的方法灭菌，并防止再次污染。

（3）操作过程的无菌保证应通过培养基无菌灌装模拟实验验证。

（4）严密监控操作环境的无菌空气质量、操作人员素质、各物品的无菌性。

（5）无菌操作工艺应定期进行验证。

细目四 防腐

要点 常用防腐剂的种类与应用

常用防腐剂及其应用如下：

1. 苯甲酸与苯甲酸钠

苯甲酸与苯甲酸钠为常用的有效防腐剂，一般用量为0.01%～0.25%。苯甲酸水溶性较差，而苯甲酸钠水溶性好，易溶解，应用方便。使用苯甲酸或苯甲酸钠，均宜在pH4以下的药液中使用，防腐效力较好。

应用：适用于内服和外用制剂作防腐剂。

2. 对羟基苯甲酸酯类

对羟基苯甲酸酯类（尼泊金类）有甲、乙、丙、丁四种酯，抑霉菌作用较强，一般用量为0.01%～0.25%。在酸性、中性及弱碱性药液中均有效。酸性溶液中作用最强，在碱性药液中，由于酚羟基的解离及酯的水解而使尼泊金防腐力下降。各种酯单用即可，几种酯合用有协同作用。

应用：对霉菌的抑菌效能较弱，应用于内服药液作防腐剂。在含吐温的药液中不宜选用本类作防腐剂。

3. 山梨酸（钾）

常用浓度为0.15%～0.2%。对细菌和霉菌的抑制作用较好，对真菌的抑菌力强。特别适用于含有聚山梨酯类液体药剂的防腐。

应用：特别适用于含吐温液体药剂的防腐。

4. 其他

含20%以上的乙醇溶液、含30%以上的甘油溶液也具有防腐作用，此外注射剂（肌肉或皮下注射用）中常加甲酚、苯甲醇等作抑菌剂用。

（刘德波）

第三单元　粉碎、筛析与混合

细目一　粉碎方法

要点一　粉碎的目的

粉碎：是借助机械力将大块固体物料碎裂成规定细度的操作过程。
粉碎的目的：
(1) 便于药剂的制备和调配。
(2) 利于药材有效成分的浸出。
(3) 增加难溶性药物的溶出速率。
(4) 有利于吸收，利于新鲜药材的干燥和贮存。

要点二　干法粉碎的适用范围

干法粉碎：系将干燥药材直接粉碎的方法。药材应先采用晒干、阴干、烘干等方法充分干燥再进行粉碎。根据药材特性可采用混合粉碎、单独粉碎或特殊处理后混合粉碎。

1. 混合粉碎

混合粉碎系将处方中药物经过适当处理后，全部或部分药物掺合在一起共同粉碎。复方制剂中的多数药材均采用此法粉碎。粉碎与混合操作一并进行，效率高。
特殊处理后混合粉碎方法包括：
(1) 串料：适用于含有黏液质、糖类、树脂、树胶等黏性成分较多的药材。
(2) 串油：适用于含脂肪油多的药材，如桃仁、柏子仁等。
(3) 蒸罐：适用于新鲜的动物药或需用蒸法炮制的植物药。

2. 单独粉碎

单独粉碎系将一味药物单独进行粉碎的方法。适用于：
(1) 贵重细料药如冰片、麝香、牛黄、羚羊角等。
(2) 毒性药如马钱子、轻粉等，刺激性药如蟾酥。
(3) 氧化性或还原性强的药物，如火硝、硫黄、雄黄等。
(4) 树脂树胶类药，如乳香、没药等。

要点三　湿法粉碎的适用范围

湿法粉碎　系将药料中加入适量的水或其他液体进行研磨粉碎的方法。“水飞法”和“加液研磨法”均属湿法粉碎。

1. 水飞法

水飞法系将非水溶性药料先打成碎块，置于研钵中，加入适量水，用杵棒用力研磨，直至药料被研细，如朱砂、炉甘石、珍珠、滑石粉等。当有部分研成的细粉混悬于水中时，及时将混悬液倾出，余下的稍粗大药料再加水研磨，再将细粉混悬液倾出如此进行，直至全部药料被研成细粉为止。将混悬液合并，静置沉降，倾出上部清水，将底部细粉取出干燥，即得极细粉。

适用于珍珠、朱砂、炉甘石、滑石粉等矿物、贝壳类药物制极细粉。但水溶性的矿物药如硼砂、芒硝等则不能采用水飞法。

2. 加液研磨法

加液研磨法系将药料先放入研钵中，加入少量液体后进行研磨，直至药料被研细为止。研樟脑、冰片、薄荷脑等药时，常加入少量乙醇；研麝香时，则加入极少量水。要注意轻研冰片，重研麝香。

适用于樟脑、冰片、薄荷脑、麝香等药的粉碎。

要点四　低温粉碎的适用范围

低温粉碎是将药材冷却后或在低温条件下粉碎的方法。低温时物料脆性增加，易于粉碎。

低温粉碎适用于在常温下粉碎困难的物料，软化点低的物料，如树脂、树胶、干浸膏等。

细目二　筛析

要点一　筛析的目的

1. 含义

筛析是固体粉末的分离技术。筛即过筛，是指通过网孔状的工具使粗粉和细粉分离的操作过程；析即离析，经过粉碎后的药物粉末借空气或液体流动或转动之力，使粗粉与细粉分离的操作。

2. 筛析的目的

（1）将粉碎好的粉末分成不同等级，供制备各种剂型的需要。

（2）使物料粉末起混合作用，从而保证组分均匀性。

要点二　药筛的种类与规格

1. 药筛的种类

药筛的种类：①冲眼筛；②编织筛。

2. 药筛的规格及筛号与筛目的对应关系

工业用筛常以目数来表示筛号，以每英寸（2.54cm）长度上有多少孔来表示。见表3－1。

表 3－1　《中国药典》筛号、工业筛目对照表

筛号	筛孔内径（mm，平均值）	工业筛目数（孔/英寸）
一号筛	2.0 ±0.070	10
二号筛	0.850 ±0.029	20
三号筛	0.355 ±0.013	50
四号筛	0.250 ±0.0099	65
五号筛	0.180 ±0.0076	80
六号筛	0.150 ±0.0066	100
七号筛	0.125 ±0.0058	120
八号筛	0.090 ±0.0046	150
九号筛	0.075 ±0.0041	200

要点三　粉末分等

《中国药典》规定的粉末分等如下：

最粗粉　指能全部通过一号筛，但混有能通过三号筛不超过 20% 的粉末。

粗粉　指能全部通过二号筛，但混有能通过四号筛不超过 40% 的粉末。

中粉　指能全部通过四号筛，但混有能通过五号筛不超过 60% 的粉末。

细粉　指能全部通过五号筛，并含能通过六号筛不少于 95% 的粉末。

最细粉　指能全部通过六号筛，并含能通过七号筛不少于 95% 的粉末。

极细粉　指能全部通过八号筛，并含能通过九号筛不少于 95% 的粉末。

细目三　混合

要点一　混合的原则

（1）组分药物比例量：组分药物比例量相差悬殊时，不易混合均匀。这种情况可采用“等量递增法”混合。其方法是：取量小的组分与等量的量大组分，同时置于混合器中混匀，再加入与混合物等量的量大组分稀释均匀，如此倍量增加至加完全部量大组分为止，混匀，过筛。

（2）组分药物的密度：组分药物的密度相差悬殊时，难混匀。应注意混合操作中的检测。

（3）其他：组分药物的粉体性质会影响混合均匀性，如粒子的形态、粒度分布、含水量、黏附性等；组分的色泽相差悬殊，也应注意混合的均匀性。

要点二 混合的方法

搅拌混合 少量药物配制时，反复搅拌使之混合。

研磨混合 将药粉放容器中研磨混合。

过筛混合 几种组分的药物，通过过筛的方法混合。

（刘德波）

第四单元 散剂

散剂系指一种或数种药物经粉碎与混合均匀而制成的粉末状制剂。

细目一 散剂的特点

要点 散剂的特点与分类

1. 特点

（1）优点：比表面积较大，易分散，有利于吸收，奏效较快；制备简单，适于医院制剂；对疮面有一定的机械性保护作用；运输、携带、贮藏较方便，口腔科、耳鼻喉科、伤科和外科多用散剂，也适于小儿给药。

（2）缺点：剂量较大，易吸潮变质；刺激性、腐蚀性强的药物以及含挥发性成分较多的处方一般不宜制成散剂。

2. 散剂的分类

（1）按医疗用途和给药途径分类：分为内服散剂与外用散剂两大类。

（2）按药物组成分类：分为单味散剂与复方散剂。

（3）按药物性质分类：分为含毒性药散剂；含液体成分散剂；含低共熔组分散剂。

（4）按剂量分类：分为剂量型散剂和非剂量型散剂。

细目二 散剂的制备

要点一 一般散剂的制法

散剂制备一般的工艺流程：粉碎→过筛→混合→分剂量→质量检查→包装。

1. 粉碎与过筛

药物的粉碎与筛析见第三单元，按药物本身性质及临床用药的要求，采用适宜的粉碎方法，粉碎并过筛备用。除另有规定外，一般内服散剂应通过 6 号筛，煮散剂通过 2 号筛，消化道溃疡病、儿科和外用散剂应通过 7 号筛，眼用散剂应通过 9 号筛。

2. 混合

混合系指使多种固体粉末相互交叉分散的过程或操作。通过此操作使散剂中各药物混合均匀，色泽一致。

散剂中常用混合方法及操作要点如下：

（1）打底套色法　此法为中药丸、散等剂型对药粉进行混合的一种经验方法。所谓“打底”系指将量少的、色深的药粉先放入研钵中（在混合之前应先用其他量多的药粉饱和研钵内表面）作为基础，即是“打底”；然后将量多的、色浅的药粉逐渐分次加入研钵中，轻研混匀即是“套色”。

（2）等量递增法　一般而言，两种物理状态和粉末粗细均相似且数量相当的药物易混匀，而当药物比例量相差悬殊时，则不易混合均匀，此时应采用“等量递增法”。“等量递增法”习称“配研法”。其方法是：取量小的组分及等量的量大组分，同时置于混合器中混合均匀，再加入与混合物等量的量大组分混匀，如此倍量增加直至加完全部量大的组分为止。

若各组分的密度相差悬殊，在混合时一般将密度小者先放于研钵内，再加密度大者等量研匀，这样可避免密度小的组分浮于上部或飞扬，而密度大的组分沉于底部则不易混匀。

若各组分的色泽深浅相差悬殊时，一般先将色深的组分放于研钵中，再加色浅的组分等量研匀。

3. 分剂量

根据散剂的性质和数量的不同可选用以下方法：

（1）目测法：此法简便易行，适于药房小量配制，但误差较大，可达10% ~20%。毒性药或贵重细料药散剂不宜使用此法。

（2）重量法：按规定剂量用手秤或天平逐包称量。此法剂量准确，但效率低。含毒性药及贵重细料药散剂常用此法。

（3）容量法：常用的散剂分量器是以木质、牛角、金属或塑料制成的一种容量药匙。容量法适用于一般散剂分剂量，方便，效率高，且误差较小。

4. 包装

常用的包装材料有有光纸、玻璃纸、蜡纸、玻璃瓶、塑料瓶、硬胶囊、铝塑袋及聚乙烯塑料薄膜袋等。分剂量散剂可用各式包药纸包成四角或五角包，非分剂量散剂多用纸盒或玻璃瓶包装。

要点二　特殊散剂的制法

1. 含毒性药物的散剂

毒性药物常要添加一定比例量的稀释剂制成稀释散（也称倍散）应用。倍散配制时，应采用等量递增法混合。倍散的稀释比例应根据药物的剂量而定，如剂量在0.01 ~0.1g者，可配制10倍散（取药物1份加入赋形剂9份）；如剂量在0.001 ~0.01g配成100倍散，0.001g以下，则应配成1000倍散。稀释散的赋形剂应为不与主药发生作用的惰性物质。常用的有乳糖、淀粉、糊精、蔗糖、葡萄糖、硫酸钙等，其中以乳糖为最佳。为了保证散剂的均匀性及易于与未稀释原药粉的区别，一般以食用色素如胭脂红、靛蓝等着色，且色素应在第一次稀释时加入，随着稀释倍数增大，颜色逐渐变浅。

2. 含低共熔混合物的散剂

低共熔现象系指当两种或更多种药物混合后，有时出现润湿或液化的现象。如薄荷脑与樟脑、薄荷脑与冰片。含有这些物质时，可采用先形成低共熔物，再与其他固体粉末混匀或分别以固体粉末稀释低共熔组分，再轻轻混合均匀。

3. 含液体药物的散剂

在复方散剂中有时含有液体组分，如挥发油、非挥发性液体药物、酊剂、流浸膏、药物煎汁及稠浸膏等。对于这些液状药物的处理应该视药物的性质、用量及处方中其他固体组分的多少而定。一般可利用处方中其他固体组分吸收后研匀；但如液体组分含量较大而处方中固体组分不能完全吸收时，可另加适当的辅料（如磷酸钙、淀粉、蔗糖、葡萄糖等）吸收，至不呈潮湿为度；当液体组分含量过大时，且属非挥发性药物，可加热蒸去大部分水分后并进一步在水浴上继续蒸发，加入固体药物或辅料后，低温干燥，研匀即可。

4. 眼用散剂

一般配制眼用散剂的药物多经水飞或直接粉碎成极细粉且通过九号筛，以减少机械刺激。眼用散剂要求无菌，故配制的用具应灭菌，配制操作应在清洁、避菌环境下进行。

（刘德波）

第五单元　浸提、分离、浓缩与干燥

细目一　浸提的原理与影响因素

要点一　中药的浸提过程

浸提过程包括浸润、渗透、解吸、溶解、扩散等相互联系的几个阶段。

1. 浸润与渗透阶段

溶剂接触药材后首先附着于药材表面使之润湿，而后借助液体静压力和毛细管的作用，渗透进入药材细胞组织内。

2. 解吸与溶解阶段

在干燥药材中，药物成分沉积在细胞内或被细胞组织吸附。溶剂渗透进入细胞后，必须首先解除这种吸附作用（即解吸）。已经解吸的各种成分遵循“相似相溶”规律溶解于溶剂中，即为溶解阶段。

3. 浸出成分的扩散阶段

当溶剂溶解大量药物成分后，细胞内溶液浓度显著增高，使细胞内外出现浓度差和渗透压差。细胞外侧纯溶剂或稀溶液向细胞内渗透，细胞内高浓度溶液中的溶质不断地向周围低浓度方向扩散，至细胞内外浓度相等，渗透压平衡时，扩散终止。因此，浓度差是渗透或扩散的推动力。

要点二　影响浸提的主要因素

1. 药材的粉碎程度

药材粉碎得越细与浸出溶剂的接触面愈大，扩散面也愈大，溶剂易渗透，有利于药物成分扩散。但过度粉碎会使大量细胞破裂，高分子杂质浸出量相应增加，浸出液黏度增大，扩散速度受到影响；过细的粉末对溶质的吸附作用增强，造成有效成分损失；粉末过细不便于浸提操作，如使浸提液滤过困难，过滤时易堵塞等。故以水为溶剂浸提时，叶、花、全草类等疏松药材一般不需粉碎；根、茎、树皮类药材宜用薄片或粗颗粒。以乙醇浸提时，宜选粗颗粒或最粗粉。

2. 药材成分

有效成分多属于小分子物质（相对分子质量 <1000），扩散较快，在最初的浸出液中所占比例高，随着扩散的进行，高分子杂质溶出逐渐增多。因此，浸提次数不宜过多，一般 2 ~ 3 次即可将小分子有效物质浸出完全。

3. 浸提温度

升高温度有利于成分的溶解和扩散，可提高浸出效率。温度适当升高，还可使蛋白质凝固、酶破坏，有利于浸出制剂的稳定。但生产中要适当控制浸提温度，以免杂质浸出量增加，高温还会使某些热敏性或挥发性成分分解或挥发损失。

4. 浸提时间

浸提时间过短会导致浸提不完全。但当扩散达到平衡时，再延长浸提时间已不能改善浸提效果，反而会使高分子杂质浸出增加，并易导致已浸出的有效成分水解。

5. 浓度梯度

浓度梯度是指药材组织内的浓溶液与其外部溶液的浓度差。增大浓度梯度能够增加扩散速度，提高浸出效率。浸提过程中可采取不断搅拌、更换新鲜溶剂，或使浸出液强制循环，以及采用流动溶剂提取等措施增大浓度梯度。

6. 溶剂用量

增加溶剂用量有利于扩散的进行，但用量过大给后续的浓缩等操作带来不便。总之溶剂用量一般应大于药材的吸液量并超过有效成分溶解所需要的量。

7. 溶剂 pH

调节浸提溶剂的 pH，可利于某些有效成分的提取。如用酸性溶剂提取生物碱，用碱性溶剂提取酸性皂苷等。

8. 浸提压力

提高浸提压力可加速溶剂对药材的润湿与渗透。在加压下的渗透，可使部分细胞壁破裂，亦有利于浸出成分的扩散。但对组织松软或易润湿的药材，加压对浸出影响不显著。

9. 新技术的应用

如用超临界流体萃取、微波加热提取、超声波提取等强化浸提的方法，有利于浸提。

细目二　常用浸提方法与设备

要点一　常用浸提溶剂

1. 常用的浸提溶剂

（1）水：水是极性溶剂，经济易得，安全无毒，溶解范围较广，应用广泛。药材中的成分，如生物碱盐类、苷类、有机酸盐、氨基酸、鞣质、蛋白质、果胶、黏液质、色素、淀粉、酶等，都能被水浸出。其缺点是浸出选择性差，容易浸出大量无效成分，给浸提液的滤过、纯化带来困难，浸提液易于霉变、不易贮存。

（2）乙醇：乙醇为半极性溶剂，溶解性能界于极性与非极性溶剂之间。可以溶解某些水溶性成分，如生物碱及其盐类、苷类、糖等；又能溶解一些极性小的成分，如树脂、挥发油、内酯、芳烃类化合物等，少量脂肪也可被乙醇溶解。因此乙醇为常用溶剂。浓度在90%以上乙醇适于浸提挥发油、树脂、叶绿素等；70%～90%乙醇适于浸提香豆素、内酯、某些苷元等；50%～70%乙醇适于浸提生物碱、苷类等；50%以下乙醇可浸提一些极性较大的黄酮类、生物碱及其盐类、苷类等；乙醇浓度达40%时，能延缓酯类、苷类等药物成分的水解，增加制剂的稳定性；含20%以上乙醇时具有防腐作用。

（3）其他溶剂

①氯仿、乙醚、苯、石油醚等非极性有机溶剂在生产中很少用于药材的浸提，通常用于某些有效成分的纯化精制。

②丙酮是一种良好的脱脂溶剂；由于丙酮与水可任意混溶，所以也是一种脱水剂。常用于新鲜动物药材的脱脂或脱水。

2. 浸提辅助剂

（1）酸：浸提溶剂中加酸的目的是使碱成盐，促进碱性有效成分的浸出；使有机酸游离，便于有机溶剂浸提等。酸的用量不宜过多，一般浓度为0.1%～1%。常用硫酸、盐酸、醋酸、酒石酸、枸橼酸等。

（2）碱：浸提溶剂中加碱的目的是增加偏酸性有效成分的溶解度和稳定性。为防止有效成分酶解或水解破坏，浸提时可加入碳酸钙或饱和石灰水，以抑制酶活性及中和有机酸酸性。由于氢氧化钠碱性过强，易破坏有效成分，故较少应用，常用弱碱性的氨水等，如用稀氨水浸提甘草中的甘草酸。

此外，甘油、表面活性剂等也可选用。

要点二　常用浸提方法的特点与应用

1. 煎煮法

煎煮法系指用水作溶剂，加热煮沸浸提药材成分的方法。

（1）特点：操作简单易行；能浸提大部分所需成分；煎出液的杂质多，容易霉变和腐败失效；含有不耐热或挥发性成分的药材，在煎煮过程中有效成分易被破坏或逸散。

（2）应用：适用于有效成分能溶于水，且对湿、热较稳定的药材。

2. 浸渍法

浸渍法系指用规定量的溶剂，在一定温度下，将药材饮片密闭浸泡以浸提药材成分的方法。

（1）特点：简单易行，制剂澄明度好。由于溶剂呈静止状态，有效成分浸出不完全，即采用重浸渍法，加强搅拌，或促进溶剂循环，只能提高浸出效果，也不能直接制得高浓度的制剂。所需时间长，一般不宜用水作溶剂，通常用不同浓度的乙醇或白酒，浸渍过程中应密闭。

（2）应用：适用于黏性药材、无组织结构的药材、新鲜及易于膨胀的药材、价格低廉的芳香性药材。该法不适用于贵重药材、毒性药材及高浓度的制剂。

3. 渗漉法

渗漉法是将适度粉碎的药材置渗漉筒中，由上部不断添加溶剂，溶剂渗过药材层向下流动过程中浸出药材成分的方法。

（1）特点：渗漉属于动态浸出方法，溶剂利用率高，有效成分浸出完全，不经滤过处理可直接收集浸出液。常用不同浓度的乙醇或白酒作溶剂。

（2）应用：适用于贵重药材、毒性药材及高浓度制剂；也可用于有效成分含量较低的药材提取。但对新鲜的及易膨胀的药材、无组织结构的药材不宜选用。

4. 回流法

回流法系指用乙醇等挥发性有机溶剂浸提药材成分，浸提液被加热，溶剂馏出后又被冷凝流回浸出器中浸提药材，这样周而复始，直至有效成分提取完全的方法。

（1）特点：回流法较渗漉法省时，溶剂可循环使用，又能不断更新，可减少溶剂的消耗，提高浸提效率。所用药材通常为粗粉、最粗粉、薄片。

（2）应用：只适用于热稳定的药材成分的浸出。

5. 水蒸气蒸馏法

水蒸气蒸馏法系指将含有挥发性成分的药材与水共蒸馏，使挥发性成分随水蒸气一并馏出，经冷凝分取挥发性成分的浸提方法。

（1）特点：混合物的沸点较单一液体的沸点为低，故可以在低于这两种液体沸点的情况下，将高沸点物质与不挥发性物质进行分离。

（2）应用：该法适用于具有挥发性、能随水蒸气蒸馏而不被破坏、在水中稳定且难溶或不溶于水的药材成分的浸提。

6. 超临界流体萃取法

超临界流体提取通常称为超临界流体萃取（supercritical fluid extraction，简称 SFE），是利用超临界流体强溶解能力特性，对中药所含成分进行萃取和分离的一种方法。

（1）特点：在超临界状态下，超临界流体兼有气液两相双重特点，既具有类似气体低黏度、高扩散系数的特点，又具有接近于液体的高密度和良好的溶解能力的特点。

（2）应用：尤适用于热敏性、易氧化的有效成分的提取。适于提取亲脂性、分子量小的物质，提取分子量大、极性大的化合物需要加改性剂，大幅度地提高提取压力。

细目三　浸提液的分离方法

要点　常用分离方法的特点与选用

1. 沉降分离法

沉降分离法系指固体微粒由于重力作用在液体介质中自然下沉，用虹吸法吸取上清液，使固体与液体分离的方法。

（1）特点：简单易行，但耗时长、药渣沉淀吸附药液多。

（2）选用：适用于固体物含量高的料液的粗分离。对料液中固体物含量少、粒子细而轻，料液易腐败变质者不宜使用。

2. 离心分离法

离心分离法系指将料液置于离心机中，离心机高速旋转，使料液中固体与液体或两种不相混溶的液体，借助产生的大小不同的离心力而达到分离的方法。

（1）特点：简单易行，效率高。

（2）选用：适用于含粒径很小的不溶性微粒或黏度大的料液，或两种密度不同且不相混溶的液体混合物的分离。

3. 滤过分离法

滤过分离法系指将混悬液通过多孔的介质（滤材），固体微粒被截留，液体经介质孔道流出，使固液分离的方法。

常用的滤过方法有：常压滤过、减压滤过、加压滤过、薄膜滤过。

（1）常压滤过：系指常压下滤过的操作。常以滤纸或脱脂棉作滤过介质，常用滤器为玻璃漏斗、搪瓷漏斗、金属夹层保温漏斗等。

（2）减压滤过：系指抽真空下滤过的操作。常用的滤器如布氏漏斗（铺垫滤纸或纸浆滤板）、砂滤棒（外包滤纸或丝绸布）、垂熔玻璃滤器（包括漏斗、滤球、滤棒）等。

（3）加压滤过：系指加压下滤过的操作。例如板框压滤机，是由许多块“滤板”和“滤框”串连组成，适用于黏度较低、含渣较少的液体加压密闭滤过。

（4）薄膜滤过：系指以薄膜为滤过介质，按薄膜所能截留的微粒最小粒径或相对分子质量，达到的滤过操作，可分为微孔滤膜滤过（微滤）、超滤、反渗透等。

细目四　常用精制方法

要点　水提醇沉法的原理和操作过程

常用精制方法有：水提醇沉法、醇提水沉法、吸附澄清法、大孔树脂吸附法、盐析法、透析法。在此仅介绍水提醇沉法。

水提醇沉法系指在中药水提浓缩液中，加入乙醇使达不同含醇量，某些药物成分在醇溶液中溶解度降低析出沉淀，固液分离后使水提液得以精制的方法。

1. 基本原理

利用多数中药有效成分具有既可以溶于水，也可以溶于适当浓度乙醇，而水提液中一些大分子亲水性杂质则难溶于乙醇的溶解特性，在水提液中加入适量乙醇，即可沉淀除去杂质。

2. 操作过程

将中药水提液浓缩至1∶1～2（ml∶g），药液放冷后，边搅拌边缓慢加入乙醇使达规定含醇量，密闭冷藏24～48小时，滤过，滤液回收乙醇，得到精制液。操作时应注意以下问题：

①药液应适当浓缩，以减少乙醇用量。但应控制浓缩程度，若过浓，有效成分易包裹于沉淀中而造成损失。

②浓缩的药液冷却后方可加入乙醇，以免乙醇受热挥散损失。

③选择适宜的醇沉浓度。一般药液中含醇量达50%～60%可除去淀粉等杂质，含醇量达75%以上大部分杂质均可沉淀除去。

④慢加快搅。应快速搅动药液，缓缓加入乙醇，以避免局部醇浓度过高造成有效成分被包裹损失。

⑤密闭冷藏，可防止乙醇挥发，促进析出沉淀的沉降，便于滤过操作。

⑥洗涤沉淀。沉淀采用乙醇（浓度与药液中的乙醇浓度相同）洗涤可减少有效成分在沉淀中的包裹损失。

细目五　浓缩

要点一　常用浓缩方法的特点与应用

1. 常压浓缩

药液在一个大气压下的蒸发浓缩。

（1）特点：耗时较长，易导致某些成分破坏。

（2）应用：适于有效成分耐热，且溶剂无毒、无燃烧性的药液浓缩。

2. 减压浓缩

通过抽真空，使密闭的蒸发器内压力降低，药液在低于一个大气压下蒸发浓缩。

（1）特点：①溶液的沸点降低；②增大传热温度差，从而提高蒸发效率；③能不断地排除溶剂蒸气，有利于蒸发顺利进行；④可利用低压蒸汽或废气作加热源；⑤耗能大。

（2）应用：适用于含热敏性成分药液的浓缩及需回收溶剂的药液的浓缩。

3. 薄膜浓缩

薄膜浓缩为使药液形成薄膜，增大气化表面进行的蒸发浓缩。

（1）特点：①蒸发速度快，浸提液受热时间短；②不受液体静压和过热影响，药物成分不易被破坏；③可在常压或减压下连续操作；④能将溶剂回收重复使用。

（2）应用：特别适用于有效成分不耐热的浸提液的蒸发浓缩。

要点二　影响浓缩效率的因素

影响蒸发效率的因素见（5-1）式：

$$m \propto \frac{S(F-f)}{P} \tag{5-1}$$

式中：m：单位时间的蒸发量；S：液体暴露面积；P：大气压力；F：在一定温度时液体的饱和蒸汽压；f：在一定温度时液体的实际蒸汽压。

当液体暴露面积 S 增大时，蒸发效率 m 加大；压差（$F-f$）是蒸发的动力，当 $F-f=0$时，蒸发停止；减压蒸发使 P 值降低，m 值加大。

细目六　干燥

要点　常用干燥方法的特点与应用

干燥是利用热能或其他方式使含湿物料中所含水分或其他溶剂汽化并除去，获得干燥固体产品的操作。新鲜药材干燥后便于贮藏、粉碎及制剂，药液干燥后可制成固体形态，干燥还能控制固体剂型的含水量，因此干燥是许多剂型生产中涉及的重要操作单元。其常用方法及特点如下：

1. 常压干燥

（1）烘干干燥：系指在常压下，将物料置于干燥盘中，利用干热气流进行干燥的方法。

①特点：干燥时间长，易引起成分的破坏，干燥品较难粉碎。

②应用：适用于对热稳定的含湿固体物料，如药材、固体粉末、湿颗粒及丸粒等多用此法干燥。

（2）鼓式干燥：是将料液涂布在被加热的金属转鼓上，通过热传导方式使物料得到干燥。

①特点：该法可连续生产，干燥物料呈薄片状，易于粉碎。

②应用：适用于中药浸膏的干燥和膜剂的制备。

（3）带式干燥：系指将湿物料平铺在传送带上，利用干热气流或红外线等加热，使湿物料中水分气化进行干燥的方法。

①特点：可成批生产，干燥速度快，蒸发强度高，产品质量好。②应用：中药饮片、茶剂的干燥多采用此法。

2. 减压干燥

又称真空干燥。系指将物料置于干燥盘内，放在密闭的干燥厢中抽真空并进行加热干燥的一种方法，是间歇式操作。

（1）特点：干燥的温度低，速度快；减少了物料与空气的接触机会，可减少药物污染或氧化变质；产品呈松脆的海绵状，易粉碎。

（2）应用：该法适用于稠浸膏及热敏性或高温下易氧化物料的干燥。

3. 流化干燥

（1）沸腾干燥：又称流化床干燥。热空气以一定的速度通过干燥室，湿物料在热气流中呈悬浮流化状态被干燥。

①特点：物料与气流间接触面积大，强化了传热与传质，干燥速度快，产品质量好，可连续生产。

②应用：适用于湿粒性物料的干燥，如湿颗粒、丸粒的干燥；但不适用于含水量高、易黏结成团的物料。

（2）喷雾干燥：利用雾化器将药物溶液或混悬液喷雾于干燥室内，雾滴与干燥室内的热气流进行热交换，溶剂蒸发后得到干燥的粉末或细颗粒。

①特点：药液瞬间干燥；受热时间短、温度低、操作流程管道化；产品质量好，多为疏松的粉末或细颗粒，溶解性能好。

②应用：适用于液体物料，尤适用于含热敏性成分的药液的直接干燥。

4. 红外线干燥

红外线干燥是利用红外线辐射器产生的红外线对物体照射而进行干燥的方法。

（1）特点：干燥速率快，热效率高，成品质量好，但电耗大。

（2）应用：适用于热敏性固体物料干燥，也可用于某些物体表层的干燥。

5. 冷冻干燥

先将被干燥液体物料降温至冰点以下，冻结成固态，再在真空条件下使冰升华为水蒸气除去，得到干燥产品，又称升华干燥。

（1）特点：①物料在高真空和低温条件下干燥，产品多孔疏松，易于溶解；②含水量低，有利于药品长期贮存；③设备投资大，生产成本高。

（2）应用：尤适用于热敏性物料（如血清、抗生素等生物制品）的干燥。

（刘德波）

第六单元　浸出药剂

细目一　浸出药剂的特点与分类

要点一　浸出药剂的特点

浸出药剂系指用适宜的溶剂和方法，浸提药材中有效成分而制成的供内服或外用的一类制剂。

浸出药剂的主要特点有：①体现药材中多种浸出成分的综合疗效；②药效缓和、持久、不良反应小；③服用量较少，使用方便。

要点二　浸出药剂的分类

浸出药剂按所用溶剂的不同分为：

1. 水浸出剂型，如汤剂、合剂、糖浆剂、煎膏剂等。

2. 含醇浸出剂型，如酒剂、酊剂、流浸膏剂等。

除上述浸出剂型外，以药材浸出物为原料，可制备颗粒剂、片剂、中药注射剂等多种剂型，相应的制备方法详见各有关单元。

细目二　浸出药剂的种类与制法

要点一　合剂的特点与制法

1. 合剂的特点

中药合剂系指药材用水或其他溶剂，采用适宜方法提取、纯化、浓缩制成的口服液体制剂。单剂量灌装者也可称口服液。

中药合剂是在汤剂的基础上改进和发展而成的，具有浓度高、吸收快、服用剂量小、便于携带和贮藏、适合工业化加工生产等特点。但合剂的组方固定，不能随证加减。

2. 合剂的制法

中药合剂的制备工艺流程为：浸提→精制→浓缩→配液→分装→灭菌。

（1）浸提：一般按制备汤剂的煎煮法操作，每次煎煮1～2小时，煎煮2～3次。含有挥发性有效成分的药材如薄荷、荆芥等，可采用“双提法”，即先以水蒸气蒸馏提取挥发性成分，药渣再与处方中其他药材一起加水煎煮。亦可根据药材有效成分的性质，选用其他溶剂和方法浸提。

（2）精制：采用适宜方法对浸提液进行纯化处理，可以提高有效成分的浓度，减少服用量，改善制剂的稳定性。常用方法有乙醇沉淀法、吸附澄清法或高速离心法等，需根据浸提液中各类成分的性质选用。

（3）浓缩：根据精制后药液的性质，选用适宜的方法对其进行加热浓缩，浓缩程度一般以制剂每次服用量在10～20ml为宜。

（4）配液：在浓缩液中加入处方中的挥发性成分，如挥发油，为使其分散均匀，可用表面活性剂增溶。还可酌情加入矫味剂、防腐剂等附加剂，用溶剂将药液体积调整至规定量。配液应在清洁避菌的环境中进行。

（5）分装：配制好的药液应及时灌装于洁净干燥灭菌的玻璃瓶中，口服液多灌装于易拉盖瓶中，盖好胶塞，轧盖封口。

（6）灭菌：灭菌应在封口后立即进行。小剂量灌装者常用流通蒸汽或煮沸灭菌，大剂量灌装者可用热压灭菌，以确保灭菌效果。在严格避菌条件下配制的合剂，可不进行灭菌。

要点二 糖浆剂与煎膏剂的特点与制法

1. 糖浆剂的特点与制法

(1) 糖浆剂的特点：糖浆剂系指含有药物、药材提取物或芳香物质的浓蔗糖水溶液。除另有规定外，中药糖浆剂含蔗糖量应不低于45% (g/ml)。

蔗糖及芳香剂等能掩盖药物的不良气味，改善口味，尤其受儿童欢迎。糖浆剂易被微生物污染，低浓度的糖浆剂中应添加防腐剂。

(2) 糖浆剂的制法：糖浆剂的制备工艺流程为：浸提→纯化→浓缩→配制→滤过→分装→成品。

糖浆剂应在清洁、避菌的环境中配制，并应及时灌装于已灭菌的干燥容器中。糖浆剂的配制方法有以下三种：

①热溶法：将蔗糖加入一定量煮沸的蒸馏水或中药浸提液中，继续加热使溶解，再加入其他可溶性药物并搅拌溶解，趁热滤过，自滤器上加蒸馏水至规定体积，即得。本法适用于单糖浆及对热稳定的药物糖浆的制备。由于蔗糖溶解速度快，易滤过澄清。加热可杀灭微生物，成品易于保存。但加热时间不宜过长，否则转化糖含量增加，成品颜色加深。

②冷溶法：将蔗糖加入蒸馏水或药物溶液中，在室温下充分搅拌，待完全溶解后滤过，即得。此法适用于对热不稳定或挥发性药物糖浆的制备。所得成品含转化糖较少，色泽较浅，但制备时间较长，生产过程中易污染微生物，故应用较少。

③混合法：在含药溶液中加入单糖浆及其他附加剂（如防腐剂、芳香剂等），充分混匀后，加蒸馏水至规定量，静置，滤过，即得。中药糖浆剂多用此法制备。药物的酊剂、流浸膏剂、醑剂等含乙醇的药液，与单糖浆混合时常产生浑浊，可加适量甘油助溶或滑石粉助滤。

2. 煎膏剂的特点与制法

(1) 煎膏剂的特点：煎膏剂系指药材用水煎煮，煎煮液浓缩后，加炼蜜或糖制成的半流体制剂。

煎膏剂以滋补作用为主，同时兼有缓和的治疗作用。药性滋润，故又称膏滋。煎膏剂多用于某些慢性疾病的治疗，具有药物浓度高、体积小、易保存、服用方便等优点。但主要活性成分具有热敏性或挥发性的药材不宜制成煎膏剂。

(2) 煎膏剂的制法：煎膏剂的制备工艺流程为：煎煮→浓缩→收膏→分装→成品。

①煎煮：药材一般以煎煮法浸提。药材饮片加水煎煮2~3次，每次2~3小时，合并煎液，静置澄清3~5小时，吸取上清液，滤过，备用。若为新鲜果类，则宜洗净后压榨取汁，果渣加水煎煮，煎液与果汁合并备用。也可用适宜浓度的乙醇为溶剂浸提药材中的有效成分，浸提液回收乙醇后备用。

②浓缩：将浸提液浓缩至规定的相对密度，即得清膏。

③炼糖或炼蜜：煎膏剂中的蔗糖和蜂蜜必须炼制后加入，其目的在于去除杂质，杀灭微生物，减少水分，防止煎膏剂产生“返砂”现象（煎膏剂贮藏一定时间后析出糖的结晶的现象）。炼糖的方法是：取蔗糖加入糖量一半的水及0.1%的酒石酸，加热溶解保持

微沸，至糖液显金黄色，转化率达40%～50%。

④收膏：清膏中加入规定量的炼糖或炼蜜，不断搅拌，继续加热熬炼至规定的标准即可。除另有规定外，加炼糖和炼蜜的量一般不超过清膏量的3倍。收膏时随着药液稠度的增加，加热温度可相应降低。收膏时的相对密度一般在1.40左右。

⑤分装与贮藏：煎膏剂应分装在洁净干燥灭菌的大口容器中，待充分冷却后加盖密闭，以免水蒸气冷凝后流回膏滋表面，久贮后表面易产生霉败现象。煎膏剂应贮藏于阴凉干燥处，服用时取用器具亦须干燥洁净。

要点三　酒剂与酊剂的特点与制法

1. 酒剂与酊剂的特点

酒剂与酊剂制备简单，易于保存。但溶剂中含有较多乙醇，因此临床应用有一定的局限性，儿童、孕妇、心脏病及高血压等患者不宜内服使用。

2. 酒剂与酊剂的制法

（1）酒剂的制法：可用浸渍、渗漉、回流等方法制备。酒剂应分装在洁净干燥的玻璃瓶中，密封，置阴凉处贮存。

①冷浸法：将药材与规定量的酒共置于密闭容器内，室温下浸渍，定期搅拌，一般浸渍30日以上。取上清液，压榨药渣，压榨液与上清液合并，必要时加入适量糖或蜂蜜矫味，搅拌均匀，再静置沉降14日以上，滤过，滤液灌装于干燥、洁净的容器内，密闭，即得。该法生产周期较长，但制得的酒剂澄明度较好。

②热浸法：将药材与规定量酒置于有盖容器中，水浴或蒸汽加热至沸后立即停止加热，然后倾入另一有盖容器中，密闭，在室温下浸渍一至数月，定期搅拌，再吸取上清液，压榨药渣，将上清液与压榨液合并，根据需要加入糖或蜜，静置沉降1～2周，滤过，灌装，即可。

③渗漉法：取适当粉碎的药材，按渗漉法操作，收集渗漉液，若处方中需加糖或蜂蜜矫味者，可加入渗漉液中，搅匀密闭，静置一定时间，滤过后灌装，即得。

④回流热浸法：以白酒为溶剂，按回流热浸法提取至白酒近无色，合并回流提取液，加入蔗糖或蜂蜜，搅拌溶解后，密闭静置一段时间，滤过，分装，即得。

（2）酊剂的制法：可用溶解、稀释、浸渍、渗漉等方法制备。酊剂应分装于洁净干燥的棕色玻璃瓶内，密闭置阴凉处贮存。

①溶解法和稀释法：取药物粉末或流浸膏，加规定浓度的乙醇适量，溶解或稀释至规定体积，静置，必要时滤过，即得。其中溶解法适用于化学药物的酊剂。

②浸渍法：取药材置有盖容器中，加入规定浓度的乙醇适量，密闭，定期搅拌或振摇，浸渍3～5日或规定的时间，倾取上清液；药渣中再加入溶剂适量，依法浸渍至有效成分充分浸出，合并浸出液，加溶剂至规定体积后，静置24小时，滤过，即得。

③渗漉法：取适当粉碎的药材，按渗漉法操作，收集渗漉液至规定体积后，静置，滤过，即得。若为毒剧药材，收集渗漉液后应测定其有效成分的含量，再加适量溶剂调整至规定标准。

要点四 流浸膏剂、浸膏剂和茶剂的特点与制法

1. 流浸膏剂与浸膏剂的特点与制法

（1）流浸膏剂与浸膏剂的特点：流浸膏剂、浸膏剂系指药材用适宜的溶剂提取有效成分，蒸去部分溶剂或全部溶剂，调整浓度至规定标准的制剂。除另有规定外，流浸膏剂每1ml相当于原药材1g；浸膏剂每1g相当于原药材2～5g。

流浸膏剂大多以不同浓度的乙醇为溶剂；少数以水为溶剂，但成品中应酌情加入20%～25%的乙醇作防腐剂。流浸膏剂一般用作配制酊剂、合剂、糖浆剂或其他制剂的中间体。

浸膏剂有效成分含量高，体积小，一般多用作制备颗粒剂、片剂、胶囊剂、丸剂、软膏剂、栓剂等的中间体，少数品种可直接应用于临床。

（2）流浸膏剂的制备：流浸膏剂大多用渗漉法制备。药材适当粉碎后以适宜浓度的乙醇为溶剂依法渗漉，渗漉所用溶剂量一般为药材量的4～8倍。收集渗漉液时应先收集药材量85%的初漉液另器保存，续漉液低温浓缩至稠膏状，与初漉液合并，搅匀，测定含乙醇量，若有效成分明确者，还需同时测定其含量。根据测定结果，将药液用适量溶剂稀释或低温浓缩使其符合规定标准，静置，滤过，即得。

流浸膏剂还可通过水提醇沉或将浸膏剂稀释而制得。如益母草流浸膏系采用水提醇沉法制得，甘草流浸膏系甘草浸膏稀释制得。

流浸膏剂应置遮光容器内密封，置阴凉处贮存。

（3）浸膏剂的制备：根据药材有效成分的性质，采用适宜的溶剂与方法浸提，浸提液浓缩至稠膏状，加入适量的稀释剂或继续干燥至规定标准，即可制得。有效成分明确者，需测定其含量，用稀释剂调整至规定标准。稠浸膏中可用甘油、液状葡萄糖调整含量，干浸膏可用淀粉、蔗糖、乳糖、氧化镁等调整含量。

用煎煮法制备时，将水煎液适当浓缩，再加入一定量的乙醇，沉淀除去淀粉、蛋白质、黏液质等无效成分，可达到初步纯化的目的。将浸提浓缩液喷雾干燥可直接制得干浸膏粉。

2. 茶剂的特点与制法

（1）茶剂的特点：茶剂系指药材或药材提取物与茶叶或其他辅料混合制成的内服制剂，可分为块状茶剂、袋装茶剂、煎煮茶剂。

茶剂是一种传统剂型，多应用于治疗食积停滞、感冒咳嗽等症，如午时茶、神曲茶等。除以治疗作用为主的茶剂外，还有作为保健用的茶剂，如人参茶等。新研制的茶剂多为袋泡茶剂，是以中药煮散为基础发展起来的，使用时以沸水冲泡饮用，具有体积小、便于携带贮存、使用方便等特点。

（2）茶剂的制备

①块状茶剂：将处方中的药材粉碎成粗粉或碎片，以面粉糊为黏合剂混匀；也可将部分药材提取物制成稠膏为黏合剂，与其余药物的粗末混匀，制成适宜的软材或颗粒，以模具或压茶机压制成形，低温干燥即得。

②袋装茶剂：可分为全生药型与半生药型两种。全生药型系将处方中各组分粉碎成粗

粉，经干燥、灭菌后分装入茶袋即得。半生药型系将处方中一部分药材粉碎成粗粉，另一部分药材提取，以药材粗粉吸收提取浓缩液，经干燥后，分装入茶袋即得。

③煎煮茶剂：将药材加工制成片、块、段、丝或粗粉后，分装入袋，供煎煮后取汁服用。

茶剂一般应在80℃以下干燥，含挥发性成分较多的应在60℃以下干燥，不宜加热干燥的应选用适宜的方法进行干燥。茶剂应密闭贮存，含挥发性及易吸湿药物的茶剂应密封贮存。

（任晓燕）

第七单元 液体药剂

细目一 液体药剂的特点与分类

要点一 液体药剂的特点

液体药剂系指药物分散在液体介质中而制成的供内服或外用的一类制剂。

液体药剂具有以下特点：

1. 优点

（1）药物的分散度大，吸收快，作用迅速。

（2）给药途径多。

（3）易控制药物浓度，可减少对胃肠道的刺激性。

（4）便于分剂量和服用，尤其适用于儿童和老年患者。

2. 缺点

（1）液体药剂中化学性质不稳定的药物易分解失效。

（2）贮藏、运输不方便。

（3）非均相液体药剂的物理稳定性较差。

要点二 液体药剂的分类

（1）按分散系统分类：按分散相粒子大小及分散情况不同，分为真溶液型、胶体溶液型、乳浊液型和混悬液型四类。胶体溶液又包括高分子溶液和溶胶。溶胶、乳浊液和混悬液均属非均相分散体系。

（2）按给药途径分类。液体药剂可分为内服液体药剂（如合剂、糖浆剂、口服乳剂等）、外用液体药剂（如洗剂、搽剂等）、注射用液体药剂（如注射剂）。

细目二　表面活性剂

要点一　表面活性剂的含义、特点与基本性质

1. 表面活性剂的含义

在不同相共存的系统中，相与相之间存在着界面，固体与气体或液体与气体之间的界面俗称为表面。相与相之间存在着界面张力（或表面张力），溶液的表面张力大小与溶质的性质和浓度有关。凡是能够显著降低两相间表面张力（或界面张力）的物质，称为表面活性剂。

2. 表面活性剂的特点

当溶液中含有表面活性剂时，表面活性剂分子会自动富集到溶液表面并产生定向排列，在溶液中形成正吸附。正吸附改变了液体的表面性质，从而降低溶液的表面张力。

3. 表面活性剂的基本性质

（1）胶束和临界胶束浓度：在低浓度时，表面活性剂在水溶液中主要以单分子或离子状态分散，当浓度增加至一定范围时，表面活性剂分子急速地聚集形成分子或离子的缔合体，这种缔合体称为胶束或胶团。在水溶液中，胶束中各分子的亲水基向外对着水，疏水基互相靠近缔合于内，定向排列。表面活性剂分子缔合形成胶束的最低浓度称为临界胶束浓度（CMC）。

（2）亲水亲油平衡值：表面活性剂的亲水亲油能力的强弱，常用亲水亲油平衡值（简称为 HLB 值）来表示。由于表面活性剂分子由亲水基团和亲油基团组成，表面活性剂的亲水亲油基团之间比率有一定的平衡值。表面活性剂的 HLB 值愈高，其亲水性愈强；HLB 值愈低，其亲油性愈强。不同 HLB 值的表面活性剂有不同的用途，如水溶液中增溶剂的 HLB 值最适范围为 15 ~ 18 以上；去污剂的 HLB 值为 13 ~ 16；O/W 型乳化剂的 HLB 值为 8 ~ 16；润湿剂的 HLB 值为 7 ~ 9；W/O 型乳化剂的 HLB 值为 3 ~ 8；大部分消泡剂的 HLB 值为 0.8 ~ 3 等。

（3）起昙与昙点：通常表面活性剂的溶解度随温度升高而增大，但某些含聚氧乙烯基的非离子型表面活性剂的溶解度开始随温度升高而加大，当达到某一温度时，其溶解度急剧下降，使溶液出现混浊或分层，冷却后又恢复澄明。这种由澄清变成混浊或分层的现象称为起昙。该转变温度称为昙点。

产生起昙现象的主要原因是由于聚氧乙烯基中的氧原子与水分子中的氢原子以氢键缔合成水化物，加热至昙点后氢键断裂，从而导致溶解度急剧下降，出现混浊或分层，冷却后氢键重新形成，故恢复澄明。因此，含有能产生起昙现象表面活性剂的制剂，应注意加热灭菌温度对制剂稳定性的影响。

（4）毒性：一般而言，阳离子型表面活性剂的毒性最大，其次是阴离子型表面活性剂，非离子型表面活性剂的毒性最小。

阳离子型和阴离子型表面活性剂还有较强的溶血作用。非离子型表面活性剂的溶血作

用一般比较轻微，其中聚山梨酯类的溶血作用通常较其他含聚氧乙烯基的表面活性剂更小。

要点二　常用表面活性剂的种类

表面活性剂按其解离情况不同分为离子型和非离子型两大类，其中离子型表面活性剂又分为阴离子型、阳离子型和两性离子型三类。

1. 阴离子型表面活性剂

本类起表面活性作用的部分是阴离子。主要包括肥皂类、硫酸化物、磺酸化物。

（1）肥皂类：为高级脂肪酸盐，分子结构通式为（$RCOO)_n^- M^{n+}$。常用脂肪酸的烃链通常在 $C_{11} \sim C_{18}$之间，以硬脂酸、油酸、月桂酸等较常用。根据其金属离子（M^{n+}）的不同，有碱金属皂、碱土金属皂和有机胺皂等。本类表面活性剂具有良好的乳化能力，但容易被酸破坏，碱金属皂还可被钙、镁盐等破坏，电解质可使之盐析；有一定的刺激性，一般只用于外用制剂。

（2）硫酸化物：主要是硫酸化油和高级脂肪醇的硫酸酯类，分子结构通式为 $ROSO_3^- M^+$，其中高级醇烃链 R 在 $C_{12} \sim C_{18}$之间。硫酸化油的代表品种是硫酸化蓖麻油，俗称土耳其红油，为黄色或橘黄色黏稠液体，微臭，可与水混合，为无刺激性的去污剂和润湿剂，可代替肥皂洗涤皮肤，也可用于挥发油或水不溶性杀菌剂的增溶。高级脂肪醇硫酸酯类，常用的有十二烷基硫酸钠（又名月桂醇硫酸钠）、十六烷基硫酸钠（又名鲸蜡醇硫酸钠）、十八烷基硫酸钠（又名硬脂醇硫酸钠）等，它们的乳化能力强，并较肥皂类稳定，主要用作外用软膏的乳化剂。

（3）磺酸化物：主要有脂肪族磺酸化物、磺基芳基磺酸化物、磺基萘磺酸化物等，分子结构通式为 $RSO_3^- M^+$。其水溶性和耐钙、镁盐的能力虽比硫酸化物稍差，但不易水解，在酸性水溶液中较稳定。常用的有：①脂肪族磺酸化物，如二辛基琥珀酸磺酸钠（商品名为阿洛索－OT）；②磺基芳基磺酸化物，如十二烷基苯磺酸钠，广泛用于洗涤剂中。

2. 阳离子型表面活性剂

本类起表面活性作用的部分是阳离子，其分子结构中含有一个五价的氮原子，又称季铵化物。其水溶性大，在酸性或碱性溶液中均较稳定，除具有良好的表面活性外，还具有很强的杀菌作用，因此主要用于杀菌和防腐。如苯扎氯铵（商品名为洁尔灭）、苯扎溴铵（商品名为新洁尔灭）、氯化（溴化）十六烷基吡啶（商品名为西白林）等。

3. 两性离子型表面活性剂

本类表面活性剂的分子结构中，与疏水基相连的亲水基是电性相反的两个基团，即同时具有正、负电荷基团。在碱性溶液中呈阴离子型表面活性剂的性质，具有很好的起泡性、去污力；在酸性介质中呈阳离子型表面活性剂的性质，具有杀菌力。

（1）天然的两性离子型表面活性剂：常用的是卵磷脂，主要来源于大豆和蛋黄，其分子结构由磷酸酯盐型的阴离子部分和季铵盐型的阳离子部分组成。本品不溶于水，但对油脂的乳化能力很强，可制得乳滴细小而不易被破坏的乳剂，可用于制备注射用乳剂，也是良好的脂质体原料。

（2）合成的两性离子型表面活性剂：构成本类表面活性剂的阴离子部分多为羧酸盐，阳离子部分为胺盐或季铵盐，由胺盐构成的为氨基酸型，由季铵盐构成的为甜菜碱型。氨基酸型在等电点（一般为微酸性）时，亲水性减弱，可能产生沉淀；甜菜碱型不论在酸性、碱性或中性溶液中均易溶，在等电点时也无沉淀。

4. 非离子型表面活性剂

本类表面活性剂在水中不解离，其分子结构中亲水基团主要是聚氧乙烯基和多元醇的羟基，亲油基团主要是长链脂肪酸或长链脂肪醇以及烷基或芳基等，它们以酯键或醚键相结合。

本类表面活性剂的稳定性好，不易受电解质和溶液 pH 的影响，能与大多数药物配伍应用，毒性和溶血作用较小，因而应用广泛，可供外用和内服，部分品种可用于注射剂中。

（1）脂肪酸山梨坦类：系由失水山梨醇与各种高级脂肪酸反应而成的酯类化合物，商品名为司盘。根据所结合的脂肪酸种类和数量的不同而有不同的产品，如月桂山梨坦（司盘20）、棕榈山梨坦（司盘40）、硬脂山梨坦（司盘60）等。本类表面活性剂亲油性较强，常用作 W/O 型乳剂的乳化剂或 O/W 型乳剂的辅助乳化剂。

（2）聚山梨酯类：是在司盘类表面活性剂分子结构中的剩余羟基上，结合聚氧乙烯基而制得的醚类化合物，商品名为吐温。根据所结合的脂肪酸种类和数量的不同而有不同的产品，如聚氧乙烯脱水山梨醇单月桂酸酯（聚山梨酯20、吐温20）、聚氧乙烯脱水山梨醇单棕榈酸酯（聚山梨酯40、吐温40）、聚氧乙烯脱水山梨醇单硬脂酸酯（聚山梨酯60、吐温60）等。本类表面活性剂亲水性强，为水溶性表面活性剂，主要用作 O/W 型乳剂的乳化剂和增溶剂。

（3）聚氧乙烯脂肪酸酯类：系由聚乙二醇与长链脂肪酸缩合而成的酯类，如卖泽类表面活性剂。本类水溶性和乳化性很强，常用作 O/W 型乳剂的乳化剂。

（4）聚氧乙烯脂肪醇醚类：是由聚乙二醇与脂肪醇缩合而成的醚类，商品名为苄泽。常作为乳化剂和增溶剂。因聚氧乙烯聚合度和脂肪醇的不同而有不同的品种，常用的品种有西土马哥（由聚乙二醇与十六醇缩合而成）、平平加 O（由 15 单位氧乙烯与油醇形成的缩合物）及埃莫尔弗 O（由 20 单位氧乙烯与油醇形成的缩合物）等。

（5）聚氧乙烯－聚氧丙烯共聚物：是由聚氧乙烯和聚氧丙烯聚合而成。聚氧乙烯基具有亲水性，而聚氧丙烯基则随着相对分子质量增大亲油性逐渐增强，具有亲油性。常用的有泊洛沙姆，本类是良好的乳化剂，亦可用作润湿、分散等用途。

细目三　增加药物溶解度的方法

要点　增溶的方法

1. 增溶

在表面活性剂的作用下，难溶性药物在水中的溶解度增大并形成澄清溶液的过程称为增溶。具有增溶作用的表面活性剂称为增溶剂。增溶是表面活性剂分子在溶液中缔合形成胶束后的重要特性。被增溶药物根据其极性大小不同，进入胶束的不同部位，从而使药物的溶解度增大。

增溶剂的性质、用量、使用方法，以及被增溶药物的性质，溶液的 pH 及电解质等均会影响增溶效果。

2. 助溶

一些难溶于水的药物由于第二种物质的加入而使其在水中溶解度增加的现象，称为助溶。加入的第二种物质称为助溶剂。助溶剂多为低分子化合物，与难溶性药物之间可通过形成可溶性络合物、有机分子复合物、经复分解反应生成可溶性盐类等方式使其溶解度增加。例如，复方碘口服溶液中，碘化钾为助溶剂，与碘形成分子间络合物而助溶。

3. 制成盐类

一些难溶性弱酸、弱碱类药物，可制成盐类而增加溶解度，但应考虑成盐后对溶液 pH、药物稳定性、毒性、刺激性等方面的影响。

弱酸性药物，常用氢氧化钠、氢氧化钾、氢氧化铵、碳酸氢钠、乙二胺、三乙醇胺等与其作用生成溶解度较大的盐。弱碱性药物，常用盐酸、硫酸、磷酸、硝酸、氢溴酸、枸橼酸、酒石酸等与其生成盐类。

4. 应用混合溶剂

有时溶质在混合溶剂中的溶解度要比在各单一溶剂中的溶解度大，这种现象称为潜溶性，具有潜溶性的混合溶剂称为潜溶剂。具有潜溶性的混合溶剂常由乙醇、丙二醇、甘油、聚乙二醇 400 与水等组成。

此外，升高温度可促进药物溶解；应用微粉化技术，也可增加药物的溶解度；β－环糊精包合技术的应用也可促进药物的溶解。

细目四　真溶液型药剂

要点一　真溶液型药剂的特点

真溶液型液体药剂系指药物以小分子或离子形式分散于溶剂中制成的供内服或外用的均相液体制剂。

真溶液型液体药剂中药物分散度大，吸收快，作用迅速，物理稳定性较胶体溶液、混悬液、乳浊液好。

要点二　各种真溶液型药剂的制法

1. 溶液剂的常用制法有溶解法和稀释法。

（1）溶解法：取处方总量约 2/3 量的溶剂，加入药物，搅拌使其溶解，滤过，自滤器上添加溶剂至全量，搅匀即得。对热稳定而溶解缓慢的药物，可加热促进溶解，但挥发性药物或不耐热药物则应在冷却至 40℃以下时加入，以免挥发或破坏损失。难溶性药物可使用增溶剂或助溶剂使其溶解，易氧化的药物应加适量抗氧剂。

（2）稀释法：系将药物的高浓度溶液或易溶性药物的浓贮备液用溶剂稀释至所需浓度。

2. 各种真溶液型药剂的制法

（1）芳香水剂与露剂的制法：芳香水剂系指芳香挥发性药物的饱和或近饱和水溶液。含挥发性成分的中药材用水蒸气蒸馏法制成的芳香水剂又称为露剂。

芳香水剂与露剂的制备方法因原料不同而异，纯净的挥发油或挥发性物质，可用溶解法和稀释法制备，含挥发性成分的中药材常用水蒸气蒸馏法制备。

（2）甘油剂的制法：甘油剂系指药物溶于甘油中制成的专供外用的溶液剂，常用于口腔及耳鼻喉科疾病。其制备常用溶解法和化学反应法。

细目五　胶体溶液型药剂

要点一　胶体溶液型药剂的分类与特点

1. 胶体溶液型液体药剂的分类

胶体溶液型液体药剂系指质点大小在 1～100nm 范围的分散相分散于分散介质中制成的液体制剂。分散介质大多为水，少数为非水溶剂。

根据分散相质点的聚集形式，胶体溶液可分为高分子溶液（亲液胶体）和溶胶（疏液胶体）。

（1）高分子溶液：高分子化合物如蛋白质类、明胶、聚乙烯醇（PVA）、右旋糖酐等，以单分子形式分散于水中形成的溶液称为高分子水溶液，又称为亲水胶体，属均相体系，为热力学稳定体系。高分子化合物分散于非极性溶剂中形成的溶液称为高分子非水溶液。

明胶、琼脂等高分子溶液，在温热条件下为黏稠性可流动的液体，但温度降低时，呈链状分散的高分子化合物形成网状结构，水被包含在网状结构中，成为不流动的半固体，称为凝胶。

（2）溶胶：分散相质点以多分子聚集体（胶体微粒）分散于液体介质中形成的胶体分散体系称为溶胶，又称为疏液胶体。溶胶外观澄明，但具有乳光，属于高度分散的热力学不稳定体系。由于其质点小，分散度大，并有着强烈的布朗运动，能克服重力作用而不下沉，因而增加了其动力学稳定性。

2. 胶体溶液型液体药剂的特点

胶体溶液具有一定的黏度；扩散慢，能透过滤纸而不能透过半透膜；胶体溶液的质点是带电荷的，质点碰撞时，因静电排斥作用而不致合并。

要点二　胶体溶液型药剂的制备

1. 高分子溶液的制备

将高分子化合物加水浸泡，待其自然溶胀后，搅拌使之溶解（必要时加以研磨或加热）即得。

2. 溶胶的制备

常采用分散法和凝聚法制备。分散法，即药物借助研磨、超声波或胶溶分散于液体介质中。凝聚法，即在真溶液中通过改变物理条件（如溶剂组成）或化学反应而形成药物沉淀，须控制适当的条件使形成的质点大小符合溶胶分散相质点的要求。

细目六 乳浊液型液体药剂

要点一 乳浊液型药剂分类与特点

1. 乳浊液型药剂分类

乳浊液型液体药剂是指两种互不相溶的液体经乳化制成的非均相分散体系的液体药剂，又称为乳剂。

乳剂有两种基本类型：水相为外相，油相为内相的称为水包油（O/W）型；油相为外相，水相为内相的称为油包水（W/O）型。

2. 乳浊液型药剂的特点

乳剂中液滴分散度大，药物吸收快，作用迅速；外用乳剂能改善药物对皮肤、黏膜的渗透性；静脉注射用乳剂注射后分布较快，有靶向性，药效高。

要点二 乳化剂的分类与特点

常用的乳化剂有天然、合成和固体粉末三类。

（1）合成乳化剂：此类乳化剂乳化能力强，性质较稳定，混合使用效果更好。如聚山梨酯类、脂肪酸山梨坦类。

（2）天然乳化剂：此类乳化剂中大多数表面活性较小，乳剂制备中需作较多的功；多数有较大的黏度，能增加乳剂的稳定性。常用品种有：阿拉伯胶，为 O/W 型乳化剂，常与西黄蓍胶、琼脂等混合使用；西黄蓍胶，可形成 O/W 型乳剂，乳化能力较差，常与阿拉伯胶合用以增加乳剂的黏度；磷脂，包括卵磷脂或大豆磷脂，乳化能力均较强，可形成 O/W 型乳剂，一般用量为1% ~3%，可供内服或外用，纯品可用于注射用乳剂；此外还有明胶、白及胶、胆固醇等。

（3）固体粉末：不溶性的固体粉末可做水油两相的乳剂。常用品种有：氢氧化铝、二氧化硅、白陶土、硬脂酸镁等。

要点三 乳浊液型药剂制法及稳定性

1. 乳浊液型药剂制法

（1）干胶法：系指将水相加至含乳化剂的油相中，用力研磨使成初乳，再稀释至全量，混匀的制备方法。应掌握初乳中油、水、胶的比例，乳化植物油时一般为4∶2∶1，乳化挥发油时为2∶2∶1；乳化液状石蜡时为3∶2∶1。

（2）湿胶法：系指将油相加至含乳化剂的水相中，用力研磨使成初乳，再稀释至全量，混匀的制备方法。油、水、胶的比例与干胶法相同。

（3）新生皂法：系指经搅拌或振摇使两相界面生成乳化剂，制成乳剂的方法，例如石灰水与花生油组成的石灰擦剂的制备。

（4）两相交替加入法：系指向乳化剂中每次少量交替加入油或水，边加边搅拌，制成乳剂的方法。

（5）机械法：系指采用乳匀机、胶体磨、超声波乳化装置制备乳剂的方法。用机械法乳化，一般可不考虑混合次序。

乳剂中添加药物的方法为：若药物能溶于内相或外相，可先溶于内相或外相中，然后制成乳剂；若药物在两相中均不溶解，可加入亲和性大的液相中研磨混合后，再制成乳剂，也可以在制成的乳剂中研磨药物，使药物分散均匀。

2. 乳浊液型药剂稳定性

乳剂属于热力学不稳定体系，它的不稳定性有分层、絮凝、转相、破裂、酸败等现象。

细目七　混悬液型药剂

要点一　混悬液型药剂的特点

混悬液型液体药剂系指难溶性固体药物以微粒状态分散在液体介质中形成的非均相液体制剂，也包括干混悬剂，即难溶性固体药物与适宜辅料制成粉末状或颗粒状，临用时加水振摇即可分散（或崩散）成混悬液。混悬微粒粒径一般为 0.5～10μm，小者可为 0.1μm，大者可为 50μm 或更大。分散介质大多为水，也可用植物油。

适宜制成混悬液的药物：难溶性药物或药物使用剂量超过其溶解度但需制成液体制剂供临床使用；两种溶液混合时药物的溶解度降低而析出固体微粒；欲使药物发挥长效作用者。为了安全用药，毒性药物或小剂量药物不宜制成混悬液使用。混悬液服用前应摇匀以确保服用剂量的准确。

要点二　混悬液型药剂的常用附加剂

混悬液的稳定剂在分散体系中可起润湿、助悬、絮凝或反絮凝作用。常用的稳定剂有以下几类：

1. 润湿剂

疏水性药物制备混悬液时，必须加入润湿剂以利于分散。常用的润湿剂是 HLB 值为 7～9的表面活性剂。

2. 助悬剂

助悬剂能增加分散介质的黏度，从而降低微粒的沉降速度；助悬剂还能被药物微粒吸附在其表面形成机械性或电性保护膜，防止微粒间互相聚集或产生晶型转变。

常用的助悬剂有：

（1）低分子助悬剂，如甘油、糖浆等，该类助悬剂目前应用较少。

（2）高分子助悬剂，有天然的与合成的两大类。常用的天然高分子助悬剂有：阿拉伯胶，用量5%～15%；西黄蓍胶，用量0.5%～1%；琼脂，用量0.3%～0.5%；此外，尚有海藻酸钠、白及胶、果胶等。常用的合成高分子助悬剂有：甲基纤维素、羧甲基纤维素钠、羟乙基纤维素、聚维酮、聚乙烯醇等，一般用量为0.1%～1%，性质稳定。

（3）硅酸类，如胶体二氧化硅、硅酸铝、硅皂土等。

（4）触变胶，例如2%硬脂酸铝在植物油中形成触变胶。

3. 絮凝剂与反絮凝剂

由于混悬剂微粒荷电，电荷的排斥力阻碍了微粒聚集。加入适量的电解质可使混悬微粒Zeta电位降低到一定程度，微粒形成疏松的絮状聚集体，使混悬剂处于稳定状态。形成絮状聚集体的过程称为絮凝，所加入的电解质称为絮凝剂。絮凝沉降物经振摇又可恢复均匀的混悬状态。

若加入电解质后使Zeta电位升高，阻碍微粒之间的碰撞聚集，此过程称为反絮凝，起反絮凝作用的电解质称为反絮凝剂，适宜的反絮凝体系也能提高混悬剂的稳定性。

同一电解质因用量不同，可起絮凝作用或反絮凝作用，如枸橼酸盐、枸橼酸氢盐、酒石酸盐、酒石酸氢盐、磷酸盐和一些氯化物等。

要点三　混悬液型药剂的制法

混悬液的制法分为分散法和凝聚法。

1. 分散法

将药物粉碎成符合要求的粒度，再分散于液体介质中。疏水性药物制备混悬液时，需先与润湿剂研匀，再将液体分散介质逐渐加入使混悬均匀。少量制备可用研钵，大量生产可用胶体磨、乳匀机等机械。

2. 凝聚法

包括物理凝聚法和化学凝聚法。系在真溶液中通过改变物理条件（如溶剂组成）或化学反应而形成药物沉淀，控制适当的条件使形成的微粒大小符合要求，再将微粒混悬于分散介质中即可制得。

（任晓燕）

第八单元　注射剂（附：眼用溶液剂）

细目一　概述

要点一　注射剂的特点

注射剂系指药材经提取、纯化后制成的供注入体内的溶液、乳状液及供临用前配制成溶液或混悬液的粉末或浓溶液的无菌制剂。

1. 注射剂的优点

（1）药效迅速，作用可靠。

（2）适用于不宜口服的药物。

（3）适用于昏迷、不能吞咽或消化系统障碍的患者给药。

（4）可使某些药物发挥定时、定位、定向的药效。

2. 注射剂的主要缺点

（1）使用不便且注射时疼痛，使用不当有一定危险性。

（2）制备过程比较复杂，制剂技术和设备要求较高。

要点二　注射剂的分类

（1）按分散系统可分为溶液型注射剂（包括水溶液型和油溶液型注射剂）、混悬液型注射剂、乳浊液型注射剂、注射用无菌粉剂等四类。

（2）按给药部位可分为皮内注射剂、皮下注射剂、肌内注射剂、静脉注射剂、脊椎腔注射剂等。

要点三　注射剂的质量要求

（1）无菌：注射剂成品中不得含有任何活的微生物。

（2）无热原：对于注射量大的、供静脉注射和脊椎腔注射的注射剂必须符合无热原的质量指标。

（3）澄明度：溶液型注射剂应澄明。

（4）pH 值：一般注射剂要求 pH4～9，脊椎腔注射剂要求 pH5～8。

（5）渗透压：注射剂要求有一定的渗透压。供静脉注射和脊椎腔注射的注射剂渗透压应当与血浆渗透压相等或接近。否则，低渗溶液会造成红细胞胀破、溶血；高渗溶液会使红细胞萎缩。

（6）安全性：注射剂安全试验包括刺激性试验、溶血试验、过敏试验、急性毒性试验、长期毒性试验等。

（7）稳定性：注射剂要求具有必要的化学稳定性、物理稳定性和生物稳定性。有明确的有效期。

细目二　热原

要点一　热原的基本性质

热原是一种能引起恒温动物体温异常升高的致热物质，是微生物的代谢产物，为一高分子复合物。具有以下基本性质：

（1）耐热性：在通常的灭菌条件下，热原往往不能被破坏，一般采用 180℃3～4 小时、250℃30～45 分钟或 650℃1 分钟等条件可彻底破坏热原。

（2）滤过性：热原直径约为 1～5nm，可通过一般滤器，甚至是微孔滤膜，孔径小于

1nm 的超滤膜可除去绝大部分甚至全部热原。

(3) 水溶性：热原水溶性极强，其浓缩的水溶液带有乳光。

(4) 不挥发性：热原具有不挥发性，但可溶于水蒸气所夹带的雾滴而带入蒸馏水中，因此，蒸馏水器上附有隔沫装置。

(5) 被吸附性：热原可以被活性炭、离子交换树脂、石棉板等吸附。

(6) 热原能被强酸、强碱、强氧化剂、超声波等所破坏。

要点二 注射剂中污染热原的途径

(1) 由原辅料带入：原辅料规格不当、贮存时间过长、包装不严等均易带有或污染热原。

(2) 由溶剂带入：如注射用水制备时操作不当或贮放时间过长，均易带有热原。

(3) 由容器与设备带入：配制注射剂的容器、用具、管道、滤器等，使用前清洗不彻底或灭菌不完全，均可污染热原。

(4) 制备过程污染：不按操作规程操作，时间过长，气温太高，灭菌不及时或灭菌不彻底，包装不严等，都可能使注射剂污染热原。

(5) 使用过程带入：临床使用时由于输液用具污染热原而发生热原反应。

要点三 注射剂中除去热原的方法

(1) 吸附法：常用对热原有较强吸附作用的活性炭作为吸附剂，通常用量为0.1% ~ 0.5%。经煮沸、搅拌15分钟后可除去大部分热原。

(2) 超滤法：在常温条件下，相对分子质量较大的热原能被一定规格的超滤膜截留除去。

(3) 离子交换法：热原分子上含有带负电荷的磷酸根与羧酸根，强碱性阴离子交换树脂可吸附除去溶剂中的热原，强酸性阳离子交换树脂效果稍差一些。

(4) 凝胶滤过法：用分子筛阴离子交换剂（二乙氨基乙基葡聚糖凝胶A-25）滤过可除去水中热原。

(5) 反渗透法：如选用三醋酸纤维膜或聚酰胺膜进行反渗透可除去热原。

(6) 高温法和酸碱法：常采用180℃3~4小时、250℃30~45分钟等条件彻底破坏热原，或采用高锰酸钾硫酸溶液可除去容器用具上的热原。

细目三 注射剂的溶剂

要点 常用注射剂的溶剂

1. 水性溶剂

最常用的为注射用水。注射用水为纯化水经蒸馏所得，其pH值应为5.0~7.0，氨、氯化物、硫酸盐与钙盐、硝酸盐与亚硝酸盐、二氧化碳、易氧化物、不挥发物与重金属、细菌内毒素及微生物检查等均应符合《中国药典》2010年版（二）部规定。

2. 非水性溶剂

常用的为植物油，主要为供注射用大豆油。其质量应符合《中国药典》2010 版年（二部）“大豆油（供注射用）”标准；其他还有乙醇、丙二醇、聚乙二醇等溶液。

细目四　注射剂的附加剂

配制注射剂时，可根据药物的性质加入适宜的附加剂。如渗透压调节剂、pH 调节剂、增溶剂、抗氧剂、抑菌剂、乳化剂、助悬剂等。所用附加剂应不影响药物疗效，避免对检验产生干扰，使用浓度不得引起毒性或过度的刺激。

要点一　增加主药溶解度的附加剂的种类与选取

为了提高注射剂的澄明度，常采取在药物分子结构上引入亲水基团；或使用混合溶剂、非水溶剂；或加酸碱使生成可溶性盐类；或加增溶剂、助溶剂等方法增加药物的溶解度，但供静脉注射用的注射液应慎用增溶剂，脊椎腔注射用的注射液不得添加增溶剂。

常用的增加主药溶解度的附加剂或乳化剂有普流罗尼克（pluronics，较多用普流罗尼克 F－68）、胆固醇和胆汁等。

要点二　防止主药氧化的附加剂的种类与选取

常用的防止主药氧化的措施有：

1. 加抗氧剂，常用的抗氧剂有亚硫酸钠、亚硫酸氢钠和焦亚硫酸钠，一般浓度为0.1%～0.2%。

2. 加金属离子络合剂，如依地酸二钠或依地酸钠钙、环已二胺四醋酸钠等。

3. 通入惰性气体，如 N_2。

此外还可采用降低温度、避光、调节适宜的 pH 等措施。

注射剂中抗氧剂的选用，应综合考虑主药的理化性质和药液的 pH 值等因素。

要点三　抑制微生物增殖的附加剂的种类与选取

常用抑菌剂为0.5%苯酚、0.3%甲酚、0.5%三氯叔丁醇等。抑菌剂的用量应能抑制注射液中微生物的生长，加有抑菌剂的注射液，仍应用适宜的方法灭菌，在标签上应标明所加抑菌剂的名称与浓度。除另有规定外，一次注射量超过 15ml 的注射液，不得加抑菌剂。静脉输液与脑池内、硬膜外、椎管内用的注射液均不得加抑菌剂。

要点四　调整 pH 的附加剂的种类与选取

注射液的 pH 一般在 4～9 之间，大量输入的注射液 pH 应近中性。调整注射液 pH 至适宜范围能够减少对机体的刺激，增加注射液的稳定性，加速药物的吸收。常用调整 pH 的附加剂有盐酸、枸橼酸、氢氧化钠、氢氧化钾、碳酸氢钠、磷酸氢二钠、磷酸二氢钠等。

要点五　调节渗透压的附加剂的种类与选取

凡渗透压与血浆、泪液相等的溶液称为等渗溶液。若大量注入低渗溶液，可造成溶血，因此注射剂应调节其渗透压与血浆等渗。常用的渗透压调节剂有氯化钠、葡萄糖等。常用调整渗透压的方法有冰点降低数据法和氯化钠等渗当量法。

要点六　减轻疼痛的附加剂的种类与选取

为减轻注射时产生的疼痛，可酌加适当的止痛剂。常用的止痛剂有苯甲醇、盐酸普鲁卡因、三氯叔丁醇等。

1. 苯甲醇

常用量为1%～2%，注射时吸收差，连续注射可使局部产生硬块。同时也会影响药物的吸收。

2. 盐酸普鲁卡因

常用量为0.2%～1%，使用时作用时间较短，一般可维持1～2小时，在碱性溶液中易析出沉淀。个别患者注射时可出现过敏反应，应予以注意。

3. 三氯叔丁醇

常用量为0.3%～1%，既有止痛作用，又有抑菌作用。

4. 盐酸利多卡因

常用量为0.2%～0.5%，止痛作用比普鲁卡因强，作用也较持久，而且过敏反应的发生率低。

要点七　中药注射剂的质量检查

注射剂的质量应符合2010年版《中国药典》（一部）的有关规定。

1. 装量与装量差异检查

检查方法见《中国药典》2010年版（一部）附录有关项下，应符合规定。

2. 可见异物

除另有规定外，照“可见异物检查法”［《中国药典》2010年版（一部）附录ⅪC］检查，应符合规定。

3. 不溶性微粒

除另有规定外，溶液型静脉注射液、溶液型静脉输液、静脉用注射用无菌粉末照“注射剂中不溶性微粒检查法”［《中国药典》2010年版（一部）附录ⅨR］检查，均应符合规定。

4. 无菌

照“无菌检查法”［《中国药典》2010年版（一部）附录］检查，应符合规定。

5. 有关物质

按各品种项下规定的方法处理后，一般注射液应检查蛋白质、鞣质和树脂等，静脉注射液应检查草酸盐、钾离子等，照“注射剂有关物质检查法”［《中国药典》2010 年版（一部）附录ⅨS］检查，应符合有关规定。

6. 热原或细菌内毒素

除另有规定外，静脉用注射剂，按各品种项下的规定，照“热原检查法”［《中国药典》2010 年版（一部）附录ⅩⅢA］或“细菌内毒素检查法”［《中国药典》2010 年版（一部）附录ⅩⅢD］检查，应符合规定。

此外，还应包括主要有效成分的含量测定；毒性与刺激性试验、溶血试验、过敏试验等安全性检查项。

要点八　注射剂的容器

注射剂常用容器有玻璃安瓿、玻璃瓶、塑料安瓿、塑料瓶等。

1. 按原材料分为玻璃容器和塑料容器。

2. 按盛装剂量分为单剂量装、多剂量装和大剂量装容器。

（1）单剂量装玻璃小容器，俗称安瓿，以硬质中性玻璃制成的为主，其容积通常有 1、2、5、10、20ml 等规格，国内应用较多的是曲颈安瓿。粉末安瓿供分装注射用粉末或结晶性药物用。

（2）多剂量容器系指玻璃瓶以橡胶塞封口，瓶口胶塞上另加铝盖密封，常用的有 5、10、20、30、50ml 等规格。

（3）大剂量装容器常见的为输液瓶，有 100、500、1000ml 等规格。除玻璃制的大剂量装容器外，还有软聚氯乙烯袋作静脉输液容器输液袋。

细目五　输液剂

细点　输液剂的特点与种类

静脉输液系指静脉滴注用的大体积（除另有规定外，一般不得小于 100ml）无菌水溶液或以水为连续相的乳液。

1. 输液剂的特点

输液剂的使用剂量大，可直接进入血循环，故能快速产生药效，是临床救治危重和急症病人的主要用药方式。其作用多样，适用范围广。用于纠正体内水和电解质的紊乱，调节体液的酸碱平衡，补充必要的营养、热能和水分，维持血容量。作为一种载体，将多种注射液如抗生素、强心药、升压药等加入其中供静脉滴注，以使药物迅速起效，并维持稳定的血药浓度，确保临床疗效的发挥，且能避免高浓度药液静脉推注对血管的刺激。

2. 输液剂的种类

（1）电解质输液，如氯化钠注射液（俗称生理盐水）等。

（2）营养类输液，包括糖类及多元醇输液（如葡萄糖注射液、山梨醇注射液等）、氨基酸输液（如各种复方氨基酸注射液）、脂肪乳剂输液（如静脉脂肪乳注射液）。

（3）胶体类输液（血浆代用液），如右旋糖酐等。

细目六　眼用溶液剂

要点一　眼用溶液剂的特点

眼用溶液剂是直接用于眼部的外用液体药剂，以澄明的水溶液为主，也有少数为胶体溶液或水性混悬液。眼用溶液剂有滴眼剂和洗眼剂。

滴眼剂用于眼黏膜，每次用量1～2滴，常在眼部起杀菌、消炎、收敛、缩瞳、麻醉等作用。有的在眼球外部发挥作用，有的则要求主药透入眼球内才能产生治疗作用。近年来，为了增加药物在作用部位的接触时间，减少用药次数，除了适当增加滴眼剂的黏度外，还发展了一些新型的眼用剂型，如眼用膜剂等。

洗眼剂是药物配成一定浓度的灭菌水溶液，供眼部冲洗和清洁用，如生理氯化钠溶液、2%硼酸溶液等。

要点二　眼用溶液剂的附加剂

为了保证眼用溶液剂的安全、有效、稳定，满足临床用药的需要，除了主药以外，还可加入适当的附加剂。主要有以下几种：

1. 调整pH值的附加剂

确定眼用溶液剂的pH值，要结合药物的溶解度、稳定性、刺激性等多方面因素考虑，为了避免刺激性和使药物稳定，常选用适当的缓冲液作溶剂，使眼用溶液剂的pH值稳定在一定的范围内。

常用的缓冲液有：①磷酸盐缓冲液；②硼酸缓冲液；③硼酸盐缓冲液。

2. 调整渗透压的附加剂

一般眼用溶液剂将渗透压调整在相当于0.8%～1.2%氯化钠浓度的范围即可。

3. 抑菌剂

眼用溶液剂属多剂量剂型，要保证在使用过程中始终保持无菌，必须添加适当的抑菌剂。常用的抑菌剂有：①氯化苯甲羟胺（0.01%～0.02%）；②三氯叔丁醇（0.35%～0.5%）；③硝酸苯汞（0.002%～0.004%）；④对羟基苯甲酸甲酯与丙甲酯（0.03%～0.1%）；⑤硫柳汞（0.005%～0.01%）酯混合物丙酯（0.01%）；⑥苯乙醇0.5%。

4. 调整黏度的附加剂

适当增加滴眼剂的黏度，既可延长药物与作用部位的接触时间，又能降低药物对眼的刺激性，有利于发挥药物的作用。常用的有甲基纤维素、聚乙烯醇、聚维酮、聚乙二醇等。

5. 其他附加剂

根据眼用溶液剂中主药的性质，也可酌情加入增溶剂、助溶剂、抗氧剂等。

要点三　眼用溶液剂的制法

1. 制备流程

（1）药品性质稳定的眼用溶液剂

主药
附加剂 ］溶液⟶滤液⟶灭菌 ］－无菌分装⟶质检⟶包装
滴眼瓶（塞）⟶洗净⟶灭菌

（2）药品不耐热的眼用溶液剂：药品溶解，垂熔玻璃滤器或微孔薄膜滤器滤过，分装，全部制备过程均采用无菌操作法。

（3）用于眼外伤或眼部手术的眼用溶液剂：制成单剂量包装制剂，灌装后用适当的灭菌方法进行灭菌处理。

2. 容器处理

眼用溶液剂的容器有玻璃制或塑料制两种，其洗涤方法与注射剂容器相同，洗涤后应选用适当灭菌方法进行灭菌，备用。

3. 配液

配制眼用溶液剂一般采用溶解法，将药物加适量灭菌溶剂溶解后，滤过至澄明，并从滤器上添加灭菌溶剂至全量，检验合格后分装。中药眼用溶液剂，先将中药按注射剂的提取和纯化方法处理，制得浓缩液后再进行配液。

配制混悬型眼用制剂，一般先将主药在无菌乳钵中粉碎成极细粉末，另取助悬剂加灭菌蒸馏水先配成黏稠液，与主药一起研磨成均匀细腻的糊状，再添加灭菌蒸馏水至全量，研匀即可，大量配制时常用乳匀机处理。

4. 灌装

眼用溶液剂配成药液后，应抽样进行定性鉴别和含量测定，符合要求方可分装于无菌容器中。普通滴眼剂每支分装 5～10ml 即可，供手术用的眼用溶液剂可装于 1～2ml 的小瓶中，再用适当的灭菌方法灭菌。

小量生产时常用简易真空灌装器分装。大生产常用减压真空灌装法分装。分装后，经澄明度检查，并抽样作菌检，合格后即可供临床应用。

（任晓燕）

第九单元　外用膏剂

细目一　概述

要点一　外用膏剂的特点

外用膏剂系指采用适宜的基质将药物制成专供外用的半固体或近似固体的一类制剂。此类制剂具有保护、润滑、局部治疗作用，也可以透过皮肤和黏膜起全身治疗作用。

要点二　外用膏剂的分类

外用膏剂可分为软膏剂和硬膏剂两类。

（1）软膏剂：系指药物、药材提取物与适宜基质均匀混合制成的半固体外用制剂。与软膏剂类似的还有糊剂、涂膜剂等。

（2）硬膏剂：系指将药物或药材提取物溶解或混匀于适宜的基质中，摊涂于纸、布或兽皮裱背材料上，供贴敷于皮肤上的外用剂型，包括膏药、橡胶膏剂、凝胶膏剂和贴剂等。

细目二　软膏剂

要点一　软膏剂常用基质的种类及选用

1. 软膏剂常用基质的种类

软膏剂常用基质可分为油脂性基质、水溶性基质和乳剂基质。

（1）油脂性基质：油脂性基质包括油脂类、类脂类及烃类等，其特点是润滑、无刺激性，并能封闭皮肤表面，减少水分蒸发，促进皮肤的水合作用，故对皮肤的保护及软化作用比其他基质强。但油腻性及疏水性大，不宜用于急性炎性渗出较多的创面。

①油脂类：系从动、植物取得的高级脂肪酸甘油酯及其混合物。常用的有豚脂、植物油、氢化植物油等。其中植物油常与熔点较高的蜡类熔合制成稠度适宜的基质。

②类脂类：系高级脂肪酸与高级醇的酯类。常用品种有：

羊毛脂：又称无水羊毛脂，为淡棕黄色黏稠半固体，熔点36℃～42℃，有良好的吸水性。

蜂蜡：又称黄蜡。白（蜂）蜡系由黄蜡漂白精制而成，主要成分为棕榈酸蜂蜡醇酯。因含少量的游离高级醇而有乳化作用，熔点为62℃～67℃，可作为辅助乳化剂。常用于调节软膏的稠度。

此外，还有虫白蜡、鲸蜡。

③烃类：系石油分馏得到的烃的混合物，多为饱和烃类，其性质稳定，很少与主药发

生作用。不易被皮肤吸收，适用于保护性软膏。常用的品种有：

凡士林，系液体与固体烃类形成的半固体混合物，有黄、白两种。白凡士林由黄凡士林漂白而得。性质稳定，能与多数药物配伍。具有适宜的稠度和涂展性，能与蜂蜡、脂肪、植物油（除蓖麻油外）熔合。吸水性较低（约吸收5%水分），故不适宜用于有多量渗出液的伤患处。与适量的羊毛脂或胆甾醇合用，可增加其吸水性。

固体石蜡和液状石蜡，常用于调节软膏剂的稠度。

硅酮类，为有机硅氧化物的聚合物，俗称硅油。常用二甲聚硅与甲苯聚硅，其黏度随相对分子质量增大而增加。疏水性强，与羊毛脂、硬脂酸、聚山梨酯等均能混合。本品对皮肤无刺激性，润滑而易于涂布，不污染衣物。与油脂性基质合用制成防护性软膏，用于防止水性物质及酸、碱液等的刺激或腐蚀。

（2）乳剂型基质：乳剂型基质分为油包水（W/O）型与水包油（O/W）型两类。由于表面活性剂的作用，本类基质对油和水有一定的亲和力，可与创面渗出物或分泌物混合，对皮肤的正常功能影响小，并且可促使药物与皮肤接触。一般O/W型乳剂基质中药物的释放和穿透较其他基质快。但是，当O/W型乳剂基质用于分泌物较多的皮肤病时，可与分泌物一同重新进入皮肤而使炎症恶化。遇水不稳定的药物不宜用乳剂型基质。此外，O/W型乳剂基质易霉变，常加入防腐剂等。

（3）水溶性基质：由天然或合成的水溶性高分子物质组成，能吸收组织渗出液，释药较快，无刺激性。可用于湿润、糜烂创面，但润滑作用较差，易失水干涸，故常加保湿剂与防腐剂，以防止蒸发与霉变。

①纤维素衍生物：常用的有甲基纤维素、羧甲基纤维素等。甲基纤维素能与冷水形成复合物而胶溶。羧甲基纤维素在冷、热水中均溶解，浓度较高时呈凝胶状。

②聚乙二醇：常用相对分子质量在300～6000间的聚乙二醇以适当比例相混合，可制成稠度适宜的基质。聚乙二醇对人体无毒性，无刺激性，化学性质稳定；能与水、乙醇、丙酮及氯仿混溶。吸湿性好，可吸收分泌液，但易洗涤。可与多数药物配伍，因药物释放和渗透较快，可充分发挥作用。本品与苯甲酸、鞣酸、苯酚等混合可使基质过度软化；可降低酚类防腐剂的防腐能力；长期使用可致皮肤干燥。

2. 软膏剂常用基质的选用

理想的基质应符合下列要求：

（1）具有适宜的稠度，润滑，无刺激性，不妨碍皮肤的正常功能。

（2）有吸水性，能吸收伤口分泌液。

（3）作为药物的良好载体，能与药物的水溶液或油溶液互相混合，有利于药物的释放和吸收。

（4）性质稳定，与药物无配伍禁忌。

（5）易洗除，不污染衣物。

要点二　软膏剂的制法

制备软膏剂应先对基质和药材进行适宜处理。油脂性基质一般需进行净化和灭菌处理。药物则需根据其溶解性、物理状态等性质采取相应的处理和加入方法。

软膏剂的制法有研和法、熔合法或乳化法三种，应根据药物和基质的性质、制备量及设备条件选用。

（1）研和法：系在常温下将药物细粉用部分基质研匀或用适宜液体研磨成细糊状，再递加其余基质研匀的制备方法。不耐热的药物可采用研和法；不溶性药物及少量制备时常用研和法。

（2）熔和法：系将基质先加热熔化，再将药物分次逐渐加入，边加边搅拌，直至冷凝的制备方法。处方中含有熔点不同且在常温下不能均匀混合的基质常用熔合法。

（3）乳化法：将油溶性组分混合加热熔融，另将水溶性组分加热至与油相温度相近（约80℃）时，两液混合，边加边搅拌，待乳化完全后，搅拌至冷凝。大量生产，在两相混合后温度降至约30℃时，再通过乳匀机或胶体磨，使产品更细腻均匀。主要用于乳膏剂的制备。

细目三　黑膏药

要点一　黑膏药的原料选用与处理

黑膏药系指药材、食用植物油与铅丹（红丹）炼制成膏料，摊涂于裱背材料上制成的供皮肤贴敷的外用制剂。供制备黑膏药的药材应适当碎断，按各品种项下规定的方法加食用植物油炸枯。含挥发性成分的药材、矿物药以及贵重药应研成细粉，于摊涂前加入，温度应不超过70℃。

要点二　黑膏药基质的种类

（1）植物油：应选用质地纯净、沸点低、熬炼时泡沫少、成品软化点及黏着力适当的植物油。以麻油为最好，其成品外观光润。棉籽油、豆油、菜油、花生油、混合油等亦可应用，但均有一定缺点。

（2）红丹：又称章丹、铅丹、陶丹，为橘红色非晶性粉末，其主要成分为四氧化三铅（Pb_3O_4），纯度要求在95%以上，并应为干燥细粉。

要点三　黑膏药的制法

黑膏药的制法一般为：药料提取、炼油、下丹收膏、去火毒、摊涂等过程。

1. 药料提取

又称炸料。一般药材采用油炸，即将植物油置锅中，先加入质地坚硬的动物甲、角及植物根、根茎等药炸至枯黄；然后加入质地疏松的花、草、叶、皮等药料，炸至表面深褐色，内部焦黄为度（油温控制在200℃～220℃）；过滤，去除药渣，得到药油。

2. 炼油

将去渣后的药油继续加热熬炼，使油脂在高温条件下氧化、聚合、增稠。炼油温度应控制在320℃左右，以达到“滴水成珠”为度，即蘸取少许药油滴于冷水中能聚结成珠，吹之不散或散而复聚。

3. 下丹收膏

下丹收膏系指在炼成的油液中加入红丹，反应生成脂肪酸铅盐的过程。下丹时油温应在320℃左右，可随时用“滴水成珠法”检视，以保证与油充分反应，药油由棕褐色进而成为黑色的稠膏状物。

4. 去“火毒”

油丹化合制成的膏药若直接应用，常对局部产生刺激，轻者出现红斑、瘙痒，重者发泡、溃疡，这种刺激反应俗称“火毒”。所谓“火毒”，可能是在高温时氧化及分解生成的具刺激性的低分子产物，如醛、酮、脂肪酸等。经水洗、水浸或阴凉处久置可以除去。

5. 摊涂

将膏药加热熔化，加入可溶性或挥发性的药材，如乳香、没药、冰片、樟脑等可先研成细粉，摊涂前加入熔化的膏药中混匀；贵重药材，如麝香等可研成细粉，摊涂时撒布于膏药表面。取规定量的膏药，摊涂于裱背材料上，折合包装，置阴凉处贮藏。

细目四　橡胶膏剂

要点一　橡胶膏剂的基质

橡胶膏剂系指药物与橡胶等基质混合后涂布于裱背材料上的外用制剂。橡胶膏剂基质的组成包括主要原料、增黏剂、软化剂和填充剂等。

（1）主要原料：常用橡胶，具有弹性、低传热性、不透气和不透水的性能。

（2）增黏剂：常用松香、甘油松香酯、氢化松香、β－蒎烯材料等，具有抗氧化、耐光、耐老化和抗过敏等性能。

（3）软化剂：常用的软化剂有凡士林、羊毛脂、液状石蜡、植物油等。可使生胶软化，增加可塑性，增加胶浆的柔性和成品的耐寒性，改善膏浆的黏性。

（4）填充剂：常用氧化锌、锌钡白（俗称立德粉）。氧化锌（药用规格）能与松香酸生成松香酸的锌盐而使膏料的黏性上升，具有系结牵拉涂料与裱背材料的性能；同时亦能减弱松香酸对皮肤的刺激，还有缓和的收敛作用。

要点二　橡胶膏剂的制法

橡胶膏剂的制备方法有溶剂法和热压法两种。

1. 溶剂法

制备过程可分为提取药料、制备膏料、涂布膏料、回收溶剂、切割加衬、包装等步骤。即将生胶洗净，在50℃～60℃加热干燥或晾干，切成适宜大小的条块，在炼胶机中塑炼成网状胶片，消除静电18～24小时后，浸入适量的溶剂汽油中，浸泡至完全溶胀成凝胶状，移入打膏桶内搅拌3～4小时后，依次加入凡士林、羊毛脂、松香、氧化锌等制成基质，再加入药物，继续搅拌约4小时，待已成均匀膏浆时，以七号筛滤过，滤出的膏浆即膏料。经涂布、切割、加衬、包装，即得。

2. 热压法

取橡胶洗净，在50℃～60℃干燥或晾干，切成块状，在炼胶机中塑炼成网状薄片，加入油脂性药物等，待溶胀后再加入其他药物和立德粉或氧化锌、松香等，炼压均匀，涂膏，切割，盖衬，包装。

细目五　凝胶膏剂与涂膜剂

要点一　凝胶膏剂的组成

凝胶膏剂系指药物与适宜的亲水性基质混匀后，涂布于背衬材料上制成的贴膏剂，又称巴布膏剂。凝胶膏剂由药物、基质、背衬层、防黏层组成。基质原料主要由黏合剂（如海藻酸钠）、保湿剂、填充剂、渗透促进剂构成。

要点二　涂膜剂的组成

涂膜剂是指药物溶解或分散于含有成膜材料的溶剂中，涂布患处后形成薄膜的外用液体制剂。涂膜剂由药物、成膜材料（如聚乙烯醇缩甲乙醛）、增塑剂（如甘油）和挥发性有机溶剂（如丙酮、乙醇）组成。

（于慧）

第十单元　栓剂

细目一　栓剂的特点与作用机理

要点一　栓剂的分类

1. 栓剂的含义

栓剂系指药材提取物或药材细粉与适宜基质制成，供肛门、阴道等腔道给药的固体制剂。

2. 栓剂的分类

栓剂因施用腔道的不同，分为肛门栓（直肠栓）、阴道栓和尿道栓。肛门栓为鱼雷形、圆锥形或圆柱形等，以鱼雷形的较好；阴道栓为鸭嘴形、球形或卵形，以鸭嘴形的较好；尿道栓一般为棒状。

要点二　栓剂的作用特点

1. 栓剂不仅可在腔道起润滑、抗菌、杀虫、收敛、止痛、止痒等局部作用，而且可经腔道吸收产生全身作用。

2. 药物不受或少受胃肠道酸碱或酶的破坏，避免药物对胃黏膜的刺激性。

3. 药物直肠吸收，大部分可避免肝脏首过作用的破坏。

4. 适宜于不能或不愿口服给药的患者。

细目二　栓剂的基质

要点一　栓剂基质的要求

栓剂基质应符合下列要求：

1. 室温时应有适当的硬度，当塞入腔道时不变形，不碎裂，在体温下易软化、熔化或溶解。

2. 不与主药起反应，不影响主药的含量测定。

3. 对黏膜无刺激性，无毒性，无过敏性。

4. 理化性质稳定，在贮藏过程中不易霉变，不影响生物利用度等。

5. 具有润湿及乳化的性质，能混入较多的水。

要点二　基质的种类

栓剂常用基质分为油脂性基质和水溶性基质。

1. 油脂性基质

（1）可可豆脂：系淡黄色固体，熔点为29℃～34℃，加热至25℃时即开始软化，在体温时能迅速熔化，对黏膜无刺激性。可可豆脂具同质多晶性，有α、β、γ三种晶型，其中α、γ两种晶型不稳定，熔点较低，β型稳定，熔点为34℃，当加热至36℃后迅速冷至凝点（15℃）以下，则形成大量的α、γ晶型而使可可豆脂的熔点下降为24℃，以致难于成型和包装，故制备时应缓缓升温加热待熔化至2/3时，停止加热，让余热使其全部熔化；或在熔化的可可豆脂中加入少量的稳定晶型以促使不稳定晶型转变成稳定晶型；也可在熔化凝固时，将温度控制在28℃～32℃几小时或几天，使不稳定的晶型转变成稳定型。

（2）半合成或全合成脂肪酸甘油酯：为目前较理想的一类油脂性栓剂基质，具有不同的熔点，可按不同药物的要求来选择；熔点距较短，抗热性能好；乳化能力强；所含的不饱和基团较少，不易酸败，贮藏中也比较稳定。常用的有半合成椰油酯、半合成山苍油酯、半合成棕榈油酯。全合成脂肪酸甘油脂有硬脂酸丙二醇酯等。

2. 水溶性与亲水性基质

（1）甘油明胶：本品系用明胶、甘油与水制成，具有弹性，不易折断，在体温时不熔融，但可缓缓溶于分泌液中，药物溶出速度可随水、明胶、甘油三者的比例不同而改变，甘油与水的含量越高越易溶解。本品常作阴道栓的基质，但不适用于与蛋白质有配伍禁忌的药物，如鞣酸等。

（2）聚乙二醇类：为一类由环氧乙烷聚合而成的杂链聚合物。其水溶性、吸湿性及蒸气压随着平均相对分子质量的增加而下降，常以两种或两种以上的不同相对分子质量的聚乙二醇加热熔融制得理想稠度的栓剂基质。本品遇体温不熔化，能缓缓溶于直肠体液中，但对直肠黏膜有刺激作用。易吸湿受潮变形。

此外，尚有聚氧乙烯（40）单硬脂酸酯、吐温61等。

细目三 栓剂的制法

栓剂的制备方法有搓捏法、冷压法、热熔法等三种。其中最常用制法是热熔法。

要点一 热熔法制备栓剂的工艺流程

热熔法制备栓剂的工艺流程为:

熔融基质→加入药物（混匀）→注模→冷却→刮削→取出→成品栓剂。

先将栓模洗净、擦干，用润滑剂少许涂布于模型内部。将计算量的基质锉末在水浴上加热使熔（熔化2/3时停止加热，用余热熔化其余的1/3），然后按药物性质以不同方法加入药物，混合均匀，倾入栓模内（应迅速并一次注完）至稍溢出模口，放冷（可放冰箱中冷却），待完全凝固后，用刀切去溢出部分，开启模型，将栓剂推出即可。该法适用于脂肪性基质和水溶性基质的栓剂的制备。

要点二 润滑剂的种类与选用

（1）用于油脂性基质的润滑剂：软肥皂、甘油各1份与90%乙醇5份制成的醇溶液。

（2）用于水溶性或亲水性基质的润滑剂：液状石蜡、植物油等油类物质。

细目四 栓剂的质量要求

要点一 重量差异

栓剂的重量差异限度应符合表10－1所示规定。

表10－1 栓剂的重量差异限度

平均重量（g）	重量差异限度
1.0以下至1.0	±10%
1.0以上至3.0	±7.5%
3.0以上	±5%

检查法：取供试品10粒，精密称定总重量，求得平均粒重后，再分别精密称定各粒的重量，每粒重量与标示粒重相比较（凡无标示粒重者应与平均粒重相比较），超出重量差异限度的栓剂不得多于1粒，并不得超出限度一倍。

要点二 溶变时限

检查法：取栓剂3粒，在室温放置1小时后，照《中国药典》融变时限检查法规定的装置和方法（各加挡板）进行。除另有规定外，油脂性基质的栓剂应在30分钟内全部融化、软化或触压时无硬芯；水溶性基质的栓剂应在60分钟内全部溶解。

要点三　微生物限度

照“微生物限度检查法”检查，应符合阴道、尿道给药制剂和直肠给药制剂的相关规定。

（刘德波）

第十一单元　胶囊剂

细目一　胶囊剂的含义、分类与特点

要点一　胶囊剂的分类

胶囊剂是指将药物充填于空心胶囊或密封于软质囊材中制成的固体制剂，可分为：

（1）硬胶囊剂：系将药物（包括药材粉末与提取物）或加辅料制成的均匀粉末或颗粒，充填于硬质空心胶囊中制成。

（2）软胶囊剂：也称胶丸，系将提取物或液体药物与适量辅料混匀后密封于软质囊材中制成。

（3）肠溶胶囊剂：系指不溶于胃液，但能在肠液中崩解或释放的胶囊剂。

要点二　胶囊剂的特点与规格

1. 胶囊剂的特点

（1）外观光洁，美观，可掩盖药物的不良气味。

（2）与片剂、丸剂相比，在胃内崩解快，易吸收，药物生物利用度高。

（3）药物被装于胶囊中，与光线、空气和湿气隔离，可提高药物的稳定性。

（4）可制成定时定位释放药物的制剂。

（5）药物的水溶液、稀乙醇液及刺激性较强、易溶性、风化性、吸湿性的药物均不宜制成胶囊剂。

2. 胶囊剂的规格

空胶囊规格由大到小分为000、00、0、1、2、3、4、5号共8种，容积（ml ± 10%）分别为1.42、0.95、0.67、0.48、0.37、0.27、0.20、0.13。常用的为0～3号。

细目二 胶囊剂的制备

要点一 硬胶囊剂的制备

1. 空胶囊的制备

（1）空胶囊的组成：明胶是制备空胶囊的主要原料，还需加入适宜辅料。辅料有：

①增塑剂：可增加胶囊的韧性及可塑性，如甘油、羧甲基纤维素钠。

②增稠剂：可增加胶液的凝结力，如琼脂。

③遮光剂：可防止光对药物的氧化，如二氧化钛。

④着色剂：可增加美观，易于识别，如柠檬黄、胭脂红。

⑤防腐剂：可防止发生霉变。如尼泊金类。

⑥芳香性矫味剂：可调整胶囊剂的口感，如0.1%乙基香草醛。

（2）空胶囊制备的工艺流程：溶胶、蘸胶制坯、干燥、拔壳、截割、整理。

2. 药物的处理及填充

（1）药物的处理：硬胶囊的内容物，一般均要求是混合均匀的粉末、细小颗粒、小丸、半固体或液体。

①剂量小的药物或细料药可直接粉碎成细粉，过六号筛，混匀后填充。

②剂量大的药物可将部分粉碎成细粉，其余药材经提取制成稠膏后与药物细粉混合、干燥、研细、过筛、混匀后填充。也可将全部药材提取浓缩成浸膏后加适当辅料，制成小颗粒，干燥混匀后填充。

③挥发油应先用吸收剂或方中其他药物细粉吸收后再填充，或包合后再填充。

④易吸湿或混合后发生共熔的药物可分别加适量稀释剂稀释混匀后再填充。

⑤疏松性药物一般制成颗粒后填充。

⑥麻醉药、毒剧药应加适量稀释剂后填充。

（2）药物的填充：小量制备时常用手工填充，大量生产时多用自动填充机。

3. 硬胶囊剂的封口

空胶囊平口套合密封性较差，故须封口，以防漏药。封口材料常用与制备空胶囊相同浓度的胶液，封口后必要时应进行除粉和打光处理。

要点二 软胶囊剂（胶丸）的制备

软胶囊囊材主要是由胶料（明胶）、增塑剂（甘油或山梨醇）、附加剂（防腐剂、色素、香料、遮光剂、芳香矫味剂）和水组成。

（1）压制法：用本法制备软胶囊时应先制好韧性适宜的有一定弹性的软胶片，将药物置于两胶片间，用钢板模或旋转模压制而成。

（2）滴制法：系将明胶液与油状药物，由滴制机双层喷头以不同速度滴出，一定量的明胶液将一定量的油状液包裹后，滴入另一种不相混溶的液体冷却剂中，胶液接触冷却液后，由于表面张力作用而使之形成球形，并逐渐凝固成软胶囊剂。

细目三　胶囊剂的质量评定

要点　胶囊剂的质量检查

胶囊剂的质量应符合 2010 年版《中国药典》的有关规定：

（1）外观：胶囊剂应整洁，不得有黏结、变形、渗漏或囊壳破裂现象，并应无异臭。

（2）水分：硬胶囊剂还应做水分检查。内容物水分含量不得超过 9.0%；内容物为液体或半固体者不检查。

（3）胶囊剂的其他质量检查项目：包括装量差异、崩解时限（硬胶囊剂为 30 分钟，软胶囊剂为 1 小时）、微生物限度等。

（于慧）

第十二单元　丸剂

细目一　丸剂的特点与分类

要点一　丸剂的特点

丸剂系指药材细粉或提取物加适宜的黏合剂或其他辅料制成的球形或类球形制剂。丸剂的特点有：

1. 传统的丸剂溶散、释药缓慢，可延长药效，缓解毒性、刺激性，减弱不良反应，多用于治疗慢性病。某些新型丸剂可用于急救。

2. 可掩盖不良气味。

3. 制法简便，适应范围广，如固体、半固体、液体药物均可制成丸剂。

4. 服用剂量大，小儿服用困难，溶散时限难以控制，微生物易超标。

要点二　丸剂的分类

1. 按制备方法分类

（1）塑制丸，如蜜丸、糊丸、浓缩丸、蜡丸等。

（2）泛制丸，如水丸、水蜜丸、浓缩丸、糊丸等。

（3）滴制丸（滴丸）。

2. 按赋形剂分类

按赋形剂丸剂分为水丸、蜜丸、水蜜丸、糊丸、蜡丸等。

细目二　水丸

要点一　水丸常用赋形剂的选用

水丸系指药材细粉以水或黄酒、醋、稀药汁等为黏合剂制成的丸剂，水为最常用的赋形剂。

1. 水

一般用冷开水或蒸馏水。本身无黏性，但能通过润湿、溶解作用引发药物自身黏性。

2. 酒

常用黄酒（含醇量12% ~15%）和白酒（含醇量50% ~70%）。酒润湿药粉产生的黏性较水弱，适用于黏性较强的药粉泛丸。酒可有助于生物碱、挥发油等溶出，成丸后易于干燥，具有一定的防腐作用，具有活血通络、引药上行的作用。

3. 醋

常用米醋（酒醋），含醋酸 3% ~5%。醋能增加药粉中生物碱的溶出，且能活血散瘀，消肿止痛，引药入肝，故入肝经活血散瘀止痛的药物制备水丸时常用醋作赋形剂。

4. 药汁

处方中某些药物不易粉碎或体积过大，可以榨汁或提取的药液作赋形剂。以下几类药物可用此法：

（1）纤维性强的药物（如大腹皮、丝瓜络）、质地坚硬的矿物药（如代赭石、自然铜等），经浸提制成浸提液供泛丸用。

（2）树脂类药物（如乳香、没药等）、浸膏、胶类、可溶性盐等，均可取其浸提液或直接溶解后作黏合剂。

（3）乳汁、胆汁、竹沥等可加水适当稀释后使用。

（4）鲜药（如生姜、大蒜等）可榨汁用。

要点二　药粉的要求

除另有规定外，供制丸剂用的药粉应为细粉或最细粉。

要点三　水丸的制法

水丸采用泛制法制备。其工艺流程为：原料的准备、起模、成型、盖面、干燥、选丸、质检、包装。

（1）原料的准备：药材采用适宜的方法粉碎，过五 ~ 六号筛得细粉，混合均匀，起模用粉或盖面包衣用粉过六 ~ 七号筛。部分药材可经提取、浓缩作为赋形剂应用。

（2）起模：系指制备丸粒基本母核的操作，是利用水的润湿作用引发药粉的黏性，使药粉之间相互黏着成细小颗粒，并在此基础上层层增大而成丸模的过程。起模是泛制法制备丸剂最基础、最关键的环节，起模时应注意选择黏性适宜的药粉起模。

（3）成型：系指将已经筛选合格的丸模，交替加入水和药粉逐渐加大至接近成品的操作。

（4）盖面：系指将适当材料（清水、清浆或处方中部分药物的极细粉）泛制于筛选合格的成型丸粒上至成品大小，使丸粒表面致密、光洁、色泽一致的操作。

（5）干燥：盖面后的丸粒应及时干燥。干燥温度一般为60℃～80℃，含挥发性或热敏性成分的药丸应不超过60℃。

（6）选丸：主要用过筛法挑选出大小均匀、圆整的丸粒。大量生产可用振动筛、滚筒筛及检丸器等。

细目三　蜜丸

要点一　蜜丸的特点

蜜丸系指药材细粉以炼制蜂蜜为黏合剂制成的丸剂。服用后崩解缓慢，作用持久，故多用于治疗慢性病和需滋补的疾病。

要点二　蜂蜜的选择与炼制

1. 蜂蜜的选择

药用蜂蜜应选用乳白色或淡黄色的稠厚液体，还原糖不少于64.0%，有香气，味甜而不酸、不涩、不麻、无异臭。通常以白荆条蜜、槐花蜜、荔枝蜜、椴树蜜为佳；乌头、曼陀罗、雪上一枝蒿等花蜜有毒，切勿药用。

2. 蜂蜜的炼制

蜂蜜的炼制是指蜂蜜加热熬炼至一定程度的操作。蜂蜜的炼制目的是为了除去杂质、除去部分水分、破坏酶、杀死微生物、增加黏合性和稳定性等。

炼制程度的判断标准：

（1）嫩蜜：色泽无明显变化，略有黏性。

（2）中蜜：炼至有均匀浅黄色细气泡，呈浅红色，手捻有黏性，两手指分开时无长白丝。

（3）老蜜：炼至有较大红棕色气泡，呈红棕色，手捻之甚黏，两手指分开出现长白丝，滴入水中成珠状（即滴水成珠）。

要点三　炼蜜的规格与选用

炼蜜按炼制程度分为嫩蜜、中蜜、老蜜，可根据品种和气候等具体情况选用。

（1）嫩蜜：炼蜜温度在105℃～115℃，含水量达17%～20%，相对密度为1.34左右，色泽无明显变化。适用于含淀粉、黏液质、胶质、糖类及脂肪较多的药物。

（2）中蜜：炼蜜温度在116℃～118℃，含水量达14%～16%，相对密度为1.37左右，呈浅红色。适用于黏性适中的药粉制丸。

（3）老蜜：炼蜜温度在119℃～122℃，含水量小于10%，相对密度为1.40左右，呈红棕色。适用于黏性差的矿物药或富含纤维的药粉制丸。

要点四　蜜丸的制法

蜜丸常采用塑制法制备，其工艺流程为物料的准备、制丸块、制丸条、分粒、搓圆、干燥、整丸、质量检查、包装。

1. 物料的准备

（1）药材：经炮制后粉碎成细粉，混匀过六号筛。

（2）蜂蜜：炼制成适宜程度的炼蜜。

2. 制丸块

制丸块也称和药，系将混匀的药粉与适宜的炼蜜混合成软硬适宜、可塑性较大的丸块的操作，是塑制蜜丸的关键工序。操作时须注意：

（1）下蜜温度：一般用热蜜和药，尤其是黏性很小的药物粉末（如含大量叶、茎、全草或矿物类药物），应用老蜜趁热和药。但以下两类情形以温蜜和药为宜：①含有大量黏性较强、易熔化的药物（指树脂、胶类、糖、油脂类药物），如乳香、没药、血竭、阿胶、白及、熟地等；②含有芳香挥发性药物，如冰片、麝香等。

（2）用蜜量：蜜与药粉的比例一般是1∶1～1∶1.5。一般含糖类、胶类及油脂类等的药粉，用蜜量宜少；含纤维质较多或质轻而黏性差的药粉，用蜜量宜多。

3. 制丸条

丸块应制成粗细适当的丸条以便于分粒，丸条要求粗细均匀，表面光滑无裂缝，内部充实而无空隙。小量制备丸条时常用搓条板，大量生产时常用丸条机。

4. 制丸粒

手工制丸可用搓丸板，大量生产采用轧丸机。

5. 干燥

含水量高的丸粒，一般在60℃～80℃干燥。

细目四　浓缩丸和水蜜丸

要点一　浓缩丸的特点及制法

1. 浓缩丸的特点

浓缩丸系指药材或部分药材提取浓缩后，与适宜的辅料或其余药材细粉，以水为黏合剂制成的丸剂。其特点是部分或全部药材经过提取、浓缩，剂量减少，疗效增强，便于服用、携带和贮运。

2. 浓缩丸的制法

浓缩丸可采用塑制法或泛制法制备。一般，方中膏多粉少时用塑制法，膏少粉多时用泛制法。

要点二　水蜜丸的特点及制法

1. 水蜜丸的特点

水蜜丸系指中药细粉以蜂蜜和水为黏合剂制成的丸剂。其特点是丸粒小，光滑圆整，易于吞服，较蜜丸的用蜜量少，成本低，并利于贮存。

2. 水蜜丸的制法

水蜜丸多用泛制法制备，常以开水稀释后的炼蜜为黏合剂。

细目五　糊丸和蜡丸

要点一　糊丸的赋形剂和制法

糊丸系指药材细粉以米糊或面糊等为黏合剂制成的丸剂。其常用赋形剂为糯米粉和面粉，可用塑制法或泛制法制备。

要点二　蜡丸的赋形剂和制法

蜡丸系指药材细粉以蜂蜡为黏合剂制成的丸剂。蜡丸常用的辅料为纯蜂蜡，川白蜡、石蜡等均不能作为蜡丸的赋形剂。其常采用塑制法制备。

细目六　滴丸

要点一　滴丸的特点

滴丸系指将药材提取物与基质用适宜方法混匀后，滴入不相混溶的冷却液中，收缩冷凝制成的丸剂。滴丸的主要特点有：

（1）生物利用度高，疗效迅速。

（2）质量易控制，重量差异小。

（3）设备简单，生产周期短，生产效率高。

（4）某些液体药物可制成固体滴丸。

要点二　常用基质的种类与选用

1. 滴丸基质的选用

（1）熔点较低，加热（60℃～100℃）熔化成液体，骤冷后在室温保持固体状态，与主药混合后仍能保持之。

（2）不与主药发生作用，不影响主药的疗效与检测。

（3）对人体无不良反应。

2. 基质

（1）水溶性基质：聚乙二醇 6000 或 4000、硬脂酸钠、甘油明胶等。

(2) 非水溶性基质：硬脂酸、单硬脂酸甘油酯、虫蜡、蜂蜡、氢化植物油等。

要点三　冷却剂的种类与选用

冷却剂应根据基质的性质选择，选择的条件是不与主药和基质互溶；有适当的相对密度，以利于液滴逐渐下沉或缓缓上升而充分凝固，丸形圆整；有适当的黏度，使液滴与冷却剂间的黏附力小于液滴的内聚力而收缩凝固成丸。

水溶性冷却剂常为水或不同浓度的乙醇，适用于非水溶性基质；非水溶性冷却剂常为液体石蜡、甲基硅油或植物油等，适用于水溶性基质。

要点四　滴丸的制法

滴丸是采用滴丸机以滴制法制备，是将主药溶解、混悬或乳化在适宜的已熔融的基质中，保持恒定的温度（80℃～100℃），经过一定大小管径的滴头等速滴入冷凝液中，凝固形成的丸粒徐徐沉于器底，或浮于冷凝液的表面，取出，拭去冷凝液，干燥，即成滴丸。

细目七　丸剂的包衣与质量检查

要点一　丸剂包衣的目的、种类及材料

1. 丸剂包衣的目的。

(1) 改变外观，便于识别。

(2) 增加药物的稳定性。

(3) 减少药物的刺激性。

(4) 控制丸剂的崩解度。

2. 丸剂包衣的种类及材料

(1) 药物衣：包衣材料是丸剂处方组成部分，有明显的药理作用。如朱砂衣（朱砂安神丸）、雄黄衣（化虫丸）、青黛衣（千金止带丸）、百草霜衣（六神丸）等。

(2) 保护衣：选取处方以外、不具明显药理作用，且性质稳定的物质作为包衣材料，使主药与外界隔绝而起保护作用，如糖衣、薄膜衣（应用无毒的药用高分子材料）。

(3) 肠溶衣：选用适宜的材料将丸剂包衣后使之在胃液中不溶散而在肠液中溶散，丸剂肠溶衣主要材料有虫胶、邻苯二甲酸醋酸纤维素（CAP）等。

要点二　丸剂的质量检查

丸剂的质量应符合2010版《中国药典》的相关规定：

1. 外观

丸剂应圆整均匀、色泽一致。大蜜丸和小蜜丸应细腻滋润，软硬适中。蜡丸表面应光滑无裂纹，丸内不得有蜡点和颗粒。滴丸应大小均匀，色泽一致，表面的冷凝液应除去。

2. 水分

除另有规定外，蜜丸、浓缩蜜丸中所含水分不得过15.0%；水蜜丸、浓缩水蜜丸水分

不得过12.0%；水丸、糊丸和浓缩水丸水分不得过9.0%。蜡丸不检查水分。

3. 溶散时限

小蜜丸、水蜜丸和水丸1小时内全部溶散；浓缩丸和糊丸2小时内全部溶散；滴丸30分钟全部溶散，包衣滴丸1小时全部溶散。大蜜丸不作检查。

4. 其他质量检查项目

包括重量差异、装量差异及微生物限度等。

（于慧）

第十三单元 颗粒剂

细目一 颗粒剂的特点与分类

要点一 颗粒剂的特点

颗粒剂系指药材提取物与适宜的辅料或药材细粉制成具有一定粒度的颗粒状制剂。其特点有：

1. 保存了汤剂吸收快、显效迅速的优点，又克服了汤剂临用时煎煮不便、服用量大、易霉败变质等缺点。
2. 可掩盖某些药物的不良臭味。
3. 剂量较小，服用、携带、贮藏、运输均较方便。
4. 包装不严时易潮解、结块。

要点二 颗粒剂的分类

按其溶解性能和溶解状态，颗粒剂可分为：

（1）可溶性颗粒剂，可分为水溶性颗粒剂和酒溶性颗粒剂两类。

（2）混悬性颗粒剂，多加入药物细粉制成，冲服时呈均匀混悬状。

（3）泡腾颗粒剂，因加有适量泡腾崩解剂（如枸橼酸或酒石酸与适量的碳酸氢钠），冲服时遇水产生大量的二氧化碳气体，促使颗粒快速崩散溶解。

此外还有无糖型颗粒剂（即不含蔗糖粉），剂量更小，尤其适宜于某些禁糖患者。

细目二 颗粒剂的制法与质量要求

要点一 颗粒剂的制法

1. 颗粒剂的一般制法

一般制备工艺流程：原辅料的处理、制颗粒、干燥、整粒、包装。可制备水溶性颗粒剂、酒溶性颗粒剂、混悬性颗粒剂。

（1）原辅料的处理

①原料药的提取和精制：因中药的有效成分不同，不同类型颗粒剂对溶解性的要求也不同，可采用不同的溶剂和方法进行提取和精制。

②辅料的选用：目前最常用的辅料为糖粉和糊精。此外还根据应用需要选择使用β－环糊精和泡腾崩解剂。

糖粉是可溶性颗粒剂的优良赋形剂，并有矫味及黏合作用。一般经低温（60℃）干燥，粉碎过80～100目筛。糖粉易吸湿结块，应注意密封保存。

糊精使用前应低温干燥，过筛，颗粒剂宜选用可溶性糊精。

β－环糊精用于将芳香挥发性成分制成包合物，可使液体药物粉末化，增加油性药物的溶解度和颗粒剂的稳定性。

泡腾崩解剂系泡腾颗粒剂必须使用的赋形剂，由有机酸与碳酸氢钠或碳酸钠等组成。常用的有机酸有枸橼酸、酒石酸等。

（2）制颗粒：制颗粒是颗粒剂制备的关键工艺技术，常用湿法制粒和干法制粒等方法。目前生产中制湿粒的方法有挤出制粒、流化喷雾制粒、喷雾干燥制粒等方法。

①挤出制粒：系指将药物细粉或稠膏与辅料置适宜的容器内混合均匀，加入润湿剂制成“手捏成团，压之即散”的软材，再以挤压方式通过14～22目筛网（板），制成均匀颗粒。辅料总用量一般不宜超过稠膏量的5倍。小量制备可用手工制粒筛，大生产多用摇摆式颗粒机或旋转式制粒机。

②流化喷雾制粒：又称沸腾制粒、“一步制粒”，目前多用于无糖型、低糖型颗粒剂的制备。该法系将物料置于流化喷雾制粒设备的流化室内，通入滤净的加热空气，使粉末预热干燥并处于沸腾状态，再将经预处理的黏合剂液体或药液以雾状间歇喷入，使粉末被润湿而凝结成颗粒，继续流化干燥至颗粒中含水量适宜即得。制成的颗粒大小均匀，外形圆整，流动性好。

③喷雾干燥制粒：系将经适当处理后的药材浸提液或药物、辅料的混合浆，雾化成雾滴喷入干燥室中，经热风气流将其迅速干燥而得到细小的球状颗粒。

（3）干燥：湿颗粒制成后应立即干燥；干燥温度一般以60℃～80℃为宜；干燥时温度应逐渐上升；颗粒的干燥程度应适宜，一般含水量控制在2%以内。

（4）整粒：湿粒干燥后，可能会有部分结块、粘连。因此，干颗粒冷却后须再过筛。一般过一号筛除去粗大颗粒，然后过四号筛除去细粉，使颗粒均匀。

处方中的芳香挥发性成分，可溶于适量乙醇中，雾化喷洒于干燥的颗粒上，密闭放置一定时间，待焖吸均匀后包装；或可用β－环糊精包合后混入。

（5）包装：应密封包装，干燥处贮藏，防止受潮，包装材料多采用不易透湿透气的复合铝塑袋。

2. 泡腾颗粒的制法

将泡腾崩解剂中有机酸与碳酸氢钠或碳酸钠分别与药材提取物混合制粒，干燥，再将两种颗粒混合均匀，整粒，包装于密闭的材料中，干燥处保存。

要点二　颗粒剂的质量要求

颗粒剂的质量应符合2010版《中国药典》的相关规定：

（1）外观：颗粒剂应干燥、粒径均匀、色泽一致，无吸潮、结块、潮解等现象。

（2）辅料用量：一般以清膏直接加适量辅料或药材细粉混匀制成的颗粒剂，辅料用量不超过清膏量的5倍；若将清膏干燥成细粉后加适量辅料或药材细粉混匀制成的颗粒剂，辅料用量不超过干膏量的2倍。

（3）粒度：除另有规定外，不能通过一号筛与能通过五号筛的总和不得超过15%。

（4）水分：除另有规定外，不得超过6.0%。

（5）溶化性：取供试品10g，加热水200ml，搅拌5分钟，不含药材原粉的可溶性颗粒应全部溶化，可有轻微浑浊。

（6）其他质量检查项目：装量差异、微生物限度等。

（于慧）

第十四单元　片剂

细目一　概述

要点一　片剂的特点

片剂系指药物与适宜赋形剂混匀压制而成的圆片状或异型片状的固体制剂。

1. 片剂的优点

（1）剂量准确，药物含量均匀。

（2）质量稳定，易氧化变质或潮解的药物可借助包衣加以保护，光线、水分、空气对其影响较小。

（3）携带、运输、服用、贮存方便。

（4）机械化生产，产量大，成本低，卫生易控制。

2. 片剂的缺点

（1）制备或贮藏不当会影响片剂的崩解、吸收。

（2）儿童和昏迷病人不易吞服。

（3）含挥发性成分的片剂贮存较久时含量下降。

要点二　片剂的分类

按给药途径结合制法与作用，分类如下：

1. 口服片

（1）普通压制片（素片）：系指药物与赋形剂混合后，经压制而成的片剂。一般不包衣的片剂多属此类。如葛根芩连片。

（2）包衣片：系指在压制片（常称片心）外包有衣膜的片剂。可分为糖衣片、薄膜衣片、肠溶衣片等。如盐酸黄连素片。

（3）咀嚼片：系指在口腔中咀嚼或吮服使片溶化后吞服的片剂。如干酵母片。

（4）泡腾片：系指含有碳酸氢钠和有机酸，遇水可产生二氧化碳气体而快速崩解的片剂。如大山楂泡腾片。

（5）分散片：系指遇水能迅速崩解均匀分散的片剂。可加水分散后口服，也可吮服或吞服。如复方阿司匹林分散片。

（6）多层片：系指由两层或多层组成的片剂。各层含不同药物，或各层药物相同而辅料不同，以避免复方药物间的配伍变化，或使药片在体内呈现不同的疗效，或改善片剂的外观。如复方氨茶碱片。

（7）其他：尚有缓释片、控释片、纸型片等。

2. 口腔用片剂

（1）口含片：系指含在口腔内缓缓溶解的片剂。如复方草珊瑚含片。

（2）舌下片：系指置于舌下使用的片剂。能在唾液中徐徐溶解，通过黏膜迅速吸收，可避免药物的首过作用。如硝酸甘油片。

3. 外用片

（1）阴道片：系指置于阴道内使用的片剂。如鱼腥草素泡腾片。

（2）外用溶液片：系指加适量水或缓冲液溶解，制成一定浓度供外用的片剂。常作消毒、洗涤及漱口用。如供消毒用的升汞片。

其他还有微囊片、植入片等。

4. 中药片剂的分类

按其原料特征可分为：

（1）提纯片：系指将处方中药材经过提取，得到单体或有效部位，以提纯物作为原料，加适宜的赋形剂制成的片剂。如北豆根片。

（2）全粉末片：系指将处方中全部药材粉碎成细粉作为原料，加适宜的赋形剂制成的片剂。如参茸片。

（3）全浸膏片：系指将处方中全部药材用适宜的溶剂和方法提取制得浸膏，加适宜的赋形剂制成的片剂。如穿心莲片。

（4）半浸膏片：系指将处方中部分药材经提取制得浸膏，与剩余药材细粉加适宜的赋形剂制成的片剂。如银翘解毒片。

细目二　片剂的赋形剂

要点一　稀释剂与吸收剂

片剂的赋形剂系指片剂中除主药以外的一切附加物料的总称，亦称辅料。按其用途分为稀释剂和吸收剂、湿润剂和黏合剂、崩解剂、润滑剂四类。

稀释剂和吸收剂统称为填充剂。稀释剂适用于主药剂量小于0.1g、含浸膏量多或黏性太大而制片困难者。吸收剂适用于含有较多挥发油、脂肪油或其他液体原料药者。

1. 淀粉

为最常用的稀释剂，亦可作为吸收剂和崩解剂。为白色细腻粉末，性质稳定，可吸水而不潮解，能与大多数药物配伍；不溶于冷水及乙醇，在水中加热到62℃ ~72℃可糊化。淀粉价廉易得，其中以玉米淀粉较为常用。

2. 糊精

为淀粉的水解产物，白色或微黄色的细粉；不溶于醇，微溶于水，能溶于沸水成黏胶状溶液。常与淀粉配合用作填充剂，兼有黏合剂作用。

3. 糖粉

为蔗糖细粉，味甜，溶于水，易吸潮结块。为片剂优良的稀释剂，兼有矫味和黏合作用。多用于口含片和咀嚼片。与淀粉、糊精配合使用，可代替乳糖。糖粉具有吸湿性，用量过多会使制粒、压片困难，久贮使片剂硬度增加。

4. 乳糖

为自动物乳中提取制成的白色结晶性粉末，略带甜味，溶于水而难溶于醇，性质稳定，可与大多数药物配伍；无吸湿性，具有良好的流动性、可压性，制成的片剂光洁美观，硬度适宜，对主药的含量测定影响小，久贮不延长片剂的崩解时限，是一种优良的稀释剂。

5. 硫酸钙

为白色或微黄色粉末，不溶于水，无吸湿性，性质稳定，可与大多数药物配伍；对油类有较强的吸收能力，并能降低药物的吸湿性。常用硫酸钙二水物作为片剂的吸收剂。硫酸钙半水物遇水易硬结，不宜选用。

6. 磷酸氢钙

为白色细微粉末或晶体，呈微碱性，具良好的稳定性和流动性。类似的还有磷酸钙，与磷酸氢钙性状相似，两者均无吸湿性，并有减轻药物吸湿性的作用。为中药浸出物、油类及含油浸膏的良好吸收剂。

7. 其他

氧化镁、碳酸钙、碳酸镁等均可作为吸收剂，适于含挥发油和脂肪油较多的中药制片。甘露醇可作为咀嚼片的稀释剂，常与糖粉配合使用，在口腔中有凉爽和甜味感。

要点二　润湿剂与黏合剂

润湿剂系指本身无黏性，但能润湿并诱发物料自身黏性的液体，适用于具有一定黏性的药料制粒压片。如乙醇和水。

黏合剂系指本身具有黏性，能使物料粘结成颗粒的辅料，适于无黏性或黏性不足的药料制粒压片。如淀粉浆、糖浆等。

常用的润湿剂与黏合剂如下：

1. 水

为润湿剂。由于水易造成结块，常与乙醇合用。不适用于易溶于水或易水解的药物。

2. 乙醇

为润湿剂。乙醇常用浓度为30%～70%。凡药物黏性较强或遇水易变质、颗粒干燥后过硬、片剂不易崩解的，均宜采用乙醇作为润湿剂。此外，中药浸膏粉、半浸膏粉制粒时及用大量淀粉、糊精或糖粉作赋形剂者，常用乙醇作润湿剂。乙醇浓度愈高，粉料被润湿后黏性愈小。

3. 淀粉浆（糊）

为常用黏合剂。浓度一般为8%～15%，以10%最为常用。能均匀地润湿片剂粉料，制出的片剂崩解性好；对药物的溶出影响小。适用于对湿热稳定，且本身不太松散的药物。

4. 糖浆、饴糖、炼蜜和液状葡萄糖

为黏合剂，黏性都很强，有吸湿性，适合于中药纤维性强的、或质地疏松的、或弹性较大的动物组织类药物。

5. 胶浆类

为黏合剂。黏合性强，压成的片剂硬度大，适用于可压性差的松散性药物或硬度要求大的口含片。如阿拉伯胶浆和明胶浆，常用浓度为10%～20%。

6. 纤维素衍生物

为黏合剂。如甲基纤维素、羧甲基纤维素钠、低取代羟丙基纤维素和羟丙基甲基纤维素等。常用浓度为5%左右。此外还有乙基纤维素，溶于乙醇而不溶于水，对片剂的崩解和释药有阻滞作用，可用作缓释制剂的辅料。

要点三　崩解剂

崩解剂系指能促使片剂在胃肠液中迅速崩解成小粒子的赋形剂。除口含片、舌下片、长效片和植入片外，一般片剂均需加入崩解剂。

1. 常用崩解剂

（1）干燥淀粉：为最常用的崩解剂。多用玉米淀粉，用量一般为处方量的5%～20%，用前100℃干燥1小时。本品适用于不溶性或微溶性药物的片剂。其缺点是可压性较差，流动性不好，故用量不宜过多。

（2）羧甲基淀粉钠（CMS－Na）：为优良的崩解剂。具良好的流动性和可压性；遇水后，体积可膨胀200～300倍；亦可作为直接压片的干燥黏合剂和崩解剂。适用于可溶性和不溶性药物。

（3）低取代羟丙基纤维素（L－HPC）：为良好的崩解剂。在水中不易溶解，但有强吸水性，吸水后容积膨胀度较淀粉大4.5倍，崩解作用好。

（4）泡腾崩解剂：通常由碳酸氢钠与枸橼酸或酒石酸组成，遇水产生二氧化碳气体而使片剂崩解。

（5）表面活性剂：为辅助崩解剂。能增加药物的润湿性，促进水分的渗入，促进片剂崩解。常用品种有聚山梨酯－80、月桂醇硫酸钠等。宜与干燥淀粉混合使用，以提高崩解效果。

2. 片剂崩解剂的加入方法

（1）内加法：崩解剂在制粒前加入，与黏合剂共存于颗粒中，崩解虽较迟缓，但颗粒易崩解成粉粒，有利于溶出。

（2）外加法：将崩解剂加到经整粒后的干颗粒中，崩解作用起自颗粒之间，崩解迅速，但颗粒不易崩解成粉粒，溶出稍差。

（3）内外加法：将部分崩解剂与药物混合制颗粒，另一部分加在干颗粒中，当片剂遇水时首先崩解成颗粒，然后颗粒再崩解成细粉。

要点四　润滑剂

润滑剂系指能增加颗粒流动性，减少颗粒与冲模内摩擦力，具有润滑作用的赋形剂，称为润滑剂。润滑剂应具有或兼有助流性、抗黏性、润滑性。

常用润滑剂有：

（1）硬脂酸镁（钙）：为白色细腻轻松粉末，润滑性强，附着性好。本品为疏水物，用量大会影响片剂崩解，适用于易吸湿的颗粒；它具弱碱性，不适用于遇碱不稳定的药物。一般用量为干颗粒的0.3%～1%。

（2）滑石粉：为白色至灰白色结晶性粉末，不溶于水，但具亲水性；有较好的润滑性和助流性。用量一般为干颗粒重的3%左右。

（3）氢化植物油：为良好的润滑剂。凡不宜用碱性润滑剂的药物，均可使用本品。

（4）聚乙二醇 4000 或 6000：为水溶性润滑剂，适用于溶液片或泡腾片。用量为1%～4%。

（5）微分硅胶：良好的助流剂。特别适用于油类和浸膏类药物。用量为0.15%～3%。

细目三　片剂的制备

要点一　制颗粒

片剂的制法可分为颗粒压片法和直接压片法两大类，目前以颗粒压片法应用最多。颗粒压片法又可分为湿法制粒压片法和干法制粒压片法。

制颗粒的目的是：增加物料的流动性，减小片剂重量差异；减少细粉吸附和容存的空气，防止药片松裂；避免因粒度、密度差异而引起的粉末分层；避免细粉飞扬，减少粘冲挂模现象。

1. 制软材

中药片剂应将原料适当处理、去粗取精，按原料特性可分为四种类型，即全粉末片、全浸膏片、半浸膏片和提纯片。其相应的制软材方法如下：

（1）全粉末片：即将处方全部药料细粉混匀后，加适量的润湿剂或黏合剂制软材。适用于贵重药、毒剧药、树脂类药或对湿热敏感的中药材。

（2）全浸膏片：若处方中药材有效部分（位）较明确，可将药材全部提取制成干浸膏，粉碎成干浸膏粉，以适宜浓度的乙醇为润湿剂制软材，制颗粒；或将干浸膏直接粉碎成40目左右的颗粒；亦可采用喷雾转动制粒。

（3）半浸膏片：即将处方中部分药材粉碎成细粉，其余药材制成稠浸膏，两者混合制粒。若黏性适中可直接制软材；若黏性不足，则加适量黏合剂制软材；若黏性过大，可将膏、油喷雾于干颗粒，密闭，渗透均匀；也可用β－环糊精包合或微囊化后制软材。

（4）提纯片：即提取有效成分混合物或单体，与适量稀释剂、崩解剂等混匀后，加入黏合剂或润湿剂制软材。适用于有效成分明确的中药材。

2. 制颗粒

制颗粒的方法可分为湿法制粒与干法制粒。湿法制粒是生产中常用制粒方法，可分为挤出制粒法、流化喷雾制粒法、滚转制粒法和喷雾干燥制粒法等。干法制粒因在制粒中不经过湿和热的处理，尤适用于对湿、热不稳定的药物，可分为滚压法和重压法。

3. 湿粒干燥

湿粒制成后应及时干燥，以免结块或变形。干燥温度一般为60℃～80℃，含挥发性及苷类成分或遇热不稳定的药物应控制在60℃以下。

4. 干颗粒的质量要求

（1）主药含量：按该片剂成品的检验方法进行测定。

（2）含水量：中药压片用干颗粒含水量一般为3%～5%；化学药干颗粒含水量为1%～3%，但个别品种可例外。

（3）颗粒大小、松紧度：应根据片重和药片直径来选择颗粒的粒度，大片可用较大颗粒，小片则用较小颗粒，否则会造成较大的片重差异。颗粒过硬，压片易产生麻面；松颗粒易碎成细粉，压片时易产生松片、裂片等。

5. 压片前干颗粒的处理

（1）整粒：系指干颗粒再次通过筛网使之分散成均匀干粒的操作。

（2）加挥发油或挥发性药物：常用方法：加入干颗粒中混匀；从干颗粒中筛出适量细粉吸收挥发油，再与其他干粒混匀；或用少量乙醇溶解后喷雾在颗粒上混匀。此三种方法应将加入挥发性成分的干颗粒立即置密闭容器内贮放数小时，使挥发性成分渗入颗粒。

若挥发油含量较多，可用适量吸收剂将油吸收后再混匀压片，亦可将挥发油微囊化或制成β－CD（β－环糊精）包合物加入。

（3）加润滑剂与崩解剂：润滑剂应在整粒后筛入干颗粒中，混匀即可。需加入崩解剂者在整粒时筛入干粒中混匀。

要点二　压片

中药片剂的一般制备工艺流程如下：

中药原料的处理→加辅料→混合→制颗粒→干燥→整粒→压片（包衣）→质检→包装

1. 计算片重

（1）根据颗粒重量计算片重，按下式计算：

单服颗粒重（g）＝干颗粒总重量（g）/单服次数

片重（g）＝单服颗粒重（g）/单服片数

干颗粒总重量（主药加辅料）应等于片数乘片重，即按下式计算：

片重＝（干颗粒重＋压片前加入的辅料重量）/理论片数

例 1 某药按 1000 付量投料，制成干颗粒重为 3000g，该药每日服 3 次，每次服用 3 片，压片前需加 0.3% 硬脂酸镁，问片重应为多少？

解：首先计算单服次数＝3×1000＝3000（次）

$$单服颗粒重（g）=\frac{干颗粒重+压片前加入的辅料重量}{单服次数}$$

$$=\frac{300+(3000\times 0.3\%)}{3000}=1.03(g)$$

$$片重(g)=\frac{单服颗粒重(g)}{单服片数}=\frac{1.03}{3}=0.34(g)$$

（2）根据药片或颗粒中的主药含量，按下式计算：

片重＝每片含主药含量（标示量）/干颗粒测得的主药百分含量（%）

例 2 盐酸硫胺片每片含盐酸硫胺为 0.01g，制得颗粒后（包括润滑剂在内），测得主药百分含量为 10%，求片重。

解：片重（g）$=\frac{0.01}{10\%}=0.1g$

2. 压片

压片方法一般分为湿法制粒压片法、干法制粒压片法和粉末直接压片法。压片时常用单冲压片机或旋转式压片机。

粉末直接压片法系指将药物粉末与适宜的辅料混匀后，不经过制颗粒而直接压片的方法。其优点是：无须制粒，缩短工序，降低成本；无湿热过程，提高了药物的稳定性，适用于对湿热不稳定的药物。但该法要求物料有良好的可压性和流动性，其主要通过辅料选择及改进设备性能解决。与制粒压片主要不同的是需加入：微晶纤维素和羧甲基纤维素钠等干燥黏合剂；微粉硅胶和氢氧化铝凝胶干粉等助流剂，微粉硅胶还兼有崩解作用。

细目四　片剂的包衣

要点一　片剂包衣的目的、特点和种类

1. 包衣的目的

片剂包衣是指在片剂表面包上一层物料，使片内药物与外界隔离。包上的物料称为“衣料”，被包的压制片称为“片心”，包成的片剂称为“包衣片”。片剂包衣的目的如下：

（1）增加药物的稳定性。防潮，避光，隔绝空气。

（2）掩盖药物的不良气味，避免或吞服后恶心、呕吐。

（3）控制药物释放的部位。如包肠溶衣，使药物在肠道释放和吸收，或防止胃酸或胃酶对药物的破坏、药物对胃的刺激。

（4）控制药物的释放速度。如利用包衣技术，制备缓释或控释片剂，减少服药次数，降低不良反应。

（5）改善片剂的外观，便于服用和识别。

2. 包衣的种类与特点

（1）糖衣：系指以蔗糖为主要材料的包衣。糖衣的特点：有一定防潮、隔绝空气的作用，可掩盖药物的不良气味，改善片剂的外观，易于吞服。

（2）薄膜衣：系指以高分子聚合物为主要材料、在片心外形成牢固薄膜的包衣，又称保护衣。

薄膜衣与糖衣相比具有以下优点：节省辅料，衣层薄而增重少；操作简化，生产周期短；衣层牢固强度好；对片剂崩解影响小。

缺点：有机溶媒耗量大；美观作用差，不能完全掩盖片剂原有色泽。因此可以包成半薄膜衣片以弥补不足，即先将片心包粉衣，待其棱角消失、色泽均匀后再包薄膜衣，为包糖衣和薄膜衣两种工艺的结合。

（3）肠溶衣：系指在37℃的人工胃液中2小时以内不崩解或溶解，而在人工肠液中1小时内崩解或溶解，并释放出药物的包衣。凡药物易被胃液（酶）所破坏或对胃有刺激性，或需要在肠道发挥疗效者，均需包肠溶衣，以使片剂安全通过胃而到达肠中崩解或溶解而发挥疗效。

要点二　包衣物料的种类

1. 糖衣物料

包括糖浆（有色糖浆）、胶浆、滑石粉、白蜡等。

（1）糖浆：浓度为65%～75%（g/g），用于粉衣层的黏结与糖衣层。

（2）有色糖浆：为含可溶性食用色素的糖浆。常用柠檬黄、日落黄、胭脂红、苋菜红、姜黄、亮蓝和靛蓝等，用量为0.03%左右，可单独或配合应用。

（3）胶浆：常用作黏结剂，可增加衣层黏性、塑性和牢固性，并对片心起保护作用，多用于包隔离层。常用品种有15%明胶浆、35%阿拉伯胶浆、4%白及胶浆及35%桃胶浆等。

（4）滑石粉：作为粉衣料，可增加片剂的洁白度和对油类的吸收，

（5）白蜡（虫蜡）：常与2%二甲基硅油熔融混匀后使用，用于糖衣片打光。

2. 薄膜衣料

常用有成膜材料、增塑剂、溶剂、着色剂与避光剂等；要求其应有良好的成膜性、可塑性，能形成牢固的薄膜。

（1）纤维素类及其衍生物：为常用成膜材料。如羟丙基甲基纤维素（HPMC），为应用最广泛的薄膜包衣材料，具有优良的成膜性，膜坚韧，不易粘连与破碎，性质稳定，对片剂崩解度影响小。羟丙基纤维素（HPC），成膜后黏性较大，包衣时易粘连，不易控制，

多与其他膜料混合使用。

（2）丙烯酸树脂类聚合物：为常用成膜材料。有胃溶型、肠溶型、不溶型等多种型号。国内产品丙烯酸树脂Ⅳ号是较理想的胃溶型薄膜材料。其成膜性、防水性优，无需加增塑剂，不易粘连。

（3）增塑剂：水溶性增塑剂有甘油、聚乙二醇、丙二醇；非水溶性增塑剂有蓖麻油、乙酰化甘油酸酯、邻苯二甲酸酯。

3. 肠溶衣料

要求必须具有在不同 pH 值溶液中溶解度不同的特性，可抵抗胃液的酸性侵蚀，而到达小肠时能迅速溶解或崩解。

（1）丙烯酸树脂Ⅱ号、Ⅲ号：丙烯酸树脂Ⅱ号和Ⅲ号溶于乙醇，不溶于水和酸，Ⅱ号在 pH6 以上、Ⅲ号在 pH7 以上成盐溶解。目前常用Ⅱ号和Ⅲ号混合液包衣，调整二者用量比例，可得到不同溶解性能的衣料。

（2）邻苯二甲酸醋酸纤维素（CAP）：常用肠溶衣料和防水隔离层衣料。成膜性好，性质稳定，可配成 8% ~12% 的丙酮（或丙酮与乙醇的混合液）溶液用于包肠溶衣。

（3）虫胶：俗称洋干漆，是昆虫分泌的一种天然树脂，20 世纪 30 年代曾被广泛用于包肠溶衣。

要点三　包衣方法

片剂包衣方法主要有滚转包衣法、流化床包衣法、压制包衣法。

1. 糖衣

常用滚转包衣法，也可用压制包衣法。包糖衣工序为：包隔离层、粉衣层、糖衣层、有色糖衣层及打光。

（1）隔离层：系指包在片心外的起隔离作用的胶状物衣层。将片心与糖衣层隔离，防止药物吸潮变质及糖衣被破坏。用于含吸湿性、易溶性或酸性药物的片剂。包隔离层物料多用胶浆或胶糖浆，另加少量滑石粉。一般包 4 ~5 层。

（2）粉衣层（粉底层）：系指使衣层迅速增厚，消除药片原有棱角，为包好糖衣层打基础的衣料层。包衣物料为糖浆及滑石粉等。不需包隔离层的片剂可直接包粉衣层。一般包 15 ~18 层。

（3）糖衣层：系指由糖浆缓缓干燥形成的蔗糖结晶体连接而成，增加衣层的牢固性和甜味，使片面形成坚实、平滑的衣料层。一般包 10 ~15 层。

（4）有色糖衣层：为增加美观，便于区别不同品种的色衣或色层。见光易分解破坏的药物包深色糖衣层有保护作用。先用浅色糖浆，颜色由浅渐深，易使色泽均匀。一般包 8 ~15层。

（5）打光：在包衣片衣层表面打上薄薄一层的虫蜡。使片衣表面光亮，且有防潮作用，

2. 薄膜衣

包薄膜衣可用滚转包衣法或流化床包衣法。

3. 肠溶衣

包肠溶衣常用滚转包衣法包衣。

细目五　片剂的质量检查

要点　质量检查项目

片剂的质量应符合2010年版《中国药典》一部的有关规定：除对主要药物的鉴别和含量测定外，片剂的主要质量检查项目有外观、重量差异、硬度、崩解时限或溶出度、微生物限度等。需注意：

（1）溶出度：系指片剂或胶囊剂等固体剂型中的药物在规定溶剂中溶出的速度和程度。凡测定溶出度的片剂不作崩解时限的检查。

（2）崩解时限：药材原粉片为30分钟；浸膏片、糖衣片、薄膜衣片为1小时；泡腾片为5分钟。

（于慧）

中药调剂学

第一单元　中药处方与处方应付

细目一　组方原则

要点一　处方

处方又称药方。广义的处方指载有药品名称、数量等内容和制备任何一种制剂的书面文件；狭义的处方指由注册的执业医师和执业助理医师（以下简称“医师”）在诊疗活动中为患者开具的、由药学专业技术人员审核、调配、核对，并作为发药凭证的医疗用药的医疗文书。中药处方是载有中药名称、数量、煎服用法等内容和制备任何中药制剂的书面文件，是医师辨证论治的书面记录和凭证，反映了医师的辨证理法和用药要求。它既是医师给中药调剂人员的书面通知，又是中药调剂工作的依据，也是计价、统计的凭证，具有法律意义，同时又具有技术上和经济上的意义。

要点二　君臣佐使

一张处方的组成，除在辨证论治的基础上选择合适的药物外，还必须严格遵循配伍组成的原则。通常应包括君、臣、佐、使四个方面。

1. 君药

针对发病原因或主症而起主要治疗作用的药物，它是处方中不可少的主要部分，药力居方中之首。

2. 臣药

协助主药以加强对主症治疗作用的药物或针对兼症起主要治疗作用的药物，它是处方中的辅助部分。

3. 佐药

有三个意义。一是佐助药，即配合君、臣药以加强治疗作用，或直接治疗各次要病症的药物；二是佐制药，即用以消除或减弱君、臣药的毒性，或制约其峻烈之性的药物；三是反佐药，即病重邪盛，可能拒药时，配用与君、臣药性味相反而又能在治疗中起相成作用的药物。

4. 使药

有两种意义，一是引经药，即能引方中诸药以达病所的药物。二是调和药，即具有调和诸药作用的药物。

要点三　处方配伍规律

每一个方剂的君药是必不可少的。而在简单方剂中，臣、佐、使药则不一定俱备。有些方剂的君药或臣药本身就兼有佐药或使药的作用；也有一些方剂由于组成比较复杂，则按药物的不同作用，或以主、次要部分来区别，而不分君、臣、佐、使。

药方的组成，不是单味药的药效相加或随意组合，而是有着严谨的法度和内在科学道理的。方剂是由药物组成的，是在辨证立法的基础上选择合适的药物组合成方。药物的功能各有所长，也各有所偏，通过合理的配伍，增强或改变其原有的功能，调其偏性，制其毒性，消除或减缓其对人体的不利因素，使各具特性的药物发挥综合作用。正所谓“药有个性之专长，方有合群之妙用”。调剂人员应当尽可能熟悉这些内容，才能使调剂工作正确无误。

细目二　处方类型

要点一　处方的意义

处方在技术、经济及法律上具有重要意义。

其技术意义在于处方写明了医师用药的名称、剂型、剂量及用法用量等信息，是药师配发药品和指导患者用药的重要依据。

其经济意义在于处方是表明患者已经缴纳药费的凭证，也是统计医疗药品消耗，预算采购药品的依据。

其法律意义在于在调查和处理医患纠纷时，处方是重要依据。若处方书写或调配错误而造成的医疗事故，医师或药剂人员应负法律责任。

要点二　处方类型

1. 根据不同时期或条件形成的药方，可以分为经方、时方、法定处方、协定协方、秘方、单方、验方等。

（1）经方：指《黄帝内经》、《伤寒杂病论》、《金匮要略》等经典著作中所记载的方剂。大多数方组方严谨，疗效确实，经长期临床实践沿用至今。

（2）时方：泛指从清代至今出现的方剂，它在经方基础上有很大发展。

（3）法定处方：见要点三。

（4）协定处方：见要点四。

（5）秘方：又称禁方。医疗上有独特疗效、不轻易外传（多系祖传）的药方。

（6）单方、验方：单方是配伍比较简单而有良好药效的方剂，往往只有一、二味药，力专效捷，服用简便；验方是指民间积累的经验方，简单而有效。这类方剂，均系民间流传并对某些疾病有效的药方。由于患者体质、病情各异，在使用时，最好有医师指导，以防发生意外。

2. 根据处方管理办法及相关药事管理法规，处方可分为麻醉药品处方、精神药品处方、普通处方、急诊处方、儿科处方等。

（1）麻醉处方：开写麻醉药品的特殊处方。

（2）精神药品处方：开写精神药品的特殊处方。

（3）普通处方：开写除麻醉药品、精神药品以外的其他药品的处方。

（4）急诊处方：开写急诊病人急需药品的处方。

（5）儿科处方：开写14周岁以下儿童患者所需药品的处方。

处方由各医疗机构按规定的格式统一印制。麻醉药品处方、急诊处方、儿科处方、普通处方的印刷用纸应分别为淡红色、淡黄色、淡绿色、白色。并在处方右上角以文字注明。

要点三　法定处方

国家药典、局颁标准中所收载的处方，它具有法律的约束力。如《中国药典》2010年版一部收载的成方制剂。

要点四　协定处方

由医院药房根据经常性医疗需要，与医师协商制定的方剂。此类处方多为配方数量多的处方，可做到预先配制与贮备，以加快配方速度，缩短病人候药时间。同时，还可减少忙乱造成的差错，提高工作效率，保证配方质量。

要点五　医师处方

又称医师临症处方，指医师根据辨证论治，临时所拟的处方。

细目三　处方格式

要点　处方格式和项目

医师书写处方应有一定的格式，规范的处方一般应包括以下项目内容。

1. 前记

包括医疗、预防、保健机构名称，处方编号，费别、患者姓名、性别、年龄、门诊或住院病历号，科别或病室和床位号、临床诊断、开具日期等，并可添列专科要求的项目。

2. 正文

是处方的重要部分，以Rp或R（拉丁文Recipe“请取”的缩写）标示，分列药品名称、规格、数量、用法用量。中药饮片处方应分列饮片名称、数量、煎煮方法和用法用量。

3. 后记

医师签名和（或）加盖专用签章，药品金额以及审核、调配、核对、发药的药学专业技术人员签名。

目前医疗机构的医师都采用以上的规定书写处方，并将病人的主诉、症状、脉象及医师诊断、处理方法等写在病史卡上，以便查考和复诊。

细目四　处方常用术语

要点一　处方常用术语及分类

医师处方，为了能简明反映一些药物规格或疗效特点，常采用不同术语。如医师在书写处方时，除写正式名称或一些别名外，常在药名前附加术语。也有隐于药名之内的，构成处方中的药物全名，以表达对药物炮制、产地、品种、质量等方面的不同要求。此外，医师处方还常在药名旁注一些术语（习称“脚注”），以表明需要特殊处理的药物。

1. 要求炮制类

炮制是医师按照中医药理论，根据病情不同，为发挥药效而提出的不同要求，包括炒、炙、煅、蒸、煨、煮等。如常用的炒焦白术、蜜炙甘草、煅龙骨、酒蒸地黄、煨豆蔻、醋煮芫花、焯杏仁等。此外，还有发酵、发芽、净提、干馏、制霜、水飞等，都是常用的中药炮制方法。

2. 要求修治类

修治是为了洁净药物，除去非药用部分及杂质，以便进一步加工处理或使之更好地发挥疗效。除筛选、剔除、洗漂等通常修治方法外，中药处方常常对某些药物有去除皮、壳、毛、芦、心、核、油及头、尾、足、翅、鳞等非药用部位的规定。如常用的桔梗、厚朴去皮；银杏、桃仁去皮壳；枇杷叶、金樱子去毛；人参、牛膝去芦；牡丹皮、地骨皮去心；山茱萸、诃子去核；巴豆、续随子去油；蕲蛇、乌梢蛇去头尾；斑蝥、红娘子去头翅；蛤蚧去头足、鳞片等。

3. 要求产地类

药物产地对药物疗效有密切关系，因此，医师根据病情需要，常在药名前标明产地，此称为“道地中药”。如安徽亳州的白芍、河南武陟的牛膝、浙江桐乡的杭菊等，均为著名的“道地中药”。

4. 要求产时、新陈类

药材的质量与采收季节相关。有的以陈久者为佳，有的以新鲜的为佳，中药处方对此常有不同要求。如绵茵陈、陈香橼、冬桑叶、陈皮、嫩桑枝、鲜芦根、鲜茅根等。

5. 要求颜色、气味类

药材的颜色和气味与药物的质量也有联系。如香白芷、苦杏仁、苦桔梗、紫丹参、红茜草、绿升麻、黑玄参等。

要点二　药引

中药药引为中医处方中的辅佐药，其作用有二：一是引药归经，即引导其他药物的药力达到病变部位或某一经脉，更好地发挥其治疗作用。二是协助药物，起辅助治疗作用。药引的来源甚广，品种繁多，主要有以下类型：

1. 药物类药引

这类药引又可分为两类。一类为引经报使类，如太阳病用防风、羌活、藁本为引，既是其他药物的“向导”，又能发挥自己的药效；一类为调和诸药类，如甘草、生姜、大枣等，麻黄汤中炙甘草调和诸药，便属于这种类型。

2. 食物类药引

主要有粳米、蛋黄、蛋清、蜂蜜、西瓜汁等。如白虎汤用粳米益胃养阴；凉膈散用蜂蜜既可缓和峻下，又能存胃津、润燥结，收“以下为清”之妙。

3. 其他类药引

主要有酒、醋、盐、茶叶、灯心草、荷梗、荷叶、西瓜翠衣、童便、金汁等。如仙方活命饮加酒煎服，取酒性善走，既可散瘀，又能协诸药以达病所；失笑散用醋调服，引药入肝经等。

要点三　处方脚注

中药的处方脚注是指医师开汤剂处方时在某味药的上角或下角处所加的简要要求。其作用是简明地指示调剂人员对该味药的饮片采取不同的处理方法。脚注的内容一般包括炮制法、煎法、服法等。常见的脚注术语有先煎、后下、包煎、另煎、冲服、烊化、打碎、炒制等。中国药典对需特殊处理的品种都有明确的规定。《处方管理办法》规定“药物调剂、煎煮的特殊要求注明在药品之后上方，并加括号，如布包、先煎、后下等；对药物的产地、炮制有特殊要求，应在药名之前写出。”

1. 先煎

（1）矿石类、贝壳类、动物角甲类饮片因质地坚硬，有效成分不易煎出，应打碎先煎30分钟，再与它药同煎。如生石膏、生磁石、生赭石、生紫石英、生寒水石、自然铜、生龙骨、生龙齿、生瓦楞子、生石决明、生牡蛎、生蛤壳、生珍珠母、龟甲、鳖甲、水牛角片、鹿角霜等。

（2）某些有毒饮片可经过先煎1～2小时，达到降低毒性或消除毒性的目的。如含毒性成分乌头碱的制川乌和制草乌，经1～2小时的煎煮，可使乌头碱分解为乌头次碱，进而分解为乌头原碱，使毒性大为降低。

2. 后下

（1）气味芳香、含挥发性成分的饮片不宜煎煮时间过久，以免有效成分散失。一般在其他群药煎好前5～10分钟入煎即可。如薄荷、砂仁、豆蔻、降香、沉香、鱼腥草等。

（2）含有久煎后有效成分易破坏的饮片也需后下，一般在其他群药煎好前10～15分钟入煎即可。如钩藤、苦杏仁、徐长卿、大黄等。

3. 包煎

（1）含黏液质较多的饮片在煎煮过程中易黏糊锅底，宜包煎。如车前子、葶苈子。

（2）富含绒毛的饮片宜包煎，以免脱落的绒毛混入煎液后刺激咽喉，引起咳嗽。如旋覆花、辛夷等。

（3）花粉等微小饮片因总表面积大、疏水性强，煎煮时宜包煎，避免漂浮影响有效成分的煎出。如蒲黄、海金沙、蛤粉、六一散等。

4. 另煎

一些贵重中药，为使其有效成分充分煎出及减少有效成分被其他药渣吸附引起的损失，需另器单独煎煮取汁，再将药渣并入其他群药合煎，然后将前后煎煮的药液混匀后分服，如人参、西洋参、西红花等。质地坚硬的贵重药，如羚羊角，应单独煎煮 2 ~ 3 小时取汁，再将其药渣并入群药中同煎，最后将前后不同煎煮的药液混匀分服。

5. 冲服

一些用量少、贵重的中药宜研成粉末用药液冲服，避免有效成分被其他药渣吸附而影响药效。如三七、鹿茸、羚羊角粉、紫河车、蕲蛇、金钱白花蛇、琥珀、雷丸、沉香等。

6. 烊化

一些胶类、蜜膏类中药不宜与群药同煎，以免煎液黏稠而影响其他有效成分的煎出及结底糊化。如阿胶、鹿角胶、鳖甲胶、龟鹿二仙胶、饴糖、蜂蜜等。可将此类药置于已煎好的药液中加热熔化后一起服用。也可将此类药置于容器内，加适量水，应用蒸汽加热熔化后，再与其他群药煎液混匀分服。

调剂人员应熟悉处方脚注的含义、特殊处理的方法和品种，调剂时单独包装后再与群药同包。对门诊病人在发药时要做特殊交代，为住院病人煎药时要严格执行煎煮操作常规，不可随意简化。值得注意的是对需特殊处理的饮片品种，即使处方中未加脚注也应按规定处理。

细目五　处方管理制度

要点　处方管理制度

卫生部、国家中医药管理局发布的《处方管理办法》和其他相应的法规条文中对处方的管理提出了要求。主要内容如下。

1. 凡具有执业医师资格或执业助理医师资格（在乡、民族乡、镇的医疗、预防、保健机构工作的执业助理医师）并在当地医疗主管部门注册、被所在医疗单位聘用者具有处方权。试用期的医师开具处方，须经所在医疗、预防、保健机构有处方权的执业医师审核、并签名或加盖专用签章后方有效。实习医师在上级医师指导下开处方，其处方必须经上级医师签名方可生效。处方医师的签名式样和专用签章必须与在药学部门留样备查的式样相一致，不得任意改动，否则应重新登记留样备案。

2. 处方字迹应当清楚，不得涂改。如有修改，必须在修改处签名及注明修改日期。

3. 处方一律用规范的中文或英文名称书写。医疗、预防、保健机构或医师、药师不得自行编制药品缩写名或用代号。书写药品名称、剂量、规格、用法、用量要准确规范，不得使用“遵医嘱”、“自用”等含糊不清字句。

4. 年龄必须写实足年龄，婴幼儿写日、月龄。必要时，婴幼儿要注明体重。西药、中成药、中药饮片要分别开具处方。西药、中成药处方，每一种药品须另起一行。每张处方不得超过五种药品。

5. 中药饮片处方的书写，可按君、臣、佐、使的顺序排列；药物调剂、煎煮的特殊要求注明在药品之后上方，并加括号，如布包、先煎、后下等；对药物的产地、炮制有特殊要求，应在药名之前写出。

6. 为便于药学专业技术人员审核处方，医师开具处方时，除特殊情况外必须注明临床诊断。开具处方后的空白处应画一斜线，以示处方完毕。

7. 处方审阅人员不得擅自修改处方，如遇缺药、超剂量、有配伍禁忌等特殊情况，需要修改处方，要退回医师修改并且在修改处签字后才能配方调剂。

8. 处方审阅人员必须对错误处方进行如实登记，定期报告院长或医务部门。药学专业技术人员对于不规范处方或不能判定其合法性的处方，不得调剂。

9. 开具麻醉药品、精神药品、医疗用毒性药品、放射性药品的处方须严格遵守有关法律、法规和规章的规定，防止差错事故发生。

10. 药学专业技术人员经处方审核后，认为存在用药安全问题时，应告知处方医师，请其确认或重新开具处方，并记录在处方调剂问题专用记录表上，经办药学专业技术人员应当签名，同时注明时间。药学专业技术人员发现药品滥用和用药失误，应拒绝调剂，并及时告知处方医师，但不得擅自更改或者配发代用药品。对于发生严重药品滥用和用药失误的处方，药学专业技术人员应当按有关规定报告。

11. 处方为开具当日有效。特殊情况下需延长有效期的，由开具处方的医师注明有效期限，但有效期最长不得超过3天。处方一般不得超过7日用量；急诊处方一般不得超过3日用量；对于某些慢性病、老年病或特殊情况，处方用量可适当延长，但医师必须注明理由。麻醉药品、精神药品、医疗用毒性药品、放射性药品的处方用量应当严格执行国家有关规定。开具麻醉药品处方时，应有病历记录。

12. 药品处方用量一般应按照药品说明书中的常用剂量使用，特殊情况需超剂量使用时，医师应应注明原因并再次签名。中成药处方的药品名称、剂型、规格、剂量应与所配发的药品名称、剂型、规格、剂量相一致。

13. 药品名称以《中华人民共和国药典》收载或药典委员会公布的《中国药品通用名称》或经国家批准的专利药品名为准。如无收载，可采用通用名或商品名。药名简写或缩写必须为国内通用写法。中成药和医院制剂品名的书写应当与正式批准的名称一致。

14. 处方中的药品剂量与数量一律用阿拉伯数字书写。剂量应当使用公制单位：重量以克（g）、毫克（mg）、微克（μg）、纳克（ng）为单位；容量以升（L）、毫升（ml）为单位；国际单位（IU）、单位（U）计算。片剂、丸剂、胶囊剂、冲剂分别以片、丸、粒、袋为单位；溶液剂以支、瓶为单位；软膏及霜剂以支、盒为单位；注射剂以支、瓶为单位，应注明含量；饮片以剂或付为单位。

15. 普通处方、急诊处方、儿科处方保存1年，医疗用毒性药品、精神药品及戒毒药品处方保留2年，麻醉药品处方保留3年。处方保存期满后，经医疗、预防、保健机构或药品零售企业主管领导批准、登记备案，方可销毁。

16. 含毒、麻中药处方，除写清一般处方内容外，必须注明病历号、病名及简要病情。麻醉中药处方的有关内容应造册登记。

17. 处方由各医疗机构按规定的格式统一印制。麻醉药品处方、急诊处方、儿科处方、普通处方的印刷用纸应分别为淡红色、淡黄色、淡绿色、白色。并在处方右上角以文字注明。贵重中药处方应逐日统计消耗，以便掌握库存。

18. 取得药学专业技术资格人员方可从事处方调剂、调配工作。非药学专业技术人员不得从事处方调剂、调配工作。具有药师以上药学专业技术职务任职资格的人员负责处方审核、评估、核对、发药以及安全用药指导。药士从事处方调配工作；确因工作需要，经培训考核合格后，也可以承担相应的药品调剂工作。

19. 调剂室及临床中药专业人员有权监督、审核处方，指导医师合理用药。

细目六　处方药品的规范化名称

中药品种繁多，中药名称复杂，由于历代文献记载的不同和地区差异，一种药物往往有几个、十几个乃至几十个名称。《处方管理办法》规定“药品名称以《中华人民共和国药典》收载或药典委员会公布的《中国药品通用名称》或经国家批准的专利药品名为准。如无收载，可采用通用名或商品名。药名简写或缩写必须为国内通用写法。中成药和医院制剂品名的书写应当与正式批准的名称一致”。

要点一　处方药品正名与应付常规

中药处方中直接写药物正名（或制、炙），常常需要付通过炒、炙、煅等炮制后的药品，使其更好地发挥治疗效应，减低或消除毒性。除处方中直接写药物名即应付切制饮片的品种外，现提供有关付药习惯、付药常规方面的资料，供调配处方时参考。

1. 直接写药物的正名或炒制时，即付清炒或炒的品种

牵牛子、紫苏子、王不留行、槐花、苍耳子、牛蒡子、决明子、冬瓜子、僵蚕、蛇蜕、神曲、麦芽、山楂、莱菔子、酸枣仁、薏苡仁、白术、枳壳、谷芽、芡实、半夏曲等。

2. 直接写药物的正名或炒制（炙）时，即付蜜制（炙）的品种

黄芪、马兜铃、桑皮、枇杷叶、瓜蒌子、槐角、罂粟壳、款冬花等。

3. 直接写药物的正名或炒制（炙）时，即付盐制（炙）的品种

橘核、蒺藜、车前子、小茴香、补骨脂、胡芦巴、益智仁、巴戟天、杜仲等。

4. 直接写药物的正名或炒制（炙）时，即付醋制（炙）的品种

香附、鸡内金、乳香、没药、五灵脂、延胡索、五味子、大戟、甘遂、芫花、商陆、莪术等。

5. 直接写药物正名或炒制时，即付滑石粉炒制品种

狗肾、牛鞭、鹿筋、鹿鞭、象皮、刺猬皮、水蛭等。

6. 直接写药物正名或炒制时，即付炒炭的品种

艾叶、地榆、炮姜、侧柏叶、蒲黄、杜仲、血余、棕榈等。

7. 直接写药物的正名或煅时，即付煅制的品种

龙骨、龙齿、牡蛎、磁石、赭石、海浮石、禹粮石、炉甘石、瓦楞子、花蕊石、自然铜、寒水石等。

8. 直接写药物的正名或炒制时，即付砂烫、蛤粉烫的品种

龟板、鳖甲、穿山甲、阿胶、狗脊、骨碎补等。

9. 直接写药物的正名或制（炙）时，即付姜汁制（炙）的品种

竹茹、厚朴、草果等。

10. 直接写药物的正名或制（炙）时，即付酒制（炙）的品种

熟地黄、山茱萸、肉苁蓉、黄精、女贞子等。

11. 直接写药物正名，即付炒黄的品种

麦芽、谷芽、山楂、牵牛子、紫苏子、莱菔子、王不留行、苍耳子、牛蒡子、白芥子、酸枣仁、决明子、扁豆、葶苈子、火麻仁、蔓荆子等。

12. 直接写药物正名，即付漂去咸味的品种

昆布、海藻、海螵蛸等。

此外，尚有直接写药物正名或制（炙）时，即付煨制及米泔、药汁制等，不一一列举。

要点二　处方药品合写与应付

医师处方时，将疗效基本相似，或起协同作用的两种或两种以上药物合成一个药名书写，称为“合写”，也称“并开”，调剂时，则应分别支付。兹将处方中常见的药名合写及应付药材，举例列表于下。

处方中常见药名合写与应付药材简表

合写名称	调配应付	合写名称	调配应付
全紫苏	紫苏子、紫苏叶、紫苏梗	赤白苓或二苓	赤苓、茯苓
茯苓神	赤苓、茯神	川草乌或二乌	制川乌、制草乌
苏藿梗	苏梗、藿梗	羌独活或二活	羌活、独活
橘红络	橘红、橘络	二风藤	青风藤、海风藤
青陈皮	青皮、陈皮	天麦冬或二冬	天冬、麦冬
杏苡仁	杏仁、薏苡仁	柴前胡或二胡	柴胡、前胡
川怀膝	川牛膝、怀牛膝	防风己或二防	防风、防己
乳没药	乳香、没药	生熟地或二地	生地、熟地
猪茯苓	猪苓、茯苓	白前胡	白前、前胡
藿佩兰	藿香、佩兰	知柏	知母、黄柏
砂蔻仁	砂仁、豆蔻仁	炒知柏	盐知母、盐黄柏
桃杏仁	桃仁、杏仁	盐知柏	盐知母、盐黄柏
二蒺藜	刺蒺藜、沙苑子	酒知柏	酒知母、酒黄柏
潼白蒺藜	刺蒺藜、沙苑子	谷麦芽或二芽	炒谷芽、炒麦芽
赤白芍或二芍	赤芍、白芍	生熟麦芽	生麦芽、炒麦芽
二母	知母、浙贝母	生熟谷芽	生谷芽、炒谷芽

续表

合写名称	调配应付	合写名称	调配应付
二丑	黑丑、白丑	生熟稻芽	生稻芽、炒稻芽
二决明	生石决明、决明子	生熟枣仁	生枣仁、炒枣仁
冬瓜皮子	冬瓜皮、冬瓜子	生熟薏米	生薏苡仁、炒薏苡仁
炒三仙	炒神曲、炒麦芽、炒山楂	生龙牡	生龙骨、生牡蛎
焦三仙	焦神曲、焦麦芽、焦山楂	龙牡	煅龙骨、煅牡蛎
焦四仙	焦神曲、焦麦芽、焦山楂、焦槟榔	金银花藤或忍冬花藤	金银花、金银藤
枳壳实	枳壳、枳实	腹皮子	大腹皮、生槟榔
荆防风	荆芥、防风	棱术	三棱、莪术
苍白术或二术	苍术、白术	芦茅根	芦根、茅根

注：凡用量写“各”字，二种药应各称此分量，如赤白芍各10g，则称赤芍10g，白芍10g；若只写赤白芍10g，则赤芍、白芍各称5g。

要点三　药品别名与应付

中药药名的写法，应以《中国药典》的正名为准。由于我国幅员辽阔，民族众多，语言繁杂，致使很多中药药名的用字、用音、用意等，都有很强的地方性。加上“药无正字”的旧习惯影响和社会上滥用、滥造不规范简化字的影响，因此，中药处方中的药名书写，除了用正名外，常常还有一些用别名的（也称偏名）。一般也有一定的来历和解释，如夜交藤、忍冬花等，现将常用中药的正名、处方用名（正名、别名、炮制品）、应付规格列表于下，供参阅。

中药名称与处方应付一览表

正名	处方用名	应付规格
丁公藤	丁公藤	丁公藤片
丁　香	丁香、公丁香、大花丁香、紫丁香	丁香
八角茴香	大茴香、八角茴香、八角、大料	八角茴香
人　参	人参、红参、园参	人参
	糖参	白糖参
人参叶	人参叶、参叶	人参叶
儿　茶	儿茶、孩儿茶、棕儿茶	儿茶
九里香	九里香、千里香、过山香、七里香	九里香
九香虫	九香虫、屁巴虫、打屁虫	清炒九香虫
刀　豆	刀豆、刀豆子、大刀豆	刀豆
万年青	冲天七、开口剑、万年青	万年青全草

续表

正 名	处方用名	应付规格
三 七	三七、参三七、旱三七、山漆、田七	三七、三七粉
三白草	三白草、白面姑、白舌骨、塘边藕	三白草
三 棱	三棱、荆三棱、山棱	麸炒三棱
	醋三棱	醋炙三棱
干 姜	干姜、干姜片	干姜片
炮 姜	炮姜、炮姜炭、姜炭、黑姜、干姜炭	炮姜
干 漆	干漆、干漆炭、煅干漆	干漆炭
土木香	土木香、藏木香、祁木香	土木香片
土贝母	土贝母、假贝母	土贝母
土荆皮	土荆皮、土槿皮、金钱松皮	土荆皮
土茯苓	土茯苓、冷饭团、仙遗粮	土茯苓
土鳖虫	土鳖虫、䗪虫、土元、地鳖	土鳖虫
大血藤	大血藤、红藤、红血藤、红藤片	大血藤
大青叶	大青叶、大青	大青叶
大 枣	大枣、干枣、红枣、小红枣、乌枣	大枣
大 黄	生大黄、大黄、川大黄、绵纹、川绵纹、川军	生大黄片
	酒大黄、酒炙大黄、酒军、炒大黄	酒炙大黄
	大黄炭、川军炭、锦纹炭、军炭	大黄炭
	熟大黄、酒炙熟大黄、熟军、炙军	酒炙熟大黄
	酒炙清宁片、清宁片	酒炙清宁片
大 蓟	大蓟、刺秸子、刺蓟、驴扎嘴	大蓟
	大蓟炭	大蓟炭
大腹皮	大腹皮、槟榔皮、大腹毛	大腹皮
山麦冬	山麦冬、湖北麦冬	山麦冬
山豆根	山豆根、广豆根、南豆根、南山豆根	山豆根
山 柰	山柰、香三柰	山柰
山茱萸	山茱萸、酒炙山茱萸、山萸、山萸肉、杭山萸、杭萸肉、枣皮	酒炙山茱萸（去核）
山 药	山药	生山药
	炒山药	麸炒山药
	土山药	土炒山药

续表

正　名	处方用名	应付规格
山　楂	生山楂、生楂片	生山楂片
	山楂	炒山楂
	焦山楂	焦山楂
山慈菇	山慈菇、毛慈菇、茅慈菇	山慈菇
千年健	千年健、千年见、一包针、年健	千年健
千金子	千金子、续随子	千金子
川木香	川木香	生川木香片
川木通	川木通、白木通	川木通
川贝母	川贝母、川贝、黄炉贝、青贝、松贝	川贝母
川牛膝	川牛膝	生川牛膝
	酒川牛膝	酒炙川牛膝
川　乌	生川乌	生川乌
制川乌	川乌、制川乌、乌头、川乌头	制川乌
川　芎	川芎、川芎片、芎䓖	生川芎
	酒川芎	酒炒川芎
川楝子	川楝子、金铃子、楝实	川楝子
广防己	防己、防己片、木防己、广防己	广防己片
广金钱草	广金钱草	广金钱草
广藿香	藿香、藿香咀、广藿香	藿香咀
	藿香梗	藿香梗
	藿香叶	藿香叶
女贞子	女贞子、冬青子	酒炙女贞子
小茴香	小茴香	盐炒小茴香
小通草	小通草	小通草咀
小　蓟	小蓟	生小蓟
	小蓟炭	小蓟炭
马齿苋	马齿苋、马舌菜、五行草	生马齿苋
马　勃	马勃、灰包	生马勃
马钱子	马钱子、制马钱子、番木鳖	炙马钱子
	马钱子粉	炙马钱子粉
马兜铃	生马兜铃	生马兜铃
	马兜铃、炙马兜、炙兜铃、蜜兜铃	蜜炙马兜铃

续表

正　名	处方用名	应付规格
马鞭草	马鞭草	生马鞭草
天仙子	天仙子、莨菪子	生天仙子
天仙藤	天仙藤、马兜铃藤	天仙藤
天　冬	天门冬、天冬、明天冬	天冬
天竺黄	天竺黄、竺黄、竺黄精、竹黄	天竺黄
天花粉	天花粉、花粉、栝楼根、瓜蒌根	天花粉
天南星	天南星、炙南星、南星	制天南星
	生天南星	生天南星
天　麻	天麻	天麻片
天葵子	天葵子、紫背天葵	天葵子
木　瓜	木瓜、宣木瓜、木瓜片	木瓜片
木　香	木香、广木香、云木香	木香片
	煨木香	煨木香片
木　贼	木贼、木贼草	木贼
木蝴蝶	木蝴蝶、千张纸、玉蝴蝶	木蝴蝶
木鳖子	木鳖子、木别子	生木鳖子
瓦楞子	瓦楞子	煅瓦楞子
	生瓦楞子	生瓦楞子
王不留行	王不留行	炒王不留行
	生王不留行	生王不留行
五加皮	五加皮	生五加皮
五味子	五味子、北五味、辽五味、炙五味子	醋炙五味子
五倍子	五倍子	生五倍子
车前子	车前子、炒车前子、盐车前子	盐炙车前子
太子参	太子参、童参、孩儿参	生太子参
化橘红	橘红、化橘红	生橘红
	炙橘红	蜜炙化橘红
毛诃子	生诃子	生诃子
	诃子	诃子肉
牛　黄	牛黄、丑宝、犀黄	牛黄
牛蒡子	牛蒡子、牛子、牛蒡、鼠黏子、恶实、大力子	炒牛蒡子
牛　膝	牛膝、怀牛膝	牛膝

续表

正　名	处方用名	应付规格
升　麻	升麻、绿升麻	升麻
	炙升麻	蜜炙升麻
	升麻炭	升麻炭
片姜黄	片姜黄	生片姜黄
乌　药	乌药、台乌药、乌药片	乌药
乌梢蛇	乌梢蛇	酒炙乌梢蛇
乌　梅	乌梅、酸梅	乌梅
	乌梅肉	乌梅肉
	乌梅炭	乌梅炭
丹　参	丹参、紫丹参	丹参
	酒丹参、炙丹参	酒炙丹参
月季花	月季花	生月季花
火麻仁	火麻仁	生火麻仁
巴　豆	生巴豆、肥鼠子	生巴豆
	巴豆霜	巴豆霜
巴戟天	巴戟肉、巴戟、炙巴戟、炙巴戟天	甘草水制巴戟天
水牛角	水牛角	生水牛角粉
水红花子	水红花子	生水红花子
水　蛭	水蛭	烫水蛭
功劳木	功劳木	生功劳木块或片
艾　叶	艾叶、艾叶炭	艾叶炭
	生艾叶	生艾叶
	鲜艾叶	鲜品艾叶
	艾绒	艾绒
	艾条	艾条
平贝母	平贝母	生平贝母
玉　竹	玉竹、葳蕤、肥玉竹	生玉竹
甘松	甘松	甘松段
甘草	甘草	生甘草
	炙甘草	蜜炙甘草
甘　遂	甘遂	醋炙甘遂
	生甘遂	生甘遂

续表

正　名	处方用名	应付规格
石　韦	石韦	生石韦丝
石决明	石决明	生石决明
	煅石决明	煅石决明
石菖蒲	石菖蒲	生石菖蒲片
石　斛	石斛	干石斛咀
	鲜石斛	鲜品石斛
石榴皮	石榴皮	生石榴皮
	石榴皮炭	石榴皮炭
石　膏	石膏	生石膏
	煅石膏	煅石膏
龙　胆	龙胆草、龙胆、胆草、坚龙胆	生龙胆草
	胆草炭、龙胆炭	龙胆炭
龙眼肉	桂圆肉、龙眼肉	净生龙眼肉
北豆根	北豆根、蝙蝠葛根	北豆根片
北沙参	北沙参、莱阳沙参、辽沙参	生北沙参
仙　茅	生仙茅	生仙茅
仙鹤草	仙鹤草、龙牙草	生干仙鹤草
冬瓜皮	冬瓜皮	生冬瓜皮
冬虫夏草	冬虫夏草、虫草、冬虫草	冬虫夏草
冬葵子	冬葵果、冬葵子	冬葵子
生　姜	生姜	生姜片
	煨生姜	煨制生姜
白头翁	白头翁	白头翁片
白　芍	白芍	生白芍
	酒白芍	酒炙白芍片
	炒白芍	清炒白芍片
白　芷	白芷、香白芷、杭白芷、川白芷	生白芷片
白附子	白附子	姜矾制白附子片
	生白附子	生白附片
白茅根	白茅根	生干白茅根
	鲜茅根	鲜品茅根

续表

正　名	处方用名	应付规格
白　矾	白矾、明矾	生白矾粉
	枯矾	煅白矾粉
白　及	白及	白及片
	白及粉	白及粉
白　果	生白果	生白果
	炒白果、白果仁、银杏仁	清炒白果
白术	白术	麸炒白术
	焦白术	炒焦白术
	土白术	土炒白术
	于术	于潜野白术
白前	白前	生白前
	炙白前	蜜炙白前
白扁豆	生白扁豆	生白扁豆
	白扁豆、炒白扁豆	清炒白扁豆
白蔹	白蔹	生白蔹片
白鲜皮	白鲜皮	生白鲜皮
白薇	白薇	生白薇
	炙白薇	蜜炙白薇
瓜蒌	瓜蒌、全瓜蒌	瓜蒌丝
瓜蒌子	瓜蒌仁、瓜蒌子、蒌仁	炒瓜蒌子
瓜蒌皮	瓜蒌皮	瓜蒌丝
玄明粉	玄明粉、风化硝	生玄明粉
玄参	元参、玄参、黑元参	生玄参片
半边莲	半边莲	生半边莲
半枝莲	半枝莲	生半枝莲
半　夏	生半夏	生品半夏
	清半夏	矾制半夏
	姜半夏	姜矾制半夏
	半夏、法半夏	法半夏
丝瓜络	丝瓜络	生丝瓜络
地龙	地龙	生地龙
地枫皮	钻地风、地风、地枫	生地枫皮

续表

正　名	处方用名	应付规格
地肤子	地肤子	生地肤子
地骨皮	枸根皮、地骨皮	生地骨皮
地　黄	地黄、生地、生地黄	干生地黄
	鲜地黄	鲜品地黄
	生地炭	炒地黄炭
熟地黄	熟地、熟地黄	熟地黄片
	熟地炭	熟地黄炭
地榆	地榆炭、地榆	地榆炭
	生地榆	生地榆片
地锦草	地锦草、血见愁	生地锦草
芒硝	芒硝	净芒硝
老鹳草	老鹳草	生老鹳草
西洋参	洋参、花旗参、西洋参	西洋参
西红花	西红花、藏红花、番红花	西红花
百合	百合	生百合
	炙百合	蜜炙百合
百部	百部	生百部
	炙百部	蜜炙百部
当归	当归	全当归片
	酒当归	酒炙当归片
	当归炭	炒当归炭
	当归身	去芦尾当归片
	归尾	当归尾
肉豆蔻	肉蔻、玉果、肉豆蔻、煨肉豆蔻	煨肉豆蔻
肉苁蓉	大芸、寸芸、肉苁蓉、酒苁蓉	酒炙肉苁蓉
肉桂	紫桂、官桂、桂心、肉桂	生肉桂
竹节参	竹节参、竹节三七	生竹节参
竹茹	竹茹	生竹茹
	姜竹茹	姜汁竹茹
朱砂	辰砂、朱砂、朱砂粉	朱砂粉
伊贝母	伊贝、伊贝母	生伊贝母
华山参	华山参	生华山参

续表

正　名	处方用名	应付规格
延胡索	元胡、延胡索、醋元胡、炒元胡	醋炙延胡索
自然铜	自然铜	煅后醋淬自然铜
血余炭	血余、血余炭	血余炭
全蝎	淡全蝎、全蝎、全虫	盐水制全蝎
合欢皮	合欢皮	合欢皮丝
合欢花	合欢花	生合欢花
灯心草	灯心草	生灯心草
	灯心炭	煅灯心炭
	朱灯心	朱砂拌灯心草
决明子	决明子、草决明	炒决明子
	生决明子	生决明子
冰片	冰片、梅片、梅花冰片、龙脑香、艾片	冰片粉
安息香	息香、安息香	生安息香
防己	粉防己、汉防己、防己	生防己片
防风	口防风、防风、北防风	生防风片
红大戟	大戟、炙大戟	醋炙大戟
	生大戟	生大戟
红花	草红花、红花	生红花
红芪	红芪	炙红芪片
	生红芪	生红芪片
麦冬	麦冬	生麦冬
	炙麦冬	蜜炙麦冬
	朱麦冬	朱砂拌麦冬
麦芽	麦芽、炒麦芽	炒麦芽
	焦麦芽	焦麦芽
	生麦芽	生麦芽
远志	远志、制远志、远志肉	甘草水制远志
	朱远志	朱砂拌远志
杜仲	杜仲、炒杜仲	盐水炒杜仲
	生杜仲	生杜仲
豆蔻	白豆蔻、白蔻仁、豆蔻	白豆蔻

续表

正　名	处方用名	应付规格
芫花	芫花、炙芫花、醋芫花	醋炙芫花
	生芫花	生芫花
花椒	花椒、川椒、蜀椒	生花椒
花蕊石	花蕊石、煅花蕊石	煅花蕊石
	生花蕊石	生花蕊石
芥子	芥子、白芥子、芥茉子	炒芥子
	生芥子	生芥子
苍术	苍术、茅苍术、关苍术、北苍术	麸炒苍术
苍耳子	苍耳子、炒苍耳子、苍耳	炒苍耳子
芡实	芡实、芡实米、鸡头米	麸炒芡实
芦荟	洋芦荟、老芦荟	芦荟
芦根	芦根、苇根、苇茎	芦根干品
	鲜芦根	鲜芦根
苏木	苏木、苏木花	苏木生品
苏合香	苏合香	苏合香精制品
赤小豆	红小豆、赤小豆、红豆	赤小豆
赤石脂	煅赤石脂、煅石脂、石脂、赤石脂	煅赤石脂
赤芍	赤芍、赤芍药、山赤芍	赤芍片
两头尖	两头尖、竹节香附	生两头尖
两面针	两面针、入地金牛、双面针、两背针	生两面针
连钱草	连钱草、落地金钱	生连钱草
连翘	连翘、老翘、青翘	连翘生品
吴茱萸	吴茱萸、吴萸、制吴茱萸	甘草制吴茱萸
牡丹皮	牡丹皮、丹皮、粉丹皮	生牡丹皮
	丹皮炭	牡丹皮炭
牡蛎	牡蛎、煅牡蛎、牡蛎壳	煅牡蛎
	生牡蛎	生牡蛎
何首乌	何首乌、首乌、制首乌、制何首乌	黑豆汁制何首乌
	生何首乌	生何首乌
伸筋草	伸筋草、舒筋草、狮子草	生伸筋草
佛手	佛手片、川佛手、广佛手、佛手	生佛手丝
皂角刺	皂角刺、皂刺、皂刺针、天丁	皂角刺

续表

正　名	处方用名	应付规格
谷芽	谷芽、炒谷芽、香谷芽	炒谷芽
	焦谷芽	炒焦谷芽
	生谷芽	生谷芽
谷精草	谷精草、谷草珠	谷精草
龟甲	龟板、炙龟甲、龟甲	砂烫醋淬龟板
辛夷	辛夷、辛夷花、木笔花、玉兰花	辛夷
沙苑子	沙苑子、沙蒺藜、沙苑藜、潼蒺藜	盐炙沙苑子
沉香	沉香、沉香木	沉香丁
	沉香粉	沉香粉
羌活	羌活、川羌、西羌活	羌活
诃子	诃子、诃子肉、诃黎勒	诃子肉
补骨脂	补骨脂、破故纸、故纸、盐骨脂	盐炙补骨脂
阿魏	阿魏、臭阿魏	阿魏
陈皮	陈皮、橘皮、广陈皮、新会皮	橘皮丝
附子	附子、黑附子、炮附子、黑顺皮	黑附片
	白附片	白附片
	盐附子	盐附子片
忍冬藤	忍冬藤、金银藤、双花藤	忍冬藤
鸡内金	鸡内金、鸡肫内金、炒鸡内金	醋炙鸡内金
鸡血藤	鸡血藤	鸡血藤片
鸡骨草	鸡骨草、红母鸡草	鸡骨草
鸡冠花	鸡冠花、鸡公花	鸡冠花
玫瑰花	玫瑰花	玫瑰花蕾
青风藤	青风藤、大风藤、排风藤	青风藤片
青叶胆	青叶胆、青叶丹、肝炎草	青叶胆
青皮	青皮、均青皮、醋青皮	醋青皮
青葙子	青葙子	生青葙子
青蒿	青蒿、蒿子、臭蒿	青蒿
青黛	青黛靛、蓝靛	青黛
青礞石	青礞石、礞石、煅青礞石	煅青礞石
枇杷叶	枇杷叶、杷叶、炙杷叶、广杷叶	蜜炙枇杷叶
板蓝根	板蓝根、板蓝根片	板蓝根片

续表

正 名	处方用名	应付规格
松花粉	松花粉	松花粉（细粉）
刺五加	刺五加	刺五加
苦木	苦木、苦胆木、苦皮树	苦木
苦杏仁	苦杏仁、杏仁、炒杏仁	炒杏仁
苦参	苦参、野槐、地槐	苦参
苦楝皮	苦楝皮、苦楝、苦楝子	苦楝皮
苘麻子	苘麻子、青麻子、白麻子	苘麻子
郁李仁	郁李仁、李仁、小李仁	郁李仁
郁金	郁金、玉金、郁金片、广郁金	郁金片
	醋郁金	醋炙郁金
虎杖	虎杖、虎杖根、斑枝根	虎杖片
明党参	明党参	生明党参
岩白菜	岩壁菜、岩白菜、石白菜	岩白菜
昆布	昆布、裙带菜	昆布丝
罗布麻叶	罗布麻	罗布麻叶
罗汉果	罗汉果	罗汉果
知母	知母、毛知母、肥知母、生知母	知母片
	盐知母	盐炙知母
委陵菜	山萝卜、蛤蟆草、委陵菜、翻白草	委陵菜
垂盆草	垂盆草、狗牙齿、佛甲草	垂盆草
使君子	使君子、留球子	生使君子
侧柏叶	侧柏叶、侧柏、侧柏炭	侧柏炭
	生侧柏叶	生侧柏叶
佩兰	佩兰、佩兰叶、香佩兰	佩兰
金沸草	金沸草、旋覆花秧	金沸草
金果榄	金果榄、金牛胆、青牛胆	金果榄
金钱草	金钱草、铜钱草、路边草、过路黄、对坐草	金钱草
金银花	银花、二花、双花、金银花	金银花
金樱子	金樱子、倒挂金钩	金樱子
	炙金樱子	蜜炙金樱子
狗脊	狗脊、烫狗脊、金毛狗脊、金狗脊	砂烫狗脊
鱼腥草	鱼腥草、臭草	鱼腥草

续表

正　名	处方用名	应付规格
京大戟	京大戟、大戟、草大戟、红芽大戟	醋炙京大戟
炉甘石	炉甘石、浮水甘石、龙脑甘石	煅炉甘石
泽泻	泽泻、建泽泻、福泽泻	泽泻片
	炒泽泻、盐泽泻	盐炙泽泻
卷柏	卷柏、还魂草	生卷柏
	卷柏炭	卷柏炭
珍珠母	珍珠母、真珠母、煅珍珠母	煅珍珠母
枳壳	枳壳、炒枳壳、川枳壳	麸炒枳壳
枳实	枳实、小枳实、炒炽实	麸炒枳实
柏子仁	柏子仁、柏仁	柏子仁
栀子	生栀子	生栀子
	栀子、炒栀子	姜炒栀子
	焦栀子	炒焦栀子
胡芦巴	胡芦巴、芦巴子	盐炙胡芦巴
荆芥	全荆芥、荆芥	荆芥
南沙参	南沙参、空沙参、泡沙参	南沙参生品
	米炒南沙参	米炒南沙参
南鹤虱	鹤虱、北鹤虱、天名精子	生鹤虱
草乌	草乌、制草乌、草乌头	制草乌
	生草乌	生草乌
草果	草果、炒草果、草果仁、炒草果仁	炒草果
茜草	茜草、红茜草	生茜草
	茜草炭	茜草炭
荜澄茄	荜澄茄、山鸡椒	荜澄茄
茯苓	茯苓、云苓、白茯苓	茯苓片
	朱茯苓	朱砂拌茯苓
砂仁	砂仁、广砂仁、砂米、缩砂仁	砂仁
牵牛子	白牵牛子、炒白牵牛子、白丑、炒白丑、二丑、黑白丑	炒牵牛子
厚朴	厚朴、炙厚朴、川厚朴、川朴、温朴、紫油厚朴、姜厚朴	姜汁炙厚朴丝
威灵仙	威灵仙、灵仙、铁丝灵仙、铁脚灵仙	威灵仙

续表

正　名	处方用名	应付规格
骨碎补	申姜、毛姜、骨碎补	砂烫骨碎补
钩藤	钩藤、双钩、双钩藤	钩藤
钟乳石	钟乳石、煅钟乳石、石钟乳	煅钟乳石
香加皮	香加皮、北五加、杠柳皮	香加皮
香附	香附、醋炙香附、醋香附、香附子、炙香附、炒香附、莎草根	醋炙香附
香橼	陈香橼、香橼、香元	香橼丝
重楼	重楼、蚤休	重楼片
禹余粮	禹余粮、禹粮石	煅禹余粮
独活	独活、川独活、大活、西大活	生独活片
胖大海	胖大海、大海、安南子、蓬大海	胖大海
洋金花	曼陀罗花、凤茄花、洋金花	生洋金花
前胡	前胡、信前胡	生前胡片
	炙前胡	蜜炙前胡
首乌藤	夜交藤、首乌藤、何首乌藤	首乌藤
穿山甲	穿山甲、山甲片、山甲珠、炮山甲	砂烫醋淬穿山甲
姜黄	姜黄	姜黄片
珠子参	珠子参、珠参、珠儿参	珠子参
秦艽	秦艽、西秦艽、左秦艽、大秦艽	秦艽段
秦皮	秦皮、白蜡树皮、苦枥白蜡树皮	秦皮丝
桔梗	桔梗、北桔梗、南桔梗、苦桔梗、玉桔梗	桔梗片
桃仁	桃仁、山桃仁、净桃仁、桃仁泥	炒桃仁
莱菔子	莱菔子、炒莱菔子、萝卜子、炒卜子	炒莱菔子
莲子	莲子、莲子白、建莲肉、莲实	莲子肉
夏枯草	夏枯草、夏枯球	夏枯草
莲房	莲房	生莲房
	莲房炭	莲房炭
莪术	莪术、文术、醋莪术	醋炙莪术
	生莪术	生莪术
荷叶	荷叶	荷叶丝
	荷叶炭	荷叶炭

续表

正　名	处方用名	应付规格
柴胡	柴胡	北柴胡片
	醋柴胡	醋炙柴胡
	南柴胡	南柴胡
党参	党参、文党、潞党	生党参咀
	米炒党参	米炒党参
	炙党参	蜜炙党参
浙贝母	大贝、象贝、浙贝、东贝、珠贝	浙贝母片
海螵蛸	乌贼骨、鱼骨、海螵蛸	海螵蛸块
海藻	海藻	漂海藻丝
益智	益智仁	盐炙益智仁
预知子	预知子、八月札	生预知子
桑叶	桑叶、霜桑叶、冬桑叶	生桑叶
	炙桑叶	蜜炙桑叶
桑白皮	桑白皮、炙桑白皮、炙桑皮、桑根白皮	蜜炙桑白皮
	生桑皮、生桑白皮	生桑白皮
桑螵蛸	桑蛸、桑螵蛸	蒸桑螵蛸
菟丝子	生菟丝子	生菟丝子
黄芩	黄芩、枯芩	生黄芩
	炒黄芩、酒黄芩	酒炙黄芩
	黄芩炭	黄芩炭
黄连	黄连、味连、雅连、川连、云连	生黄连
	酒黄连、酒川连	酒炙黄连
	姜黄连、姜连	姜汁炙黄连
	萸黄连、萸连	吴茱萸制黄连
	黄连炭、川连炭	黄连炭
黄柏	黄柏	生黄柏丝
	酒黄柏、酒柏	酒黄柏
	盐黄柏、炒黄柏	盐炒黄柏
	黄柏炭、川柏炭	黄柏炭
黄芪	黄芪、炙黄芪	蜜炙黄芪
	生黄芪	生黄芪片
黄精	黄精、炙黄精	酒炙黄精

续表

正　名	处方用名	应付规格
常山	生常山	生常山片
	炒常山	炒常山片
蛇蜕	蛇蜕、龙衣	酒炙蛇蜕
旋覆花	旋覆花、金沸花	蜜炙旋覆花
商陆	商陆	醋炙商陆
鹿茸	鹿茸、黄毛鹿茸	梅花鹿茸
	青毛鹿茸	马鹿茸
麻黄	麻黄、生麻黄	麻黄咀
	炙麻黄	蜜炙麻黄
	麻黄绒	生麻黄绒
淫羊藿	淫羊藿、仙灵脾、炙淫羊藿	羊油脂制淫羊藿
贯众	绵马贯众、贯众	生贯众片
	贯众炭	贯众炭
绵萆薢	萆薢	生萆薢片
	粉萆薢	生粉萆薢片
斑蝥	斑蝥	生斑蝥
棕榈	棕板、棕边、陈棕炭、棕边炭	棕榈炭
款冬花	款冬花、冬花、连三朵	生款冬花
	炙冬花、炙款冬花	蜜炙款冬花
葛根	葛根、粉葛根	生葛根片
	煨葛根	煨葛根
雄黄	雄黄	雄黄粉
紫石英	紫石英	醋煅紫石英
紫菀	紫菀	生紫菀片
	炙紫菀	蜜炙紫菀
蛤壳	蛤壳	生蛤壳
	煅蛤壳	煅蛤壳粉
	蛤粉	煅蛤壳粉
椿皮	椿皮、椿根皮	麸炒椿根皮
槐花	槐角	蜜炙槐角
	生槐角	生槐角
蒺藜	白蒺藜、刺蒺藜、炒蒺藜	盐炒白蒺藜

续表

正　名	处方用名	应付规格
蒲黄	蒲黄、蒲黄炭	蒲黄炭
	生蒲黄	生蒲黄
蜈蚣	蜈蚣	焙全蜈蚣
榧子	榧子	榧子仁
槟榔	大白、大腹子、槟榔	生槟榔片
	焦槟榔	炒焦槟榔
酸枣仁	酸枣仁、炒枣仁、炒酸枣仁	生酸枣仁
	生酸枣仁、生枣仁	生酸枣仁
蔓荆子	蔓荆子	炒蔓荆子
磁石	磁石	煅磁石
罂粟壳	罂粟壳、米壳、炙罂粟壳、炙米壳	蜜炙罂粟壳
赭石	代赭石、赭石、煅赭石	醋淬赭石
蕲蛇	蕲蛇、白花蛇、五步蛇	酒炙蕲蛇
稻芽	稻芽、炒稻芽	清炒稻芽
	生稻芽	生稻芽
	焦稻芽	炒焦稻芽
僵蚕	天虫、白僵蚕、炒僵蚕	麸炒僵蚕
橘核	橘核	盐炙橘核
薏苡仁	薏米、苡仁、炒苡仁	麸炒薏苡仁
	生薏米、生薏仁、生苡仁	生薏苡仁
	焦薏米	炒焦薏苡仁
	土薏米	土炒薏苡仁
藕节	藕节	生藕节片
	藕节炭	藕节炭
覆盆子	覆盆子、复盆子	生覆盆子
蟾酥	蟾酥	蟾酥加工品
鳖甲	鳖甲、别甲、炙鳖甲	砂烫醋淬鳖甲
	生鳖甲	生鳖甲
麝香	寸香、当门子、脐香、元寸、麝香	麝香仁

（卜训生）

第二单元　中药配伍及用药禁忌

细目一　中药配伍

要点一　中药配伍及临床意义

中药有多种功能，如定向作用，欲发挥其一方面的作用，就要讲究配伍。如麻黄具有辛温解表、宣肺平喘、利水消肿的功能，若发挥其定向作用，则需通过配伍去实现，发散风寒配桂枝，可增强发汗解表的作用；宣肺平喘配杏仁；利水消肿配白术。

配伍就是根据治疗的需要和药物的性能，有选择地将两种或两种以上的药物合理地配合起来应用，以适应复杂的病情。疾病在发展过程中是复杂多变的，有数病相兼或虚实并见，仅凭单味药不能兼顾全面，必须把多种药物配合起来应用，所以中药的应用多为复方，中药的配伍应用是中药的又一特色。药物之间选用有利的配伍调和组成方剂。

药物之间通过配伍实现相互作用关系，可协调药物的偏性，增强药物的疗效，或抑制药物的毒副作用。但配伍不当，也会影响疗效，甚至产生不良反应。

要点二　中药“七情”

对药物之间的配伍宜忌和相互作用，古代医家归纳出七种情况，称为中药配伍“七情”，即单行、相须、相使、相畏、相杀、相恶、相反。其中除单行之外，均是阐述了药物的配伍关系。

1. 单行

就是用一味药治疗疾病。如独参汤用人参一味，大补元气，治疗虚脱证，以及许多行之有效的单方，如马齿苋治疗痢疾等。

2. 相须

即用两种以上功效相似的药物配伍使用，以发挥协同作用，增强疗效。如党参配黄芪，以增强补气之功；大黄配芒硝，以增强其泻下作用。

3. 相使

即辅药配合主药，互相增强作用。其性味功用一般有某种共性。如脾虚水肿，用黄芪配茯苓，可以加强补气健脾利水的作用；风寒咳嗽，用麻黄配杏仁，可以提高散寒止咳平喘的疗效。

4. 相畏

即一种药物的毒性或副作用，能被另一种药物减轻或消除。如生半夏、生南星畏生姜。

5. 相杀

即一种药物能消除或减轻另一种药物的毒性或副作用。如绿豆减轻巴豆的毒性，生姜能减轻或消除生半夏的毒性。相杀与相畏，实际上是同一配伍关系中的两种提法，是就药物间相互对待而言的。

6. 相恶

即两种药物的合用能互相抑制、降低或丧失药效，属配伍禁忌。如人参恶莱菔子，生姜恶黄芩等。

7. 相反

即两种药物合用，能产生毒性反应或者副作用，属配伍禁忌。如乌头反半夏，甘草反甘遂。

上述除单行外的六个方面的配伍关系，在临床应用中可概括为四项：一为相须、相使的配伍关系，因协同作用而扩大其治疗范围，或增强疗效，临床配方时要充分利用；二为相畏、相杀的配伍关系，有利于减轻或消除毒性或副作用，在应用毒性或剧烈药时，必须考虑选用；三为相恶的配伍关系，能使药物功效降低或损失，用药时应加以注意；四为相反的配伍关系，能使一些本来单用无害的药物因相互作用而产生毒性反应或副作用，属于配伍禁忌，原则上应避免使用。

此外，尚有“反佐”法则，即利用药物的相反作用，起到相反相成的效果，这是利用药物在配伍时，某些方面起拮抗作用，而另一方面又起协同作用的缘故。如定喘汤中麻黄配黄芩，麻黄辛温，发汗平喘、利水；黄芩苦寒，清泻肺水，清热解毒，二药伍用，辛热之性相抵消，而平喘清肺作用加强。

细目二　用药禁忌

要点一　配伍禁忌

前人通过长期的临床实践，总结出中药配伍使用后可产生协同、抑制和对抗作用。协同作用和抑制作用可以提高药物疗效或减轻药物毒副作用，是我们在医疗实践中应该利用的。而对抗作用是指两种药物同用后，可能产生对人体有害的作用，是我们在医疗实践中应该尽量避免的，即配伍禁忌。

历代中医药学书籍对配伍禁忌药物品种的论述不尽一致，其中影响较大的是金元时期所概括的“十八反”和“十九畏”歌诀。“十八反”和“十九畏”是前人遗留下来的经验总结，而后人对其内涵却有不尽相同的解释，目前也无确切的科学论证，为保证患者用药的安全有效，对歌诀所记述的药对，若无充分的科学根据时，仍应持慎重态度，避免盲目配合使用，以免造成医疗事故。

调剂人员在审方和调配时除应熟记歌诀内容外，还必须掌握《中国药典》（2010 年版）、《中华人民共和国卫生部部颁药品标准》（简称《部颁药品标准》）和《国家食品药品监督管理局国家药品标准》（简称《局颁药品标准》）中有关不宜同用药的规定，以其作为判断是否配伍禁忌的法定依据。若病情需要同用时，必须经处方医师重新签字后才能调配。

要点二 十八反

“十八反”歌诀

本草明言十八反，半蒌贝蔹及攻乌。
藻戟芫遂俱战草，诸参辛芍叛藜芦。

（1）乌指乌头（包括川乌、草乌、附子以及附子一系列加工品），反半夏（包括生半夏、法半夏、清半夏、姜半夏、半夏曲、竹沥半夏）、瓜蒌（瓜蒌子、瓜蒌皮、瓜蒌霜、天花粉）、贝母（包括川贝母、浙贝母、伊贝母、平贝母、湖北贝母）、白蔹、白及。

（2）甘草（包括炙甘草）反海藻、京大戟、红大戟、芫花、甘遂。

（3）藜芦反诸参（包括人参、人参叶、红参、西洋参、党参、丹参、玄参、苦参、南沙参、北沙参）、细辛、赤芍、白芍。

要点三 十九畏

“十九畏”歌诀

硫黄原是火中精，朴硝一见便相争。
水银莫与砒霜见，狼毒最怕密陀僧。
巴豆烈性最为上，偏与牵牛不顺情。
丁香莫与郁金见，牙硝难合荆三棱。
川乌草乌不顺犀，人参最怕五灵脂。
官桂善能调冷气，若逢石脂便相欺。
大凡修合看顺逆，炮爁炙煿莫相依。

硫黄畏朴硝（包括芒硝、马牙硝、皮硝、玄明粉）；水银畏砒霜；狼毒畏密陀僧；巴豆（包括巴豆霜）畏牵牛子（包括黑丑、白丑）；丁香（包括母丁香）畏郁金；牙硝（包括芒硝、马牙硝、皮硝、玄明粉）畏三棱；川乌、草乌（包括附子以及附子一系列加工品）畏犀角（包括广角）、人参（包括各种人参）畏五灵脂；官桂（包括肉桂）畏赤石脂。爁又称燀，放水加热微开，如桃仁、苦杏仁去皮即用此法；煿，烀也，即今日之烘干法；炙，加液体辅料炒。

要点四 妊娠用药禁忌

能影响胎儿生长发育、有致畸作用，甚至造成堕胎的中药为妊娠禁忌用药，妇女在怀孕期间应禁止使用。一般具有毒性的中药，或有峻下逐水、破血逐瘀及芳香走窜功能的中药均属妊娠禁忌用药。

《中国药典》（2010 年版）将妊娠禁忌药分为妊娠禁用药、妊娠慎用药两种。妊娠禁用药为大多为毒性较强或药性猛烈的中药，凡禁用的中药绝对不能使用。妊娠慎用药一般包括有通经祛瘀、行气破滞以及药性辛热的中药。慎用的中药可根据孕妇患病的情况，酌情使用，但没有特殊必要时应尽量避免使用。

1. 妊娠禁忌歌诀

妊娠禁忌歌诀

芫斑水蛭及虻虫，乌头附子配天雄。
野葛水银并巴豆，牛膝薏米与蜈蚣。
三棱芫花代赭麝，大戟蝉蜕黄雌雄。
牙硝芒硝牡丹桂，槐花牵牛皂角同。
半夏南星与通草，瞿麦干姜桃仁通
硇砂干漆蟹爪甲，地胆茅根都失中。

芫指芫青（青娘虫）；斑指斑蝥；天雄是指附子的一种；麝指麝香。

黄雌雄指雄黄、雌黄；桂指肉桂、官桂、皂角，大皂角、猪牙皂；通指木通；地胆是斑蝥类的一种。

凡是有大毒，如水银、砒霜、闹羊花、洋金花、芫青、斑蝥、轻粉、蟾酥、雄黄；破血的三棱、莪术、水蛭、虻虫、桃仁、红花、干漆；峻下逐水的巴豆、牵牛子、白牵牛子、芦荟、甘遂、芫花；或重坠、滑利、沉降，能损害胎元引起坠胎流产的药物都为妊娠禁忌药。妊娠禁忌歌诀是前人留下来的经验，也是在中药调剂中应遵循的原则，以免发生事故。

2. 2010 年版《中国药典》规定的妊娠禁忌药物

（1）妊娠禁用药：三棱、川牛膝、巴豆、巴豆霜、水蛭、芫花、芒硝、玄明粉、附子、京大戟、牵牛子、猪牙皂、斑蝥、雄黄、蜈蚣、麝香、土鳖虫、马钱子、甘遂、轻粉、闹羊花、莪术、商陆、阿魏、益母草、丁公藤、千金子、千金子霜、天仙子等。

（2）妊娠慎用药：干漆、制川乌、天南星、牛膝、肉桂、桃仁、通草、赭石、瞿麦、三七、大黄、王不留行、木鳖子、姜黄、白附子、红花、西红花、冰片、苏木、华山参、郁李仁、虎杖、卷柏、枳实、枳壳、漏芦、禹州漏芦、禹余粮、急性子、穿山甲、凌霄花、常山、硫黄、番泻叶、蒲黄、蟾酥。

（卜训生）

第三单元　合理用药

细目一　合理用药概述

要点　合理用药的意义和目的

合理用药是指运用医药学综合知识及管理学知识指导用药，在充分了解疾病和药物的基础上，安全、有效、简便、经济地使用药物，达到以最小的投入，取得最大的医疗和社会效益的目的。

1. 合理用药的意义

合理用药是在充分考虑患者用药后获得的效益与承担的风险后所做的最佳选择。即使药效得到充分发挥，不良反应降至最低水平，药品费用更为合理。合理用药涉及广大群众的切身利益，是用药安全、有效、简便、经济的保障。可以充分有效地利用卫生资源，取得最大的医疗和社会效益的目的，避免浪费。

2. 合理用药的目的

合理用药的目的就是要杜绝不合理用药的出现，发挥药物最大的效能，防止或减轻不良反应，使患者用最少的支出得到最好的治疗效果，有效地利用卫生资源，减少浪费。

临床上不合理用药主要表现在：用药指征不明确、违反禁忌证、给药剂量过大或过小、疗程过长或过短、给药途径不适宜、给药方法不当、合并用药过多、盲目选用贵重药等。

细目二　合理用药指导

要点　合理用药指导

1. 合理用药指导内容

（1）正确“辨证”，合理用药。中医治疗疾病的特点是“辨证施治”，即运用“阴阳”、“五行”学说辨别疾病的不同属性及其变化规律，通过“四诊”搜集病人的各种病情资料，应用“八纲”、“脏腑”，结合病因进行分析归纳，作出正确诊断，称中医“辨证”。根据“辨证”定出治病法则、处方、用药，即“辨证施治”。因此，合理应用中药或中成药必须根据正确的“辨证”。

（2）针对患者具体情况合理选用药物及制定给药剂量。根据患者的病情及其年龄、性别、病理生理状态和联合用药情况，合理选用药物及制定剂量。因以上情况以及患者的生活习惯和个体差异的不同，对药物的反应也不同，均影响药物的有效性和安全性。儿童、老人因对药物代谢能力不全或衰退，机体耐受性较差，易发生药物蓄积，引起毒性反应。患者的营养水平、健康水平、脏器功能、是否妊娠等，均影响对药物的代谢能力和耐受能力，以及毒性反应的发生与严重程度。同时还有经济承受能力问题，故还要从药物经济学方面考虑。因此，要针对病情及患者具体情况合理选用药物，并确定合理给药剂量。

（3）针对病情选择合理的给药途径。给药途径有口服、舌下含化、吸入、外敷、直肠给药、注射（皮内、皮下、肌肉、静脉、动脉注射）等。机体对药物吸收速度由快至慢的顺序为：静脉注射 > 吸入 > 舌下含化 > 肌肉注射 > 皮下注射 > 直肠给药 > 口服 > 外敷。

根据病情缓急、用药目的以及药物性质选择适宜的给药途径和用药方案。一般病情，口服有效，多采用口服给药方法；危重病人、急症病人宜用静注或静滴；皮肤及阴道疾病常用外治法，也用口服给药方法；气管炎、哮喘病人等可用口服给药方法，也可采用气雾剂吸入疗法等。一般根据病情能口服有效的，则不考虑注射，避免中药注射剂引起不良反应。

（4）针对病情制定合理给药时间及疗程。根据病情轻重缓急，确定给药时间，充分发挥药物的作用，减少不良反应的发生。一般中药口服药每日服 2 ~ 3 次，于早、晚或早、中、晚各服1次。健脾药、补益药、止泻药等宜饭前服。驱虫药可于清晨空腹或睡前服。镇静安眠药多在睡前1～2小时服用。解表药宜及时服用，以免病邪由表入里，治疗哮喘的药物宜晚上服用。

用药还应掌握疗程，防止因药物蓄积对人体造成的伤害，尤其是有毒中药或含有毒性成分的中成药不宜长期服用。

(5) 合理配伍组方。配伍是指有选择性地将两种以上的药物配合应用。

合理配伍组方可以起到协调药物偏性，增强药物疗效，降低药物毒性，减少不良反应发生的作用。反之，配伍不当可造成药效降低甚至毒性增大产生不良反应的后果。

古代医家把各种配伍关系概括为单行、相须、相使、相畏、相杀、相恶、相反七种情况，称为配伍“七情”（详见第二单元细目一中药配伍）。

七情中除单行外，都说明药物配伍关系。相须、相使是属于相辅相成，提高疗效的配伍方法，相畏、相杀是临床上用以减少或消除药物毒副作用的相反相成的配伍方法，是有益的配伍方法。相恶、相反属配伍禁忌之列。

现代研究表明，配伍可能引起下列结果：

①药理作用相互影响：相加、协同或相乘作用，拮抗作用。

②物理化学方面的相互作用：影响有效成分的浸出及变化。

③药代动力学相互作用：药物吸收、代谢、排泄的相互影响。

因此应充分考虑药物间的相互作用，避免不合理配伍。除中药之间的配伍应符合中医理论外，还应注意中西药的合理配伍。

(6) 注意用药禁忌。用药禁忌包括配伍禁忌、妊娠禁忌和服药禁忌（详见第二单元）。

(7) 指导患者合理用药。合理治疗方案制定后，应对患者详细说明用药方法、用药剂量及注意事项，使患者能遵从医嘱用药。

(8) 确定最佳治疗方案。权衡患者应用药物所获得的收益与承受的伤害以及费用效益关系，确定最佳治疗方案，减少药物不良反应的发生，最大限度地提高患者的生命质量，降低发病率，控制医疗保健费用的过度增长，使全社会获得最大的收益。

2. 合理用药指导方法

(1) 制定用药目录、处方管理制度等各项管理制度。

(2) 进行处方分析指出不合理用药情况。

(3) 开展药物信息咨询工作，出版药讯等。

(4) 深入开展药物利用研究，指导合理用药。如对给药方式、药物剂量、使用频度、使用成本、治疗进展的研究，确定药物治疗的安全性、有效性和经济性。

(5) 进行配伍研究，指导临床合理配伍方案。

(6) 加强药物不良反应监测，指导合理用药。

(7) 对同类药品分析，根据药物经济学研究结果作出选择，同一品种不同厂家生产的药品根据药品质量、疗效、不良反应情况及价格等决定取舍。

(8) 对患者进行合理用药知识宣传教育。

合理用药涉及两个方面，一是医务工作者，即医师正确选用药品，护士正确给药，药师正确调剂并向患者解释药品的用法；二是患者是否依从指导，正确合理用药。

细目三　中药不良反应监测

要点一　药品不良反应监测

药品不良反应是指合格药品在正常用法用量下出现的与用药目的无关的有害反应。不良反应包括毒性作用、后遗效应、过敏反应、继发反应、特异性遗传因素等。

药品不良反应监测，是指药品不良反应的发现、报告、评价和控制的过程。

要点二　药品不良反应监测管理制度

国家食品药品监督管理局、卫生部于1999年11月26日发布了《药品不良反应监测管理办法（试行)》。这标志着我国正式开始实施药品不良反应报告制度。根据2010年12月13日由卫生部部务会议审议通过并于2011年7月1日起施行的《药品不良反应报告和监测管理办法》对药品不良反应监测管理提出了要求。相关规定如下。

1. 国家实行药品不良反应报告制度。药品生产企业（包括进口药品的境外制药厂商)、药品经营企业、医疗机构应当按照规定报告所发现的药品不良反应。

2. 国家食品药品监督管理局主管全国药品不良反应报告和监测工作，地方各级药品监督管理部门主管本行政区域内的药品不良反应报告和监测工作。各级卫生行政部门负责本行政区域内医疗机构与实施药品不良反应报告制度有关的管理工作。地方各级药品监督管理部门应当建立健全药品不良反应监测机构，负责本行政区域内药品不良反应报告和监测的技术工作。

3. 药品生产、经营企业和医疗机构应当建立药品不良反应报告和监测管理制度。药品生产企业应当设立专门机构并配备专职人员，药品经营企业和医疗机构应当设立或者指定机构并配备专（兼）职人员，承担本单位的药品不良反应报告和监测工作。

4. 药品生产、经营企业和医疗机构应当主动收集药品不良反应，获知或者发现药品不良反应后应当详细记录、分析和处理，填写《药品不良反应/事件报告表》并报告；获知或者发现药品群体不良事件后，应当立即通过电话或者传真等方式报所在地的县级药品监督管理部门、卫生行政部门和药品不良反应监测机构，必要时可以越级报告。同时填写《药品群体不良事件基本信息表》，对每一病例还应当及时填写《药品不良反应/事件报告表》，通过国家药品不良反应监测信息网络报告。

5. 医疗机构发现药品群体不良事件后应当积极救治患者，迅速开展临床调查，分析事件发生的原因，必要时可采取暂停药品使用等紧急措施。

要点三　药品不良反应监测报告范围

新药监测期内的国产药品应当报告该药品的所有不良反应；其他国产药品，报告新的和严重的不良反应。进口药品自首次获准进口之日起5年内，报告该进口药品的所有不良反应；满5年的，报告新的和严重的不良反应。

药品生产、经营企业和医疗机构发现或者获知新的、严重的药品不良反应应当在15日内报告，其中死亡病例须立即报告；其他药品不良反应应当在30日内报告。有随访信息的，应当及时报告。

因为中药材的药效及毒性受品种、产地、种植条件及农药残留等因素的影响较大，所以，中药饮片不良反应监测的难度较大，问题较复杂，应注意引起不良反应的药材品种、基原、产地。

要点四　药品不良反应监测工作程序

药品不良反应实行逐级、定期报告制度，必要时可以越级报告。其主要工作程序如下。

1. 监测报告

药品生产、经营企业和医疗卫生机构必须指定专（兼）职人员负责本单位生产、经营、使用药品的不良反应报告和监测工作，发现可能与用药有关的不良反应应详细记录、调查、分析、评价、处理，并填写《药品不良反应/事件报告表》，通过国家药品不良反应监测信息网络（http：//www. adr. gov. cn/）报告；不具备在线报告条件的，应当通过纸质报表报所在地药品不良反应监测机构，由所在地药品不良反应监测机构代为在线报告。

2. 调查

药品生产、经营企业和医疗机构应当配合药品监督管理部门、卫生行政部门和药品不良反应监测机构对药品不良反应或者群体不良事件的调查，并提供调查所需的资料。

3. 评价管理

各级药品不良反应监测机构应当对本行政区域内的药品不良反应报告和监测资料进行评价和管理。

4. 存档

药品生产、经营企业和医疗机构应当建立并保存药品不良反应报告和监测档案。

（陈巧芬）

第四单元　特殊中药的调剂与管理

《中华人民共和国药品管理法》规定："国家对麻醉药品、精神药品、毒性药品、放射性药品，实行特殊的管理办法。"其目的在于正确发挥特殊药品防病治病的积极作用，严防因管理不善或使用不当而造成对人民健康、公共卫生及社会治安的危害。对于需要特殊管理的麻醉中药和毒性中药，在使用中应严格执行国务院颁布的《麻醉药品和精神药品管理条例》（2005 年）和《医疗用毒性药品管理办法》（1988 年）。

细目一　麻醉中药的调剂与管理

麻醉中药是指连续使用后易产生身体依赖性、能成瘾癖的一类中药。中药罂粟壳被列入国务院 1996 年 1 月颁布的《麻醉药品品种目录》。2005 年 7 月 26 日国务院常务会议通过，并于 2005 年 11 月 1 日起施行的《麻醉药品和精神药品管理条例》（下称《条例》）是从事麻醉药品药用原植物的种植，麻醉药品和精神药品的实验研究、生产、经营、使用、储存、运输等活动的法定依据。医疗单位和药品经营企业在经营和使用麻醉中药时应按照《麻醉药品和精神药品管理条例》执行。

要点一　麻醉中药品种

根据2007年版《麻醉药品品种目录》收载的麻醉中药品种有罂粟壳、罂粟秆浓缩物。

要点二　麻醉中药的使用

1. 罂粟壳的供应必须根据医疗、教学和科研的需要，有计划地进行。罂粟壳可供医疗单位配方使用和县以上卫生行政部门指定的经营单位凭盖有医疗单位公章的医师处方配方使用，不得零售。麻醉中药罂粟壳每张处方不超过3日常用量（3～6g/d），即总共18g，且不得单包，必须混入群药，防止变相套购。连续使用不得超过7天。处方由经营或使用单位留存3年备查。

2. 经营和使用单位应加强对罂粟壳的管理，禁止非法使用、贮存、转让或借用罂粟壳。必须指定具备资格的药学技术人员负责罂粟壳的采购、保管和按处方调剂；设专账管理，用具备一定安全设施的专库（柜）保存。罂粟壳出、入库均需两人清点复核。每月将“麻醉药品逐日登记表”的小结记入“麻醉药品保存登记表”内。

3. 使用罂粟壳的医务人员必须是执业医师，经考核能正确使用麻醉药品，由单位所在区（县）卫生局颁发“麻醉药品使用资格证书”，并将签名字样交药剂科备案后方可行使麻醉药品处方权。

无麻醉药品处方权的医师在夜班急救需给病人使用罂粟壳时，可限开1次量，事后需由处方医师所在科室负责人签字，方可销账。

对于交通不便的边远山区，无执业医师的医疗单位可指定经过系统医学培训、从事医务工作3年以上的人员，报区（县）卫生局批准，参加考核。

4. 凡使用罂粟壳的患者必须建立病历。开具罂粟壳需使用专用处方。处方应书写完整，字迹清晰，除写清处方一般内容外，必须注明病历号、病名及简要病情，并签写处方医师姓名。

5. 医疗单位调配罂粟壳处方必须由具备资格的药学技术人员调剂，试行双人签章制度。对书写不清、缺项或有疑问的处方，不得调配。每日按处方实际消耗逐一填写“麻醉药品逐日登记表”并定期转交药库。麻醉药品专用处方应由药剂科留存3年备查。麻醉药品逐日登记表的内容包括：处方日期、科别、患者姓名、病历号、性别、年龄、病名、罂粟壳用法用量、医师姓名。

6. 晚期癌症患者持“麻醉药品专用卡”不受剂量和时间的限制，可连续超量使用。

要点三　麻醉中药处方管理制度

医师应当按照卫生部制定的麻醉药品临床应用指导原则，开具麻醉药品处方。

1. 门（急）诊癌症疼痛患者和中、重度慢性疼痛患者需长期使用麻醉药品，首诊医师应当亲自诊查患者，建立相应的病历，要求其签署《知情同意书》。

病历中应当留存下列材料复印件：

（1）二级以上医院开具的诊断证明；

（2）患者户籍簿、身份证或者其他相关有效身份证明文件；

(3) 为患者代办人员身份证明文件。

2. 除需长期使用麻醉药品的门（急）诊癌症疼痛患者和中、重度慢性疼痛患者外，麻醉药品注射剂仅限于医疗机构内使用。

3. 为门（急）诊患者开具的麻醉药品注射剂，每张处方为一次常用量；控缓释制剂，每张处方不得超过 7 日常用量；其他剂型，每张处方不得超过 3 日常用量。

4. 为门（急）诊癌症疼痛患者和中、重度慢性疼痛患者开具的麻醉药品注射剂，每张处方不得超过 3 日常用量；控缓释制剂，每张处方不得超过 15 日常用量；其他剂型，每张处方不得超过 7 日常用量。

5. 为住院患者开具的麻醉药品处方应当逐日开具，每张处方为 1 日常用量。

6. 医疗机构应当要求长期使用麻醉药品的门（急）诊癌症患者和中、重度慢性疼痛患者，每 3 个月复诊或者随诊一次。

7. 药师应当对麻醉药品处方，按年月日逐日编制顺序号。

8. 医疗机构应当按照有关规定，对本机构执业医师和药师进行麻醉药品使用知识和规范化管理的培训。执业医师经考核合格后取得麻醉药品的处方权，药师经考核合格后取得麻醉药品调剂资格。

医师取得麻醉药品处方权后，方可在本机构开具麻醉药品处方，但不得为自己开具该类药品处方。药师取得麻醉药品调剂资格后，方可在本机构调剂麻醉药品。未取得麻醉药品处方资格的医师不得开具麻醉药品处方。

9. 麻醉药品处方保存期限为 3 年。医疗机构应当根据麻醉药品和精神药品处方开具情况，按照麻醉药品品种、规格对其消耗量进行专册登记，登记内容包括发药日期、患者姓名、用药数量。专册保存期限为 3 年。

细目二　毒性中药的调剂与管理

要点一　毒性中药的品种与分类

毒性中药系指毒性剧烈、治疗量与中毒量相近，使用不当会致人中毒或死亡的一类中药。

根据国务院发布的《医疗用毒性药品管理办法》（1988 年 12 月 27 日）中规定的毒性中药品种共有 28 种，即砒石（红砒、白砒）、砒霜、水银、生马钱子、生川乌、生草乌、生白附子、生附子、生半夏、生南星、生巴豆、斑蝥、青娘虫、红娘虫、生甘遂、生狼毒、生藤黄、生千金子、生天仙子、闹羊花、雪上一枝蒿、红升丹、白降丹、蟾酥、洋金花、红粉、轻粉、雄黄。

2010 年版《中国药典》（一部）收载的中药品种分大毒、有毒、小毒 3 类。其中大毒的中药有川乌、马钱子、天仙子、巴豆、巴豆霜、红粉、闹羊花、草乌、斑蝥、马钱子粉。

要点二　毒性中药的调配管理制度

为加强医疗用毒性药品的管理，保证患者用药的安全有效，防止中毒和死亡事故的发生，国务院 1988 年 12 月 27 日颁布了《医疗用毒性药品管理办法》。医疗单位和药品经营企业在调配毒性中药时应依据《医疗用毒性药品管理办法》、卫生部与国家中医药管理局联合颁布的《医疗机构中药饮片管理规范》（2007年3月12日施行）、卫生部颁布的《处方管理办法》（2007年5月1日施行）及国家食品药品监督管理局的相关规定进行管理。

1. 毒性中药的收购、经营，由各级医药管理部门指定的药品经营单位负责；配方用药由国营药店、医疗单位负责。其他任何单位或者个人均不得从事毒性中药的收购、经营和配方业务。

2. 收购、经营、加工、使用毒性中药的单位必须建立健全保管、验收、领发、核对等制度，严防收假、发错，严禁与其他药品混杂，做到入库有验收有复核、出库有发药有复核，划定仓间或仓位，专柜加锁保管，有专人专账管理。

毒性中药的包装容器上必须印有毒药标志。在运输毒性中药的过程中应当采取有效措施，防止发生事故。

3. 医疗单位供应和调配毒性药品，需凭医生签名的正式处方。国营药店供应和调配毒性药品，需凭盖有医生所在的医疗单位公章的正式处方。每次处方剂量不得超过2日极量。

4. 调配处方时，必须认真负责，计量准确，按医嘱注明要求，并由配方人员及具有药师以上技术职称的复核人员签名盖章后方可发出。对处方未注明“生用”的毒性中药，应当付炮制品。如发现处方有疑问时，须经原处方医生重新审定后再行调配。处方一次有效，取药后处方保存2年备查。

5. 科研和教学单位所需的毒性药品，必须持本单位的证明信，经单位所在地县以上卫生行政部门批准后，供应部门方能发售。

6. 群众自配民间单、秘、验方需用毒性中药，购买时要持有本单位或者城市街道办事处、乡（镇）人民政府的证明信，供应部门方可发售。每次购用量不得超过2日极量。

要点三 毒性中药的用量用法

国务院发布的《医疗用毒性药品管理办法》（1988年12月27日）中规定的28种特殊管理的毒性中药的品种、用法用量等见下表。其他品种的用法用量及注意事项参见《中药大辞典》及有关书籍。

毒性中药品种

名 称	用法用量	注意事项
砒石（红砒、白砒）	内服：0.002～0.004g，入丸散用；外用：研末撒、调敷或入膏药中贴之	有大毒，用时宜慎，体虚及孕妇忌服
砒霜	0.009g，入丸散用；外用适量	不能久服，口服、外用均可引起中毒
雄黄	0.05～0.1g，入丸散用；外用适量，熏涂患处	内服宜慎，不可久用；孕妇禁用
水银	外用适量	不可内服，孕妇忌用
红粉	外用适量，研极细粉单用或与其他药味配成散剂或制成药捻	本品有毒，只可外用，不可内服。外用亦不宜久用
轻粉	内服：0.1～0.2g/次，2次/日，多入丸剂或装胶囊，服后漱口；外用适量，研末掺敷患处	本品有毒，不可过量；内服慎用；孕妇禁服

续表

名 称	用法用量	注意事项
白降丹	外用适量	不可内服
生马钱子	0.3~0.6g，炮制后入丸散用	不宜生用、多服久服，孕妇禁用
生川乌	一般炮制后用	生品内服宜慎。不宜与贝母类、半夏、白及、白蔹、天花粉、瓜蒌同用
生草乌	一般炮制后用	一般不内服。同生川乌
生附子	一般炮制后用	孕妇禁用。不宜与半夏、瓜蒌、天花粉、贝母、白蔹、白及同用
雪上一枝蒿	内服：研末，0.06~0.12g，或浸酒；外用：酒磨敷	有剧毒，未经炮制，不宜内服；服药期间，忌食生冷、豆类及牛羊肉
生白附子	外用适量捣烂，熬膏或研末以酒调敷患处	孕妇慎用。生品内服宜慎
生半夏	3~9g；外用适量，磨汁涂或研末以酒调敷患处	不宜与乌头类药材同用
生天南星	外用适量，研末涂患处，或捣烂以纱布包擦患处	孕妇禁用；不宜与牵牛子同用
生千金子	1~2g；去壳，去油用，多入丸散服；外用适量，捣烂敷患处	孕妇及体弱便溏者忌服
生甘遂	0.5~1.5g，炮制后多入丸散用	孕妇禁用，不宜与甘草同用
生狼毒	熬膏外敷	不宜与密陀僧同用
生藤黄	0.03~0.06g；外用适量	内服慎用
天仙子	0.06~0.6g；外用适量	心脏病、心动过速、青光眼患者及孕妇忌服
洋金花	0.3~0.6g，宜入丸散，亦可作卷烟燃吸（分次用，每日不超过1.5g）；外用适量	青光眼、外感及痰热喘咳，心动过速及高血压患者禁用
闹羊花	0.6~1.5g，浸酒或入丸散；外用适量，煎水洗或鲜品捣敷	不宜多服、久服；体虚者及孕妇禁用
斑蝥	0.03~0.06g，炮制后多入丸散；外用适量，研末或浸酒、或制油膏涂敷患处，不宜大面积用	本品有大毒，内服慎用；孕妇禁用
青娘虫	0.05~0.1g，外用适量	体虚及孕妇忌服
红娘虫	0.05~0.1g，外用适量	体虚及孕妇忌服
蟾酥	0.015~0.03g，多入丸散用；外用适量	孕妇慎用

要点四　毒性中药处方管理制度

相关管理制度主要有：

1. 开具医疗用毒性药品的处方应当严格遵守有关法律、法规和规章的规定。

2. 医疗单位供应和调配毒性中药，凭医师签名的正式处方。每次处方剂量不得超过2日极量。

3. 处方1次有效，取药后处方保存2年。

（陈巧芬）

第五单元　中药用量与计量

细目一　中药用量

要点一　中药用量及确定原则

1. 中药用量

又称为中药剂量，是医师临床处方中使用每味药的分量。中药剂量的大小和药物的配伍、治疗有密切的关系。因此，在调配方剂时，必须详察处方中的剂量是否准确，药物之间的比例是否协调，有否笔误等，随时与医师联系，以防医疗事故的发生。

2. 确定中药用量的原则

（1）药物的性质与用量的关系：中药分有毒、无毒、峻烈、缓和等不同性质，其用量亦有不同。在使用毒性中药时，用量宜小，并从少量开始，视症情变化，再考虑增加，但一般不能超过其极量。如病势已减，则应逐渐减少或停服，以防中毒或生产副作用。

在使用一般药物时，对质地较轻或容易煎出的药物如花、叶、草之类，用量不宜过大；质重或不易煎出的药物如矿物、贝壳类，用量宜加重。芳香走散的药物，用量宜小；厚味滋腻的药物，用量可较重；新鲜药物因含有水分，用量则可更大些。过于甘寒的药物，多用会损伤脾胃，故用量不宜过大，也不宜久服。

（2）剂型、配伍与用量的关系：单味药应用，其量应重。如蒲公英疗疮痈，单用需30g以上，如配伍其他清热解毒药，其量只需10g左右。汤剂用量重于丸、散剂；主药用量应重于辅药；先煎的药物比后下的药量要重。

（3）患者性别、年龄、体质与用量的关系：体质强弱不同，对药物的耐受程度有差异，成人和体质健康强实的病人，用量宜稍重；儿童及年老体弱患者剂量则可酌减，尤以毒、烈药物更应慎重。妇女因其生理周期不同，用药剂量也应不同。兹将药典规定的中药老幼剂量折算表列后，供临床用药时参考。

老幼剂量折算表

年　龄	相当于成人剂量	年　龄	相当于成人剂量
0～1	1/18～1/14	6岁～9岁	2/5～1/2
1月～6月	1/14～1/7	9～14岁	1/2～2/3
6月～1岁	1/7～1/5	14～18岁	2/3～1
1～2岁	1/5～1/4	18～60岁	1～3/4
2～4岁	1/4～1/3	60岁以上	3/4
4～6岁	1/3～2/5		

值得注意的是中药很少严格限定其用量，其原因为：

①中药除剧毒药外，一般药物的治疗量与中毒量间安全距离大。

②儿童患病，易虚易实，用药过于轻描淡写，可能贻误病机。

③儿童服药多少要浪费些，所以中药的儿童药量没有严格的折算公式。

(4) 疾病轻重与药量的关系：轻病不宜用药过重，病轻药重，药力太过，反伤正气；病重药量可适当增加，病重药轻，药力不及，贻误病情。药物用量得宜与否，是治疗上的一个关键。久病者，往往低于新病者的剂量。

要点二　临床处方的用量规律

1. 一般药物

干品3～9g，如黄芩、川芎、苍术等；鲜品15～60g，如鲜生地、鲜芦根等。

2. 质地较轻的药物

常用量1.5～4.5g，如木蝴蝶、灯心草、通草、蔷薇花等。

3. 质地较重的药物

常用量9～45g，如生地黄、熟地黄、何首乌、龙骨、石决明、磁石、生石膏等。

4. 有毒药物

常用量0.03～0.6g，如斑蝥、藤黄、炮马钱子等。

5. 贵重药物

常用量0.3～1g，如羚羊角、牛黄、麝香、珍珠、猴枣等。

此外，医师处方时还有以支、只、条、个、把等计量的，如一支芦根、一条蜈蚣、一只南瓜蒂、一片生姜、一角（即1/8张）荷叶、一尺荷梗、一扎鲜茅根、一把艾叶等。

总之，中药用量的确定，其技巧性极强，与临床疗效的关系十分密切。正因为如此，对调剂人员的要求也必然十分严格。一张处方，无论其选药配伍多么切病，用量多么正确，如果调剂人员操作时粗枝大叶，量不及准，而变更了某些药物的量，那么其治疗范围、主治病证、禁忌证等，均可随之改变。

如枳术汤和枳术丸，虽同为枳实和白术两药组成，但前者枳实用量倍于白术，故以消积导滞为主；后者白术的用量倍于枳实，故以健脾和中为主。又如小承气汤和厚朴三物汤，同为大黄、枳实、厚朴三药组成，只因各药用量不同，其所治病证、方剂名称均不相同。前者偏重于泄热通便，故大黄之量重于厚朴；后方偏重于行气除胀，故厚朴之量重于大黄。由此可见，在调剂中必须遵循处方的用药量原则，才能确保临床疗效。

要点三　特殊药材的处方用量

主要指作用猛烈亦属贵重、稀有、毒甚之品。多不入煎剂，而入于丸散或取其药末予以冲服，临床应用多在 0.01 ~ 0.5g 之间或不超过 1g，如牛黄、巴豆、麝香、冰片、苏合香、珍珠粉。又如全蝎、蜈蚣、水蛭、土鳖虫等，研末冲服时临床使用多日服用量不超过 1g。毒剧药剂量如马钱子、朱砂、斑蝥、蟾酥等（详见第四单元细目二）必须特殊记忆。

细目二　中药计量及计量工具

我国历代医药书籍中，关于用药计量单位的名称，虽大体相同，但其具体的轻重、多少往往随着各个朝代的变迁和制度的改革而颇有出入。一般说来，古制小于今制。对剂量的掌握，当以现代临床经验为主要依据。

要点一　古今度量衡对照及换算

1. 古今度量衡对照

由于古代度量衡制度在各个历史时期有所不同，因此唐代以前古方用药的计量单位，与现代相差甚大。及至宋代，遂以两、钱、分、厘、毫之目，积十六两为一斤。元、明、清代，沿用宋制，很少变易。在临床应用时，应当按近代中药学著作和参考近代各家医案所用剂量，并随地区、年龄、体质、气候及病情需要来决定。现根据有关资料，列表于下，以供参考。

古今度量衡对照表

<table>
<tr><th rowspan="2">年代</th><th rowspan="2" colspan="2">朝代</th><th colspan="2">尺度</th><th colspan="2">容量</th><th colspan="3">衡量</th></tr>
<tr><th>一尺合市尺</th><th>一尺合厘米</th><th>一升合市升</th><th>一升合毫升</th><th>一斤*合市两</th><th>一两*合市两</th><th>一两*合克数</th></tr>
<tr><td>约公元前 11 世纪 ~ 前 221 年</td><td colspan="2">周</td><td>0.5973</td><td>19.91</td><td>0.1937</td><td>193.7</td><td>7.32</td><td>0.46</td><td>14.3</td></tr>
<tr><td>公元前 221 年 ~ 前 207 年</td><td colspan="2">秦</td><td rowspan="2">0.8295</td><td rowspan="2">27.65</td><td rowspan="2">0.3425</td><td rowspan="2">342.5</td><td rowspan="2">8.26</td><td rowspan="2">0.52</td><td rowspan="2">16.13</td></tr>
<tr><td>公元前 206 年 ~ 前 25 年</td><td colspan="2">西汉</td></tr>
<tr><td>公元 25 年 ~ 220 年</td><td colspan="2">东汉</td><td>0.6912</td><td>23.04</td><td>0.1981</td><td>198.1</td><td rowspan="4">7.13</td><td rowspan="4">0.45</td><td rowspan="4">13.92</td></tr>
<tr><td>公元 220 年 ~ 265 年</td><td colspan="2">魏</td><td>0.7236</td><td>24.12</td><td rowspan="2">0.2023</td><td rowspan="2">202.3</td></tr>
<tr><td rowspan="2">公元 265 年 ~ 420 年</td><td rowspan="2">晋</td><td>西晋</td><td>0.7335</td><td>24.45</td></tr>
<tr><td>东晋</td><td></td><td></td><td></td><td></td></tr>
<tr><td rowspan="4">公元 420 年 ~ 589 年</td><td rowspan="4">南朝</td><td>南宋</td><td rowspan="4">0.7353</td><td rowspan="4">24.51</td><td></td><td></td><td></td><td></td><td></td></tr>
<tr><td>南齐</td><td>0.2972</td><td>297.2</td><td>10.69</td><td>0.67</td><td>20.88</td></tr>
<tr><td>梁</td><td rowspan="2">0.1981</td><td rowspan="2">198.1</td><td rowspan="2">7.13</td><td rowspan="2">0.45</td><td rowspan="2">13.92</td></tr>
<tr><td>陈</td></tr>
</table>

续表

<table>
<tr><th rowspan="2">年代</th><th rowspan="2" colspan="2">朝代</th><th colspan="2">尺度</th><th colspan="2">容量</th><th colspan="3">衡量</th></tr>
<tr><th>一尺合市尺</th><th>一尺合厘米</th><th>一升合市升</th><th>一升合毫升</th><th>一斤*合市两</th><th>一两*合市两</th><th>一两*合克数</th></tr>
<tr><td rowspan="3">公元386年~581年</td><td rowspan="3">北朝</td><td>北魏</td><td>0.8853</td><td>29.51</td><td></td><td></td><td>7.13</td><td></td><td>13.92</td></tr>
<tr><td>北齐</td><td>0.8991</td><td>29.97</td><td>0.3963</td><td>396.3</td><td>14.25</td><td>0.89</td><td>27.83</td></tr>
<tr><td>北周</td><td>0.7353</td><td>24.51</td><td>0.2105</td><td>210.3</td><td>8.02</td><td>0.50</td><td>15.66</td></tr>
<tr><td rowspan="2">公元581年~618年</td><td rowspan="2">隋</td><td>（开皇）</td><td>0.8853</td><td>29.51</td><td>0.5944</td><td>594.4</td><td>21.38</td><td>1.34</td><td>41.76</td></tr>
<tr><td>（大业）</td><td>0.7065</td><td>23.55</td><td>0.1981</td><td>198.1</td><td>7.13</td><td>0.45</td><td>13.92</td></tr>
<tr><td>公元581年~907年</td><td colspan="2">唐</td><td rowspan="2">0.9330</td><td rowspan="2">31.10</td><td rowspan="2">0.5944</td><td rowspan="2">594.4</td><td rowspan="6">9.1</td><td rowspan="6">1.19</td><td rowspan="6">37.3</td></tr>
<tr><td>公元907年~960年</td><td colspan="2">五代</td></tr>
<tr><td>公元960年~1279年</td><td colspan="2">宋</td><td rowspan="2">0.9216</td><td rowspan="2">30.72</td><td>0.6641</td><td>664.1</td></tr>
<tr><td>公元1279年~1368年</td><td colspan="2">元</td><td>0.9488</td><td>948.8</td></tr>
<tr><td>公元1368年~1644年</td><td colspan="2">明</td><td>0.9330</td><td>31.10</td><td>1.0737</td><td>1073.7</td></tr>
<tr><td>公元1644年~1911年</td><td colspan="2">清</td><td>0.9600</td><td>32.00</td><td>1.0355</td><td>1035.5</td></tr>
</table>

* 均为十六两制

2. 古方中几种特殊计量单位

（1）方寸匕：古代量取药物的器具。其形状如刀匕，大小为一寸正方，故名。一方寸匕约等于现代的2.74ml，盛金石药末约为2g，草木药末为1g左右。

（2）钱匕：用汉代的五铢钱币量取药末至不散落者为一钱匕；用五铢钱币量取药末至半边者为半钱匕；钱五匕者，是指对药末盖满五铢钱边的“五”字至不落为度。一钱匕约合今五分六厘，约2g多；半钱匕约合今二分八厘，约1g多；钱五匕约为一钱匕的1/4，约今一分四厘，合0.6g。

（3）刀圭：形状像刀头的圭角，一端是尖形，中部略凹陷。一刀圭约等于一方寸匕的1/10。

（4）一字：即以开元通宝钱币（币上有“开元通宝”四字）抄取药末，填去一字之量，即称“一字”。一字药末，约合一分（草木药末要轻些）。

（5）铢：汉以二十四铢为一两，十六两为一斤。

（6）枚：为果实计数的单位，随品种不同，亦各有其标准，例如大枣十二枚，则可选较大者为一枚之标准。

（7）束：为草木及蔓类植物的标准，以拳尽量握之，切去其两端超出部分称为一束。

（8）片：将物切开之意，如生姜一片，约计0.3g为准。

另外，有以类比法作药物用量的，如一鸡子黄=一弹丸=40桐子=80粒大豆=160粒小豆=480大麻子=1440小麻子。

3. 公制与市制计量单位换算

为了统一我国的计量工作，国务院指示从1979年1月起，全国中医处方用药计量单位一律采用以“克（g）”为单位的公制。具体规定：“中药计量单位的换算，按十两为一斤的市制的一钱等于5g；十六两一斤的市制的一钱等于3g，尾数不计。”

(1) 市制与公制的换算（见下表）

市制与公制的换算表

十六进位制	公　制	十进位制	公　制
1 斤 = 16 两	500g	1 斤 = 10 两	500g
1 两 = 10 钱	31.25g	1 两 = 10 钱	50g
1 钱 = 10 分	3.125g	1 钱 = 10 分	5g
1 分 = 10 厘	0.3125g	1 分 = 10 厘	0.5g

(2) 公制度量衡的符号单位及换算

公制度量衡符号单位及换算表

度：　m = 米

cm = 厘米 = 百分之一米

mm = 毫米 = 千分之一米

μm = 微米 = 百万分之一米

nm = 纳米 = 十亿分之一米

量：　L = 升

ml = 毫升 = 千分之一升

μl = 微升 = 百万分之一升

衡：　g = 克

kg = 公斤 = 一千克

mg = 毫克 = 千分之一克

μg = 微克 = 百万分之一克

(3) 十六进制与公制计量单位的换算、折算（见下表）

十六进制与公制计量单位换算、折算表

换　算		折　算	
十六进制旧制单位	米制单位（克）	十六进制旧制单位	米制单位（克）
1 厘	0.03125	1 厘	0.03
5 厘	0.15125	5 厘	0.15
1 分	0.3125	1 分	0.3
5 分	1.5625	5 分	1.5
1 钱	3.125	1 钱	3
1.5 钱	4.6875	1.5 钱	4.5
2 钱	6.25	2 钱	6
2.5 钱	7.8125	2.5 钱	7.5
3 钱	9.375	3 钱	9
3.5 钱	10.9375	3.5 钱	10.5

续表

换算		折算	
4钱	12.5	4钱	12
4.5钱	14.0625	4.5钱	13.5
5钱	15.625	5钱	15
6钱	18.75	6钱	18
7钱	21.875	7钱	21
8钱	25	8钱	24
9钱	28.125	9钱	27
1两	31.25	1两	30

要点二　常用中药计量工具

中药计量工具是中药称重的衡器，因此，计量工具的准确与否，直接影响中药在临床中的治疗作用，必须校准使用，才能符合药剂质量要求。

在中药调剂工作中最常用的是传统的戥秤（又称戥子），其次是分厘戥、盘秤、勾秤、台秤、天平及磅秤，乃至现代电子秤的使用。其中目前最常用的是戥秤。

（1）戥秤的构造：戥秤主要由秤杆（戥杆）、秤盘、秤砣三部分组成。秤杆的上侧和内侧分别有两排用小点镶嵌成的指示分量，称为“戥星”。秤杆右端有2根供右手提的绳子，称为“戥纽”或“戥毫”，靠左边的叫“内纽”（也称“前毫”或“第一毫”），用以称较轻的物品；靠右端的叫“外纽”（也称“后毫”或“第二毫”），用以称较重的物品。

（2）戥星的识别：内纽的戥星（内侧面）一般从定盘星（0g）开始，每隔一粒星为1g，以此类推，到秤梢大多为50g。外纽的戥星（上侧）一般从50g开始，每隔一粒星为2g，以此类推，到杆梢大多为250g或500g。

戥秤、分厘戥、盘秤、勾秤的构造原理和使用方法基本相同，仅用途和精确度有所不同。台秤与天平的构造原理和使用方法稍有不同。

要点三　戥秤的使用方法

使用戥秤时首先检查戥盘与戥砣的号码是否相符；然后检查戥砣放在定盘星上是否平衡，灵敏度如何，如平衡而灵敏则可使用，否则应修理后再用。提拿戥秤时不宜过远或过近、太高或太低。在称量时，左手握戥杆，戥杆放在左手中指端和虎口（合谷穴）上，用右手前三指抓药放入戥盘内，提起戥纽。目视戥星，左手用中指和食指的伸屈活动来带动砣绳的进退移动，将砣线在戥杆上移动至欲称量的指数位置上随即放开，当戥杆取得平衡时，戥星的指数即是所称药物的重量。

称重1g以下者，需选用分厘戥。分厘戥的制作原理及使用方法与戥秤相同，其体型较戥秤小，戥杆长约30cm，多用兽骨或金属制成。其称重范围在200mg~50g之间，主要用于调配细料、贵重和毒剧药处方。

戥秤用过后，戥盘应擦干净，将戥砣放在戥盘中，挂在适当的位置，防潮防锈，以免影响准确度。分厘戥应放在木盒中保存。

（陈巧芬）

第六单元 中药调剂设施及工作制度

细目一 基本设施

中药调剂室是为患者配方、发药的重要场所，其基本设施有饮片斗柜、毒性中药柜、贵重药柜、成药柜、调剂台、包装台、药架等设施以及戥、碾、钵、筛等调剂工具。以上物品，应因地制宜，进行合理布局。要求放置整齐、美观、大方，方便操作。

要点一 饮片斗柜及调剂台

1. 饮片斗柜

又称“百药斗”或“百眼橱”。主要用于装饮片，供调剂处方使用，其规格可视调剂室面积大小和业务量而定。一般斗架高约2m，宽约1.5m，厚约0.6m，装药斗60~70个，可排列成“横七竖八”或“横八竖八”，有的在斗架最下层设3个大斗。每药斗中又分为2~3格，底部大斗一般不分格，以装放体积大而质地轻的药材。一个斗架约装药150~170种，一般中药房应置此类斗架3~5台。

2. 成药柜

成药柜的构造、尺寸的大小与药斗架基本相似，自中间一半的上方不设药斗，改为3~4个阶梯状台阶，用于贮备成药；下半截专设药斗。另一种成药柜，其内面用木板隔成三层，外设玻璃门，以防灰尘飞入。目前成药柜的结构材质样式不一，形状各异，但一般以能容纳100~150种成药方便调剂为宜。

3. 饮片调剂台

又称柜台，一般置于调剂室与候药室中间，以此与候药者隔开。在较大型中医院亦可设在调剂室中间。调剂台一般高约100cm，宽约60cm，其长度可按调剂室大小而定。在调剂台内面的上层，安装大抽屉，下层设有方格，备放调剂用品及日常应用饮片。此外，还有一种双面调剂台，适用于较宽敞的调剂室。其结构特点是：两侧面皆有药斗，台的正中放小型药斗架，调剂人员可在两侧同时进行工作。

要点二 常用调剂工具及用途

1. 称量工具

调剂室内常用的称量工具有戥秤、分厘戥、电子秤等。目前最常用的称量工具为戥秤，常用电子秤来检查调剂质量。

2. 打碎研磨工具

常用的打碎研磨工具有研钵、铜冲钵、铁碾船等。实际调剂工作中捣碎时最常用的工具是铜冲钵，其操作方法如下：

置铜冲于调剂台上，放稳，左右手协调配合进行捣砸。右手四指环握杵柄上部，拇指扣押杵柄顶端，以前臂带动，做较为有力的升降运动捣砸铜冲内的饮片。杵头在捣砸时应保持与铜冲底部垂直。左手配合右手捣砸做辅助动作。使用无盖铜冲时，左手四指并拢，拇指张开，与右手配合，在铜杵进入铜冲的同时，迅速盖于铜冲口处，以防止被捣砸的饮片溅出，同时可顺时针转动铜冲，以使饮片捣碎均匀。

饮片捣好后，进行倒出操作，方法是：左手掌心向上，虎口张开，反手握住铜冲下部近底处，翻转手腕，将铜冲内饮片倒出。左手还原，继续握持铜冲；右手握杵，以与铜冲底部垂直方向，纵向叩击铜冲口上沿，通过振动可以使附着在内壁的残留饮片脱落。左手以同样的倒出动作，将刚刚振落的饮片倒出。

3. 药材清洁工具

如药筛、药刷等。

4. 其他

药匙、包装纸、包装绳等。此外，为了便于对贵重药物的保管，还应备置冰箱、干燥箱等。

细目二　斗谱排列原则

在调剂室的设备中，“药斗”是必不可少的盛装饮片的容器。因为中药品种繁多（一般都有五六百种至一千种），而且其质地坚松不一、用量有多有少、药性有相须相反之别，有些饮片形状类似，有些饮片名称易混，有些饮片含有剧毒，有些饮片价格昂贵。所以为了将这些品质各异、种类繁多的中药饮片合理有序地存放，中药行业通过多年的实践经验总结出一套存放中药饮片的科学规律，即“斗谱”。斗谱编排的目的是便于调剂操作、减轻劳动强度、避免差错事故、提高调剂质量、确保患者用药的安全。

中药斗谱是一组药柜中各斗及斗内前后格饮片存放顺序的规律。过去各家药店斗谱的编排虽不完全统一，但基本一致。不论是医院药房还是经营药品企业，应该继承和发扬这一传统经验，不应忽视中药斗谱的编排规律，不辨药性，零乱杂陈，任意改变存放顺序，这不仅给调剂人员在操作上带来诸多不便，也易出现不应有的差错事故。

药斗均为多格抽屉式组合柜，一般“横七竖八”排列。每个大斗分为3格（个别用量大的饮片也可分为2格），每格存放一种饮片。在整架药斗最下层专设3个特大斗，每斗2格，用于存放质地轻泡的饮片，亦有的特大斗安置在调剂台内侧，更便于取用。

要点一　斗谱的排列原则

饮片无论用量大小、质地如何，摆放均需依据中医处方用药的配伍规律和中药的性能而设置。由于中医处方遣药，多以历代传统名方为基础，根据患者病证，进行药物加减而成的，所以在饮片摆放时尽量将处方中经常配伍应用的饮片存放在一起，便于调剂时查找。

1. 斗谱排列主要依据

（1）按处方需要排列

①按处方常用“药对”排列：如二术（苍术、白术）、二活（羌活、独活）、二芽

（麦芽、谷芽）、二母（知母、贝母）、二冬（天冬、麦冬）、龙牡（龙骨、牡蛎）、乳没（乳香、没药）、制二乌（制川乌、制草乌）、焦三仙（焦山楂、焦麦芽、焦神曲）等。

②按药名及功用近似的品种排列：如川牛膝、怀牛膝，白芍、赤芍，羌活、独活，百部、百合，枳壳、枳实，青皮、陈皮等。

（2）按常用方剂编排：如麻黄汤的麻黄、桂枝、杏仁、甘草等，四物汤的当归、川芎、白芍、熟地等，四君子汤的党参、白术、茯苓等宜编列在同一斗或临近斗中，以便于调配。

（3）按入药部位排列：即按根、茎、叶、花、果实、种子、动物药、矿物药等分类装入斗中。

（4）按药物性味功能排列：即根据药物性味功能相近而又经常在中医处方中使用的药物进行排列，如麻黄、桂枝，防风、荆芥，苍术、白术，白芷、牛蒡子，党参、黄芪，法半夏、陈皮等。

（5）按需要特殊保管的药物特殊排列：如对易燃药材如火硝、硫黄、艾叶炭宜装在缸、铁容器内，并要远离火源、电源；对贵重药物如山参、鹿茸、羚羊角、珍珠、麝香、牛黄宜装瓶内，专柜保存。

2. 常用的斗谱编排

（1）按入药部分排列：将药物按其入药部分分为根、茎、叶、花、果实、种子、动物、矿物等若干类，每类药材按一定顺序排列在格斗内。这一种斗谱的特点是分类清楚，配方人员接到处方后，便能知道每一味药的大概位置所在，无需到处寻找。适用于业务量小，药物品种少的中药房。

（2）根据临床用药情况：将药物分为常用药、次常用药和不常用药，并结合各种药物的性状、颜色、气味、作用特点等分成几类。常用中药装入最近的中层药斗，不常用的装入最远处或上层，次常用者装在两者之间，质重的矿石类药物宜装在下层药斗内，轻而量多的药物装入大药斗内。具体如下：

①将常用饮片放在斗架的中上层，便于调剂时称取。如当归、白芍与川芎，黄芪、党参与甘草，麦冬、天冬与北沙参，金银花、连翘与板蓝根，防风、荆芥与白芷，柴胡、葛根与升麻，黄芩、黄柏与黄连，沙参、豆蔻与木香，香附、厚朴与延胡索，焦神曲、焦麦芽与焦山楂，远志、柏子仁与酸枣仁，桔梗、苦杏仁与桑白皮，天麻、钩藤与白蒺藜，陈皮、枳壳与枳实，附子、干姜与肉桂，泽泻、山药与丹皮等。

②把质地较轻且用量较少的饮片放在斗架的高层。如月季花、白梅花与佛手花，玫瑰花、玳玳花与厚朴花，络石藤、海风藤与青风藤，密蒙花、谷精草与木贼草等。

③把质重饮片（矿石类、化石类、贝壳类）和容易造成污染的饮片（炭药类）放在斗架的底层。如磁石、赭石与紫石英，龙骨、龙齿与牡蛎，珍珠母、瓦楞子与石决明，寒水石、石膏与海蛤壳等，炭类药如藕节炭、茅根炭与地榆炭，黄芩炭、黄柏炭与大黄炭，蒲黄炭；艾炭与棕榈炭等。

④把质地松泡且用量较大的饮片放在最下层的大药斗内。如灯心草与通草，芦根与茅根，茵陈与金钱草，白花蛇舌草与半枝连，竹茹与丝瓜络，薄荷与桑叶等。

要点二　特殊中药的存放

为了避免差错事故，有些形状类似饮片和相反、相畏饮片不能放在一起，防止因疏忽造成意外事故。

1. 形状类似的饮片，如山药片与天花粉片，炙甘草片与炙黄芪片，桂枝咀与桑寄生咀，天南星片与白附子片，血余炭与干漆炭，韭菜子与葱子等。

2. 配伍相反的饮片，如乌头类（附子、川乌及草乌）与半夏的各种炮制品、瓜蒌（瓜蒌皮、瓜蒌子、瓜蒌仁霜及天花粉），甘草与京大戟、甘遂、芫花，藜芦与人参、党参、西洋参、丹参、南沙参、北沙参、玄参、苦参、白芍、赤芍、细辛均不宜放在一起。

3. 配伍相畏的饮片，如丁香（包括母丁香）与郁金（黄郁金、黑郁金），芒硝（包括玄明粉）与荆三棱，各种人参与五灵脂，肉桂（官桂）与赤石脂均不宜放在一起。

4. 为防止灰尘污染，有些中药不宜放在一般的药斗内，如熟地黄、龙眼肉、青黛、玄明粉、松花粉、乳香面、没药面、儿茶面、生蒲黄、血竭面等，宜存放在加盖的瓷罐中，以保持清洁卫生。

5. 细料药品（价格昂贵或稀少的中药）不能存放在一般的药斗内，应设专柜存放，由专人管理，每天清点账物。如人参、西洋参、牛黄、麝香、西红花、羚羊角、鹿茸、珍珠、冬虫夏草、海龙、海马、三七粉、各种胶类等。

6. 毒性中药和麻醉中药必须按《医疗用毒性药品管理办法》和《麻醉药品和精神药品管理条例》规定的品种和制度存放，决不能放一般药斗内，必须专柜、专账由专人管理，严防意外恶性事故的发生。如川乌、草乌、斑蝥等28种毒性中药和麻醉中药罂粟壳。

细目三　调剂用药的供应

要点一　调剂用药供应

调剂室储备一定量的药品，主要是供调配门诊和住院医师处方使用。中药调配以饮片为主，一般常用药以贮存一日用量为宜，不常用品种装一斗够多日调配。但大型中医医院，就诊人次较多，调剂业务繁忙，有些常用品种需要随时不断给予补充。调剂室应派专人，逐日检查药品供应品种及数量情况，对短缺品种要及时登记，随时整理药品，补充所耗品种，以备调剂使用，这项工作俗称装斗。装斗是确保调剂质量的重要环节，亦直接关系到患者的用药与治疗。因此，饮片的供应主要包括查斗、装斗、调剂与保管，此外还有中成药的分类等。

1. 查斗

系指检查药斗中药物每日销售量，每斗中储量减少程度。检查时主要记录以下三方面情况：①检查药名是否相符及短缺品种；②检查日间消耗量（即应补量）；③检查药品的清洁度、有无生虫变质等情况。并随时做好记录，以此为据来整理和补充药品。

2. 装斗

通过检查后所得的记录结果，是补充药品的依据。装斗时对饮片品种要鉴别准确无误，一定要核对名签，切不可粗心大意，否则将造成药材混淆，乃至发生医疗事故。装斗时，一般应做到以下四点：

（1）药斗装量不可过满，防止调剂时抽拉药斗使药物溢出，造成相互掺混。一般装入容积的4/5处，种子药粒较圆而细小，更易冲出，故应装入容积的3/5处。装饮片时不可按压，防其碎乱，以影响饮片的外观。

（2）对补充的饮片，应事先进行整理。有的饮片需要过筛，全草类或种子类饮片要过筛或过箩，鲜药如生姜、芦根等均须洁净之后放置备用。

（3）对细粉或细小种子药品，如青黛、滑石、蒲黄、马勃、车前子、葶苈子等，须垫纸盛装；如遇饮片外观形体相似，如煅牡蛎、煅石决明等，一定要核准名签，以免装错斗。

（4）掌握先入者先出的原则，即新添的饮片放在下面，原有的装在浮层，以免斗底药物积累日久而变质。

要点二　查斗、装斗、调配、保管的关系

查斗、装斗、调剂、保管等几方面工作，必须相互配合协作，才能提高工作效率，保证供应及时无缺，且能发现饮片的品质变异情况。

调配工作人员对药斗内的药品数量与质量最为清楚，能监督装斗工作，装斗前应每日检查，以免有失漏，互相协作，提高质量，减少供应失调现象。

装斗人员要与仓库保管员紧密配合，由装斗人将饮片日消耗量、短缺品种等信息，及时提供给仓库保管员，作为采购进药的依据。保管将采进的新品种及时通知装斗人员，以便供给调剂使用，勿误患者医疗。此外，装斗人员将每日新添的饮片规格及等级变动情况，要及时通知计价人员，以便及时调整价格，免致价格不适当而造成经济上的损失。因此，只有调配、装斗、保管之间密切配合，才能提高药物质量，减少损失，保证调剂用药的供应。

总的来说，在调剂用药供应时要注意：

（1）中药调剂室必须有明确的常备药品贮用量，原则上，药房贮用量不宜超过日消耗量的30倍，不得少于日消耗量的10倍。贮药量要注意季节性的变化，便于在调拨领用时参考。

（2）药房药品的补充品种必须根据每日消耗统计或柜、箱、架上定位药品的查看为准。不得估计领用，造成积压，或形成库房供求信息的错误。

（3）药品领用调拨中，要认真检查药品质量，凡发现有质量问题，不得领用。在此基础上认真核对品名、规格、数量、价格、金额，严防差错。调拨单要定期统计、归档管理，以便对调剂室的经济效益进行核算。

（4）领用的药品要及时贮放于柜、箱、架上。做到“用旧储新”，将生产时间较长的药品摆放在前面或上面，便于先用，防止变质与浪费。

（5）在检查屉斗、箱、架的药品数量时，要同时查看饮片与成药质量，发现吸潮、变色、结块、蛛网、虫霉现象要及时保养与处理。

（陈巧芬）

第七单元　饮片调剂操作规程

中药调剂工作是医院药事工作的重要组成部分，是一项专业性、技术性很强的工作，中药调剂质量的好坏直接关系到病患者生命的安危。为保证中药调剂工作完成的准确和及时，必须建立完善的调剂工作制度。

中药调剂按工作流程分为审方、计价、调配、复核和发药五个环节，但在实际工作中，审方往往不单独设岗，计价、调配、复核人员和发药人员都负有审方的责任。审方是贯穿在整个调剂过程中的。《处方管理办法》规定：药师调剂处方时必须做到“四查十对”：查处方，对科别、姓名、年龄；查药品，对药名、剂型、规格、数量；查配伍禁忌，对药品性状、用法用量；查用药合理性，对临床诊断。

细目一　收方

要点　收方与处方审查

1. 收方审查

中药调剂的依据是处方，收方人员应由有实践经验的主管中药师或中药师担任，他们必须熟悉处方的内容及含义，具有认真负责的工作态度，准确迅速的工作作风，杜绝草率从事。依据《处方管理办法》及《医疗机构中药饮片管理规范》等相关规定，收方人员接到患者处方后，应着重审查以下项目。

1. 按顺序审核处方的日期、姓名、性别、年龄和医师签字（章）。

2. 审查药名、剂量、剂（帖）数等，住院处方还要核对科别、住院号及病床号。注意审查处方中的药名是否有书写潦草不清、药味重复、药量模糊或遗漏等情况。

3. 审查有无短缺药品。

4. 审查有无毒性药或峻烈药超量。

5. 审查用法是否得当。如处方中有不适合煎剂的药物（如朱砂、芦荟等）应退回医生更正，然后配方。

6. 审查处方中有无配伍禁忌，（如“十八反”类的药）、“相畏”药味（如“十九畏”类的药）及“妊娠禁忌”药味。

7. 审查是自煎还是代煎。

8. 对委托加工丸、散等剂型的处方，应审阅方中所用药物的性质（如矿石类、纤维性、脂肪油类）及药物的总量是否可以配制，以免承接后，难以配制，影响患者用药。

2. 审方审查

审方时的其他相关要求：

（1）如发现处方中药味或剂量字迹不清时，不可主观猜测以免错配；发现配伍禁忌、超剂量用药、超时间用药、服用方法有误、毒麻药使用有违反规定等方面的疑问，都应与处方医师联系，请处方医师更改或释疑后重新签字或盖印章，否则可拒绝计价和调配。审方人员无权涂改医师处方。

（2）发现处方中有毒性药味时，必须严格执行有关毒性中药的管理的规定。不符合规定者，应向患者说明原因，不予调配。

（3）非正式医师的处方，一般不予调剂配方。处方日期超过3日的应请处方医师重新签字方可调配。

（4）对于处方中的缺味药，在审方时应先告知患者，并征得医生调换药味后配方。此外，对处方中的自备药引，也应向患者说明，讲清自备的方法及用量。

审方是调剂工作的第一个关键环节，调剂人员不仅要对医师负责，更要对患者用药的安全有效负责，只有确认拿到的是内容完整准确、书写清楚的处方才能进行计价和调配，减少差错。由于中医用药广泛、灵活多变，因此，作为一名合格的中药调剂人员，不仅在日常业务工作中要不断熟悉医师书写笔路及用药规律，而且更应系统学习中医药理论，结合自己的日常工作，不断积累经验，只有这样，才能较熟练地识别和处理收方中所出现的各种问题。

细目二　计价

要点　计价的原则与方法

计价是医疗单位收费的依据，关系到医疗单位的信誉、经济核算及患者的经济利益，必须做到准确无误。

药物计价是按处方中的药味逐一计算得出每剂的总金额，填写在处方药价处，一般由收方者完成。药价涉及国家的物价政策，不得任意抬高药价，必须明码实价，计算准确无误。因此，这项操作不仅要熟悉经营品种的现行零售价，以及各种剂型的计算方法，而且还要具备熟练的运算技能，才能快而准确地完成此项工作。

1. 计价的原则

（1）药价要执行当地物价部门核准的价格，不得随意变动，更不得任意估价。

（2）计价一定要求准确，应注意帖（付）数，以免造成补费和退费现象。

（3）计算的金额要求书写清楚，以免造成不必要的麻烦。

（4）公费医疗、合同记账应注意单位图章、日期、姓名等，是否涂改或过期以及冒名等。

（5）对分等级的药材，应注明等级或单价，以免调配时混淆。

2. 计价的其他相关要求

（1）计价时必须严格按照药品会计通知的价格计价，不得任意估价或改价，做到计价准确无误。并且药名中的单味药剂量应按总量的平均值计算。自费药品的药价应单列。

（2）计价时，每味药的价钱尾数不得进位或舍去，规定每一剂药价的尾数按四舍五入到“分”。单味药的药方，以一张处方药价的尾数四舍五入到“分”。

（3）凡分等级的品种，计价人员必须在药名上注明单价（顶码），以便再配时复核用。计价时要精神集中，注意剂量、剂数、新调价格、自费药品等，将单价（汤剂的单剂价、中成药的单包装价）、总价、计价员签名及取药号等填写在处方相应位置。

（4）原方复配时，应重新核算价格，不得随原价。

（5）计价时应使用蓝色或黑色钢笔、圆珠笔，不能使用其他色笔或铅笔。

3. 计算方法

（1）汤剂：是将每种药的单价，乘以该药的分量，求出每味药价积数。再将每味药积数逐一相加，即为每帖（付）药的单价。每帖（付）药的单价，乘以帖数，即为汤剂的总价。然后将总价写在处方的左下角或上角固定栏目内，并注明年、月、日，然后签字以备查。

如属代煎药，再另加代煎费。然后办理收款手续，给患者开具报销凭证。

（2）临方制剂：即在汤剂的基数上，根据加工剂型的不同，按不同标准，增收加工费。计算方法，可分三部进行。

①算出汤剂价；

②单位加工费×全方总重量=加工费价；

③根据全方总重量和剂型规定所需辅料、包装材料及其他按规定应收取的费用；

④以上各项费用相加的总和即为临方制剂的总价格。

细目三　调配

要点　中药处方的调配

调配是中药调剂工作中的主要环节。调配工作的质量，直接影响患者的医疗和身心健康。因此，配方工作人员要有高度的职业道德和责任感。调配处方时，思想要集中，严肃认真，按医师用药意图，一丝不苟地进行调配。主要调配流程如下：

1. 调配准备

（1）洁净工具：调配前应先清洁药盘、天平、戥子、铜冲等，保证秤砣、秤盘、秤杆、秤绳都应保持完备清洁，以免造成称量误差。。

（2）校准戥秤：拿起戥子，检查定盘星，将秤砣固定在盘星的零点，右手提戥绳，左手松开秤杆，在与眉毛齐平处观察秤杆是否水平。太过或不及即表明所用戥秤的剂量不准确，应进行校准。

2. 审方

配方人员接到处方后，须再行审阅，特别注意处方中有无配伍禁忌药、需特殊管理的毒性药或麻醉药，是否有需临时炮制或捣碎药，别名、并开药名、剂量是否有误等，以提高配方质量，保证患者用药安全。

3. 调配处方

（1）调配开始时，要随时参看处方，不能凭记忆操作，以防记错出差。每味药应按处方的先后顺序及药物的片形、质地、颜色，逐味单列排放，以便对药味的复核，避免差错。配发饮片的排列方法一般是："色白块片压四角，子实粉末中间搁，花叶全草放里面，质地重实内层落，另包药物称一边，逐一查对无差错，然后包扎小（包）压大（包），或装药袋写姓名，注明煎法和服法，讲清医嘱再发药。”

（2）对鲜药类，如鲜藿香、鲜薄荷、鲜芦根等，在配药帖（付）数较多的情况下，应另行处理或另包，以免干湿相混，发生霉烂变质，影响疗效。

（3）需要特殊处理的药物，如先煎、后下、包煎、吞服、冲服、烊化、另煎等，必须按处方要求或应付常规予以另包并注明。对质地坚硬的药物，必须放于铜冲筒内捣碎，并在使用冲筒前后，清洁冲筒内外，使之不留残渣。如有特殊气味或毒性，更需洗涤，以免串味串性，影响疗效或发生事故。

（4）处方中如有需要另行临时加工炮制的药物，应派专人处理，以免延误配方时间。

（5）需要临方配成制剂的，要按制剂工艺要求，对需要特殊处理的药物和贵重药物单包，以方便配制和复核，然后交制剂室配制。

（6）一方配多剂，要求剂量准确，应用秤分量，即等量递减、逐级复戥法，能使剂量均匀准确。配方完毕，需详细逐味核对，无差错并签名后，即可转入检查复核阶段。

调配是调剂工作的主要环节，专业技术性强，劳动强度大，调剂人员应有高度的责任感，在调配过程中还应注意以下几点要求：

（1）急诊处方随到随配，婴幼儿及高龄老人给予提前照顾，其他处方按接方先后顺序调配。

（2）根据处方药品的不同体积和重量，选用相应的衡器，一般选用克戥。称取贵重药和毒性药时要选用毫克戥或天平。所用衡器要随时检查，并经计量部门定期校验，以保证衡量器具的准确无误。

（3）调剂人员接到计价收费后的处方，应再次审方。

（4）调剂人员对所调配的饮片质量负有监督的责任，所调配的饮片应洁净、无杂质、符合当地的炮制规范，如发现发霉变质或假冒伪劣等质量不合格饮片应及时向有关责任人提出，更换后才可继续调配。注意遵从当地不同炮制品种的处方应付药味。并且应分别称取。

（5）为便于复核，应按处方药味顺序调配，间隔摆放，不可混成 ·堆。

（6）一方多剂时按等量递减，逐剂复戥的原则分剂量，每一剂的重量误差应控制在±5%以内。

（7）需先煎、后下、包煎等特殊处理的饮片不论处方有否脚注，都应按调剂规程的要求处理（应分剂单包，注明用法后与其他药一并装袋。有鲜药时应分剂另包，以利患者低温保存）。

（8）调剂需捣碎的饮片时，应在称取后捣碎。此类饮片多为含油脂或挥发油较多的果实及种子类中药，也有少量坚硬的根及根茎类、矿物及动物类中药。称取后捣碎既有利于药物有效成分的煎出又可防止提前捣碎致使药物有效成分走失或变质。

此类药不能给整药，不能提前捣碎放置时间过长。如医疗单位使用量大时，捣碎后放置时间应不超过1周。

需临时捣碎的常用饮片有：

①果实和种子类：丁香、刀豆、大枣（劈开）、川楝子、五味子、牛蒡子、白果、白扁豆、瓜蒌子、决明子、红豆蔻、豆蔻、芥子、诃子、青果、郁李仁、使君子、胡椒、荜

茇、草豆蔻、草果、荔枝核、牵牛子、砂仁、桃仁、莱菔子、益智、预知子、猪牙皂、黑芝麻、榧子、酸枣仁、蔓荆子、蕤仁、橘核等。

②根和根茎类：山慈菇、平贝母、竹节参、华山参、珠子参、绵马贯众等。

③矿物类：白矾、自然铜等。

④动物类：海马、鹿角霜、穿山甲、鳖甲、龟甲等。

⑤其他药：儿茶、肉桂等。

(9) 一张处方不宜两人共同调配，防止重配或漏配。

(10) 含毒麻药处方的调配按《医疗用毒性药品管理办法》和《麻醉药品和精神药品管理条例》的有关规定执行。

(11) 调配完毕后，应按处方要求自查，确认无误后签字，交复核人员复核。

调配是中药调剂工作中的主要环节。调配工作的质量，直接影响患者的医疗和身心健康。因此，配方工作人员要有高度的职业道德和责任感。调配处方时，思想要集中，严肃认真，按医师用药意图，一丝不苟地进行调配。

细目四　复核

要点　复核的工作程序

复核是调剂工作的把关环节，为了保证患者用药安全，防止调剂错误和遗漏，对调配完的处方和药味，必须进行复核。这项工作应由责任心强、业务水平高、经验丰富的中药师负责，以确保调配处方的质量。复核的内容，一般有以下几个方面：

1. 调配的药味、称取的分量和质量是否与处方相符。若发现错味、漏味、重味、重量有误或该捣未捣、需临时炮制而未炮制的饮片等应及时纠正。

2. 药料（饮片）有无虫蛀、发霉变质和该制不制、该捣不捣、生制不分的药材。

3. 调配的药味是否与处方应付的要求相一致。

4. 有特殊煎服法的药物是否已作另包和说明。

5. 配伍禁忌和毒剧药、贵细药应用是否得当。

6. 代煎药，还需复核煎药凭证与处方上的姓名、送药日期、时间、地址、药帖（付）数是否相符。

7. 处方经全面复核无误后，即可签字（章）。节假日或一人值班没有复核人员时，调剂人员应担负复核职责，认真复核，并在复核项下签字（即一人双签字）。而后将药物装袋或包扎。

细目五　发药

要点　发药的工作程序

发药是中药调剂工作的最后一个环节。对调配装（包）好的药剂，发药人员应再次核对，无误后，立即发给病人。主要流程如下：

（1）核对患者姓名，最好询问患者所就诊的科室以帮助确认患者身份。

（2）逐一核对药品与处方相符性，检查规格、剂量、数量，发现配方错误时，应将药品退回配方人，并及时更正。

（3）向患者说明用法用量、煎煮方法及有无禁忌并答复患者提出的有关用药问题。

（4）发药人签字。

发药工作虽简单，但稍有疏忽错发药剂，其后果不堪设想。因此，发药人员必须注意以下几点：

（1）核对患者姓名、取药凭证号码、交款凭证以及药剂（贴）数，以防错发、漏发药品而发生事故。

（2）处方中需特殊处理的药物，或需另加“药引”，以及煎法、用法、服法，必须向患者说明。特别是有毒性中药的处方，更须详细向患者加以说明。

（3）某些药物在服用上，需介绍服药期间的一般饮食禁忌。

（4）检查附带药品是否齐全。

（5）检查内服、外用药是否用专用包装，外用药是否标明用法并向患者（取药者）特别说明。

（6）药品包扎是否坚固，药袋有无破损。

此外，发药人员在发药时还应注意尊重患者隐私，并尽量做好门诊用药咨询工作。

细目六　调剂质量管理

中药调剂工作质量管理可分为三个方面，一是对中药调剂的产品——“药剂”的质量管理标准；二是调配“药剂”过程——药品供应、处方审核、划价、配方、复核、发出等工序的质量管理标准；三是对影响工序质量的人员素质、设备条件、环境卫生、制度与方法、药品材料等因素的质量管理标准。

要点一　配发药剂的质量要点

1. 质量要求

调剂发出的药剂，必须药品质量合格，品种、数量准确，包装完整，标记说明清楚，临床应用合理。

2. 质量指标

（1）药剂合格率（%）$=\dfrac{\text{检查发出药剂合格人次}}{\text{检查发出药剂总人次}}\times 100\%$；要求达到99.5%以上。

（2）处方出门差错率（%）$=\dfrac{\text{检查发出药剂差错人次}}{\text{检查发出药剂总人次}}\times 100\%$；要求不超过万分之二。

要点二　检查方法及质量评定

1. 配发药剂的质量检查方法

（1）抽查已发出的药剂，凡有下述问题为不合格药剂。

①药品有质量问题。

②中药饮片药剂帖重或总重与处方差距超过±5%。

③小药袋（成药或中药饮片特煎另包）与标示量（或处方规定量）超过±2%。

④药品品规差错。

⑤包装袋上姓名、用法等内容未注明或不完整。

⑥不合理用药。

（2）抽查已发出的药剂，凡有下述问题出现，必须记入调剂室差错事故登记本。

①发出药品中有假药。

②毒性药品、麻醉药品超过使用规定量。

③毒性药品、麻醉药品总称量、分帖量误差超过±2%。

④毒性药品包装标记、用法用量未注明。

⑤出现用药禁忌。

2. 调配工序的质量评定

（1）质量要求：药品供应及时，保障临床需要，定期保养药品。处方合格，划价、配方准确，复核、发出无误。

（2）质量指标

①供药及时率（%）$=\frac{\text{药房品规总数}-\text{库房有药房无品规数}}{\text{药房品规总数}}\times 100\%$；不得低于99.5%。

②配方成方率（%）$=\frac{\text{检查处方总数}-\text{因缺药修改处方数}}{\text{检查处方总数}}\times 100\%$；不得低于97%。

③药品养护率（%）$=\frac{\text{星期养护记录次数}}{\text{星期数}}\times 100\%$；不得低于95%。

④处方合格率（%）$=\frac{\text{检查处方总数}-\text{不合格处方数}}{\text{检查处方总数}}\times 100\%$；不得低于99%。

⑤划价准确率（%）$=\frac{\text{检查处方总数}-\text{错误处方数}}{\text{检查处方总数}}\times 100\%$；不得低于99%。

⑥分贴准确率（%）$=\frac{\text{检查调剂分贴总数}-\text{不合格分贴数}}{\text{检查调剂分贴总数}}\times 100\%$；不得低于99%。

⑦配方、复核准确率（%）$=\frac{\text{检查配方复核总数}-\text{品规数量不符数}}{\text{检查配方复核总数}}\times 100\%$；不得低于99.9%。

⑧包装发出合格率（%）$=\frac{\text{检查药剂总数}-\text{发错或包装书写不完整数}}{\text{检查发出药剂包装总数}}\times 100\%$；不得低于99%。

（3）检查方法

①供药及时率：查药房当日断档品规数（对照基本用药名录），然后查库房有而药房断档品规数，得出库房有药房无品规数。

②配方成方率：可查看一日“审阅处方登记本”或所有处方，统计因缺药所造成的修改处方的数字。

③药品的养护：每星期一次，要认真做好养护记录，查看“记录本”为准。

④处方合格检查：可随机抽取已调发的处方若干张，根据处方的规范要求判断是否合格。

⑤划价准确检查：亦随机抽取已调发的处方若干张，重新计算其价格。一般西药、中成药误差在±1%内，中药饮片药剂在±3%内为正常误差。超出上述范围则为不准确处方。

⑥分帖准确检查：可在调配时随机抽查，其实际分帖重量与处方帖重数量，分帖与分帖重量，总重量与处方总药量等误差在±5%内为正常误差，超过为不正常误差。单包（包括毒剧药）误差不能超过±1%。

⑦配方、复核合格检查：亦可随机抽取配方复核后的药剂，品规或数量有出入为不准确。

⑧包装发出合格检查：可随机抽查若干发出药剂是否错发，帖数是否完整，姓名、应用方法是否注明，一项不符要求则为不合格。

（陈巧芬）

第八单元　中成药调剂操作规程

细目一　中成药调剂操作规程

要点一　中成药调剂

中成药调剂指按医师处方调配各种中成药的专业操作。中成药是中医药学的重要组成部分，历史悠久，应用广泛，用之有效，服用方便，不良反应少。中成药的合理应用必须坚持辨证施治的基本思想，切忌不区分证候类型，仅凭药名想象用药。

要点二　中成药调剂操作规程

调剂中成药仍应遵从前述的调剂工作制度，严格按审方、计价、调配、复核和发药程序进行。应熟悉常用中成药的主要组成、剂型特点、功能主治、用法用量及注意事项，特别是对孕妇、高龄老人和婴幼儿的用药应该引起充分的重视。

1. 中成药处方的审查

中成药调剂人员应当认真逐项检查中成药处方前记、正文和后记书写是否清晰、完整，并确认处方的合法性。

中成药调剂人员应当对中成药处方用药适宜性进行审核。包括下列内容：

（1）对规定必须做皮试的药物，处方医师是否注明过敏试验及结果的判定；

（2）处方用药与临床诊断的相符性；

（3）剂量、用法。

中成药的剂量一般包括重量（克）、数量（粒、片）、容量（汤匙、毫升）等，是医师通过处方希望调剂室配付的药量。要特别注意含毒性成分的中成药，应严格审查其剂量，常见含毒剧药的中成药如下。

①含川乌、草乌、附子、关白附等：玉真散、小活络丸、祛风舒筋丸、附子理中丸等。

②含雄黄：牛黄解毒丸、局方至宝丹、安宫牛黄丸等。

③含汞、朱砂等：磁朱丸、局方至宝散、蟾酥锭、牛黄解毒片；白降丹和红升丹亦可视为中成药。

④含铅：黑锡丹、四胜散、珍珠散及狗皮膏等外贴膏药虽含有大量的铅，但临床尚未有引起铅中毒的报道。

⑤含马钱子：九分散、舒筋散等。

⑥含巴豆、巴豆霜：七珍丸、小儿脐风散等。

⑦含蟾酥：六神丸、六应丸、喉症丸、蟾酥锭、蟾酥丸等。

（4）剂型与给药途径；

（5）是否有重复给药现象；

（6）是否有潜在临床意义的药物相互作用和配伍禁忌。

当处方中有两种或两种以上的中成药同用，或者中成药与引药、汤剂配伍时，应注意审查是否有“十八反”、“十九畏”的配伍，发现禁忌要及时查明，请处方医师加签，以防误用而发生事故。

中成药与西药配伍禁忌及其他不合理用药的审查应注意理化性配伍禁忌、药理性配伍禁忌及妊娠用药禁忌。

2. 中成药处方的计价

计价基本要求同“中药饮片调剂”。

计价方法：处方药价 = Σ（药品单价 × 数量）

3. 中成药处方的调配

目前，调配工作中临时调配的情况较少，绝大多数都是中成药剂型的分装与发放。中成药处方调配的注意事项：

（1）慎读处方，谨防相似药品名称的混淆。

（2）明确处方用药意图，防止同名异物药品的串用。

（3）调剂处方时必须做到“四查十对”。查处方，对科别、姓名、年龄；查药品，对药名、规格、数量、标签；查配伍禁忌，对药品性状、用法用量；查用药合理性，对临床诊断。

（4）发出的药品应注明患者姓名和药品名称、用法、用量。

4. 中成药处方的复核与发药

中成药处方药品的复核与付发常由一个岗位负责，主要有以下内容。

（1）处方药品的复核：主要核对所配药品与处方药名是否一致，所配药物剂量是否与处方相同。

（2）处方药品的付发：认真核对处方前记，询问清楚患者姓名、年龄、住院床号

（或门诊号），核对处方姓名、年龄、住院床号（或门诊号）；严防错取错用而贻误病情，甚至造成严重后果。只有完全核对无疑后，才能将药物付出给病人或其家属。

发出药品时应按药品说明书或处方医嘱，向患者或其家属进行相应的用药交待与指导，包括每种药品的用法、用量、注意事项等。

正确交待病人用药期间的饮食“忌口”。使用中成药有时必须忌食某些食物，以免药物与食物之间产生相互作用而影响疗效。如：服用含人参的中成药（人参健脾丸、人参养容丸等）不宜吃萝卜；服用含铁的中成药（磁朱丸、脑立清等）不宜喝茶、吃柿子；服用清热解毒类中成药（牛黄解毒片、清瘟解毒丸等）、清热泻火类中成药（牛黄上清丸、凉膈散等）不宜吃辛辣温热的食物如油条、羊肉、虾、洋葱、韭菜、辣椒、花椒、生姜、白酒、咖啡等。服用祛寒类中成药（附子理中丸等）不宜吃寒凉的食物如鳖肉、鸭肉、驴肉、海带、紫菜、白菜、苦瓜、绿豆、西瓜等，即不宜吃与药物性质相反的食物。

要点三　药品有效期的推算及判定

中成药的调剂还应注意药品的效期问题。效期药品是指标明有一定有效期的药品。药品的有效期是指药品在一定的贮存条件下，能够保持质量的期限。有效期的药品必须在规定期限内使用，超过效期或作用降低或毒性增加，都不能继续使用。《中国药典》（一部）对中成药的效期虽然未做明确规定，但是国家药品监督管理部门要求药品生产企业对其产品必须注明生产批号、生产日期和有效期。

根据国家食品药品监督管理局《药品说明书和标签管理规定》的要求，药品有效期的表述形式为：有效期至×年×月。其他各种表述方式不再使用。

为防止药品过期失效，确保用药安全，调剂部门应注意药品的效期，加强管理，定期检查，做到近效期药品先用。对效期内的药品也要注意检查药品的外观性状，发现异常情况，也应停止使用。

细目二　中成药处方药

要点一　中成药处方药

处方药简称 Rx，是指必须凭执业医师或执业助理医师处方才可调配、购买和使用的药品，即需在医师或其他医务人员指导下使用的药品。国家对处方药与非处方药实行分类管理，基本出发点是确保人民用药安全、有效、经济、方便。

要点二　常用中成药处方药的功能主治

注：本书所选中成药处方药品种是以《国家发展与改革委定价药品目录》及《中华人民共和国药典》（2010 年版）一部为依据。

1. 解表类

防风通圣丸

【主要成分】 甘草、生石膏、黄芩、桔梗、防风、川芎、当归、白芍、大黄、薄荷、麻黄、连翘、芒硝、荆芥穗、白术、栀子、滑石。

【功能】 解表通里，清热解毒。

【主治】 外寒内热，表里俱实，恶寒壮热，头痛咽干，小便短赤，大便秘结，瘰疬初起，风疹湿疹。

小柴胡片

【主要成分】 柴胡、黄芩、党参、制半夏、甘草、生姜、大枣。

【功能】 和解清热，疏肝和胃。

【主治】 ①发热性疾病。②肝脏疾病：病毒性肝炎、乙型肝炎、酒精性慢性肝炎、抑制肝硬化向肝癌发展。③胃溃疡、十二指肠溃疡、慢性浅表性胃炎、慢性萎缩性胃炎。④类风湿性关节炎，并抑制固醇类激素的副作用。

2. 清热类

牛黄解毒片

【主要成分】 人工牛黄、雄黄、石膏、冰片等。

【功能】 清热解毒。

【主治】 火热内盛，咽喉肿痛，牙龈肿痛，口舌生疮，目赤肿痛。

金嗓散结丸

【主要成分】 桃仁、红花、浙贝母、鸡内金、金银花、蒲公英、麦冬、木蝴蝶等。

【功能】 清热解毒，活血化瘀，利湿化痰。

【主治】 热毒蕴结、气滞血瘀所致的声音嘶哑、声带充血、肿胀；慢性喉炎、声带小结、声带息肉见上述证候者。

3. 泻下类

舟车丸

【主要成分】 黑牵牛、大黄、甘遂、红芽大戟、芫花、青皮、橘皮、木香、槟榔、轻粉。

【功能】 泻下逐水，理气通腑。

【主治】 水湿中阻之肝炎后、血吸虫病肝硬化，及急慢性肾炎等所致腹水，也可用于机械性肠梗阻早期。

4. 祛暑类

避瘟散

【主要成分】 檀香、零陵香、白芷、香排草、姜黄、玫瑰花、甘松、丁香、木香、麝香、冰片、朱砂、薄荷冰。

【功能】 祛暑避秽，开窍止痛。

【主治】 夏季暑邪引起的头目眩晕、头痛鼻塞、恶心、呕吐、晕车晕船。

5. 温里类

人参再造丸

【主要成分】 人参、牛黄、广藿香、麝香、朱砂、琥珀、沉香、天麻、三七等。

【功能】 益气养血，祛风化痰，活血通络。

【主治】 气虚血瘀、风痰阻络所致的中风，症见口眼歪斜、半身不遂、手足麻木、疼痛拘挛、言语不清。

6. 安神类

柏子养心丸

【主要成分】 柏子仁、党参、黄芪、川芎、当归、茯苓、远志、酸枣仁、肉桂、五味子、半夏曲、甘草、朱砂。

【功能】 补气，养血，安神。

【主治】 心气虚寒，心悸易惊，失眠多梦，健忘。

天王补心丹

【主要成分】 丹参、当归、石菖蒲、党参、茯苓、五味子、麦冬、天冬、地黄、玄参、远志、酸枣仁、柏子仁、桔梗、甘草、朱砂。

【功能】 滋阴养血，补心安神。

【主治】 心阴不足，心悸健忘，失眠多梦，大便干燥。

7. 开窍类

安宫牛黄丸

【主要成分】 牛黄、水牛角浓缩粉、麝香、珍珠、朱砂、雄黄、黄连、黄芩、栀子、郁金、冰片。

【功能】 清热解毒，镇惊开窍。

【主治】 热病，邪入心包，高热惊厥，神昏谵语；中风昏迷及脑炎、脑膜炎、中毒性脑病、脑出血、败血症见上述证候者。

紫金锭

【主要成分】 山慈菇、红大戟、千金子霜、五倍子、麝香、朱砂、雄黄。

【功能】 辟瘟解毒，消肿止痛。

【主治】 中暑，脘腹胀痛，恶心呕吐，痢疾泄泻，小儿痰厥；外治疔疮疖肿，痄腮、丹毒、喉风。现代临床用于食物中毒引起的恶心呕吐、脘腹胀痛有较好的效果。还可用于体表浅表脓肿、急性淋巴结炎、蜂窝组织炎、急性流行性腮腺炎等。

清开灵注射液

【主要成分】 胆酸、珍珠母、猪去氧胆酸、水牛角、板蓝根、黄芩苷、栀子、金银花。

【功能】 清热解毒，化痰通络，醒神开窍。

【主治】 热病，神昏，中风偏瘫，神志不清；急性肝炎、上呼吸道感染、肺炎、脑血栓形成、脑出血见上述证候者。

冠心苏合丸

【主要成分】 苏合香、冰片、乳香、檀香、土木香。

【功能】 理气，宽胸，止痛。

【主治】 寒凝气滞、心脉不通所致的胸痹，症见胸闷、心前区疼痛，冠心病心绞痛见上述证候者。

8. 补益类

抗骨质增生胶囊

【主要成分】 熟地黄、肉苁蓉、女贞子、牛膝等。

【功能】 补肝肾，强筋骨，活血止痛。

【主治】 骨性关节炎肝肾不足、瘀血阻络证，症见关节肿胀、麻木、疼痛、活动受限。

济生肾气丸

【主要成分】 熟地黄、山茱萸、山药、牡丹皮、茯苓、泽泻、肉桂、附子、牛膝、车前子。

【功能】 温肾化气，利水消肿。

【主治】 肾阳不足、水湿内停所致的肾虚水肿、腰膝酸重、小便不利、痰饮咳喘。

金匮肾气丸

【主要成分】 熟地、山药、山萸肉、茯苓、泽泻、牡丹皮、附子、肉桂。

【功能】 温肾益气，散寒利水。

【主治】 肾气虚寒所致腰酸腿软，小便不利或频数，足膝浮肿，肾虚作喘，消渴。现代用于治疗慢性肾炎、糖尿病、神经衰弱、视神经萎缩属肾气不足者。

9. 固涩类

四神丸

【主要成分】 肉豆蔻、补骨脂、五味子、吴茱萸、大枣。

【功能】 温肾暖脾，涩肠止泻。

【主治】 肾阳不足所致泄泻，症见肠鸣腹胀、五更溏泻、食少不化、久泻不止、面黄肢冷。

10. 理气类

护肝片

【主要成分】 柴胡、茵陈、板蓝根、五味子、猪胆粉、绿豆。

【功能】 疏肝理气，健脾消食。

【主治】 慢性肝炎，迁延性肝炎和肝硬化等。

11. 理血类

三七伤药片

【主要成分】 三七、草乌、雪上一枝蒿、骨碎补、赤芍、红花、冰片、接骨木。

【功能】 舒筋活血，散瘀止痛。

【主治】 跌打损伤，风湿瘀阻，关节痹痛；急慢性扭挫伤、神经痛见上述证候者。

华佗再造丸

【主要成分】 川芎、吴茱萸、冰片等。

【功能】 活血化瘀，化痰通络，行气止痛。

【主治】 痰瘀阻络血之中风恢复期和后遗症，症见半身不遂、拘挛麻木、口眼歪斜、言语不清。

复方丹参滴丸

【主要成分】 丹参、三七、冰片。

【功能】 活血化瘀，理气止痛。

【主治】 气滞血瘀所致的胸痹，症见胸闷、心前区刺痛；冠心病心绞痛见上述证候者。

中风回春丸

【主要成分】 川芎、红花、党参、当归、金钱白花蛇、地龙、威灵仙、全蝎、僵蚕、蜈蚣、土鳖虫等。

【功能】 活血化瘀，舒筋通络。

【主治】 痰瘀阻络所致的中风，症见半身不遂、肢体麻木、言语謇涩、口眼歪斜。

乐脉颗粒

【主要成分】 丹参、川芎、赤芍、红花、香附、木香、山楂。

【功能】 行气活血，化瘀通脉。

【主治】 气滞血瘀所致的头痛、眩晕、胸痛、心悸；冠心病心绞痛、多发性脑梗死见上述证候者。

12. 祛痰类

礞石滚痰丸

【主要成分】 金礞石（煅）、沉香、黄芩、熟大黄。

【功能】 逐痰降火。

【主治】 痰火扰心所致的癫狂惊悸，或喘咳痰稠、大便秘结。

消咳喘糖浆

【主要成分】 满山红等。

【功能】 止咳，祛痰，平喘。

【主治】 寒痰阻肺所致的咳嗽气喘、咯痰色白；慢性支气管炎见上述证候者。

荷丹片

【主要成分】 荷叶、丹参、山楂、番泻叶、补骨脂。

【功能】 化痰降浊，活血化瘀。

【主治】 高脂血症属痰浊者。

13. 祛湿类

小活络丸

【主要成分】 胆南星、制川乌、制草乌、地龙、乳香、没药。

【功能】 祛风散寒，化痰除湿，活血止痛。

【主治】 风寒湿邪闭阻、痰瘀阻络所致的痹病，症见肢体关节疼痛，或冷痛，或刺痛，或疼痛夜甚、关节屈伸不利、麻木拘挛。

风湿马钱片

【主要成分】 马钱子粉、炒僵蚕、乳香、没药、全蝎、牛膝、苍术、麻黄、甘草。

【功能】 祛风除湿，活血祛瘀，痛络止痛。

【主治】 风湿闭阻、瘀血阻络所致的痹病，症见关节疼痛、刺痛或疼痛较甚；风湿性关节炎、类风湿性关节炎、坐骨神经痛见上述证候者。

祛风止痛片

【主要成分】 老鹳草、槲寄生、红花、威灵仙、制草乌、续断、独活。

【功能】 祛风寒，补肝肾，壮筋骨。

【主治】 风寒湿邪闭阻、肝肾亏虚所致的痹病，症见关节肿胀、腰膝疼痛、四肢麻木。

木瓜丸

【主要成分】 木瓜、当归、川芎、白芷、威灵仙、狗脊、牛膝、鸡血藤、海风藤、人参、川乌、草乌。

【功能】 祛风散寒，除湿通络。

【主治】 风寒湿邪闭阻所致的痹病，症见关节疼痛、肿胀、屈伸不利、局部畏风寒、肢体麻木、腰膝酸软。

14. 消导类

开胸顺气丸

【主要成分】 槟榔、牵牛子、陈皮、木香、厚朴、三棱、莪术、猪牙皂。

【功能】 消积化滞，行气止痛。

【主治】 气郁食滞所致的胸胁胀满、胃脘疼痛、嗳气呕恶、食少纳呆。

木香槟榔丸

【主要成分】 木香、槟榔、枳壳、陈皮、青皮、香附、三棱、莪术、黄连、黄柏、大黄、牵牛子、芒硝。

【功能】 行气导滞，泄热通便。

【主治】 湿热内停，赤白痢疾，里急后重，胃肠积滞，脘腹胀痛，大便不利。

15. 祛风类

清脑降压片

【主要成分】 黄芩、夏枯草、槐米、磁石、牛膝、当归、地黄、丹参、水蛭、钩藤、决明子、地龙、珍珠母。

【功能】 平肝潜阳。

【主治】 肝阳上亢所致的眩晕，症见头晕、头痛、项强、血压偏高。

消银片

【主要成分】 生地、苦参、金银花、大青叶、赤芍、防风等。

【功能】 清热凉血，养阴润肤，祛风止痒。

【主治】 血热风燥型和血虚风燥型白疕，症见皮疹为点滴状、基底鲜红色，表面覆有银白色鳞屑，或皮疹表面覆有较厚的银白色鳞屑、较干燥、基底淡红色，瘙痒较甚。

牛黄降压丸

【主要成分】 冰片、牛黄、珍珠、羚羊角等。

【功能】 清心化痰，平肝安神。

【主治】 心肝火旺、痰热壅盛所致的头目眩晕、头痛失眠、烦躁不安；高血压病见上述证候者。

16. 外用类

七厘散

【主要成分】 血竭、乳香、没药、红花、儿茶、冰片、麝香、朱砂。

【功能】 化瘀消肿，止痛止血。

【主治】 跌扑损伤，血瘀疼痛，外伤出血。

梅花点舌丸

【主要成分】 牛黄、麝香、蟾酥、熊胆粉、冰片、乳香、没药、珍珠等。

【功能】 清热解毒，消肿止痛。

【主治】 火毒内盛所致的疔疮痈肿初起、咽喉牙龈肿痛、口舌生疮。

冰硼散

【主要成分】冰片、硼砂、朱砂、玄明粉。

【功能】 清热解毒，消肿止痛。

【主治】 热毒蕴结所致的咽喉疼痛、牙龈肿痛，口舌生疮。

九一散

【主要成分】 煅石膏、红粉。

【功能】 提脓拔毒，去腐生肌。

【主治】 热毒壅盛所致的溃疡，症见疮面鲜活，脓腐将尽。

狗皮膏

【主要成分】 生川乌、生草乌、羌活、独活、防风、苍术、麻黄、当归、川芎、赤芍、白芷、乳香、没药、肉桂等。

【功能】 祛风散寒，活血止痛。

【主治】 风寒湿邪、气血瘀滞所致的痹病，症见四肢麻木、腰腿疼痛、筋脉拘挛，或跌打损伤、闪腰岔气、局部肿痛；或寒湿瘀滞所致的脘腹冷痛、行经腹痛、寒湿带下、积聚痞块。

细目三 中成药非处方药

要点一 中成药非处方药

非处方药简称OTC，是指经国家食品药品监督管理局批准，不需要凭执业医师或执业助理医师处方，病人及其家属可直接从药房或药店甚至超市购买的，用于由消费者自我认识和辨别的症状，并且能够自己治疗，或借助于阅读药品标识物、咨询药师后可恰当使用的安全有效的药品。

根据对非处方药的安全评价，将其分为甲类非处方药和乙类非处方药，乙类非处方药是更安全、消费者选择更有经验和把握的药品。

要点二 非处方药的遴选原则

按照“安全有效、慎重从严、结合国情、中西药并重”的指导思想和“应用安全、疗效确切、质量稳定、使用方便”的原则，进行遴选和评审。

要点三　常用中成药非处方药品种

参照国家中医药管理局发布的《中医病症诊断疗效标准》分为7个科，即内科用药、外科用药、骨伤科用药、妇科用药、儿科用药、皮肤科用药、五官科用药。

1. 内科用药

（1）感冒类：风寒感冒冲剂、荆防冲剂、感冒清热颗粒、风热感冒冲剂、羚翘解毒丸、桑菊感冒片、银翘解毒片、银柴颗粒、参苏丸、午时茶颗粒、柴胡口服液、板蓝根颗粒、双黄连口服液等。

（2）咳嗽类：二贝宁嗽丸、通宣理肺丸、橘红片、养阴清肺膏、百合固金丸、苏子降气丸、止嗽定喘口服液、川贝止咳露等。

（3）胃脘痛类：香砂养胃丸、加味左金丸、香砂平胃颗粒、温胃舒胶囊、养胃舒胶囊、气滞胃痛冲剂、胃得安片、六味安消散、胃苏冲剂等。

（4）伤食类：大山楂丸、加味保和丸、木香顺气丸、神曲茶（六曲茶）等。

（5）便秘类：麻仁丸、麻仁润肠丸、五仁润肠丸、苁蓉通便口服液等。

（6）中暑类：六合定中丸、清凉油、十滴水、清凉含片、仁丹等。

（7）不寐类：养血安神丸、枣仁安神颗粒、脑乐静等。

（8）虚证类：补中益气丸、阿胶补血膏、八珍丸、人参养荣丸、人参归脾丸、十全大补丸、龟鹿二仙膏等。

2. 外科用药

烧伤喷雾剂、京万红、风痛灵、风油精、如意金黄散、三黄膏、小败毒膏、泻毒散、地榆槐角丸、槐角丸、痔疮外洗药、马应龙麝香痔疮膏等。

3. 骨伤科用药

跌打活血散、活血止痛散、跌打丸、三七片、养血荣筋丸、跌打损伤丸、克伤痛搽剂、风湿骨痛药酒、活络止痛丸、木瓜酒、伤湿止痛膏、史国公药酒、驱风油等。

4. 妇科用药

当归丸、调经止带丸、止血片、七制香附丸、益母草膏、加味逍遥丸、八珍益母丸、乌鸡白凤丸、当归红枣颗粒、艾附暖宫丸、妇科得生丸、痛经丸、元胡止痛片、妇康片、妇康宝口服液、四物合剂等。

5. 儿科用药

小儿感冒颗粒、小儿热速清口服液、金银花露、导赤丸、小儿咳喘灵冲剂、解肌宁嗽丸、健儿清解液、儿童咳液、儿童清肺口服液、健胃消食片、小儿消食片、小儿健胃糖浆、小儿喜食糖浆、启脾丸、小儿胃宝丸、婴儿素等。

6. 皮肤科用药

脚气散、愈裂贴膏、当归苦参丸、清热暗疮丸、肤痒冲剂、防风通圣丸、二妙丸等。

7. 五官科用药

明目地黄丸、明目上清片、杞菊地黄丸、耳聋左慈丸、龙胆泻肝丸、鼻通宁滴剂、辛夷鼻炎丸、鼻窦炎口服液、通窍鼻炎片、鼻炎片、铁笛丸、藏青果冲剂、穿心莲片、复方青果冲剂、清咽丸、利咽解毒颗粒、金莲花冲剂、口腔溃疡散等。

（李佳）

第九单元　中药煎服

细目一　煎药

要点一　汤剂概述

汤剂，又称汤液，是用煎煮或浸泡去渣取汁，将药物制成液体的剂型。

汤剂按其制备方法的不同可分为煮剂、煎剂、煮散和沸水泡药四种类型。

（1）煮剂：煮剂是用一定的温度和加热时间，将药物煎煮所得的液体剂型。煮剂浓度适中，具有吸收快、奏效迅速、作用强的特点，是汤剂中应用最多的剂型，如麻黄汤。

（2）煎剂：煎剂是将经过煎煮去渣的药液，再经加热浓缩所得的液体剂型。煎剂加热时间比较长，药液浓度比较高，能使药液在体内缓慢吸收，以延长药效，如大乌头煎等。

（3）煮散：煮散是汤剂之一种，乃药材粗颗粒与水共煮去渣取汁而制成的液体药剂。与汤剂相比较，具有节省药材，便于煎服等优点。近年来对中药煮散的实验研究和临床应用方面有新的发展。

（4）沸水泡药（饮剂）：是药物经过沸水浸泡去渣所得的液体剂型。沸水泡药，频频饮之，故又称饮剂。沸水泡药加热时间较短，温度比较低，药液味薄气清，擅长于清泄上焦的热邪，如胖大海等。

汤剂是我国应用最早、最广泛的一种剂型。我国最早的医书《灵枢·邪客》中就有治目不瞑的半夏汤；东汉张仲景著《伤寒论》，书中载方 113 首，其中 95 方是汤剂，可见汤剂在汉代应用已很普遍。现代中药剂型中，以汤剂最多，一般汤剂饮片销售量约占中药的 50% 左右。它具有以下优点：

（1）根据病情变化在方剂的基础上加减化裁，灵活变通地使用药物，适应中医辨证施治，随症加减的原则。

（2）汤剂多为复方，可按照中药配伍原则，使药物之间相互促进、相互制约，从而达到增强疗效、缓和药性的目的。

（3）汤剂为液体制剂，内服后吸收快，能迅速发挥药效，所以对人体急、慢性病均适宜。

（4）汤剂一般以水为溶媒，对人体无刺激性及副作用。

（5）汤剂溶媒来源广，制备简单易行。

要点二　汤剂的煎煮

为了提高汤剂的疗效，对汤剂的煎煮方法和服药法应予足够重视。我国历代医药家都很重视中药的煎煮法。如明代李时珍在《本草纲目》中指出："凡服汤药，虽品物专精，修治如法，而煎煮药者，鲁莽造次，水火不良，火候失度，则药亦无功。"清代名医徐灵胎说："煎药之法最宜深究，药之效不效全在乎此，夫烹饪禽、鱼、牛、羊，失其调度，尚能损人，况药专主治病，而可不讲乎。"由此可见，正确地掌握药物煎煮法，直接关系到中药的临床疗效。

1. 煎药的操作要求

（1）煎药人员应严格掌握操作规程，把药锅和所有用具清洗干净。并把需"先煎"、"后下"、"烊化"、"冲服"的特殊药物分别处理。根据医生或患者（代煎药）指定的送药时间和要求，按先后程序煎煮。急性患者的中药应随到随煎。煎药前应先用冷水浸泡药物半小时左右。

（2）掌握好火候与时间，以防煎干或煎焦。同时应把对号联单夹在药罐（锅）上。在装药汁时，应仔细核对联单号码、姓名、日期，以及"冲服"等药物，以防遗漏或搞错。操作人员要严格执行交、接班制度。

（3）药汁是汤剂的成分，煎出药汁的浓度、多少，直接影响疗效，所以汤剂应做到煎透榨干，不能任意抛弃药液。

（4）对毒性、烈性中药，应在煎药用具上明显标记，工具使用完毕，应反复洗擦，必要时煮过后再用。此外，在煎煮有特殊气味、颜色较深的药物后，也要反复将煎具擦洗干净，防止串味、串色，而影响药物疗效和煎剂质量。

（5）煎药室应保持清洁，并注意个人卫生。煎药用具，如煎药锅、榨具、量杯、漏斗，药瓶等，均应保持内外清洁，并严格执行消毒制度。

2. 煎药器具的选择

中药汤剂的质量与选用的煎药器具有着十分密切的关系。历代医药家对煎药器具均有论述。如梁代陶弘景说："温汤勿用铁器。"明代李时珍说："煎药并忌用铜铁器，宜银器瓦罐。"古人强调用陶器煎药，陶器与药物所含各种成分不发生化学反应，煎出的汤剂质量好，加上砂锅传热性均匀、缓和，价格低廉，因而自古沿用至今。玻璃和搪瓷制器亦可选用。惟铁质器虽传热快，但其化学性质不稳定，易氧化，并能在煎制时与中药所含多种成分发生化学反应。如与鞣质生成鞣酸铁，使汤液的色泽加深，药味变涩变酸；与黄酮类成分生成难溶性络合物；与有机酸生成盐类等，均可影响中药的疗效。实践证明，采用铁质煎器煎煮的汤液色泽不佳，如诃子、苏木、地榆等所含的酚羟基化合物易与铁起化学变化而产生深紫色、黑绿色或黑色沉淀，有的经过长时间的煎煮，使药液带有铁锈，甚至引起恶心、呕吐。有些中药成分尚不十分清楚，用铜、铁器具煎煮时发生的化学反应，尚难估计，因此，不宜采用铜、铁器煎药。

目前，人们广泛使用的多为硅酸盐类的药具，即陶瓷砂锅。陶瓷砂锅具有受热均匀、散热慢、化学性质稳定、价廉等优点，所以砂锅为首选的煎药器具。

3. 煎药用水及加水量

（1）用水：汤剂的溶媒主要是用洁净的水，也有加酒或加醋等混合煎的。在古代所采用的水种类很多，仅明李明珍《本草纲目》所记载的就多达 42 种。李明珍多选用雨水、潦水、腊雪、露水等，这些都是天然蒸馏水，含矿物质较少，比较洁净。总之，煎药用水以洁净、少含矿物质或其他杂质为原则。目前所常用的是自来水、井水或洁净的河水等。

（2）加水量：汤剂加水量的多少，直接影响煎药的质量。用水过多，虽能增加有效成分的溶出量，但汤液的量过大，不宜病人服用；相反，用水过少，会造成“煮不透，煎不尽”，使有效成分不易全部煎出，稍一蒸发，药汁即行干涸，药物有效成分可因局部高热而受到破坏。

药材的质地不同，其吸水量有显著差异。如重量相等的药物，质地轻松的吸水量多，质地坚硬的则吸水量少。煎煮花、叶、全草及其他质地松泡的药物，其用水量大于一般药物的用水量；煎煮矿物、贝壳及其他质地坚实的药物，其用水量则小于一般药物的用水量。现将常用的三种加水方法介绍如下。

①将饮片置煎锅内，加水至超过药物表面3～5cm为度，第二次煎煮可超过药渣表面1～2cm。这种方法既方便，又易于掌握。

②按每克中药加水约10ml计算，然后将计算的总水量取70%用于第一煎中，余下的30%留作第二煎用。

③根据煎药的时间长短，水分蒸发量的多少，中药吸水性能的大小，以及所需药液收得量等，来具体掌握加水量。

4. 煎药前的饮片浸泡

由于植物中药大多是干燥品，有一定的体积和厚度，因此，在煎煮前必须用冷水在室温下浸泡，其目的是为使中药湿润变软，细胞膨胀，使有效成分首先溶解在药材组织中，产生一定的渗透压，使有效成分渗透扩散到细胞组织外部的水中。同时可避免在加热煎煮时，药材组织中所含蛋白质凝固，淀粉糊化使有效成分不易渗出。实验证明，白头翁汤经20分钟浸泡之后，所煎得的汤液比未浸泡煎得的汤液，其抑菌圈明显增大。可见浸泡有利于有效成分的溶出，从而提高中药在临床上的治疗作用。

浸泡时间，应根据药材的性质而定。一般对花、茎、全草类药材为主的可浸泡20～30分钟，以根、根茎、种子、果实等类为主的药材，可浸泡60分钟，但浸泡的时间不宜过久，以免引起药物酶解或霉败。

5. 汤剂的煎煮次数

汤剂的煎煮次数，以多次煎比一次长时间煎煮为佳，一般需煎煮2～3次。因为煎药是药中成分溶出的过程，完全符合浸出原理。药物中所含的生物碱盐类、苷类、有机酸及有机酸盐类、糖类、鞣质、蛋白质、色素、酶类等多种成分几乎都能溶于水中，树脂与脂肪油虽不溶于水，但与其他成分一起，亦能部分溶解，因此造成了药材内外的浓度差，有效成分从组织内向外渗出。当药材内外浓度相等，即处于平衡状态时，溶出停止。此时必须滤取药液，在药渣中再添加水，使其重新建立浓度差，只有这样才有利于药材有效成分的继续溶出。实验证明，汤剂煎煮两次能煎出所含成分的80%～90%，所以说，汤剂的煎煮次数，应该以两次或三次为最佳。

6. 煎药的火候

煎药火力的大小，中医习称为“火候”。火候主要包括“文火”和“武火”。文火，又称“慢火”、“弱火”，温度较低，水分蒸发缓慢；武火，又称“紧火”、“强火”，温度较高，水分蒸发较快。因此，煎药火力的强弱，直接影响汤剂成分的煎出。火力过强，水分很快被蒸发，药物的成分不易煎出，而且药物易于煎焦糊，药液易于煎干；火力过弱，煎煮效率低，药物的有效成分不易煎出。一般掌握“先武后文”，即在沸前宜用武火，使水很快沸腾，沸后用文火，保持微沸状态，使之减少水分蒸发，以利于煎出药物的成分。根据各类药剂的不同特点，煎药火候也有区别。列表如下：

汤剂的煎药火候

汤剂类型	应用火力
解表药	应用武火速煎，“气足势猛”，药力迅速
一般药	应用文火和武火交叉煎煮，使有效成分充分煎出
滋补调理药	开始用武火煎沸，沸后用文火慢煎，使药汁浓厚，药力持久

7. 煎药的时间

煎药的时间长短，一般与加水量的多少、火力的强弱、药物吸水能力及治疗作用等因素有关。目前各地掌握的煎药时间，一般多根据治疗作用来确定。现列表如下：

汤剂的煎药时间

汤剂类型	头煎煎药时间（分钟）	二煎煎药时间（分钟）
解表药	10～20	10～15
一般药	20～25	15～20
滋补调理药	30～35	20～25

上述列表中的煎药时间，均从煎沸时算起。煎药时间除上述外，还应参考药物的质地，如花叶及芳香类药物煎煮时间宜短；根茎、果实、种子类药物煎煮时间宜长；矿物、贝壳、动物类及质地坚实的药物煎煮时间宜更长。

8. 煎药机煎药

使用中药煎药机煎药已经是近年来各医疗机构和药店常用的方法，其药用组分煎出效率较高，并可多剂药一次性煎煮，按不同规格真空无菌包装，不易霉变，操作较方便，工作效率较高。

煎药机的煎药功能需符合煎药的相关要求，应当在常压状态下煎煮药物，煎药温度一般不超过100℃。煎出的药液量应当与方剂的剂量相符，分装剂量应当均匀。

要点三　中药特殊煎药方法

由于汤剂多由复方煎制而成，其药物成分相当复杂，有溶于水和难溶于水的，亦有易挥散、分解、焦化等等。因此，为了提高汤剂煎出量，减少挥发性物质的损失和有效成分的分解破坏，提高汤剂的质量，确保疗效，对某些药物在煎煮时，需要进行特殊处理。主要包括先煎、后下、包煎、烊化、另煎、冲服、兑服、煎汤代水等（详见第一单元细目四“处方脚注”）。

细目二　服药

要点一　服药温度

1. 温服

一般汤剂均宜温服，特别是一些对胃肠道有刺激性的药物，如瓜蒌仁、乳香等，温服可和胃益脾，减轻对胃肠道的刺激。

2. 冷服

对呕吐病人或中毒病人均宜冷服。热证用寒药亦可冷服；真寒假热，宜热药冷服。

3. 热服

对解表药、寒证用药均宜热服，以助药力；真热假寒，宜寒药热服。

此外，对易于恶心、呕吐的病人，宜在服药前，先嚼一片生姜或橘皮，然后再服，可防止呕吐。

要点二　服药剂量

汤剂的服用量往往存在着或多或少、其质或淡或浓，难以适合病情的需要。为了保证煎药质量，除加水量、煎煮火候及时间要严格按照规定操作外，对汤剂的服用量也有相应的规定。

1. 成人服用量一般每次约 150ml，每日 2 次。

2. 儿童服用量一般每次 75ml，每日 2 次，婴儿酌减。应注意的是，小儿服药，宜浓缩体积，以少量多次为好，不要急速灌服，以免咳呛；对病情危重者，应遵照医嘱服药。

要点三　服药时间

服药时间，必须根据病情和药性而定。

1. 滋补药宜在饭后服下，使之同食物中营养成分一并吸收，以利身体康复。
2. 慢性病必须服药定时，使体内保持一定的血液浓度。
3. 解表药煎后应趁热服下，覆盖衣被，令其微汗，促使汗解，表解即可停药。
4. 对胃肠有刺激性的药，应在饭后立即服下，以减轻对胃肠的刺激。
5. 驱虫、攻下药最好是空腹服。空腹服药力集中，起效快。
6. 安神药应在临睡前服。
7. 治疟药应在疟疾发作前 2 ~3 小时服，使之达到截疟目的。
8. 特殊方剂应遵医嘱服。

一剂中药，一天通常服 3 次。病缓可服 2 次；而病重病危时可隔四小时左右服药 1 次，昼夜不停，使药力持续，利于顿挫病势。在应用发汗、泻下等药时，若药力较强，要注意病者个体差异，一般以得汗、泻下为度，适可而止，不必尽剂，以免汗、下太过，损伤正气。

要点四 服药饮食禁忌

患者服药，往往由于治疗的需要，要求病人忌食某些食物，称之“忌口”。如水肿忌食盐，黄疸、腹泻忌油腻等，都有科学依据。

服药时一般宜少食豆类、肉类、生冷及其他不易消化的食物，以免增加病人的消化负担，影响病人恢复健康。

热性疾病，应禁用或少食酒类、辣味、鱼类、肉类等食物。因酒类、辣味食物性热；鱼类、肉类食物厚腻易生热生痰，食后助长病邪，使病情加重。

服解表、透疹药时，宜少食生冷及酸味食物。因冷物、酸味均有收敛作用，有碍于药物的解表、透疹作用。

服温补药时，应少饮茶，少食萝卜。因茶叶、萝卜的凉性及下气作用能降低药物温补脾胃的功效。

细目三 煎药工作制度及操作常规

要点一 煎药工作制度

煎药是制备中药汤剂的一项专业技术操作过程。汤剂的质量不但与煎药器具、煎药热源、饮片规格、加水量、煎煮次数、煎煮时间等有直接的关系，而且与煎药人员的工作责任心及专业技术水平有关。汤剂的质量对药物的疗效有着重要影响。为了保证汤剂的质量，必须建立完善的煎药操作规程及工作制度。

1. 煎药人员应具备一定的中药专业知识，熟悉煎药技能和煎药操作常规，经培训后在药师指导下上岗工作。

2. 煎药人员必须身体健康，无传染病、精神病、皮肤病，每年必须进行一次健康检查并建立健康档案。

3. 煎药人员在操作时应穿工作服、戴工作帽。所用煎药器具应随时刷洗干净，保持清洁。经常保持煎药室内外环境卫生整洁。

4. 煎药人员必须严格遵守煎药操作规程，认真执行核对、记录及交接手续，避免差错事故的发生。

5. 煎药宜选择化学性质稳定、传热均匀、较牢固的器皿。家庭煎药可选择砂锅，医疗单位宜选用较牢固的搪瓷器皿或不锈钢器皿。煎液应避免直接接触铁、铝和有害塑料制品，避免发生化学反应影响疗效或污染药液。煎液瓶必须洁净，不宜使用回收的旧瓶。

要点二 煎药操作常规

1. 煎药人员收到待煎药后，应与处方药味、剂数、重量核对，查看是否有需特殊煎煮的饮片；核对瓶（袋）签所记科别、患者姓名、日期、取药号或病床号等是否与处方内容相符，发现疑问应及时与医师或调剂人员联系，确认无误后方可加水煎煮。

2. 群药按一般煎药法煎煮，需特殊煎煮的饮片按特殊煎煮法处理。注意经常搅动并随时观察煎液量，使饮片充分煎煮，避免出现煎干煎糊现象。如发现煎干煎糊现象时应另行调配，重新煎煮。

3. 每剂药煎好后应及时趁热滤出煎液，以免温度降低后影响煎液滤出及有效成分的含量。

4. 核对药瓶（袋）标签上科别、患者姓名及取药号或病床号，准确无误后方可发出。

（李佳）

第十单元　中药品质变异

细目一　影响中药品质变异的因素

中药（含中成药）在运输、贮藏过程中，由于管理不当，在外界条件和自身性质的相互作用下，会逐渐发生物理或化学变化，出现发霉、虫蛀、变色、变味、泛油等现象，直接影响中药的质量和疗效，这种现象称为中药品质变异现象。

要点一　中药变质的自身因素

中药自身因素包括化学成分及其性质、含水量等。中药含水量及污染情况是发霉、虫蛀、变色的重要影响因素。含淀粉、糖类、蛋白质等营养物质较多的中药，易生虫、发霉、遭鼠害等。含挥发油多的中药易散失气味。含盐分较多的中药易潮解。在贮藏时，应将中药充分干燥、灭霉，并根据中药化学成分的性质分类存放，并采取相应措施，防止变质现象的发生。

1. 中药的含水量

中药的含水量直接影响其质量与数量，是养护工作的关键，必须重视水分的研究和管理。

（1）中药水分与质量的关系：中药的品种繁多，属性复杂，主要来源是植物、动物、矿物，其中以植物类的中药最多，由于受自然条件的影响和其本身性质的关系，都含有一定的水分，而含水量又因其组成成分和内部结构不同各有差异。中药在储存过程中影响其质量变化的因素很多，其本身含水量的多少，则是诸因素中的主要因素，中药的含水量与其质量有着极密切的关系。绝大多数中药发生质量和数量的变化，水分是主导的，它能造成以下主要质变。

①水分与虫害的关系：药材在采收、加工、运输、储存的过程中，不可避免地要受到虫害的侵袭和污染，在一般性害虫中（谷斑皮蠹较特殊），生长繁殖需要温度、水分、空气和食料，如果其他生存条件适宜，而没有害虫生长所需要的水分，那么害虫也不易生存或抑制其生长繁殖。如在气温 25℃，含水量为 20% 以上的枸杞子发生虫害较严重，而同样温度，含水量在 16% 以内时却不易生虫。在气温 20℃，含水量为 25% 以上的当归发现虫害较重，而同样温度，含水量在 15% 以下，没有发生虫害。在一定条件下，中药的含水量越高，造成虫害愈严重。相反，如果把含水量控制在一定标准下，就能抑制生虫或减少

虫害的发生。所以，中药的生虫与否和它的含水量有着重要的关系。

②水分与霉变的关系：地球上的霉菌几乎到处存在（南北极除外），其中水和土壤里含霉菌最多。霉菌生长的条件所附着的中药中虽有必需的营养物，如淀粉、蛋白质等，但是，这些物质如果没有适宜霉菌生长的水分，也是不易霉变的。因为霉菌的细胞所进行的新陈代谢，主要是在水的作用下，依靠霉菌分泌在其细胞壁外的酶，将淀粉、蛋白质、纤维素等变成较简单的能溶解于水中的化合物，再吸收到细胞中的。水分越高，则霉菌新陈代谢的作用愈强，其生长繁殖也愈快。由于绝大多数中药本身含有一定的水分，而且具有从空气中吸附水分的能力，所以在适宜的条件下，寄生和附着在中药表面的霉菌孢子就很快地生长，造成霉变。

③水分与潮解的关系：中药本身含有一定的水分，而且能不断地从空气中吸收水分。当含水量达到一定程度时，就会逐渐地分解变质，失去药用价值，如大青盐、柿霜等。某些中成药发生的粘连、结块、变色等现象也是潮解造成的。中药发生潮解的主要原因是本身组成成分中含有可溶于水的物质，可溶性物质含量的多少，决定了潮解程度的大小。如大青盐主要成分是氯化钠，而氯化钠是易溶于水的。当空气中的相对湿度过大时，氯化钠分子与水分子产生物化反应，使氯化钠逐渐溶解。

④水分软化的关系：中药的性质各不相同，有些软化现象是受温度的影响，有些则是受湿度的影响。如含亲水基团的动物胶质阿胶、龟板胶、鹿角胶等，当大量吸收空气中水分后，开始发软，软化现象严重时也会造成质量的变化。

⑤水分与风化的关系：某些中药的成分中含有一定的结晶水，当失去这部分水分时，其质量也随着发生变化。如不规则形状的原皮硝，风化后变成粉末的风化粉；棱柱状和长方形结晶体的皮硝风化后为白色粉末的玄明粉。在一般情况下，空气中的相对湿度和中药的风化成反比，即空气中相对湿度越低，风化现象越快，而空气的温度只起间接推动作用。风化后的中药质量和药性则会发生明显变化。

⑥水分与走味的关系：中药本身含有多种成分，各自有着不同的气味，如含芳香挥发油的有香味，含苦味质的有苦味，这些成分中有些具有水溶性。当空气中的温、湿度变化时，这些成分就会散发和稀释，气味随之发生变化，质量受到影响。

⑦水分与其他质变的关系：在空气中的温度升高而相对湿度下降，过于干燥后，中药所含的水分大量向空间散发，使其本身水分走失严重，中药就会发生干裂、脆化、变形现象。由此可见，做好中药储存工作，对水分的管理具有十分重要的意义。

（2）中药水分的平衡与安全

①水分的平衡：由于中药具有吸湿和散湿的能力，产生这种现象的主要原因是在每一瞬间，中药表面及周围都会形成一定密度的水蒸气层，这种水蒸气层具有一定的水气压，而压力的大小取决于中药的含水量、本身水分子的结合程度及空间温度的变化。即含水量越大，水分子的结合越不牢固，其表面水分子越活跃，因而中药体周围水蒸气的密度和压力也越大，这时会产生散湿现象。

相反，中药周围水蒸气的密度和压力小于空气中的水蒸气压力时则产生吸湿现象。

若中药体周围的水蒸气压力与空气中的水蒸气压力相等时（不是静止而是动态平衡），则既不吸湿又不散湿，这时中药的含水量便为平衡水分。

②水分的安全：中药的安全水分是指在一定条件下，能使其安全储存，质量不发生其

他异变的临界含水量。现在习惯上应用的“安全水分”是说其含水量在安全范围的临界限度。

任何一种中药都含有一定量的水分，它是组成中药质量的重要成分之一。如果失去或过多地含有水分，其质量都会发生变化。前面已经谈到当含水量过大时，中药会发生虫蛀、霉烂、潮解、软化、粘连等；当过多地失去水分时，又会产生风化、走味、泛油、干裂、脆化、变形，而且重量也要发生变化，加大中药的损耗。某些中成药（如大蜜丸）水分走失后也会皱皮、干硬、返砂。

仓库保管反复实践证明，如果在一定的条件下，把中药本身的含水量控制在一定的限度和幅度内，质量就不易发生异变。以北方地区为例，在温度30℃时，把红枣的含水量控制在12% ~17%，党参为11% ~16%，麦冬为11% ~15%就不易发生异变。中成药也是如此，如把下列水分分别控制为蜜丸11% ~15%，水丸6% ~9%，片剂4.5% ~6%，储存中也不会有其他变化。这是安全水分在中药贮存中的作用。

（3）中药水分测试方法：目前，测定药材含水量的方法很多，各有特点。利用仪器测定含水量的主要方法有烘干法、甲苯法、红外线干燥法、电阻法、中药水分测定仪速测法。

2. 中药的化学成分及对中药贮存的影响

中药是各种化学物质所组成的综合体，成分极为复杂，通常可分为非水溶性物质和水溶性物质两大类。属于非水溶性物质这一类的物质有纤维素、半纤维素、原果胶、脂肪、脂溶性维生素、挥发油、树脂、蛋白质、淀粉、部分生物碱、不溶性矿物质等。属于水溶性物质的有糖、果胶、有机酸、鞣质、水溶性维生素、部分生物碱、色素、苷类及部分无机盐类。

在中药的加工干燥、炮制以及贮藏过程中，其化学成分不断发生变化，由此会引起质的改变，以致影响药效。中药贮藏和加工的目的，就在于控制药材中的化学成分，使它符合医疗的要求。因此只有系统了解药材化学成分的特性及其变化的规律，并且创造良好的贮藏条件，才可达到防止中药变质的目的。

要点二　中药变质的环境因素

中药来源复杂，成分各异，物理性质各有不同，有的坚硬，有的柔软，有的怕热，有的怕光等。在贮藏过程中，由于外界因素的影响，极易发生各种变化。引起变化的外界因素主要有空气、温度、湿度、光线等。这些自然因素能使中药产生复杂的物理和化学变化。变化的快慢，程度的大小，与中药同上述因素接触时间的长短、贮藏的条件又有密切的关系，而且各种因素间又存在着相互促进或抑制的作用。

1. 温度

温度对于中药的贮存影响最大。中药对气温有一定的适应范围，在常温（5℃ ~20℃）下，药材成分基本稳定，利于贮藏。当温度升高时，中药水分蒸发，失去润泽，甚至干裂；氧化、水解反应加快；泛油、气味散失亦加快；动物胶类和部分树脂类，会发生变软、变形、黏结、融化等现象。

温度若升高到34℃以上时，含脂肪油较多的中药，如杏仁、桃仁、柏子仁等以及某些动物类中药产生油质分解外溢，形成“走油”（泛油），产生不快的油哈味，药物颜色加深，由于水分蒸发，降低药的重量。温度升高使芳香类中药的挥发油加速挥发（如薄荷、荆芥、肉桂、丁香等），芳香气味降低；使含糖质较多的中药（如天冬、玄参、党参等）产生软化乃至变化；使动物胶类、植物树脂类、干浸膏类、蜜丸类以及饮片蜜炙品发软粘连成块或熔化。温度在30℃左右时，有利于害虫、霉菌的生长繁殖，致使中药霉变、虫蛀。而温度在0℃以下时，某些鲜活中药（如鲜姜、鲜石斛等）所含水分就会结冰，细胞壁及内容物受到机械损伤，引起局部细胞坏死；某些液体制剂的中成药则会变稠，增大浓度，产生沉淀，甚至凝固。

还有一些因素能引起中药自身产热，影响中药质量。如植物类中药因受潮热，其组织细胞呼吸作用加强引起发热；植物中的淀粉、胶质或糖吸潮膨胀，也会产热；微生物生长繁殖及某些害虫的蛀蚀活动和它们变态时虫体脂肪的氧化、分解等也能产热。当某些中药自身产生的热不能散发时，中药温度就增高。严重时会使中药色泽变糊变黑，质地枯松，引起质的变化。

2. 湿度

湿度对中药贮藏能直接引起潮解、溶化、糖质分解、霉变等各种变化。中药的含水量与空气的湿度有密切关系。一般药物的含水量为10%～15%左右，如果因贮藏条件不善，逐渐吸收空气中的水蒸气，会使含水量增加。若空气相对湿度在70%时，中药的绝对含水量不会有较大的改变。但是，当空气相对湿度在70%以上时，中药的含水量会随之增加，含糖质多的中药，如糖人参及蜜制品，会因吸潮发软发霉乃至虫蛀。盐制药物（盐附子等）及钠盐类的矿物药（如芒硝等）会潮解溶化。

当空气相对湿度在60%以下时，空气中的水蒸气含量即显著降低，中药的含水量又会减少，含结晶水较多的矿物药，如胆矾（硫酸铜 $CuSO_4 \cdot 5H_2O$）、芒硝（硫酸钠 $Na_2SO_4 \cdot 10H_2O$）则易风化（失去结晶水）。叶类、花类、胶类中药因失水而干裂发脆，蜜丸剂类失润发硬，中药的含水量减少，是其表面上的蒸气压高于空气中的蒸气压而导致水分蒸发所造成的。温度升高蒸发强度即大，相反蒸发即小。当然，水分的蒸发与中药包装、堆放、仓库条件也有重要关系。所以，冬大药材进库时，若库内温度较高，或春天热空气进入仓库，都会造成中药表面冷凝水的产生，亦会影响中药质量。

（1）湿度对中药霉变的影响：湿度是微生物生长必不可少的条件。如果微生物细胞周周湿度低或干燥时，细胞的水分便通过细胞膜蒸发，或借渗透作用渗出细胞之外，就能使其生活机能降低或受到阻碍，甚至产生原生质分离而死亡。

霉菌生长时不仅需要中药中含有适量的水分，而且空气中的相对湿度对霉菌的生长也有影响，相对湿度在75%以下时，各种霉菌生长困难，无法繁殖。

（2）湿度对中药害虫的影响：湿度包括药物中所含的水分和空气中的相对湿度，中药的各种害虫对水分要求各不一致，如谷象、米象，在中药含水量15%～20%时，繁殖最快，若低于10%或高于40%则不能生存。麦蛾需含水量在9%～10%，若低于8%以下即终止其生长。粉螨在含水量13%～15%时则会加速发育，如低于12%或高于17%以上则生霉死亡。

根据害虫在不同湿度下的生理活动，可把湿度对害虫的影响分为：

①最适宜湿度范围：害虫的繁殖能力最强，产生一代的时间最短，对中药材危害最严

重的相对湿度范围在70%～80%之间（温度18℃～27℃）。

②适宜湿度范围：害虫繁殖能力下降，生育缓慢的相对湿度范围在75%～90%之间（温度27℃～35℃）。

③不适宜湿度范围：若相对湿度在30%～40%之间，害虫从空间得到的水汽极少，水分不足常导致生理失调或死亡。

从以上的不同湿度范围可以看出，中药的含水量、药库内的湿度和温度降低，并控制在一定标准范围内，即能防止或减少害虫的危害。

3. 空气

贮藏过程中，空气中的氧和臭氧对药材的变质起着关键的作用。臭氧作为一个强氧化剂，可以加速药材中有机物质，特别是脂肪油的变质。维生素类易氧化，挥发油受到氧的作用易引起树脂化；脂肪油特别是干性油中的不饱和物容易氧化而结成块状。含有不饱和成分的油脂，在一般接触空气的环境中，能缓慢发生氧化酸败的现象，但若受热或日晒则迅速变质。

药材颜色的改变，氧也起着很大的作用，可使中药的色泽由浅加深。例如：大黄、白芍、黄精等颜色的改变，就与空气中氧的作用有密切关系。含鞣质的某些皮类中药与空气接触后，内皮层表面极易氧化为棕红色或更深色，这种变色是氧化变色。因此，凡能因之为害的中药应密闭贮藏，即能防患于未然。

根据微生物对氧气需求不同，可以把微生物分为好氧性微生物、厌氧性微生物和兼性厌氧微生物三种类型。好氧性微生物又名好气性微生物，要求空气中有 O_2，它只能在分子态 O_2 存在时才能生成，多数霉菌属这一类型，某些酵母菌也属好氧型。根据微生物的这些特性，可以采取气调防霉。

由于霉菌和某些酵母菌多属好氧型微生物，它们在生长繁殖过程中除湿度外，空气中的 O_2 也是其必不可少的条件，没有 O_2 就不能进行繁殖，更不能形成孢子，因此利用二氧化碳（CO_2）气体可杀菌。实验证明，人为将 CO_2 含量的浓度加大到20%可杀死霉菌50%～70%；CO_2 含80%～90%时，就可将霉菌全部杀死。

中药害虫同所有的生命体一样，其生长发育全过程，以及繁殖后代都离不开氧。气调就是通过采取充 N_2 降 O_2、自然降 O_2 等方法对中药进行杀虫养护的。如中药堆件中的 O_2 降到1%～2%，在一定时间内大多数害虫就会因缺 O_2 而窒息死亡。

此外，高浓度的 CO_2 和 N_2 等惰性气体，对中药害虫也有一定的麻醉和毒杀作用。而且，随着浓度或温度的增加和时间的延长会更加剧，窒息会加快，所以气调养护中药的另一方法则是通过采取充 N_2、充 CO_2 杀灭或抑制害虫的。

以上说明，空气成分与害虫有着直接的关系，改变空气成分又是防治仓虫的有效途径之一。

4. 日光

长时间日光照射会促使中药成分发生氧化、分解、聚合等光化反应，如油脂的酸败、苷类及维生素的分解、色素破坏等，而引起中药变质。

光线中的紫外线有较强的杀菌作用，根据这个原理，现有使用紫外线灯防霉杀菌装置。

5. 霉菌和害虫

霉菌和害虫对中药的破坏最常发生，亦最为严重。但其他影响因素控制得当，霉菌和害虫的危害便可得到克服。有关这方面的内容将于下面详述。

了解了中药自身化学组成和性质，并掌握各种外界因素对药材品质影响的规律，只要科学养护，就能在贮运过程中保持中药品质。

细目二 霉变

要点一 中药发霉的原因

中药霉变的起因是由于大气中存在着许多真菌孢子，当其落在中药表面后，在适当的温度和湿度下即萌发为菌丝，从而分泌出酶来溶蚀药材的组织，并促使中药有效成分的破坏，失去药用价值。中药发霉的主要因素如下。

1. 中药内含有养料可供霉菌的寄生

许多中药都含有蛋白质、淀粉、糖类及黏液质等，给霉菌的生长、繁殖提供了丰富的营养物质。

2. 受潮湿影响

一般中药在贮藏前虽经干燥，但在贮藏的过程中仍易吸湿，特别是在霉雨季节，空气很潮湿，中药极易从外界吸收水分，从而提高了中药的含水量，此时的外界温度也适合霉菌的生长、繁殖，导致中药霉烂变质。

3. 中药本身“发汗”

中药当受到闷热时内部的水分就会蒸至表面，这种现象称之“发汗”。凡发汗的中药其外表必定潮湿，在适宜的温度下，霉菌着落极易生长，并由中药的表面逐渐深入内部，引起中药霉烂。

4. 生虫后引起发霉

中药被害虫蛀蚀后，害虫在生活的过程中要排泄代谢产物，散发热量，因此，中药的温度升高、湿度增加，从而给微生物创造了生活的条件，往往引起霉变。相反，在中药生霉以后也引起虫蛀，相互影响。

此外，在贮藏过程中如果外界环境不清洁，也是中药发霉的主要原因之一。

要点二 预防中药霉变的措施

1. 严格控制中药含水量

实践证明，超过15%的药材含水量有利于霉菌的生长，可通过控制中药含水量的方法，达到抑制霉菌生长繁殖、防止中药霉变的目的。

2. 调控贮藏环境

包括密封法；用生石灰、木炭、硅胶、氯化钙等吸潮剂吸潮法；通风法；气调养护（用充氮降氧、充二氧化碳降氧或抽真空降氧等方法）；冷藏法（控制贮藏温度在0℃以上、10℃以下）。

3. 化学药剂熏蒸

用硫黄、磷化铝、环氧乙烷等熏蒸剂进行熏蒸，但要小心使用。

细目三　虫蛀

要点一　常见的中药害虫

中药害虫的种类很多，据世界各国资料统计已定名的有300多种。在我国，据对全国14个省、市、自治区进行的仓贮害虫调查，共收集仓虫标本17700多号，整理出我国中药害虫211种，隶属2纲、13目、59科。其中绝大多数中药害虫来源于昆虫纲鞘翅目和鳞翅目，少数和极少数为昆虫纲等翅目、缨毛目（毛衣鱼）、啮虫目（尘虱）、蜚蠊目（东方蜚蠊）的昆虫。鞘翅目害虫，俗称“甲虫类”害虫；鳞翅目害虫，俗称“蛾类”害虫。危害中药的害虫种类以甲虫类最多，其次是蛾类害虫，还有属于蜘蛛纲的螨类害虫。

蛀食根及根茎类中药的害虫有大谷盗、药材甲虫等；蛀食果实与种子类中药的害虫如米象、印度谷螟、药材甲虫和干酪螨等；危害花、叶类中药及含糖分较高中药的害虫如印度谷螟、谷蛾等；蛀食芳香性中药的害虫如药材甲虫、日本珠甲等；蛀食动物类中药及含油脂的植物类中药的害虫如黑皮蠹虫等。其中螨类对人类的危害是多方面的，它能在许多中药材、中药饮片和中成药中寄生，它不仅使药物在短期内霉变，而且患者服药时被吞入，会引起消化系统、泌尿系统和呼吸系统等疾病，因此内服中药中的活螨或螨卵的检查已被人们日益重视。

中药富含蛋白质、糖类、淀粉等成分，这些成分是害虫的必需营养食料。害虫对中药的蛀蚀危害，引起中药质变，以至报废损失，历来占的比重很大，在现行经营目录的600多种中药，其中易虫蛀中药占品种的40%以上。害虫的蛀蚀及其所带来的危害，通常表现在以下几个方面。

1. 害虫将中药蛀蚀成为洞孔，严重时将中药内部蛀空，不仅使中药的重量减少，尤其是中药内部有效成分失去，就会降低以至失去疗效。

2. 害虫蛀入中药内部，排泄粪便，分泌异物，生长发育和繁殖变化的残体，死亡的尸体等存在于中药内，造成不洁和污染，均会对人体健康带来危害。

3. 害虫本身是带菌的媒介。它在中药内的分泌及排泄物，在中药内腐败的残体，更是微生物生长和繁殖的有利条件。因而能使病毒、致病菌、霉菌等存在中药之中，对人体保健和疾病治疗带来危害。

4. 中药被虫蛀之后，有的品种容易泛油（当归、党参等）引起进一步质变；花类中药容易散瓣；外形遭到破坏的药材，会影响饮片的炮制质量。

5. 中药被虫蛀蚀之后，加大损耗，还会带来一定的经济损失。

要点二　害虫蛀蚀的防治措施

1. 清洁卫生防治

其内容主要包括使中药及其炮制品、仓库及其周围环境保持清洁和对库房的消毒工作。清洁卫生防治，就是创造不利于害虫生长发育的环境，破坏它与环境条件的适应性，使其不适于生存而趋于死亡。

2. 密封防治

采用密封或密闭贮藏的目的是使中药及其炮制品与外界空气、温度、湿度、光线、细菌、害虫等隔离，尽量减少这些因素对药物的影响，保持中药及炮制品原有质量，以防虫蛀霉变。密封时，必须在气温较低、相对湿度不大时进行，一般以霉季前为宜。同时密封的中药必须含水量正常，且是无虫、无霉的；否则在密封中容易发热或发霉变质，反而起不到应有效果。

3. 高温防治

中药害虫对高温抵抗能力较差，一般害虫在温度36℃～46℃时，是生命活动的最高温界限，在这个温度范围内，害虫即基本停止发育繁殖，生理代谢活动失去正常。如环境温度继续升高到46℃～48℃时，绝大部分害虫即处于热昏迷状态，但在一定时间内，如环境温度降低或恢复正常时，还能继续进行正常的生命活动。如果46℃～48℃的温度持续时间较长，就能使害虫致死。如环境温度在48℃～52℃以上时，害虫在短时间内也能死亡。

4. 低温冷藏防治

低温冷藏是防治害虫的一种理想方法，易生虫中药一般都适合于冷藏库或冰箱冷藏。它不仅能防蛀、防霉，同时又不影响药的质量，适宜于细贵和性质脆弱的中药。其优点是不变色、不走油、不走味、不干燥、不干裂等。

5. 对抗同贮防治

利用一些有特殊气味能起驱虫作用的中药（或物品）与易生虫中药共存，达到防止害虫发生的目的。如：将花椒撒在有腥味的肉质蛤蚧、蛇类药材上防生虫。

6. 气调技术防治

人为地造成低氧状态或高二氧化碳状态，使药材在气调环境中，仓虫窒息或中毒死亡。

7. 化学药剂防治

化学药剂防治是利用某些剧毒化学药剂直接或间接地作用于药材害虫，从而破坏害虫正常的生理机能或造成不利于害虫生长繁育的条件，使害虫停止活动或中毒死亡的一种防治方法。

细目四　变色

要点　变色及易变色的品种

1. 变色

各种中药都具有其固有的色泽，色泽不仅是中药外表性状鉴别的标志，也是中药品质好坏的指标之一。

中药的变色指中药在采收加工、贮藏过程中，由于保管养护不当而引起中药自身故有色泽改变的现象。

变色的发生往往使不少中药变质失效，不能再供药用。变色的主要原因是中药所含化学成分不很稳定（如含酚羟基成分），或由于酶的作用而发生氧化、聚合、水解等反应而产生新的有色物质，使中药变色。有些杀虫剂如硫黄熏后可使中药褪色。变色的发生往往使不少中药变质失效，不能再作药用，尤其是目前有些中药的有效成分不明，缺乏可靠的化学鉴定方法来保证质量，故防止中药变色甚为重要。

2. 易变色的品种

中药变色范围很广，严格来说各类药物在流通过程中，色泽总是在不断地变化，只是有的不甚明显罢了。而药物一旦遭受发热、生霉、泛油之后，就会产生不同程度的变色，这种现象比较普遍。尤其是一些色泽鲜艳的中药，如玫瑰花、月季花、梅花、款冬花、腊梅花、扁豆花、菊花、玳玳花、红花、山茶花、金银花、槐花（米）、莲须、莲子心、橘络、佛手片、通草、麻黄等。其中又以玫瑰花、款冬花、扁豆花、莲须、佛手片等最易变色。

细目五　泛油

要点　泛油及易泛油的品种

1. 泛油

中药泛油又称走油或浸油，是指某些含油中药的油质溢于中药表面的现象。

含有脂肪油、挥发油、黏液质、糖类等较多的中药，在温度和湿度较高时出现的油润、发软、发黏、颜色变鲜等都被称为“走油”或“泛油”。实际上即是指干燥中药表面呈现出油样物质，此时常伴随有变色、变质的现象产生。因此，中药的走油并非单纯是某些含油中药，由于贮藏不当时油分的外溢，而且某些含糖质或黏液质类的中药在变质时表面呈现出油样物质的现象也属之。故中药“泛油”的含义比较广泛，它包括含植物油脂多的中药（杏仁、桃仁等），出现内外色泽严重加深，油质渗透外表，具有油哈味；另是含黏液质（糖分）多的药材（天冬、党参等），质地变软，外表发黏，内色加深，但无油哈气；再是动物类药材（刺猬皮、九香虫等）躯体易残，色泽加深，外表呈油样物质，“哈喇”（即酸变）气味强烈；这几种现象均通称泛油。

2. 易泛油的品种

按照中药泛油的程度，可分为以下两类。

（1）极易泛油的中药：天冬、麦冬、党参、牛膝（怀牛膝、川牛膝）、板蓝根、柏子仁、当归、胡桃仁、使君子仁、肉豆蔻、枸杞子、郁李仁、苦杏仁、甜杏仁、桃仁、狗肾、九香虫、刺猬皮、哈士蟆油、壁虎、蝼蛄、蟋蟀、斑蝥虫、牛虻虫、蜈蚣、红娘虫、青娘虫、乌梢蛇、蕲蛇、蛤蚧、水獭肝、鹿筋等。

（2）较易泛油的中药：太子参、北沙参、天葵子、九节菖蒲、巴戟天、防风、胡黄连、白术、红芽大戟、知母、桔梗、百部、紫菀、独活、锁阳、前胡、肉苁蓉、黄精、川芎、玉竹、云木香、苍术、火麻仁、巴豆、黑芝麻、千金子、榧子、蕤仁、白果、橘核、大风子、枣仁、瓜蒌仁、莱菔子、豆蔻、砂仁、草豆蔻、金樱子、桑椹子、荜澄茄、槐角、全瓜蒌等。

以上两类易泛油中药都易发霉，其中除豆蔻、砂仁、草豆蔻、千金子、荜澄茄、大风子、巴豆外又都易生虫（火麻仁、蕤仁等带硬壳的不会生虫），枸杞子还易变色。

细目六　气味散失

要点　气味散失的原因及品种

1. 中药气味散失的原因

中药的气味散失既是有效成分散失，也是所含挥发油的散失。挥发油是植物体内具有芳香气味的油质，它在常温下能挥发，而温度越高挥发越快，储存时间越久气味散失越多。故气味散失的原因乃是挥发油被氧化、分解或自然挥发的结果。在气味散失过程中，如果温度增高，湿度增大或药材本身受潮，也都是加快挥发造成气味散失的因素。此外，若中药包装不严，药材露置空气中挥发性成分也会自然挥发损失。

2. 易散失气味的中药

在中药内常存在着具有芳香气味的油，这种油在常温下能够挥散损失，故称为“挥发油”。中药中由于挥发油的存在，使得某些药材具有浓郁的芳香气。

挥发油在植物类中药中分布甚广，其中伞形科、木兰科、樟科、松科、桃金娘科、芸香科及姜科等植物的药材中挥发油含量特别丰富。根类药材如当归、木香、藁本、独活、白芷、防风；根茎类药材如川芎、生姜、羌活、苍术等；茎木类药材如檀香、降香、沉香等；皮类药材如厚朴、肉桂等；叶类药材如艾叶、紫苏叶等；花类药材如玫瑰花、丁香、番红花、金银花、月季花等；果实种子类药材如小茴香、花椒、吴茱萸、香橼、枳壳、枳实、广陈皮、青皮、豆蔻、砂仁、肉豆蔻等；草类药材如藿香、薄荷、荆芥、茵陈、香薷等，都含有较丰富的挥发油。此外，如樟脑、乳香、没药、苏合油、麝香、冰片、阿魏、龙涎香等药材，其香气也易挥散损失，对此类药材都必须做好防止挥散走气的工作，才能保证药材有较高的疗效。

细目七　其他变异现象

要点一　升华

指某些主要含挥发性成分的药物在常温下由固态直接变为气态的变异现象。如樟脑、冰片、薄荷脑等。

要点二　风化

是指含结晶水的盐类药物经风吹后，失去结晶水，变为非结晶状的无水物质，形成粉状现象。如月石、芒硝等。

要点三　潮解溶化

是指有些固体药物在潮湿空气中逐渐吸收水分，而发生溶解现象。如大青盐、咸秋石等。

要点四　粘连

是指有些固体药物，因受热发黏后连接在一起，使原来形态发生变化的现象。如芦荟、乳香等。

要点五　腐烂

是指有些新鲜药物，因受气温影响而引起焖热，或存放过久，出现干枯、霉烂败坏的现象。如鲜生地、鲜生姜、鲜藿香等。

（李佳）

第十一单元　中药养护技术

细目一　干燥养护技术

要点　干燥养护技术的种类及应用

干燥可以除去中药中过多的水分，同时可杀死霉菌、害虫及虫卵，起到防治虫、霉，久贮不变质的效果。常用的干燥方法有晒、晾、烘等。对于颗粒较小的中药粉末状药材，还可用微波干燥法或远红外加热干燥法。常见的干燥养护技术如下。

1. 摊晾法

摊晾也称阴干法，即将中药置于室内或阴凉处所，使其借温热空气的流动，吹去水分而干燥，适用于芳香性叶类、花类、果皮类等。因为这些药材若用曝晒法会使挥发油损失，或引起质地脆裂、走油、变色等。例如，陈皮水分多时易霉烂；水分少则易干脆而损耗增加；如置于烈日下曝晒则干枯变色，因此只能用拆包摊晾的方法。又如枣仁、知母、柏子仁、苦杏仁、火麻仁等药材，不宜曝晒，可放于日光不太强的处所或通风阴凉处加以摊晾，以免走油降低质量。

2. 高温烘燥法

对含水量过高的中药，可以采用加热增温以去除水分，所用方法有火盆烘干、烘箱（烘房）烘干与干燥机烘干三种。这种加热干燥的方法适合大多数药材的应用，由于它有效率高、省劳力、省费用，并且不受天气限制等优点，目前各药材仓库均有此项设备。此外，加热干燥还能收到杀虫驱霉之效；温度可以任意掌握，不致影响药材质量，因此这是一种很有发展前途的方法。

采用此法烘干的品种如：大黄、山药、川芎、千年健、延胡索、天冬、天花粉、白术、白芍、白芷、巴戟天、冬虫夏草、防风、当归、贝母、羌活、金果榄、沙参、独活、菖蒲、前胡、常山、苍术、锁阳、泽泻、紫丹参等。烘干药材时必须掌握烘干的温度、时间及其操作法，一定要根据药材的性质及加工炮制要求，分别对待，以免影响质量。例如，介虫类药材可用猛火，而花类及果皮类宜用文火。大黄一般约需烘5小时，翻动时应戴手套，避免手汗沾染后使药材颜色变黑；而冬瓜仁、桔梗等可烘3～4小时，火力要弱些，否则会变成黄色。

3. 石灰干燥法

凡中药容易变色、价值贵重、质量娇嫩、容易走油、溢糖而生霉虫蛀、回潮后不宜曝晒或烘干的品种，如人参、枸杞子、鹿茸等，可采用石灰箱、石灰缸或石灰吸潮袋的干燥法。例如，白糖参经曝晒或火烘后，内含的白糖即溶融外溢，有损质量；怀牛膝曝晒易脆断变色，因此采用石灰箱吸潮较为适合。所放石灰约占灰缸容量高度的1/6～1/5。

4. 木炭干燥法

先将木炭烘干，然后用皮纸包好，夹置于易潮易霉的中药内，可以吸收侵入的水分而防霉虫。使用木炭吸潮有以下的优点：

（1）木炭是一种惰性物质，不会与任何中药发生反应，又无臭气，不致串味；同时吸潮能力不太强烈，吸湿速度较缓，不会使中药干脆，特别对一些贵重细料药材（如参类），不致失去过多水分而改变原有的特色或是增加额外的损耗。

（2）木炭用皮纸捆扎后由于质地坚固，可以按需放于中药的上面或下面，亦可夹在药材中间，使用方便，不仅可由外部吸收湿气，而且也可防止中药包装的内潮发热现象。

（3）木炭价格较低，各地区均可购到。吸湿饱和后，取出加以烘干或曝晒，仍可继续使用，简便而经济，一般可1个月烘干1次，霉季或雨季须根据具体情况，酌情增加烘晒次数。

此法不仅在保管中可以使用，而且便于运输中采用，特别在收购时，如药材不够干燥，在运输途中的防霉，利用木炭吸潮是很有效。例如，款冬花、红花等在每40kg的包装内夹放木炭1.5～2kg即可。

5. 翻垛通风法

翻垛就是将垛底中药翻到垛面，或堆成通风垛，使热气及水分散发。一般在霉雨季节或发现药材含水量较高时采用之；并可利用电风扇、鼓风机等机械装置加速通风。

6. 密封吸湿法

密封的目的是利用严密的库房及缸、瓶、塑料袋或其他包装器材，将中药密封，使中药与外界空气隔离，尽量减少湿气侵入药材的机会，保持中药原有的水分，以防霉变与虫蛀。但在密封前中药不应超过安全水分，且无变质异状存在；否则反易促进霉烂的进行。密封的形式可根据中药的性质和数量，采用密封库、密封垛、密封货架和密封包装等方式。对于贵重中药若能采用无菌真空密封最好。在密封前或封后当库内湿度较高，或因密闭程度不好，外界潮气不断侵入时，则可加入吸湿剂如石灰、氯化钙、硅胶等以吸潮，如此密封和吸湿结合应用，更能增强干燥防虫霉的效果。

细目二　冷藏养护技术

要点　冷藏养护技术及应用

采用低温（0℃以上，10℃以下）贮存中药，可以有效地防止不宜烘、晾中药的生虫、发霉、变色等变质现象发生。有些贵重中药多采用冷藏法。

夏季霉雨来临时，可将中药贮藏于冷藏库中，温度以10℃以下、0℃以上为宜，不仅能防霉、防虫，而且毫不影响中药品质，使中药安全度夏。由于此法需要一定的设备，费用较高，故主要用于贵重中药、特别容易霉蛀的药材以及无其他较好办法保管的中药。例如人参、菊花、山药、陈皮、银耳、哈士蟆油等常用此法。

冷藏最好在霉季前进行，并且过了霉季才可出库。如在霉季中由冷藏库发出，亦应从速出售，不宜久藏；同时温度不能低至0℃以下，以免因受冻降低质量。进入冷库的中药的含水量必须是在安全标准范围内；最好用干燥木箱盛装，此箱可用猪血密封箱缝，内衬牛皮纸或沥青纸，以防湿气的侵入。

细目三　埋藏养护技术

要点　埋藏养护技术的种类及应用

1. 石灰埋藏法

适于肉性和部分昆虫类中药，如刺猬皮、熊掌、蜣螂虫等，因其在夏季稍遇湿气，容易走油变味，腐烂败坏。方法是用大小适宜的缸或木箱，先用双层纸将药材包好，注明名称，然后置入用石灰中，以石灰恰好埋没所贮中药为度。如数量较少，可将几种中药同贮之。

2. 砂子埋藏法

适于少数完整中药，如党参、怀牛膝、板蓝根、白芷、山药等，目的是为了隔绝外界湿气侵入，防止生虫发霉。容器用缸或木箱，砂子应充分干燥后使用。容器底部先用砂子铺平，再将中药分层平放，每层均撒盖砂子，砂子厚度约4～7cm，但容器上下和四周砂子应稍厚些，7～13cm即可。贮藏容器应置于干燥通风处，如能垫高最好。

3. 糠壳埋藏法

利用麦糠的隔潮性能，将中药埋入糠中，使外界湿气不致侵入，保持药材干燥，亦可避免虫蛀霉变。如阿胶、鹿角胶、龟板胶等，用油纸包好后，埋入谷糠内可防止软化或碎裂；党参、白芷等埋入谷糠中不致霉坏。

4. 地下室贮藏法

地下室贮藏中药，由于气温较低，不直接受到阳光照射，气候较干燥，对于那些怕光、怕热、怕风、怕潮、怕冻的药物有着一定的养护作用，因为地下室具有冬暖夏凉的特点，气温比较恒定，故在地下室贮藏中药时，尽管有时购进的中药饮片难免因湿度太大或质劣易引起霉变，但在地下室及时摊开稍晾，不会造成霉变或质变。

另外地下室贮藏法对于怕光、怕热、怕冻的一些中药，如薄荷、细辛、荆芥、当归、川芎、木香等含挥发油的药材，可避免阳光照射和变色“走油”现象。

细目四　化学药剂养护技术

要点　化学药剂养护技术的种类及应用

在中药养护中抑制霉、虫的生长，最好是创造一个不适于它们生长的环境，但有时在药房少量保管时不易办到，因此可以采用药物防治的方法。药物防虫霉就是利用无机或有机化学药物来抑制霉、虫的生长和繁殖，通常分为防霉剂和杀虫剂。

目前应用的防霉剂和杀虫剂较多，但是适用于中药的防霉杀虫剂很少。因为中药是供人内服的药物，所应用的防霉杀虫剂必须是对人类无害的，而且必须是毒性小、效力高、价格低廉、防霉效果持久的药物，才能普遍应用于大量的中药。目前用于直接与中药接触的杀虫防霉剂有氯仿、四氯化碳、二硫化碳、有机氯、有机磷农药、硫黄、氯化苦（CCl_3NO_2）、磷化铝（AlP）、对硝基酚、α－萘酚、水杨酸、安息香酸及其钠盐、醋酸苯汞、氯酚、尼泊金、福尔马林等，不过以选择毒性小的为宜。使用时通常以水或水醇混合液为溶剂，配成适当浓度的溶液，用喷雾器喷洒在中药表面及霉虫着生蛀蚀之处。分别介绍如下。

1. 硫黄熏蒸法

（1）性能：硫黄燃烧后发生蓝色火焰，并发生二氧化硫毒气，能毒死各种中药霉菌与害虫，是中药最早期的杀虫方法。

（2）施用方法：硫黄燃烧杀虫，通常使用小室（熏房）密封或熏蒸箱形式。每立方米用硫黄 100～150g，硫黄燃烧后，密闭 3～4 天，然后通风排毒 2 天后，工作人员可戴口罩进入室内操作。少量零星中药，可用熏箱熏蒸。

（3）注意事项：二氧化硫遇水产生亚硫酸，易使中药褪色，同时经硫黄熏蒸过的中药，有时会使味道变酸，带硫黄气，并发脆和破碎。因此对易变色、变味和质地脆嫩的中药、60 多种花类和虫类药材均不宜使用。二氧化硫对人体有毒性，熏蒸后应排风，进入熏房应戴面具或肥皂水浸湿的多层纱布口罩。

2. 磷化铝熏蒸法

（1）性能：磷化铝是近年来应用较广的一种新型高效仓库熏蒸剂，有较强的扩散性和渗透性，不易被中药和物体吸附，故散气快。又具有电石或大蒜气味，有“警戒性”。磷化铝熏蒸时不仅对各种中药害虫具有强烈的杀虫效能，而且还有抑制和杀灭药材微生物以及抑制药材呼吸的作用。是当前主要的化学防治药物。

（2）施用方法：可采用塑料帐密封货垛，或全仓密封熏蒸。应根据货垛体积采用在垛上和走道地面上设多点投药，但药片不要直接接触包装和药材，可采用铁盘、木盘、搪瓷盘等，把药片摊开，帐幕熏蒸可将药片盘放在货垛边。每立方米用药 5～7g，如用密闭库熏蒸，空间部位每立方米 2～3g。施药后，立即密闭药口，当温度在 2℃～15℃时需密闭 5

天，16℃～20℃需密闭4天，20℃以上需密闭3天（但不能少于3天）。熏后排毒通风先开下风口，再开上风口，排气通风不少于3天，通风后将磷化铝残渣（粉状物）运往空旷处，挖坑0.5m以下深埋。

（3）注意事项：贮存磷化铝要避免潮湿，远离火源与易燃品，也不要在阳光下曝晒。

3. 氯化苦熏蒸法

（1）性能：氯化苦具有特殊的刺激气味，会引起流泪，具有较强的“警戒性”和较强杀虫力，对常见的中药害虫都可致死。但氯化苦对人体毒性很大，在空气中氯化苦浓度达每立方米浓度0.2g时，7分钟能使人致死，使用氯化苦必须严加注意。

（2）施用方法：使用氯化苦熏蒸杀虫，一般有全仓密闭和帐幕密封货垛两种形式。但都应在垛上施药，而且应在20℃以上才能熏蒸。全仓密闭熏蒸方法是将库房密封后，按1.5～2m间距，设好施药点，施药点上先铺一层苇席，席上铺多层麻袋，以吸收药液。

施药前，需将整桶氯化苦分装在玻璃瓶或小搪瓷桶内。施药时，将分装好的药液放在准备施药的地方，指挥人员检查妥当后，下令开始喷药，施药人员需自内向外施药，要求喷药均匀，全面。施药后，退出库房，及时将门严密糊封。

帐幕熏蒸方法，一般用特制的橡胶帐幕（一层橡胶一层帆布贴合在一起），将货垛苫盖密封。施药前在垛上部帐幕接缝处选好施药口，拧下2个夹子放入叠好的多层麻袋，供吸收药用。施药时，将药剂喷洒在麻袋上，然后将暂时拧下的夹子重新夹紧，封闭药口。氯化苦用药量，药材垛按每立方米35～70g，空间按20～30g，密闭72小时以上。熏蒸结束，排毒散气应先开库房或帐幕下边风口，再开上风口，通风不能少于4天，时间再长些可减轻空气污染，如用排风扇排风，可加速散毒。

（3）注意事项：本品有剧毒，分装、施药、排毒过程中均应戴防毒面具、橡胶手套。施药结束，应用肥皂水洗手，温水漱口。中药经过熏蒸处理须待药内无残留氯化苦气味时才能出库。特别注意不能将氯化苦直接喷洒到中药上。

4. 氨水熏蒸

取含水量50%的瓜蒌4个，2个用氨水熏蒸，2个为对照物，同时置于相对湿度75%以上的温箱内，对照物经过5天开始生霉，10天内即败坏；而用氨水熏蒸的2个瓜蒌，经过40天无生霉现象。

5. 醋酸钠喷洒

取无水醋酸钠以40%～50%的乙醇为溶剂，按1∶7的比例配成防霉液，用喷雾器在中药垛的外缘喷洒一层，然后以苇席封好。试验证明，每喷药一次，可以保持20～30天不生霉。长10m、宽4m、高2.5m的货垛，约需防霉液3000ml。

细目五　对抗同贮养护技术

要点　对抗同贮养护技术及应用

对抗同贮也称异性对抗驱虫养护，是利用不同品种的中药所散发的特殊气味、吸潮性能或特有驱虫去霉化学成分的性质来防止另一种中药发生虫、霉变质等现象的一种贮藏养护方法。简言之，即是利用不同性能的中药具有相互制约虫害的作用来进行中药贮藏保管的一种养护方法。

其作用机理均是运用一些有特殊气味，能起驱虫去霉作用的中药（或植物及其他物品）与易生虫发霉的中药一起同放共存，从而达到防止中药生虫霉变的目的，这实际上也就是相当于现代生物防治中以虫治虫、以药（药材）治药（药材“病”）的一种形式。

经研究试验，常见对人畜无毒害而能防治仓贮中药害虫的植物、矿物、食物和中药有不少，如灵香草、除虫菊、天名精、闹羊花、吴茱萸、花椒（叶、果）、柑橘（皮、核）、柚皮、黑胡椒、野蒿、辣蓼、大蒜、苦楝、山苍子（油）、臭椿、千里光、算盘珠、姜粉、干辣椒、黄豆粉、茶油、油茶麸、花生油、菜子油等。此外，草木灰、灶心土、生石灰、硫黄、酒精、高度酒、甲鱼板、螃蟹壳、干海带等也有一定的防霉驱虫效果。

利用这些药材、植物等物品来防治仓贮害虫的使用方法，一般有混入同贮法、层积共藏法、垫底覆盖包围法、拌入密闭贮藏法和喷雾撒粉法等方法。无论采用哪一种对抗同贮法来防治仓虫（霉），一定要实施于药材被蛀发霉以前，而不宜在其后进行，这样才能收到良好的防虫效果。

1. 泽泻、山药与丹皮同贮防虫保色

泽泻和山药易生虫，丹皮易变色，若三者交互层层存放，或泽泻与山药各分别与丹皮贮存在一起，既可防止泽泻、山药生虫，又可防止丹皮变色。

2. 藏红花防冬虫夏草生虫

藏红花与冬虫夏草同贮于低温干燥的地方，可使冬虫夏草久贮不坏。此外，冬虫夏草在装箱时，先于箱内底端置放用纸包好的木炭，再放些碎丹皮，然后在其上放冬虫夏草并密封，即可防止霉蛀的发生。如果能在装箱前，先将冬虫夏草按 0.5kg 分件用纸封包，再将包件层层堆叠装箱，并于每一堆层之间撒上一薄层石灰粉，直至箱满，最顶一层同样覆撒石灰粉盖严密封，其防潮防虫的效果更好。

3. 蜜拌桂圆、肉桂保味色

桂圆肉（龙眼肉）富含糖类、蛋白质和脂肪，在高温霉雨季节极易发霉生虫与变色。可将晒至干爽不黏手的桂圆放进干净的容器中，并加适量的蜂蜜拌匀，然后倒入洁净的陶瓷缸内密封好置阴凉干燥处贮藏。用此法贮存保管桂圆肉能安全度过两个夏季，且色味完好。

同理，在容器的底部盛放一碗蜂蜜，然后架放上带孔的隔板，将肉桂置于隔板上加盖保存，这种贮存养护，可保持肉桂色、香、味不变。

4. 大蒜防芡实、薏苡仁生虫

芡实和薏苡仁含丰富的淀粉，在贮藏保管中极易遭虫害。如果在中药中加入适量用纸包好的生大蒜瓣（并于纸包上扎刺一些小孔洞，使大蒜挥发的气味得以扩散），即可起到良好的防虫效果。其做法是将中药与生大蒜按 20∶1 的比例拌匀，装入缸内盖严存放。

此外，大蒜头与土鳖虫、斑蝥、全蝎、僵蚕等虫类药材同贮，即能使这些虫类药材不易生虫。

5. 细辛、花椒护鹿茸

鹿茸虽为传统贵重中药，但易生虫难保管。若在锯茸后将细辛碾末调成糊状，涂在锯口和有裂缝或边缘处，再烤干置于密闭的木箱内（尤以樟木箱最好），且在箱内撒些樟脑或细辛，盖严密封后置阴凉干燥处贮藏，如此保存的鹿茸则不会生虫。

此外，花椒与鹿茸同贮也能防虫。方法是取鹿茸装入盒子内，盒底铺一层花椒，封好盖存放，这样保管的鹿茸同样不生虫不变颜色。

6. 姜防蜂蜜“涌潮”

传统中药蜂蜜于夏季易发酵上涌，俗称“涌潮”。为了防止这种劣变现象，可将生姜洗净，晾干水分后切片撒于蜂蜜上（每100kg蜂蜜用姜2~3kg），盖严封紧即可防止蜂蜜发酵“涌潮”。若事先未用此法，即使蜂蜜已产生“涌潮”现象，同样也可用生姜压汁滴入蜂蜜内使“涌潮”下落，并且再于蜜上撒放些姜片盖严置阴凉处贮藏，仍可防止“涌潮”再起。

7. 荜澄茄驱除黄曲霉素

现代科学研究证明，黄曲霉毒素是诱发人体癌症的罪魁祸首，为了防治黄曲霉的污染危害，可用荜澄茄（即山苍子）芳香油来驱除中药和食品中的黄曲霉毒素及其他霉菌，均有较好的防治效果。另外用山苍子芳香油来熏蒸杀虫，效果也很好。

除采用上述现代芳香油新技术以外，也可采用旧传统方法直接用山苍子（果实）防虫。做法是将中药顺序放进木箱或铁桶中，同时在容器四角和上下放适量的山苍子（用纸包好），然后将容器四周缝隙封严，置阴凉干燥处贮存，这对防治易生虫的蕲蛇、乌梢蛇、金钱蛇以及各种虫类药材的防虫霉蛀的效果十分理想。

另外，与山苍子具同样效用的花椒也可广泛利用其辛辣气味防止有腥味的肉质蛇类及其他中药的生虫发霉，方法同上述的山苍子防虫，而且还可将花椒直接洒在被贮中药上。

8. 当归防麝香走气色

取麝香和当归各0.5~1.0kg分件用纸一起包好，然后一件一件地依顺序装入瓷罐内，盖口密封好，置干燥处保存。这样贮藏的麝香既不变色也不走香气。此法忌用火烤日晒，以防变色和失去香气。

9. 酒蒜养护土鳖虫

土鳖虫因富含脂肪和蛋白质等营养物质，容易发霉生虫，不便保管，现特推广以下养护方法。

先在贮存土鳖虫的箱底四角与中间各分别放上用纸包好具强烈气味的大蒜1~2个（剥去外皮，纸包后分散扎刺若干小孔，以利蒜味自然散发），再装进约10cm厚的土鳖虫，其上喷洒适量的白酒或酒精，再放一层土鳖虫盖住，然后铺上一层草纸，纸上面重新放大蒜、白酒或酒精和土鳖虫，如此反复依次一层层地装箱，直至装满箱的顶部，最后将箱盖严密封紧即可。如此包装贮藏的土鳖虫即不发霉生虫。

细目六　气调养护技术

要点　气调养护技术及应用

气调养护法即在密闭条件下，人为调整空气的组成，造成低氧的环境，抑制害虫和微生物的生长繁殖及中药自身的氧化反应，以保持中药品质的一种方法。该方法可杀虫、防霉。还可在高温季节里，有效地防止走油、变色、变味等现象的发生，费用少，无残毒，无公害，是一项科学而经济的技术。其原理是将中药置于密闭容器内，对空气中的氧浓度进行有效的控制，人为地造成低氧状态，或人为地造成高浓度的CO_2（N_2）状态，使中药在这样的环境中，新的害虫不能产生和侵入，原有的害虫窒息或中毒死亡，微生物的繁殖及中药自身呼吸需要的O_2都受到了抑制，并且阻隔了潮湿空气对中药的影响，从而保证了被贮藏的中药品质稳定，防止了中药的质变。

细目七 常用中药材的养护

要点一 根及根茎类药材的养护

常见易发霉的中药有川牛膝、玉竹、天冬、黄精、甘草、当归、牛膝、百部、天花粉、白术、葛根、附片、山药、独活、知母、羌活、紫菀、麦冬、芦根、苍术、商陆、木香、山柰、黄芩、远志、白及、白茅根等，它们含有霉菌生长需要的营养物质，在适宜条件下，极易霉变。

易生虫的中药有独活、白芷（香白芷）、防风、川芎、藁本、泽泻、藕节、川乌（川乌头）、草乌（草乌头）、前胡、南沙参（泡参）、莪术（文术）、山药、黄芪、当归、党参、板蓝根、苎麻根、珠儿参、白附子、贝母（包括川贝、炉贝、伊贝、平贝、浙贝）、天南星、半夏、郁金、甘草（甜甘草、粉草、甜草根）、桔梗（苦桔梗）、天花粉、防己（汉防己）、明党参、姜（包括生姜、干姜）、仙茅、北沙参、狼毒（白狼毒）、白蔹等。

根及根茎类药材在贮藏中，可采用密封、吸潮、高温、冷藏、气调等方法进行养护，置阴凉、干燥、通风处贮藏。

要点二 叶、花、全草类中药的养护

花是种子植物所特有的繁殖器官。花类药材通常包括干燥的花、花序或花的某一部分，如柱头、花粉、花蕾、开放的单花（洋金花、红花）、花序（菊花、款冬花）等。花类药材在贮藏中常发生变色、发霉、虫蛀、走气、花冠脱落变形等现象。在贮藏时，应根据各花类药的特点，选用不同的方法贮藏。

全草类药材在贮藏中，叶片或花穗易引起霉蛀或变色，因此需防潮、避光，置阴凉干燥处贮藏。

要点三 果实与种子类药材的养护

新入库的果实类中药，有较强的呼吸作用，它不仅能吸潮发热，也能因之发霉。若采收时未充分干燥，霉变更易发生。

果实霉变大多是其内的种子团或种子表面，如栀子、使君子、金樱子、瓜蒌等。果实类中药虫蛀也较为常见，蛀蚀部通常先由外果皮开始，然后逐渐蛀蚀中果皮、内果皮（如无花果、槐角等）。有些含糖质多的果实，如桑椹、枸杞子、大枣等，害虫蛀蚀更烈，严重时不堪入药。

种子类药材在贮藏中极易出现回潮、发霉等变异。由于种子类中药含有脂肪、蛋白质、糖类等成分，这些成分是害虫发育不可缺少的养料，也是它们喜于蛀食的物质，故常被害虫危害。种子类中药被蛀程度大小和部位，常因品种不同而异，应区别不同品种，采取相应措施贮藏养护。

要点四　茎皮类药材的养护

茎类药材与根及根茎类药材一样，在贮藏中也易发生霉蛀。应根据不同药材进行不同方法贮藏养护。

皮类药材以茎皮入药为多（如厚朴、肉桂），根皮（如牡丹皮、香加皮）和枝皮（如秦皮、桂枝皮）入药者较少。无论是茎皮、根皮或是枝皮，采收加工、贮藏不善时，均易发生“走气”、虫蛀等变异现象，应依不同情况加以合理地保管养护。

要点五　菌类药材的养护

菌类药材主要是真菌类中子囊菌纲和担子菌纲植物的子实体和菌核体。大多含有脂肪、蛋白质、氨基酸及糖类等成分。贮藏养护不善极易引起霉变和虫蛀，应注意防潮、防寒及防热。可采用硫黄或磷化铝熏蒸防治，或以气调养护、或置冷冻库贮藏。

要点六　动物类药材的养护

动物类药材在贮藏中易产生发霉、虫蛀、走气、变色、气味变哈等各种变化，故应防潮防热，选择干燥、避光、低温的环境贮藏养护。因本类药材大多含有较丰富的脂肪、蛋白质等成分，易遭鼠害，故还应防鼠。

细目八　中药饮片的养护

要点一　中药饮片的养护方法

我国中药品种繁多，加工炮制方法不相同，制成饮片后，形态性状各异，除了饮片本身的成分不同，有些饮片尚加入了不同辅料共同炮制，这就更增加其复杂性，给保管养护带来了更多的困难。现将饮片的养护法概括如下。

1. 药材切制成不同规格的饮片后，由于截断面积增加很多，与外界空气接触面也随之扩大，因此吸湿及污染的机会亦多，除严格控制饮片中的水分在9%～13%之间，且需根据饮片及所加辅料的性质，选用适当容器贮藏。

2. 饮片库房应保持通风、阴凉及干燥，避免日光的直接照射，室温应控制在25℃以下，相对湿度保持在75%以下为宜。

3. 饮片的贮藏容器必须合适，一般可贮存于木箱、纤维纸箱中，最好置严密封口的铁罐、铁桶中，以防止湿气的侵入。有些应置于陶瓷罐、缸或瓮中，并加入石灰或硅胶等干燥剂。至于量多者可暂时用竹篓、筐贮藏，但不宜久放，以免霉蛀。

4. 对于含淀粉多的药材如泽泻、山药、葛根、白芍等，切成饮片后要及时干燥，并防止污染，应贮于通风、干燥、凉爽处防虫蛀。

5. 凡含挥发油多的药材如薄荷、当归、木香、川芎、荆芥等切成饮片后，干燥温度不能高，一般在60℃以下，以免损失有效成分。贮藏时不能室温太高，否则容易失香气或泛油；湿度大且易吸湿霉变和虫蛀，应置阴凉、干燥处贮养。

6. 对含糖分及黏液质较多的饮片如肉苁蓉、熟地黄、天冬、党参等，炮制后不易干燥，温度高、湿度大均易吸潮变软发黏，易被污染，故会霉烂虫蛀，宜于通风干燥处贮藏养护。

7. 种子类药材经炒制后增加了香气，如紫苏子、莱菔子、薏苡仁、扁豆等，包装不坚固易受虫害及鼠咬，故多贮存于缸、罐中封闭保管养护。

8. 凡加酒炮制的饮片如当归、常山、大黄等，以及加醋炮制的饮片如芫花、大戟、香附、甘遂等均应贮于密闭容器中，置阴凉处。

9. 凡用盐炙的饮片如泽泻、知母、车前子、巴戟天等，很容易吸收空气中的湿气而受潮，若温度高而又过干则盐分从表面析出。应贮于密闭容器内，置通风干燥处，以防受潮。

10. 经蜜炙的饮片如款冬花、甘草、枇杷叶等，炮制后糖分大，较难干燥，特别容易受潮转软或粘连成团，若温度过高则蜜可融化。蜜制饮片容易被污染、虫蛀、霉变或鼠咬，通常贮于缸、罐内，尽量密闭，以免吸潮；置通风、干燥、凉爽处保存养护。

11. 某些矿物类饮片如硼砂、芒硝等，在干燥空气中容易失去结晶水而风化。故应贮于密封的缸、罐中，置于凉爽处养护。

要点二　中药饮片的变异现象

中药饮片与炮制品的贮存保管是否得当，直接对药物质量产生影响，进而关系到临床用药的安全与有效，决不可等闲视之。中药饮片与炮制品的变异现象主要有：虫蛀、霉变、泛油、变色、气味散失、风化、潮解溶化、粘连、挥发及腐烂等。

细目九　中成药养护

要点一　常见中成药剂型的养护技术

1. 丸剂

（1）蜜丸：因蜂蜜及药材本身含有少量水，而且糖及某些药物又是害虫极好的营养物质，如果药物贮存环境潮湿，可吸收空气中的水，极易发霉生虫，是最不易保存的一种剂型。如银翘解毒丸、健脾丸、六味地黄丸等均易遭受霉败和虫蛀，贮存时应防潮，防霉变、虫蛀，应置于室内阴凉干燥处，注意包装完好。

夏秋季节经常检查，如发现变质者，必须立即拣出。若发现丸药表面吸湿，可置于石灰缸内干燥（一般置3～5天）。蜡皮包装的蜜丸，保护性能虽好，却因性脆易破裂，易软化塌陷，甚至熔化流失，故应防止重压与受热。蜜丸贮藏期通常以1年半左右为宜。

（2）水丸：因颗粒比较疏松，与空气接触面积较大，能迅速吸收空气中的水，易造成霉变、虫蛀、松碎等。水丸在制成后如能充分干燥，使水驱除出去，可延长保存时间。通常以纸袋、塑料袋或玻璃瓶包装、密闭，可防变质。宜置于室内阴凉干燥处。通常能贮存

2年左右。

（3）糊丸：如小金丹、犀黄丸、普济丹等。因赋形剂是米糊或面糊，因而此类药亦不易保存。但因剂量少，且多半是小型丸药，若吸潮变软后即易发霉、虫蛀。浓缩丸、微丸亦可同水丸、糊丸一样保管养护。

2. 片剂

片剂因含药材粉末或浸膏量较多，因此极易吸潮、松片、裂片以致黏结、霉变等，发现上述现象，不宜入药。片剂常用无色或棕色玻璃瓶或塑料瓶加盖密封，亦有用塑料袋铝塑泡包装密封。宜于室内凉爽通风、干燥、遮光处保存养护。

3. 散剂

散剂的吸湿性与风化性较显著，故须充分干燥，包装防潮性能要好。例如紫雪散中含有多量吸湿的元明粉、石膏粉等矿物性成分，应密封防潮，否则能吸湿硬结；含有挥发性成分的如避瘟散中有藿香、冰片、薄荷脑等，应密闭贮藏，防止挥发和香气散失；含有树脂性成药如七厘散中的乳香、没药等遇热极易结块，故应防高热。

一般散剂用防潮、韧性大的纸或塑料薄膜包装折口或熔封后，再装入外层袋内封口。含有挥发性成分的散剂，应用玻璃管或玻璃瓶装，塞紧，沾蜡封口。贮藏较大量散剂时，可酌加0.5%～1%苯甲酸为防腐剂，以防久贮变质发霉。散剂宜贮于室内阴凉干燥处养护。

如果发霉变质或虫蛀严重不得药用。

4. 膏剂

（1）煎膏（膏滋）：煎膏剂是按处方将药物用水煎煮，去渣浓缩后，加糖、蜂蜜制成的稠厚状半流体制剂，如十全大补膏、枇杷膏、益母草膏、参芪膏、梨膏等。若保管不当，可出现结皮、霉变、发酵、变酸、糖晶析出较多或有焦楂味者，不宜药用。

若浓度稀，蜂蜜炼得太嫩，或操作不慎，沾有生水，则极易生霉，故以制成后待煎膏温度降至40℃～50℃时，将装入干燥洁净玻璃瓶内，待蒸气彻底散发冷却后，瓶口用蜡纸或薄膜覆盖，加盖旋紧。宜密封于棕色玻璃瓶内，置于室内阴凉干燥处保存。贮存期约1年左右。

（2）膏药：多种膏药中含有挥发性药物，如冰片、樟脑、麝香等。若贮藏日久，有效成分易散失；如贮藏环境过热，膏药容易渗过纸或布外；贮藏环境过冷或吸湿，黏性亦降低，贴时容易脱落。故宜贮于密闭容器内，置于干燥阴凉处，防潮、防热、避风。一般贮藏期以2年为宜。

（3）软膏（油膏）：软膏的表面应平整光泽，色泽一致，由于它的熔点较低，受热后即易被熔化，质地变成稀薄，会出现外溢现象。

因软膏受含水量、药品包装及贮存时间及温度的影响，若养护不善可引起产酸和霉败。软膏应贮存在温度较低处，一般不超过30℃。应在阴凉干燥处为宜。

5. 胶剂

胶剂在夏季温度过高或受潮时，会发软发黏，甚者会粘连成坨；有时发霉败坏。如胶面已生霉斑，可用纱布沾少许酒精拭去，吹干。若发现胶剂受潮发软，可置于石灰缸内保存数日，使之除潮，防止发霉。如有霉变、异臭或严重焦臭味，粘连熔化者不宜药用。

胶剂应包妥装于盒内，置于室内阴凉干燥处。夏季或空气潮湿时，可贮于石灰缸内或干燥稻糠内，比较安全。

6. 胶囊剂

胶囊剂容易吸收水，轻者可膨胀，胶囊表面浑浊，严重时可长霉、粘连，甚至软化、破裂。遇热易软化、粘连；过于干燥，水分过少而易脆裂。应贮于密闭塑料袋或玻璃、塑料瓶中。置于阴凉干燥处，温度不超过30℃为宜。

检验胶囊剂时，外观应整洁，无黏结，不变形和爆裂。若经敲动瓶子发现瓶底细粉或外表附着药粉增多，说明胶囊套合不严，或有砂眼渗漏，凡内外包装不严都会引起药物霉变，有的还会生虫。

7. 丹剂

丹剂要求色泽鲜艳，纯净而无杂质。凡因接触空气或遇光，引起变色变质者，不可再供药用。

属重金属化合物的丹剂，如红升丹应装于棕色玻璃瓶内密封，置阴凉干燥处，防止潮湿和光照；植物性药料制成的丹剂（丸、散），如小金丹等应分别按各剂型的要求保管养护。

8. 颗粒（冲）剂

冲剂含有浸膏及大量蔗糖，极易受潮结块、发霉。通常装入塑料袋，袋口热熔封严，包装于铁罐或塑料盒内，置于室内阴凉、干燥处，遮光、防潮、防热。不宜久贮，一般不超过1年。

9. 糖浆剂

蔗糖是一种营养物质，其水溶液很易被霉菌、酵母菌等所污染，使糖浆被分解而酸败、混浊。糖浆含糖量最好为65%（W/W），近于饱和溶液。盛装容器一般为容积不超过500ml的棕色细颈瓶，灌装后密封。贮于室内阴凉干燥处，应避光、防潮、防热等。

糖浆系近饱和溶液，如经过较长时间的储存也会产生糖分子与药液分离现象。故糖浆一般贮藏1年为宜，如无变质即可使用。

10. 注射剂（针剂）

中药注射液在贮藏过程中，温度过高，会使某些高分子化合物的胶体状态受到破坏而出现凝聚现象；温度降低，则某些成分的溶解度和稳定性随之降低，两者都会发生沉淀、混浊等。如有下列现象之一者不可供药用：澄明度不合规定，显著变色、混浊、沉淀、容器封口不严或破裂。注射剂应贮于中性硬质玻璃安瓿中，遮光，防冻结，防高热，置于室内阴凉干燥处，以室温10℃～20℃为宜。贮存期约为2年。

要点二　中成药常见的变质现象

由于中成药某些品种存在着质量不稳定因素，再加上自身包装不够严密与合理，使用周期又较长，容易造成变质，这给贮藏保管带来较大困难，必须引起足够的重视，以便采取有效措施，确保病人用药安全有效。中成药的原料多来自动植物，而且剂型不一，品种繁多，处方组成复杂，制备工艺繁琐多样，有效成分又多为混合体，因而使这些中成药出厂后，在质量上易于发生变化。中成药养护不当就会发生变质现象，最常见的变质现象有虫蛀、霉变、酸败、挥发等。

1. 虫蛀

是指成药被害虫蛀蚀。由于害虫种类多，繁殖迅速，适应力强，分布面广，故不论在药物仓库、药材产地加工厂、制作工艺中等，都有它们的足迹，若养护不当，一遇适应的气候环境，就会大量发生，造成严重损失。我国地处温带，每到夏季，温度较高（16℃～35℃），湿度亦大（相对湿度为65%以上），有利于害虫的孳生和繁殖，成药感染害虫后，不仅造成经济上的损失，亦可使药物有效成分遭到破坏，降低了药用价值，甚至不堪入药。如蜜丸、散剂、茶曲剂、水丸等。

2. 霉变

即发霉，系指成药外表或内部生长霉菌的现象。能危害药品的常见霉菌有黑酵菌、绿霉菌、云白霉菌、蓝霉菌等。这些霉菌在适宜的养料、温度、湿度、空气中能生长繁殖，特别当温度在22℃～32℃，相对湿度在70%以上时，霉菌可大量生长繁殖。所以在梅雨季节，中成药的糊丸、糖浆剂、冲剂、蜜丸、曲剂、散剂、浸膏等，常因加工制作不当或包装灭菌不严、贮藏条件不适宜等而造成变质。

3. 酸败

亦称酵解，是药物经日光照射或高温，产生发酵、酸败而不能药用。宜发生酸败的成药有合剂、煎膏剂、糖浆剂、酒剂、软膏剂等。

4. 挥发

是指在高温下中成药所含挥发油散失或走油。含有挥发油和乙醇的成药，如云香精、风油精、十滴水、藿香正气水，遇热后易挥发。乙醇挥发后醇浸出物可发生沉淀，从而可使有效成分失去。

5. 混浊沉淀

是液体成药的一种常见变质现象。中成药的液体制剂，在低温条件下易发生沉淀。如酒类制剂，因封口不严，乙醇挥发，溶媒浓度改变而发生沉淀、变色、混浊等。口服液、酊剂、糖浆剂和某些注射剂，因性质不稳定，久贮后易发生沉淀或变质。

（李佳）